これでわかる
拡散MRI
第3版

編著

青木 茂樹（順天堂大学医学部放射線医学講座）

阿部 修（日本大学医学部放射線医学系画像診断学分野）

増谷 佳孝（東京大学医学部放射線医学教室）

高原 太郎（東海大学工学部医用生体工学科）

秀潤社

執筆者一覧

編著者

青木茂樹	順天堂大学医学部放射線医学講座	増谷佳孝	東京大学医学部放射線医学教室
阿部 修	日本大学医学部放射線医学系画像診断学分野	高原太郎	東海大学工学部医用生体工学科

執筆者（執筆順）

荒木 力	健康科学大学	安達木綿子	順天堂大学医学部放射線医学講座
石亀慶一	山梨大学医学部放射線科	下野太郎	大阪市立大学大学院医学研究科放射線医学教室
本杉宇太郎	山梨大学医学部放射線科	前田正幸	三重大学医学部附属病院放射線診断科
山田 惠	京都府立医科大学放射線診断治療学講座	渡邉嘉之	大阪大学大学院医学系研究科
吉川健啓	東京大学医学部附属病院 22 世紀医療センター コンピュータ画像診断学／予防医学講座		放射線統合医学講座放射線医学教室
		鹿戸将史	山形大学医学部画像医学講座
高尾英正	東京大学医学部放射線医学教室	細矢貴亮	山形大学医学部画像医学講座
堀 正明	順天堂大学医学部放射線医学講座	大場 洋	帝京大学医学部放射線科学講座
吉浦 敬	九州大学医学研究院臨床放射線科学分野	寺田一志	東邦大学佐倉病院放射線科
長縄慎二	名古屋大学医学部放射線医学教室	井藤隆太	滋賀医科大学附属病院放射線科
椛沢宏之	GE ヘルスケア・ジャパン株式会社 技術本部 研究開発部 MR 研究室	小玉隆男	宮崎大学医学部病態解析医学講座 放射線医学分野
鈴木由里子	株式会社フィリップスエレクトロニクスジャパン ヘルスケア事業部 MR クリニカルサイエンス	酒井美緒	大阪府立成人病センター放射線診断科
		吉田昌子	ジョンスホプキンス大学医学部放射線科
村田勝俊	シーメンス・ジャパン株式会社 イメージング＆セラピー事業本部 リサーチ＆コラボレーション部	安藤久美子	兵庫医科大学放射線医学教室
		石藏礼一	兵庫医科大学放射線医学教室
		村上亜紀	むらかみ小児科
山本 憲	京都大学医学部附属病院放射線診断科	森本昌史	京都府立医科大学大学院医学研究科 小児発達医学
藤原俊朗	岩手医科大学医学部脳神経外科学講座		
妹尾淳史	首都大学東京健康福祉学部放射線学科	鎌形康司	順天堂大学医学部放射線医学講座
小原 真	株式会社フィリップスエレクトロニクスジャパン ヘルスケア事業部 MR クリニカルサイエンス	山田晴耕	東京大学医科学研究所附属病院放射線科
		中西 淳	順天堂大学医学部附属静岡病院放射線科
小畠隆行	独立行政法人放射線医学総合研究所 重粒子医科学センター	渡谷岳行	東京大学医学部放射線医学教室
		雫石 崇	日本大学医学部放射線医学系画像診断学分野
梅沢栄三	藤田保健衛生大学医療科学部放射線学科	米山正己	八重洲クリニック
疋島啓吾	慶應義塾大学医学部生理学教室	尾﨑正則	GE ヘルスケア・ジャパン株式会社
八木一夫	首都大学健康福祉学部放射線学科 人間健康科学研究科放射線科学域	大久保敏之	帝京大学ちば総合医療センター放射線科
		角 美佐	長崎大学大学院頭頸部放射線学分野
伊藤賢司	岩手医科大学医歯薬総合研究所 超高磁場 MRI 診断・病態研究部門	中村 卓	長崎大学大学院頭頸部放射線学分野
		藤田晃史	ボストン大学ボストンメディカルセンター 放射線科（自治医科大学放射線医学講座）
原田雅史	徳島大学大学院放射線科学分野		
尾藤良孝	株式会社日立製作所中央研究所 ライフサイエンス研究所センタ メディカルシステム研究部	藤井裕之	自治医科大学附属病院放射線科
		篠崎健史	自治医科大学放射線医学講座
		酒井 修	ボストン大学ボストンメディカルセンター 放射線科
恵飛須俊彦	公立南丹病院脳神経外科		
山田雅之	藤田保健衛生大学医療科学部放射線学科	ウッドハムス玲子	北里大学医学部放射線科学（画像診断学）
森 墾	東京大学大学院医学系研究科放射線医学講座	秦 博文	北里大学病院放射線部
國松 聡	東京大学大学院医学系研究科放射線医学講座	黒木嘉典	栃木県立がんセンター画像診断部
鈴木雄一	東京大学医学部附属病院放射線部	又吉 隆	那覇市立病院放射線科
井野賢司	東京大学医学部附属病院放射線部	大野良治	神戸大学大学院医学研究科 先端生体医用画像研究センター
吉田茉莉子	順天堂大学医学部放射線医学講座		
下地啓五	国立精神・神経医療研究センター病院放射線科	西江昭弘	九州大学大学院医学研究院臨床放射線科学分野
鎌田恭輔	旭川大学医学部脳神経外科	福倉良彦	鹿児島大学医学部歯学部附属病院放射線部
広島 覚	旭川大学医学部脳神経外科	那須克宏	筑波大学大学院人間総合科学研究科 疾患制御医学専攻応用放射線医学分野
森谷聡男	アイオワ大学放射線科		
井田正博	荏原病院放射線科	陣崎雅弘	慶應義塾大学医学部放射線科学教室
田岡俊昭	奈良県立医科大学中央放射線部	秋田大宇	慶應義塾大学医学部放射線科学教室
小坂恭彦	京都第二赤十字病院脳神経外科	楫 靖	獨協医科大学医学部放射線医学講座
神谷昂平	順天堂大学医学部放射線医学講座	片平和博	熊本中央病院放射線科
岡本浩一郎	新潟大学脳研究所脳神経外科学分野	藤井進也	鳥取大学医学部放射線科
日向野修一	仙台総合放射線クリニック	西村 浩	福岡県済生会二日市病院放射線科
戸村則昭	脳神経疾患研究所附属総合南東北病院 神経放射線診断	長田周治	久留米大学医学部放射線医学教室
		中西克之	大阪府立成人病センター放射線診断科
土屋一洋	東京逓信病院放射線科	及川泰宏	千葉大学大学院医学研究院整形外科学
髙梨潤一	亀田メディカルセンター小児科	吉廻 毅	島根大学医学部附属病院放射線部

第3版の序

お待たせしました．ここに『これでわかる拡散MRI』の第3版をお届けします．2005年の第2版から8年の間に，拡散MRIは基礎・臨床ともに更に発展しました．予想を遥かに上回る発展です．拡散テンソルを用いた画像統計解析の手法である tract-based spatial statistics（TBSS），diffusional kurtosis imaging などが新たに出現しましたし，脳以外での拡散MRIの臨床応用も目を見張るものがあります．それに合わせて，撮像法や画像処理の部分はとくに新しくなり，すでに拡散MRIをある程度ご存じの方にも役立つものになったと考えています．

この本のように拡散MRIとして全ての臓器をまとめてみますと，中枢神経系とそれ以外での違いがよくわかります．頭部での拡散の bi-exponential fitting といえば，制限拡散などにより b 値が 2000s/mm^2 以上になっても信号があまり減衰しないために，その成分と b 値 1000s/mm^2 程度までの正規分布する成分との，2つの成分に分けることです．一方，脳以外で bi-exponential といえば，b 値 200s/mm^2 程度までの信号が急速に減衰する，還流と拡散の両方の影響を受ける成分（IVIM）とそれ以上で b 値 1000s/mm^2 程度までの2つの成分の fitting です．また，b 値についても，脳では b 値 2000s/mm^2 は高いとは呼びません．QSI/DSIでは b 値が1万 s/mm^2 を越えることもあるからです．一方，脳以外では 1000s/mm^2 も高いと呼ぶ場合もあるようです．領域毎にそれらの用語が違って使われていることは認識しておくとよいでしょう．

もう1つこの本の特徴として，臨床応用が多く扱われている点があると思います．すでに拡散強調像が日常的に使われている分野では，拡散MRIという1つの撮像法からの視点での記載は必要ないと感じられるかもしれません．しかし，拡散MRIの裾野は大きく広がっており，拡散MRIを用いて新たに研究を行おうとする場合には，臨床応用例が多く記載されていることで，拡散MRIの全体像がつかみやすいと思います．

最後に，忙しいなか素晴らしい原稿を頂いた著者の方々，本好きの私につきあって今回も編者を務めて頂いた阿部，増谷，新たに編者に加わって頂いた高原の3名の共編者，3度も出版につきあって頂いた学研メディカル秀潤社の原田さんに，紙面を借りて感謝いたします．また，ここで紹介した研究の一部は，包括型脳科学研究推進支援ネットワークの支援を得たもので，支援に感謝いたします．

この本が日常臨床での画像診断の奥行きを深めると主に，MRIを用いた拡散の研究の一助となることを祈っております．

2013年8月

編者を代表して
青木茂樹

序 —第2版—

　第1版から3年を経て，この度新版を出すことができました．この間，拡散MRI関連では，中枢神経領域では拡散テンソルの臨床応用が進み，種々の病態での新たな知見も数多く加わりました．日本ではそれにも増してDWIBS (Diffusion weighted Whole body Imaging with Background signal Suppression) などの中枢神経系以外への応用が注目を浴びています．

　拡散MRIには，急性期脳梗塞やDWIBSなどで用いられる高い組織コントラストの他に，ADCなどの定量可能な示標を算出できること，組織構造の方向性をin vivoで観察できること（拡散テンソルcolor mapやtractographyなど）や，代謝産物の拡散の観察など，臨床的に有用となる可能性を秘めた数多くの分野が残されています．この本が拡散MRIの入門書として，より多くの人に興味を持っていただき，欧米と比べ層の薄い日本のMRIの研究者の増加と，MRI研究の一助になることを願っています．

　新版には編者として増谷佳孝が加わり，彼の開発した拡散テンソル解析ソフトdTVとその関連ソフト・データの入ったCD-ROMを添付しました．比較的大きなサイズのサンプルデータも付けましたので，拡散テンソルをまだ撮像できないMRI装置をお持ちの方でも，ソフトを体験できます．いままで半卵円中心などとして，まったく方向性を意識していなかった脳白質の中に種々の方向の線維が描かれる様をぜひ体験していただきたいと思います．

　編者を代表して，各章を担当していただいた，森谷，井田，岡本，大場，下野，土屋，大久保，高原先生をはじめ，お忙しい中執筆をいただいた著者の先生方に感謝いたします．また，日頃生意気な後輩たちを温かくご指導下さっている大友　邦教授，拡散MRIを始めた時期に適切なご指導をいただいた荒木　力先生，忙しい中研究に付き合っていただいた東大の佐竹技師，山梨大の熊谷技師をはじめとする技師さん方に改めて感謝したいと思います．また，秀潤社の原田さんにも深謝いたします．

2005年8月

編者を代表して
青木茂樹

序 —初版—

　この本は，日々の仕事で忙しい中でも拡散 MR について少しは知っておきたいという人の助けになればと思って企画しました．

　MRI における拡散画像の臨床応用は，脳梗塞での成功に刺激されて広く試みられてきています．急性期脳梗塞における拡散強調像は，MRI を含めた従来の画像診断法・装置で描出困難であった梗塞巣を明瞭に描出可能で，そのインパクトは非常に高いものでした．梗塞以外の疾患では，それほどのインパクトはない場合が多いようですが，他の MRI の撮像方法とは原理の異なる新たな拡散という物理現象に基づくコントラストが通常の検査に情報を付加することが，多くの病変で明らかになりつつあると思います．また，拡散テンソルの解析により，これまでの等方性拡散以外の拡散パラメータの画像化も可能となり，白質の構造変化などを MRI で画像化し，さらに白質線維を tracking することも試みられて来ています．tractography をみると，拡散テンソルの臨床応用により，diffusion MR は新たな段階に入ったことがはっきりと認識されると思います．

　しかし，拡散画像が急速に普及したこともあり，臨床で通常の MRI にかかわる人でも拡散画像にはなじみが少ない場合もあるようです．diffusion-weighted image だけならまだしも，isotropic DWI，ADC map と来て，さらにテンソルといわれるとどうしてもしり込みしてしまうようです．

　この本では，テーマを拡散のみに絞ることで，MR の拡散画像をはじめから知りたい人から，詳しく原理を知りたい人，拡散を用いて研究をしたい人，臨床の現場で拡散画像をどのように使い，解釈するかを知りたい人など，拡散にかかわる多くの人を対象として企画しました．基礎編と臨床編に分け，基礎編を拡散入門と基礎上級編に分けることで，初心者から経験者まで広く読者をカバーできるように考えました．さらに，基礎上級編を除き，原則として見開き 1 ページ，左に写真と図表，右に説明というページレイアウトとなるように，項目を細分化し，臨床現場で手軽に参照できるようにしました．関連項目もできるだけ記載し，索引まで戻らなくとも関連項目を確認できるようにしました．

　MR を用いた拡散の研究は NMR の臨床応用よりはるかに以前から行われており，臨床応用でも Spin-echo 法の時代からの多くの先人達の蓄積により，現在の興隆があると思います．この本では臨床応用に紙面の多くを費やしたこともあり，それらを十分に紹介できていないかもしれません．基礎的な分野に興味のある方は，この本はイントロだと思っていただき，さらに紹介した文献を手がかりとして，この分野に深く入っていただければ幸いです．

　編者の青木は，数年前に否応なしに拡散テンソルをやるはめになり，Le Bihan の本を買ったはよいがその数式の多さについていけなかった経験から，冒頭のような趣旨の本があるとよいと思っていました．しかし，もとより数学が苦手であり，一人ではできるものではなかったのですが，共著者の阿部に声を掛けたところ賛同していただけたことから，この本の企画ができました．結局，阿部分が多くなり，大変な苦労をかけました．見開き 2 ページで 1 項目という臨床用の構成を，基礎編に関してもご協力いただき，また臨床編では成書のない状態でまとめていただいた著者の先生方と，見通しの甘い青木の企画に付き合っていただいた秀潤社の須摩さん，原田さんに心より感謝いたします．

2002 年 8 月

青木茂樹

CONTENTS

第1章　拡散入門

- 生体と拡散現象 （荒木　力）16
- 拡散現象とMRI （青木茂樹）18
- 拡散強調像とは diffusion-weighted imaging (DWI) （青木茂樹）20
- b 値　b value (b factor) （石亀慶一）22
- ADC （石亀慶一）24
- IVIM：拡散と灌流 （本杉宇太郎）26
- 拡散強調像の正常解剖・正常変異とコントラスト （青木茂樹）28
- 拡散強調像のコントラストと異常を示す病変 （青木茂樹）30
- ADC の正常値，異常を示す疾患一覧 （青木茂樹）32
- T2 shine-through （青木茂樹）34
- 拡散強調像による温度測定 （山田　惠）36
- 拡散の異方性・テンソル （吉川健啓）38
- 拡散テンソルの各種パラメータ （吉川健啓）40
- FA の正常値，異常を示す疾患一覧 （吉川健啓）42
- FA の正常解剖 （吉川健啓）44
- FA 以外の異方性パラメータ （吉川健啓）46
- 拡散テンソルによる組織方向性の解析 （青木茂樹）48
- 発達，加齢性変化 （高尾英正）50
- 拡散時間 （山田　惠）52
- 拡散テンソル以外の拡散解析：kurtosis, QSI など （堀　正明）54
- 高い b 値における拡散の bi-exponential change （吉浦　敬）56
- 高磁場 MR の拡散への応用：磁場強度と拡散 （長縄慎二）58

第2章　拡散強調の理論

- 拡散現象：理論的基礎 （阿部　修）64
- 拡散強調像における各種公式 （阿部　修）66
- 多軸の diffusion：重なりのない多軸配置の MPG の取り扱い （阿部　修）68
- 傾斜磁場の cross term について：重なりのある多軸異時配置の MPG の取り扱い （阿部　修）70
- 多軸の diffusion：多軸同時配置の MPG の取り扱い （阿部　修）72
- single-shot isotropic DWI （阿部　修）74

第3章　拡散強調像の撮像法

総　論	（阿部　修）	78
拡散強調像の撮像法：EPI	（阿部　修）	82
DWIの画像歪み：dual SE法	（椛沢宏之）	84
Zoomed EPI	（鈴木由里子）	86
局所励起 syngo ZOOMit	（村田勝俊）	88
Segmented multishot EPI	（山本　憲）	92
多方向撮像：thin slice からの MPR	（藤原俊朗）	94
歪み補正	（妹尾淳史）	96
体幹部拡散強調像：撮像の基本から IVIM モデルまで	（本杉宇太郎）	98
MSDE（motion-sensitized driven-equilibrium）	（小原　真）	100

第4章　拡散 MRI の解析と表示

総　論　Stejeskal-Tanner 信号値モデルの拡張から解析・表示まで	（増谷佳孝）	104
Bi-exponential 信号値モデル	（小畠隆行）	106
DKI 信号値モデル	（梅沢栄三, 増谷佳孝）	108
拡散テンソル表現	（阿部　修）	112
拡散尖度テンソル表現	（増谷佳孝）	114
1D q-space	（疋島啓吾, 八木一夫）	116
3D q-space および q-ball 解析	（増谷佳孝）	118
その他のモデル・モデルのフィッティングについて	（増谷佳孝）	120
画像表示	（増谷佳孝）	124
3D シンボル表示　テンソル楕円体, ADC プロファイル, ODF プロファイルなども含め	（増谷佳孝）	126
線維追跡1　決定（論）的 tractography	（増谷佳孝）	128
線維追跡2　確率的 tractography	（伊藤賢司）	132
線維追跡3　その他の手法：global tractography など	（増谷佳孝）	134
拡散強調像の幾何変換	（増谷佳孝）	136

第5章　研究への応用

- Diffusion-weighted MR spectroscopy：人体への応用 ……………………（原田雅史）140
- 動物実験における拡散の適用：脳虚血 ………………………（尾藤良孝, 恵飛須俊彦）144
- コモンマーモセットの拡散テンソル tractography ……………………（山田雅之）146
- 解剖学的コネクティビティのグラフ理論解析 ………………………（高尾英正）148
- 拡散テンソルによる各種白質路と白質アトラス ………………………（森　墾）150

第6章　実践編

- 撮像の実際 ………………………………………………………………（國松　聡）156
- dTV（diffusion TENSOR Visualizer）による解析 ……………………（増谷佳孝）160
- TrackVis による解析 ……………………………………………………（鈴木雄一）162
- FiberTrak による解析 …………………………………………………（鈴木由里子）164
- Functool による解析 …………………………………………………（椛沢宏之）166
- tractography の描き方1　　錐体路 …………………………………（井野賢司）168
- tractography の描き方2　　脳梁 ……………………………………（井野賢司）170
- tractography の描き方3　　辺縁系：帯状束 …………………………（吉田茉莉子）172
- tractography の描き方4　　辺縁系：脳弓・鉤状束 …………………（吉田茉莉子）174
- tractography の描き方5　　弓状束・視放線 …………………………（井野賢司）176
- 画像統計解析の実践と各種ソフトウエア ……………………………（阿部　修）178
- FSL / TBSS による解析 …………………………………………………（下地啓五）182
- 術中ナビゲーションへの導入と注意点 ………………………（鎌田恭輔, 広島　覚）188
- 術中刺激による tractography の validation ……………………………（鎌田恭輔）190

第7章　脳における水の分布と信号強度

- 脳浮腫の分類 ……………………………………………………………（森谷聡男）196
- 軸索の浮腫 ………………………………………………………………（森谷聡男）198
- 髄鞘の浮腫 ………………………………………………………………（森谷聡男）200
- 細胞外性浮腫 ……………………………………………………………（森谷聡男）202
- 凝固壊死 …………………………………………………………………（森谷聡男）204

第8章　脳梗塞

- 総　論 ……………………………………………………………………（井田正博）208
- 脳虚血超急性期の拡散強調像とADC …………………………………（井田正博）212
- 脳虚血超急性期の拡散変化と病態 ……………………………………（井田正博）214
- diffusion-perfusion mismatch …………………………………………（井田正博）216
- 脳梗塞の経過と拡散強調像 ……………………………………………（井田正博）218
- 脳梗塞とT2 shine-through 効果 ………………………………………（井田正博）220
- 一過性脳虚血発作および慢性期梗塞における拡散画像の意義 ……（井田正博）222
- 微小脳梗塞の検出および経時変化 ……………………………………（山田　惠）224
- 脳梗塞のDTI/DKI/QSI …………………………………………………（田岡俊昭）226
- tractography：錐体路 …………………………………………………（國松　聡）228

第9章　脳血管障害

- 出　血 ……………………………………………………………（恵飛須俊彦, 小坂恭彦）232
- Waller 変性・二次変性 …………………………………………………（神谷昂平）236
- 脳静脈洞血栓症 …………………………………………………………（吉川健啓）238

第 10 章　脳腫瘍

総　論	（岡本浩一郎）	242
類表皮囊腫	（岡本浩一郎）	246
悪性リンパ腫	（岡本浩一郎）	248
神経膠芽腫	（日向野修一）	250
髄芽腫	（岡本浩一郎）	252
髄膜腫	（岡本浩一郎）	254
Germinoma	（岡本浩一郎）	256
転移性脳腫瘍	（岡本浩一郎）	258
その他の脳腫瘍・脳腫瘍類似疾患　低信号を示す脳腫瘍	（岡本浩一郎）	260
その他の脳腫瘍・脳腫瘍類似疾患　著明な高信号を示す脳腫瘍	（岡本浩一郎）	262
脳腫瘍の diffusion tensor tractography	（山田　惠）	264
放射線照射後腫瘍の評価	（戸村則昭）	266

第 11 章　脱髄・炎症・感染

総　論	（土屋一洋）	270
脳膿瘍	（土屋一洋）	274
硬膜下蓄膿	（土屋一洋）	276
Creutzfeldt-Jakob 病	（石亀慶一）	278
進行性多巣性白質脳症	（土屋一洋）	280
脳　炎	（土屋一洋）	282
可逆性の脳梁病変を有する軽症脳炎脳症	（髙梨潤一）	284
二相性脳症・痙攣重積型急性脳症	（髙梨潤一）	286
急性壊死性脳症	（髙梨潤一）	288
神経 Behçet 病	（國松　聡）	290
多発性硬化症	（土屋一洋）	292

第 12 章　中毒・代謝

総論	（安達木綿子，下野太郎）	296
PRES	（下野太郎，前田正幸）	304
免疫抑制剤による脳症 [サイクロスポリン A，タクロリムス（FK506）]	（下野太郎）	306
子癇脳症	（下野太郎，渡邉嘉之）	308
溶血性尿毒症症候群	（下野太郎，青木茂樹）	310
低酸素性虚血性脳症	（下野太郎，山本憲）	312
低血糖脳症	（下野太郎）	314
一酸化炭素（CO）中毒	（下野太郎，山本憲）	316
Wilson 病	（下野太郎）	318
ヘロイン中毒	（森谷聡男）	320
メタノール中毒	（鹿戸将史，細矢貴亮）	322
メトロニダゾール（フラジール）脳症	（大場洋）	324
メトトレキセート脳症（MTX 脳症）	（森墾）	326
Wernicke 脳症	（寺田一志）	328
浸透圧異常に伴う髄鞘崩壊症候群 [橋中心髄鞘崩壊症，橋外髄鞘崩壊症]	（下野太郎，山本憲）	330
MELAS	（前田正幸）	332
Leigh 脳症	（下野太郎，山本憲）	334
X 連鎖副腎白質ジストロフィ（小脳脳幹型）	（前田正幸，井藤隆太）	336
X 連鎖副腎白質ジストロフィ（小児大脳型）	（井藤隆太，前田正幸）	338
異染性白質ジストロフィ	（渡邉嘉之）	340
Pelizaeus-Merzbacher 病	（小玉隆男）	342
メープルシロップ尿症	（酒井美緒）	344
フェニルケトン尿症	（大場洋）	346
尿素回路異常症	（大場洋）	348
トルエン中毒	（石亀慶一）	350
HHE 症候群	（森墾）	352
抗痙攣薬退薬による一過性脳梁膨大部異常	（前田正幸）	354
てんかん重積	（下野太郎，渡邉嘉之，前田正幸）	356

第13章　小児・奇形

総論	（大場 洋）	360
発達	（吉田昌子）	366
古典型滑脳症	（大場 洋）	368
脳梁形成異常	（大場 洋）	370
結節性硬化症	（大場 洋）	372
新生児低酸素性虚血性脳症	（大場 洋）	374
COACH症候群（ジュベール症候群）	（安藤久美子, 石藏礼一）	376
脳室周囲白質軟化症	（村上亜紀, 森本昌史, 山田 恵）	378

第14章　変性・てんかん・精神疾患・その他

総論	（阿部 修）	382
筋萎縮性側索硬化症	（阿部 修）	384
パーキンソン病	（鎌形康司）	386
てんかん	（田岡俊昭）	388
統合失調症	（山田晴耕）	390
アルツハイマー病, 前頭側頭型認知症	（吉浦 敬）	392
正常圧水頭症	（中西 淳）	394
エオジン好性核内封入体病	（渡谷岳行）	396
気分障害	（雫石 崇）	398
不安障害	（雫石 崇）	400
びまん性軸索損傷	（寺田一志）	402
びまん性軸索損傷患者における拡散テンソルtractography	（長縄慎二）	404

第15章　中枢神経系以外への応用

総論	（高原太郎）	408
computed DWI	（高原太郎）	412
ADC histogram analysis	（高原太郎）	414
腹部における low b DWI	（高原太郎）	416
MSDE の臨床応用	（米山正己）	418
低 S/N における加算効果	（尾﨑正則）	420
全身の拡散強調像（DWIBS）	（高原太郎）	422
脊髄・脊椎	（大久保敏之）	424
頭頸部	（角　美佐, 中村　卓）	428
悪性リンパ腫	（藤田晃史, 藤井裕之, 篠崎健史, 酒井　修）	430
乳腺	（ウッドハムス玲子, 秦　博文）	432
乳腺：2 つの b 値の使用	（黒木嘉典）	436
乳腺：surface coil を使用した高分解能画像	（又吉　隆）	438
肺：肺結節および肺癌 staging への応用	（大野良治）	440
肝臓	（西江昭弘）	444
肝臓：IVIM イメージング	（本杉宇太郎）	446
膵臓：古典的膵癌	（福倉良彦）	448
膵臓：膵嚢胞性腫瘤	（那須克宏）	450
腎臓：腎盂癌	（陣崎雅弘, 秋田大宇）	452
男性骨盤：前立腺癌	（梶　靖）	454
前立腺癌：ultra-high-b-value を用いて	（片平和博）	456
女性骨盤：卵巣	（藤井進也）	458
女性骨盤：子宮	（藤井進也）	460
骨軟部：総論	（西村　浩, 長田周治）	462
表皮嚢腫（粉瘤）	（長田周治, 西村　浩）	466
転移性骨腫瘍・前立腺癌骨転移	（中西克之）	468
末梢神経：tractography	（及川泰宏）	470
末梢神経：MR neurography	（高原太郎）	472
膿瘍：肛門周囲膿瘍	（吉廻　毅）	474
索引		476

1

拡散入門

生体と拡散現象

(荒木　力)

関連項目　p.26 IVIM：拡散と灌流，p.54 拡散テンソル以外の拡散解析：kurtosis，QSI など

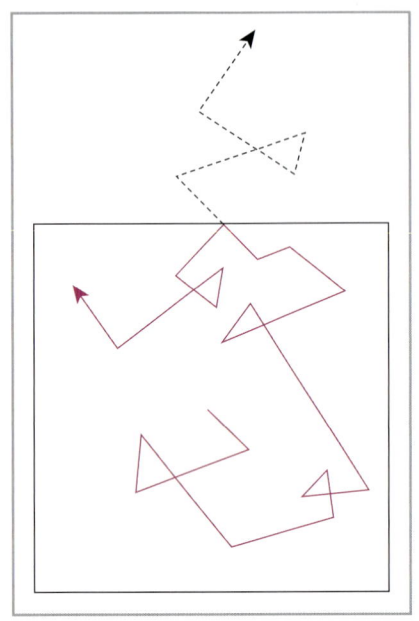

図1　自由拡散と制限拡散
生体内で壁（膜）に衝突した水分子の振る舞い（弾性衝突か一部が通過するのか，あるいは吸収されるかなど）は未知である．
（文献1）より転載）

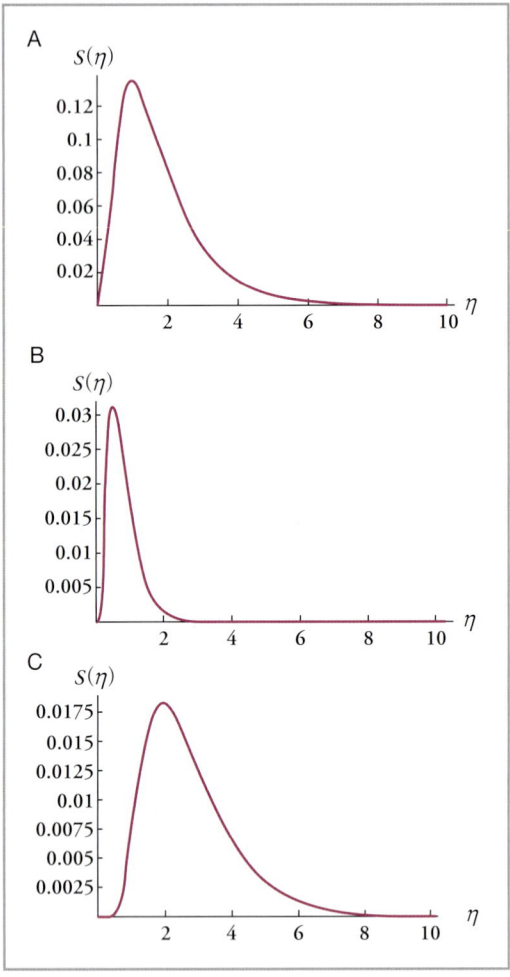

図2　組織の η と拡散強調像における信号強度 $S(\eta)$
A：T2 と D の影響を同等にした場合．
B：TE を長くして T2 の影響を強くした場合．
C：b 値を大きくして D の影響を大きくした場合．
A に対して B，C では信号強度が低いことに注意．
（文献1）より転載）

● 自己拡散

　拡散といえば，水に注いだインクが自然に拡がってゆく現象である．これはインク（色素）が水分子に押されて拡がるためであるが，拡散 MRI の対象となる生体の拡散は水分子そのものの拡散である．つまり水分子が他の水分子に押されて拡がる現象で，自己拡散という．

● 移動スピン

　双極傾斜磁場（bipolar gradient：BPG）を使用すると，静止している ^{1}H 原子核（静止スピン）と動いている ^{1}H 原子核（移動スピン）を区別することができる．これは，BPG 印加前後の静止スピンの位相が変化しない（信号強度が変化しない）のに対して，運動スピンの位相はその速度（設定時間内の変位距離）に従って分散し，この位相分散が信号強度低下として描出されるためである．こ

の原理／技術は，比較的太い血管内の運動スピン（血流）を対象とする位相コントラスト血管撮影（PC-MRA），生体組織の毛細血管流（灌流）と大きな拡散を対象とする IVIM（intravoxel incoherent motion），生体組織内の自発的な運動スピン（水分子の拡散）を対象とする拡散強調像（diffusion-weighted imaging：DWI）に共通するが，MRA → IVIM → DWI と移動距離（変位）が小さくなればなるほど強い BPG が必要になる．また強制的な振動による移動スピン（弾性波）を対象とする MR エラストグラフィ（MR elastography）も同様の原理／技術が使われている．

● 自由拡散と制限拡散

現在施行されている拡散 MRI は，拡散現象は正規分布するという拡散方程式から導かれた $<x^2>=2Dt$ という Einstein-Smoluchowski の式（$<x^2>$：変位の平均二乗変位，D：拡散係数，t：拡散時間）を基本としている．しかし，これは水分子が障壁に衝突することのない自由（非制限）拡散を示す式であり，厳密には均一かつ無構造な組織／病変（膀胱内，嚢胞，膿瘍など）にしか適応できない（図1）．生体のほとんどは肉眼的あるいは顕微鏡的構造（細胞膜，細胞内小器官など）を持つ組織であり，その中の水分子の拡散はさまざまな障壁に移動を制限される制限拡散であり，正規分布するわけではない．また，生体膜に衝突した水分子がどのように振る舞うのかも未知である．このような非正規分布を対象とする拡散 MRI のひとつが QSI（q-space imaging）である．

● 横緩和時間（T2）と拡散係数（D）

生体における拡散現象の画像化（拡散 MRI）は，基本的に拡散強調像であって拡散画像ではない．撮像においては BPG の強さと拡散時間（b 値に反映される）に制約がある．前者は技術的な問題であり，後者は拡散時間が短いと十分な変位（したがって信号低下）が得られないためである．したがって，生体における拡散強調像の信号強度（S_{DW}）は，ある程度 TE が長いことによる影響（T2 依存項）に拡散の影響（D 依存項）を乗じたものになり，次式で近似される（C：比例定数）[†]．

$$S_{DW} \fallingdotseq C \cdot \exp\left(-\frac{TE}{T2}\right) \cdot \exp(-b \cdot D)$$

TE と b は撮像者が設定し，$T2$ と D は生体の持つパラメータである．これから，TE を大きく設定すれば $T2$ の影響が強く，b を大きく設定すればより D の影響の強い拡散強調像になることがわかるが，このままでは生体組織のパラメータ（$T2$，D）が複数なため，どのような組織なのか感覚的に把握しがたい．

● 粘度（η）

そこで感覚的にとらえやすい粘度（η：粘稠度ともいう）を導入し，$T2=P/\eta$，$D=Q/\eta$ と仮定すると生体パラメータが単一の式に変換される[1]．

$$S_{DW} \fallingdotseq S(\eta) = C \cdot \exp\left(-TE\frac{\eta}{P}\right) \cdot \exp\left(-b \cdot \frac{Q}{\eta}\right)$$

これをプロットすると，TE，b の設定によって信号強度と最大信号強度を示す η は変わってくるが，いずれにしても中庸な η の組織（粘液，膿瘍など）が最大信号を示すことがわかる（図2）．

[†] この式に $b=0$ を代入した数値は，しばしば S_0 として表記される．また実際の撮影時に b 値を 0 と設定して取得した画像は，「b 値が 0 の画像」，「b0 画像」，「b_0 画像」，「b_0 画像」，「T2 強調像」，「S_0 画像」，「ベースライン画像」などの呼称のバリエーションがある．

参考文献

1) 荒木 力：拡散 MRI ブラウン運動：拡散テンソルから q 空間へ．学研メディカル秀潤社，p.149-165，2006．

拡散現象と MRI

(青木茂樹)

関連項目 p.20 拡散強調像とは，p.22 b 値，p.24 ADC，p.64〜75 拡散強調の理論

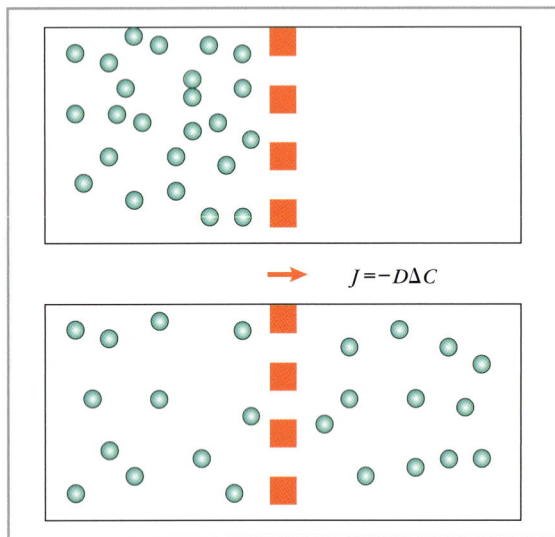

図 1-A　巨視的な拡散と Fick の原理

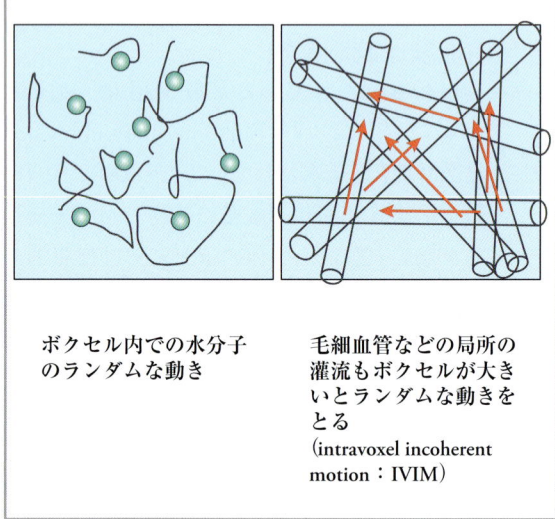

図 1-C　ボクセル内でのランダムな動き

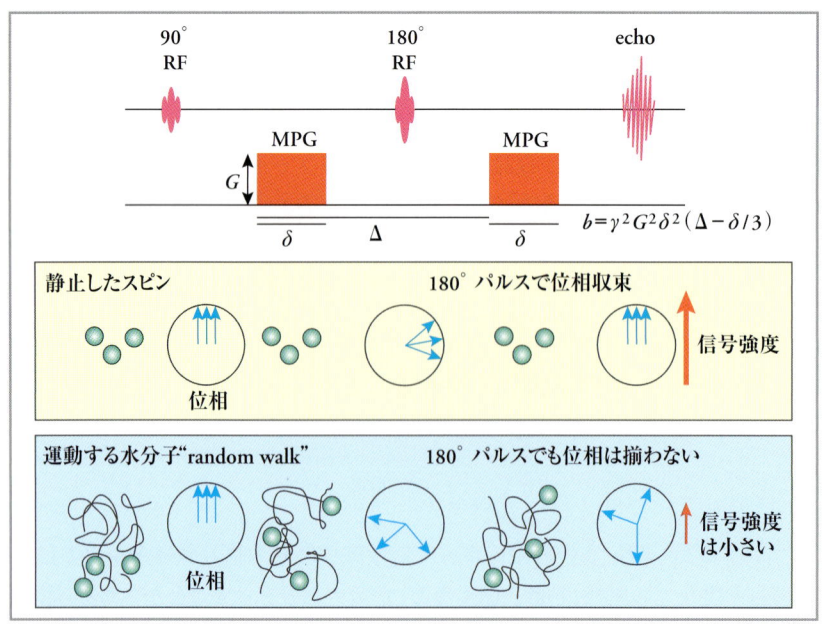

図 1-B　MRI での拡散画像

参考文献
1) 中田 力：拡散テンソルと拡散強調像．画像数学．日磁気共鳴医学会誌 15: 133-144, 1995.
2) Schaefer PW, Grant PE, Gonzalez RG: Diffusion-weighted MR imaging of the brain. Radiology 217: 331-345, 2000.
3) Le Bihan D, Breton E, Lallemand D, et al: MR imaging of intravoxel incoherent motions: application to diffusion and perfusion in neurologic disorders. Radiology 161: 401-407, 1986.

● 拡散現象とは

　拡散現象とは，物理学ではエネルギーや物質が濃度の高い部分から低い部分へと流れ，均一な定常状態へと向かう現象をいう．それは巨視的には物質の移動が濃度勾配に比例するというFickの法則に従っており，物理学での拡散係数はその係数である（図1-A）．微視的には，拡散は個々の分子の不規則運動に依存する過程である．よく知られるブラウン運動はその可視化で，水分子がその温度に従ってランダムな運動をしているために，水中に分散している微粒子に無秩序なかたちで衝突して起こる現象である．

　現在のMRIで通常見ているのは，ブラウン運動で見るような微視的な水分子の不規則な運動としての拡散現象である．巨視的な拡散に対して，この微視的な拡散は"self-diffusion"と呼ばれることがある．ランダムな動き（"random walk"）であるので，確率的にある時間の後にどのくらい移動するかが問題となる．水分子のランダムな運動は温度や周囲の環境に従って，その大きさや方向を大きく変化させるので，水分子の拡散現象を扱うことによって細胞の状態などの微視的な情報がMRIで評価可能となる．

● 解　説

　MRIでの拡散現象は，微視的な拡散の可視化であるブラウン運動をイメージするとわかりやすい．または，コップの中に水を入れて，その中にインクを一滴たらしたときに広がっていく様子を思い浮かべるとよい．通常はインクは球状に広がる．一定時間にどのくらい大きく広がるかが拡散の大きさとなる．また，もし上下方向に広がりやすいような要因があれば上下に長いラグビーボールのように広がるであろう．その広がり方の方向性が拡散の方向性（異方性）となる．

　MRIで水分子の拡散を計測する基本的な方法としては，spin echo法の位相収束の180°パルスの前後に，ある時間間隔をおいて大きさが同じで逆向きの2つの傾斜磁場をかけるStejskal-Tanner法がある（図1-B）．静止している分子は2つの傾斜磁場による位相変化が相殺され，全体として影響を受けないが，2つの傾斜磁場の間隔に傾斜磁場の方向に動いた分子は位相変化が残り，それからの信号が低下するというものである．現在の臨床用MRIで通常用いられている方法では，拡散時間内の10μm程度の水分子の動きの制限が画像化されており，ちょうど小細胞程度の大きさとなっている．

　MRIのボクセルサイズは計測しようとする動きの大きさに比べ非常に大きいため，毛細血管の血流に代表される灌流や他の種々の勾配もボクセル全体を巨視的にみれば，種々の方向を向いており，ランダムな動きと同じことになる（図1-C）．つまり，MRIで計測される"拡散"では，濃度勾配は他の温度，圧力（灌流），イオン勾配などの要因と区別できない．そのため，同じくらいの水分子の動き（移動）を，ひとまとめにして"拡散"として扱う．そのためMRIでは，拡散係数に"みかけの"をつけた，"みかけの拡散係数（apparent diffusion coefficient：ADC）"という係数が拡散の示標として広く用いられている．

● 拡散現象のMRIにおける意義と特徴

　拡散現象はT1, T2値といった従来のMRIのパラメータとは独立した物理学的現象で，組織の構築，組織の構成物ごとの物理学的性質，組織の微細構造，立体構築などの，今まで画像化するのが困難であった微細構造を反映したMR信号を得ることを可能とする．それを利用した画像は，従来とはまったく異なる物理的背景の画像となる．異なるコントラストは従来困難であった超急性期脳梗塞などの病変の検出や鑑別を可能とする．また拡散現象に基づく計測値は，条件が整えば物理学的量として計量も可能となる．

拡散強調像とは diffusion-weighted imaging(DWI)

(青木茂樹)

関連項目 p.22 *b*値, p.24 ADC, p.34 T2 shine-through, p.38 拡散の異方性・テンソル

図1 亜急性期左内包梗塞の拡散強調像：拡散強調傾斜磁場 MPG 印加軸による違い
(TR/TE=5000/99ms, b=1000s/mm^2)

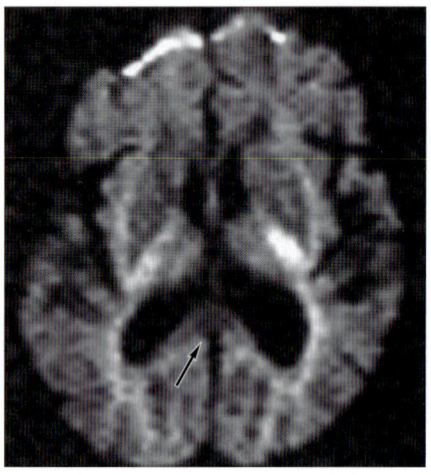

A MPGを左右方向に掛けた拡散強調像
脳梁の信号が低下し(→)，主に前後に走行する視放線や，上下に走行する内包が高信号となり，左内包後脚の梗塞の高信号が少しわかりにくい．

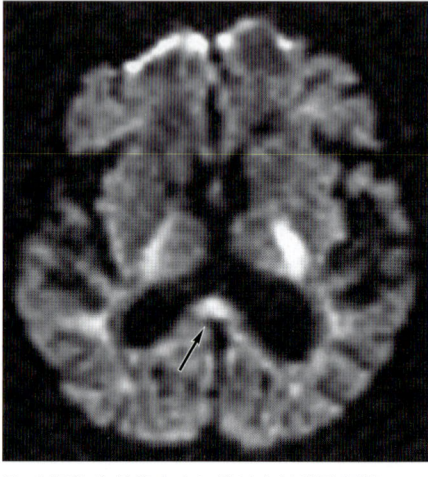

B MPGを前後方向に掛けた拡散強調像
視放線などの信号が低下している．脳梁膨大部(→)，内包後脚などは相対的に高信号となる．

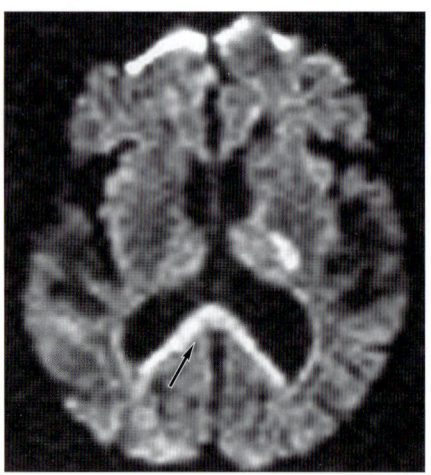

C MPGを上下に掛けた拡散強調像
内包の信号が低下している．脳梁の信号が相対的に高信号となる(→)．内包の信号が低下したので，梗塞巣はわかりやすい．

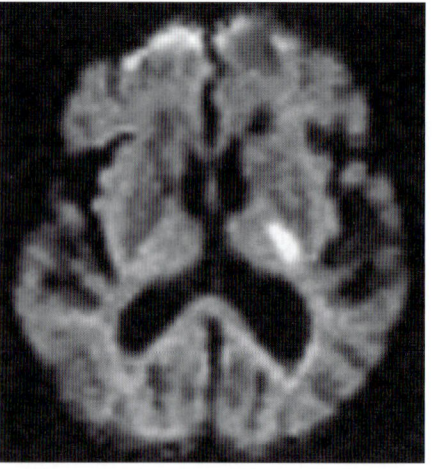

D A～Cの3方向の画像を合成した(掛け合わせたものの3乗根)等方性拡散強調像 (isotropic DWI)
白質の異方性による高信号がなくなり，最も病変がわかりやすい．

参考文献
1) Schaefer PW, Grant PE, Gonzalez RG: Diffusion-weighted MR imaging of the brain. Radiology 217: 331-345, 2000.
2) Le Bihan D: Diffusion and perfusion magnetic resonance imaging. New York, Raven Press, 1995.
3) 佐々木真理・他：ASIST-Japan. http://asist.umin.jp

● 拡散強調像とは

　MRIの拡散強調像（diffusion-weighted image：DWI）とは，広義にはプロトンの拡散運動を何らかの方法で強調したMRI画像をすべて含むが，通常は狭義の使い方として拡散強調の傾斜磁場を加えて撮像した元画像を指すことが一般的になっている．中枢神経系では，さらに灌流の影響がほとんどなくなり，水の拡散のみを捉えられるようなb値（1000s/mm^{2}程，b値は傾斜磁場の強さ）のものを用いたものを指す．

　脳白質のように線維が水分子の運動方向を制限する場合には，拡散強調の傾斜磁場と白質線維の方向との関係で，信号強度が変化する．その現象を"異方性拡散（anisotropic diffusion）"と呼ぶ．脳梗塞などの病変の検出の目的では，正常白質の信号が変化するのは好ましくないので，異方性が少なくなるような撮像法あるいは処理を行う．異方性拡散の影響を排除した拡散強調像を"等方性拡散強調像（isotropic diffusion-weighted image，以下isotropic DWI）"と呼ぶ．

● 解　説

　MRIを用いた拡散の研究は，1980年代後半にepidermoidや脳虚血で始まり，1990年代後半に臨床機への高性能傾斜磁場の導入と，急性期脳梗塞での成功により，日常臨床に急速に普及した．

　拡散強調像を得るためには，傾斜磁場方向に大きく拡散するスピン（通常は水分子）からの信号を低下させる傾斜磁場を加える．左右方向にその傾斜磁場を加えると左右方向に走る白質線維の信号が低下し（図1-A），相対的に上下，前後に走行する白質の信号が増す（図1-B，C）．これが白質による拡散の異方性である．この現象自体は，有効に利用すれば拡散テンソルへの応用につながる．しかし，病変の検出には，高信号を呈する白質があると邪魔になるので，それを排除した等方性拡散（isotropic diffusion）画像が開発された．x，y，z軸3方向にそれぞれ拡散強調の傾斜磁場を加えて撮像したものを合成（掛け合わせて3乗根をとる）したもの（図1-D）などがある．

● 拡散強調像の意義と特徴

　拡散現象はT1，T2値といった従来のMRIのパラメータとは独立した物理学的現象で，それを利用した画像は従来とはまったく異なる物理的背景の画像となる．異なるコントラストは従来困難であった病変の検出や鑑別を可能とし，また物理学的量として計量も可能となる．

　しかし，狭義の拡散強調像は拡散以外に傾斜磁場をかける前の撮像法（通常EPIのT2強調像）の影響も受ける"元画像"である．プロトンの量やT2の影響を受けるため解釈には注意を要するし（p.34「T2 shine-through」参照），ROIを取るような値の検討はできない．研究目的では，ADCの変化を見る必要がある．しかし，最も生に近い画像であるから，後処理が不要であり，逆にT2値の影響が出るのは急性期脳梗塞の検出などには，相加（相乗）効果となり，病変の検出という点では有用となることから，日常臨床ではまず拡散強調像を見ることが多い．

　拡散強調像で高信号を呈するのは，拡散が低下（ADCが低下）している場合，およびT2強調像で高信号の場合で，上述のようにそれらがともに見られると著明な高信号となる．脳の多くの病変は，T2強調像で高信号だが，拡散も延長して（拡散しやすくなって）おり，この相反する条件のため，拡散強調像では正常部と同程度の信号となる．T2強調像で高信号だが，水分子が比較的拡散しにくい，あるいは拡散が延長はしない組織の場合（悪性リンパ腫など），拡散強調像で軽〜中程度高信号となる．拡散強調像の撮像・表示法は標準化の検討がなされている[3]．

b 値　*b* value (*b* factor)

(石亀慶一)

関連項目　p.18 拡散現象とMRI，p.66 拡散強調像における各種公式，p.72 多軸のdiffusion：多軸同時配置のMPGの取り扱い

図 1-A～E　*b* valueを変化させた場合のisotropic DWI

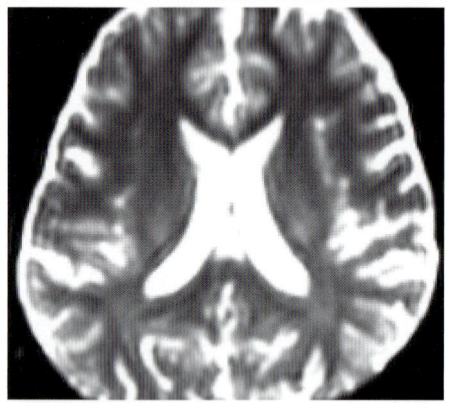

A　$b=0s/mm^2$

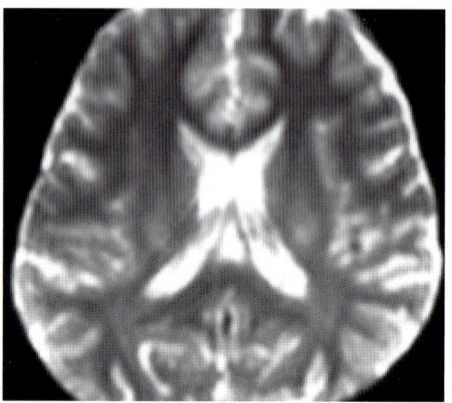

B　$b=200s/mm^2$

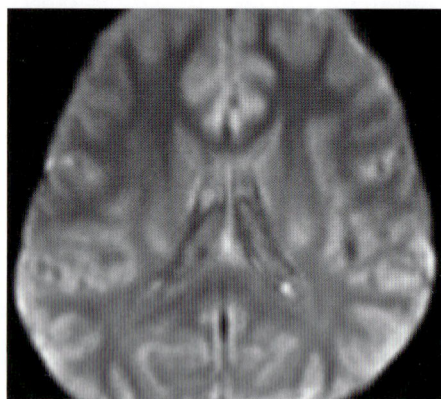

C　$b=500s/mm^2$

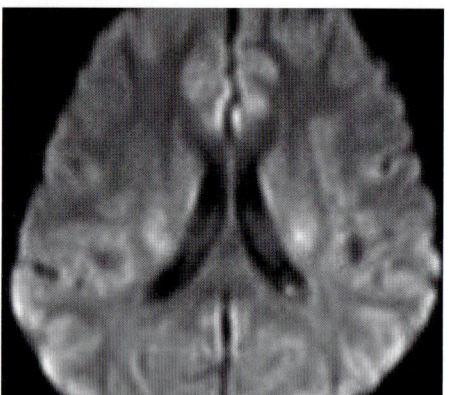

D　$b=1000s/mm^2$

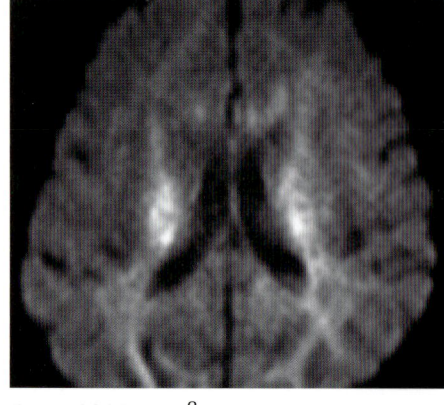

E　$b=3000s/mm^2$

表　*b* valueの増減による影響

b valueの増加
T2，毛細血管流（灌流）の影響が弱まり，拡散強調の程度が強くなる
high *b* valueでは，組織によりbi-exponentialな変化
信号強度比の低下
_b_ valueの低下
T2の影響が強くなる
拡散強調の程度が弱まり，毛細血管流（灌流）の影響が強くなる
信号強度比の上昇

1.5T MRI，TR/TE＝∞/140ms，20代，女性，正常志願者．$b=0s/mm^2$では，T2強調像のコントラストであり，$b=200s/mm^2$，$b=500s/mm^2$ではそのコントラストが定性的にも残っていることがわかる．$b=1000s/mm^2$は日常臨床で用いられる程度のMPGの強さである．$b=3000s/mm^2$では，白質構造が高信号として描出されている．

● *b* value とは

　拡散強調像では，撮像時に1対の傾斜磁場(motion probing gradient：MPG)を加える．その MPG を印加している時間に，拡散により移動したプロトンのスピンは，位相の分散を生じる．その分散の程度により，信号低下の程度を来す．つまり移動距離が大きく，分散が大きい場合には，より信号が強く低下し，移動距離が小さく，分散が小さい場合には，信号低下に乏しい．この MPG の影響の強さを"*b* value (*b* factor)"と呼ぶ．

　磁気回転比を γ (MHz)，MPG の大きさを G (mT/m)，MPG の印加時間を δ (msec)，1対の傾斜磁場のそれぞれの始まりの時間を Δ (msec)，とすると，*b* value は以下の式で表される．

$$b = \gamma^2 G_x^2 \delta^2 \left(\Delta - \frac{\delta}{3}\right) \quad (s/mm^2)$$

　磁気回転比は静磁場により一定であるため，MPG の大きさ，もしくは傾斜磁場の印加時間を変えることにより，必要な大きさの *b* value を得る．

　b value が高い方が拡散をより強調していることになる．ただし，機種により，最大傾斜磁場の立ち上がりやその精度に限界があり，*b* value の大きさに限界がある．また，MPG を印加させることにより，信号低下は *b* value が大きい程強い．印加時間を増加させることは，信号の読み取りまでの時間(エコー時間)を延長させることにより，信号強度の低下を来す．*b* value の大きさと信号強度はトレードオフの関係にある．よって，画質により，機種により至適な値を設定する必要がある．また，$\Delta - \delta/3$ で定義される拡散時間(diffusion time)の設定により，組織コントラストが異なることも知られている(p.66「拡散強調像における各種公式」を参照)．

● *b* value による画像の影響（表）

　拡散現象は，無数のプロトンのランダムな動き(incoherent motion)がその対象である．ただし，拡散強調像の場合には，一定方向の動き(coherent motion)も画像に影響を与える．これは，1つの毛細血管に注目すると，一定方向の遅い流れ(灌流)であるが，拡散強調像の測定系では，ボクセル内で，incoherent motion との区別が難しいからである．この incoherent motion と coherent motion を合わせて，"intravoxel incoherent motion (IVIM)"と呼ぶ．中枢神経領域では，毛細血管流の IVIM に占める割合は数%である．よって，拡散強調像において，MPG を印加した場合の信号低下には，この両者の考慮が必要である．

　毛細血管流(灌流)は，純粋な拡散に比し，速度が速いため，十分に大きな MPG を印加することにより，その影響を減らすことが可能である．

　また，MPG を用いない場合の画像信号強度も，画像に影響を与える(p.34「T2 shine-through」参照)．一般的に MPG が弱い場合には，T2 緩和の影響を強く受ける．

　よって，体幹領域で用いられることのある，低い *b* value の拡散強調像(p.407～475「中枢神経系以外への応用」参照)では，これらの T2，毛細血管流(灌流)の影響を強く受けることの考慮が必要である(図1-A～C)．

　また，*b* value が高い場合には，毛細血管流(灌流)や T2 の影響が減少するだけではなく，組織コンポーネントの違いにより，bi-exponential に変化することが報告されている(図1-E) (p.56「高い *b* 値における拡散の bi-exponential change」参照)．

参考文献

1) Stejskal EO, Tanner JE: Spin diffusion measurements: spin echoes in the presence if a time dependent field gradient. J Chem Phys 42: 228-292, 1965.
2) Le Bihan D, Breton E, Lallemand D, et al: MR imaging of intravoxel incoherent motions: application to diffusion and perfusion in neurologic disorders. Radiology 161: 401-407, 1986.
3) Le Bihan D, Breton E, Lallemand D, et al: Separation of diffusion and perfusion in intravoxel incoherent motion MR imaging. Radiology 168: 497-505, 1988.

ADC

(石亀慶一)

関連項目　p.18 拡散現象とMRI，p.66 拡散強調像における各種公式，p.72 多軸のdiffusion：多軸同時配置のMPGの取り扱い

図1　左中大脳動脈領域の急性脳梗塞症例（50代，男性）

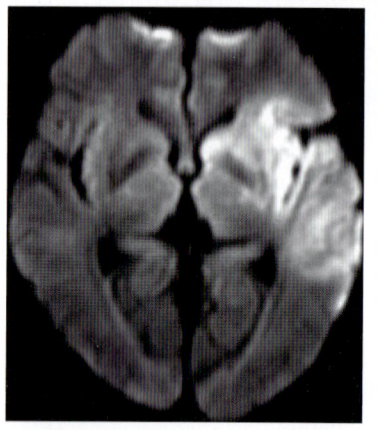

A　拡散強調像（single-shot EPI）
（1.5T，TR/TE＝∞/110ms，$b=1000s/mm^2$）

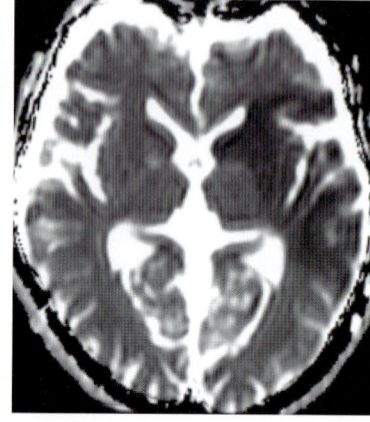

B　ADC map
拡散強調像で高信号の領域は，ADC mapで低値として描出されている．

図2　正常健常者（60代，男性）

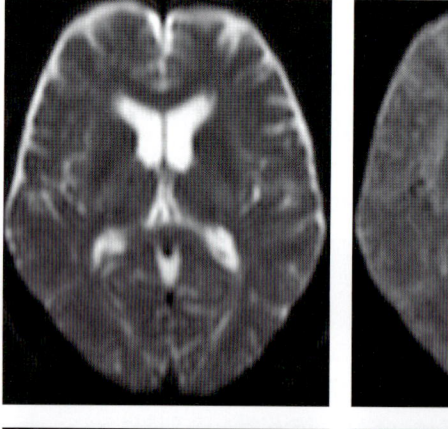

A　$b=0s/mm^2$ の画像（single-shot EPI）
（1.5T，TR/TE＝∞/139ms）

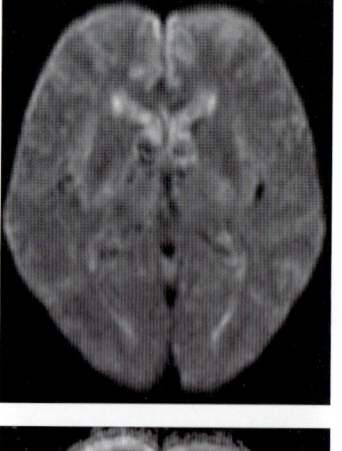

B　$b=500s/mm^2$ の isotropic DWI（single-shot EPI）

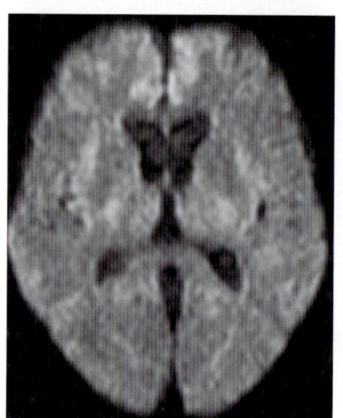

C　$b=1000s/mm^2$ の isotropic DWI（single-shot EPI）

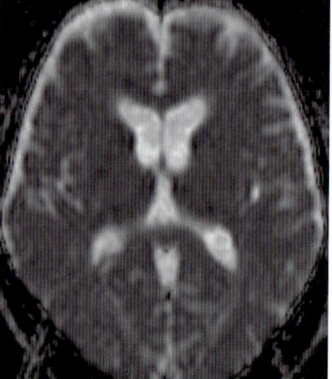

D　A～Cから作成されたADC map

● ADCとは

拡散現象は，定量的な拡散の大きさを表すために，拡散係数（D）という指標を用いる．ガウス分布に従うとされるランダムな分子の移動を，アインシュタインの方程式で表すことができる．拡散係数は，ある3次元空間内で，分子の時間 t の2乗平均移動距離は $6Dt$ で表される．D の単位は mm^2/s となる．

拡散強調像で拡散係数を取り扱う場合には，純粋な拡散現象のみを表現していないため（p.18「拡散現象とMRI」，p.22「b 値」参照），"みかけの拡散係数（apparent diffusion coefficient：ADC）" と呼ばれることがある．臨床的に拡散強調像を解釈する場合には，$T2$ の影響を受けているかの判断が困難な場合があるが，ADC を画像化（ADC map）することにより，その判断が容易である（図1-A，B）．また，定量的に評価が可能である利点も有する．

実際の拡散係数を D，毛細血管流（灌流）している水分子の割合を f，b value を b とすると，D と ADC は以下の式で近似される．

$$\text{ADC} \fallingdotseq D + \left(\frac{f}{b}\right) \quad (1)$$

よって，b value が小さい場合には，ADC は大きな値となることがわかる．

拡散強調像は，ADC の影響を大きく受ける画像と言える．MPG を印加しない場合の画像の信号強度を $S(0)$，MPG を印加した場合の信号強度を $S(b)$ とすると，以下の関係が成り立つ．

$$S(b) = S(0) \cdot \exp(-b \cdot D) \quad (2)$$

これを変形すると，

$$\ln\left[\frac{S(b)}{S(0)}\right] = -b \cdot D \quad (3)$$

と表される．

よって，少なくとも2値以上の b value で撮像された画像により，D が計算可能となる．1方向のみの MPG を印加した画像から求めた ADC 値は，対象となる領域が拡散異方性（p.38「拡散異方性・テンソル」参照）を持つ場合には，方向に依存した値となるため，等方的拡散を表す指標としては不適切である．1方向のみの MPG を印加した画像から求めた ADC 値と，異なった3方向の MPG で得た画像を合成するなどした等方的拡散の指標を区別するために，後者を "mean diffusivity" と呼ぶ場合がある．

● ADCの求め方

実際に信号強度を測定して，ADC を計算して求める．図2-A～C の画像を用い，測定を行った．b value を 0，1000s/mm^2 で撮像を行った．ある関心領域（今回は右基底核）の信号強度を測定し，$S(1000)=79$，$S(0)=178$ であった．上記の(3)式に代入すると，

$\ln[79/178] = -1000 \cdot D$ ∴ $D = 0.812 \times 10^{-3}$ mm^2/s

b value を複数点とり，0，500，1000s/mm^2 で撮像を行ったとする．$S(1000)=79$，$S(500)=119$，$S(0)=178$ であった．それぞれの $\ln[S(b)/S(0)]$ を求めると，

$$\ln\left[\frac{S(1000)}{S(0)}\right] = -0.812$$

$$\ln\left[\frac{S(500)}{S(0)}\right] = -0.403$$

(3)式より，$x = b$ value，$y = -\ln[S(b)/S(0)]$ とすると，$y = D_x$ と表現される．よって，$\ln[S(1000)/S(0)]$，$\ln[S(500)/S(0)]$ の値をプロットして傾きを求めることにより，D が計算できる．$D = 0.818 \times 10^{-3}$ mm^2/s となる．b value がさらに増えた場合には，複数点をプロットして，回帰直線を求めることにより，D を求めることが可能である．

参考文献

1) Burdette JH, Elaster AD, Ricci PE: Calculation of apparent diffusion coefficient (ADCs) in brain using two-point and six-point methods. J Comput Assist Tomogr 22: 792-794, 1998.

IVIM：拡散と灌流

(本杉宇太郎)

関連項目 p.16 生体と拡散現象，p.18 拡散現象と MRI，p.22 *b* 値，p.98 体幹部拡散強調像：撮像の基本から IVIM モデルまで，p.446 肝臓：IVIM イメージング

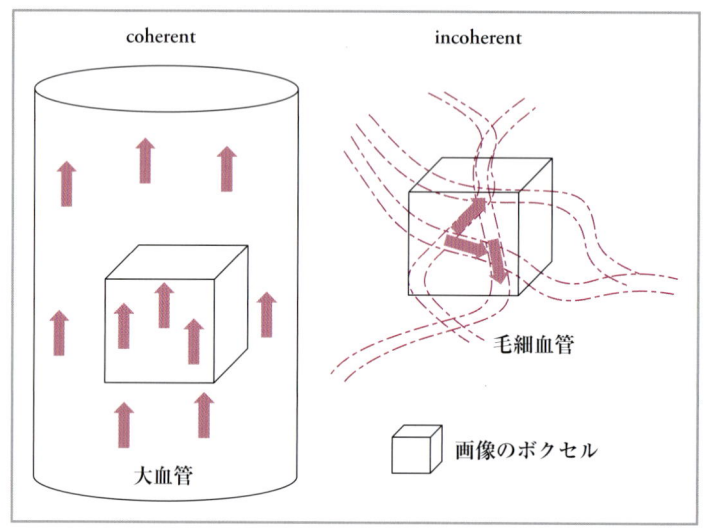

図1　プロトンの動き
coherent な動きとはボクセル内のプロトンが同様の動きをすることを指す．静止した（しているように見える程ゆっくりな）プロトンや，ボクセルサイズよりも大きな血管内を流れるプロトンがこれにあたる．
incoherent な動きとはボクセル内のプロトンがランダムに動くことを指す．拡散強調像において，incoherent な動きを示すプロトンが多いボクセルは MPG パルスによって位相が分散するため信号低下が起こる．生体内の incoherent な動きには分子拡散と毛細血管内の血流（灌流）の2つが想定されている．（文献 3）より転載）

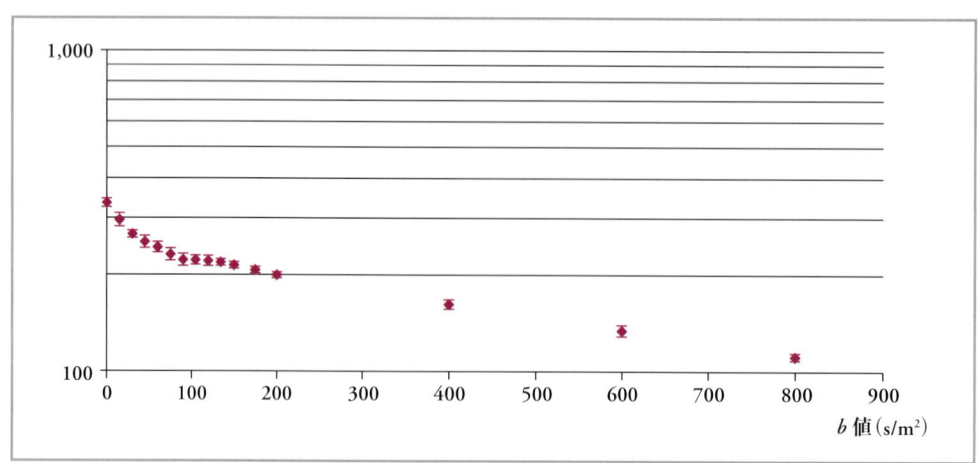

図2　拡散強調像の信号値と *b* 値の関係
正常ボランティアの肝臓における実測値．縦軸は信号値の対数表示であるが，片対数グラフにおいても直線とはならず，monoexponential より biexponential の方が当てはまりが良いことが直感的に理解できる．

● 拡散と灌流

　　IVIMとはintravoxel incoherent motionの略である．coherentとは「一貫した」という意味で，MRIにおけるcoherent motionとは無数に存在するプロトンの動きが一貫しているという意味になる．画像のボクセルサイズよりも大きな血管では，ボクセル内の血流は同じ方向に動いている．これはcoherent motionである．静止している（ように見える程ゆっくりな動きの）プロトンもcoherent motionである．それに対して画像のボクセルサイズよりも小さな血管（毛細血管）では，血管内の血流はボクセルに対してさまざまな方向に動いている．これはincoherent motionである（図1）．細胞内や細胞外間質に存在する水分子の拡散現象もincoherent motionである．拡散強調像では，前者を"灌流 perfusion"，後者を"拡散 diffusion"と呼んで区別している．これは便宜的な命名であり，真の灌流はトレーサー（造影剤など）を用いて経時的観測を行わなければ測定できないものであるし，真の拡散は拡散を制限するものがない状態（自由拡散）でなければ観測できないことに注意すべきである．拡散強調像はボクセル内のincoherentな動きを画像化する手法であるので，灌流と拡散を区別できない．つまり，一般に言う拡散強調像とはIVIM強調像であると言える．

● 種類の拡散係数を仮定した biexponential model

　　正常ボランティアで肝臓の拡散強調像を撮像し，縦軸に信号値の対数，横軸にb値をとってグラフを書くと図2のようになる．低いb値においては灌流の影響が強く表れるため，信号低下が急峻である．一般にb値200〜400を超えると灌流の影響はほとんどなくなり，直線に近くなる．ADC値の定義に当てはめ，図2のプロット全体を直線で近似するのは無理がある．そこで灌流の影響も加味して，このプロットをbiexponentialで近似するモデルが提唱されている[1]．拡散が拡散方程式で数学的に定義できることは前述の通りだが，このモデルでは灌流も速い拡散とみなしている．そのため，2種類の拡散係数（本当の水分子の拡散係数Dと灌流を拡散とみなして定義した擬似拡散係数D^*）が定義される．ここでボクセルから得られる信号のうち灌流として動くプロトンの割合をfと表している．S_0は拡散傾斜磁場を印加しない時（$b = 0 \text{s/mm}^2$の画像）の信号値．

$$\frac{S}{S_0} = f \cdot \exp\{-(D^*+D) \cdot b\} + (1-f) \cdot \exp\{-D \cdot b\} \quad (1)$$

　　実は，このIVIMモデルは拡散強調像の黎明期に発表されたものであり，最近の新しいアイデアではない．90年代に拡散強調像の臨床応用が急速に進む中，よりシンプルなADC値を中心に議論が展開していったため長い間忘れ去られていた．しかし近年，拡散強調像を用いた"定量診断"の実現を目指す世界的な機運の中で，b値の設定により結果が左右されるADC値ではなくより正確なbiexponential modelを用いて，拡散定量性を向上させようとする試みが腹部領域をはじめ，さまざまな領域で行われている[2]．

参考文献
1) Le Bihan D：Intravoxel incoherent motion imaging using steady-state free precession. Magn Reson Med 7：346-351, 1988.
2) Le Bihan D：Intravoxel incoherent motion perfusion MR imaging：a wake-up call. Radiology 249：748-752, 2008.
3) 本杉宇太郎，若山哲也，市川智章，荒木 力：腹部における拡散MRI — IVIMイメージングをやってみよう．画像診断 33：743-749, 2013.

拡散強調像の正常解剖・正常変異とコントラスト

(青木茂樹)

関連項目　p.24 ADC, p.34 T2 shine-through

図 1-A　isotropic DWI の正常解剖
20代, 女性 (TR/TE = 6000/78 ms, $b = 1000$ s/mm²)
通常の EPI 法を用いた isotropic DWI では, 水が低信号, 脂肪は低信号, 拡散が低下する比較的特異的な病態以外は, 病変も水分含量の増加に伴い低信号となる. 皮質が軽度高信号, 淡蒼球などの鉄蓄積部が T2 強調像の影響で軽度低信号となる. 拡散強調像はコントラストが少ないため window/level の設定が行いにくく, 軽度高信号を著明な高信号として display できてしまうので注意を要する.

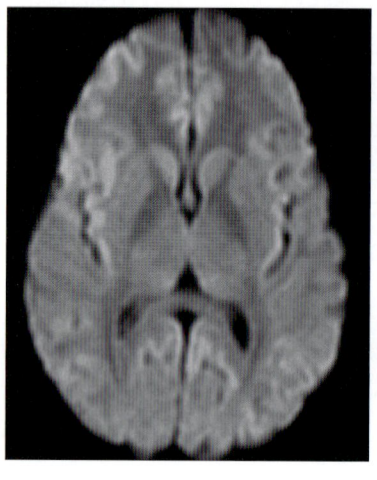
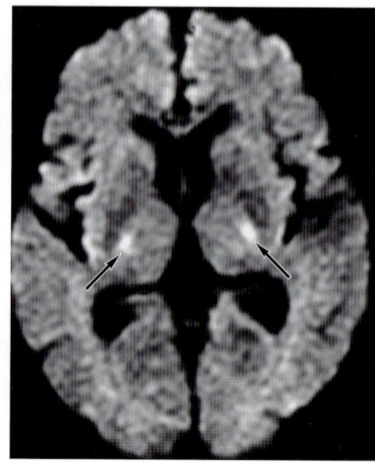

図 1-B　正常の錐体路の高信号
T2 shine-through (TR/TE = 6000/109 ms, $b = 1200$ s/mm²)
内包後脚部の錐体路は T2 強調像で高信号を呈するため, T2 shine-through により拡散強調像で高信号となる (→). 他では内側毛帯, 上小脳脚交叉, 皮質などのコントラストも T2 強調像の影響の出やすい撮像を行うと変化するので注意を要する.

図 1-C〜E　脈絡叢嚢胞　側脳室三角部に拡散強調像で著明な高信号を呈する嚢胞がある (→). T2 強調像 (C) で高信号のため, ADC (D) は脳実質と著変ないが, 拡散強調像 (E) で高信号となる

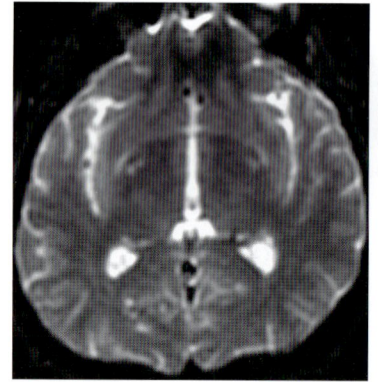
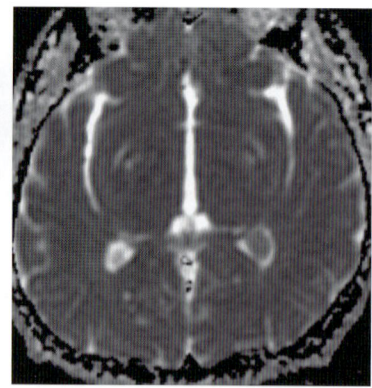
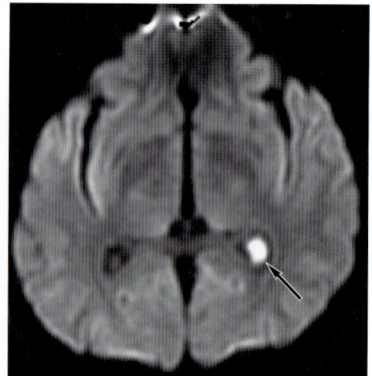

C　T2 強調像　　　　　D　ADC map　　　　　E　拡散強調像

表　拡散強調像の正常コントラスト

正常構造	拡散強調像	T2 強調像	ADC	原因
脈絡叢嚢胞	高	高	高〜等	高粘稠度＋T2 shine-through
皮質脊髄路	軽度高	軽度高	等	T2 shine-through
上小脳脚交叉, 内側毛帯	軽度高	軽度高	等	T2 shine-through?
灰白質	わずかに高	軽度高	等	T2 shine-through
淡蒼球	低	低	測定困難	EPI-T2 強調像低信号
脂肪	低	低 (EPI)	測定困難	EPI-T2 強調像低信号 (脂肪抑制)

等方性拡散強調像のコントラスト

MRIの拡散強調像とは，拡散強調のための傾斜磁場（motion probing gradient：以下MPG）を加えて撮像した画像である．拡散強調像の信号強度は，

$S = S_0 \times \exp(-bADC)$ ［ただし，S：拡散強調像の信号強度，S_0：$b=0\mathrm{s/mm}^2$の画像の信号強度，b：b値（拡散強調傾斜磁場の強さ），ADC：みかけの拡散係数（apparent diffusion coefficient）］

スピンエコー法（EPI含む）を用いたT2強調像のような，"TR $\gg$ 組織のT1"である撮像法では，

$S = cSD \times \exp(-TE/T2) \times \exp(-bADC)$ ［ただし，S：拡散強調像の信号強度，SD：spin density（cは比例定数）］となり，"強調像"という名の通り元画像の影響（SDやT2の影響）が拡散の影響と同等に反映された画像となっている．水分子の拡散が対称的つまり球形に拡散していく場合には，拡散検出用傾斜磁場（MPG）の方向による違いがない．しかし，脳白質のように線維構造が束になって一定の方向に走行する場合には，MPG方向と線維の方向により信号強度が異なってくる．x, y, z軸の3方向にMPGを掛けた等方性拡散強調像の場合には，拡散の方向によるコントラストを考慮する必要がない．

拡散強調像の正常像と正常変異

上述の数式より，拡散強調像のコントラストはADCとT2強調像の両方の影響を受けるが，ADCが白質，灰白質の違いが少ないため，拡散強調像の正常像もいたってシンプルである．つまり，元画像であるEPI法T2強調像の影響を受けたコントラストとなる（表）．T2強調像で灰白質は白質より軽度高信号で，脂肪や淡蒼球などが低信号であるため，拡散強調像でも同様の信号となる．元画像のT2強調の度合いが強いほど，例えばTEが長いほど，はっきりする部位としては，内包後脚，特に皮質脊髄路がある（図1-B）．内側毛帯，上小脳脚交叉も拡散強調像で高信号となるが，おそらく同様の原因と思われる．等方性拡散強調像のTEは撮像法（3軸をsingle-shotで撮るか1軸ずつで後で合成するか）や装置の性能によりかなり異なるので注意を要する．

脈絡叢の囊胞性病変が著明な高信号となることがあり（図1-C），病変と誤認して造影などが追加されることがあるが，脈絡叢の出血くらいしか鑑別がないので通常の撮像法で囊胞性であることなどの典型像を呈する場合はあえて問題とする必要はない．

正常では血管内は無信号である点も強調したい．遅い流れか血栓かの鑑別に有用となる．拡散強調像の信号は，上述の式より，ADCが低下すると高信号，増加すると低信号，S_0つまりT2強調像の信号が高信号だと高信号，低信号だと低信号になることがわかる．また，撮像法からわかるように，2つの傾斜磁場の間で流れとして動いた場合でも敏感に信号が低下する．頭部の拡散強調像が対象としている水分子の動きは10～100μm程度と小さいので，静脈などの遅い流れであっても，著明に信号が低下する．これらより，非常にADCの高い脳脊髄液や少しでも流れのある動静脈などは拡散強調像で低信号となる．磁化率効果のアーチファクトには当然ながら注意が必要である．よく見る場所としては，側頭葉下部，前頭葉前下部，橋前部である．

等方性拡散強調像の意義と特徴

等方性拡散強調像は現在のところ，臨床での拡散画像の中心である．元画像のT2強調像と拡散のしやすさ（ADC）との両方の影響が出るため解釈に注意を要する場合もあるが，拡散画像で検出する必要のある病変が高信号となるため，画像診断に通常用いる画像として使いやすい．つまり意義は病変の検出にあり，拡散現象についてなにか考える際にはADCが必要である．

等方性拡散強調像の長所は，まず脳梗塞が見つけやすいことである．細胞性浮腫でT2強調像が高信号となる他の病変でも同様であるが，その2つの要因がともに高信号となるように働くため，病変のコントラストが高く，かつ周囲より高信号で見やすい．また病変以外に高信号を呈する正常構造が少ない点も検出に役立つ．見つけやすいということは敏感ということにもなる．撮像時間も1.5Tでは30秒以内で撮像可能である．短所は定量的な解析には向かないということに尽きる．

参考文献

1） Schaefer PW, Grant PE, Gonzalez RG：Diffusion-weighted MR imaging of the brain. Radiology 217: 331-345, 2000.

拡散強調像のコントラストと異常を示す病変

(青木茂樹)

関連項目 p.24 ADC, p.28 拡散強調像の正常解剖・正常変異とコントラスト, p.34 T2 shine-through

表　拡散強調像で高信号を呈する主な疾患

疾患	拡散強調像 高信号の頻度	ADC	T2強調像	備考
ADC — 低, T2強調像 — 等				
脳梗塞　超急性期*	高	低	等	
中毒・代謝疾患	高	低	等	メトトレキサート, CO中毒初期など
ADC — 低, T2強調像 — 高				
てんかん*	高	低	高	てんかん焦点, てんかん重積
脳出血, 血栓	高	低	高	超急性期, 亜急性期, 高粘稠度による
脳梗塞　急性期*	高	低	高	ADCは1週程でpseudonormalization
Waller変性	高	低	高（〜等）	
多発性硬化症, NMO	高	低	高	
脳膿瘍*	高	低（〜軽度高）	高	
硬膜外蓄膿, 髄膜炎	高	低（〜軽度高）	高	脳膿瘍ほど高信号となる頻度高くない
PML	高	低	高	病変の辺縁部
脳炎	高	低	高（〜等）	脳梁膨大部（MERS）, ウイルス性など
Creutzfeldt-Jakob病*	高	低	高（〜等）	
中毒	高	低	高（〜等）	カルモフール, ヘロイン, CO
osmotic myelinolisis	高	低	高	
ミトコンドリア脳筋症	高	低	高	
フェニルケトン尿症	高	低	高	
メープルシロップ尿症	高	低	高	
尿素サイクル異常	高	低	高	シトルリン血症, OTC欠損症など
その他の代謝疾患	高	低	高	Wernicke脳症, Wilson病, 低血糖
脳挫傷	高	低	高	
diffuse axonal injury*	高	低	高（〜等）	
悪性リンパ腫*	高	低	高	
glioblastoma, 転移	高	低	高	
髄膜腫	高	低	高	
その他の脳腫瘍	高	低	高	germinoma
核内封入体病	高	低〜等	高	
HDLS**	高	低〜等	高	
血管炎	高	低	高	
核内封入体病	高	低〜等	高	
HDLS**	高	低〜等	高	
ADC — 等〜高, T2強調像 — 高				
脳梗塞　亜急性期	高	等（低〜>高）	高	T2 shine-through
てんかん	高	等	高	T2 shine-through
ミトコンドリア脳筋症	高	等	高	T2 shine-through
epidermoid*	高	等	高	T2 shine-through
脊索腫	高	等	高	T2 shine-through
PRES	高	等	高	T2 shine-through

＊は特に拡散強調像が有用な疾患.
＊＊ hereditary diffuse leukoencephalopathy with (neuroaxonal) spheroids

参考文献

1) Moritani T, Hiwatashi A: Chaper 15. Differential diagnoses tables. *In* Moritani T, Ekholm S, Westesson PL (eds); Diffusion-weighted MR imaging of the brain. Springer-Verlag, Heidelberg, 2004.

● 拡散強調像の病変におけるコントラスト

　頭蓋内の多くの病変では"自由水"あるいは"水分"（ここでは，大きな液体貯留腔でなく，かつ細胞構築内外で蛋白などと結合せずに，比較的自由に動ける水分子をイメージしてください）が増える．そのためT2強調像では高信号となる．自由水が多いとADCが延長するため，拡散強調像ではT2強調像と拡散の要素が相殺して等信号となる．傍脳室のT2強調像の高信号や脳転移周囲のT2強調像の高信号（いわゆるvasogenic edema：血管性浮腫）などがこれに相当する．

　拡散強調像は病変の検出には向くが，信号の解釈には，拡散強調像のみでなく，T2強調像やADC mapが必要となる．

● 拡散強調像の高信号

　では，拡散強調像が高信号となる場合を整理してみよう．T2強調像の信号の増減とADCの増減は極端に乖離しにくいため，元画像にT2強調像を用いている場合には臨床的に観察されるのは以下の3通りがほとんどとなる．

　1) ADC値が周囲より低く，元画像(T2強調像)では周囲と同等．
　2) ADC値が周囲より低く，元画像でも周囲より高信号．
　3) 元画像で周囲より高信号でADC値が変わらない(T2 shine-through)．

　主な疾患に関しては，表にまとめたが，拡散強調像の高信号を見た際のイメージとしては水分子が細胞レベルの大きさでは窮屈で動きにくいのに，分子レベルの大きさでは比較的動ける状態をイメージすればよい．例えば細胞が密にあるが，分子と結合していない水分子が比較的豊富にある状態である．1)は超急性期脳梗塞，2)3)は従来のT2強調像の感覚では，液体以外でT2強調像で高信号を呈する状態となる．

　病理組織としては，細胞性浮腫（下記），粘稠な液体，出血（超急性期および亜急性期），細胞密度が高い腫瘍が拡散強調像で高信号となる主な病態となる．

● 脳浮腫と拡散強調像

　拡散強調像はこのように細胞レベルの水分子の動きやすさによりコントラストが決まってくるため，脳実質への液体貯留である脳浮腫の種類によって種々の信号を呈する（p.195～205「7章　脳における水の分布と信号強度」参照）．脳浮腫には，大きく分けて細胞性浮腫と細胞外性浮腫の2つがある．細胞外性浮腫には血管性と，水頭症・浸透圧異常などに伴う間質性浮腫がある．細胞性浮腫あるいは細胞毒性浮腫(cytotoxic edema)は成因により虚血性と細胞毒性に分けられる．虚血性細胞性浮腫はエネルギー代謝障害に起因するもので，梗塞や低酸素性虚血性脳症などが代表疾患となる．細胞毒性細胞性浮腫とはグルタミンなどの興奮性アミンの過剰によりNaポンプが影響を受け浮腫を生じるもので，痙攣重積，びまん性軸索損傷などが代表疾患となる．脳炎などの細胞性浮腫も後者の関与が多く，梗塞においても2次性に細胞毒性浮腫の修飾を受ける．

　細胞性浮腫は浮腫の生じる部位によっても分けられる．脳実質は神経細胞，軸索，グリア細胞，髄鞘などからなるが，皮質の細胞性浮腫は神経細胞とグリア細胞が主体であるのに対し，白質では髄鞘(intramyelinic edema)あるいは軸索(axonal swelling)が主体となる．細胞性浮腫の部位による違いは，障害の可逆性などの考察に有用と思われる．

● 拡散強調像の低信号

　拡散強調像をルーチンに撮像するようになると，拡散強調像の低信号も診断に有用な場合に遭遇する．例えば，静脈の流れが遅くT2強調像で高信号となる場合があるが（左頸静脈孔部など），遅い流れか血栓かの判断に迷う場合には拡散強調像が有用で，信号があれば閉塞と考えられる．巨大動脈瘤，血管芽腫，グロムス腫瘍などでも流れの低信号が有用となる．他にT1強調像で高信号で脂肪が疑われる場合にも，EPIを用いた拡散強調像で信号があれば，脂肪ではない．脂肪抑制法が使われているからである．

ADCの正常値，異常を示す疾患一覧

（青木茂樹）

関連項目 p.22 b 値，p.24 ADC，p.34 T2 shine-through，p.38 拡散の異方性・テンソル

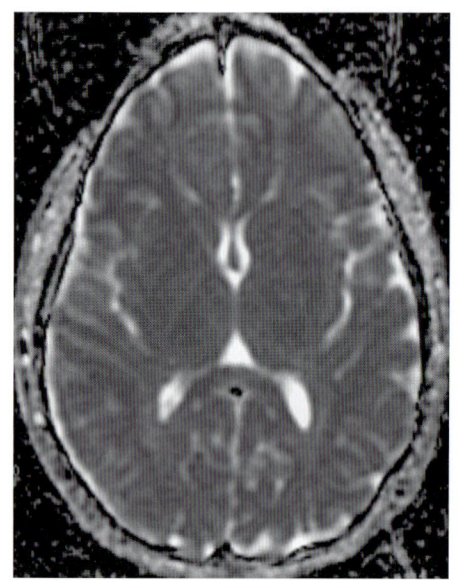

図 1-A　成人正常 ADC（MD）map
(TR/TE = 6000/78 ms, b = 1000 s/mm^2)
成人の ADC map では脳実質内でのコントラストがほとんどなく，脳脊髄液のみが著明な高信号を呈する．

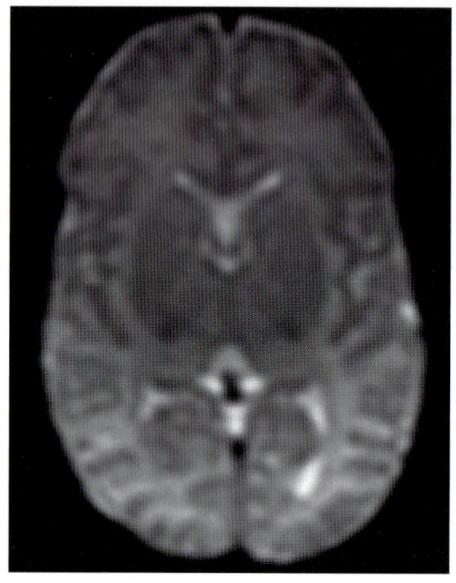

図 1-B　小児正常 ADC（MD）map
(TR/TE = 6000/78 ms, b = 1000 s/mm^2)
小児の ADC map では，脳脊髄液はもちろん高信号だが，白質もかなり高信号である．内包後脚の錐体路付近は水分含量の低下により低信号である．

表1　ADC の低下する病態と疾患

病　態	疾　患
細胞性浮腫	脳梗塞の急性期・亜急性期 静脈性梗塞の一部 脳炎，Creutzfeldt-Jakob 病（CJD）（の一部），PML，小児脳炎・脳症 中毒・代謝など細胞性浮腫全般（の一部） 　　　中毒（CO など） 　　　Wernicke 脳症，Wilson 病，ミトコンドリア脳筋症，osmotic myelinolysis，フェニルケトン尿症，メープルシロップ尿症，尿素サイクル異常，薬剤性（カルモフールなど） 　　　hypoxic-ischemic encephalopathy てんかん焦点（発作後） 軸索損傷，Waller 変性，核内封入体病
粘稠な液体	脳膿瘍 類上皮腫 脈絡叢嚢胞
細胞密度の高い腫瘍・状態	悪性リンパ腫の多く 小細胞癌転移，髄膜腫，髄芽腫，胚腫，chloroma などの一部 多発性硬化症の一部
出血（高粘稠度）	脳出血 出血性梗塞

色文字は頻度・重要度の高く ADC 低下する場合の多いもの

表2 正常ADC (10^{-3} mm^2/s)

	成人[1]	成熟児[2]	成人[3]	満期産児[3]	未熟児[3]
大脳皮質	0.89	1.20〜1.25	0.87	1.20	1.29
基底核	0.75	1.2			
視床	0.73	1.04			
大脳白質	0.70	1.32〜1.62	0.79	1.62	1.90 (放線冠—頭頂葉)
脳梁（膨大部）			0.75	1.11	1.43
内包	0.51	1.07〜1.19 (後脚—前脚)			
小脳	0.59〜0.82 (白質—灰白質)				1.17
橋	0.60				
大脳脚		1.01			
脳脊髄液	2.9		3.3	2.87	3.08

［値は種々の要因で変化する］

● 解 説

　ADC (apparent diffusion coefficient) は水の拡散の激しさを表すものであるから，白質が未発達で水分含量の高い小児では水が動きやすいので大きく，白質の髄鞘化が進み，かつ量も増して水分含量も減った成人では小さくなる．

　ADCはb値が1000s/mm^{2}程度に掛けられるようになってからは，0と1000の2点の計測でほぼ正しいと言われている．計測の際に注意を要するのは，b値が正しく印加されているかどうかである．また別に，脳脊髄液のADCは脳と比べ非常に大きいので，ROIを取る計測を行う場合には脳脊髄液が入らないように注意を要する．そのため，灰白質のADCは偏差が大きい．

　ADCが上昇する病態は，水分含量が増えるものすべてでその数は多い．ADCが低下するものつまり拡散が制限されるものは，脳梗塞の急性期・亜急性期，静脈性梗塞，中毒その他の細胞性浮腫全般，軸索損傷，悪性リンパ腫，小細胞癌転移，chromaなどの細胞密度の高い腫瘍，脳膿瘍，類上皮腫，脈絡叢嚢胞などの粘稠な内容，出血などが挙げられる．ほぼ全例が低下するものから，一部の例のみ低下するものがある．背景となる病態としては細胞性浮腫，粘稠な液体，細胞密度の高い腫瘍，出血の4つを銘記する必要がある．

● ADCの意義と特徴

　ADCの意義は拡散強調像と比べて定量的に評価が可能で，T2強調像の影響がない点である．計測時のb値が正確である必要はあるが，それが正確であれば磁場強度や撮像法の違いによる差が理論的にはないという大きな特徴がある．拡散について考察する場合には拡散強調像でなく，ADCを元に検討する必要がある．

参考文献

1) Helenius J, Soinne L, Perkio J, et al: Diffusion-weighted MR imaging in normal human brains in various age groups. AJNR 23: 194-199, 2002.
2) Wolf RL, Zimmerman RA, Clancy R, et al: Quantitative apparent diffusion coefficient measurements in term neonates. Radiology 218: 825-833, 2001.
3) Tanner SF, Ramenghi LA, Ridgway JP, et al: Quantitative comparison of intrabrain diffusion in adults and preterm and term neonates and infants. AJR 174: 1643-1649, 2000.

T2 shine-through

(青木茂樹)

関連項目 p.20 拡散強調像とは，p.208 総論（8章 脳梗塞），p.232 出血，p.246 類表皮嚢腫

表 拡散強調像の信号変化

	信号上昇	信号低下
ADC	低値	高値
T2	延長	短縮
プロトン密度	高値	低値

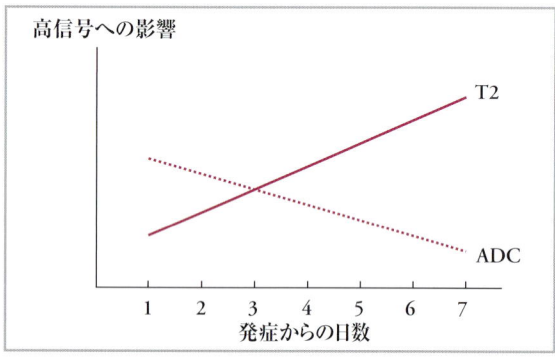

図1-A 脳梗塞における拡散強調像高信号へのADCおよびT2の影響の経時的変化

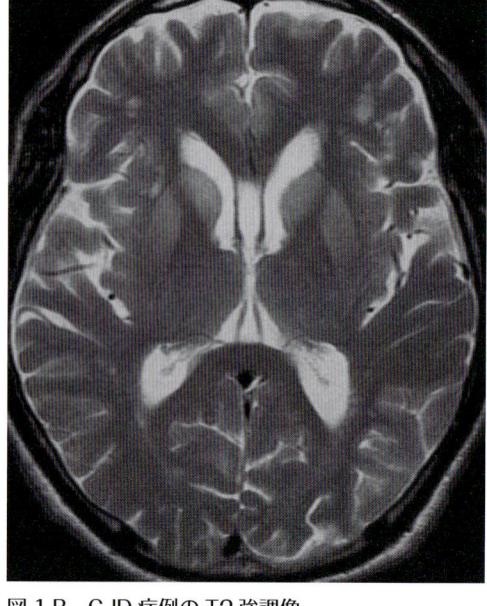

図1-B CJD症例のT2強調像
(FSE, TR/TE = 3500/94.7 ms)

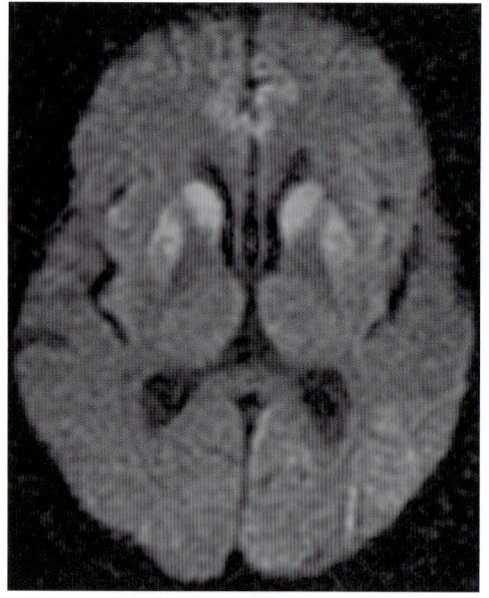

図1-C CJD症例の拡散強調像
(SE-EPI, TR/TE = 8000/96.1ms, b = 1000s/mm^2, MPGはx, y, z軸の3方向)

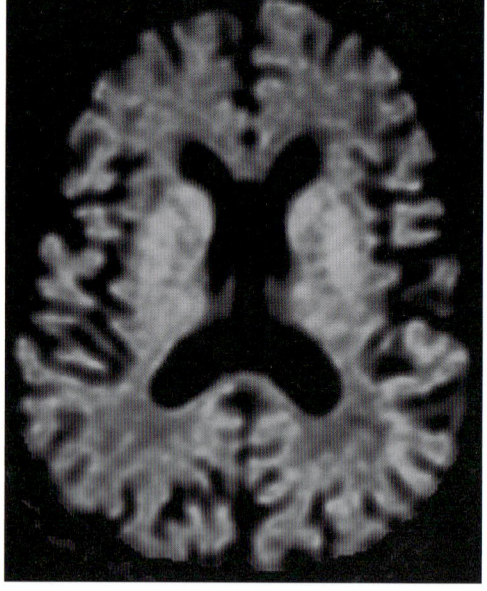

図1-D CJD症例の exponential ADC image

参考文献

1) Burdette JH, Elaster AD, Ricci PE: Acute cerebral infarction: quantification of spin-density and T2 shine-through phenomena on diffusion-weighted MR images. Radiology 212: 333-339, 1999.
2) Provenzale JM, Engelter ST, Petrella JR, et al: Use of MR exponential diffusion-weighted images to eradicate T2 "shine-through" effect. AJR 172: 537-539, 1999.

● T2 shine-through とは

　一般的に拡散強調像と言う場合には，MPG を印加した"元画像"のことを指す．この画像においては，みかけの拡散係数（ADC）以外にも，さまざまなパラメータにより信号強度が変化する．拡散強調像においては，拡散係数が小さい（拡散が制限される）方が，信号を上昇させる傾向となる．他に，T2 緩和は延長する方，プロトン密度が高い方が，信号を上昇させる傾向となる（表）．拡散の制限以外の現象が原因で（狭義には T2 緩和の影響のみを対象とする），拡散強調像が高信号として描出される現象を，"T2 shine-through（phenomena または effect を付けることもあり）"と呼ぶ．

　拡散強調像において，高信号を呈する場合には，ADC map を評価することにより，拡散係数の低下による信号上昇とその他の原因によるものかを区別可能である．

● 脳梗塞と T2 shine-through

　T2 shine-through が注目されるようになったのは，急性期脳梗塞症例における拡散強調像と ADC の経時的な変化についての報告による．ADC 値は発症時（発症直後は除かれるが）に低値を示し，その後，経時的に上昇する傾向がある．T2 緩和は発症時には健常構造と比し，延長は乏しいが，経時的に延長していく．1.5 T MR においては，発症 2 日以内では，ADC 低下が拡散強調像での高信号化の主な原因となるが，発症 3 日では ADC 低下と T2 緩和の延長が原因としてほぼ同じ程度となり，発症 4 日以降では，T2 緩和の延長が主たる原因となる（図 1-A）．

　ADC 値は発症 7 日程度で，正常構造と同値程度となり，さらに経時的に高値化していく．拡散強調像の高信号は，発症 2 週間程度までは高信号を呈するとされている．慢性期では ADC が高値になることより，拡散強調像では低信号として描出される．

● その他の疾患と T2 shine-through

　頭部領域でその他に T2 延長を来す原因としては，粘稠な液体の存在やある時期の出血があり，拡散強調像で高信号として描出されることがある．

● Exponential ADC image

　ADC map では ADC が低値の領域は，グレイスケールでは黒に近く描出される．exponential image では，拡散が制限されている領域が，グレイスケールで白に近く描出される．正確には"negative exponential ADC image"と言い，負の指数関数を用いて，ADC 値を表現したもので，実際の画像におけるグレイスケールを y とすると，下記の関係が成り立つ．

$$y = e^{-ADC}$$
$$\ln y = \ln e^{-ADC}$$
$$\ln y = -ADC$$

$$ADC = -\frac{\ln\left[\frac{S(b)}{S(0)}\right]}{b} \text{ より}$$

$$y = \left[\frac{S(b)}{S(0)}\right]^{\frac{1}{b}}$$

　画像コントラストとしては，MPG の印加された画像と MPG の印加されない画像の信号値の比を反映しており，理解しやすい．

　拡散強調像と同様に，拡散が制限されている領域が高値として描出され，かつ T2 緩和の影響を受けない画像である．

　図 1-B 〜 D は Creutzfeldt-Jakob 病（Creutzfeldt-Jakob disease：CJD）の MR 画像である．両側線条体や左側頭葉から後頭葉に T2 強調像や拡散強調像での異常高信号が疑われる．exponential ADC image でもこれらの領域は高信号を呈しており，ADC 低値であることがわかる．

　拡散強調像と ADC map を見ればわかることなどにより，exponential ADC imaging はあまり使われなくなってきている．

拡散強調像による温度測定

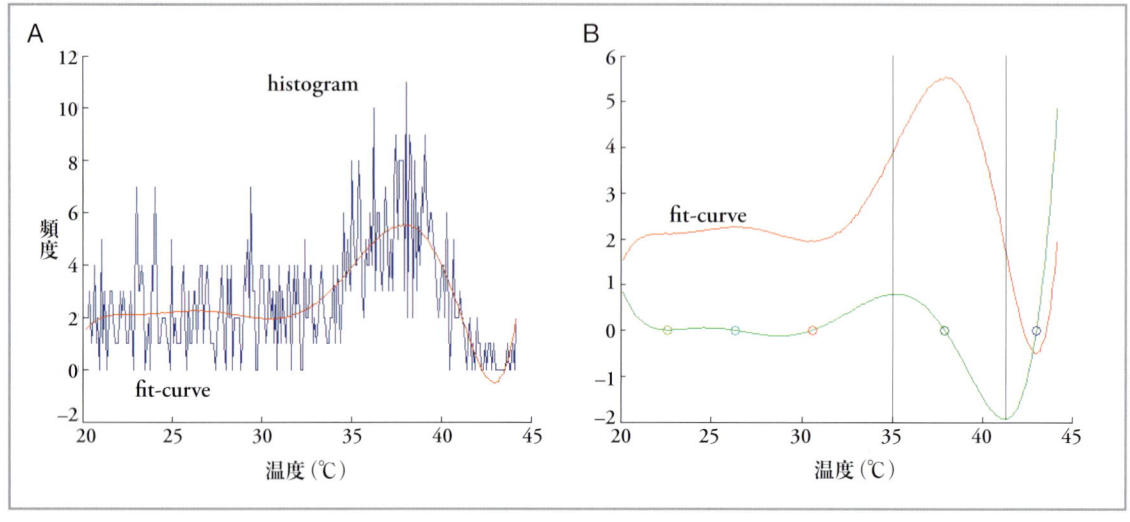

(山田 恵)

図1 ヒストグラム解析
側脳室内部のピクセル温度のヒストグラムをプロットしたのがAの図である．横軸に温度，縦軸には頻度が示される．赤いカーブはこのヒストグラムに対してカーブフィッティングが行われたものである．Bの図では，検討対象とする温度域を決定する方法が示されている．Kozakらのオリジナルの論文ではこれを固定値として一意に決定している．我々はカーブの微分（緑色のカーブ）より得られた2つのピークよりこれを決定している（赤色の垂直線）．

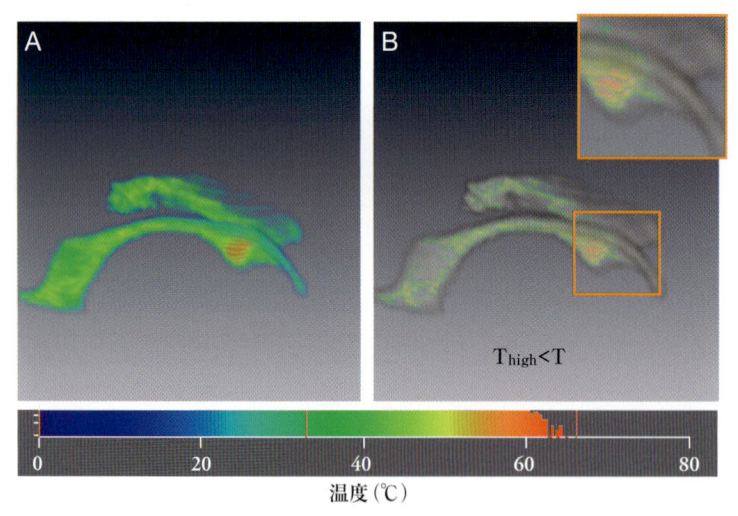

図2 側脳室内の温度分布
Aにおいては，側脳室体部を側方から観察したときの温度分布の全体像を示してある．Bにおいては，平均温度よりも閾値を越えて高い領域を示してある．Monro孔周辺においてこれが顕著であることがわかる．

● 温度測定の意義は？

　　脳梗塞や重症頭部外傷においては，脳の温度上昇が予後不良因子であることがよく知られている．細胞内の酵素活性は温度が高い方ほど亢進するため，高温で神経細胞中のエネルギーが早く使い果たされてしまうのが原因とされる．従来の温度のモニタリング法には侵襲的なものしか存在しなかったが，MRIはこれを非侵襲的に行うことを可能とした．中でもMR spectroscopy（MRS）はその代表である．しかし，長時間の撮影を要する点が弱点である．より簡便な方法として拡散強調像より算

定される脳室内の脳脊髄液（cerebrospinal fluid：CSF）の拡散係数を用いた温度測定法を紹介する．

● 温度測定の原理

周知のごとく拡散係数 D には温度依存性がある．これは，Stokes-Einstein の関係式［式（1）］で表される．

$$D = \frac{kT}{6r\pi\eta} \quad (1)$$

この式で D：拡散係数，T：温度，r：測定対象の半径（水なので定数），η（eta）：粘度，k：ボルツマン定数である．粘度には温度依存性があり Andrade's viscosity formula によれば［式（2）］．

$$\eta = A\exp\left(-\frac{E_a}{RT}\right) \quad (2)$$

で表される（A：物質ごとに定まる定数）．これを代入すると，式（1）はアレニウスの式と同形のものに変換され，以下のようになる［式（3）］．アレニウス式とは，ある温度での化学反応の速度を予測する数式である．

$$D = D_0\exp\left(-\frac{E_a}{RT}\right) \quad (3)$$

蒸留水を用いて拡散係数の温度依存性をプロットし，上式に当てはめる実験が行われ，これより次の式が得られた[1]．

$$T = \frac{2256.74}{\ln\left(\frac{4.39221}{D}\right)} - 273.15 \quad (4)$$

● 計算方法

計算は傾斜磁場の各軸で行われ，この平均値が各ピクセルの温度となる．対象は CSF のみであり，脳室マスクを用いてセグメント化を行い，ヒストグラムより温度分布を得る（図1）．ヒストグラムで低い方の値は，主に脳室壁と隣接して存在する脳実質との部分容積効果と考えられる．一方で，ヒストグラムの高い方の値は乱流に伴うアーチファクトと考えられている．特に Monro 孔周辺では，著明な乱流を生じているため計算上の問題となる（図2）．

ヒストグラムの中で，どの部分の値をもって脳室の温度とすべきかに関してコンセンサスは存在しない．最もシンプルな手法は Kozak らの論文で用いられた方法であり，高温域と低温域に適当なカットオフ値（30～44℃）を設けて，その間のデータから平均を求めるというものだ[2]．恣意性を最小化すべく，カットオフラインが一意に決まるように工夫を加えた手法も存在する[3]．

● 限界

ヒストグラムが綺麗なベルカーブを描かない場合に適応困難となる．若年者で脳室がスリット状に細い場合に部分容積効果の影響で，このようなカーブを形成しやすい．特に問題となるのは，頭のサイズが小さい小児例であり，この領域への臨床応用を困難としている．

● 特殊な撮影が必要か？

ここで用いる拡散強調像は特殊な撮影ではなく．通常の b value は 1000sec/mm^2，15軸で約3分程度の撮影である．スライス厚に関しては，厚くなるほど脳実質との部分容積効果の影響が大きくなることが想定される．したがって，薄ければ薄い方が良いと想定される．

参考文献

1) Mills R: Self-diffusion in normal and heavy-water in range 1-45 degrees. J Chem Phys 77: 685-688, 1973.
2) Kozak LR, Bango M, Szabo M, et al: Using diffusion MRI for measuring the temperature of cerebrospinal fluid within the lateral ventricles. Acta Paediatr 99: 237-243, 2010.
3) Sakai K, Yamada K, Sugimoto N: Calculation methods for ventricular diffusion-weighted imaging thermometry: phantom and volunteer studies. NMR Biomed 25: 340-346, 2012.

拡散の異方性・テンソル

(吉川健啓)

関連項目 p.18 拡散現象とMRI，p.20 拡散強調像とは，p.66 拡散強調像における各種公式

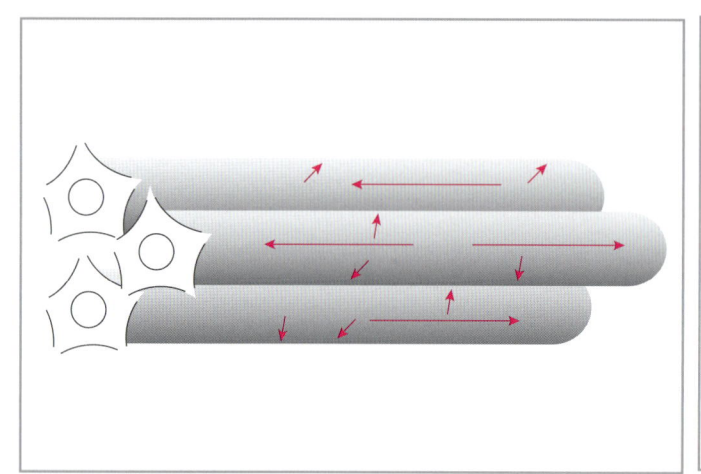

図 1-A
左右方向に走行する神経線維では，左右方向への拡散は速く，上下方向や前後方向への拡散は遅い．

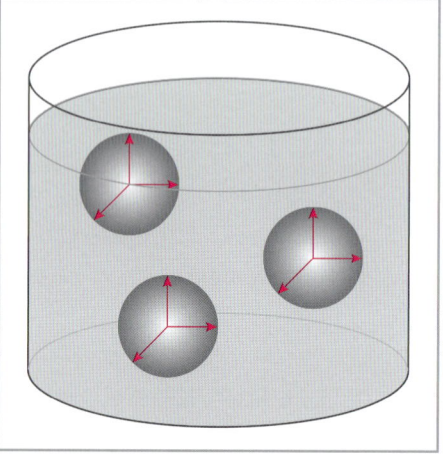

図 1-B
水槽の中の均一な水は球状に拡散していく．

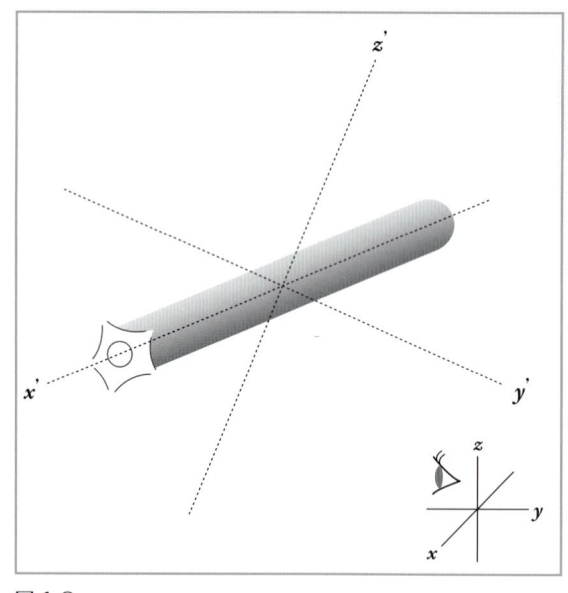

図 1-C
一定方向に神経線維が走行しているとして，その中のある1点における拡散の特徴を表すためには……．

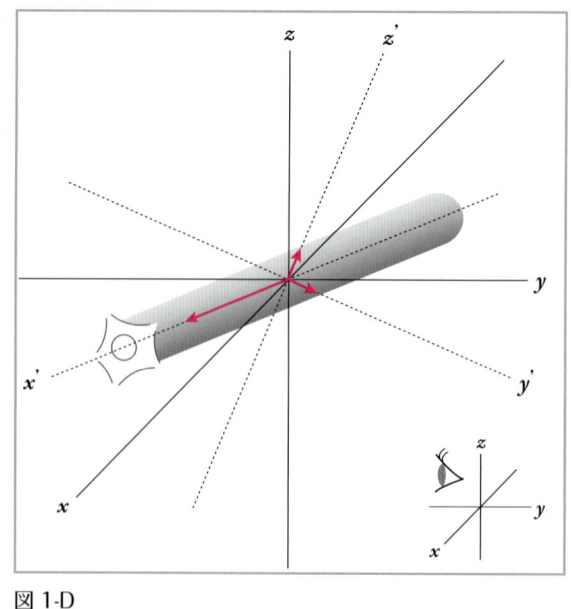

図 1-D
神経線維方向(x'軸方向)の拡散の速さ，神経線維と直交する2方向(y'軸方向とz'軸方向)の拡散の速さ，そして神経線維の方向ベクトル(つまりx'軸はMRI撮像装置のxyz座標から見てどちらを向いているか)を記述しなければならない．

● 拡散の異方性

　拡散の異方性(diffusion anisotropy)とは，方向によって拡散の速さが異なるという性質のことである[1]．

　生体内では，細胞膜によって自由な拡散が妨げられたり微小な血流の影響を受けたりするため，拡散しやすい方向と拡散しにくい方向がある．例えば左右方向に走行する神経線維を考えてみると，左右方向への拡散は速く，上下方向や前後方向への拡散は遅い(図1-A)．特に，大脳白質では神経線維の方向が揃っているために，神経線維に沿った方向の拡散は非常に速く，神経線維と直交する方向の拡散は非常に遅い．方向による拡散の速さの差が非常に大きいことを，"異方的である(anisotropic)""異方性が強い"などと表現する．

　一方，水槽の中の均一な水を考えてみると，上下，左右，前後の方向にかかわらず同じ速さで拡散する．つまり球状に拡散していく(図1-B)．このように，方向にかかわらず拡散の速さが等しいという性質を"拡散の等方性(diffusion isotropy)"という．脳槽内の脳脊髄液は，上下，左右，前後方向ともおおよそ同じ速さで拡散しているので，"等方的である(isotropic)""異方性が弱い"といえる．

● テンソル

　では，拡散の異方性を表現するにはどのようにすれば良いだろうか？　一定方向に神経線維が走行しているモデルを考え，その中のある1点に注目してみる(図1-C)．この点における拡散の特徴を表すためには，神経線維方向(x'軸方向)の拡散の速さ，神経線維と直交する2方向(y'軸方向とz'軸方向)の拡散の速さ，そして神経線維の方向ベクトル(つまりx'軸はMRI撮像装置のxyz座標から見てどちらを向いているか)を記述しなければならない(図1-D)．

　こう考えると，拡散の異方性を細かく表現するには1つのスカラー(温度や質量などのように大きさだけで決まる量)や1つのベクトルでは十分ではない．そこでテンソルが導入される．

　テンソルは，「多線形性をもつベクトル変数の関数」などと定義されるが，詳細な定義は数学の成書に譲ることにして，とりあえず「ベクトルに(左から)かけるとベクトルを生むような行列で，行列の各成分が座標系と密接に関連しているもの」と考えておけばよい．さらに言えば，本書では3次元空間の拡散テンソルを扱うので，思い切って「3×3の行列」と考えてもよいかもしれない．

　拡散テンソルDは次の式で与えられる．

$$D = \begin{pmatrix} D_{xx} & D_{xy} & D_{xz} \\ D_{xy} & D_{yy} & D_{yz} \\ D_{xz} & D_{yz} & D_{zz} \end{pmatrix}$$

　拡散強調像においては，D_{xx}がMPGをx軸方向に印加した時の(みかけの)拡散係数となる．MPGを斜め方向に印加した時の拡散係数は，$D_{xx}, D_{yy}, D_{zz}, D_{xy}, D_{xz}, D_{yz}$の一次式で表される．

参考文献

1) Le Bihan D, Mangin JF, Poupon C, et al: Diffusion tensor imaging: concepts and applications. J Magn Reson Imaging 13: 534-546, 2001.

拡散テンソルの各種パラメータ

(吉川健啓)

関連項目 p.20 拡散強調像とは，p.22 b 値，p.24 ADC，p.38 拡散の異方性・テンソル，p.42 FA の正常値，異常を示す疾患一覧，p.112 拡散テンソル表現

正常例：λ_1, λ_2, λ_3 map と ADC map
(EPI, TR/TE = 5000/102ms, b = 1000s/mm^2, MPG は 13 方向)

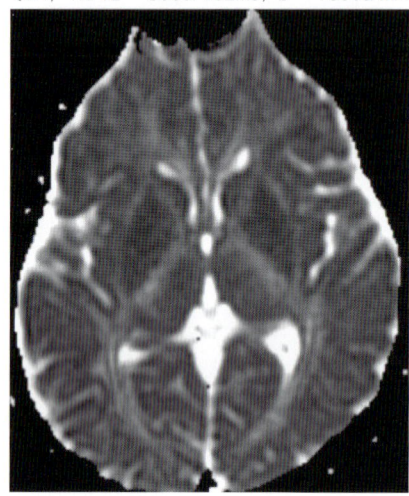

図 1-A　λ_1 map
白質は灰白質に比べて高信号であり，白質では λ_1 が大きいことを示している．

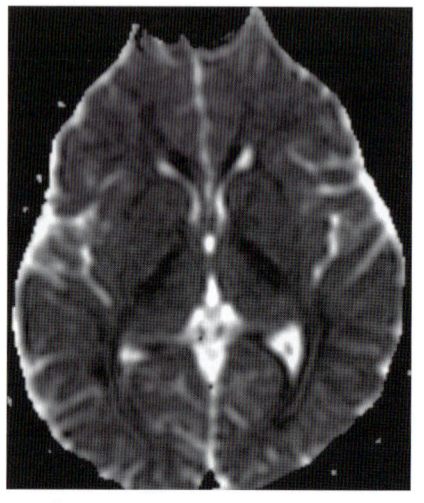

図 1-B　λ_2 map
白質は灰白質に比べてやや低信号であるが，λ_3 map (図 1-C) で見られるほどの差ではない．

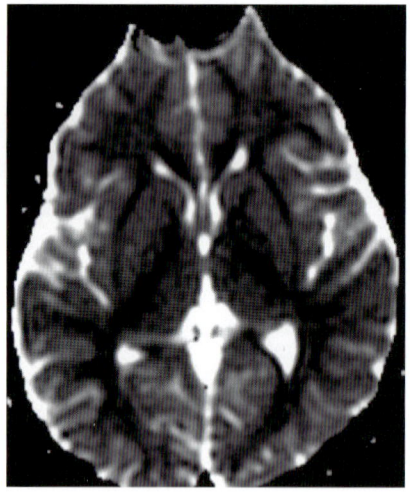

図 1-C　λ_3 map
白質は灰白質に比べて低信号であり，白質では λ_3 が小さいことを示している．

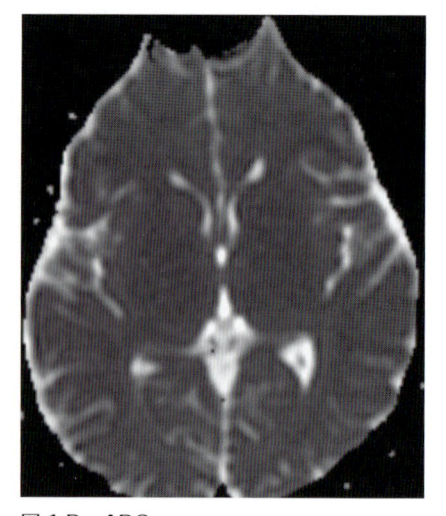

図 1-D　ADC map
ADC は λ_1, λ_2, λ_3 の平均値である．したがって，ADC map は λ_1 map (図 1-A), λ_2 map (図 1-B), λ_3 map (図 1-C) を合成したものと考えることができる．ADC map では白質と灰白質のコントラストは不明瞭となっている．

● $\lambda_1, \lambda_2, \lambda_3$

$\lambda_1, \lambda_2, \lambda_3$ は拡散テンソル D の固有値（eigenvalue）と呼ばれる値である[1)2)]．前項（p.38「拡散の異方性・テンソル」）の神経線維を例にとれば，λ_1 は神経線維に沿った方向の（みかけの）拡散係数，λ_2, λ_3 は神経線維と直交する方向の拡散係数を表す．

拡散テンソル D の固有値 $\lambda_1, \lambda_2, \lambda_3$ は，"D の固有方程式"と呼ばれる式を解くことで得られる．通常は便宜上，$\lambda_1 \geq \lambda_2 \geq \lambda_3$ とする．また，同時に，固有値 $\lambda_1, \lambda_2, \lambda_3$ に対応する固有ベクトル（eigenvector）$\mathbf{v}_1, \mathbf{v}_2, \mathbf{v}_3$ も求められる．この時，$\mathbf{v}_1$ は神経線維の方向，$\mathbf{v}_2, \mathbf{v}_3$ は神経線維と直交する方向を表す．

● $\lambda_1, \lambda_2, \lambda_3$ の意義と特徴

$\lambda_1, \lambda_2, \lambda_3$ map（図1-A〜C）を示す．λ_1 map では白質は灰白質に比べて高信号となっているが，λ_3 map では低信号となっている．つまり，白質では方向によって拡散係数に大きな差があることが示されている．脳脊髄液はいずれの map でも著明な高信号を呈しており，脳脊髄液が等方的であることを反映している．$\lambda_1, \lambda_2, \lambda_3$ は次に示す ADC や FA，また FA 以外の異方性の指標を導くためのパラメータとして意義がある．

● ADC（apparent diffusion coefficient）と FA（fractional anisotropy）

ADC と FA は，拡散テンソルの特徴を簡潔に捉えるためのパラメータである．ADC は拡散の方向とは無関係に拡散の大きさそのものを表す指標である．FA は異方性の強さの指標として代表的なものである．ADC と FA は次の式で定義される．

$$\text{ADC} = \frac{\lambda_1 + \lambda_2 + \lambda_3}{3} = \langle D \rangle$$

$$\text{FA} = \sqrt{\frac{3}{2}} \frac{\sqrt{(\lambda_1 - \langle D \rangle)^2 + (\lambda_2 - \langle D \rangle)^2 + (\lambda_3 - \langle D \rangle)^2}}{\sqrt{\lambda_1^2 + \lambda_2^2 + \lambda_3^2}}$$

MRI の元画像のデータから，各々のボクセルに対応する拡散テンソル D や固有値 $\lambda_1, \lambda_2, \lambda_3$ を求めることができる．しかし，これらをすべて表示するのは煩雑であり，解釈も容易ではない．そこで，ADC や FA などのパラメータを導入し，ADC map（図1-D）や FA map を作成して，解剖学的位置と拡散テンソルとを容易に関連づけられるようにする．

ADC は p.22，p.24（「b 値」「ADC」）で示された ADC と同じものである．拡散テンソル D の対角成分 D_{xx}, D_{yy}, D_{zz} と固有値 $\lambda_1, \lambda_2, \lambda_3$ の間には，

$$\lambda_1 + \lambda_2 + \lambda_3 = D_{xx} + D_{yy} + D_{zz}$$

という関係があるために，

$$\text{ADC} = \frac{\lambda_1 + \lambda_2 + \lambda_3}{3} = \frac{D_{xx} + D_{yy} + D_{zz}}{3}$$

が成り立つ[3)]．つまり ADC は，拡散テンソルが完全にわからなくても，D_{xx}, D_{yy}, D_{zz}（それぞれ MPG を x 軸方向，y 軸方向，z 軸方向に印加したときの拡散係数）を平均すれば求めることができる．FA については，次項（p.42「FA の正常値，異常を示す疾患一覧」）でもう少し詳しく説明する．

参考文献
1) Pierpaoli C, Jezzard P, Basser PJ, et al: Diffusion tensor MR imaging of the human brain. Radiology 201: 637-648, 1996.
2) Papadakis NG, Xing D, Houston GC, et al: A study of rotationally invariant and symmetric indices of diffusion anisotropy. Magn Reson Imaging 17: 881-892, 1999.
3) Basser PJ, Pierpaoli C: Microstructural and physiological features of tissues elucidated by quantitative-diffusion-tensor MRI. J Magn Reson B 111: 209-219, 1996.

FAの正常値，異常を示す疾患一覧

(吉川健啓)

関連項目 p.32 ADCの正常値，異常を示す疾患一覧，p.40 拡散テンソルの各種パラメータ，p.44 FAの正常解剖，p.50 加齢性変化

正常例：FA map
(EPI，TR/TE = 5000/102ms，b = 1000s/mm^2，MPGは13方向)

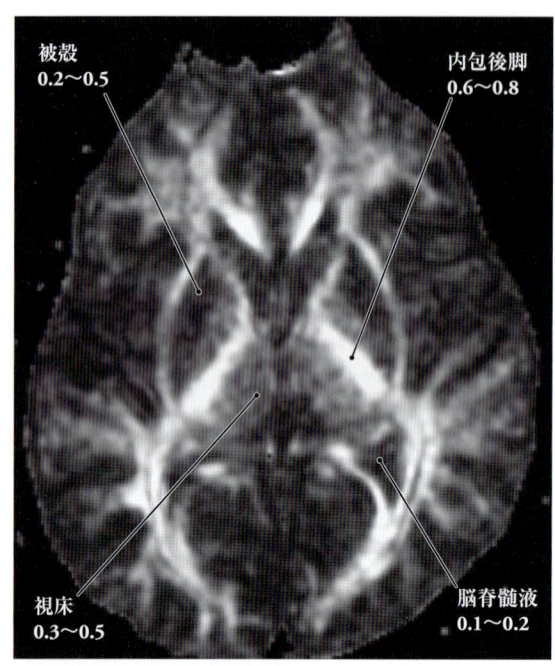

図1-A　FA map（大脳基底核レベル）

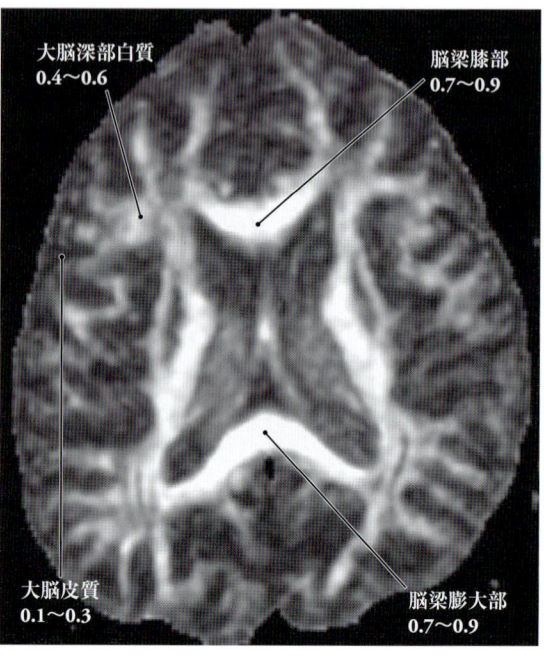

被殻 0.2〜0.5
内包後脚 0.6〜0.8
視床 0.3〜0.5
脳脊髄液 0.1〜0.2

図1-B　FA map（脳梁レベル）

大脳深部白質 0.4〜0.6
脳梁膝部 0.7〜0.9
大脳皮質 0.1〜0.3
脳梁膨大部 0.7〜0.9

表1　FAが低下する代表的疾患・状態

脳梗塞
脳出血
Waller変性
脳腫瘍
多発性硬化症（MS）
副腎白質ジストロフィ
筋萎縮性側索硬化症（ALS）
てんかん
統合失調症
頭部外傷
術後変化
年齢による変化

表2　局所的なFA上昇が報告されている代表的疾患・病態

脳梗塞
脳膿瘍
多発性硬化症（MS）
てんかん
統合失調症
アルツハイマー病
注意欠陥・多動性障害（ADHD）
頭部外傷
年齢による変化

FA (fractional anisotropy)

FAは異方性の強さの指標として代表的なものであり，次の式で定義される．

$$FA = \sqrt{\frac{3}{2}} \frac{\sqrt{(\lambda_1 - \langle D \rangle)^2 + (\lambda_2 - \langle D \rangle)^2 + (\lambda_3 - \langle D \rangle)^2}}{\sqrt{\lambda_1^2 + \lambda_2^2 + \lambda_3^2}}$$

ただし，$\langle D \rangle = \dfrac{\lambda_1 + \lambda_2 + \lambda_3}{3}$

拡散が等方的である時，$\lambda_1 = \lambda_2 = \lambda_3 = \langle D \rangle$ となるのでFAの分子は0となり，FAは最小値0をとる．異方性が強くなるに従ってFAは大きくなり，異方性が非常に強い時，$\lambda_1 \gg \lambda_2 = \lambda_3 \fallingdotseq 0$，FA $\fallingdotseq 1$ となる．

FA の正常値

FAの正常値の目安を図1-A，Bに示す．FAの値は神経線維に富む白質で大きく，その中でも脳梁や錐体路は神経線維の方向がより揃っているためにFAがより大きい．灰白質のFAはやや小さく，脳脊髄液では0に近い値となる．

FAの値は基本的には撮像方法によって大きな差はないはずであるが，実際には撮像パラメータ，元画像の歪み，後処理の手法，関心領域の設定法などの影響で施設によって差が生じる．したがって，FAを病変の質的診断や広がり診断に応用する際には，対側との比較や正常例との比較が望ましい．

FA の異常を示す疾患

病変部ではFAは低下するのが原則である．FAの低下が報告されている代表的な疾患を表1に示すが，この表に記載されていなくても，既存の構造に明らかな異常がある時にはFAは低下すると考えてよい[1]．特に白質の場合，神経線維が一定方向に揃って走行しているために異方性が生じているので，神経線維が障害されれば異方性が失われるのは当然である．

また表2に示すように，さまざまな疾患で時期によって，また局所的にFAが上昇することが報告されている[2][3]．特に精神疾患などで患者群と正常群を比較し，局所的なFAの変化と臨床症状を関連付ける報告が増えてきている．

FAが上昇する理由としては，例えば次のような説明が試みられている．2組の線維が交差している領域では，楕円体を示す拡散テンソルのモデルでは $\lambda_1 \fallingdotseq \lambda_2 \gg \lambda_3$ となってFAは小さく見積もられる．もし2組の線維のうち1組だけが障害されたとすると，$\lambda_1 \gg \lambda_2 \gg \lambda_3$ となるので，FAは障害される前より大きくなる．

また，細胞外液が減少する病態では神経線維と直交する方向の拡散がさらに制限され，λ_2，λ_3 が著しく小さくなってFAが上昇するという意見もある．脳膿瘍は内部構造を有しているために，単なる嚢胞よりもFAが大きくなると推察されている．

参考文献

1) Wieshmann UC, Clark CA, Symms MR, et al: Reduced anisotropy of water diffusion in structural cerebral abnormalities demonstrated with diffusion tensor imaging. Magn Reson Imaging 17: 1269-1274, 1999.
2) Douaud G, Jbabdi S, Behrens TE, et al: DTI measures in crossing-fibre areas: increased diffusion anisotropy reveals early white matter alteration in MCI and Alzheimer's disease. Neuroimage 55: 880-890, 2011.
3) Wilde EA, McCauley SR, Hunter JV, et al: Diffusion tensor imaging of acute mild traumatic brain injury in adolescents. Neurology 70: 948-955, 2008.

FAの正常解剖

(吉川健啓)

関連項目 p.28 拡散強調像の正常解剖・正常変異とコントラスト，p.30 拡散強調像のコントラストと異常を示す病変，p.40 拡散テンソルの各種パラメータ，p.42 FAの正常値，異常を示す疾患一覧，p.48 拡散テンソルによる組織方向性の解析

正常例：FA map
(EPI, TR/TE = 5000/102ms, b = 1000s/mm^2, MPGは13方向)

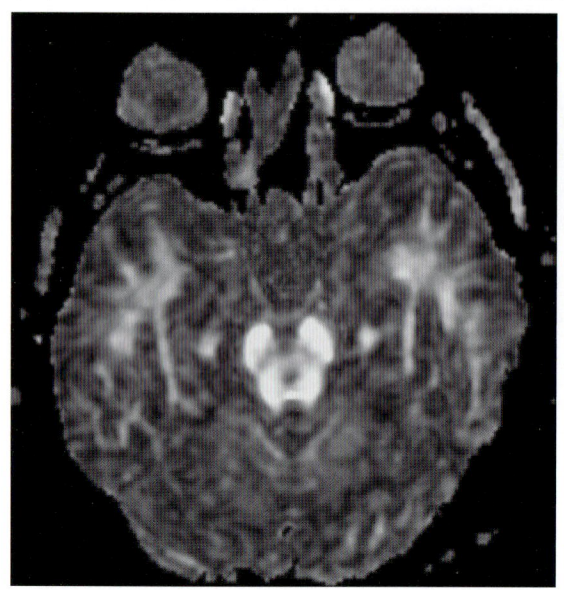

図1-A　FA map（中脳レベル）
中脳は全体的に信号が高く，特に大脳脚は高信号を示している．

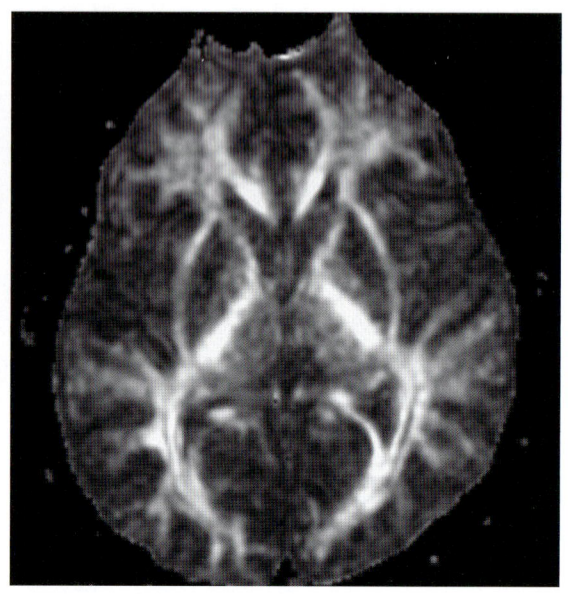

図1-B　FA map（大脳基底核レベル）
内包の高信号が顕著である．

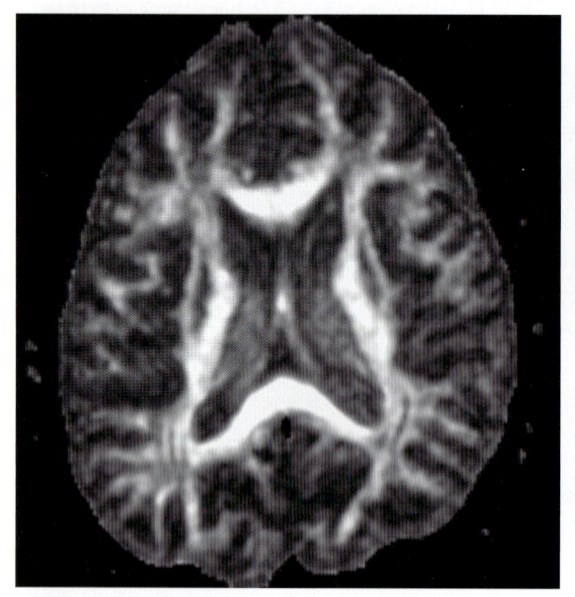

図1-C　FA map（脳梁レベル）
脳梁膝部および脳梁膨大部の高信号域が著明である．

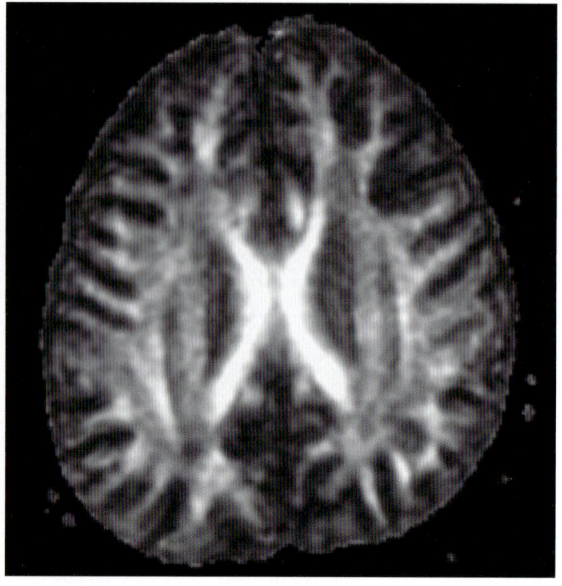

図1-D　FA map（半卵円中心レベル）
大脳深部白質～皮質下白質が高信号域として描出されている．

● FA map のコントラスト

FA map の基本的なコントラストは，白質は高信号，灰白質は中等度〜低信号，脳脊髄液は低信号である[1)〜3)]．

前項（p.42「FA の正常値，異常を示す疾患一覧」）で述べたように，FA は代表的な異方性の強さの指標であり，0〜1 までの値をとる．神経線維に富む白質は異方性が強く，FA は 1 に近い値をとり，FA map 上では高信号域として描出される．白質の中でも，脳梁や錐体路は神経線維の方向がより揃っているために，より高信号となる．灰白質は白質よりも異方性が弱いが，若干の神経線維が混在しているために中等度〜低信号となる．

脳脊髄液はほぼ等方的であり，FA は 0 に近い値をとるが，周囲の構造物による制限や流れの影響があるために完全に 0 にはならない．ただし，FA map は計算画像であるので，元画像から脳脊髄液の領域を分離して，その領域については FA を計算しない（0 を割り当てる）ことも可能である．

バックグラウンドは雑音のみを拾っているが，絶対値が小さい雑音のみから $\lambda_1, \lambda_2, \lambda_3$ を計算すると，$\lambda_1, \lambda_2, \lambda_3$ の絶対値が小さくても $\lambda_1, \lambda_2, \lambda_3$ の比が大きくなり，不自然に FA が大きくなることがある．このため，FA を計算する前に元画像の信号強度の閾値を設定して，バックグラウンドの領域を除外しておくことが多い．このような場合，バックグラウンドの領域の FA は計算せずに 0 を割り当てる．

● FA の正常解剖

中脳レベル（図 1-A），大脳基底核レベル（図 1-B），脳梁レベル（図 1-C），半卵円中心レベル（図 1-D）の FA map を示す．

中脳レベルでは，中脳は全体的に信号が高く，特に大脳脚は高信号を示している．側頭葉の末梢の髄枝はやや高信号を呈しており，海馬はかなり低信号を示している．これより尾側では，橋から両側に張り出す中小脳脚がかなり高信号を示し，分解能が高ければ上小脳脚の高信号も描出される．小脳も白質は高信号，灰白質は低信号の原則に従うが，特に末梢部では部分容積現象の影響を受けやすい．また，後頭蓋窩では，元画像の撮像に頻用される EPI の歪みが特に強いので，元画像の歪みによるアーチファクトに十分な注意が必要である．

大脳基底核レベルでは，内包の高信号が顕著であり，外包から最外包も弧状の高信号域として描出されている．視床，淡蒼球はやや高信号を示し，尾状核，被殻はそれよりも低い信号を呈している．側脳室三角部はおおよそ等方的な脳脊髄液で満たされているため低信号を示している．

脳梁レベルでは，脳梁膝部および脳梁膨大部の高信号域が著明である．脳梁は神経線維の方向が特に揃っているため，異方性が非常に強く，頭蓋内で最も高信号となる．このレベルから半卵円中心レベルにかけて，高信号を呈する大脳深部白質〜皮質下白質の分布が明瞭に示されており，末梢の髄枝を縁取るように大脳皮質の低信号域が描出されている．

参考文献

1) Shimony JS, McKinstry RC, Akbudak E, et al: Quantitative diffusion-tensor anisotropy brain MR imaging: normative human data and anatomic analysis. Radiology 212: 770-784, 1999.
2) Pfefferbaum A, Sullivan EV, Hedehus M, et al: Age-related decline in brain white matter anisotropy measured with spatially corrected echo-planar diffusion tensor imaging. MRM 44: 259-268, 2000.
3) Hunsche S, Moseley ME, Stoeter P, et al: Diffusion-tensor MR imaging at 1.5 and 3.0 T: initial observations. Radiology 221: 550-556, 2001.

FA以外の異方性パラメータ

(吉川健啓)

関連項目 p.38 拡散の異方性・テンソル，p.40 拡散テンソルの各種パラメータ，p.42 FAの正常値，異常を示す疾患一覧

正常例：ADC mapと異方性map
(EPI, TR/TE = 5000/102ms, b = 1000s/mm^2, MPGは13方向)

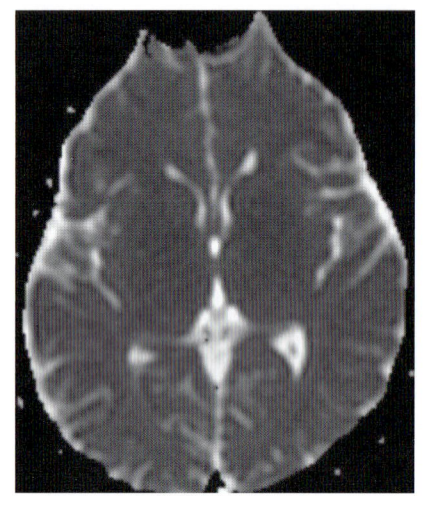

図1-A　ADC map
ADC mapでは白質と灰白質のコントラストは不明瞭である．

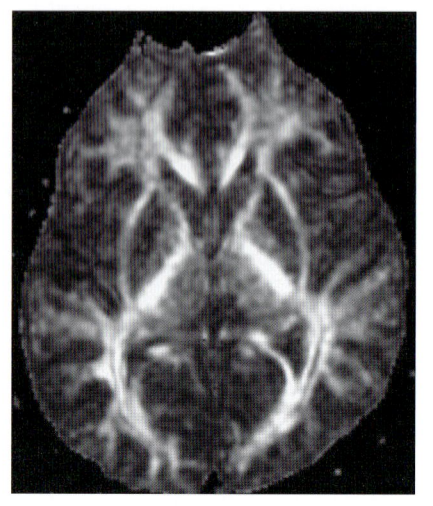

図1-B　FA map
白質と灰白質は明瞭に区別される．

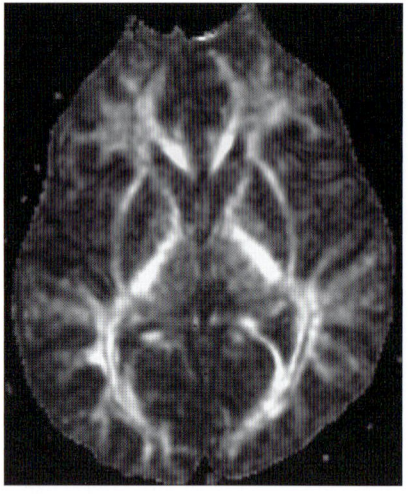

図1-C　RA map
RA mapはFA map(図1-B)と非常に近いコントラストを示す．ただし，末梢の髄枝などと灰白質とのコントラストは，FA mapよりやや劣っている．

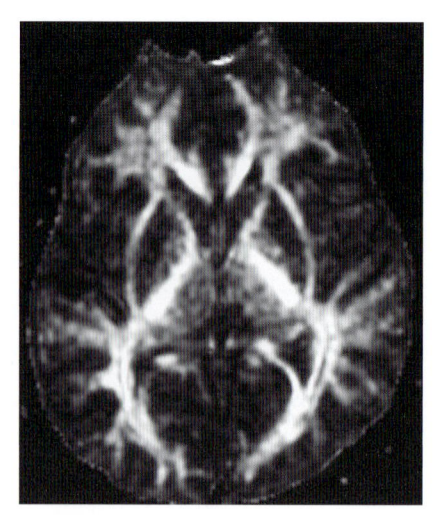

図1-D　VR map
VR mapはFA map(図1-B)に近いコントラストを示し，白質と灰白質のコントラストはFA mapよりもむしろ強い．しかし，灰白質は非常に低い信号を示すため，灰白質とバックグラウンドとの区別が難しくなっている．

参考文献
1) Basser PJ, Pierpaoli C: A simplified method to measure the diffusion tensor from seven MR images. Magn Reson Med 39: 928-934, 1998.
2) Song SK, Sun SW, Ramsbottom MJ, et al: Dysmyelination revealed through MRI as increased radial (but unchanged axial) diffusion of water. Neuroimage 17: 1429-1436, 2002.

● RA (relative anisotropy)

前項(p.44「FAの正常解剖」)のFA以外にも異方性を表す指標がいくつか提唱されている．その1つであるRAは，拡散テンソルの固有値の標準偏差を固有値の平均で割ったものであり，次の式で定義される[1]．

$$\mathrm{RA} = \frac{1}{\sqrt{3}} \frac{\sqrt{(\lambda_1 - \langle D \rangle)^2 + (\lambda_2 - \langle D \rangle)^2 + (\lambda_3 - \langle D \rangle)^2}}{\langle D \rangle}$$

ただし，$\langle D \rangle = \dfrac{\lambda_1 + \lambda_2 + \lambda_3}{3}$

拡散が等方的である時，$\lambda_1 = \lambda_2 = \lambda_3 = \langle D \rangle$ となるのでRAの分子は0となり，RAは最小値0をとる．異方性が強くなるに従ってRAは大きくなり，異方性が非常に強い時，$\lambda_1 \gg \lambda_2 = \lambda_3 \fallingdotseq 0$，RA $\fallingdotseq \sqrt{2}$ となる．ただし，RAを上の式の右辺を $\sqrt{2}$ で割った式で定義し，RAが0から1までの値をとるようにした論文もある．A_σ という異方性の指標もあるが，本質的にはRAと同じものである．

● VR (volume ratio)

VRはその名の通り体積の比であり，3つの固有値を径とする楕円体の体積を，固有値の平均を半径とする球の体積で割ったものである．つまりVRは，

$$\mathrm{VR} = \frac{\lambda_1 \lambda_2 \lambda_3}{\langle D \rangle^3}$$

で定義される．拡散が等方的である時，VRは最大値1をとる．異方性が強くなるに従ってVRは小さくなり，異方性が非常に強い時，VR $\fallingdotseq 0$ となる．しかし，これではFAやRAとの大小関係が逆になって扱いにくいため，

$$\mathrm{VR} = 1 - \frac{\lambda_1 \lambda_2 \lambda_3}{\langle D \rangle^3}$$

と定義している論文もある．このように定義すれば，FAやRAと同様に等方的である時0となり，異方性が強くなるとVRも大きくなる．図1-Dもこちらの定義を採用している．

● Lattice anisotropy index

あるボクセルの拡散テンソルと，別のボクセルの拡散テンソルがそれぞれわかっている時，両者の複内積を利用してボクセル間の拡散方向の一致度を表す指標 LI_N (lattice index) が計算できる．lattice anisotropy indexは，ある1つのボクセルに注目して，その周囲を取り巻くボクセルとの間の LI_N を重み付けして平均した値である．数式が煩雑であるので，本書では詳細は割愛する．

● Am (Amajor, axial anisotropy)

Amは直線状あるいは葉巻状(cigar-shaped)の拡散を重視した指標であり，次の式で定義される．

$$\mathrm{Am} = \frac{\lambda_1 - (\lambda_2 + \lambda_3)/2}{\lambda_1 + \lambda_2 + \lambda_3}$$

新生児の低酸素性虚血性脳症における異方性の指標として適しているとの報告もあるが，汎用性は低い指標である．

● Axial diffusivity ($\lambda_\parallel$) と Radial diffusivity ($\lambda_\perp$)

axial diffusivity ($\lambda_\parallel$) は神経線維に沿った方向の拡散係数，radial diffusivity ($\lambda_\perp$) は神経線維と直交する方向の拡散係数を表し，次の式で計算される[2]．

$$\lambda_\parallel = \lambda_1, \ \lambda_\perp = \frac{\lambda_2 + \lambda_3}{2}$$

拡散テンソルによる組織方向性の解析

(青木茂樹)

関連項目 p.38 拡散の異方性・テンソル, p.128 線維追跡 1 決定(論)的 tractography, p.168 tractography の描き方 1 錐体路, p.228 tractography：錐体路

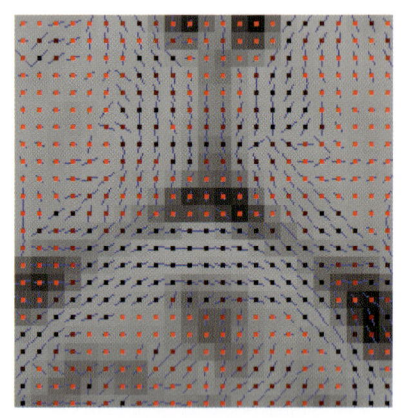

図 1-A 脳梁膨大部付近の拡散テンソル vector map

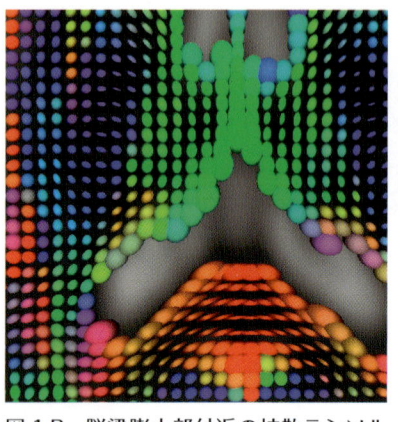

図 1-B 脳梁膨大部付近の拡散テンソル楕円体表示

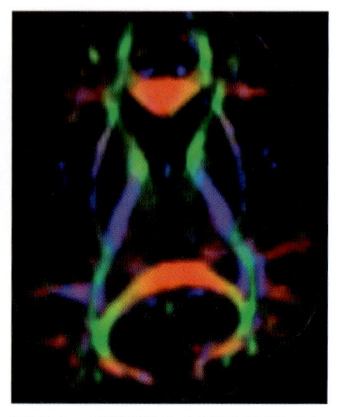

図 1-C 脳梁膨大を通る拡散テンソルカラーマップ

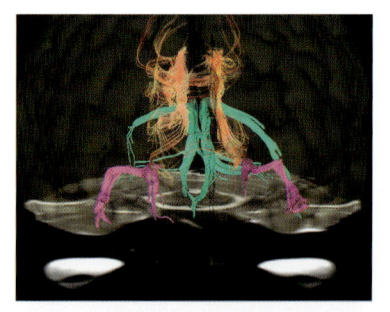

図 1-D 拡散テンソル tractography (帯状束：オレンジ, 脳弓：緑, 鉤状束：ピンク)

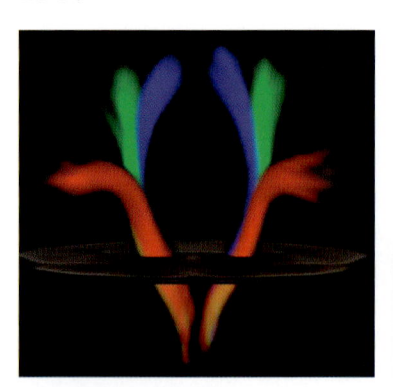

E 正面から見た 3D 像

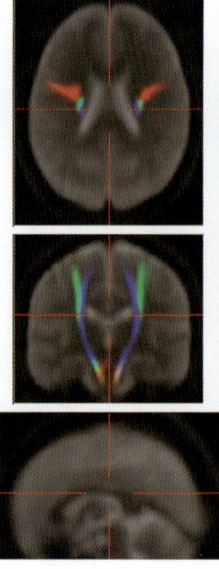

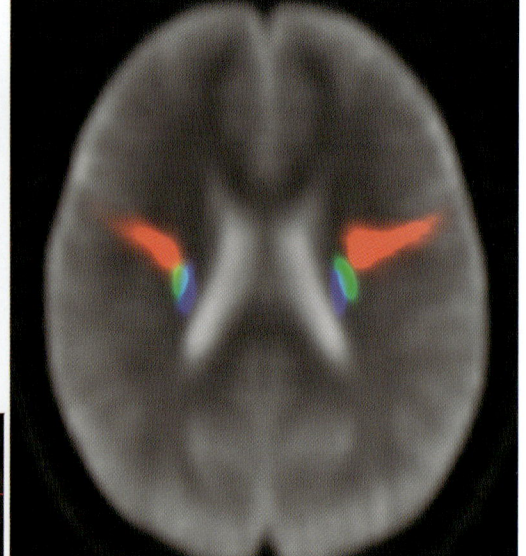

F 標準脳上での各線維

図 1-E, F 拡散テンソル tractography による錐体路確率 map
赤：顔の運動野, 緑：手の運動野, 青：足の運動野からの皮質橋路と皮質脊髄路, 正常 10 名の加算. 作成には SPM2, RBF を用いた tractography 使用.

● 拡散テンソルの方向性

　　拡散テンソルは FA などで異方性の定量ができる以外に，方向性を解析できるという画期的な面を持っている．血流以外では，生体で方向性を解析できる唯一の方法と言ってもよいであろう．拡散テンソルは直感的には水の拡散がラグビーボールのような長軸と短軸を持った形となるモデルと言える．脳白質のような線維がある場合には，白質に平行な方向がラグビーボールの長軸となる．それを利用すれば，白質の方向性を解析可能となる．方向性を画像として表すには，2次元の画像上でベクトルとして表示する，ラグビーボールそのものを表示する，方向をカラーとして表示する，長軸方向を3次元的に追跡する（拡散テンソル tractography）などがある．

● 拡散テンソルカラーマップ

　　3次元の x, y, z 方向を赤，緑，青（red，green，blue：RGB）に割り当てて2次元で表示する手法である．脳梁のように左右に走行する線維が赤，上縦束のように前後に走行するものが緑，内包後脚のように上下に走行するものが青で表示される．これにより，従来放線冠（狭義では，内包線維の投射）と呼んでいた側脳室上部レベルの白質が，錐体路，脳梁，上縦束などに区別できるようになり，より正確な部位診断が可能となる．

● 拡散テンソル tractography

　　特定の白質路が確実に通る部位から，小さなステップで拡散テンソルのラグビーボール（ellipsoid：楕円体）を描き，長軸方向に辿っていくと特定の白質路を追跡（fiber tracking）することができる．描かれた白質路を"拡散テンソル tractography"と呼ぶ．白質路を3次元的に描出できるユニークな方法で，病変と錐体路などの白質との関係を3次元的に描出したり，特定の白質路を抽出して定量的に評価することができる．描いた白質路を位置合わせして標準脳上に表示すれば，従来は皮質中心であった標準脳での白質マップの作成にも役立つ．

● 拡散テンソルを利用した白質解剖

　　拡散テンソルカラーマップや tractography を利用すれば，主要白質路の経路をかなりよく描出でき，白質解剖の理解がしやすくなる．例えば錐体路の顔，手，足を描き分けることが可能で，その2次元表示と比較すれば，ラクナ梗塞と症状との関係がよく理解できる．

参考文献

1) Mori S, Crain BJ, Chacko VP, van Zijl PC: Three-dimensional tracking of axonal projections in the brain by magnetic resonance imaging. Ann Neurol 45: 265-269, 1999.
2) Conturo TE, Lori NF, Cull TS, et al: Tracking neuronal fiber pathways in the living human brain. Proc Natl Acad Sci USA 96: 10422-10427, 1999.
3) Melhem ER, Mori S, Mukundan G, et al: Diffusion tensor MR imaging of the brain and white matter tractography. AJR 178: 3-16, 2002.
4) Nakata T: Magnetic resonance axonography of the rat spinal cord. Neuroreport 5: 2053-2056, 1994.

発達，加齢性変化

(高尾英正)

関連項目 p.42 FA の正常値，異常を示す疾患一覧，p.44 FA の正常解剖，p.366 発達

図1 健常者（20代，女性）

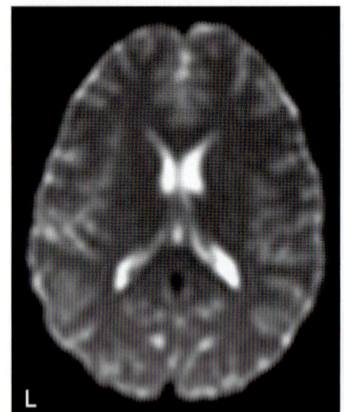

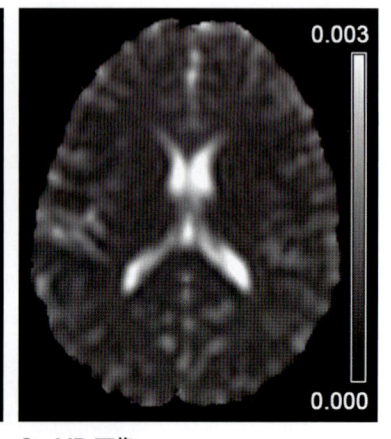

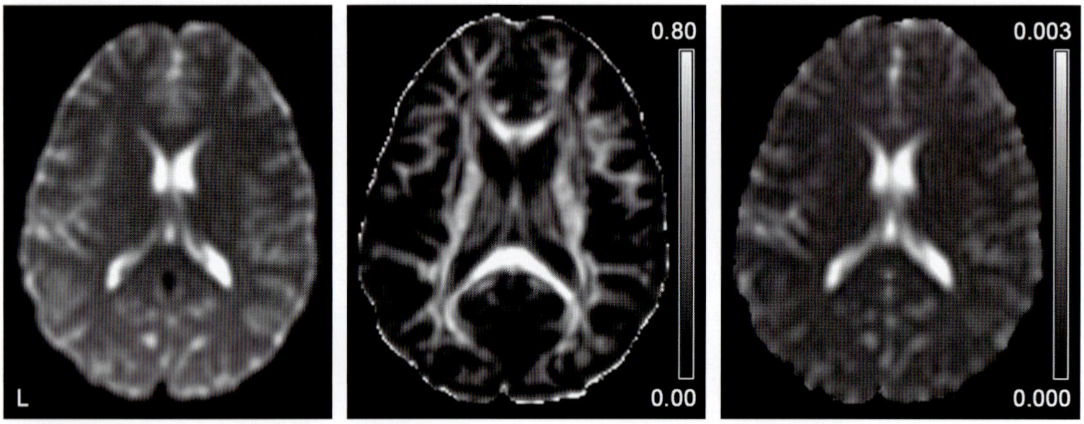

A b_0 画像

B FA 画像
($b = 1000\text{s/mm}^2$)

C MD 画像
（単位：mm^2/s）

図2 健常者（80代，女性）

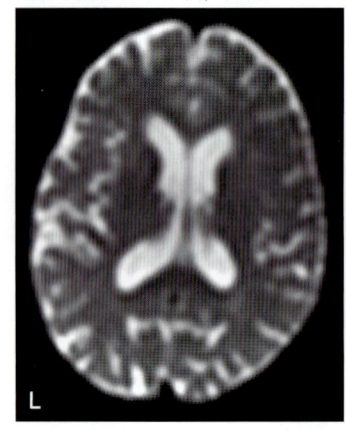

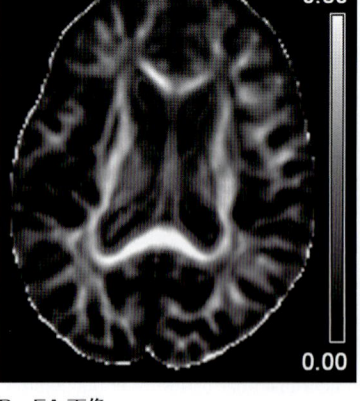

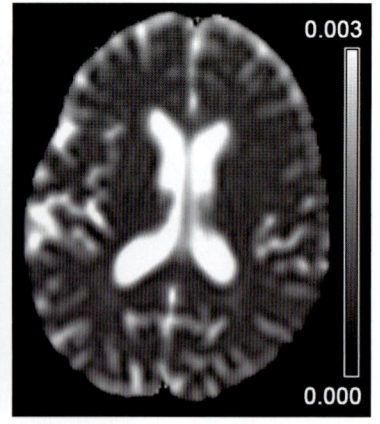

A b_0 画像

B FA 画像
($b = 1000\text{s/mm}^2$)

C MD 画像
（単位：mm^2/s）

◉ 脳白質の発達と加齢性変化

　脳白質の発達および加齢性変化に関しては，拡散強調像を用いた研究が多く行われているが，そのほとんどが拡散テンソル画像を用いたものである．発達過程において，fractional anisotropy（FA）は上昇し，mean diffusivity（MD）は低下する．これらは，軸索の成熟および髄鞘化，細胞外液の減少を反映していると考えられている[1)2)]．異方性（FA）の上昇は，髄鞘化の以前より認められ（"premyelinating state"），軸索の成熟を反映していると考えられている[1)]．その後，髄鞘化が生じると異方性はさらに上昇する．これらの発達に伴う変化は，初期において急激に認められ，部位による違いはみられるが，はじめの5年ほどで安定してくる．

　加齢により，組織学的には，軸索および髄鞘，グリアの変性が見られるようになる．研究間でのばらつきは見られるが，これまでの文献を概観すると，全体として，FAは20代ほどでピークを迎え，その後，徐々に低下する．また，MDは40代ほどで底となり，その後，上昇する．なお，白質容積もだいたい40代でピークとなり，その後，減少に転ずる．これらの加齢性変化は，部位により違いが認められ，FAの低下は，前方においてより顕著で，後方では比較的保たれる傾向があり，"anterior-posterior gradient"と呼ばれている[3)]．発達の過程において髄鞘化が遅れる領域が，最も加齢の影響を受けやすいのではないかと仮定されている（"last-in-first-out"）．仮説としては，該当する領域のオリゴデンドロサイトが最も代謝的に活発であり，そのため，代謝のダメージを受けやすいのではないかとされている[3)]．

　最近の加齢性変化に関する研究では，FA，MDに加えて，テンソルの長軸方向の拡散を示すaxial diffusivity（AD），長軸と垂直方向の拡散を示すradial diffusivity（RD）も含めて検討されている．FA，MD，AD，RDの変化のパターンは領域ごとに異なるが，概して，ADの変化に比べてRDの変化が大きい．RDは加齢により増加が見られるが，ADは上昇や低下など一定しない．RDは，加齢による髄鞘の変化を強く反映していると考えられている[3)]．ただし，これらの拡散値を検討する上では，組織学的な変化との対応が必ずしも完全にとれているわけではなく，また，線維の混在や部分容積効果がある領域ではさらに問題が複雑となるため，解釈は注意深く行う必要がある．

参考文献
1) Huppi PS, Dubois J : Diffusion tensor imaging of brain development. Semin Fetal Neonatal Med 11 : 489-497, 2006.
2) Wozniak JR, Lim KO : Advances in white matter imaging: a review of *in vivo* magnetic resonance methodologies and their applicability to the study of development and aging. Neurosci Biobehav Rev 30 : 762-774, 2006.
3) Madden DJ, Bennett IJ, Burzynska A, et al: Diffusion tensor imaging of cerebral white matter integrity in cognitive aging. Biochim Biophys Acta 1822 : 386-400, 2012.

拡散時間

（山田　恵）

関連項目　p.16 生体と拡散現象，p.54 拡散テンソル以外の拡散解析：kurtosis，QSI など

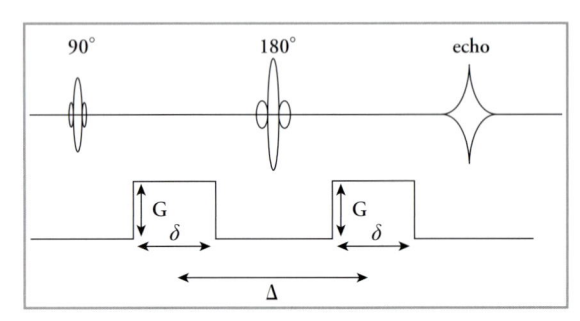

図1　典型的 MPG の略図

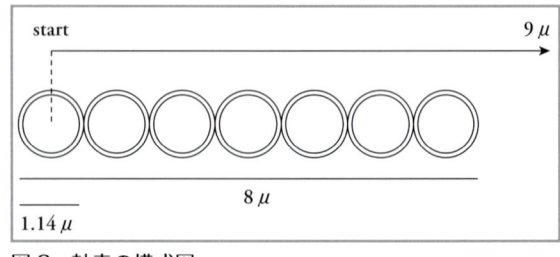

図2　軸索の模式図
直径 1.14 μ の軸索を 7 つ並べると 8μ の距離となる．水分子の移動距離は 50ms の短時間にこれを超える．

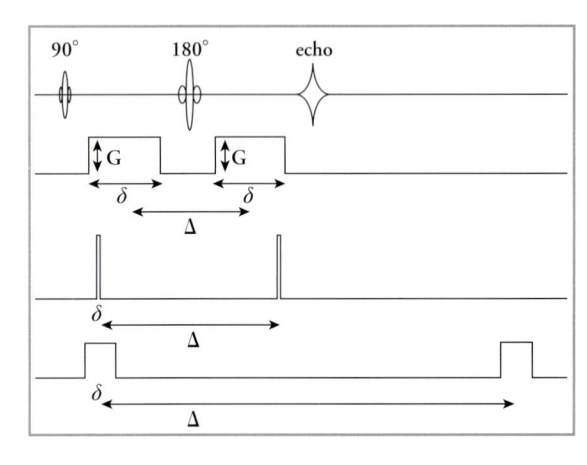

図3　QSI における MPG 略図
上段：通常の DWI の MPG．中段：実験機で用いられる QSI 用の MPG．下段：臨床機で用いられる QSI 用の MPG．

● 拡散現象の時間依存性

　バケツに落とした一滴のインクの拡散をストップウォッチ片手に観察している状況を想像していただきたい．観察時間が長ければ長い程，その拡がりは広範囲に及ぶことは容易に想像可能である．すなわち拡散には時間依存性が存在する．本項で取り上げる拡散時間 (diffusion time) とはストップウォッチを切るまでの「待ち時間」であり $\Delta - \delta/3$ で規定される．Δ (large delta) は 2 つの motion probing gradient (MPG) の間隔であり，δ (small delta) は MPG のかかっている時間である．Δ と δ の概念は図1に示す．diffusion time (T_{diff}) は別名 mixing time とも呼ばれる．

● 拡散時間と b factor

T_{diff} は b factor を規定する要素のひとつである [式 (1)].

$$b = \gamma^2 G^2 \delta^2 \left(\Delta - \frac{\delta}{3}\right) \quad (1)$$

上式からわかるように MPG の大きさを変化させずに b factor を大きくしようと思えば，T_{diff} を延長させればよいことになる．しかし実際に臨床機において b factor を大きくするのに T_{diff} を変化させることはない．なぜなら T_{diff} を延長することは，とりもなおさず echo time (TE) の延長に繋がるからである．これは信号雑音比 (S/N) の観点からは不利である．したがって，T_{diff} は機器性能が許す限り最短のものが使用されている．

● 臨床機における T_{diff}

通常の臨床機では T_{diff} = 50ms 程度である．50ms をより身近な概念に置き換えると，カメラのシャッタースピードに喩えることが可能である．すなわち，これは 50÷1000ms = 1/20 秒に相当し，容易に手ぶれが生じうる時間である．これぐらいの時間があれば細胞内の水分子は近くにある細胞内構造物や細胞壁に衝突するチャンスを十分に有する．我々が通常用いる拡散強調像 (DWI) にて異方性が観察可能であるのは，この比較的長い T_{diff} に由来する．これを無限小 (infinitesimal) にすることが可能であった場合，異方性はおそらく消失し正規分布する拡散能が観察可能であろう．しかし現実的には，そのような極端に短い T_{diff} の設定は機器性能上，実現が困難である．

● 50msec における平均移動距離

1/20 秒で水分子が移動する距離は測定対象の拡散係数によって異なるが，脳の場合 ADC から算出される移動距離は 9μ 程度となる．軸索の太さは実にまちまち ($0.5 \sim 15\mu$) であるが，組織学的検討では有髄線維の平均の直径は 1.14μ とされる[1]．仮にこの大きさの軸索を 7 つに横に並べたとする (図 2)．この時，左端に位置する軸索の中央に存在する水分子は 50ms 後には 7 つ目の軸索を飛び越えて先に存在することになる．ほんのわずかな時間の間に軸索内の水分子が髄鞘を通り抜けて，はるか彼方にいるという現象は直感的には受け入れにくい概念かもしれない．その背景には，おそらく灌流や脳の拍動を含むさまざまな動きの影響が加味されているものと想定される．

● q-space imaging (QSI) における拡散時間

QSI の詳細は別項 (p.54) に譲るとして，本手法の 2 つの必須条件は以下の 2 つであり，拡散時間とも密接に関連する．2 つの条件とは，すなわち，#1 short pulse gradient (SPG, すなわち限りなく短い δ を使うこと)，および #2 long diffusion time (すなわち十分に長い T_{diff} を用いること) である[2,3]．前者の SPG に関しては実験機では可能 (図 3 中段) であるが，臨床機では技術的に困難である．したがって，臨床機において両条件に少しでも近づけるために Δ の極端な延長に依存することが唯一のオプションとなる (図 3 下段)．

参考文献

1) Tang Y, Nyengaard JR, Pakkenberg B, Gundersen HJ : Age-induced white matter changes in the human brain: a stereological investigation. Neurobiol Aging 18 : 609-615, 1997.
2) Nossin-Manor R, Duvdevani R, Cohen Y: q-Space high b value diffusion MRI of hemi-crush in rat spinal cord: evidence for spontaneous regeneration. Magn Reson Imaging 20 : 231-241, 2002.
3) Yamada K, Sakai K, Akazawa K, et al: Detection of early neuronal damage in CADASIL patients by q-space MR imaging. Neuroradiology 55 : 283-290, 2013.

拡散テンソル以外の拡散解析：
kurtosis, QSI など

(堀 正明)

関連項目 p.108 DKI 信号値モデル，p.114 拡散尖度テンソル表現，p.116 1D q-space，p.118 3D q-space および q-ball 解析

図1：脳梗塞症例

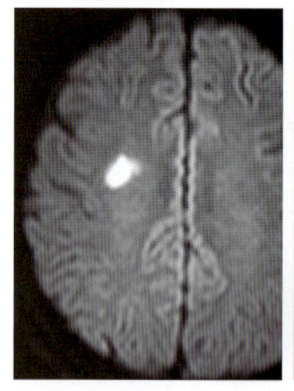

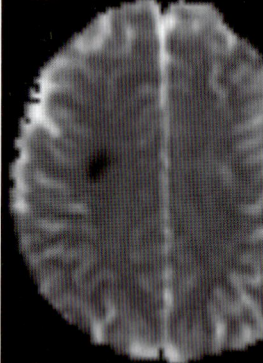

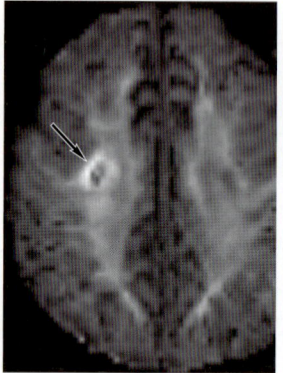

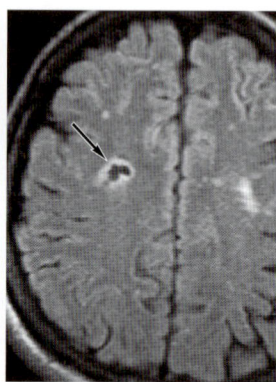

A 拡散強調像 ($b = 1000\text{s/mm}^2$)
B Aに対応するADC map
C DKI
D FLAIR像（6か月後）

A～D：右大脳白質の亜急性期の梗塞巣は拡散強調像（A）で均一な高信号，ADC map（B）で対応する病変は均一に低値であるが，DKI（C）では辺縁高信号（→），内部低信号として認められる．6か月後のFLAIR像（D）で，DKIで高信号であった部分は高信号として認められ（→），グリオーシスを反映しているものと思われる． (文献4) より転載)

図2：脳腫瘍（大脳膠腫症）

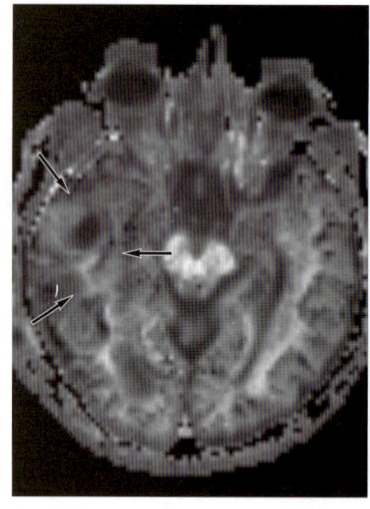

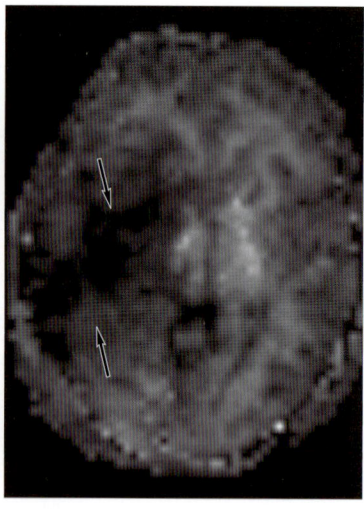

A DKI
B DKI

A，B：いずれも右側頭葉の大脳膠腫であるが，WHO分類での高グレードな悪性度の高い腫瘍 (glioblastoma, A) では，内部は不均一な高値を示し（→），悪性度の低い腫瘍 (low grade glioma, B) では，内部は広く低値を示す（→）．

参考文献

1) Hori M, Fukunaga I, Masutani Y, et al：Visualizing non-Gaussian diffusion: clinical application of q-space imaging and diffusional kurtosis imaging of the brain and spine. Magn Reson Med Sci II: 221-233, 2012.
2) Farrell JA, Smith SA, Gordon-Lipkin EM, et al：High b-value q-space diffusion-weighted MRI of the human cervical spinal cord *in vivo*: feasibility and application to multiple sclerosis. Magn Reson Med 59：1079-1089, 2008.
3) Jensen JH, Helpern JA, Ramani A, et al：Diffusional kurtosis imaging: the quantification of non-gaussian water diffusion by means of magnetic resonance imaging. Magn Reson Med 53：1432-1440, 2005.
4) Hori M, Aoki S, Fukunaga I, et al：A new diffusion metric, diffusion kurtosis imaging, used in the serial examination of a patient with stroke: a case report. Acta Radiologica Short Report 1：1-3, 2012.

拡散テンソル以外の拡散解析

通常，臨床で用いている拡散強調像あるいは拡散テンソルは，いずれも水分子は非制限拡散（ガウス分布）をするという仮定のもと，各種定量値（FA，ADC など）を計算，解析を行っている．しかし，実際の生体組織の微細構造を考慮すると，細胞膜や細胞内小器官の他，さまざまな空間的な障壁が存在し，水分子は制限拡散（非ガウス分布）となっている場合が多い．したがって，より実際の生体内微細構造あるいは水分子の変位を評価する方法として非ガウス分布拡散解析（non-Gaussian dMRI）が提唱されている[1]．

q-space imaging

同一部位を複数の b 値で撮像を行い，その信号強度曲線を求めそれをフーリエ変換することにより，拡散変位確率密度分布（あるいは確率密度関数 probability density function：PDF）が算出される．この PDF の FWHM（full width half maximum：半値幅）に 0.425 を乗じたものが，RMSD（root mean square displacement：根平均変位），すなわち平均変位となる[2]．詳細は第 4 章（p.103）を参照して頂きたいが，十分大きな最大 q 値（b）および十分な数の複数の b 値を用いなければ，上記 PDF が不正確なものとなり，測定結果に悪影響を及ぼす．当然ながらデータ量と撮像時間は反比例するので，臨床的には現実的な撮像時間内で，どのような大きさ，数の b 値の組み合わせで撮像するかが問題となる．

diffusional kurtosis imaging（DKI）

水分子の正規分布からの逸脱の程度を，統計量としての尖度（kurtosis）として各ピクセル毎に表示したものである[3]．ただし，明確なモデルのある拡散テンソルと異なり kurtosis を直感的に把握することは困難であり，かつ kurtosis が生体の構造あるいは現象として何を大きく反映したものであるかは未だ不明な点も多い．ln［信号］－b 値のプロットに対して，従来の拡散強調像では直線的にフィッティングしたものに対し，2 次曲線でフィッティングしたものからの計算値を考えると理解しやすい．

上記 QSI と異なり，少ない b 値（0 および最低 0 以外の 2 つ）および 3000s/mm^2 以下の最大 b 値で脳に関しては撮像可能であり，より臨床応用しやすく，現在に至るまで複数の有用性の報告[4]がある．参考までに脳梗塞（図 1）および脳腫瘍（大脳膠腫）（図 2）症例を提示する．

拡散テンソル以外の拡散解析の意義と特徴

左ページに示したごとく，特に DKI においては，従来の拡散定量値とは異なる，あるいはそれ以上の情報が臨床上期待できうると思われる．ただし，QSI および DKI のような非ガウス分布拡散解析では複数の b 値による撮像データが必要なため，従来の拡散テンソルより撮像時間が必要となることが，臨床での普及を妨げている．現状の MRI 撮像技術ではこれ以上の大幅な撮像時間短縮は難しく，臨床的に用いるには撮像枚数や空間分解能で妥協せざるを得ない．将来的には，b 値毎に異なる MPG 軸数での解析，複数断面同時励起，圧縮センシング法などの技術により，撮像時間短縮の実現は可能であると思われる．

1. 拡散入門

拡散の bi-exponential change
高い b 値における
(吉浦 敬)

関連項目 p.18 拡散現象とMRI, p.22 b値, p.24 ADC, p.54 拡散テンソル以外の拡散解析：kurtosis, QSIなど, p.106 Bi-exponential 信号値モデル, p.108 DKI信号値モデル

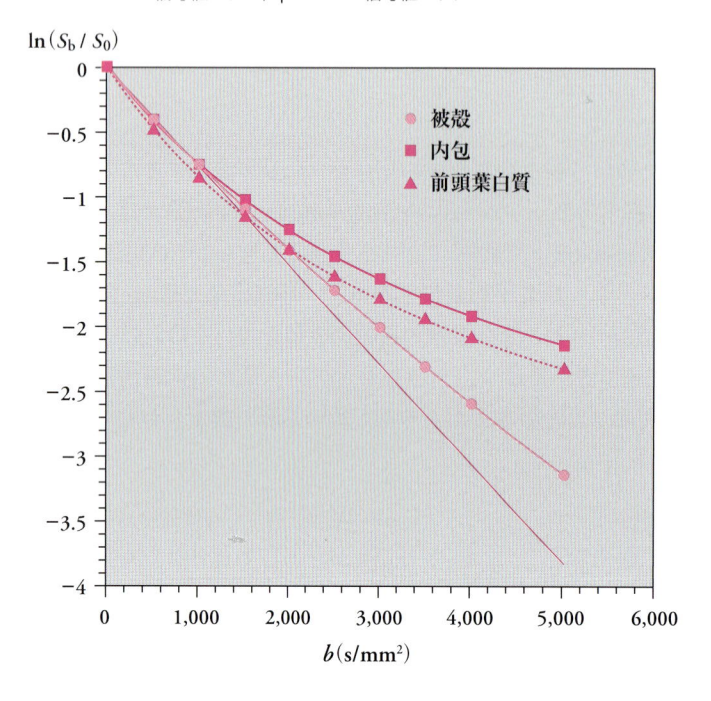

図1-A b値に伴う脳内の種々の部位での信号強度の変化
b値が大きくなると mono-exponential change を示す直線から離れていく．この変化は特に白質で大きい．

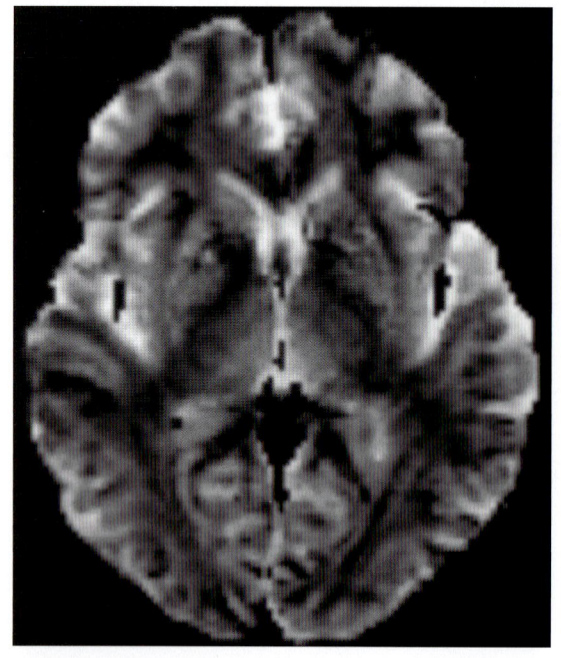

図1-B bi-exponential change を仮定した場合の slow component のマップ
灰白質に比べ白質で低値となっている．

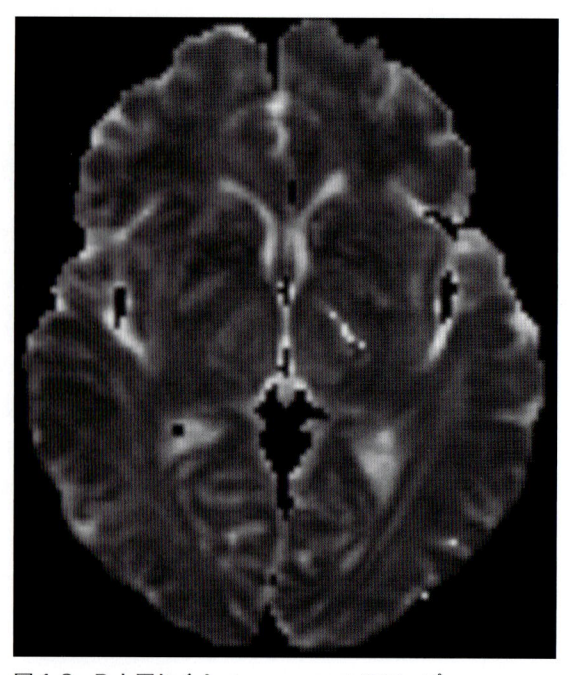

図1-C Bと同じく fast component のマップ

拡散の bi-exponential change

拡散強調像において，拡散強調の程度を表す指標である b 値，みかけ上の拡散係数 D，b 値が 0 での画像の信号強度 S_0，b 値が b での信号強度 $S(b)$ の間には，

$$\frac{S(b)}{S_0} = S_0 \exp(-bD) \tag{1}$$

の関係（mono-exponential change）があるとされている．したがって，b 値と $S(b)$ の関係を片対数のグラフで描くと，直線になる．しかし，b 値が通常臨床で利用される範囲を越えて大きくなると，両者の関係は次第に上の式からはずれていくことがわかってきた（図1-A）．動物や人間の脳を用いた実験から，

$$\frac{S(b)}{S_0} = (1-f_{slow}) \cdot \exp(-bD_{fast}) + f_{slow} \cdot \exp(-bD_{slow}) \tag{2}$$

のような関係（bi-exponential change）により近くなると考えられている．D_{slow} と D_{fast} という 2 つの ADC の項が含まれていることからわかるように，この式は同一ボクセル内に ADC が異なる 2 つの成分が混在していることを仮定したモデルを表している．2 つのうち ADC が小さいものを "slow component"，大きいものを "fast component" と呼び，これらを分離して観察することで，生体組織内の新たな情報を得られると期待される．

解　説

拡散の non-monoexponential change は，この領域の大きな課題であり，数多くの理論的，実験的研究が重ねられてきた．拡散強調像の初期の研究から，低い b 値（$b<100\mathrm{s/mm^2}$ 程度）での non-monoexponential change（組織内の灌流の影響と考えられている）が問題となり，近年再び注目されている．この項で述べる bi-exponential change はこれとは別の，より高い b 値で観察される現象を指す．

上に述べた拡散の bi-exponential モデルは，non-monoexponential change を説明するシンプルなモデルとして提案された（別項で述べられる diffusional kurtosis imaging は別のモデルに基づく例である）．このモデルにおける slow component と fast component は当初，それぞれ細胞内・外の水分子の拡散を反映すると考えられた．しかし，両者の体積比などに関するその後の研究結果はこの仮説を支持せず，2 つの成分の成り立ちについては，未だはっきりした結論が得られていない．slow component は灰白質に比べ白質でより小さく（図1-B，C），その体積比も大きいことから，軸索や髄鞘など白質に特異的な構造との関連も仮定されている．

拡散の bi-exponential change は，正常脳組織以外，例えば脳腫瘍などの病変，さらに前立腺など，脳領域以外でも観察されている．ただしその成因については，例えば細胞内・外の拡散といった，組織に関わらない単一の機序を想定するよりむしろ，組織ごとに個別のメカニズムを想定するのがより自然と考えられる．

Bi-exponential change の意義と特徴

Bi-exponential モデルは，ボクセル内の 2 つの異なる拡散の状態を持つ成分の存在を仮定しており，病的変化がどちらかの成分に選択的に生じる場合，mono-exponential モデルに比べ，病態をより高い感度・特異度で観察する可能性を与える．このモデルに基づいて，脳腫瘍や統合失調症への応用が報告されている．

参考文献

1) Mulkern RV, Gudbjartsson H, Westin C-F, et al: Multi-component apparent diffusion coefficients in human brain. NMR Biomed 12: 51-62, 1999.
2) Niendorf T, Dijkhuizen RM, Norris DG, et al: Biexponential diffusion attenuation in various states of brain tissues: implications for diffusion-weighted imaging. Magn Reson Med 36: 847-857, 1996.

高磁場 MR の拡散への応用：磁場強度と拡散

（長縄慎二）

関連項目 p.92 Segmented multishot EPI

図1 40代，健常男性．3Tにおける拡散強調像
parallel imaging あり（A）となし（B）での画像の歪みの違い
（A，Bともに 8 channel phased array coil 使用．5 mm厚，$b = 1000 \text{s/mm}^2$）

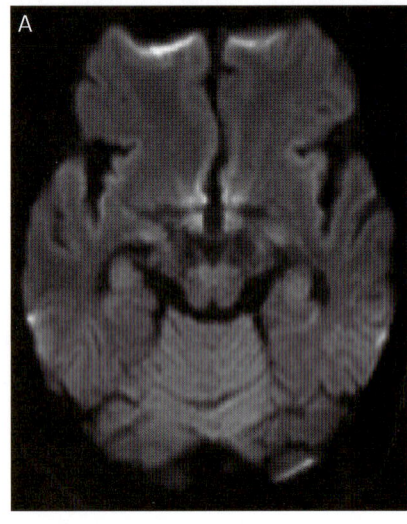

A 3Tによる192マトリックスの頭部拡散強調像 isotrophic image
parallel imaging（GRAPPA†, factor = 2）使用（EPI，TR/TE = 3100/97ms）
強力な傾斜磁場によって，歪みや各軸画像の位置ずれ少なく描出されている．

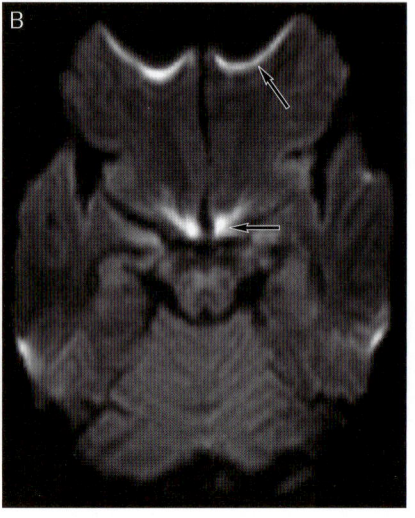

B 3Tによる192マトリックスの頭部拡散強調像 isotrophic image（図1-Aと同じスライスレベル）
parallel imaging なし（EPI，TR/TE = 4800/136ms）
前頭葉や視索部での歪み，アーチファクトの差が顕著である（→）．

† GRAPPA[1]：Generalized autocalibrating partially parallel acquisitions

図2 60代，男性．一過性全健忘発症3日後，3Tでの拡散強調像
（Trace像，192matrix $b = 1000 \text{s/mm}^2$）32 チャンネルコイル使用．

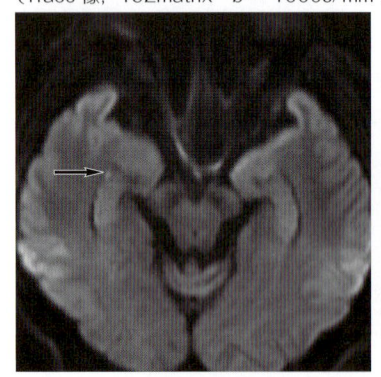

A Single-shot EPI（水平断）
右海馬の病変のみがかろうじて点状高信号（→）として認識可能である．

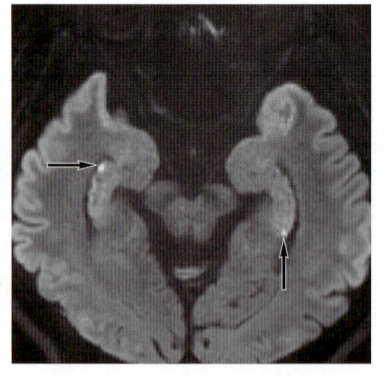

B RESOLVE法による multi-shot EPI（水平断）
右海馬の病変は明瞭に描出され（→），さらに左側にも病変が見られる（→）．RESOLVE法による歪みの減少や実質的な空間分解能上昇による画質改善によって single-shot EPI で描出されなかった病変が検出可能となったと思われる．

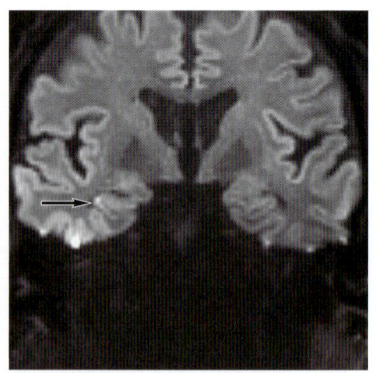

C RESOLVE法による multi-shot EPI（冠状断）
冠状断でも歪みの少ない画像が得られ，病変が明瞭に描出されている（→）．

● 高磁場 MR の一般的な特徴

　磁場強度の上昇は，水分子の拡散現象そのものにはほとんど影響しないが，人体の拡散強調像には特徴的な変化を及ぼす．S/N の上昇と磁化率アーチファクトの増大が，その 2 つの大きな要因である．現在，多くの場合，拡散強調像は single-shot EPI で撮影されており，歪みの原因となる磁化率アーチファクトの増大は，欠点となりうる．そのため，parallel imaging によるリードアウト時間の短縮[1]，強い傾斜磁場コイルによるエコー時間の短縮が重要となる．また最近では，single-shot EPI の欠点に対応するため，RESOLVE（readout segmented EPI）法，Propeller-FSE（BLADE-TSE）diffusion 法，局所励起 single-shot EPI（zoom EPI）法などの改良が試みられており，これらの新法による拡散強調像の臨床応用も始まっている．

● 3Tesla（T）における頭部拡散強調像

　3T では，頭部においては，高い S/N の優位性と parallel imaging の使用によって，x，y，z 方向の拡散強調像は 192 マトリックスの撮影が現実的である．図 1-A に parallel imaging を用いた 192 マトリックスの拡散強調 isotropic image（b-factor = 1000s/mm^2）を示す．一般的に 1.5T で用いられている 128 マトリックスより高分解能であるのがわかる．図 1-B には対照として，同被験者の 3T における 192 マトリックスの拡散強調 isotropic image（b-factor = 1000s/mm^2）を parallel imaging なしで取得したものを示す．図 1-B では TE の延長により歪みが著明となっている．このように 3T では，parallel imaging の使用が望ましい．また上記の RESOLVE 法を使用すれば 320 マトリックスという高空間分解能撮影や，192 マトリックスでのテンソル撮影，そして歪みの目立たない冠状断撮影も臨床的に十分可能である[2]（図 2）．

● 3T における頭部拡散テンソル画像

　拡散テンソル画像の取得では，マルチチャンネルコイルと parallel imaging の使用によって，128 マトリックスでは，スライス厚 2mm で全脳をカバーして 2 分以内に，tractography 作成に十分な画像が撮影できる[3]．撮像視野 256mm とした場合，収集ボクセルは 2mm の等方性となる．図 3 に 2mm 厚によって得られた三叉神経の tractography を示す．

図 3　20 代，健常女性．3T における拡散テンソル tractography
健常者における 2mm 厚の拡散テンソルデータを元にした tractography よる三叉神経の描出．
（元データは EPI，TR/TE = 7500/68ms，GRAPPA†（factor = 2），b = 700s/mm^2）全脳 2mm 等方ボクセルデータが 2 分以下で得られる．

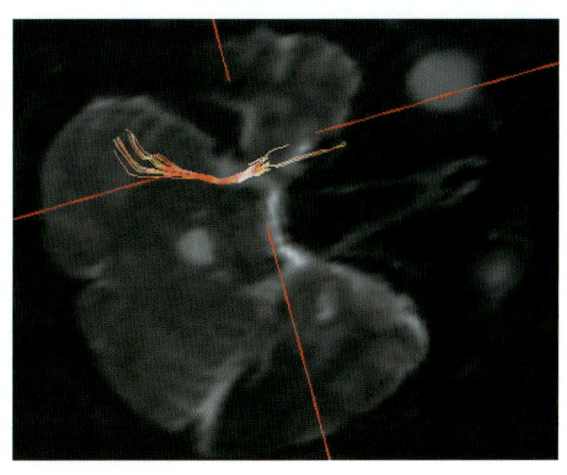

図4 30代,女性.3Tでの右側乳癌の拡散強調像による描出
腹臥位で16チャンネル乳腺専用コイルを使用.浸潤性乳管癌(充実腺管癌)症例.b値は0, 100, 800, 1500s/mm^{2}を取得.対側乳腺も含め良好な画像が得られている.b値の上昇とともに背景信号が低下し,腫瘍と背景のコントラストが上昇している.画質の向上とともにADCの定量安定性も向上する.

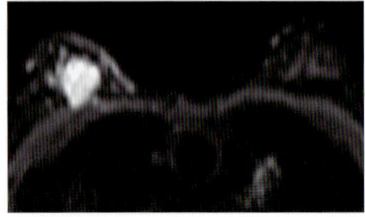

A single-shot EPI
(TR/TE = 10900/60ms, b = 0s/mm^2)

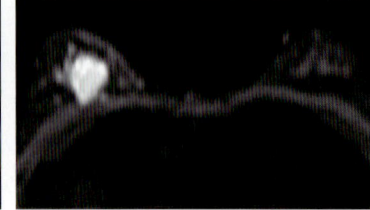

B single-shot EPI
(TR/TE = 10900/60ms, b = 100s/mm^2)

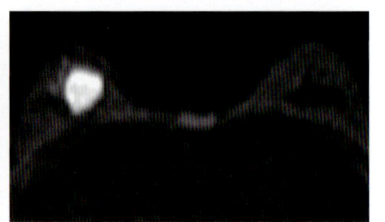

C single-shot EPI
(TR/TE = 10900/60ms, b = 800s/mm^2)

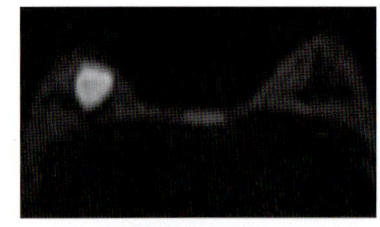

D single-shot EPI
(TR/TE = 10900/60ms, b = 1500s/mm^2)

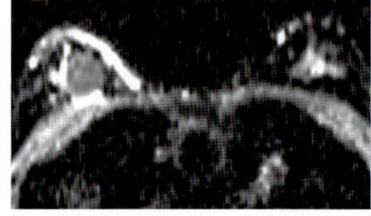

E ADC map
腫瘍のADCは0.76 × 10^{-3}mm^2/s.

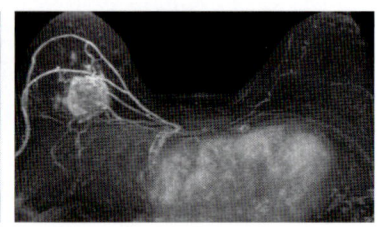

F 造影T1強調gradient echo画像,早期相の最大値輝度投影画像
(TR/TE = 7.2/3.8ms, 水選択励起)

図5 7Tにおける頭部拡散強調像
(シーメンス社および,ドイツ ライプチヒ マックスプランク研究所提供)

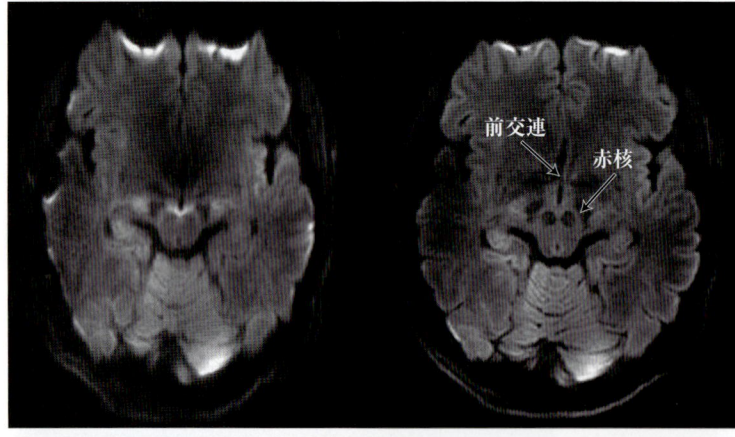

前交連 赤核

A 左のsingle-shot EPIによる画像は前頭部や側頭部,脳幹部で磁化率による歪みや信号の著明な不均一が見られる.右のRESOLVE法による画像では,1.1 × 1.1 × 3mm^{3}の空間分解能で前交連や赤核などの左のsingle-shot EPIで観察ができない部分も明瞭に描出されている.共にb = 1000s/mm^{2}のTrace像.パラレルイメージング使用(GRAPPAのreduction factor = 3).

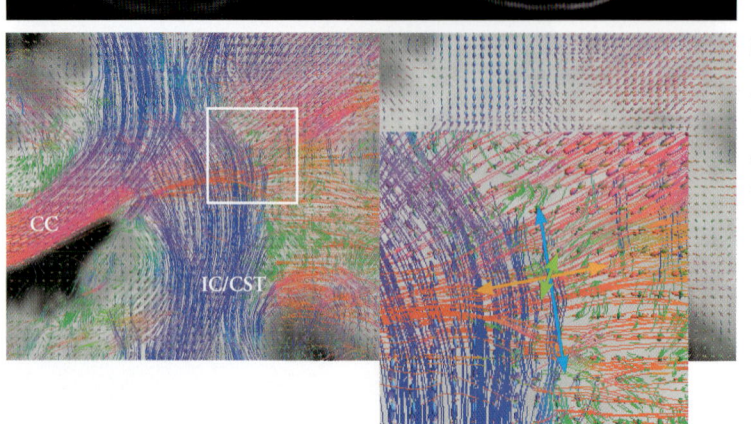

CC IC/CST

B 0.8mmの当方ボクセルの拡散テンソル画像から作成されたtractography.
交叉線維の解析にも希望が持てる画像である.
CC:corpus callosum, IC:internal capsule, CST:corticospinal tract.

表1 静磁場強度 B_0 と S/N，SAR の関係

S/N ∝	B_0
1.5 T〜3 T の間	
B_0 は静磁場強度	
SAR ∝	$\sigma r^2 B_0^2 \alpha^2 D$
SAR：specific absorption rate：単位 W/kg	
ただし，r, σ は組織の特性，D は duty cycle	

表2 1.5T と 3T MRI の差異：拡散画像を中心に

S/N	約2倍
DWI	S/N 向上，$T2^*$ 効果増大（元画像の影響による）
DTI	S/N 向上による画質向上，数値安定，歪み？
ADC 値	値自体は変化なし（S/N 向上によるばらつきの減少は期待できる）
FA 値	値自体は変化なし（S/N 向上によるばらつきの減少は期待できる）
SAR	約4倍，fast SE 法（PROPELLER の FSE 含む）の枚数制限など
磁化率効果	約4倍
化学シフト	約2倍

● 3T における躯幹部拡散強調像

躯幹部において，当初は送信ムラや磁場不均一などにより，あまり良好な画像が得られない装置もあったが，最近では，以下のようなさまざまな改良により，安定した画像が得られるようになってきた．送信法の改良による均一な励起，寝台振動の抑制，高度なシムによる磁場不均一への対応，パルスシークエンス改良による脂肪抑制の安定化，エコー時間の短縮，信号伝達系や受信コイル改良による S/N 向上，パラレルイメージング展開精度向上など MR 装置のあらゆる部分での改善による"合わせ技"で，1.5T での画像を超えるものが得られるようになってきた．本来の高い S/N を生かして，高い b 値の画像を高空間分解能で得られるようになった．一例として乳癌症例の画像を示す（図4）．

今後は，MRI による拡散強調像を用いた全身の悪性腫瘍のスクリーニングや治療効果判定が行われていくが，3T を用いることによって，より短時間で，高分解能な画像が得られる．例えば，上腹部においては呼吸停止下に撮影できるため，より小さな病変が検出されることが予想される．頭部においても，より薄いスライスを短時間で撮影できるため，小さな病変でも所見がはっきりと描出され，より確実な診断が容易になされるものと予想される．

● 7T における拡散強調像（図5）

国内でも複数の施設で全身用 7T 装置が研究用に導入され，さらに近い将来，7T よりも高い磁場強度の装置の導入も予定されている．3T に比べて，RF の波長が短くなり，頭部においても送信ムラが顕著となる．また磁場不均一の影響も強く出るので，現在，ソフト，ハードの改良が世界中で精力的に進行中である．前述の RESOLVE 法，さらにはマルチトランスミッションや複数スライス同時励起などの技術により，従来までででは考えられなかったような高い b 値，高空間分解能の拡散強調像が時間効率よく得られるようになるので，米国で進行中である human connectome project のような脳内連関の謎に挑戦するような大規模研究には必須の装置となろう[4]．

参考文献

1) Griswold MA, Jakob PM, Heidemann RM, et al: Generalized autocalibrating partially parallel acquisitions (GRAPPA). Magn Reson Med 47: 1202-1210, 2002.
2) Porter DA, Heidemann RM: High resolution diffusion-weighted imaging using readout-segmented echo-planar imaging, parallel imaging and a two-dimensional navigator-based reacquisition. Magn Reson Med 62: 468-475, 2009.
3) Naganawa S, Koshikawa T, Kawai H, et al: Optimization of diffusion-tensor MR imaging data acquisition parameters for brain fiber tracking using parallel imaging at 3T. Eur Radiol 14: 234-238, 2004.
4) Heidemann RM, Porter DA, Anwander A, et al: Diffusion imaging in humans at 7T using readout-segmented EPI and GRAPPA. Magn Reson Med 64: 9-14, 2010.

2

拡散強調の理論

拡散現象：理論的基礎

(阿部 修)

関連項目 p.22 b 値，p.24 ADC

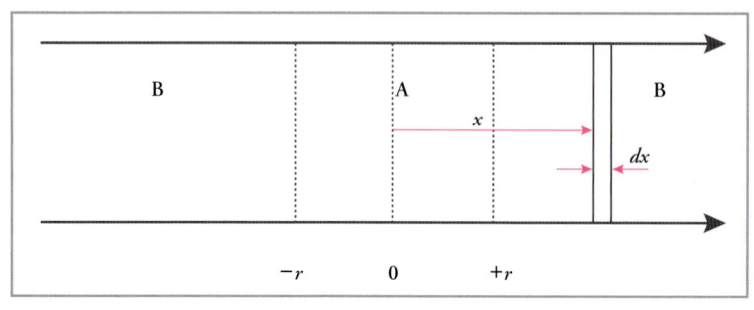

図1-A　1次元拡散系

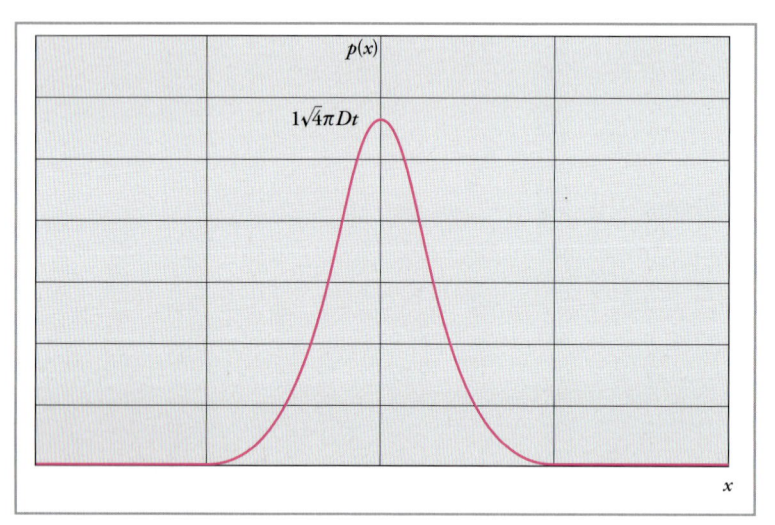

図1-B　ガウス分布曲線

● 拡散現象の基礎

　事象を単純化するために，図1-Aのように2つの異なる物質AとBの1次元の拡散について考える[1]．時間 $t=0$ において物質Aは $x=-r\sim r$，物質Bは $x=-\infty\sim -r, r\sim +\infty$ に存在するとする．物質の間にある遮蔽板を $t=0$ において瞬間的に取り除いた場合，2つの物質は拡散，つまり物質同士の無秩序な熱運動や衝突のため，全容積が均一な組成になるまで混じり合う．ここで，物質AおよびBの濃度をそれぞれ C_A, C_B とし，x と $x+dx$ の間の層に注目する．x にある平面を通過する物質Aの拡散流 J_A は，単位時間に x の正方向へその平面の単位面積を通るA分子の正味の数である．これは x におけるAの濃度勾配 $\dfrac{\partial C_A}{\partial x}$ に比例する．

$$J_A = -D\frac{\partial C_A}{\partial x} \quad (1)$$

比例係数 D は"拡散係数（diffusion coefficient）"であり，(1)式は"Fickの拡散第一法則"という．

次に図1-Aにおいてxと$x+dx$の間の領域において物質Aの増加分$\dfrac{\partial C_A}{\partial t}$は，この領域に流入するA分子と，流出するA分子との差を容積（ここでは1次元の運動であるからdxとなる）で割ったものに等しい．すなわち，

$$\frac{\partial C_A}{\partial t} = \frac{1}{dx}[J_A(x) - J_A(x+dx)] \tag{2}$$

ここでdxが十分小さければ，

$$\frac{\partial J_A}{\partial x} = \frac{1}{dx}[J_A(x+dx) - J_A(x)] \tag{3}$$

と表せるので，(1)，(2)，(3)式より，

$$\frac{\partial C_A}{\partial t} = -\left[\frac{\partial J_A}{\partial x}\right] = \frac{\partial}{\partial x}\left[D\frac{\partial C_A}{\partial x}\right] = D\left[\frac{\partial^2 C_A}{\partial^2 x}\right] \tag{4}$$

と導かれる．この式は"Fickの拡散第2法則"あるいは"拡散方程式"と呼ばれる．この微分方程式の一般解を求めることは必ずしも簡単ではないが，

$$C = \alpha t^{-\frac{1}{2}} \exp\left[\frac{-x^2}{4Dt}\right] \tag{5}$$

を与えると，(5)式が(4)式を満たすことは自明である．物質の総量が一定値C_0であることを考慮すれば，

$$C_0 = \int_{-\infty}^{\infty} C dx = \alpha \int_{-\infty}^{\infty} t^{-\frac{1}{2}} \exp\left[\frac{-x^2}{4Dt}\right]dx = \alpha t^{-\frac{1}{2}} \int_{-\infty}^{\infty} \exp\left[\frac{-x^2}{4Dt}\right]dx$$

$$= \alpha t^{-\frac{1}{2}} \cdot \sqrt{4Dt} \cdot \Gamma\left(\frac{1}{2}\right) = 2\alpha\sqrt{\pi D} \quad （\Gammaは\Gamma関数）$$

したがって，

$$C = \frac{C_0}{2\sqrt{\pi Dt}} \exp\left[\frac{-x^2}{4Dt}\right] \tag{6}$$

となる．物質が距離xの位置に存在する確率を$\rho(x)$で表せば，

$$\rho(x) = \frac{C}{C_0} = \frac{1}{\sqrt{4\pi Dt}} \exp\left[\frac{-x^2}{4Dt}\right] \tag{7}$$

となり，ガウス分布（正規分布）を呈することがわかる（図1-B）．ここでxは＋と－の符号を持っており，両方向に同じ確率を持って分布するために，単にxを積分すると0になってしまう．したがって，物質がt時間に拡散した二乗平均距離$\overline{x^2}$

$$\overline{x^2} = \int_{-\infty}^{\infty} x^2 \rho(x) dx$$

に，(7)式を代入して計算すると，

$$\overline{x^2} = 2Dt \tag{8}$$

という有名なアインシュタインの式が求められる．

参考文献

1) 阿部 修，山田晴耕，大久保敏之・他：拡散強調画像とテンソル．日本磁気共鳴医学会雑誌 6: 272-290, 2000.

拡散強調像における各種公式

(阿部 修)

関連項目 p.22 *b* 値，p.24 ADC，p.38 拡散の異方性・テンソル，p.52 拡散時間，p.56 高い *b* 値における拡散の bi-exponential change

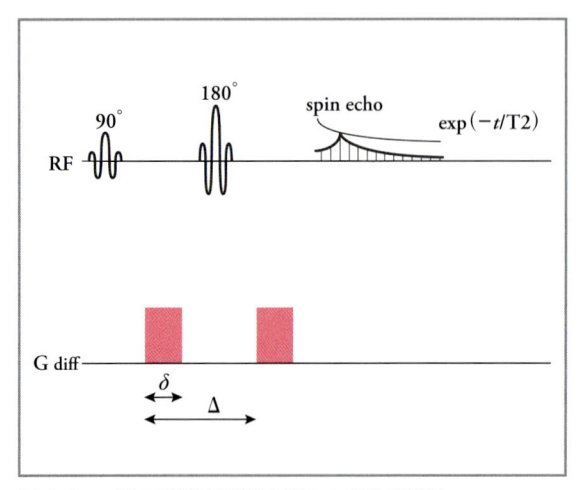

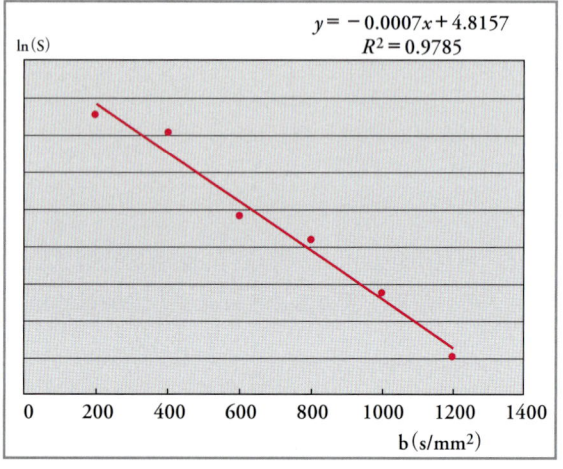

図 1-A パルス型傾斜磁場を用いた拡散検出法 (Stejskal-Tanner 法)

図 1-B 拡散現象に伴う MRI 信号の片対数グラフ

一般的に自由に拡散する物質に対して，一対のパルス状 MPG により生じる信号減衰は次式により与えられる[1]．

$$\ln\left(\frac{S}{S_0}\right) = -\gamma^2 \int_0^t \left[\int_0^{t'} \overline{G(t'')} dt''\right] \cdot \overline{D} \cdot \left[\int_0^{t'} \overline{G(t'')} dt''\right] dt' \qquad (9)$$

ここで S および S_0 は，それぞれ MPG を印加した場合としない場合の信号強度であり，$\overline{G(t'')}$ は一般的な傾斜磁場関数である．また $\overline{D}$ は，

$$\overline{D} = \begin{bmatrix} D_{xx} & D_{xy} & D_{zx} \\ D_{xy} & D_{yy} & D_{yz} \\ D_{zx} & D_{yx} & D_{zz} \end{bmatrix}$$

で表される拡散テンソルである．ここで $\overline{G(t'')}$ が理想的な矩形波を示し，渦電流などに起因する残留磁場がなく，画像化のために用いられる傾斜磁場は無視できるほど小さいとする．1 軸のみ（この場合 x 軸）に大きさ G_x の傾斜磁場を印加すると，

$$\int_0^{t'} \overline{G(t'')} dt'' = \left(\int_0^{t'} G_x dt'', 0, 0\right) =$$

$(G_x t', 0, 0)$ $0 < t < \delta$

$(G_x \delta, 0, 0)$ $\delta < t < \Delta$

$(G_x \delta - G_x(t' - \Delta), 0, 0)$ $\Delta < t < \Delta + \delta$

したがって，

$$\left[\int_0^{t'} \overline{G(t'')} dt''\right] \cdot \overline{D} \cdot \left[\int_0^{t'} \overline{G(t'')} dt''\right] dt'' =$$

$D_{xx} G_x^2 t'^2$ $0 < t < \delta$

$$D_{xx}G_x^2\delta^2 \qquad \delta < t < \Delta$$
$$D_{xx}G_x^2\delta^2(\delta^2 - 2\delta(t'-\Delta)+(t'-\Delta)^2) \qquad \Delta < t < \Delta+\delta$$

これらから(9)式右辺を求めると,

$$-\gamma^2\int_0^{\Delta+\delta}\left[\int_0^{t'}\overline{G(t'')}dt''\right]\cdot\overline{D}\cdot\left[\int_0^{t'}\overline{G(t'')}dt''\right]dt' =$$

$$-\frac{1}{3}\gamma^2 D_{xx}G_x^2\delta^3 \qquad 0 < t < \delta$$

$$-\gamma^2 D_{xx}G_x^2\delta^2(\Delta-\delta) \qquad \delta < t < \Delta$$

$$-\frac{1}{3}\gamma^2 D_{xx}G_x^2\delta^3 \qquad \delta < t < \Delta+\delta$$

$$=-\gamma^2 D_{xx}G_x^2\delta^2\left(\Delta-\frac{\delta}{3}\right) \qquad (10)$$

となる[2]. ここで,

$$b = \gamma^2 G_x^2\delta^2\left(\Delta-\frac{\delta}{3}\right) \qquad (11)$$

とすれば(10)式は,

$$\ln\left(\frac{S}{S_0}\right) = -bD_{xx} \qquad (12)$$

という式に書き換えられ,これは拡散解析において基本的な等式である.最低2つのb値に対して信号計測すれば,(12)式から一意に拡散係数が求まるが,計測値の信頼性を上げるためには3点以上のb値に対して観測することが望ましい.その場合,MR信号強度Sの片対数および各b値をグラフにプロットすれば,Sの片対数とb値の関係は理論的には直線となる.MR装置を用いた計測では,雑音などのために相関係数1の直線とはならないために,最小2乗近似法で求めた直線の傾きが拡散係数となる(図1-B).ただしb値が5000 s/mm^{2}を超えるような場合,2つの指数関数減衰項を持つと考えた方が,信号減衰をより正確に表すことが明らかになっており,bi-exponential (non-monoexponential) な拡散現象といわれている.(11)式で,

$$\tau_d = \Delta - \frac{\delta}{3}$$

で定義されるτ_dは"拡散時間(diffusion time)"と呼ばれ,一対のパルス状MPG印加の際に物質が拡散に費やした時間と考えられる[2].例えば$\Delta = 56.85$ msec,$\delta = 27$ msec,$G_x = 20$ mT/mとすれば,(11)式から$b = 999$/mm^2,$\tau_d = 47.85$ msecとなる.神経組織においては$D \fallingdotseq 10^{-3}$ mm^2/sであるから,(8)式にこれらの数値を代入すると水プロトンの2乗平均距離$\overline{x^2}$の平方根は約9.8 μmとなる.神経細胞の大きさは5〜150 μmとばらつきが大きいが,$\sqrt{\overline{x^2}}$が大きくなると小さな細胞では細胞膜のバリアーに水プロトンの拡散を遮られるために,ADCが低く計測される可能性があることがわかる.逆にdiffusion timeを大きく設定することにより,細胞の大きさの違いをADCに反映させたり,白質線維の方向性をより際立たせたりすることも可能である[3].

参考文献

1) Stejskal EO, Tanner JE: Spin diffusion measurements: spin-echoes in the presence of a time-dependent field gradient. J Chem Phys 42: 288-292, 1965.
2) 阿部 修,山田晴耕,大久保敏之・他:拡散現象の基礎.画像診断 20: 1198-1205, 2000.
3) Norris DG, Niendorf T, Leibfritz D: Health and infarcted brain tissues studied at short diffusion times: the origins of apparent restriction and the reduction in apparent diffusion coefficient. NMR Biomed 7: 304-310, 1994.

多軸の diffusion：
重なりのない多軸配置の MPG の取り扱い

(阿部　修)

関連項目　p.22 b 値，p.24 ADC，p.74 single-shot isotropic DWI

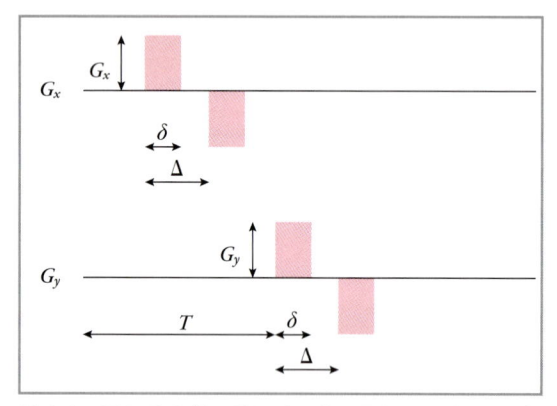

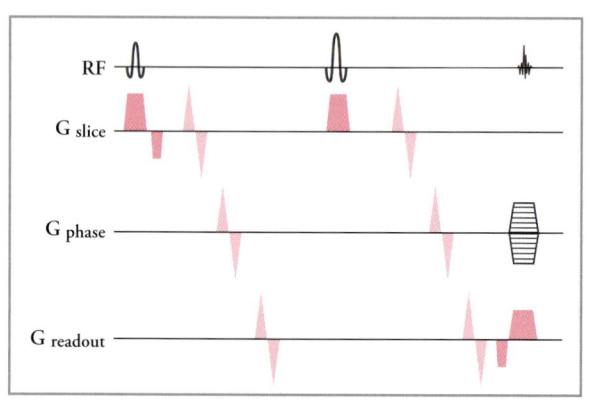

図 1-A　異なる 2 軸に重なりなく配置されるパルス型傾斜磁場

図 1-B　single-shot isotropic DWI の 1 例

　組織の拡散環境を正確に記述するには拡散テンソル解析が不可欠であるが，前項 (p.66「拡散強調像における各種公式」) で述べた 1 軸に対する傾斜磁場印加ではテンソル解析は不可能である．今後は 2 軸以上に同時あるいは異時的に印加される MPG を考えていく．この項では，まず異なる 2 軸に傾斜磁場を異時的に配置する場合について解説する．一般的に自由に拡散する物質に対して，一対のパルス状 MPG により生じる信号減衰は前項同様次式により与えられる．

$$\ln\left(\frac{S}{S_0}\right) = -\gamma^2 \int_0^t \left[\int_0^{t'} \overline{G(t'')} dt''\right] \cdot \overline{D} \cdot \left[\int_0^{t'} \overline{G(t'')} dt''\right] dt' \qquad (9)$$

時間 $t = 0$ にある 1 軸 (この場合 x 軸) に大きさ G_x の傾斜磁場を印加し，印加終了後さらに $t = T$ ($T > \Delta$) に別な 1 軸 (この場合 y 軸) に大きさ G_y の傾斜磁場を印加したとする (図 1-A)．

$$\int_0^{t'} \overline{G(t'')} dt'' = \left(\int_0^{t'} G_x dt'', \int_0^{t'} G_y dt'', 0\right) =$$

$(G_x t', 0, 0)$	$0 < t < \delta$
$(G_x \delta, 0, 0)$	$\delta < t < \Delta$
$(G_x \delta - G_x(t' - \Delta), 0, 0)$	$\Delta < t < \Delta + \delta$
$(0, 0, 0)$	$\Delta + \delta < t < T$
$(0, G_y(t' - T), 0)$	$T < t < T + \delta$
$(0, G_y \delta, 0)$	$T + \delta < t < T + \Delta$
$(0, G_y \delta - G_y(t' - T - \Delta), 0)$	$T + \Delta < t < T + \Delta + \delta$

したがって，

$$\left[\int_0^{t'} \overline{G(t'')} dt''\right] \cdot \overline{D} \cdot \left[\int_0^{t'} \overline{G(t'')} dt''\right] =$$

$$D_{xx}G_x^2 t'^2 \qquad\qquad 0 < t < \delta$$
$$D_{xx}G_x^2 \delta^2 \qquad\qquad \delta < t < \Delta$$
$$D_{xx}G_x^2 \delta^2(\delta^2 - 2\delta(t'-\Delta) + (t'-\Delta)^2) \qquad \Delta < t < \Delta+\delta$$
$$0 \qquad\qquad \Delta+\delta < t < T$$
$$D_{yy}G_x^2(t'-T)^2 \qquad\qquad T < t < T+\delta$$
$$D_{yy}G_y^2 \delta^2 \qquad\qquad T+\delta < t < T+\Delta$$
$$D_{yy}G_y^2(\delta^2 - 2\delta(t'-T-\Delta) + (t'-T-\Delta)^2) \qquad T+\Delta < t < T+\Delta+\delta$$

これらから (9) 式右辺を求めると,

$$-\gamma^2 \int_0^{T+\Delta+\delta}\left[\int_0^{t'}\overline{G(t'')}dt''\right]\cdot\overline{D}\cdot\left[\int_0^{t'}\overline{G(t'')}dt''\right]dt' =$$

$$-\frac{1}{3}\gamma^2 D_{xx}G_x^2\delta^3 \qquad\qquad 0 < t < \delta$$
$$-\gamma^2 D_{xx}G_x^2\delta^2(\Delta-\delta) \qquad\qquad \delta < t < \Delta$$
$$-\frac{1}{3}\gamma^2 D_{xx}G_x^2\delta^3 \qquad\qquad \Delta < t < \Delta+\delta$$
$$0 \qquad\qquad \delta < t < T$$
$$-\frac{1}{3}\gamma^2 D_{yy}G_y^2\delta^3 \qquad\qquad T < t < T+\delta$$
$$-\gamma^2 D_{yy}G_y^2\delta^2(\Delta-\delta) \qquad\qquad T+\delta < t < T+\Delta$$
$$-\frac{1}{3}\gamma^2 D_{yy}G_y^2\delta^3 \qquad\qquad T+\Delta < t < T+\Delta+\delta$$

$$= -\gamma^2(D_{xx}G_x^2 + D_{yy}G_y^2)\delta^2\left(\Delta - \frac{\delta}{3}\right) \qquad (13)$$

となる. つまり重なりのない複数の MPG を印加した場合, お互いの MPG の影響は受けず, 各軸の減衰項を足し合わせれば観測される信号変化に等しくなる. ここで $G_x = G_y = G$ ならば (13) 式は,

$$-\gamma^2 G^2 \delta^2 \left(\Delta - \frac{\delta}{3}\right)(D_{xx} + D_{yy})$$

となる. 同様に計算すれば, 大きさ G の傾斜磁場をお互いに重なりなく x, y, z 軸に配置すれば,

$$-\gamma^2 G^2 \delta^2 \left(\Delta - \frac{\delta}{3}\right)(D_{xx} + D_{yy} + D_{zz})$$

となり, 1回のスキャンで平均拡散能 [mean diffusivity：MD = $(D_{xx} + D_{yy} + D_{zz})/3$] を求めることが可能である (図 1-B). ただし実際には, MPG の印加効率が悪く, b 値を十分大きくするためには Δ, δ を大きくする必要があるが, これは必然的に TE を延長させ, 信号強度比を低下させる原因となるためにこのような手法を用いて MD が計測されることは稀である.

傾斜磁場の cross term について：重なりのある多軸異時配置の MPG の取り扱い

(阿部　修)

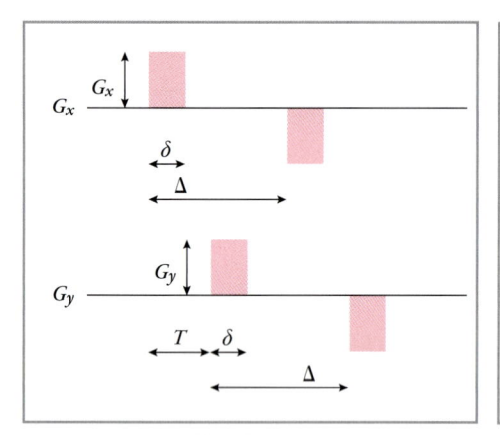

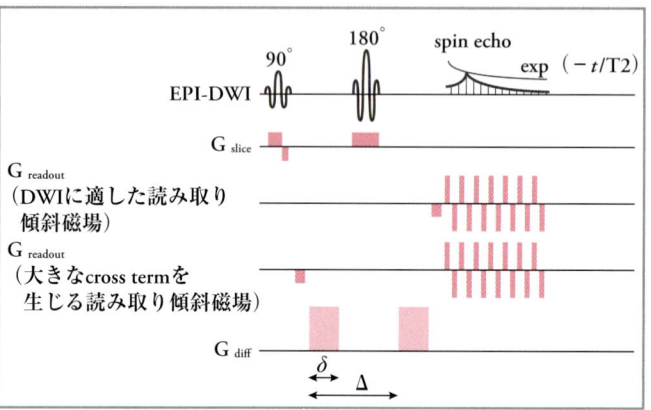

図1-A 異なる2軸に重なって配置されるパルス型傾斜磁場

図1-B 拡散強調像のパルス系列

前項（p.68「多軸の diffusion」）では重なりのない多軸異時配置の MPG の取り扱いについて述べたが，実際の撮像では画像再構成のための傾斜磁場と MPG が必ず重なっている．本項では重なりのある多軸異時配置の傾斜磁場の取り扱いについて考えてみたい．再び一般的に自由に拡散する物質に対して，一対のパルス状 MPG により生じる信号減衰は前項同様，次式により与えられる．

$$\ln\left(\frac{S}{S_0}\right) = -\gamma^2 \int_0^{t} \left[\int_0^{t'} \overline{G(t'')} dt''\right] \cdot \overline{D} \cdot \left[\int_0^{t'} \overline{G(t'')} dt''\right] dt' \qquad (9)$$

時間 $t=0$ にある1軸（この場合 x 軸）に大きさ G_x の傾斜磁場を印加し，この傾斜磁場のペアの間に別な1軸（この場合 y 軸）に大きさ G_y の傾斜磁場を $t=T(\delta<T<\Delta)$ に印加したとする（図1-A）．

$$\int_0^{t'} \overline{G(t'')} dt'' = \left(\int_0^{t'} G_x dt'', \int_0^{t'} G_y dt'', 0\right) =$$

$(G_x t', 0, 0)$	$0 < t < \delta$
$(G_x \delta, 0, 0)$	$\delta < t < T$
$(G_x \delta, G_x(t'-\Delta), 0)$	$T < t < T+\delta$
$(G_x \delta, G_y \delta, 0)$	$T+\delta < t < \Delta$
$(G_x \delta - G_x(t'-\Delta), G_y \delta, 0)$	$\Delta < t < \Delta+\delta$
$(0, G_y \delta, 0)$	$T+\delta < t < T+\Delta$
$(0, G_y \delta - G_y(t'-T-\Delta), 0)$	$T+\Delta < t < T+\Delta+\delta$

したがって,

$$\left[\int_0^{t'} \overline{G(t'')}\,dt''\right]\cdot\overline{D}\cdot\left[\int_0^{t'} \overline{G(t'')}\,dt''\right] =$$

$D_{xx}G_x^2 t'^2$	$0 < t < \delta$
$D_{xx}G_x^2 \delta^2$	$\delta < t < T$
$D_{xx}G_x^2\delta^2 + 2D_{xy}G_x G_y\delta(t'-T) + D_{yy}G_y^2(t'-T)^2$	$T < t < T+\delta$
$(D_{xx}G_x^2 + 2D_{xy}G_x G_y + D_{yy}G_y^2)\delta^2$	$T+\delta < t < \Delta$
$D_{xx}G_x^2(\delta-t'+\Delta)^2 + 2D_{xy}G_x G_y\,\delta(\delta-t'+\Delta) + D_{yy}G_y^2\delta^2$	$\Delta < t < \Delta+\delta$
$D_{yy}G_y^2\delta^2$	$\Delta+\delta < t < T+\Delta$
$D_{yy}G_y^2(\delta^2 - 2\delta(t'-T-\Delta) + (t'-T-\Delta)^2)$	$T+\Delta < t < T+\Delta+\delta$

これらから (9) 式右辺を求めると,

$$-\gamma^2 \int_0^{T+\Delta+\delta}\left[\int_0^{t'}\overline{G(t'')}\,dt''\right]\cdot\overline{D}\cdot\left[\int_0^{t'}\overline{G(t'')}\,dt''\right]dt' =$$

$-\dfrac{1}{3}\gamma^2 D_{xx}G_x^2\delta^3$	$0 < t < \delta$
$-\gamma^2 D_{xx}G_x^2\delta^2(T-\delta)$	$\delta < t < T$
$-\gamma^2\left(D_{xx}G_x^2 + D_{xy}G_x G_y + \dfrac{1}{3}D_{yy}G_y^2\right)\delta^3$	$T < t < T+\delta$
$-\gamma^2(D_{xx}G_x^2 + 2D_{xy}G_x G_y + D_{yy}G_y^2)(\Delta-T-\delta)\delta^2$	$T+\delta < t < \Delta$
$-\gamma^2\left(\dfrac{1}{3}D_{xx}G_x^2 + D_{xy}G_x G_y + D_{yy}G_y^2\right)\delta^3$	$\Delta < t < \Delta+\delta$
$-\gamma^2 D_{yy}G_y^2\delta^2(T-\delta)$	$\Delta+\delta < t < T+\Delta$
$-\dfrac{1}{3}\gamma^2 D_{yy}G_y^2\delta^3$	$T+\Delta < t < T+\Delta+\delta$

$$= -\gamma^2\delta^2\left[(D_{xx}G_x^2 + D_{yy}G_y^2)\left(\Delta-\dfrac{\delta}{3}\right) + 2D_{xy}G_x G_y(\Delta-T)\right] \tag{14}$$

となる.ここで $G_x = G_y = G$ の場合,(14) 式は,

$$-\gamma^2 G^2\delta^2\left[(D_{xx}+D_{yy})\left(\Delta-\dfrac{\delta}{3}\right) + 2D_{xy}(\Delta-T)\right]$$

と書ける.前 2 項は重なりのない場合で得られた項と同様であるが,最終項は 2 つの傾斜磁場による相互作用の結果生じた項で,"cross term" と呼ばれる.このように,重なりのある多軸異時配置の傾斜磁場が加えられた場合には,そうでない場合に比べて信号減衰が大きくなり解析が複雑になるため,拡散強調像のシークエンスでは画像再構成のための傾斜磁場(特に周波数エンコーディング)との重なりがないようにすることが望ましい(図 1-B).

参考文献

1) Le Bihan D: Diffusion and perfusion magnetic resonance imaging: application to functional MRI. Raven Press, 1995.

多軸の diffusion：
多軸同時配置の MPG の取り扱い

（阿部 修）

関連項目 p.22 b 値，p.24 ADC，p.74 single-shot isotropic DWI

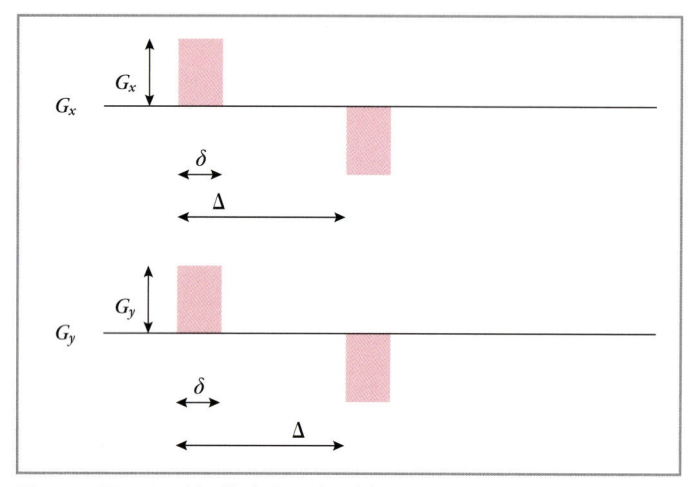

図1-A　異なる2軸に順向き同時に印加されるパルス型傾斜磁場

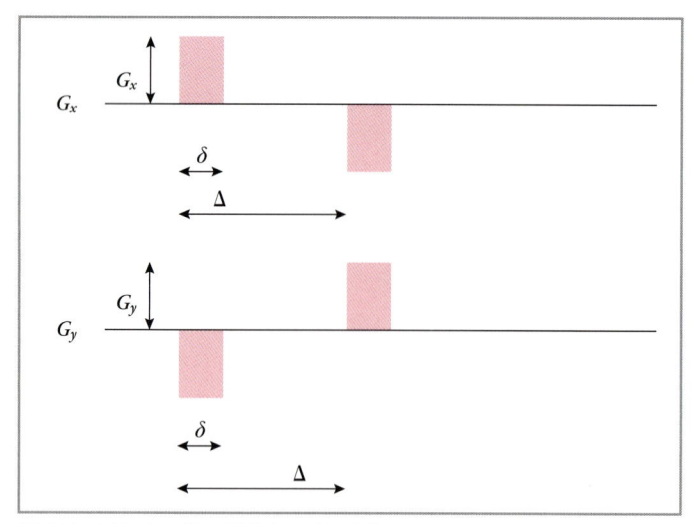

図1-B　異なる2軸に逆向き同時に印加されるパルス型傾斜磁場

後に述べるように拡散テンソルを求める場合にはMPGは同時に2または3軸に印加される．この項では，同時に2軸にMPGを加えた場合の信号変化に寄与するテンソル成分について考えてみる．再び一般的に自由に拡散する物質に対して，一対のパルス状MPGにより生じる信号減衰は前項同様，次式により与えられる．

$$\ln\left(\frac{S}{S_0}\right) = -\gamma^2 \int_0^t \left[\int_0^{t'} \overline{G(t'')} dt''\right] \cdot \overline{D} \cdot \left[\int_0^{t'} \overline{G(t'')} dt''\right] dt' \tag{9}$$

時間 $t = 0$ にある2軸（この場合 x および y 軸）に大きさ G_x および G_y の傾斜磁場を印加したとする（図1-A）．

$$\int_0^{t'} \overline{G(t'')} dt'' = \left(\int_0^{t'} G_x dt'', \int_0^{t'} G_y dt'', 0\right) =$$

$(G_x t', G_y t', 0)$	$0 < t < \delta$
$(G_x \delta, G_y \delta, 0)$	$\delta < t < \Delta$
$(G_x(t'-\Delta), G_y(t'-\Delta), 0)$	$\Delta < t < \Delta+\delta$

したがって，

$$\left[\int_0^{t'} \overline{G(t'')} dt''\right] \cdot \overline{D} \cdot \left[\int_0^{t'} \overline{G(t'')} dt''\right] =$$

$(D_{xx} G_x^2 + D_{yy} G_y^2 + 2D_{xy} G_x G_y) t'^2$	$0 < t < \delta$
$(D_{xx} G_x^2 + D_{yy} G_y^2 + 2D_{xy} G_x G_y) \delta^2$	$\delta < t < \Delta$
$(D_{xx} G_x^2 + D_{yy} G_y^2 + 2D_{xy} G_x G_y)(t'-\Delta)^2$	$\Delta < t < \Delta+\delta$

これらから(9)式右辺を求めると，

$$-\gamma^2 \int_0^{\Delta+\delta} \left[\int_0^{t'} \overline{G(t'')} dt''\right] \cdot \overline{D} \cdot \left[\int_0^{t'} \overline{G(t'')} dt''\right] dt' =$$

$-\frac{1}{3}\gamma^2 (D_{xx} G_x^2 + D_{yy} G_y^2 + 2D_{xy} G_x G_y) \delta^3$	$0 < t < \delta$
$-\gamma^2 (D_{xx} G_x^2 + D_{yy} G_y^2 + 2D_{xy} G_x G_y)(\Delta-\delta)\delta^2$	$\delta < t < \Delta$
$-\frac{1}{3}\gamma^2 (D_{xx} G_x^2 + D_{yy} G_y^2 + 2D_{xy} G_x G_y) \delta^3$	$\Delta < t < \Delta+\delta$

$$= -\gamma^2 \delta^2 (D_{xx} G_x^2 + D_{yy} G_y^2 + 2D_{xy} G_x G_y)\left(\Delta - \frac{\delta}{3}\right) \tag{15}$$

となり，D_{xy} という非対角項が出現することがわかる．次に y 軸のみ逆向きの傾斜磁場を加えた場合（図1-B），上式に $G_y = -G_y$ を代入すればよく，(15)式は，

$$-\gamma^2 \delta^2 (D_{xx} G_x^2 + D_{yy} G_y^2 + 2D_{xy} G_x G_y)\left(\Delta - \frac{\delta}{3}\right)$$

と書き直せる．これらの傾斜磁場印加を経時的に行えば，D_{xy} の非対角項はキャンセルされ，適切な組み合わせでは対角項のみを残せるために single-shot isotropic DWI としても利用可能である[1]（次項 p.74「single-shot isotropic DWI」参照）．

参考文献

1) Mori S, van Zijl PC: Diffusion weighting by the trace of the diffusion tensor within a single scan. Magn Reson Med 33: 41-52, 1995.

single-shot isotropic DWI

(阿部 修)

関連項目 p.22 *b* 値, p.24 ADC, p.28 拡散強調像の正常解剖・正常変異とコントラスト, p.30 拡散強調像のコントラストと異常を示す病変

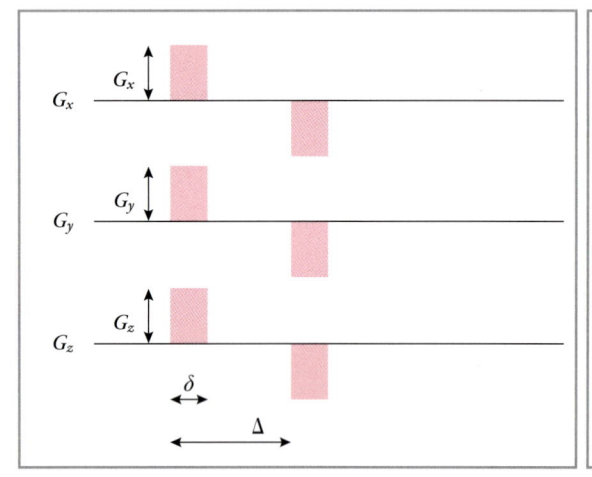

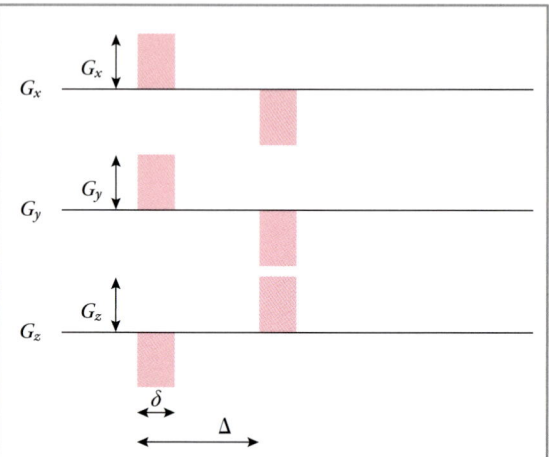

図 1-A　異なる 3 軸に順向きに配置されるパルス型傾斜磁場

図 1-B　1 軸のみ逆向きに配置されるパルス型傾斜磁場

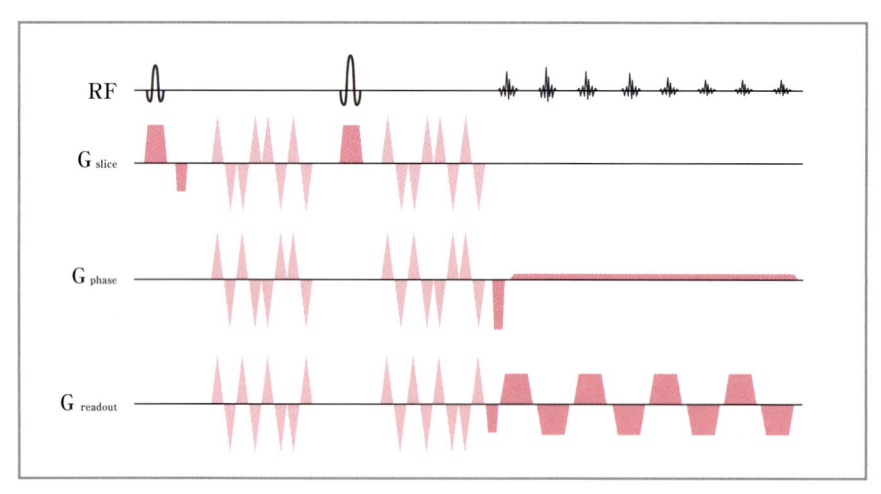

図 1-C　single-shot isotropic EPI-DWI

　前項（p.72「多軸の diffusion」）では 2 つの MPG を同時配置する場合について解説したが，この場合，残りの 1 軸の傾斜磁場が使われていない状態であり，傾斜磁場性能をフルに発揮していると言えない．さらに順向き逆向きの傾斜磁場を経時的に印加することで非対角成分をキャンセルし，対角成分のみを残すことができた．この手法を応用すれば 1 回のスキャンで非対角成分をキャンセルし，対角成分のみを反映した画像，すなわち isotropic DWI（等方性拡散強調像）を得ることができ，さらには MD 画像を計算することができる．

　再び一般的に自由に拡散する物質に対して，一対のパルス状 MPG により生じる信号減衰は前項

同様，次式により与えられる．

$$\ln\left(\frac{S}{S_0}\right) = -\gamma^2 \int_0^t \left[\int_0^{t'} \overline{G(t'')} dt''\right] \cdot \overline{D} \cdot \left[\int_0^{t'} \overline{G(t'')} dt''\right] dt' \tag{9}$$

時間 $t = 0$ に3軸すべてに大きさ G_x，G_y および G_z の傾斜磁場を印加したとする（図1-A）．

$$\int_0^{t'} \overline{G(t'')} dt'' = \left(\int_0^{t'} G_x dt'', \int_0^{t'} G_y dt'', \int_0^{t'} G_z dt''\right) =$$

$(G_x t', G_y t', G_z t')$　　　　　　　　　　　$0 < t < \delta$

$(G_x \delta, G_y \delta, G_z \delta)$　　　　　　　　　　　$\delta < t < \Delta$

$(G_x(t'-\Delta), G_y(t'-\Delta), G_z(t'-\Delta))$　　$\Delta < t < \Delta+\delta$

したがって，

$$\left[\int_0^{t'} \overline{G(t'')} dt''\right] \cdot \overline{D} \cdot \left[\int_0^{t'} \overline{G(t'')} dt''\right] =$$

$[D_{xx}G_x^2 + D_{yy}G_y^2 + D_{zz}G_z^2 + 2(D_{xy}G_xG_y + D_{yz}G_yG_z + D_{xz}G_xG_z)]t'^2$ 　　$0 < t < \delta$

$[D_{xx}G_x^2 + D_{yy}G_y^2 + D_{zz}G_z^2 + 2(D_{xy}G_xG_y + D_{yz}G_yG_z + D_{xz}G_xG_z)]\delta^2$ 　　$\delta < t < \Delta$

$[D_{xx}G_x^2 + D_{yy}G_y^2 + D_{zz}G_z^2 + 2(D_{xy}G_xG_y + D_{yz}G_yG_z + D_{xz}G_xG_z)](t'-\Delta)^2$ 　$\Delta < t < \Delta+\delta$

これらから(9)式右辺を求めると，

$$-\gamma^2 \int_0^{\Delta+\delta} \left[\int_0^{t'} \overline{G(t'')} dt''\right] \cdot \overline{D} \cdot \left[\int_0^{t'} \overline{G(t'')} dt''\right] dt' =$$

$-\frac{1}{3}\gamma^2 [D_{xx}G_x^2 + D_{yy}G_y^2 + D_{zz}G_z^2 + 2(D_{xy}G_xG_y + D_{yz}G_yG_z + D_{xz}G_xG_z)]\delta^3$ 　　$0 < t < \delta$

$-\gamma^2 [D_{xx}G_x^2 + D_{yy}G_y^2 + D_{zz}G_z^2 + 2(D_{xy}G_xG_y + D_{yz}G_yG_z + D_{xz}G_xG_z)](\Delta-\delta)\delta^2$ 　$\delta < t < \Delta$

$-\frac{1}{3}\gamma^2 [D_{xx}G_x^2 + D_{yy}G_y^2 + D_{zz}G_z^2 + 2(D_{xy}G_xG_y + D_{yz}G_yG_z + D_{xz}G_xG_z)]\delta^3$ 　　$\Delta < t < \Delta+\delta$

$$= -\gamma^2 \delta^2 [D_{xx}G_x^2 + D_{yy}G_y^2 + D_{zz}G_z^2 + 2(D_{xy}G_xG_y + D_{yz}G_yG_z + D_{xz}G_xG_z)]\left(\Delta - \frac{\delta}{3}\right) \tag{16}$$

となり，テンソルの各成分すべてが信号変化に関与することになる．次に z 軸のみ逆向きの傾斜磁場を加えた場合，上式に $G_z = -G_z$ を代入すればよく，

$$-\gamma^2 \delta^2 [D_{xx}G_x^2 + D_{yy}G_y^2 + D_{zz}G_z^2 + 2(D_{xy}G_xG_y - D_{yz}G_yG_z - D_{xz}G_xG_z)]\left(\Delta - \frac{\delta}{3}\right)$$

これらの傾斜磁場印加を経時的に行えば，D_{yz} および D_{xz} の非対角項はキャンセルされる．したがって，いくつかの傾斜磁場印加を経時的に行えば，すべての非対角項はキャンセルされ，対角成分のみが残ることになり，1回のスキャンで isotropic DWI が得られることになる（図1-C）．この方法は，一定な残留磁場のキャンセルに有効で，傾斜磁場の利用効率が良好であり，ADC の測定には役立ち[1]，MR spectroscopy[2] にも応用されているが，後に解説する拡散異方性の評価は不可能で，EPI 法による DWI が臨床でも撮像可能な現在では，その利用価値はあまり高くないと思われる．

参考文献

1) Mori S, van Zijl PC: Diffusion weighting by the trace of the diffusion tensor within a single scan. Magn Reson Med 33: 41-52, 1995.
2) de Graaf RA, Braun KP, Nicolay K: Single-shot diffusion trace (1) H NMR spectroscopy. Magn Reson Med 45: 741-748, 2001.

3

拡散強調像の撮像法

総論

(阿部 修)

関連項目 p.77〜101 第3章各項目，p.74 Single-shot isotropic DWI，p.140 Diffusion-weighted MR spectroscopy：人体への応用

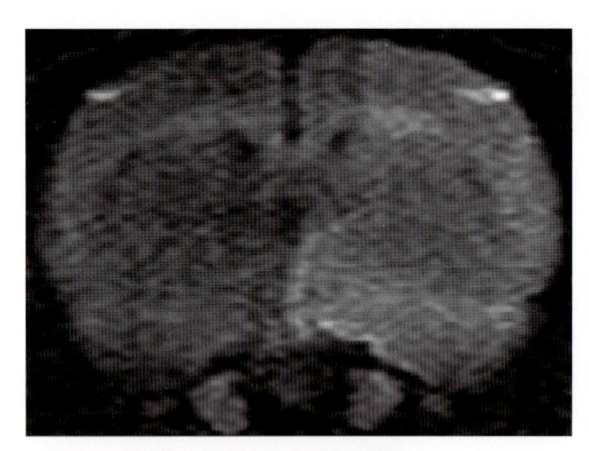

図1-A　DW-SE：SE法によるDWI画像
(TR/TE = 1500/40msec，3軸同時印加で合計 b = 1226.7s/mm^2，7T MRI装置を用いて中大脳動脈閉塞約30分後に撮像したラット脳)
ラットでは脳脊髄液による flow アーチファクトが見られず，SEベースでも比較的良好な画像が得られる．

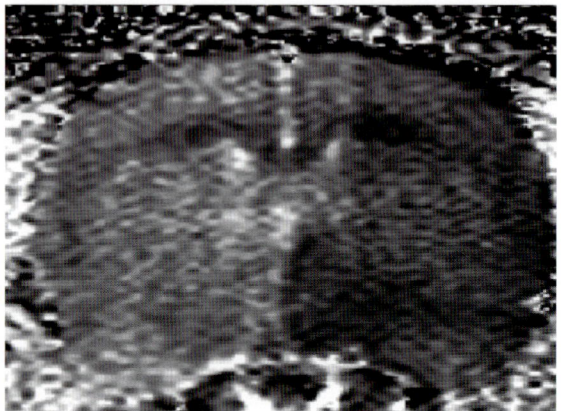

図1-B　ADC画像
左中大脳動脈領域のADCが低下している．

図2　50代，女性，類上皮腫術後．いずれも b=1000s/mm^2．

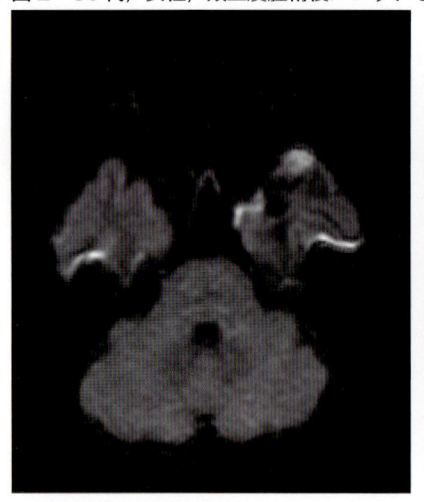

A　DW-EPI
(TR/TE = 5000/78.2ms)
等方性DWIで左側頭極および左側頭葉内側の残存腫瘤が頭蓋底部の重畳信号上昇や画像歪みのために不明確である．

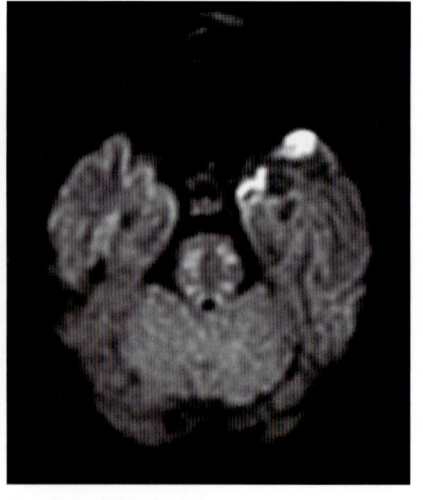

B　DW-PROPELLER
(TR/TE = 4000/94.8ms)
前後方向MPG印加のDW-PROPELLER．EPI法に比べて上記2病変が比較的明瞭に描出される．

● DWI 撮像の歴史

　これまでさまざまな拡散強調像(diffusion weighted image：DWI)の撮像法が提案されてきたが，時間効率や高信号雑音比(S/N)の達成，定量性の点から，エコープラナー法(echo planar imaging：EPI)を凌駕する撮像法は現れていない．EPI法はすでに1970年代にMansfieldによって提案されていたものの，静磁場・傾斜磁場均一性，ラジオ波照射システム，画像再構成コンピュータなど装置全般に対する要求水準が高く，当時臨床応用は困難であった[1]．1980年代中盤に報告されたDWIではStejskalとTanner[2]によって提唱されたパルス型傾斜磁場を用いたスピンエコー(spin echo：SE)法[3]あるいはSTEAM法[4]であったが，撮像時間が長いため拡散検出傾斜磁場(motion probing gradient：MPG)を印加する間に，体動・脳脊髄液流などによりスピンの位相ずれから強いアーチファクトを生じ，定量的なADC評価を妨げていた(図1)．ブラウン運動レベルの動きを画像化するDWIにとって，脳脊髄液の拍動に伴う各ショット間での位相ずれや，呼吸による臓器移動は致命的であり，1スライスあたり100ミリ秒前後で撮像可能なEPI法はDWIの臨床応用および現在の発展には欠くべからざるものであった．1990年代に入り，急性期梗塞におけるDWIの有用性が報告されたのとほぼ同時に[5]EPI法の臨床応用[6]が開始され，EPI法の要求水準を満たす臨床MRI装置が普及するにつれ，爆発的にその応用範囲は広がっていった．

● これまでのDWI撮像

　比較的単純な1軸印加から始まった臨床DWIは，90年代に白質線維の方向性描出能が明らかになり，テンソル解析を経て q-space imaging[7]に代表される，高角度分解能・多数 b 値を用いた解析へとシフトしつつある．これまでは3軸異時印加による等方性(isotropic)DWIや，異なる6軸と1つの b 値(と $b = 0s/mm^2$)でのテンソル解析程度であればファーストSEベースのDWI法でも臨床でも撮像可能な時間内であった．これらはEPI法における渦電流や磁化率勾配によるピクセル重畳による信号上昇あるいは低下，画像歪み低減を目的としたものでSE法ベースであるものが多い．Line scan法は90°パルスと180°パルスの印加面を交差させ，両者が交わるコラムからの信号を直方体状に画像化し，撮像領域分繰り返す手法である[8]．ファーストSEベースの手法としてはPROPELLER (periodically rotated overlapping parallel lines with enhanced reconstruction，図3)[9]，SSFSE (single-shot fast spin echo，図4)[10,11]，GRASE (gradient- and spin-echo)法[12]などがある．これら撮像法は歪みが少ない利点はあるものの，時間効率とS/NがEPIに比べて低い，single-shotで撮像するには後半エコーが減衰しblurringの原因となる，といった欠点以外に，MPG印加によって生じた位相ずれや，複数の不完全180°パルス印加によるstimulated echo発生に伴う急激な信号低下などの問題があり，標準的撮像法になり得なかった．その他gradient echo法ベースの撮像法も提案されてきたが，脊髄領域の一部に適応されるにとどまっている[13]．またMRIのみならずMR spectroscopy (MRS)への拡散強調の報告も散見される．MRS撮像法にはpoint resolved spectroscopy (PRESS)法とstimulated echo acquisition mode (STEAM)法があり，それぞれにMPG印加をすることによって脳梗塞や脳腫瘍などへの応用が散見される(図5)[14,15]．

　今後のDWI撮像はEPI法をベースとして発展すると予想されるが，これら新規の撮像法については本章各論をご参照頂きたい．

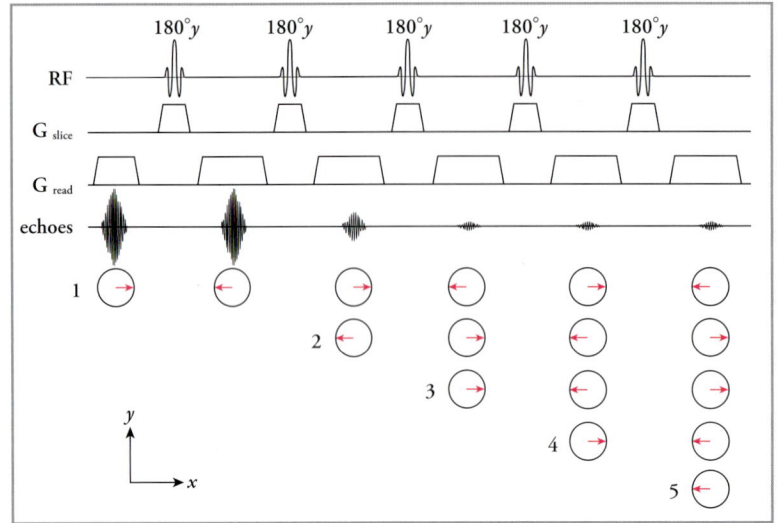

図 3-A　DW-SSFSE 法における位相変化

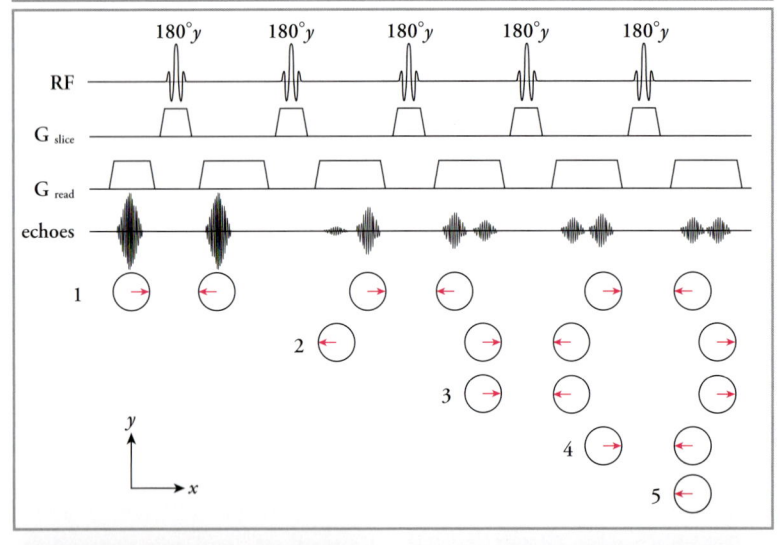

図 3-B　SPLICE 法における位相変化

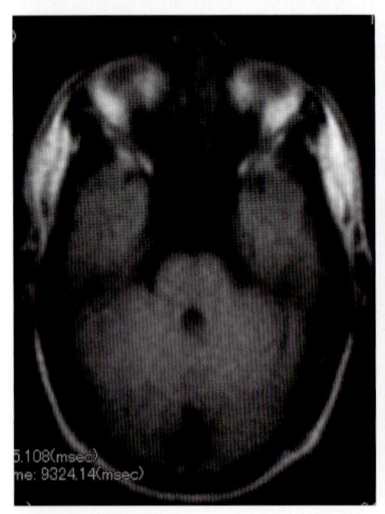

図 4-A　phase insensitive preparation 法を用いた isotropic DW-SSFSE 画像
(TR/TE = 9324/95ms, b = 1000s/mm^2)

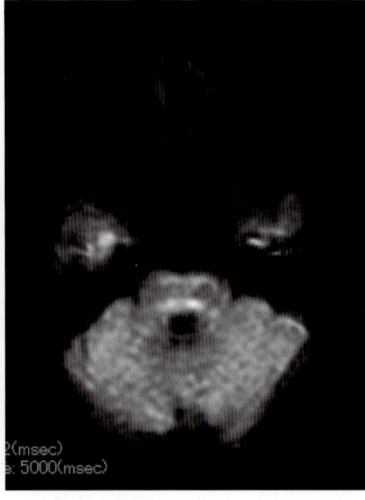

図 4-B　図 4-A と同一スライスにおける isotropic DW-EPI 画像
(TR/TE = 5000/78.2msec, b = 1000s/mm^2)
小脳・橋における歪みは SSFSE 画像の方が明らかに少なく，SSFSE 法では chemical shift アーチファクトが問題にならないため脂肪抑制の必要がなく，皮下脂肪は化学シフトアーチファクトなく描出されるが，DW-EPI 法に比べてやや ざらついた画像である．

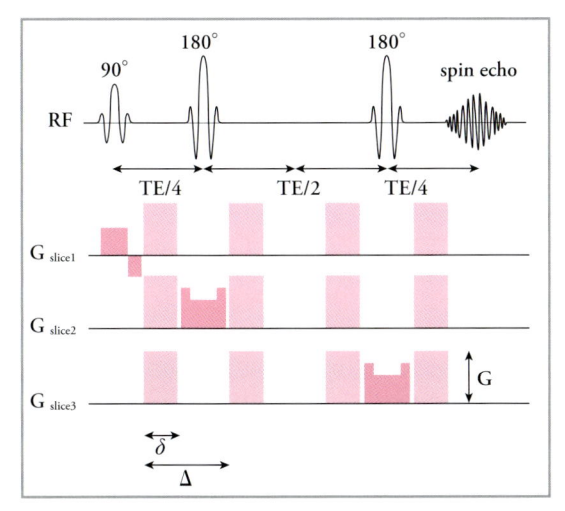

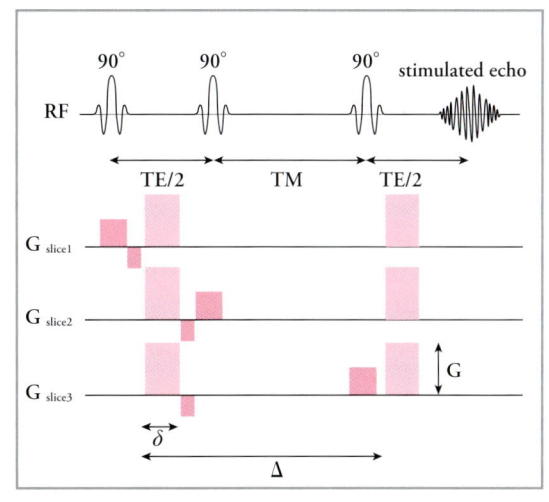

図 5-A　DW-PRESS

図 5-B　DW-STEAM

DW-SSFSE

　DW-SSFSE では preparation pulse によって生じたエコー信号を 180°パルスの断続的な印加により読み取ることになるが，この場合，エコーの初期位相変化が問題となる（図3）．図 4-A では初期位相が x 軸方向に存在するスピンの位相変化を示している．当初 $+x$ 方向を向いているスピンは y 軸方向に沿って与えられた 180°パルスにより $-x$ 方向を向く．さらに 2 番目の y 軸方向に沿った 180°パルスでは前回生じた spin echo の位相はふたたび $+x$ 方向を向くが，2 回の 180°パルス印加により生じる stimulated echo の位相は $-x$ 方向を向くために観測されるエコー信号は減衰する．以下同様に発生する spin echo および stimulated echo の位相変化を考慮すると，急激にエコー信号が減衰することがわかる．そこで SPLICE（split acquisition of fast spin-echo signals for diffusion imaging）法では発生する spin echo と stimulated echo を分離し，各々の信号を用いて別々に再構成した画像を加算する方法を取っている[11]．他方 phase insensitive gradient を加え，meiboom gill（MG）の位相条件を満たさないエコーを dephase することにより，消去してしまう方法も報告されているが，その結果 S/N は 50％低下してしまう[10]（図4）．また，SPLICE 法でも diffusion preparation に STEAM 法を利用しているためにやはり S/N は 50％低下する．もともと SSFSE 法自体 EPI 法に比べて S/N が低い上に，上記 S/N 低下が加わることにより，適応臓器としては EPI 法が不向きな金属などによる磁化率アーチファクトの非常に強い症例，脳底部，脊髄などに用いられてきたが，今後は新たな EPI ベースの新規撮像法に置換されていくと予想される．

参考文献

1) Mansfield P: Multi-planar image-formation using NMR spin echoes. J Phys C Solid State 10: L55-L58, 1977.
2) Stejskal E, Tanner J: Spin diffusion measurements: spin- echoes in the presence of a time-dependentfield gradient. J Chem Phys 42: 288-292, 1965.
3) Le Bihan D, Bretom E, Lallemand D, et al: MR imaging of intravoxel incoherent motions: application to diffusion and perfusion in neurologic disorders. Radiology 161: 401-407, 1986.
4) Merboldt KD, Hanicke W, Frahm J: Self-diffusion nmr imaging using stimulated echoes. J Magn Reson 64: 479-486, 1985.
5) Moseley ME, et al: Early detection of regional cerebral ischemia in cats: comparison of diffusion- and T2-weighted MRI and spectroscopy. Magn Reson Med 14: 330-346, 1990.
6) Turner R, Le Bihan D, Maier J, et al: Echo-planar imaging of intravoxel incoherent motion. Radiology 177: 407-414, 1990.
7) Callaghan PT, Eccles CD, Xia Y: NMR microscopy of dynamic displacements - k-space and q-space imaging. J Phys E 21: 820-822, 1988.
8) Maier SE, Gubjartsson H, Patz S, et al: Line scan diffusion imaging: characterization in healthy subjects and stroke patients. AJR 171: 85-93, 1998.
9) Pipe JG, Farthing VG, Forbes KP: Multishot diffusion-weighted FSE using PROPELLER MRI. Magn Reson Med 47: 42-52, 2002.
10) Alsop DC: Phase insensitive preparation of single-shot RARE: application to diffusion imaging in humans. Magn Reson Med 38: 527-533, 1997.
11) Schick F: SPLICE: sub-second diffusion-sensitive MR imaging using a modified fast spin-echo acquisition mode. Magn Reson Med 38: 638-644, 1997.
12) Itoh R, Melhem ER, Folkers PJ: Diffusion-tensor MR 21 imaging of the human brain with gradient- and spin-echo readout: technical note. AJNR 21: 1591-1595, 2000.
13) Baur A, Stabler A, Bruning R, et al: Diffusion-weighted MR imaging of bone marrow: differentiation of benign versus pathologic compression fractures. Radiology 207: 349-356, 1998.
14) Abe O, Okubo T, Hayashi N, et al: Temporal changes of the apparent diffusion coefficients of water and metabolites in rats with hemispheric infarction: experimental study of transhemispheric diaschisis in the contralateral hemisphere at 7 tesla. J Cereb Blood Flow Metab 20: 726-735, 2000.
15) Harada M, Uno M, Hong F, et al: Diffusion-weighted in vivo localized proton MR spectroscopy of human cerebral ischemia and tumor. NMR Biomed 15: 1569-1574, 2002.

拡散強調像の撮像法：EPI

(阿部 修)

関連項目 p.77 〜 101「3 章 拡散強調像の撮像法」各項目

図1 DW-EPI

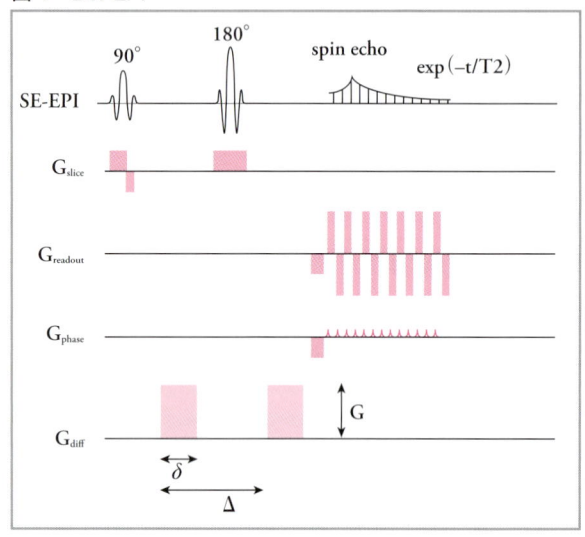

図2 EPI-DWI
（TR/TE ＝ 5000/78.2msec, b ＝ 1000s/mm^2 の等方性 DWI でマトリックスのみ変更）

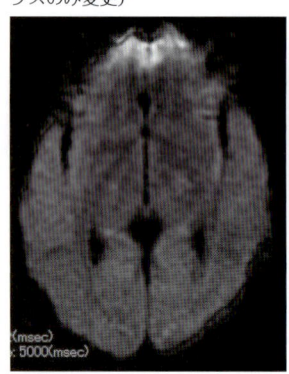

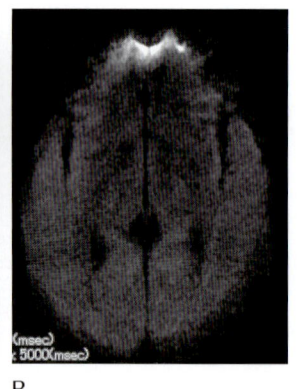

A
マトリックス ＝ 128 × 128．
前頭洞付近の磁化率アーチファクトが目立つ．

B
マトリックス ＝ 256 × 256．
A に比べて前頭洞近傍の磁化率アーチファクトはやや増強し，左側頭後頭葉辺縁には T2 filter 効果によるぼけも目立つ．

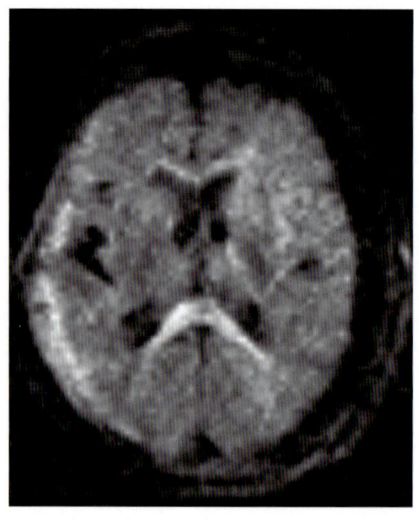

SE ベースの EPI 法において 180°パルスの両側において任意の軸に MPG を印加する．各 MPG の印加時間を δ，1 個目の MPG の始まりから 2 個目の MPG の始まりの始まりまでを Δ，MPG の大きさを G とする．

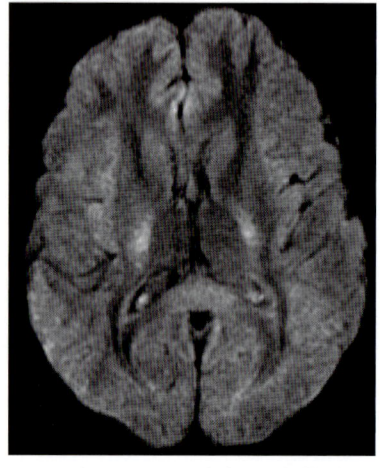

図3 multi-shot EPI による高空間分解能 DWI
脈波同期および navigator echo 収集を併用しており，位相変化によるアーチファクトは認められないにもかかわらず，matrix ＝ 512 × 512 と高空間分解能を達成．

図4 4-shot EPI を用いた低磁場 DWI
（0.3T，TR/TE ＝ 6R-R/117.3ms，MPG は z 軸のみ印加，b ＝ 787s/mm^2）
multi-shot 法を用いれば低磁場装置でも DWI を撮像することができ，高磁場装置に比べて化学シフトアーチファクトおよび磁化率アーチファクトの影響は少ないが，S/N の低下は著しい．

EPI (echo planar imaging) 法はラジオ波の印加方法により gradient echo-EPI と spin echo (SE)-EPI に大別されるが，エコー時間 (echo time：TE) はやや延長するものの画像歪みの少ない後者が通常選択される (図1)．拡散検出傾斜磁場 (motion probing gradient：MPG) は 180°パルスの両側に任意の軸に1対の傾斜磁場 (の組み合わせ) として印加される．拡散現象を検出するためにMPGを印加すると動きのないスピンの位相変化はないが，bulk motion による位相変化は大きく，しかも繰り返し時間 (repetition time：TR) ごとにランダムである．通常の SE 法では各位相エンコードステップでこの位相変化がランダムに生じるためにアーチファクトを生じるが，EPI 法では1回の励起において1画像分の全データを収集するために位相変化が各ステップで同等になりアーチファクトを生じない．現在，臨床において使用される $1000s/mm^2$ 程度の b 値を達成するためにはある程度，MPG の印加時間 (δ) および2つの MPG の始まりから始まりまでの時間 (Δ) を長く取る必要があるために，必然的に TE は延長し T2 強調像ベースの画像となる．

EPI 法を用いた DWI (DW-EPI) の問題点は，1) EPI 法自体に内在するもの，2) MPG 印加により生じるもの，の2点に大別される．

1) で最も問題となるものは磁化率勾配である．頭部では副鼻腔周辺や脳底部，金属クリップや義歯周辺においては，脳実質と磁化率が大きく異なるために静磁場 B_0 不均一性が生じ，画像歪みや信号欠損をもたらす．これは適切なシミングを行っても根本的な解決は困難で総論で述べた SE ベースの撮像法など磁化率アーチファクトの生じにくい撮像法がオプションとなる．ただし EPI 法以外の撮像法は時間効率，信号雑音比，全脳撮像などの点で EPI 法には及ばず[1]，磁化率アーチファクトのために梗塞など病変の存在診断が EPI 法では困難な場合に利用されるべきで[2]，定量的評価には EPI 法が適当であると筆者は考えている．また，マトリックス数を増加させることはエコー読み取り時間を延長させることにつながり，やはり画像の歪みを引き起こす (図2)．エコー読み取り時間を短縮する方法には multi-shot EPI があり，1回の RF 励起に伴う読み取り時間を短縮し，T2 あるいは $T2^*$ 減衰による信号低下を軽減できるため，高空間分解能を達成することも可能である (図3)．ただし前項 (p.78) で述べたように bulk motion に伴う位相変化は各ショットで異なり，やはりアーチファクトを生じやすい．これを解決するには心電図同期を行う，navigator echo を採取することにより位相補正を行う方法などがあるが，体動が大きい場合は完全にアーチファクトを解決することは困難である．最近では parallel imaging 法の発展により傾斜磁場性能向上を必要としない TE 短縮が可能となり，頭蓋底部におけるアーチファクトの減少に寄与している[3]．その他 EPI 法に特有なアーチファクトとしては化学シフトアーチファクトおよび N/2 アーチファクトがある．EPI 法では，位相エンコード傾斜磁場が小さい状態で k-space を充填するため，位相エンコード方向に化学シフトアーチファクトを生じる．現在では高磁場装置においては水選択励起法や CHESS 法が併用されるために，このアーチファクトが問題となることは少ない．低磁場装置においては化学シフトの影響は高磁場装置に比べて少ないものの，圧倒的に信号雑音比が低い (図4)．N/2 アーチファクトは渦電流や静磁場の局所不均一などの原因で信号の位相がわずかにずれてゆき，位相エンコード方向に画像が半分ずれたような偽像が現れることをいうが，通常は装置の調整により解決可能である．

2) については強力な MPG を印加することにより発生する渦電流によって生じる画像の歪みや位置ずれであるが，これについては本章の「歪み補正」(p.96) で解説する．

参考文献

1) Abe O, Mori H, Aoki S, et al: Periodically rotated overlapping parallel lines with enhanced reconstruction-based diffusion tensor imaging: comparison with echo planar imaging-based diffusion tensor imaging. J Comput Assist Tomogr 28: 654-660, 2004.
2) Forbes KP, Pipe JG, Karis JP, Heiserman JE: Improved image quality and detection of acute cerebral infarction with PROPELLER diffusion-weighted MR imaging. Radiology 225: 551-555, 2002.
3) Pruessmann KP, Weiger M, Scheidegger MB, Boesiger P: SENSE: sensitivity encoding for fast MRI. Magn Reson Med 42: 952-962, 1999.

84　3. 拡散強調像の撮像法

DWIの画像歪み：dual SE法

（椛沢宏之）

関連項目　p.82 拡散強調像の撮像法：EPI, p.96 歪み補正

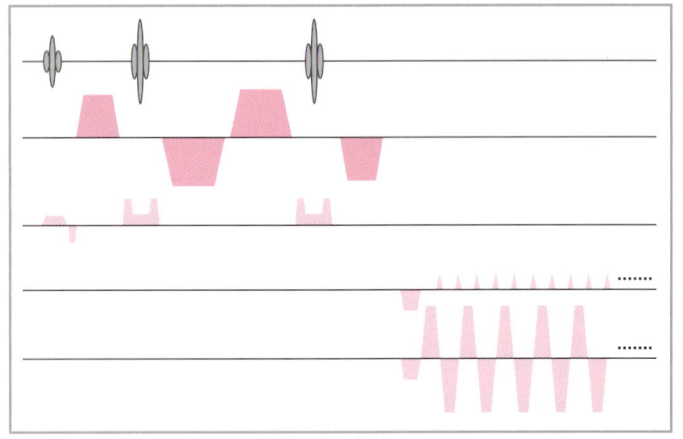

図 1-A　DSE法シーケンスチャート

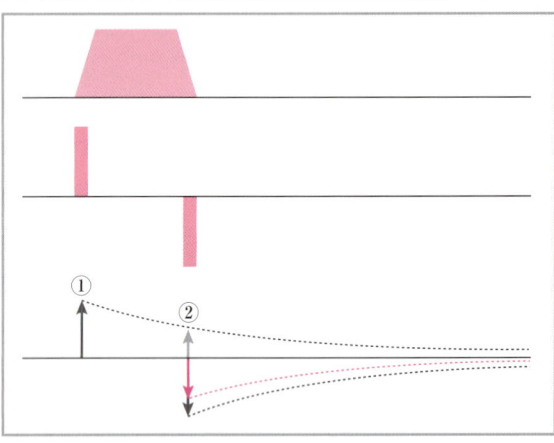

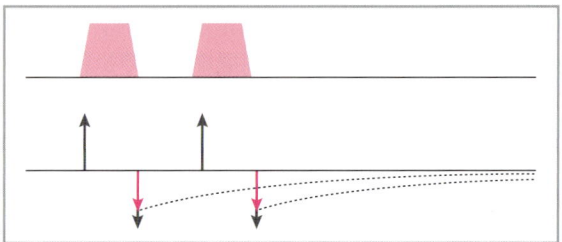

図 1-B-b　1対のMPGによる渦電流
MPGを切った後に観測される渦電流は，前半のMPGと後半のMPGで発生したものの加算となる．

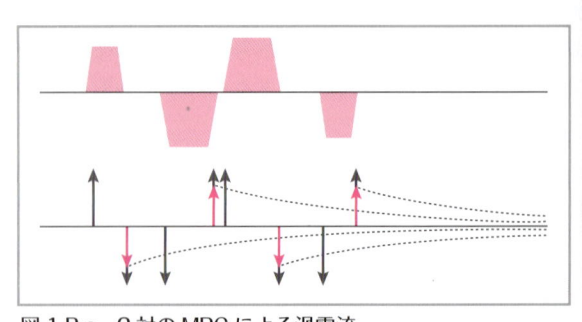

図 1-B-a　渦電流概念図
MPGを印加した際に発生する渦電流の様子．まずはじめの立ち上がり時間①で渦電流が発生し，時間とともに指数関数的に減少する．勾配磁場を下げる②の時間では逆向きの渦電流が発生し，時間とともに指数関数的に減少する．MPGを切った後に観測される渦電流は①と②の差分になる．

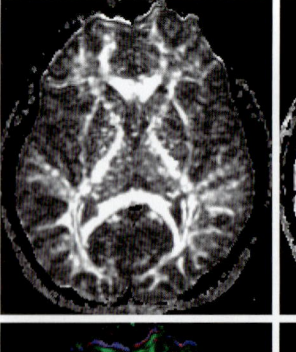

DSEなしのFA map　　DSE法によるFA map

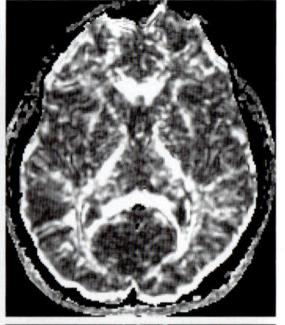

図 1-B-c　2対のMPGによる渦電流
MPGを切った後に観測される渦電流は，読み出し時間では互いに打ち消し合う．

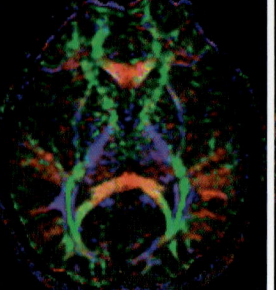

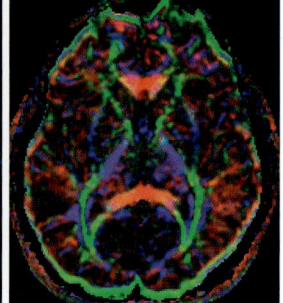

DSEなしのカラーマップ　　DSE法によるカラーマップ
図 1-C　dual spin echo (DSE) 法の効果

● DWI の画像歪み

　拡散強調像（DWI）で生じる画像歪みは，大きく大別して2つのタイプに分類される．1つ目は副鼻腔の周辺など susceptibility の大きい部位で生じる EPI 法に由来する画像歪みである．このタイプの歪みは，MPG の軸パターンに依存しない．もう1つのタイプとしては，MPG により生じる渦電流（eddy current）により発生する画像歪みである．DWI，特に DTI を撮影する際には，MPG の x, y, z 軸への加え方を変化させる必要がある．異なる MPG の組み合わせは，異なった渦電流をシステムに生じさせるため，MPG の組み合わせに依存して画像の歪みが変化することになる．こうした歪みパターンの変化は，isotropic diffusion 合成画像や，DTI の画像処理をする際に，mis-registration を生じさせ，アーチファクトの原因となる（p.96「歪み補正」の項も参照）．

● dual SE（DSE）法

　この歪みをパルスシーケンスを制御することにより抑制する方法のひとつに，twisted gradient pulse 法（dual spin echo 法，twice refocused spin echo 法などとも呼ばれる）がある．この手法は，対になった gradient pulse を2つの 180°パルスの間に印加する（図1-A）．

　渦電流は勾配磁場強度が変化するときに発生して，その強さは指数関数的に減衰する．したがって，通常 DWI 法に使われる対の MPG での渦電流の振る舞いは図1-B-b のようになる．つまり，1対の MPG により発生した渦電流は，データ読み出しの時間では，ちょうど重なり合い強め合う．こうした渦電流は，余分な外部磁場として作用するので，読み出しおよび位相エンコードに悪影響を与え，位置の情報に影響を与えるため画像が歪む．

　一方，dual spin echo 法での渦電流の状態を図1-B-c に示した．2対の MPG を使用することにより，渦電流が読み出し勾配を印加している時点で，打ち消し合っていることがわかる．したがって，データ読み出し時の影響を減少させることができる．

● DSE 法の特徴，注意点

　手法としては simple で，かつ歪みの抑制効果も高い（図1-C）．シーケンスのみ画像処理を行うので，特別な画像処理を行う必要がない．180°パルスを2回印加しているので，通常法に比較して TE が若干延長する．これにより若干画像の S/N の低下が見られることに注意する必要がある．また，この手法は MPG 間の歪みの差を減らす技術であり，EPI の歪み自体を減少させるものではない．

参考文献

1) Reese TG, Heid O, Weisskoff RM, Wedeen VJ: Reduction of eddy-current-induced distortion in diffusion MRI using a twice-refocused spin echo. Magn Reson Med 49: 177-182, 2003.

Zoomed EPI

(鈴木由里子)

関連項目 p.82 拡散強調像の撮像法：EPI

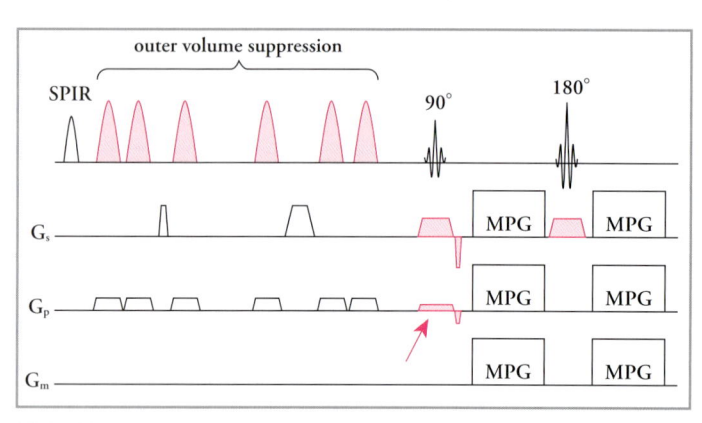

図1 Zoomed DWI のシーケンスチャート

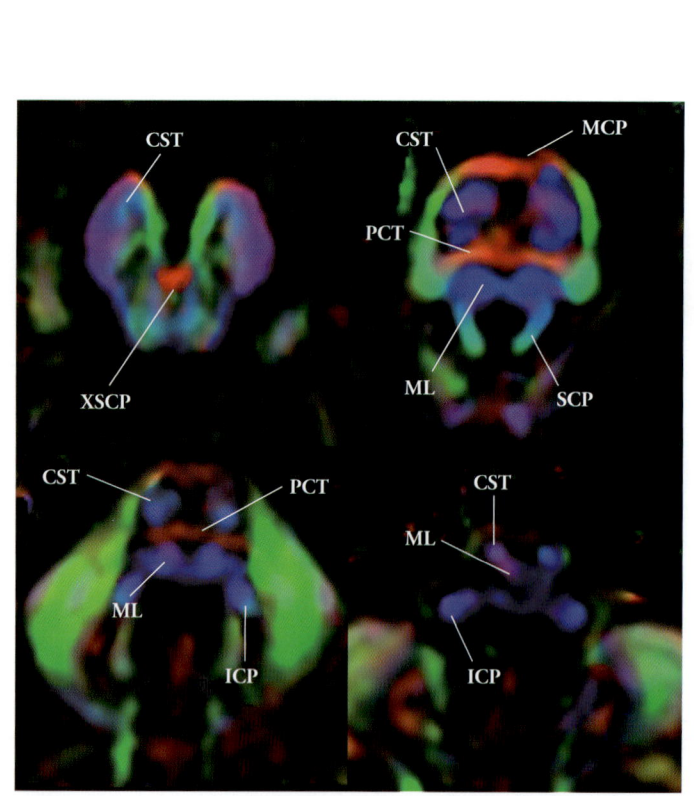

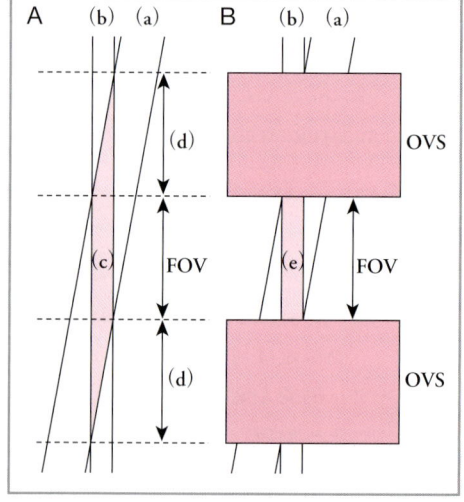

図2
A：(a) は 90°パルス，(b) は 180°パルスの選択範囲，(c) は 90°パルスと 180°パルスにより得られるエコー信号の発生範囲を示す．(d) は，設定したFOV 外から発生する意図しないエコー信号の領域幅を示す．
B：領域 (d) に対して OVS を印加することにより，設定した FOV 外からのエコー信号を抑制する．

図3 Zoomed EPI を用いた脳幹部の拡散テンソル画像
(画像提供：順天堂大学)

● Zoomed EPI

　撮像関心領域（FOV）を被写体よりも小さく設定すると，得られる画像にはエイリアジング（折り返しアーチファクト）が生じる．Zoomed EPI シーケンスは，折り返しアーチファクトを生じさせることなく，被写体よりも小さな FOV の画像を撮像することを可能にする EPI シーケンスである．

　FOV を小さく設定した Zoomed EPI シーケンスでは，従来の（FOV の大きな）EPI シーケンスと比較して，同じ空間分解能を実現するために必要なエンコード数を少なくすることができる．そのため，マルチショットシーケンスでは撮像時間を短縮することができ，シングルショットシーケンスでは，画像の歪みを軽減することができる．高い空間分解能を持った EPI 画像を得るために有用なシーケンスのひとつであり，高空間分解能拡散強調像として応用されている．

● シーケンスデザイン

　Zoomed EPI を用いた拡散強調像のシーケンスチャートを図 1 に示す．Zoomed EPI シーケンスでは，90°励起パルスを印加する際に，スライス方向だけではなく，図 1 の矢印が示すように位相方向にも傾斜磁場を印加する．そのため 90°パルスは，図 2-A が示すように，180°パルスに対して傾いた範囲を選択する．傾いた 90°パルスと真っ直ぐな 180°パルスによるエコー信号は，図 2-A の（c）の範囲から発生することになる．つまり，設定した FOV 内だけではなく，FOV の外［図 2-A の（d）］からも意図しないエコー信号が発生してしまう．そのため，図 1 のシーケンスチャートが示すように，outer volume suppression（OVS）パルスを励起パルスの前に印加し，FOV 外の意図しないエコー信号を抑制している．すると，設定した FOV 内［図 2-B の（e）］のみからエコー信号を収集することができる．OVS パルスは，生体におけるさまざまな T1 値や B1 値に対しても，ムラなく効果的に働くように，タイミングとフリップアングルが最適化されている．

　このような方法で，折り返しアーチファクトのない，被写体よりも小さな FOV で画像を撮像することを可能にしている．

● 応用例

　図 3 は，Zoomed EPI を用いた正常ボランティアにおける脳幹部の拡散テンソル画像である．小さな FOV で撮像することによって，皮質脊髄路（corticospinal tract：CST）や内側毛帯（medial lemniscus：ML），中小脳脚（middle cerebellar peduncle：MCP），橋横走線維（pontine crossing tract：PCT），上小脳脚（superior cerebellar peduncle：SCP），上小脳脚交叉（decussation of superior cerebellar peduncles：XSCP），下小脳脚（inferior cerebellar peduncle：ICP）などの，脳幹部における主な白質線維が明瞭に描出されている．

参考文献
1) Wilm BJ, Gamper U, Henning A, et al: Diffusion-weighted imaging of the entire spinal cord. NMR Biomed 22: 174-181, 2009.
2) Wilm BJ, Svensson J, Henning A, et al: Reduced field-of-view MRI using outer volume suppression for spinal cord diffusion imaging. Magn Reson Med 57: 625-630, 2007.

局所励起 syngo ZOOMit

(村田勝俊)

関連項目　p.86 Zoomed EPI

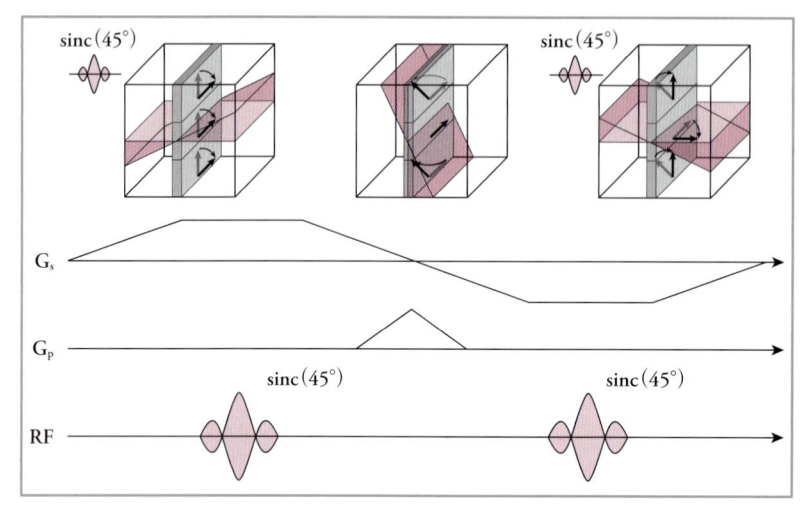

図1　局所励起の簡単な例
90°パルスを45°パルスに2分割し，最初の45°パルス印加後に，位相方向FOV/2のスピンがマグネット中心のスピンと位相が180°異なるまで傾斜磁場をかける．その後，残りの45°パルスを印加することにより，スライス面内マグネット中心のスピンのみを90°倒すことができる（注：この例では面内の励起プロファイルはsin波形となる）．

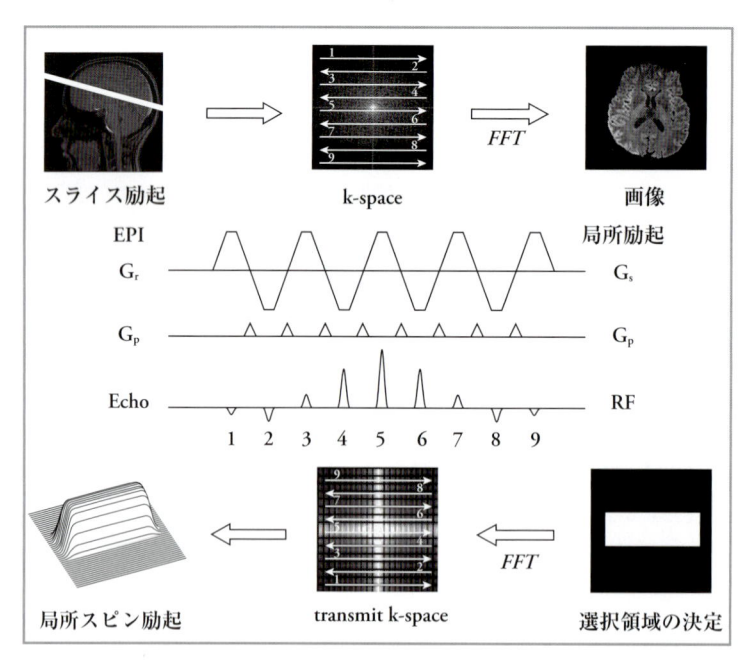

図2　EPIと局所励起の関係
EPIでは傾斜磁場を反転させながら面内に倒れたスピンからの信号を収集し，k-spaceを埋める．局所励起では選択すべき領域に対応するtransmit k-spaceの波形を，傾斜磁場を反転させながら印加する．図では，左から右に向かう過程がEPI，右から左に向かう過程が局所励起となる．EPIでは反転させる傾斜磁場は読み取り方向，局所励起ではスライス方向であることに注意．

● 局所励起 syngo ZOOMit

　局所励起 syngo ZOOMit は，スピンをスライス方向だけではなく，撮像面内読み取り方向，位相方向にも選択的に励起するシーケンスおよびそれを可能とするハードウェアを総合したアプリケーションである．位相方向に選択的に励起することにより，位相方向の折り返しアーチファクトを避け，空間分解能を低下させずに位相エンコード数を減らすことができる．本法を拡散強調像で広く使用されている EPI に適用することにより，読み取り時間内に発生する局所磁場の不均一性による位相分散を抑えることができるため，画像の歪みを小さくする，もしくは高分解能化が可能となる．

● 解説

　2次元MRIにおけるスライス選択は，スライス選択方向に傾斜磁場をかけ，スライス位置，スライス厚に相当する周波数，および帯域を持つRFを印加することにより行われる．この場合，スライス選択方向にのみ局所的にスピンが励起され，スライス面内のスピンはすべて同じ flip angle で倒れることになる（簡単のためスライスに直交する位相変化は無視する）．一般にはRFの形状としては矩形をフーリエ変換した sinc 波形が用いられている．

　局所励起法では，sinc 波形の強度を細分化して印加し，各細分化された RF 印加後に面内位相方向に傾斜磁場をかける．細分化された RF が印加されるたびに，スピンはその強度に比例した flip angle で倒れていくが，各 RF 印加後にかけられる位相方向の傾斜磁場により位相方向の位置に依存してスピンの位相は変化していく．この過程で位相方向のある部分のスピンは徐々に倒れていき，ある部分のスピンは倒れないような状況を作ることができる．

　非常に簡単な例として 90°パルスを 45°パルスに 2 分割した場合を示す（図1）．1つ目の 45°パルスを印加した後，スライス面内位相方向に傾斜磁場をかける．この場合，マグネット中心のスピンの位相は変化せず，マグネット中心から離れるにつれて位相が変化していく．マグネット中心のスピンとマグネット中心から FOV/2 離れたスピンの 180°位相が異なるように傾斜磁場をかけた場合，結果的にマグネット中心のスピンは 45°，FOV/2 離れたスピンは −45°倒れている，という状態を作ることができる．引き続き残りの 45°パルスをかけることにより，マグネット中心のスピンは 90°倒れ，FOV/2 にあるスピンは元に戻ることになり，結果的に面内位相方向に選択的にスピンを励起することができる．この例では，面内位相方向に sin 波的にスピンが倒れることになってしまうが，包絡線が sinc 波形になるように RF を細分化することにより，選択部分のプロファイルを矩形に近づけることができる．

　より直感的には，局所励起法は EPI の逆過程として捕らえることができる．すなわち，EPI では，傾斜磁場を反転させながらスライス面内に倒れているスピンからエコーを読み取り，k-space にデータを埋めているが，局所励起では傾斜磁場を反転させながら RF を印加する．この時の RF の時間的な強度変化をエンコード毎に並べたものを transmit k-space と呼ぶ．EPI では k-space をフーリエ変換することにより画像を再構成するが，局所励起では，面内の選択領域をフーリエ変換したものが transmit k-space に対応する（図2）．ここから，任意の形状をフーリエ変換したものを transmit k-space として用いることにより，その形にスピンを倒す，といった応用例も可能となる．

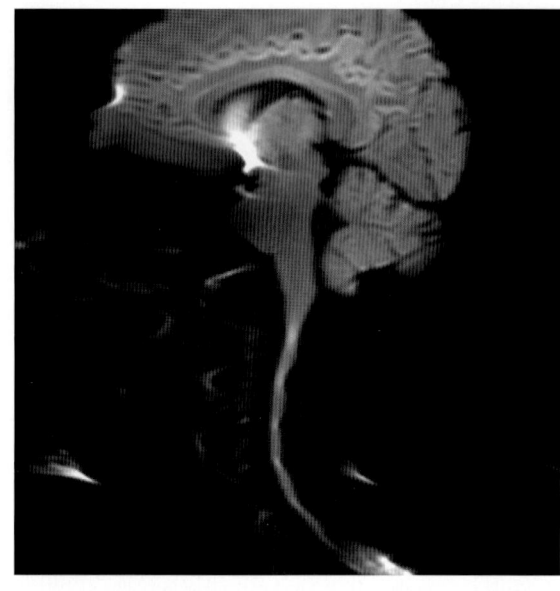

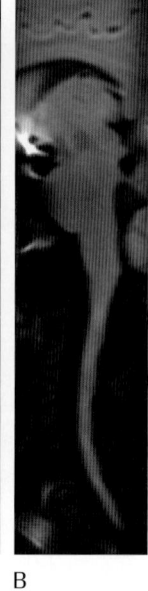

図3 syngo ZOOMit 画像例（頸部矢状断） single shot EPI で撮影した場合，組織の磁気感受率の違いによる局所磁場の変化により画像が歪む（**A**）．syngo ZOOMit では，位相方向の FOV を小さくして位相エンコード数を減少させることにより，読み取り時間を短縮させることができるため，歪みを大幅に改善することができる（**B**）．

● マルチチャンネル送信技術との組み合わせ − parallel transmit

　局所励起では，RF の細分化，傾斜磁場の反転などにより通常のスピン励起系より時間が延長するが，近年急速に開発されてきた RF 送信のマルチチャンネル化により，スピン励起時間を短縮化がすることが可能となった．受信コイルのマルチチャンネル化により k-space のアンダーサンプリングを可能としたのが parallel imaging であるならば，その逆過程として，送信コイルのマルチチャンネル化により transmit k-space の低密度化を可能とするのが parallel transmit 技術である．選択領域は，各送信コイルの感度分布と入力される波形（transmit k-space）のフーリエ変換の積の和で表されるが，選択領域のフーリエ変換は，各送信コイルの感度分布のフーリエ変換と，transmit k-space の convolution の和としても記述できる．これらの関係を解くことにより，各送信コイルに与える低密度化された transmit k-space を得ることができる．このような局所励起法および parallel transmit 技術を組み合わせたアプリケーションが syngo ZOOMit である．

● 画像例

　頸部矢状断撮像例を示す（図 3）．通常の single shot EPI で撮像すると各組織の磁気感受率の違いによる局所磁場の乱れから各所に歪みが生じる．歪み量は局所磁場の乱れに比例し，EPI の読み取り時間に反比例する．局所励起 syngo ZOOMit では位相エンコード数を局所励起した領域に合わせて減少させることができるため，EPI の読み取り時間を短縮させた分，大幅に歪みを改善することができる．

参考文献
1) Pauly J, Nishimura DG, Macovski A: A k-space analysis of small-tip-angle excitation. Magn Reson 81: 43-56, 1989.
2) Alley MT, Pauly JM, Sommer FG, Pelc NJ: Angiographic imaging with 2D RF pulses. Magn Reson Med 37: 260-267, 1997.
3) Katscher U, Börnert P, Leussler C, van der Brink JS: Transmit SENSE. Magn Reson Med 49: 144-150, 2003.

Segmented multishot EPI

(山本 憲)

関連項目 p.82 拡散強調像の撮像法：EPI, p.84 DWI の画像歪み：dual SE 法

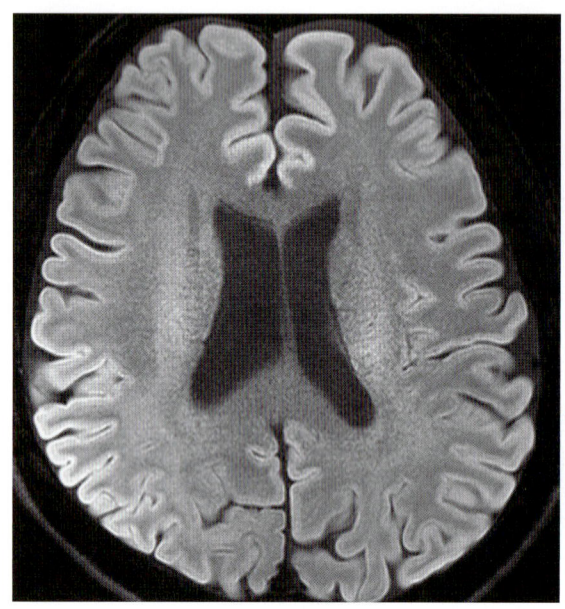

図1-A Segmented multishot EPI を用いて撮像した拡散強調像

図1-D FA 画像

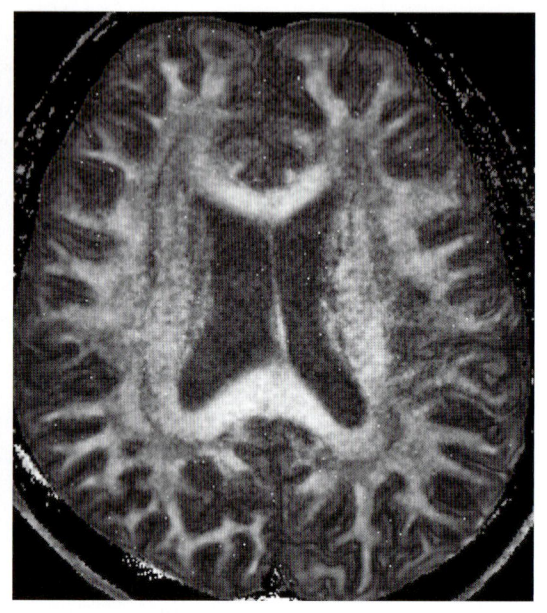

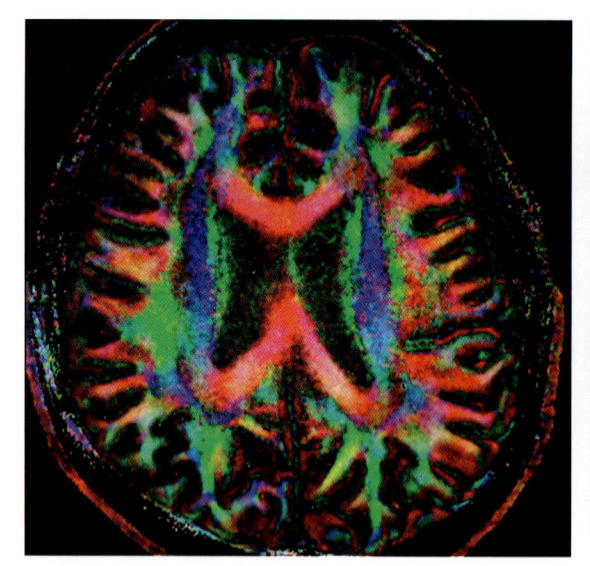

図1-B カラーマップ画像

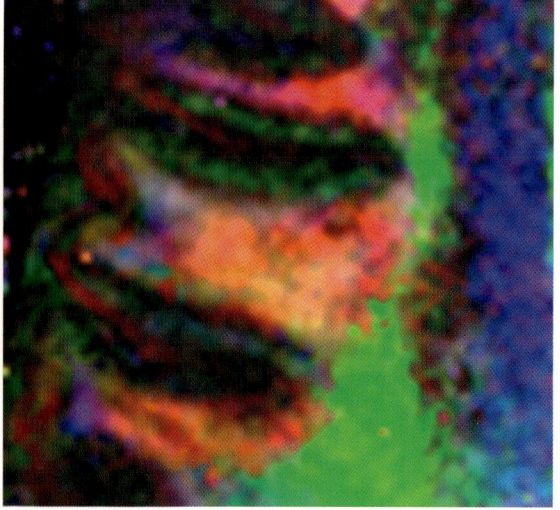

図1-C B の拡大
カラーマップ画像を拡大すると皮質内部の異方性も評価可能であることがわかる．

● Segmented multishot EPI とは

執筆時点において，通常の拡散強調像撮像には，single shot EPI（SSEPI）が広く用いられており，拡散強調撮像法のゴールデンスタンダードである[1]．

高速に撮像可能であるため，多数の画像を撮像する必要のある拡散強調像に適している．SSEPIでは1画像データを1回のRF励起ですべて収集する．

ただし，相対的に長い信号収集時間の間に磁化率勾配による磁場不均一から画像歪みが生じる．空間分解能を高く設定した場合に，信号収集時間が長くなることから画像歪みが大きくなり，結果として高分解能画像を適切に撮像するのが難しい．この点を乗り越えるための1つ目のステップがSENSEやGRAPPA（generalized autocalibrating partially parallel acquisitions），ASSET（array spatial sensitivity encoding techniques）などのparallel imaging法である[2]．これらは位相エンコード数を削減し，信号収集時間を短くすることが可能となり，SSEPI + parallel imagingが現在の拡散強調画像の標準的撮像法である．

Segmented multishot EPI は，readout方向の信号収集を分割して撮像するmultishot EPI法である[3]．multishot EPIではショット間での動きによるモーションアーチファクトを生じる可能性があるが，心電図同期やnavigator echo法を応用することで対応がされる[4,5]．

● 解説

Segmented multishot EPIを使うことにより，SSEPI + parallel imagingで得られる短い信号収集時間よりもさらに短い信号収集時間とすることが可能である．結果として，高い空間分解能の撮像でも歪みを抑えた撮像を行うことが可能となった．

Segmented multishot EPIの利点は既述の通り，高い空間分解能の拡散強調像が得られることであるが，欠点は高分解能画像設定とした場合の長い撮像時間と相対的に低いS/Nである．歪みの少ない画像が得られる利点を生かして高分解能画像設定とした場合，readout方向の分割数に応じて，通常の拡散強調像撮像の数倍程度の撮像時間が必要となる．そのため，撮影対象物に合わせた空間分解能設定，拡散強調条件設定（MPG数，b値数）とreadout分割数設定を選択することが重要である．

● Segmented multishot EPI の臨床応用

Segmented multishot EPIを用いた拡散強調像の報告は，小児神経領域[6,7]，頭頸部領域[8]，脳神経の描出[9]，急性期脳梗塞[10]などについて見られる．

参考文献

1) 阿部 修：EPI. 青木茂樹，阿部 修，増谷佳孝（編著）：新版 これでわかる拡散 MRI．秀潤社．p.56-57, 2005.
2) 小原 真：SENSE の応用．青木茂樹，阿部 修，増谷佳孝（編著）：新版 これでわかる拡散 MRI．秀潤社．p.48-51, 2005.
3) Porter D, Mueller E: Multi-shot diffusion-weighted EPI with readout mosaic segmentation and 2D navigator correction. the 12th Annual Meeting of ISMRM. Kyoto, Japan. 442, 2004.
4) Porter DA, Heidemann RM: High resolution diffusion-weighted imaging using readout-segmented echo-planar imaging, parallel imaging and a two-dimensional navigator-based reacquisition. Magn Reson Med 62: 468-475, 2009.
5) 阿部 修：EPI法の注意点．青木茂樹，阿部 修，増谷佳孝（編著）：新版 これでわかる拡散 MRI．秀潤社．p.58-59, 2005.
6) Yeom KW, Holdsworth SJ, Van AT, et al: Comparison of readout-segmented echo-planar imaging (EPI) and single-shot EPI in clinical application of diffusion-weighted imaging of the pediatric brain. AJR 200: W437-443, 2013.
7) Holdsworth SJ, Yeom K, Skare S, et al: Clinical application of readout-segmented- echo-planar imaging for diffusion-weighted imaging in pediatric brain. AJNR 32: 1274-1279, 2011.
8) Iima M, Yamamoto A, Brion V, et al: Reduced-distortion diffusion MRI of the craniovertebral junction. AJNR 33: 1321-1325, 2012.
9) Naganawa S, Yamazaki M, Kawai H, et al: Anatomical details of the brainstem and cranial nerves visualized by high resolution readout-segmented multi-shot echo-planar diffusion-weighted images using unidirectional MPG at 3T. Magn Reson Med Sci 10: 269-275, 2011.
10) Morelli J, Porter D, Ai F, et al: Clinical evaluation of single-shot and readout-segmented diffusion-weighted imaging in stroke patients at 3 T. Acta Radiol 54 :299-306, 2013.

多方向撮像：thin slice からの MPR

(藤原俊朗)

関連項目　p.82 拡散強調像の撮像法：EPI

図1　健常者拡散強調像冠状断像：一般的な撮像と thin slice 再構成との歪み方の違い
(3T MRI, 8ch phased-array coil, single-shot spin echo EPI, TR=12000ms, b=1000s/mm^2)

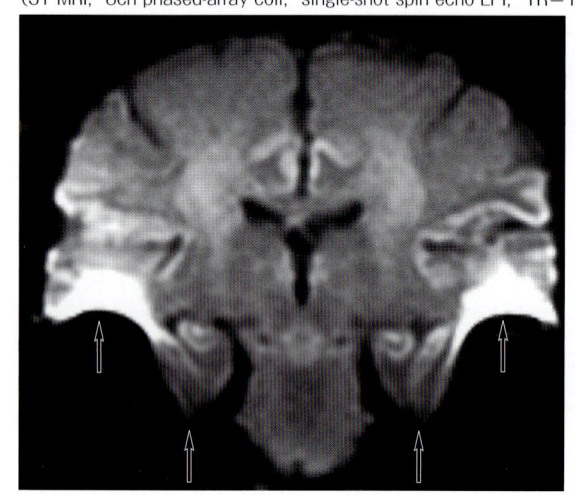

A　パラレルイメージング非併用冠状断 DWI
(TE = 75ms)
側頭葉下面，嗅内皮質野(→)では，位相エンコーディング方向であるS−Iに一致して，強い磁化率アーチファクトと画像歪みが見られる．

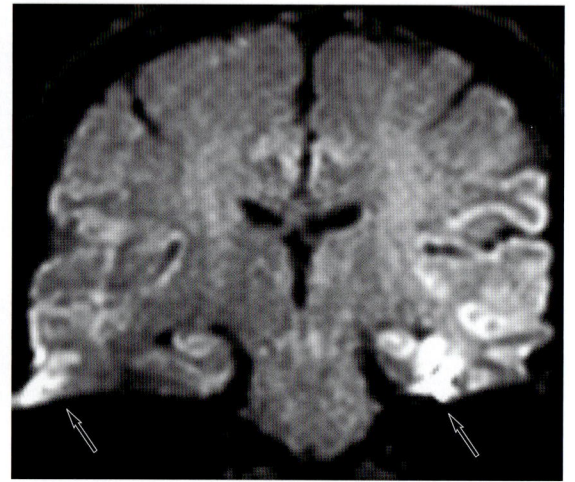

B　パラレルイメージング併用冠状断 DWI
(TE = 62.7ms)
側頭葉外側や海馬近傍(→)では，位相エンコーディングであるL−R方向に一致して，磁化率アーチファクトと歪みが残存している．

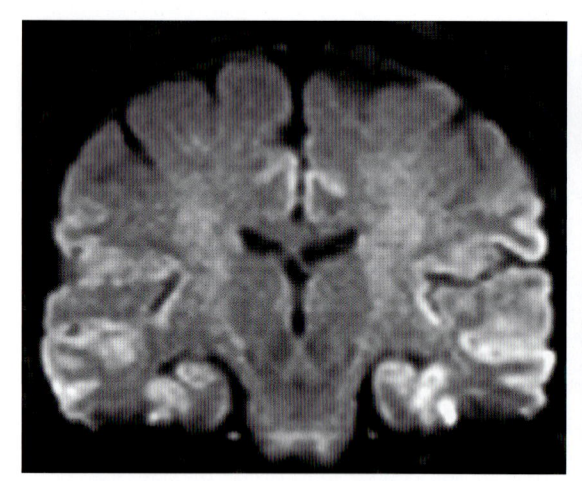

C　水平断 thin slice DWI からの再構成冠状断像
(TE = 62.4ms)
1.6mmの等方性高解像度ボリュームデータから再構成した冠状断では，磁化率アーチファクトや画像歪みが視覚的に改善している．

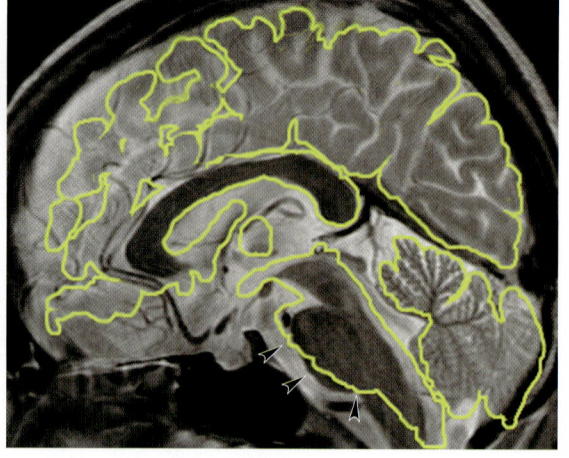

D　A-P 方向に残存する画像歪み
比較的歪みの少ない fast spin echo 系の矢状断 (STIR, TR/TE/TI = 6000/27.6/100)と，ボリュームデータからの再構成矢状断(黄線)とを比較すると，特に脳幹部において水平断撮像の位相エンコーディングに由来する A-P 方向の歪みが残存していることがわかる(▶)．

● 多方向撮像

　一般に，echo planar imaging（EPI）が用いられる拡散強調撮像（DWI）では，不均一磁場や渦電流によって生ずる磁化率アーチファクトと画像歪みが大きな問題となり，特に，3Tesla（T）以上の高磁場 MRI 装置では顕著となる（図 1-A）．近年では，多チャンネル受信コイルを用いたパラレルイメージング技術[1]の発展によって短い echo time（TE）での信号収集が可能となり，画像歪みは改善されつつある．しかし，パラレルイメージングを用いた場合であっても，冠状断，矢状断における磁化率アーチファクトや画像歪みは残存し，特に，冠状断 DWI では嗅内皮質野や海馬近傍といった内側側頭葉における微細な構造物の拡散評価を困難にする場合がある（図 1-B）．

● Thin slice からの multi-planar reformation（MPR）

　グラディエントアンプの高性能化と高磁場化によって，ヒト用 MRI 装置でも 2mm 未満の薄いスライス厚（thin slice）での DWI が，比較的短時間で容易に可能となった．特に，3T 以上の高磁場では，S/N の十分な等方性高解像度（high-resolution isotropic）データが，motion probing gradient 6 軸の全脳テンソル撮像（diffusion tensor imaging：DTI）であっても 10 分以内で取得可能となった[2]．これらの撮像で得られる thin slice 画像自体，従来の 3 〜 4mm 厚の撮像に比べ部分容積効果（partial volume effect）を大幅に低減するが，一方で，この全脳データ全体を多断面再構成（MPR）のためのボリュームデータとして活用することも可能である．特に，撮像対象をヒトとした場合，厳密な意味での 3 次元撮像が困難な DWI にとって，他の 3 次元撮像同様に後処理にてさまざまな方向から病変部の位置情報を把握できる点は有用である．また，同ボリュームデータは微細な線維束の tractography 描出能を改善し[3]，算出される fractional anisotropy や apparent diffusion coefficient などの機能画像は，voxel-based morphometry への応用も可能である．

　3T MRI にて取得された high-resolution isotropic DWI ボリュームデータ（水平断，面内分解能 1.6mm × 1.6mm，スライス厚 1.6mm）から得られる再構成冠状断像（図 1-C）では，従来撮像（図 1-A，B）に比べ側頭葉下面や内側における磁化率アーチファクトや画像歪みが視覚的に改善されていることがわかる．一方で，再構成像の元画像である水平断には，前後（anterior-posterior：A-P）方向への歪みが存在し，パラレルイメージング併用冠状断像と同程度の歪みが生じていることが定量評価によって明らかとなっている[2]．特に，水平断では脳幹部周囲の画像歪みが強いことから，再構成 DWI 像を評価する場合には，歪みの少ない spin echo 系との解剖構造の見え方が異なる点に注意が必要である（図 1-D）．

参考文献

1) Pruessmann KP, Weiger M, Scheidegger MB, Boesiger P: SENSE: sensitivity encoding for fast MRI．Magn Reson Med 42: 952-962, 1999.
2) Fujiwara S, Sasaki M, Kanbara Y, et al: Improved geometric distortion in coronal diffusion-weighted and diffusion tensor imaging using a whole-brain isotropic-voxel acquisition technique at 3 Tesla. Magn Reson Med Sci 6: 127-132, 2007.
3) Fujiwara S, Sasaki M, Kanbara Y, et al: Feasibillity of 1.6-mm isotropic voxel diffusion tensor tractography in depicting limbic fibers. Neuroradiolgy 50: 131-136, 2008.

3. 拡散強調像の撮像法

歪み補正

(妹尾淳史)

関連項目 p.40 拡散テンソルの各種パラメータ, p.82 拡散強調像の撮像法：EPI

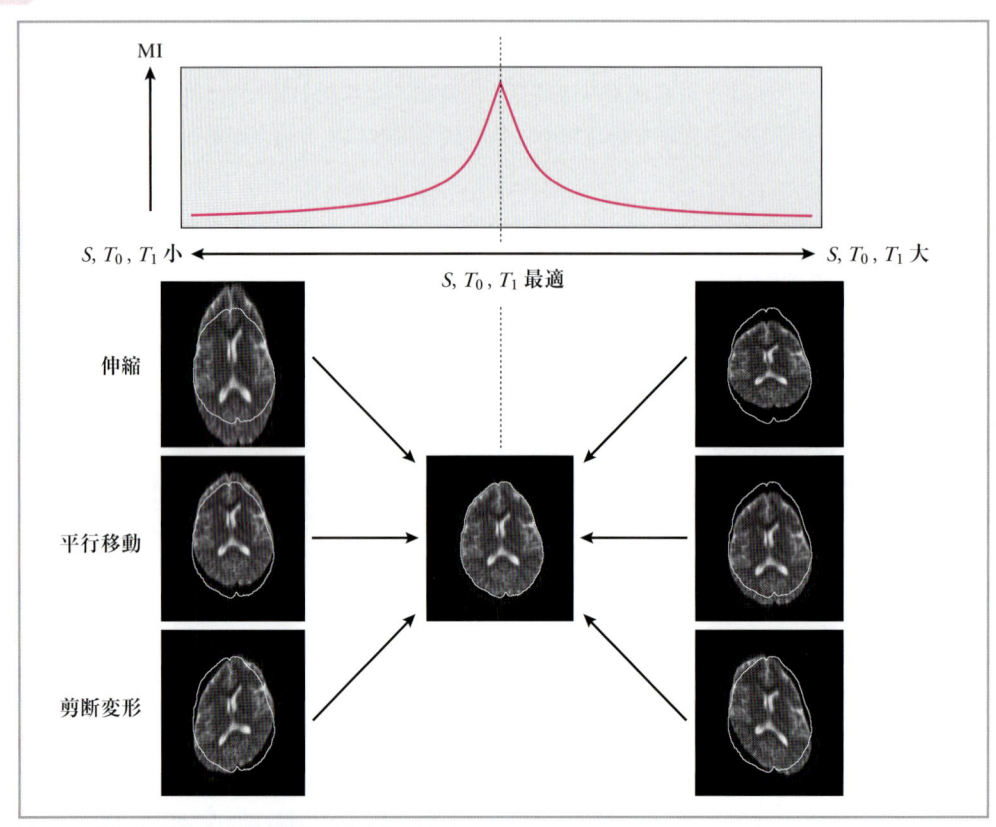

図1 画像の歪み補正と相互情報量 MI との関係
歪み補正は各軸ごとスライス断面ごとに T2 強調像を基準画像として拡散強調像にアフィン変換を加えながら相互情報量 MI が最大になるように補正を行う．

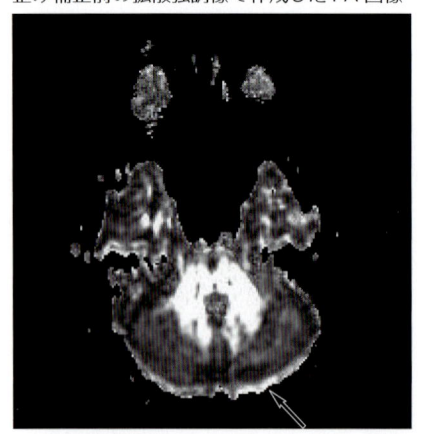

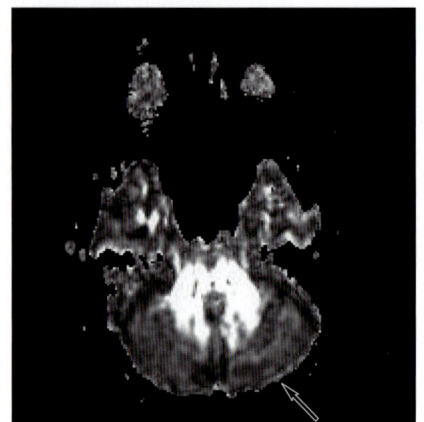

歪み補正前の拡散強調像で作成した FA 画像　　　歪み補正後の拡散強調像で作成した FA 画像

図2 歪み補正前と歪み補正後の FA 画像の比較
歪み補正前は各軸の断面がずれているため辺縁が明瞭でなかったが，歪み補正後に改善されているのが確認できる(→)．磁場中心から離れた断面ほど歪みは大きく歪み補正の効果が現れやすい．

● 歪み補正の必要性

　拡散強調像の撮像は勾配磁場コイルに大きな電流を流すためにコイル内に渦電流が発生し，得られた画像に歪みが生じる．現在，臨床で使用されている拡散強調像の多くはEPI法を利用するため，この歪みがより顕著に現れる．画像の歪みの程度や方向はMPGパルスを印加する方向によりさまざまであり，正確なFAを計測したり神経線維を追跡したりするためには発生した歪みの補正が必要となる．

● 歪みの種類と補正の方法

　拡散強調像で発生する歪みはMPGグラディエントの残存磁場の方向により歪み方が異なる．スライス選択磁場方向であるz軸に残存磁場があった場合には，画像全体がy軸方向に平行移動する．周波数方向であるx軸に残存磁場があった場合には，y軸方向と平行な剪断変形が発生する．位相方向であるy軸に残存磁場があった場合には，y軸方向へ一様な伸縮が発生する．MPGグラディエントを多軸同時に印加した場合には，これら伸縮，平行移動，剪断変形が幾何学的に同時に起こるが，これらの量をそれぞれ推測することで歪み補正が可能となる．

　拡散テンソル解析の歪み補正は，あらかじめ画像が歪まないように撮像シーケンスを工夫する方法や静磁場の不均一をあらかじめ測定して補正に利用する方法[1]があるが汎用性に乏しい．一般的に行われている方法は，まず歪みの少ない基準画像を用意し，補正する対象画像をさまざまに変形させて基準画像との類似度を計測し，最も類似するように最適化する方法[2]がある．具体的にはMPGを印加しないT2強調像を基準画像とし，MPGを印加した拡散強調像に対し伸縮S，平行移動T_0，剪断変形T_1のそれぞれの量を推定し最もT2強調像に類似するように画像を変形させて歪み補正を行う．画像の変形は位相方向yに対するアフィン変換により可能である．変換後の座標をy'とすると次式で表せる．

$$y' = Sy + T_0 + T_1 \tag{1}$$

● 画像間の類似度の計測

　画像の類似度を測定する方法としては，相互情報量（mutual information：MI）がよく知られている[3]．画像Aと画像Bとの相互情報量MI(A, B)は以下のように定義されている．

$$MI(A, B) = E(A) + E(B) - E(A, B) \tag{2}$$

　ここで，E(A)およびE(B)はそれぞれ画像AおよびBのエントロピーであり，E(A, B)は画像Bで条件をつけた画像A条件付エントロピーと呼ばれ，MI(A, B)は画像Bを知った時に残る画像Aの平均の曖昧さを表す．画像Aと画像Bに類似がなく完全に独立している場合，その相互情報量MI(A, B)は0となる．画像Aと画像Bの類似度が高いほど相互情報量MI(A, B)は大きくなるが，その最大値は画像により異なり一意ではない（図1）．

　エントロピーを確立分布pに書き下すとMIは最適化された係数S^{opt}，T_0^{opt}，T_1^{opt}の時に最大になり(2)式と(1)式より以下の式で表せる．

$$MI(S^{opt}, T_0^{opt}, T_1^{opt}) = \sum\sum p(i_A, i_B) \log \frac{p(i_A, i_B)}{p(i_A)(i_B)} \tag{3}$$

　歪み補正をすることで歪み補正前よりもFAなどの計算画像の脳実質からのアーチファクトが減少する（図2）．

参考文献

1) Ernst T, Speck O, Itti L, Chang L: Simultaneous correction for interscan patient motion and geometric distortions in echo planar imaging. Magn Reson Med 42: 201-205, 1999.
2) Mangin J-F, Poupon C, Clark C, et al: Distortion correction and robust tensor estimation for MR diffusion imaging. Med Image Anal 6: 191-198, 2002.
3) Nielsen JF, Ghugre NR, Panigrahy A: Affine and polynomial mutual information coregistration for artifact elimination in diffusion tensor imaging of newborns. Magn Reson Imaging 22: 1319-1323, 2004.

体幹部拡散強調像：
撮像の基本から IVIM モデルまで

（本杉宇太郎）

関連項目 p.26 IVIM：拡散と灌流，p.120 その他のモデル・モデルのフィッティングについて，p.446 肝臓：IVIM イメージング

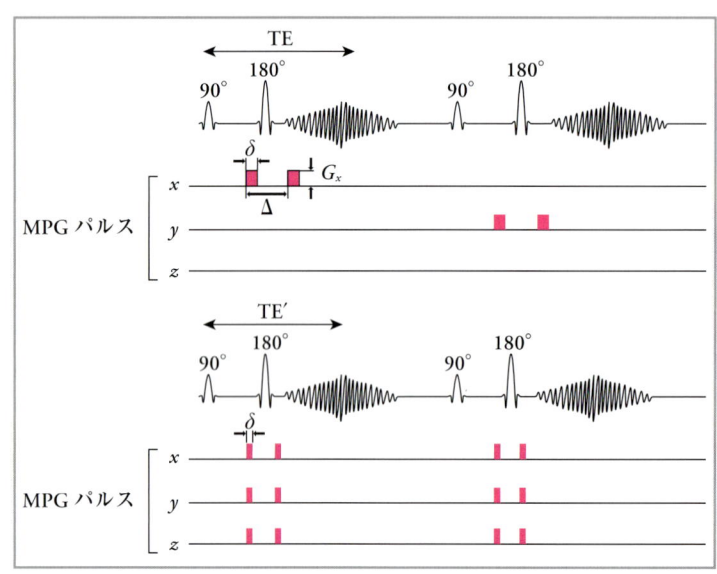

図1
S/N が不足しがちな体幹部拡散強調像では，できるだけエコー時間を短くする必要がある．そのため，MPG パルスの印加時間（δ）は短い方がよい．b 値を減らさずに δ を短くする方法として，MPG パルスを多軸に同時印加する方法がある．

$$\frac{S_b}{S_0} = f \cdot \exp\{-(D^*+D)\cdot b\} + (1-f)\cdot \exp\{-D\cdot b\}$$

式1：灌流を速い拡散（偽拡散係数 D^*）とみなした biexponential model
S_b は，ある b 値における信号値．f は灌流（偽拡散）の割合．D は灌流の影響を除いた拡散係数

$$\frac{S_0}{S_0'} = \frac{1}{1-f}$$

式2：y 軸との交点から f を求める方法．線形フィットのみで解が得られる．

● 体幹部拡散強調像におけるパラメータの選択

　　体幹部拡散強調像も通常はスピンエコー系エコープラナー法（echo planer imaging：EPI）で撮像される．そのため TR は長く，TE は短いほど良好な画質が得られる．3T 装置における肝臓の T1 緩和時間が約 800ms なので，T1 強調効果の混入を最小限にするためにも TR はできるだけ 3000ms 以上に設定したい．TE は短いほど高い信号雑音比（S/N）が得られるため通常は最小値に設定し，位相エンコード数を減らすためパラレルイメージングは必須である．その上で TE をどれだけ短くできるかは，拡散強調を得るための MPG パルス（図1：δ）をどれだけ短時間に印加できるかに依存する．b 値を低く設定すれば MPG パルスに長い時間は必要ないため TE は短くなるが，拡散強調の程度は弱くなる．そこで多軸同時印加を行い，短時間で大きな b 値を得る工夫がされ臨床応用されている[1]．腹部の拡散強調像における至適 b 値に定まった見解はないが，多くの施設で 800〜1000s/mm^2 を採用しているようである．また，前立腺など呼吸による動きが問題にならない臓器では，明瞭なコントラストを求めてより高い b 値が用いられることもある[2,3]．

● Multi-b-value DWI

b 値の選択：拡散強調像を IVIM モデルで解析するには多数の b 値で撮像した画像が必要となる．b 値の変化に伴う信号変化を見るのが目的であるから，b 値以外のパラメータは同一でなければならない．どの b 値を選択するかは解析の精度を保つために重要な点である．基本的に低い b 値（200s/mm^2 以下）では主に灌流（擬似拡散係数）によって信号減衰が生じ，高い b 値（400～1000s/mm^2）では主に水分子の拡散によって信号減衰が生じると理解してよい．Luciani らは，IVIM イメージングを肝線維化定量診断に応用する研究の中で，10 個の b 値を用いて解析を行った（b = 0, 10, 20, 30, 50, 80, 100, 200, 400, 800s/mm^2）[4]．b 値の数は撮像時間に直結するためできるだけ少ない方が好ましい．しかし IVIM モデルの解析結果を再現性と妥当性をもって得るためには，多くの b 値を用いてサンプリング数を多くすることが望まれる．b 値の大きさと数に関して，あるひとつの明確な答えを出すのは難しいが，再現性を担保するために低い b 値の画像は省かない方がよいと思われる[5]．IVIM モデルの解析プログラムが Web 上に公開されているので実際に値を入力して計算してみると理解が深まると思われる（http://yamarad.umin.ne.jp/ivim/simplex.html）．

● 近似法はいろいろ

IVIM モデルにある未知数は3つである（式1）：拡散係数 D，擬似拡散係数 D^*，灌流の割合 f．この3つの未知数をどのような近似法によって導くかで結果が若干変わってくる．近似法には，$y = ax + b$ のように単純な直線でフィットさせる"線形近似"と，非線形な関数 $y = f(x)$ でフィットさせる"非線形近似"がある．前者は連立方程式を解くかのごとく1度の計算で解を算出できるが，後者は反復計算（未知数に適当な値を当てはめていき，正しい解を探す作業）を必要とする．さて IVIM モデルを考えた場合，式1は非線形であるため，まず3つの未知数を非線形近似で同時に推定する方法が考えられる．しかし，この方法はフィッティングの安定性に難があるため代替法がいくつか提唱されている．ひとつは，高い b 値の画像では灌流の影響は無視できると仮定して，b = 200s/mm^2 以上の画像からまず拡散係数 D を線形近似で求める．その後，残り2つの未知数（擬似拡散係数 D^* と灌流の割合 f）を式1から非線形近似で求める方法である[4]．IVIM モデルの概念を踏襲した受け入れやすい仮定を採用しており，非線形近似で未知数を減らしてフィッティングの安定性を向上させているのがこの方法の長所である．他には，上記の方法と同様に b = 200s/mm^2 以上の画像からまず拡散係数 D を線形近似で求めた後，その近似直線（片対数グラフ上）を y 軸まで延長し y 軸との交点 S'_0 を求める．次に，b = 0 画像の信号値 S_0（実測値）と S'_0 の関係は式2で表せると仮定する．

式2から f を求め，最後に D^* を式1から求める．長所は非線形近似を使わないため計算速度が速いことである．しかし，結果が上記の非線形近似とは大きく異なることも多いことに注意すべきである．

参考文献

1) Conturo TE, McKinstry RC, Akbudak E, Robinson BH: Encoding of anisotropic diffusion with tetrahedral gradients: a general mathematical diffusion formalism and experimental results. Magn Reson Med 35: 399-412, 1996.
2) Rosenkrantz AB, Hindman N, Lim RP, et al: Diffusion-weighted imaging of the prostate: Comparison of b1000 and b2000 image sets for index lesion detection. J Magn Reson Imaging 2013(Epub).
3) Kitajima K, Takahashi S, Ueno Y, et al: Clinical utility of apparent diffusion coefficient values obtained using high b-value when diagnosing prostate cancer using 3 tesla MRI: comparison between ultra-high b-value (2000s/mm^2) and standard high b-value (1000s/mm^2). J Magn Reson Imaging 36: 198-205, 2012.
4) Luciani A, Vignaud A, Cavet M, et al: Liver cirrhosis: intravoxel incoherent motion MR imaging--pilot study. Radiology 249: 891-899, 2008.
5) 廣瀬準司, 本杉宇太郎, 佐野勝廣・他：Intravoxel Incoherent Motion（IVIM）イメージングにおける b 値の選択：サンプリング数とサンプリングパターンが再現性に与える影響. 日磁医誌 32: 77-84, 2012.

MSDE (motion-sensitized driven-equilibrium)

(小原 真)

関連項目　p.26 IVIM：拡散と灌流，p.98 体幹部拡散強調像：撮像の基本から IVIM モデルまで，p.418 MSDE の臨床応用，p.416 腹部における low b DWI

図1　MSDE（血液抑制）像，灌流強調像（PWI），拡散強調像（DWI）で使用する b 値の範囲

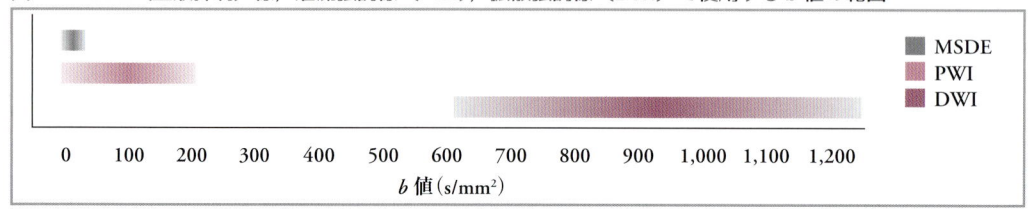

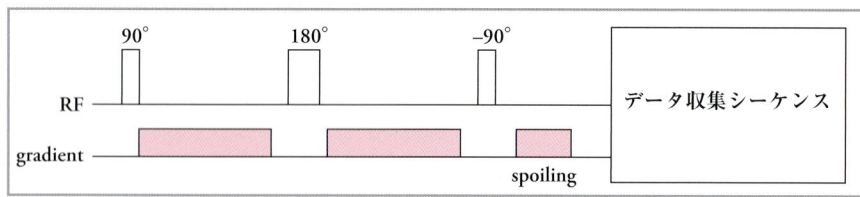

図2　MSDE シーケンスデザイン

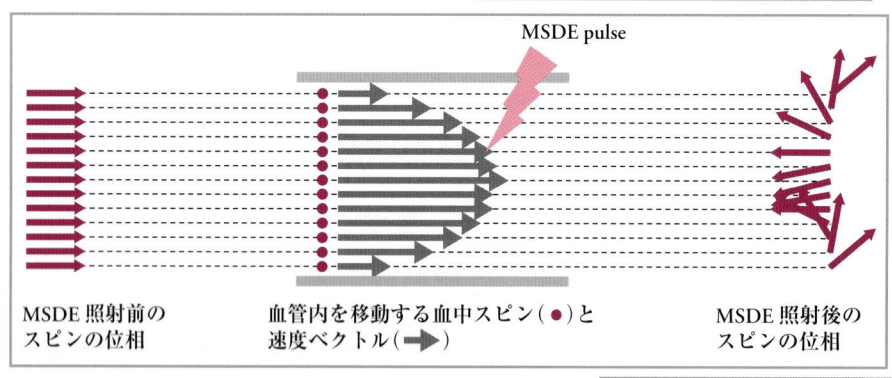

図3　MSDE を用いた血液抑制原理の概念図
MSDE 照射前は血液中のスピンの位相はコヒーレントな状態である（左）．層流を呈する血液に対して MSDE パルスを照射（中央）．MSDE によって生じる各スピンの位相シフトは速度に依存するため，位相分散が生じる（右）．

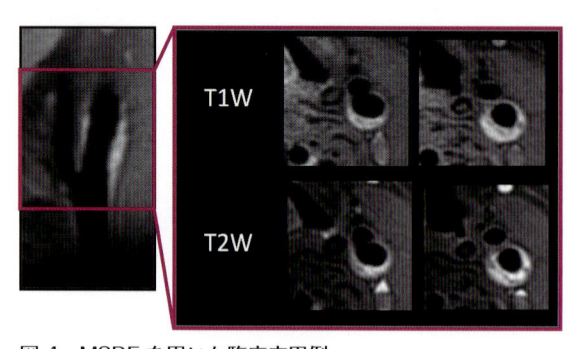

図4　MSDE を用いた臨床応用例
矢状断によるプラークスクリーニング（左）とプラーク範囲をカバーするように撮像された水平断のボリューム画像（右）（画像提供：東北大学）．

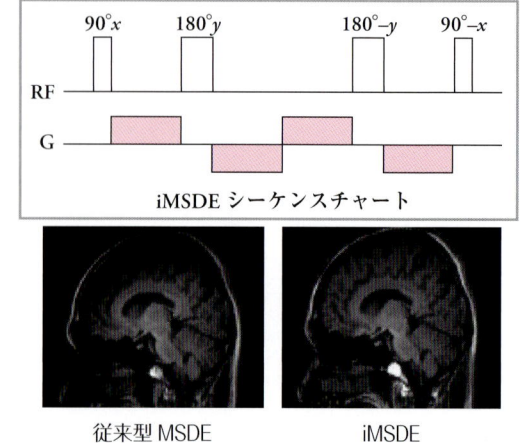

図5　改良型 MSDE（improved MSDE：iMSDE）
2つの MLEV デザイン型リフォーカスパルスとバイポーラ傾斜磁場を用いたデザイン．従来型 MSDE で撮像された頭部画像では頭頂部に信号低下を認めるが，iMSDE では均一性が高くなっている．

● MSDE (motion-sensitized driven-equilibrium)

　　MSDE は，拡散強調シーケンスをプリパルスに用いて血液信号を抑制する新しい black blood imaging (BBI) として報告された[1]．DWI が秒間 $10\mu m$，IVIM などの PWI が $100\mu m$ オーダーの水分子の移動を標的としているのに対して，MSDE が標的とする速度は 1cm/sec 以上のケースが多いため，図 1 に示すように撮像に用いられる b 値も 3～10s/mm^2 程度となる．MSDE の信号変化は，拡散とは異なるメカニズムであるため，傾斜磁場パルスの指標に b 値ではなく，VENC ($=\pi/\gamma/m_1$) や m_1 を使うケースもある（γ：磁気回転比，m_1：傾斜磁場パルスの 1 次モーメント）．

● 基本シーケンスデザイン

　　図 2 に MSDE のシーケンスデザインを示している．SE パルス系列に STG (Stejskal-Tanner gradient) パルスが組み込まれており，最後に $-90°$ パルスを印加して横磁化を縦磁化成分に戻した後に，データ収集シーケンスがスタートする．DWI では EPI によるデータ収集が一般的であるのに対して，MSDE はデータ収集シーケンスに制限がなく，turbo spin echo や turbo field echo など高速かつ高画質に撮像可能なシーケンスを使用できる．

● 血液信号抑制原理

　　図 3 では MSDE による血液信号抑制原理を説明している．MSDE 印加前は，血管内のスピンの位相はコヒーレントな状態となる（図 3 左）．血液中のスピンは動いているため，MSDE を印加すると VENC に応じたスピンの位相シフトが生じる．この際，血液は層流であることから，スピンはその位置によって異なる速度ベクトルを持つ（図 3 中央）ため，インコヒーレントな位相シフト（位相分散）が生じる（図 3 右）．この位相分散は高い b 値（低い VENC）を用いるほど大きくなる．MSDE は，ボクセル内に位相分散が生じるような VENC を用いて，動いている組織信号を抑制する技術である．

● MSDE のアドバンテージと臨床応用

　　MSDE は血液の流入流出効果に依存しない信号抑制原理を用いているため，撮像面内や厚い撮像スラブ内を流れる血液信号も効率的に抑制可能である．その長所を用いた頸動脈プラーク検査への応用例を図 4 で紹介している．プラーク範囲を確認するために面内 BBI を施行し，その画像を基に，プラーク範囲をすべてカバーするように 3D の軸位断撮像を行っている．

　　その他に，MSDE の信号抑制効果は T1 値に依存しないため，造影剤注入後に同じ条件で撮像しても高い血液抑制効果が得られるという長所もある．

● 改良型 MSDE (improved MSDE：iMSDE)

　　図 2 に示す従来型 MSDE シーケンスは，静磁場 (B_0) および照射 RF 磁場 (B_1) の不均一と渦電流の影響により，信号の不均一が発生しやすいという課題がある．この課題克服のために，図 5 に示す改良型シーケンス，iMSDE が開発されている[2]．励起プロファイルの均一性を高めるために，B_0，B_1 の影響を受けにくい MLEV デザインの RF パルスと，傾斜磁場の印加時間を短くして残存する渦電流をキャンセルするためにバイポーラ型傾斜磁場パルスを使用している．図 5 に，3.0T において従来型と改良型それぞれで撮像された頭部領域画像を掲載している．従来型では頭頂部に信号低下が生じているが，改良型では信号均一性が高くなっている．このデザインにより，頭部領域，体幹部領域へと MSDE の応用が飛躍的に広がっている．

参考文献

1) Koktzoglou I, Li D: Diffusion-prepared segmented steady-state free precession: application to 3D black-blood cardiovascular magnetic resonance of the thoracic aorta and carotid artery walls. J Cardiovasc Magn Reson 9: 33-42, 2007.
2) Wang J, Yarnykh VL, Yuan C: Enhanced image quality in black-blood MRI using the improved motion-sensitized driven-equilibrium (iMSDE) sequence. J Magn Reson Imaging 31: 1256-1263, 2010.

4

拡散MRIの解析と表示

総　論
Stejeskal-Tanner 信号値モデルの拡張から解析・表示まで

（増谷佳孝）

関連項目 p.106 Bi-exponential 信号値モデル，p.108 DKI 信号値モデル，p.112 拡散テンソル表現，p.114 拡散尖度テンソル表現，p.116 1D q-space，p.118 3D q-space および q-ball 解析，p.120 その他のモデル・モデルのフィッティングについて

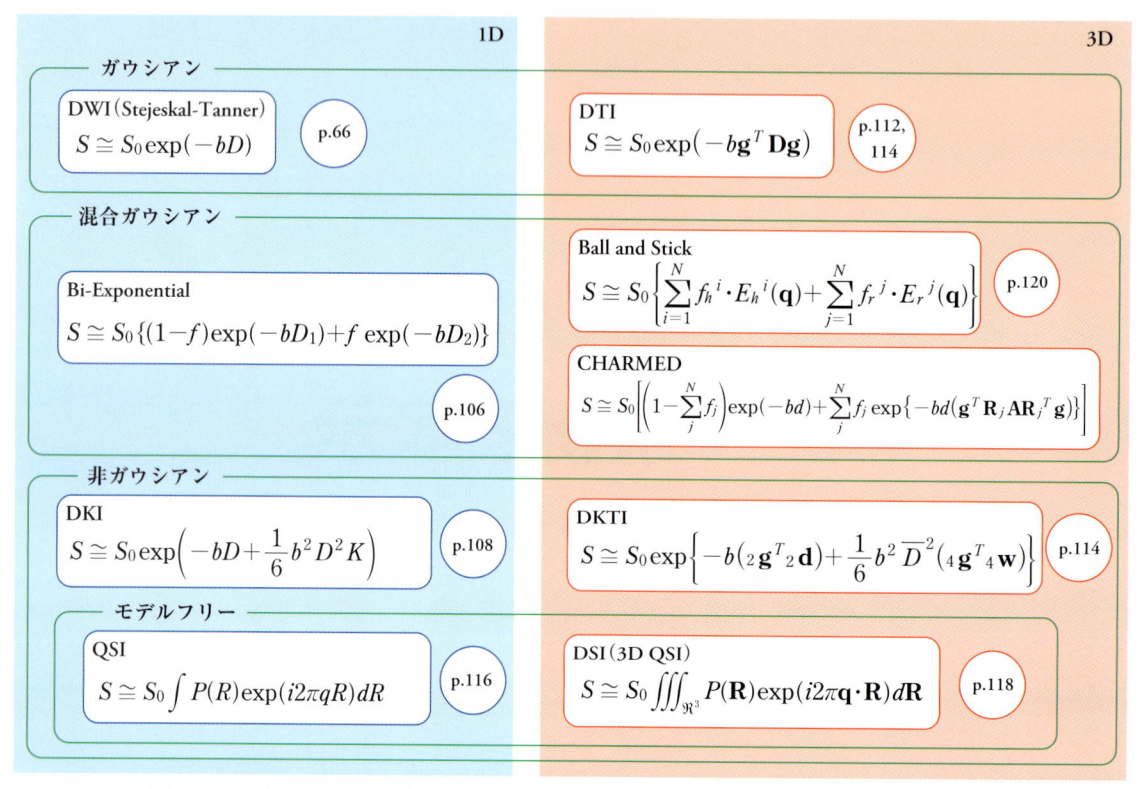

1D / **3D**

ガウシアン
- DWI (Stejeskal-Tanner)　　　p.66
  $$S \cong S_0 \exp(-bD)$$
- DTI　　　p.112, 114
  $$S \cong S_0 \exp(-b\mathbf{g}^T \mathbf{D} \mathbf{g})$$

混合ガウシアン
- Bi-Exponential　　　p.106
  $$S \cong S_0\{(1-f)\exp(-bD_1) + f\exp(-bD_2)\}$$
- Ball and Stick　　　p.120
  $$S \cong S_0 \left\{ \sum_{i=1}^N f_h{}^i \cdot E_h{}^i(\mathbf{q}) + \sum_{j=1}^N f_r{}^j \cdot E_r{}^j(\mathbf{q}) \right\}$$
- CHARMED
  $$S \cong S_0 \left[\left(1-\sum_{j}^N f_j\right)\exp(-bd) + \sum_{j}^N f_j \exp\{-bd(\mathbf{g}^T \mathbf{R}_j \mathbf{A} \mathbf{R}_j{}^T \mathbf{g})\} \right]$$

非ガウシアン
- DKI　　　p.108
  $$S \cong S_0 \exp\left(-bD + \frac{1}{6}b^2 D^2 K\right)$$
- DKTI　　　p.114
  $$S \cong S_0 \exp\left\{-b({}_2\mathbf{g}^T {}_2\mathbf{d}) + \frac{1}{6}b^2 \overline{D}^2 ({}_4\mathbf{g}^T {}_4\mathbf{w})\right\}$$

モデルフリー
- QSI　　　p.116
  $$S \cong S_0 \int P(R)\exp(i2\pi qR)dR$$
- DSI (3D QSI)　　　p.118
  $$S \cong S_0 \iiint_{\Re^3} P(\mathbf{R})\exp(i2\pi \mathbf{q} \cdot \mathbf{R})d\mathbf{R}$$

図1　Stejskal-Tanner 信号モデルのさまざまな拡張

　前章までに述べた生体内の拡散現象とその MR イメージングにおける物理，実際の撮像法に続いて，第4章では撮像された画像データから生体の形態，構造および機能に関する情報を抽出するための理論および手法について記述する．第2章において拡散強調像に対して最も基本的な Stejskal-Tanner による信号値モデルが紹介された [p.66 の式 (9)] が，拡散 MRI データの処理・解析に対しては，本書で紹介するものを含めて実にさまざまなモデルや手法が提案され続けている．これらを一覧して見れば Stejskal-Tanner モデルを出発点としてさまざまな拡張や応用が行われてきたことがわかる．図1はこれらの発展のうち本書で取り扱う主要なものを，画像信号値の記述式とともに整理したものである（各数式の記号や参考文献は該当する項目を参照されたい）．また，これらの発展は以下の3つの観点により解釈することが可能である．
　(1) 3次元への拡張による拡散異方性の記述
　(2) 非ガウシアン性拡散の記述（混合ガウシアン，拡散尖度，およびモデルフリー）
　(3) 生体構造（特に線維構造）の推定

まず，生体の形態，構造および機能を精緻に観察することを目的とするため，1次元すなわち特定のMPG方向のみでの拡散の記述を3次元に拡張するのは必須であった．これはDTIによりまず実現され，拡散異方性を手がかりとして生体構造のごく単純な推定（単一線維方向の推定）が可能となった．

次に，Stejskal-Tannerの式は自由に拡散する物質についての定式化，すなわち拡散のガウス性を前提としているが，水分子の移動に対する拘束の多い生体組織内の環境ではこの近似がよくあてはまるとは言い難く，さまざまな拡張を試みるのは自然な流れであった．これは非ガウス性を表すパラメータ「拡散尖度」の導入による近似（DKIなど）やガウス性拡散の混合モデルとしての近似（Bi-Exponentialなど）により実現された．非ガウス性は1次元，3次元を問わず重要な概念であり，病変を含む生体構造を特徴づけるパラメータとして応用された．非ガウス性拡散を記述するモデルは，より複雑な構造に対応する際にモデルのパラメータの増加が避けられないが，モデルを使わず拡散による水分子の変位分布（PDF）を直接推定する方法としてのQSIが提案された．その際，3次元のQSIであるDSIでは撮影時間の大幅な延長という問題が生じ，これに対する解決法としてQBIが提案された．

最後に，拡散MRIの発展の大きな動機のひとつに脳白質の神経束構造の精密な推定が含まれるのは確実であるが，その目的に特化すべく神経走行とその混合の構造記述を導入したボールアンドスティックモデルやCHARMEDなどが提案された．これらはDTIでは対応しきれない複数の線維が交叉するような構造に対処可能なモデルとしても発展した．モデルに依存しないDSIやQBIにおいてもODFの再構成により複数の線維方向の推定は可能であるが，走行する線維の方向数をボクセルごとに決定せねばならず，その数をモデルパラメータとして持つこれらのモデルの方がより頑健な構造推定が可能である．神経線維構造の推定は，単一走行方向のDTIから始まり，これらの交叉線維に対応可能なモデルがtractographyのための線維追跡のさまざまな手法に導入されたことによって発展してきた．逆に特定の線維追跡の手法に応用することを前提として考案されたモデルもあり，今後も頑健な線維構造の推定に特化した新たなモデルが提案されることは十分ありうるだろう．また線維の構造の推定法のみならず，軸索の径を推定する手法であるAxCaliberなどの新しいモデルおよび解析手法も今後の発展が期待される．

上記の応用として本章で扱う画像や3次元シンボルによる表示，tractographyによる線維構造抽出に加え，上記の信号モデルのパラメータやモデルから派生する様々な指標の統計解析に関しても，これらのStejskal-Tanner信号値モデルの拡張や応用と密接に関係しながら発展してきたといってよい．

さまざまな方向へ応用の広がりを見せる拡散MRI研究の理解には，以上のような俯瞰的な視点が今後も必要不可欠であろう．

Bi-exponential 信号値モデル

（小畠隆行）

関連項目 p.26 IVIM：拡散と灌流，p.56 高い b 値における拡散の bi-exponential change，p.98 体幹部拡散強調像：撮像の基本から IVIM モデルまで，p.108 DKI 信号値モデル，p.116 1D q-space

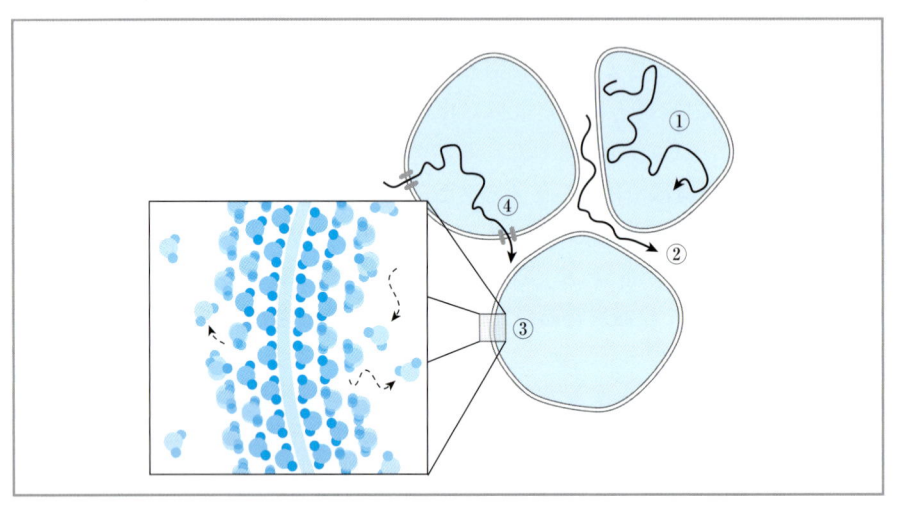

図1 遅い拡散コンポーネントに影響すると考えられる要素
①細胞内に拘束されることにより生じる制限拡散水 (restricted diffusion)，②細胞間隙で壁にぶつかりながら拡散する水 (hindered diffusion)，③細胞膜などの高分子周囲に拘束される水 (hydration water pool)，そして，④細胞膜の水透過性も遅いコンポーネントの拡散係数に影響を与えうる．

$$\frac{S(b)}{S_0} = (1-f_{slow}) \cdot \exp(-bD_{fast}) + f_{slow} \cdot \exp(-bD_{slow})$$

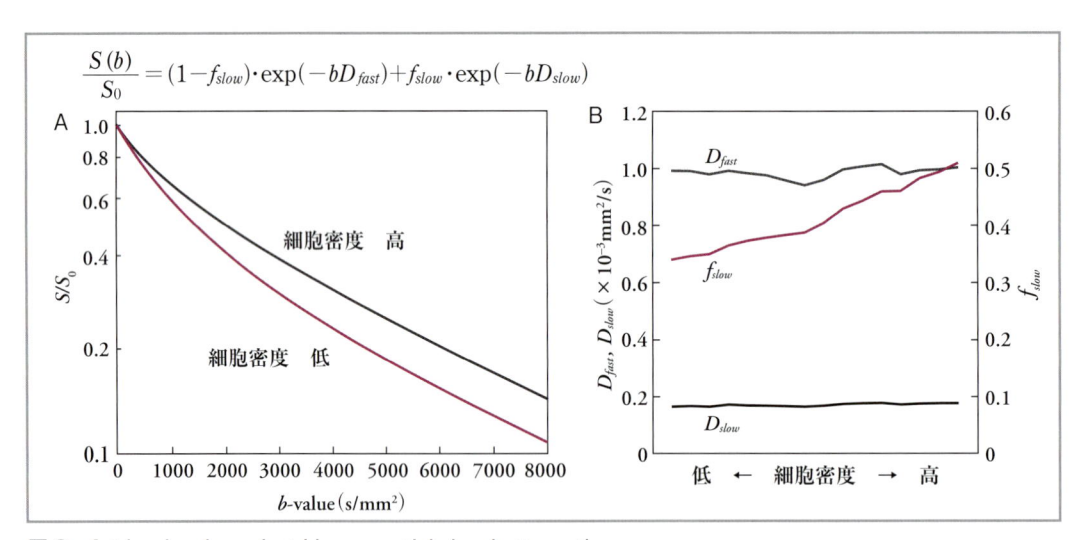

図2　A：b-value-dependent bi-exponential signal attenuation
一般的に b 値を変化させた時の拡散強調 MR 信号は bi-exponential カーブによくフィットすることが知られている．D_{fast}, D_{slow}：速い拡散コンポーネントと遅い拡散コンポーネントの拡散係数．f_{slow}：遅いコンポーネントのフラクション［速いコンポーネントのフラクション f_{fast} は $(1-f_{slow})$］．
B：細胞密度を変化させた時の各パラメータの変化
均一の細胞で細胞密度を変化させると D_{fast}, D_{slow} はほとんど変化せず，f_{slow} が大きく変化することが知られている．

参考文献
1) Le Bihan D: The 'wet mind': water and functional neuroimaging. Phys Med Biol 52: R57-90, 2007.
2) 小畠隆行，Kershaw J，黒岩大悟・他：Aquaporin-4 発現細胞を用いた拡散強調 MRI の信号源探索．日磁医誌 31: S444, 2011.
3) Oshio K: Reliability of bi-exponential parameter estimation. Proceedings of the ISMRM 20th Annual Scientific Meeting and Exhibition in Melbourne. p.3583, 2012.

Bi-exponential信号モデルには大きく分けて，本質的な水拡散とIVIM（灌流）を分けるモデルと血管外の水拡散を2つに分けるモデルの2種類がある．前者に関してはIVIMの項（p.26）を参照いただくことにし，ここでは後者の血管外スペースに関するモデルを中心に説明する．

● 血管外2コンパートメントモデル

血管外，つまり，組織における水拡散を大きく2つに分けるモデルである[1]．拡散の速いものは比較的想像がしやすいが（拘束されない比較的自由な水），遅い拡散のコンポーネントに関しては複数の要素が関与していると考えられている（図1）．細胞内に拘束されることにより生じる制限拡散水（restricted diffusion），細胞間隙で壁にぶつかりながら拡散する水（hindered diffusion），細胞膜などの高分子の周囲に拘束される水（hydration water pool），また，細胞膜の水透過性も遅い拡散係数に影響を与えうる．このようにさまざまな成分を含む生体拡散情報を，2つのコンポーネントに分けるのは少々無理があるが（実際，無理だという意見もある），生体からのb値に依存する信号変化がbi-exponential curve〔式(1)〕によくフィットしており，このことから，比較的よく用いられてきたモデルである（図2-A）．

$$\frac{S(b)}{S_0} = (1-f_{slow})\cdot\exp(-bD_{fast}) + f_{slow}\cdot\exp(-bD_{slow}) \quad (1)$$

＊ $S(b)/S_0$：信号変化，D_{fast}，D_{slow}：速い拡散コンポーネントと遅い拡散コンポーネントの拡散係数，f_{slow}：遅いコンポーネントのフラクション

実際，モノクローナルな細胞で細胞密度を変化させた時には，D_{fast}，D_{slow}はほとんど変化せず，f_{slow}のみが変化することが知られており，その独立性からも，これらのパラメータは何らかの生体情報を提供していると考えられる（図2-B）[2]．

● QSIとの関係

他の項で詳細に考察されているQSIは，拡散のガウス分布を仮定する必要がなく，分子拡散の確率密度関数（probability density function：PDF）を推定することができる点で，上述したような複数の拡散コンポーネントが存在する場合では，優れた手法といえる．しかし，b値−信号曲線がbi-exponentialカーブによくフィットするようなケースでは，見ているものは実質的には2コンパートメントモデルで得られる情報以上のものはない．

● 臨床における2コンパートメントモデルの限界

臨床におけるDWI取得では時間的制約，装置的制約（傾斜磁場強度など），S/Nによる制約などから，設定できるb値には限界がある．このため，現在の臨床測定では2コンパートメントモデルのパラメータを安定的に出すことが難しいことがある[3]．したがって，現段階ではDKIのようなパラメータの少ない解析法の方がより安定した結果が得られるのかもしれない．

● IVIMを含めた3コンパートメントモデル

先にも述べたように，拡散強調像にはIVIMの影響が加わる．このため，速い拡散・遅い拡散にIVIMのファクターを加え，3コンパートメントモデルとして扱う場合がある．この場合，3-exponential信号モデルを使用するのが一般的であり，この時のIVIMのフラクションをPF（perfusion fraction）と呼ぶことがある．血流の多い領域などではIVIMは無視できないため，このような3コンパートメントモデルを使用するか，IVIM成分を排除するためにb値が小さい時の信号を使用しないようにすることが勧められる．

DKI 信号値モデル

(梅沢栄三,増谷佳孝)

関連項目 p.104 総論:Stejeskal-Tanner 信号値モデルの拡張から解析・表示まで,p.114 拡散尖度テンソル表現,p.226 脳梗塞の DTI/DKI/QSI

● 拡散尖度と拡散 MRI 信号

確率変数 R の確率密度関数(probability density function:PDF)を $P(R)$ とする.拡散 MRI では水分子の拡散変位が R である.R^n の平均値,

$$M(R^n) = \int_{-\infty}^{\infty} P(R) R^n dR \tag{1}$$

は n 次モーメントと呼ばれる.尖度 K は 2 次と 4 次のモーメントを使って,

$$K = \frac{M(R^4)}{M(R^2)^2} - 3 \tag{2}$$

と定義される[1].尖度は PDF の特徴を表現する統計量のひとつで,PDF がガウス型なら尖度はゼロ,PDF が鋭いピークを持ち,かつ,長い裾野を持つ(R が大きくなっても PDF 値がなかなか減衰しない)場合,尖度は大きくなる.図 1 に尖度がゼロでない PDF の例を示す.組織の微視的構造の変化が拡散尖度の変化とどう関係するかは,拡散係数の場合ほど直感的に明らかではないが,拡散尖度が拡散係数とは異なるコントラストを与える可能性が指摘されている.

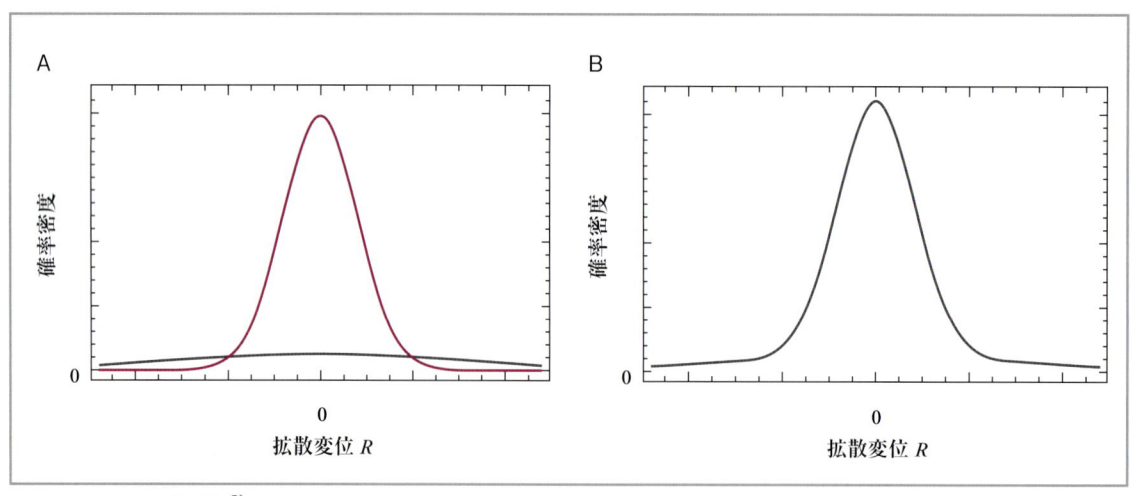

図1 PDF $P(R)$ (概略)[2]
A:赤線は分散(拡散係数)が小さい場合,黒線は分散が大きい場合の PDF.どちらもガウス型で,尖度はゼロ.
B:A の 2 つの PDF を加え合わせた PDF.裾野が長い(R が大きくなっても PDF 値がなかなかゼロに近づかない).この場合の尖度は約 6.8.

・Q-space imaging（QSI）[3]

MRI で拡散尖度を求めるすべての方法は QSI のフーリエ関係式：

$$\frac{S(q)}{S(0)} = \int_{-\infty}^{\infty} P(R) \cdot \exp(iqR) \, dR \tag{3}$$

に基礎を置く．ここで，$S(q)$ は QSI の MR 信号で，$q = \gamma G \delta$ である（γ：磁気回転比，G：磁場勾配，δ：傾斜磁場印加時間）．フーリエ関係式（3）は PDF のフーリエ変換が規格化した信号 $S(q)/S(0)$ であることを意味する．QSI では信号を逆フーリエ変換して PDF を求める：

$$P(R) = \frac{1}{2\pi} \int_{-\infty}^{\infty} \left\{ \frac{S(q)}{S(0)} \right\} \cdot \exp(-iqR) \, dq. \tag{4}$$

この PDF を使って，式（1）と（2）から拡散尖度 K を求める．

・特性関数法 [4]

式（3）右辺の指数関数を展開し，式（1）を使うと，

$$\frac{S(q)}{S(0)} = \int_{-\infty}^{\infty} P(R) \sum_{n=0}^{\infty} \frac{1}{n!} (iqR)^n \, dR = \sum_{n=0}^{\infty} \frac{1}{n!} M(R^n)(iq)^n \tag{5}$$

を得る（これは QSI の MR 信号がモーメントの特性関数であることを意味する）．さらに，PDF が偶関数（拡散が正負反転に対して対称）であることを仮定すると，奇数次のモーメントはゼロで，

$$\frac{S(q)}{S(0)} = 1 - \frac{1}{2} M(R^2) q^2 + \frac{1}{24} M(R^4) q^4 + \cdots \tag{6}$$

となる．右辺の級数を q の 4 次より大きいある項で打ち切り，その式に，$S(q)$ の測定データを最小二乗フィットすることで $M(R^2)$ と $M(R^4)$ を求め，式（2）から K を求める．

・キュムラント母関数法（DKI）[5]

式（6）両辺の自然対数をとり，その右辺をマクローリン展開（$\log(1+x) = x - x^2/2 + \cdots$）してから q の同次項をまとめ，b 値の定義：$b = (\Delta - \delta/3) q^2$ と，平均二乗変位 $E(R^2)$ と拡散係数 D の関係：$E(R^2) = 2D(\Delta - \delta/3)$（$\Delta$ は 2 対の傾斜磁場の分離時間）を使うと，

$$\log \left\{ \frac{S(q)}{S(0)} \right\} = -bD + \frac{1}{6}(bD)^2 K + \cdots \tag{7}$$

を得る．右辺の級数を b の 2 次より大きいある項で打ち切り（通常，2 次までで打ち切られる），その式に，$S(b)$ の測定データを最小二乗フィットすることで，D と K を求める．なお，特性関数の対数は（第 2）キュムラント母関数，式（7）の右辺はキュムラント展開と呼ばれる．この方法が一般的な拡散尖度イメージング（DKI：diffusion kurtosis imaging）として知られる．

● 最小二乗フィットによる拡散尖度の計算

信号測定値を式（6）や（7）にフィットする方法にはバリエーションがある[6]．ここでは，DKI の場合の 1 つの方法を紹介する．式（7）の右辺を b の 2 次までで打ち切り，その式に含まれる 3 つのパラメータ $S_0 (= S(0))$，D，K を，N 個の b 値における信号値から求めよう．b_α における信号値を

S_α とする．$N=3$ の場合には最小二乗法を使わなくとも，信号測定値を再現するパラメータとして以下の結果が得られる[7]．

$$D = \frac{(b_3+b_1)D^{(12)} - (b_2+b_1)D^{(13)}}{b_3-b_2}, \quad K = 6\frac{D^{(12)} - D^{(13)}}{(b_3-b_2)D^2}$$

ただし，$D^{(ij)} = \frac{\log(S_i/S_j)}{b_j - b_i}$

$N>3$ の場合は最小二乗法を使う．残差の2乗和は

$$J(S_0, D, K) = \sum_{\alpha=1}^{N} \left\{ (b_\alpha D)^2 \frac{K}{6} - b_\alpha D - \log\left(\frac{S_\alpha}{S_0}\right) \right\}^2,$$

これを最小化する変数 S_0，D，K の値は，特殊な場合を除いて各変数による J の偏微分がゼロ，すなわち停留条件を用いて求めることができるが，適当な変数変換を行い解の範囲を限定することで簡単に計算でき，以下のようになる[8]．

$$D = \frac{(\Lambda_{10}\Lambda_{40} - \Lambda_{20}\Lambda_{30})\Lambda_{01} - (\Lambda_{40} - \Lambda_{20}^2)\Lambda_{11} - (\Lambda_{10}\Lambda_{20} - \Lambda_{30})\Lambda_{21}}{2\Lambda_{10}\Lambda_{20}\Lambda_{30} + \Lambda_{20}\Lambda_{40} - \Lambda_{10}^2\Lambda_{40} - \Lambda_{20}^3 - \Lambda_{30}^2},$$

$$S_0 = \exp\frac{(\Lambda_{10}\Lambda_{40} - \Lambda_{20}\Lambda_{30})D + \Lambda_{40}\Lambda_{01} - \Lambda_{20}\Lambda_{21}}{\Lambda_{40} - \Lambda_{20}^2}, \quad K = 6\frac{\Lambda_{30}D + \Lambda_{21} - \lambda_{20}\log S_0}{\Lambda_{40}D^2} \qquad (8)$$

ただし，$\Lambda_{ij} = \left\{\sum_{\alpha=1}^{N} b_\alpha^i \cdot (\log S_\alpha)^j \right\}/N$．最小二乗フィットは数値的に行うこともできるが，式(8)に信号値を代入する方が計算時間を短縮できる．

● 各方法の特徴

QSI は PDF を求めるので，原理的には拡散についての情報を最も多く与えうる．しかし，逆フーリエ変換(4)を行うため，高 q 値までの多数の $S(q)$ を測定する必要があり，撮像時間が非常に長くなる．また，測定最大 q 値より大きい領域へ $S(q)$ を外挿する必要があり，その方法に尖度の結果が鋭敏に依存するという問題もある．これに対し，特性関数法と DKI は，2000s/mm^2 程度までの数個の b 値における信号から，比較的ロバストに拡散尖度を与えることができる．

特性関数法や DKI では b（あるいは q^2）の級数展開をどこかで打ち切る必要があり，これに起因した打ち切り誤差が拡散尖度に含まれる．なお，打ち切りが近似として妥当であるためには，級数の高次項が低次項より小さい必要があり，このために最大 b 値を大きくしすぎることはできない．この打ち切り誤差は，DKI における誤差の方が特性関数法よりも小さい傾向にある．これは，DKI の式(7)が，b の1次項までで打ち切った場合に Stejskal-Tanner の式になることから理解できる：b の2次以上の項は PDF がガウス型ならすべてゼロになる項であり，PDF がガウス型から逸脱する場合でも，尖度が極端に大きくなければ，この DKI の高次項は比較的小さい．

拡散尖度には，統計誤差や灌流の影響による誤差も含まれる．統計誤差は，打ち切り誤差とは反対に，特性関数法の方が DKI で小さい傾向にある．また，灌流は拡散尖度に大きく影響する．灌流の影響を除外するには，最小二乗フィットの際に $b=0$ の信号測定値を使わず，最低 b 値をある程度大きく設定することが有効である（数百s/mm^2 程度）．しかし，最低 b 値を大きくすることに伴い，打ち切り誤差や統計誤差が大きくなるという問題があり，一般に，灌流の影響を完全に除

去することは難しい．

　現在，計測されている拡散尖度は，拡散係数以上に真値から離れたみかけの値であると考えなければならない．ただし，尖度が真値か否かということと，臨床的に有用か否かということは別である．特に，コントラストにとっては，尖度の値そのものよりも，その変化が重要である．また，拡散尖度を求めるより，灌流も含めた全 intravoxel incoherent motion (IVIM) の尖度の方が容易に求められる可能性があり，臨床的に有用である可能性がある．

参考文献

1) 東京大学教養学部統計学教室・編：自然科学の統計学．東京大学出版会, 1992.
2) 梅沢栄三：拡散 MRI における灌流の影響．画像診断 33: 806-816, 2013.
3) Callaghan PT, MacGowan D, Packer KJ, Zalaya FO: High-resolution q-space imaging in porous structures. J Magn Reson 90: 177-182, 1990.
4) Umezawa E, Yoshikawa M, Yamaguchi K, et al: q-Space imaging using small magnetic field gradient. Magn Reson Med Sci 5: 179-189, 2006.
5) Jensen JH, Helpern JA, Ramani A, et al: Diffusional kurtosis imaging: The quantication of non-gaussian water diffusion by means of magnetic resonance imaging. Magn Reson Med 53: 1432-1440, 2005.
6) 増谷佳孝, 青木茂樹：拡散尖度イメージングにおける様々な計算手法の比較とそのアトラス構築への応用．電子情報通信学会技術研究報告 111: 41-46, 2012.
7) Jensen JH, Helpern JA: MRI quantification of non-Gaussian water diffusion by kurtosis analysis. NMR Biomed 23: 698-710, 2010.
8) Masutani Y, Aoki S: General closed-form expressions for DKI parameters and their application to fast and robust DKI computation based on outlier removal. Proc Intl Soc Mag Reson Med 20: 3622, 2012.

拡散テンソル表現

(阿部 修)

関連項目 p.38 拡散の異方性・テンソル, p.40 拡散テンソルの各種パラメータ, p.46 FA以外の異方性パラメータ, p.74 single-shot isotropic DWI, p.104 総論：Stejeskal-Tanner 信号値モデルの拡張から解析・表示まで, p.132 線維追跡2 確率的 tractography

時間 $t=0$ に原点に存在する物質が，ガウス分布に従って拡散するならば，この物質は時間 t において，楕円体によって示される領域内に存在することは直観的に理解できる．これは数学的には対称な2次のテンソルで表すことが可能である．すなわち，

$$\mathbf{D} = \begin{pmatrix} D_{xx} & D_{xy} & D_{xz} \\ D_{xy} & D_{yy} & D_{yz} \\ D_{xz} & D_{yz} & D_{zz} \end{pmatrix} \tag{1}$$

となる．このとき信号値 S との関係式は，

$$S = S_0 \exp(-b\mathbf{g}^T \mathbf{D} \mathbf{g}) \tag{2}$$

となる．ただし，S_0 は $b=0$ の画像信号値，$\mathbf{g}$ はMPG方向である．確率分布関数（p.65「拡散現象：理論的基礎」の(7)式）を，異方性を有しガウス分布に従って拡散する物質に対して3次元的に敷衍すれば，

$$p(\mathbf{r}|t) = \frac{1}{\sqrt{|\mathbf{D}|(4\pi t)^3}} \exp\left(\frac{-r^T \mathbf{D}^{-1} r}{4t}\right) \tag{3}$$

で表すことができる[1]．ここで r は観察座標系（この場合MRI撮像軸 x, y, z 軸）における原点に対する物質の座標である．$t=0$ の時 $\mathbf{r}=(0,0,0)$，時間 t においては $\mathbf{r}=(x,y,z)$ とする．時間 t において，等しい確率密度を表す座標群を求めるために仮に，

$$\frac{-r^T \mathbf{D}^{-1} r}{4t} = -\frac{1}{2}$$

とすると

$$(D_{yy}D_{zz}-D_{yz}^2)x^2 + (D_{xx}D_{zz}-D_{xz}^2)y^2 + (D_{xx}D_{yy}-D_{xy}^2)z^2$$
$$+ 2(D_{yz}D_{xz}-D_{xy}D_{zz})xy + 2(D_{xy}D_{xz}-D_{xx}D_{yz})yz + 2(D_{xy}D_{yz}-D_{xz}D_{yy})zx = 2|\overline{D}|t \tag{4}$$

と表すことができる．式(4)は楕円体を表しており，直観的な確率分布と一致する．正の実数の対称行列は固有方程式の3つの根によって決定される固有値 $\lambda_1, \lambda_2, \lambda_3$ を持ち，原点を変えずに直交座標軸 x-y-z 系を回転することにより，固有値を対角成分とする対角行列に変換することができる．さらに対角化されたテンソルが持つ直交座標軸 x'-y'-z' 系は，各々の固有値に対する固有ベクトルで表される．この事実を用いると対角化された拡散テンソルは(1)式から

$$\mathbf{D}' = \begin{pmatrix} \lambda_1 & 0 & 0 \\ 0 & \lambda_2 & 0 \\ 0 & 0 & \lambda_3 \end{pmatrix}$$

となり，さらに(1)および上式を比較すると，(4)式は次のように書き換えられる．

$$\left(\frac{x'}{\sqrt{2\lambda_1 t}}\right)^2 + \left(\frac{y'}{\sqrt{2\lambda_2 t}}\right)^2 + \left(\frac{z'}{\sqrt{2\lambda_3 t}}\right)^2 = 1 \tag{5}$$

(5)式からわかるように拡散テンソルの基本軸と拡散楕円体との交点は各固有値を用いて求められる二乗平均距離に一致する．実際の臨床においてMRIで測定される各ボクセルの拡散テンソルを求めても，それを視覚的あるいは数値的に表さなければ評価することができない．その手法として別項において記されるさまざまな表示法があるが，ここでは平均拡散能（mean diffusivity：MD）

と fractional anisotropy (FA) について述べる．

恒等行列を $\overline{E}$ とすると拡散テンソル $\mathbf{D}$ の固有方程式は，

$$|\alpha E - \mathbf{D}| = \begin{vmatrix} \alpha - D_{xx} & -D_{xy} & -D_{zx} \\ -D_{xy} & \alpha - D_{yy} & -D_{yz} \\ -D_{zx} & -D_{yz} & \alpha - D_{zz} \end{vmatrix} = (\alpha - \lambda_1)(\alpha - \lambda_2)(\alpha - \lambda_3)$$

で表される．ここで α の係数に注目すると，

$$I_1 = D_{xx} + D_{yy} + D_{zz} = \lambda_1 + \lambda_2 + \lambda_3$$

$$I_2 = \begin{vmatrix} D_{xx} & D_{xy} \\ D_{xy} & D_{yy} \end{vmatrix} + \begin{vmatrix} D_{yy} & D_{yz} \\ D_{yz} & D_{zz} \end{vmatrix} + \begin{vmatrix} D_{zz} & D_{zx} \\ D_{zx} & D_{xx} \end{vmatrix} = \lambda_1 \lambda_2 + \lambda_2 \lambda_3 + \lambda_3 \lambda_1$$

$$I_3 = \begin{vmatrix} D_{xx} & D_{xy} & D_{zx} \\ D_{xy} & D_{yy} & D_{yz} \\ D_{zx} & D_{yz} & D_{zz} \end{vmatrix} = \lambda_1 \lambda_2 \lambda_3$$

という関係式が導かれる．拡散テンソル $\mathbf{D}$ が，MRI 装置の観察座標系と対象物との位置関係に左右される値であるのに対し，固有値およびそれらから導かれる不変量 (tensor invariant : I_1, I_2, I_3) はボクセル固有の値であり，観察座標系に依存しない量である．いま，MRI の撮像座標軸 x 軸 (あるいは y, z 軸) のみに MPG を印加した場合，得られる ADC は (1) 式より D_{xx} (あるいはそれぞれ D_{yy}, D_{zz} のみ) で表されるが，それぞれを足し合わせれば，不変量 I_1 となり，観察座標によらない値，すなわち拡散異方性 (diffusion anisotropy) を反映しない量となるために，臨床上 MD 画像として汎用される．通常は少なくとも異なる 3 方向に MPG を印加した撮像を 3 回繰り返さなければ isotropic diffusion weighted image は求められないが，MPG の印加法を工夫することにより 1 回のスキャンで求める方法が報告されていることについてはすでに述べた通りである．

超急性期脳梗塞診断の際には生理的拡散異方性を排除し，細胞毒性浮腫 (cytotoxic edema) を生じている部位のみを画像化するために異方性を排除した isotropic diffusion image あるいは MD 画像がわかりやすい．

$$\mathrm{MD} = \frac{1}{3}(D_{xx} + D_{yy} + D_{zz}) = \frac{1}{3}(\lambda_1 + \lambda_2 + \lambda_3) = \frac{I_1}{3}$$

また，拡散異方性は白質線維連絡の統合性を表すと考えられるが，その大きさの表示法として代表的な指標は fractional anisotropy (FA) である[1]．

$$\mathrm{FA} = \sqrt{\frac{3}{2} \cdot \frac{\sum_{i=1}^{3}\left(\lambda_i - \frac{I_1}{3}\right)^2}{\sum_{i=1}^{3} \lambda_i^2}} = \sqrt{\frac{3}{2} \cdot \frac{\frac{2}{3}I_1^2 - 2I_2}{I_1^2 - 2I_2}}$$

これは等方性拡散からどれだけずれているかを指標化したもので，tensor invariant で表示することが可能である．その他に拡散異方性の大きさの表示法には relative anisotropy，volume ratio，$A\sigma$ などがあるが，いずれも tensor invariant で表記することが可能である．完全に等方性の場合には $\lambda_1 = \lambda_2 = \lambda_3 = I_1/3$，FA = 0 となる．また神経線維の方向の拡散がそれに垂直な方向の拡散に比べて，きわめて大きい場合には，$\lambda_1 \simeq I_1 \gg \lambda_2$, λ_1, FA $\simeq$ 1 となる．また，最近では各固有ベクトルにおける拡散変化をわかりやすく理解するために，axial diffusivity = λ_1 および radial diffusivity = $(\lambda_2 + \lambda_3)/2$ の指標も利用されるようになってきた．

参考文献

[1] Basser PJ: Inferring microstructural features and the physiological state of tissues from diffusion-weighted images. NMR Biomed 8: 333-344, 1995.

拡散尖度テンソル表現

(増谷佳孝)

関連項目 p.104 総論：Stejeskal-Tanner 信号値モデルの拡張から解析・表示まで，p.108 DKI 信号値モデル，p.112 拡散テンソル表現

● 概要

拡散テンソルが拡散係数の方位分布をテンソルで近似した表現，すなわち「拡散係数テンソル」であるのに対し，拡散尖度テンソルは文字通り拡散尖度の方位分布をテンソルにより表現する．拡散係数では2階のテンソルによる近似を行うのが一般的であるが，拡散尖度に対してはより複雑な方向分布を表現可能な4階のテンソルを使用することが提案されている[1]．ただし拡散尖度テンソルも拡散テンソルと同様，対称性を仮定しているところが共通している．4階の拡散尖度テンソルは2階のテンソルと異なり行列形式で表記できないが，ベクトル表記することで簡潔に表現できる．以下ではその計算方法について概説する．

● 計算方法

Stejeskal-Tanner の式を拡張した拡散尖度を含む拡散強調像の信号値モデルでは，単位ベクトル $\mathbf{g} = (g_x, g_y, g_z)^T$ で表される MPG 方向の信号値 $S(\mathbf{g})$ が，その方向の拡散係数 $D(\mathbf{g})$ および拡散尖度 $K(\mathbf{g})$ を用いて以下のように表現される．

$$S(\mathbf{g}) \cong S_0 \exp\left\{-bD(\mathbf{g}) + \frac{1}{6}b^2 D(\mathbf{g})^2 K(\mathbf{g})\right\} \tag{1}$$

これをテンソルによる近似表現により書き換える．まず，$D(\mathbf{g})$ を以下のように2階の拡散テンソル $\mathbf{D}$ と MPG の方向ベクトルの2次形式による近似で置き換える．

$$D(\mathbf{g}) \cong \mathbf{g}^T \mathbf{D} \mathbf{g} = \begin{pmatrix} g_x \\ g_y \\ g_z \end{pmatrix}^T \begin{pmatrix} D_{xx} & D_{xy} & D_{xz} \\ D_{xy} & D_{yy} & D_{yz} \\ D_{xz} & D_{yz} & D_{zz} \end{pmatrix} \begin{pmatrix} g_x \\ g_y \\ g_z \end{pmatrix} = \sum_{i \in x,y,z} \sum_{j \in x,y,z} g_i g_j D_{ij} \tag{2}$$

次に4階の拡散尖度テンソルの成分を W_{ijkl} とすると，$K(\mathbf{g})$ はその方向の拡散係数 $D(\mathbf{g})$ および拡散テンソルの対角成分の平均 $\overline{D} = (D_{xx} + D_{yy} + D_{zz})/3$ を使用して以下のように近似される．

$$K(\mathbf{g}) \cong \frac{\overline{D}^2}{D(\mathbf{g})^2} \sum_{i \in x,y,z} \sum_{j \in x,y,z} \sum_{k \in x,y,z} \sum_{l \in x,y,z} g_i g_j g_k g_l W_{ijkl} \tag{3}$$

このとき各テンソルは対称性を仮定しているため，拡散テンソルでは i と j を，拡散尖度テンソルでは i, j, k および l を入れ替えた成分は同じ値とする．例えば，前者では $D_{xy} = D_{yx}$，後者では $W_{xxxy} = W_{xxyx} = W_{xyxx} = W_{yxxx}$ である．この場合，独立な成分は拡散テンソルで6，拡散尖度テンソルで15であるため，これらをすべて決定するために必要な **MPG** の方向数は最少で15である．両テンソルの各成分である D_{ij} および W_{ijkl} を決定する実際の計算では，各 MPG 方向で $D(\mathbf{g})$ および $K(\mathbf{g})$ の値を計算してから計算するか，あるいは同時に数値計算で決定することも可能である[2,3]．以下では前者の方法を紹介する．

まず，各 MPG 方向で $D(\mathbf{g})$ および $K(\mathbf{g})$ の値を計算する．次に，MPG ベクトルの成分および両テンソルの各成分を用いた以下の4つのベクトルを考える．

$_2\mathbf{d} = (D_{xx} \ D_{yy} \ D_{zz} \ D_{xy} \ D_{yz} \ D_{zx})^T,$

$_2\mathbf{g} = (g_x g_x \ g_y g_y \ g_z g_z \ 2g_x g_y \ 2g_y g_z \ 2g_z g_x)^T,$

$_4\mathbf{w} = (W_{xxxx} \ W_{yyyy} \ W_{zzzz} \ W_{xxxy} \ W_{xxxz} \ W_{yyyx} \ W_{yyyz} \ W_{zzzx} \ W_{zzzy} \ W_{xxyy} \ W_{yyzz} \ W_{zzxx} \ W_{xxyz} \ W_{yyzx} \ W_{zzxy})^T,$

$_4\mathbf{g} = \begin{pmatrix} g_{400}{}^T & 4g_{310}{}^T & 6g_{220}{}^T & 12g_{211}{}^T \end{pmatrix}^T,$

但し，

$$\mathbf{g}_{400} = \begin{pmatrix} g_x g_x g_x g_x \\ g_y g_y g_y g_y \\ g_z g_z g_z g_z \end{pmatrix}, \quad \mathbf{g}_{310} = \begin{pmatrix} g_x g_x g_x g_y \\ g_x g_x g_x g_z \\ g_y g_y g_y g_x \\ g_y g_y g_y g_z \\ g_z g_z g_z g_x \\ g_z g_z g_z g_y \end{pmatrix}, \quad \mathbf{g}_{220} = \begin{pmatrix} g_x g_x g_y g_y \\ g_y g_y g_z g_z \\ g_z g_z g_x g_x \end{pmatrix}, \quad \mathbf{g}_{211} = \begin{pmatrix} g_x g_x g_y g_z \\ g_y g_y g_z g_x \\ g_z g_z g_x g_y \end{pmatrix} \quad (4)$$

これらのうち，$_2\mathbf{g}$ および $_4\mathbf{g}$ は設定した MPG の方向ベクトル $\mathbf{g}$ の成分により表現されるため既知であり，$_2\mathbf{d}$ および $_4\mathbf{w}$ が求めたい未知数を含むベクトルである．これらより $D(\mathbf{g})$ および $K(\mathbf{g})$ は以下のように表せられる．

$$D(\mathbf{g}) = {}_2\mathbf{g}^T {}_2\mathbf{d}, \quad K(\mathbf{g}) = \frac{\overline{D}^2}{D(\mathbf{g})^2}({}_4\mathbf{g}^T {}_4\mathbf{w}) \quad (5)$$

以上より，(1)式は以下のように書き換えられる．

$$S(\mathbf{g}) \cong S_0 \exp\left\{ -b({}_2\mathbf{g}^T {}_2\mathbf{d}) + \frac{1}{6} b^2 \overline{D}^2 ({}_4\mathbf{g}^T {}_4\mathbf{w}) \right\} \quad (6)$$

$N(\geq 15)$ 方向の MPG ベクトル $\mathbf{g}_1, \mathbf{g}_2, \cdots, \mathbf{g}_N$ に対してそれぞれ計算した拡散係数 $D_1, D_2, \cdots, D_N$ と拡散尖度 $K_1, K_2, \cdots, K_N$ が与えられたとき，式 (5) より以下の 2 つの線形方程式を得る．

$$\begin{pmatrix} {}_2\mathbf{g}_1^T \\ {}_2\mathbf{g}_2^T \\ \vdots \\ {}_2\mathbf{g}_N^T \end{pmatrix} {}_2\mathbf{d} = \begin{pmatrix} D_1 \\ D_2 \\ \vdots \\ D_N \end{pmatrix}, \quad \overline{D}^2 \begin{pmatrix} D_1^{-2} {}_4\mathbf{g}_1^T \\ D_2^{-2} {}_4\mathbf{g}_2^T \\ \vdots \\ D_N^{-2} {}_4\mathbf{g}_N^T \end{pmatrix} {}_4\mathbf{w} = \begin{pmatrix} K_1 \\ K_2 \\ \vdots \\ K_N \end{pmatrix} \quad (7)$$

これらをそれぞれ解くことで両テンソルの各成分は計算できる．このとき $_4\mathbf{w}$ の解を得るために拡散テンソルの対角成分の平均 $\overline{D}$ が必要であるため，拡散テンソルを先に計算しておく必要がある．

● 応用

拡散テンソルから得られる線維の走行方向に沿った拡散尖度 (axial または parallel kurtosis) $K_\parallel$ およびこれに垂直な方向の平均 (radial あるいは parpendicular kurtosis) $K_\perp$ がしばしば線維構造と関連付けられた拡散尖度の特徴として用いられる[4]．これらの値は，拡散テンソルおよび拡散尖度テンソルの決定後式 (3) において MPG 方向 $\mathbf{g}$ の代わりに線維方向を表す拡散テンソルの固有ベクトル $\mathbf{e}_1$ およびこれに垂直な固有ベクトル $\mathbf{e}_2$ および $\mathbf{e}_3$ を代入して以下のように簡易的に[†]計算できる．

$$K_\parallel = K(\mathbf{e}_1), \quad K_\perp = \frac{K(\mathbf{e}_2) + K(\mathbf{e}_3)}{2} \quad (8)$$

これより線維の走行との関連において拡散尖度を評価することが可能となる．例えば，脳の白質において $K_\parallel$ は $K_\perp$ に比べ低いことが知られている[4]．

現時点での臨床画像での経験で言えば，拡散強調像の画質にも依存するが，拡散尖度テンソルを安定して得るには 30 方向以上の MPG が必要であることが多い．また，各 MPG 方向における $D(\mathbf{g})$ が負になる場合など異常な値になるとテンソル計算にも悪影響を及ぼすため，上記の線形方程式に代入する前にその値を確認しておくことが必要である．

[†] $K_\perp$ に関しては式 (8) で示された $\mathbf{e}_1$ に垂直な 2 方向ではなく 3 方向を使用して計算する方法もあるが $\mathbf{e}_2$ および $\mathbf{e}_3$ 方向の固有値が一致した場合に計算不能となる問題がある[4]．

参考文献

1) Jensen JH, Helerm JA, Ramani A, et al: diffusional kurtosis imaging: the quantification of non-gaussian water diffusion by means of magnetic resonance imaging. Magn Reson Med 53: 1432-1440, 2005.
2) Lu H, Jensen JH, Ramani A, Helperm JA: Three-dimensional characterization of non-gaussian water diffusion in humans using diffusion kurtosis imaging. NMR Biomed 19: 236-247, 2006.
3) Veraart J, Van Hecke W, Sijbers J: Constrained maximum likelihood estimation of the diffusion kurtosis tensor using a Rician noise model. Magn Reson Med 66: 678-686, 2011.
4) Jensen JH, Helpern JA: MRI quantification of non-Gaussian water diffusion by kurtosis analysis. NMR Biomed 23: 698-710, 2010.

1D q-space

(疋島啓吾, 八木一夫)

関連項目 p.54 拡散テンソル以外の拡散解析：kurtosis, QSI など，p.104 総論：Stejskal-Tanner 信号値モデルの拡張から解析・表示まで，p.118 3D q-space および q-ball 解析

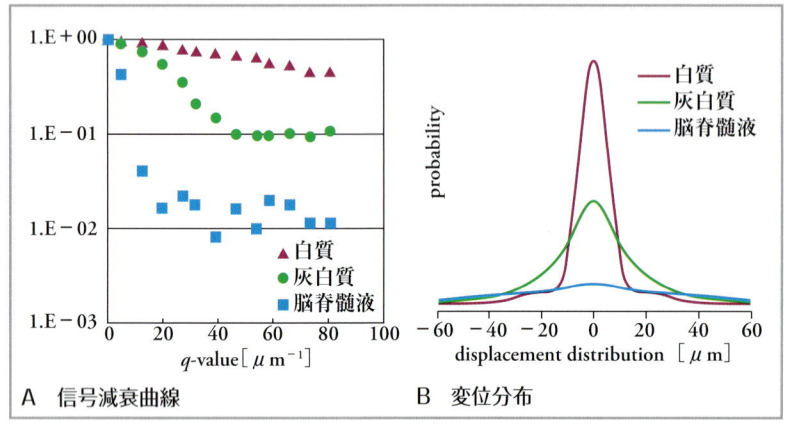

図1 脳内における q-space 信号減衰と変位分布
(EPI, TR/TE = 5000/136ms, b-value = 0～12000s/mm^2，実効拡散時間($\Delta - \delta/3$) = 45ms，加算回数 = 8)
脳脊髄液，白質，灰白質にそれぞれ ROI を設定し計測した信号減衰曲線(**A**)とフーリエ変換により得られた拡散変位分布(**B**)を示す．白質における変位分布は有髄神経により強く制限されるため脳脊髄液，灰白質部位と比較してピークが高く，幅の狭い分布が観測される．

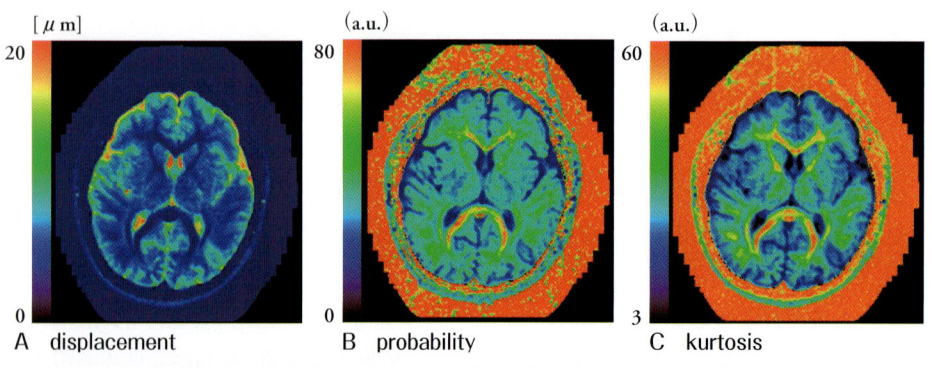

A 信号減衰曲線　　B 変位分布

図2 健常成人大脳の QSI 解析画像
EPI, TR/TE = 5000/136ms，b-value = 0～12000 s/mm^2，実効拡散時間($\Delta - \delta/3$) = 45ms，加算回数 = 8 により計測・解析した q-space 画像を示す．

A displacement　　B probability　　C kurtosis

displacement 画像(**A**)は，微細な構造領域において小さな値となり，構造サイズを反映する．probability 画像(**B**)は，水分子の変位がゼロになる割合であり，水分子が運動制限を受けるほど高い値を示す．kurtosis 画像(**C**)は，変位分布のガウス分布との逸脱度を示しており，白質のように制限拡散が強い構造ほど高い値を示す．

● q-space

　　拡散解析のひとつである q-space 法[1]は，Stejscal-Tanner のような数学的なモデルを用いずフーリエ変換によって直接に拡散変位量を導出する．そのため，ADC のように自由拡散を仮定した拡散量とは異なり，制限拡散を正確に捉えた変位量が得られるため構造サイズを推定可能である[2]．ここで，一方向の拡散変位計測（画像化）は，1D q-space (q-space imaging：QSI)，立体的に拡張した計測（画像化）は 3D q-space (diffusion spectrum imaging：DSI) とし，後者は次項で述べる．

● 数式的解釈

　　位置 r におけるスピンが一定時間 Δ 経過後 r' に変位する確率は $P_s(r|r', \Delta)$ とされる[1]．均一場の拡散で変位確率は Fick の法則に従いガウス分布を呈する．

　　MRI を用いて観測する信号は，ボクセル内のスピン信号であるため，位置 r におけるスピン密度 $\rho_s(r)$ と変位確率の積を関心領域内で積分した値：平均変位確率 $\overline{P_s}(r|r', \Delta)$ となる．

$$\overline{P_s}(r|r', \Delta) = \int \rho_s(r) P_s(r|r', \Delta) dr \tag{1}$$

MPG (q gradient) パルスの印加により，スピンの相対変位量に応じて位相変化が生じる．

そのため観測される信号 $\overline{E_\Delta}(q)$ は，スピンが，ある位置 r' まで変位したことにより生じる位相変調によって決まるため式 (1) を用いて次式のように表される．

$$\overline{E_\Delta}(q) = \int \overline{P_s}(r \mid r', \Delta) \exp[i2\pi q \cdot (r' - r)] dr' \quad (2)$$

スピンが r から r' に変位した大きさである変位量を R ($= r' - r$) とすると式 (2) は，

$$\overline{E_\Delta}(q) = \int \overline{P_s}(R, \Delta) \exp[i2\pi qR] dR \quad (3)$$

となり，式 (3) の形から，信号減衰曲線 $\overline{E_\Delta}(q)$ は平均変位確率 $\overline{P_s}(r \mid r', \Delta)$ を q について逆フーリエ変換することで与えられる．つまり，平均変位確率 $\overline{P_s}(R, \Delta)$ は，実測可能である信号減衰曲線 $\overline{E_\Delta}(q)$ を次式のように q についてフーリエ変換して取得可能である．

$$\overline{P_s}(R, \Delta) = \int \overline{E_\Delta}(q) \exp[-i2\pi R] dq \quad (4)$$

● 計測法

QSI は，DWI シーケンスの拡散時間を固定し MPG 強度を段階的に増加させて計測する．ここで，MPG パラメータ (強度 g, 印加時間 δ) と磁気回転比 γ から計算される q-value ($= (2\pi)^{-1} \gamma g \delta$ [1/mm]) を横軸に，計測値を縦軸に plot した座標が q-space である (図 1-A)．適用する最大 q-value を上げることで拡散分解能は高くなり，その数値は q の逆数 ($1/q_{max}$) として計算される．例えば，実験機による強力な MPG を用いた標本計測では，500 [1/mm] といった大きな q-value を利用でき，有髄神経の軸索内径レベル (2 μm 程度) まで分解能を高められる．しかし，臨床機の傾斜磁場性能は FDA の規定以下に制限される．そのため印加時間 δ を延長し大きな q-value を利用する．それでも q-value は 80 [1/mm] 程度 (b-value 換算 12000 [s/mm^2]) が適用可能な条件であり，その分解能は 12 μm となる．分解能を高める方法として，k-space の zero-filling と同様，q-space にゼロを外挿する，または減衰曲線の近似式から外挿する方法が用いられる．しかし，zero-filling の場合，最大減衰値からゼロへの信号の差が大きいとフーリエ変換後の分布に Gibbs artifact を生じる．また，近似曲線により外挿する場合は，数式モデルを仮定するため，その近似パラメータの解釈に議論の余地がある．QSI はこれらの問題点を考慮しつつ実施する必要がある．

● 解析画像

拡散変位分布は，以下に定義する displacement, max probability, kurtosis の 3 種類の量で特徴付けられる．

① displacement は，変位分布の二乗平均平方根として，半値幅に 0.425 を乗じた値を用いた拡散の平均変位量 (average displacement) とする．この値は，構造サイズが小さい，または拡散能が低い場合に小さな値を取り，構造サイズを反映する．

② max probability は，変位分布の最大値とする．これは，拡散変位量がゼロとなる水分子の割合 (zero-displacement probability) であり，移動して同じ位置に戻る場合も含まれる．そのため，構造が小さい場合，または拡散能が低い場合に大きな値を取る．

③ kurtosis は，拡散変位分布がそのゼロ点にどれだけ集中しているかを 4 次モーメントから計算する．その値は，拡散変位がガウス分布 (自由拡散) の場合に "3" となり，急尖分布 (制限拡散の場合) は大きな値，緩尖分布は小さい値を取る．

現在，微細構造変化の検出に上記パラメータを用いた臨床展開が検討されている．1.5T による QSI では，多発性硬化症においては，通常の MRI では異常が認められない normal appearing white matter (NAWM) の変化を displacement の上昇として明瞭に捉えられている[2]．QSI の短所であった長い検査時間も 3T の高磁場 MRI への実装により 10 分以内の検査が可能となり，臨床検査法としての実現性が高まる．

参考文献

1) Callaghan PT, Coy A, MacGowan D, et al: Diffraction-like effects in NMR diffusion studies of fluids in porous solids. Nature 351: 467-469, 1991.
2) Cohen Y, Assaf Y: High b-value q-space analyzed diffusion-weighted MRS and MRI in neuronal tissues-a technical review. NMR Biomed 15: 516-542, 2002.

3D q-space および q-ball 解析

(増谷佳孝)

関連項目 p.116 1D q-space

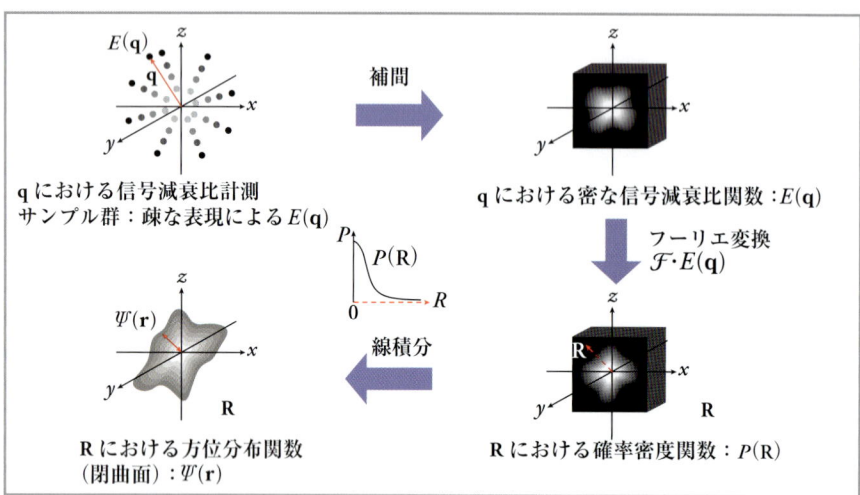

図1 3D Q-Space Imaging (Diffusion Spectrum Imaging) の概要

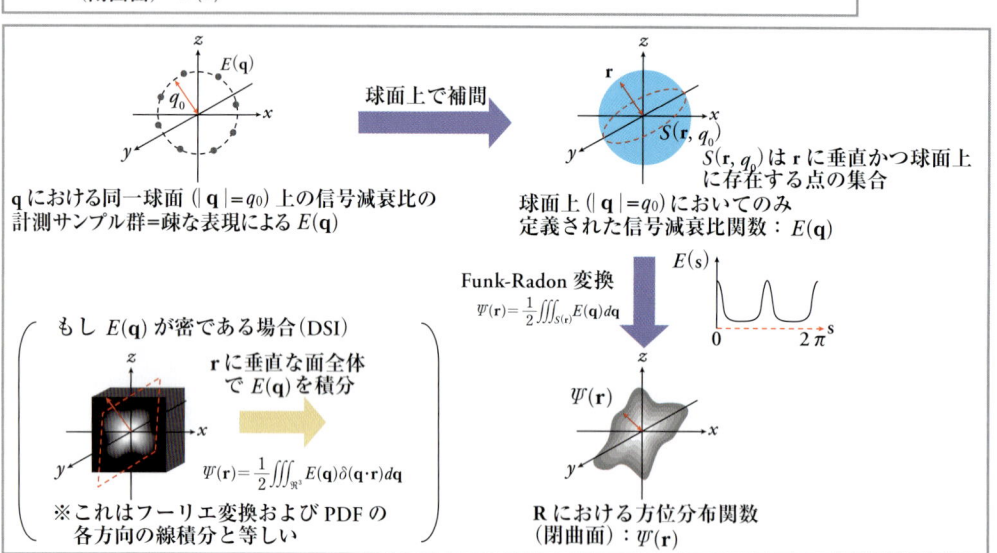

図2 Q-Ball Imaging の概要

　前項(p.118)で述べた1次元の q-space イメージングは1次元の拡散現象を対象としており，特定の方向に依存した拡散を評価することができるが，拡散異方性を含め3次元的な評価を行うにはこれを拡張して3次元の q 空間で議論する必要がある．

　まず，ある MPG 方向に関する1次元の信号減衰比 E は，変位後の分子の確率密度関数 (probability density function：PDF) P を用いて以下のように表せられた．

$$E(q) = \frac{S(q)}{S_0} = \int P(R)\exp(i2\pi qR)dR$$

但し，S および S_0 は信号値，および b 値（q 値）が0の場合のベースライン信号値，R は変位量である．すなわち，PDF の逆フーリエ変換をしたものが信号減衰比である．この式を3次元に拡張すると，q 空間において MPG の方向と同じ向きを持ち，大きさが q であるベクトル $\mathbf{q}$ と3次元の空間での変位後の位置を表すベクトル $\mathbf{R}$ を使用して以下のようになる．

$$E(\mathbf{q}) = \frac{S(\mathbf{q})}{S_0} = \iiint_{\Re^3} P(\mathbf{R})\exp(i2\pi\mathbf{q}\cdot\mathbf{R})d\mathbf{R}$$

ここでも3次元位置 $\mathbf{R}$ の関数である PDF の逆フーリエ変換が3次元 q 空間の位置 $\mathbf{q}$ における信号減衰比となる（図1）．3次元 PDF は，有限の大きさのボクセル内の複数のスピンの平均の観測結果に基づくものとして ensemble average propagator (EAP)[1] と呼ばれることがある．

3次元の QSI は diffusion spectrum imaging (DSI)[2] と呼ばれ，多数の b 値および多方向の MPG 方向を使用して3次元 q 空間でのサンプリングを密にし，詳細な3次元 PDF を得ることを目的とする．3次元 PDF は1次元の QSI とは異なり，そのままでは有用なパラメータを取得するのは難しいが，拡散異方性に関する豊富な情報を持つため，線維構造の推定に使用されることが多い．線維構造の推定のひとつとして挙げられる複数の走行方向の推定には，PDF を q 空間における各方向に沿って積分することで得られる方位分布関数 (orientation distribution function：ODF) を使用することが多い（図1）．ODF は線維の存在確率が高いほど原点（変位が0）からの距離が遠くなるような閉曲面として表現することができる．すなわち，閉曲面の尖った方向（径の極大）に線維が分布している確率が高いような閉曲面である．ODF による線維走行の方向推定は DTI のような単純なモデルに基づいておらず，交叉がある場合でも複数の線維方向に閉曲面のピークが現れることにより交叉した各方向の推定が可能となる．実際には交叉の混合比やノイズによりピークの検出能が影響されるため，より頑健な線維方向の推定を行うことを目的として ADC プロファイルと同様に球面調和関数[3] などで解析することが多い．

DSI の欠点は数百を超える多種類の $\mathbf{q}$ による撮像が必要なこと，すなわちそれぞれ複数の MPG 方向と b 値を組み合わせた撮像の繰り返しによる撮像時間の大幅な延長である．これを克服するために提案されたのが，q-ball imaging (QBI)[4] である．多方向の MPG ながら単一の b 値を用いることで撮像時間を大幅に減らし，かつ線維交叉などの複雑な構造に対応できる手法である．単一の q 値での複数 MPG 方向の撮像では，q 空間において信号減衰比 E が同一半径の球面上に存在し，この球が q-ball である（図2）．この球面上での E の分布を Funk-Radon 変換することにより ODF を近似的に求めるのが QBI の基本原理である．以下に概略を述べる．

まず，3次元の PDF より ODF を求める場合，ODF の $\mathbf{r}$ 方向の値を $\Psi(\mathbf{r})$ とすると以下の式が成り立つ[5]．

$$\Psi(\mathbf{r}) = \int_0^\infty P(R\mathbf{r})dR = \frac{1}{2}\int_{-\infty}^\infty \left\{\iiint_{\Re^3} E(\mathbf{q})\exp(-2\pi i\mathbf{q}\cdot R\mathbf{r})d\mathbf{q}\right\}dR = \frac{1}{2}\iiint_{\Re^3} E(\mathbf{q})\delta(\mathbf{q}\cdot\mathbf{r})d\mathbf{q}$$

$\mathbf{q}$ ベクトルと $\mathbf{r}$ ベクトルの内積によるデルタ関数に注目すると，これは q 空間において $\mathbf{r}$ に垂直かつ原点を通る面で E の積分を行うことと同一である．すなわち図2のように q 空間での $\mathbf{r}$ 方向に垂直な全平面での面積分を，同平面と q-ball の交差である円上での線積分に置き換えるのが QBI の本質である．このとき，使用する q 値を q_0 とすると QBI による ODF は以下のように近似される．

$$\Psi(\mathbf{r}) = \frac{1}{2}\iiint_{\Re^3} E(\mathbf{q})\delta(\mathbf{q}\cdot\mathbf{r})d\mathbf{q} \propto \iiint_{\Re^3} E(\mathbf{q})\delta(\mathbf{q}\cdot\mathbf{r})\delta(|\mathbf{q}|-q_0)d\mathbf{q} = \oint_{S(\mathbf{r},q_0)} E(\mathbf{q})d\mathbf{q}$$

但し，$S(\mathbf{r}, q_0)$ は q 空間における $\mathbf{r}$ に垂直で半径が q_0 の円周である．これを $\mathbf{r}$ の全方向について行い，球面上で定義された信号減衰比の関数が，同じく球面上で定義される ODF に変換される．これは Funk-Radon 変換と呼ばれる．

QBI による近似 ODF は交叉を含む脳白質線維束のような比較的単純な構造での拡散ではよく成立することが確認されている．QBI で得られた ODF でも DSI と同様に複数の線維方向の推定が可能であり，tractography に応用される．

参考文献

1) Tuch DS: Diffusion MRI of complex tissue structure. Harvard University, 2002.
2) Wedeen VJ, Wang RP, Schmahmann JD, et al: Diffusion spectrum magnetic resonance imaging (DSI) tractography of crossing fibers. Neuroimage 41: 1267-1277, 2008.
3) Descoteaux M, Angelino E, Fitzgibbons S, Deriche R: Apparent diffusion coefficients from high angular resolution diffusion imaging: estimation and applications. Magn Reson Med 56: 395-410, 2006.
4) Tuch DS: Q-ball imaging. Magn Reson Med 52: 1358-1372, 2004.
5) Antonio Tristán-Vega, Santiago Aja-Fernández, and Carl-Fredrik Westin, On the Blurring of the Funk–Radon Transform in Q-Ball Imaging, proc. MICCAI 2009, Part II, LNCS 5762, p.415-422, 2009.

その他のモデル・モデルのフィッティングについて

(増谷佳孝)

関連項目 p.104 総論：Stejeskal-Tanner 信号値モデルの拡張から解析・表示まで，p.132 線維追跡2 確率的 tractography

$\exp(-bd)$ $+$ $\exp\{-bd(\mathbf{g}^T\mathbf{R}_1\mathbf{AR}_1^T\mathbf{g})\}$ $+$ ----- $+$ $\exp\{-bd(\mathbf{g}^T\mathbf{R}_N\mathbf{AR}_N^T\mathbf{g})\}$

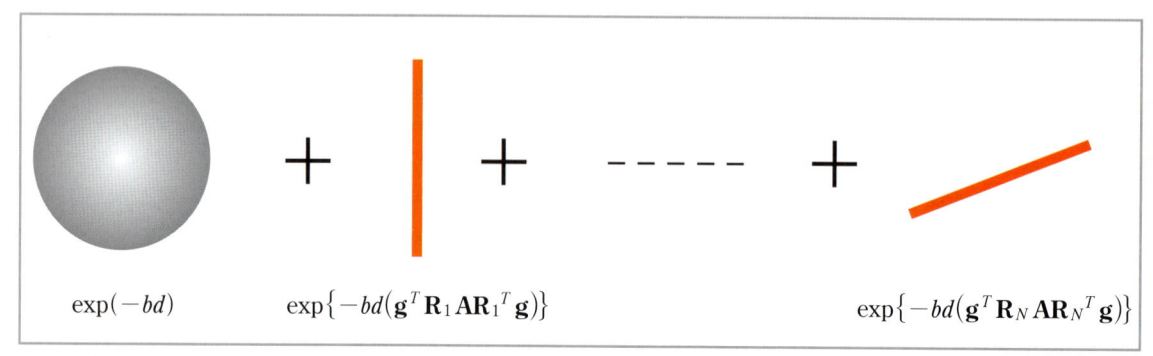

図1　ボール・アンド・スティックモデル

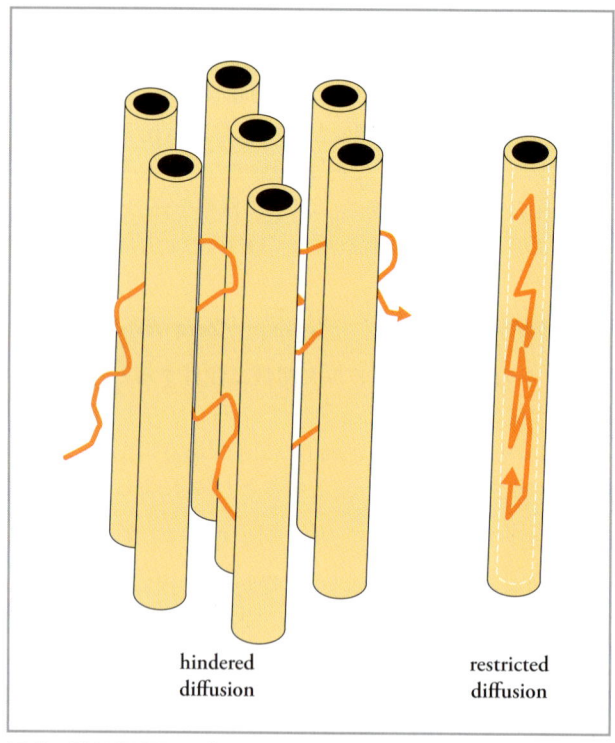

hindered diffusion　　restricted diffusion

図2　CHARMED における2種の拡散

● その他のモデル

これまでに紹介された DTI，DKTI，DSI，QBI は拡散異方性を考慮した解析のモデルおよび手法である．それぞれ制約はあるものの，拡散の記述に関してさまざまな構造に対応可能な一般性が考慮されている．一方，拡散 MRI の計測信号値群が線維束などの幾何構造の存在を反映していることを前提としたモデルが提案されている．現在のところ，対象とする構造に対して撮像の空間解像度が低いため構造の正確な決定には限界があるが，交叉線維や軸索径の推定に応用されている．以下に 2 つの例を示す．

(1) ボール・アンド・スティック (Ball and Stick) モデル [1]

ボール・アンド・スティックモデルは，確率的 tractography (p.132) で用いられる．このモデルでは，画像信号値 S と b 値が 0 の場合のベースライン信号値 S_0 の比である減衰比 E が以下のような式で表される．

$$E = \frac{S(b)}{S_0} = \left(1 - \sum_{j=1}^{N} f_j\right) \exp(-bd) + \sum_{j=1}^{N} f_j \exp\left\{-bd(\mathbf{g}^T \mathbf{R}_j \mathbf{A} \mathbf{R}_j^T \mathbf{g})\right\}$$

2 つの項のうち，前半が等方性拡散成分（ボール）であり，後半が複数方向の異方性拡散成分（スティック）の重みづけ和である（図 1）．このモデルでは，等方的な拡散成分の拡散係数と各スティックの方向（線維の走行方向に相当）の拡散係数は等しい値 d をとると仮定している．f_j はそれぞれ複数の各スティックによる拡散成分の混合比である．各スティックが呈する拡散テンソルを正規化したものが $\mathbf{A}$ であり，その方向を決定する回転行列が $\mathbf{R}$ である．$\mathbf{A}$ は以下のように拡散係数 d を除き，正規化かつ対角化された拡散テンソルである．

$$\mathbf{A} = \begin{pmatrix} 1 & 0 & 0 \\ 0 & 0 & 0 \\ 0 & 0 & 0 \end{pmatrix}$$

すなわち線維の走行方向に垂直な方向には拡散をしない，極端に異方性が高い拡散テンソルと考えることができる．このモデルの未知数はスティックの方向数 N に応じて，各スティックの混合比が N，回転行列のための方向定義に $2N$，および拡散係数 d のために 1 つ，ベースライン信号値のために 1 つで合計 $3N+2$ のパラメータを決定する問題となる．一般的には，回転行列は姿勢を決定するために 3 つのパラメータが必要であるが，テンソル $\mathbf{A}$ において線維方向に垂直な成分は 0 であるため，方向決定するためのパラメータは 2 つでよい．ただし，このモデルは後述の確率的 tractography のように確率的に拡散構造を推定することを目的としているため，非常に単純化されたものであることに注意が必要である．

(2) CHARMED (Composite hindered and restricted model of diffusion) [2]

ボール・アンド・スティックモデルと同様，異なる性質を持つ成分の線形和に基づくモデルとして CHARMED が挙げられる．このモデルでは，拡散が阻害拡散 (hindered diffusion) と制限拡散 (restricted diffusion) の混合からなるとする．これは，図 2 に示すようにチューブ状の構造物の隙間が阻害拡散，チューブ内を制限拡散と定義したモデルであり，これらの混合により信号減衰が構成されるよう，以下の式により表現できる．

$$E(\mathbf{q}) = \sum_{i=1}^{N} f_h{}^i \cdot E_h{}^i(\mathbf{q}) + \sum_{j=1}^{N} f_r{}^j \cdot E_r{}^j(\mathbf{q})$$

$\mathbf{q}$ は MPG の方向を含めて q 値をベクトル化したものである．このモデルは，阻害拡散による信号減衰 E_h と制限拡散による信号減衰 E_r の重みつき線形和であり，前者は低 b 値により，後者は高 b 値により推定される．E_h および E_r の各成分とも，交叉線維など異なる複数方向のチューブの内外からの信号が混合していると考え，それぞれ各線維方向に対応した拡散テンソルモデルを使用する．ただし，両者とも線維方向に垂直な拡散成分は均一であると仮定し，両者のテンソルの主方向を一致させるような制約を与える場合がある．一般に，阻害拡散は全体で 1 つの拡散テンソルモデルによる表現で十分であり $M=1$ とすることが多い．このモデルは M と N の数に応じて精緻な拡散構造の推定が可能となるが，パラメータ数が多くなると実際の計算は容易ではない．したがって，撮影時の MPG 設定によって線維の走行に垂直な成分のみを計測し，単純化したモデルのパラメータ推定を行う AxCaliber[3] が提案され，軸索の径の推定などに応用されている．

● モデルとパラメータフィッティング

QSI，DSI や QBI など一部の手法を除き，拡散 MRI の解析では上記の 2 つのモデルのように目的に応じた信号値モデルを採用し，計測された画像信号値群と b 値，MPG 方向などの撮影の設定条件の定数からモデルパラメータの推定を行う．一般に，この処理はフィッティング（あてはめ）と呼ばれ，モデルパラメータを変数として実際の計測信号値との誤差を表現した関数（誤差関数，目的関数，評価関数などと呼ばれる）を最小化する最適化問題として定義される[4]．広義にはモデルパラメータの数と計測した信号値の数から誤差なく一意にパラメータが決定される場合や計測が少なく一意に解を決定できないものを含むが，雑音の影響を非常に受けやすい．よって一般的にはモデルパラメータに対して多めの計測を行い，誤差関数の最小化によってフィッティングを行うことが多い．

単純な例では，「拡散尖度テンソル表現」（p.114）で挙げた拡散テンソルおよび拡散尖度テンソルのパラメータ決定である．これらの場合，線形方程式として表され，逆行列の計算によって二乗誤差が最小化されるような解を解析的に求めることができる．一方，本項で挙げたようなモデルでは非線形の問題となり，数値解法を使用する．その代表的なものとしては，最急降下法（steepest gradient descent），改良 Powell 法，Levenberg-Marquardt 法などが挙げられるが，モデルパラメー

タの初期値を適当に決定したのち，誤差関数を小さくするよう関数の微分（勾配やヘッセ行列）に基づきモデルパラメータの改善を繰り返す．これらの数値解法は，Numerical Recipes[5]によるサンプルコードの他，MATLAB や Mathematica など科学技術計算のソフトウェアパッケージやツールボックスに組み込まれており，一からプログラミングする必要はない．ただし，「DKI の信号値モデル」（p.108）で述べたように一見，非線形の問題であっても誤差関数の設定やパラメータ変換を適切に行うことによって，線形解法や誤差関数の停留条件より解析的にフィッティングが可能となる場合もある．数値解法を用いず，解析的にフィッティングを行うことの利点は，初期値の設定の必要がないこと，反復による計算コストが不要となることが挙げられ，結果として高速な計算が実現される点である．

近年の傾向としては，誤差関数に対してモデルと計測値の誤差だけでなく，近傍との平滑性を目的としたトータルバリエーション[6]や圧縮センシングにおける L1 ノルム[7]などの正則化項を導入して推定の頑健性向上を図る方法が提案されている．パラメータ推定における正則化項の導入は計算コストを増すが，GPU（graphical processing unit）などによる並列処理を用いることにより大幅な高速化が可能であり，今後の発展が期待される．

参考文献

1) Behrens TE, Woolrich, MW, Jenkinson M, et al: Characterization and propagation of uncertainty in diffusion-weighted MR imaging. Magn Reson Med 50: 1077-1088, 2003.
2) Assaf Y, Basser PJ: Composite hindered and restricted model of diffusion (CHARMED) MR imaging of the human brain. Neuroimage 27: 48-58, 2005.
3) Assaf Y, Blumenfeld-Katzir T, Yovel Y, Basser PJ: AxCaliber: a method for measuring axon diameter distribution from diffusion MRI. Magn Reson Med 59: 1347-1354, 2008.
4) 金谷健一：これなら分かる最適化数学—基礎原理から計算手法まで．共立出版，2005.
5) William H. Press, Saul A. Teukolsky, William T. Vetterling, Brian P. Flannery: Numerical Recipes 3rd Edition: The Art of Scientific Computing. Cambridge University Press, 2007.
6) Coulon O, Alexander DC, Arridge S: Diffusion tensor magnetic resonance image regularization. Med Img Anal 8: 47?67, 2004.
7) Landman, BA, Bogovic, JA, Wan H, et al: Resolution of crossing fibers with constrained compressed sensing using diffusion tensor MRI. Neuroimage 59: 2175-2186, 2012.

画像表示

(増谷佳孝)

関連項目 p.108 DKI 信号値モデル, p.112 拡散テンソル表現, p.114 拡散尖度テンソル表現, p.126 3D シンボル表示

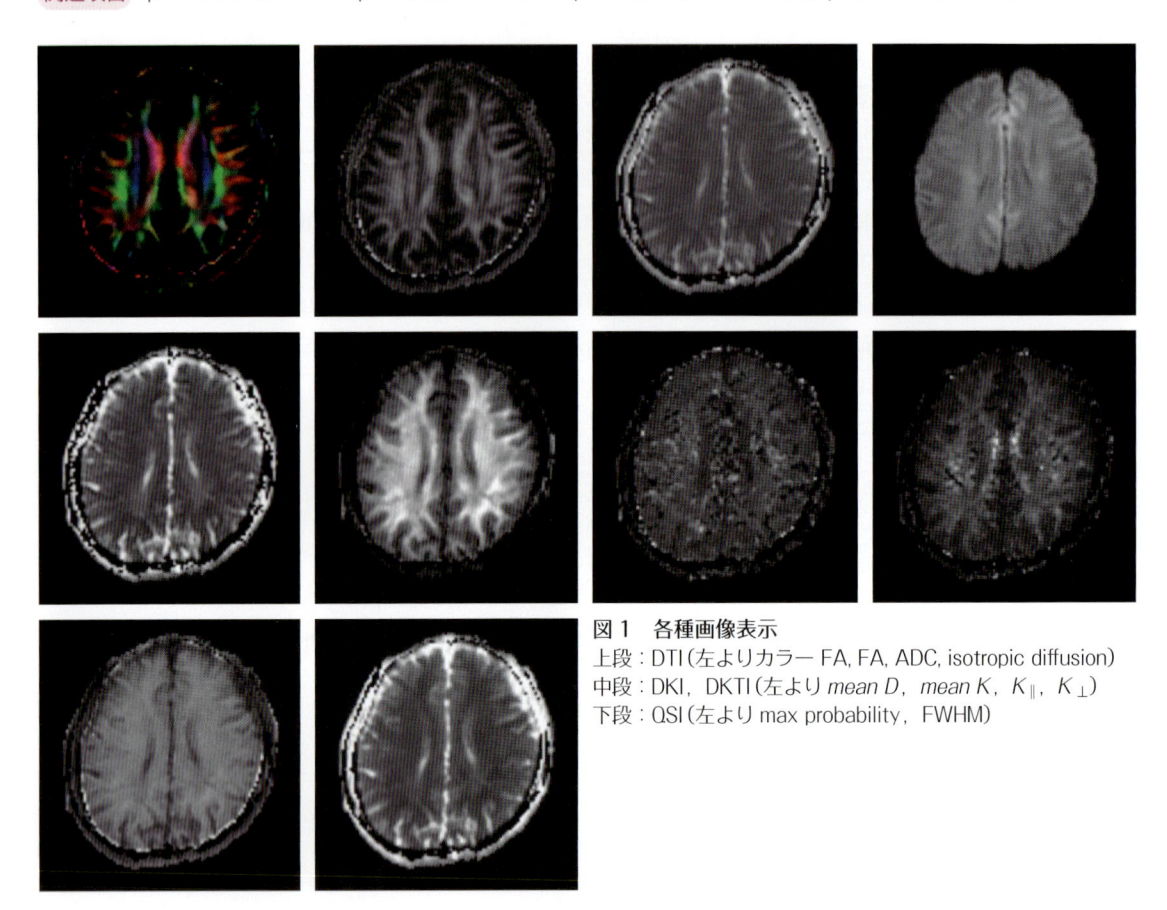

図1　各種画像表示
上段：DTI（左よりカラー FA, FA, ADC, isotropic diffusion）
中段：DKI, DKTI（左より mean D, mean K, $K_\parallel$, $K_\perp$）
下段：QSI（左より max probability, FWHM）

表　各種拡散 MRI のモデルと表示される情報

拡散 MRI の信号値モデル	表示される情報
DTI	ADC, FA, カラー FA など
DKI, DKTI	K, mean K, $K_\parallel$, $K_\perp$ など
QSI	最大確率, 半値全幅
bi-exponential model	ADC × 2, 混合比率

本項で述べる画像表示とは DTI，DKI，QSI などの拡散 MRI のモデルより得られるパラメータの数値を，解像度および座標系が原画像と同一の画像として表示するものであり，表示される情報に応じて「〜マップ」と呼ばれることもある．複数の MPG 方向の拡散強調像の信号値の情報はそのままではわかりにくいが，モデルおよびそのパラメータにより直観的にわかりやすい情報に変換して表示するのが目的である．3 次元コンピュータグラフィックスの環境を必要とする線維追跡による tractography（後述）などと比較して通常の画像ビューワでそのまま観察できる利点がある．

DTI では拡散異方性を示す FA やテンソル固有値の平均である ADC の他，DKI および DKTI では各方向の拡散係数 D，拡散尖度 K の各 MPG 方向の値や全方向の平均値（mean D, mean K），あるいは拡散テンソルによって推定された線維方向およびこれに垂直な方向の K 値など，また QSI では PDF の最大確率（max probability）や半値全幅（full width half maximum：FWHM）などが対象となる．表にこれらの代表的なものをまとめる．

上記で挙げた多くの表示法は，表示する対象が単一の量すなわちスカラーであるため，そのまま濃淡（グレースケール）画像とて，あるいは PET 画像のようにカラールックアップテーブルを利用して疑似カラー画像として表示することが多い．一方，以下で紹介するカラー FA マップ（あるいは単に「カラーマップ」と呼ばれる）はベクトル情報を色で表現したものである．

DTI における拡散テンソルの第一固有ベクトルを $\mathbf{e}_1 = (x_1 y_1 z_1)^{\mathrm{T}}$，（ただし $|\mathbf{e}_1| = 1$）固有値より計算される拡散異方性の値を FA とする．このとき，一般的な各色成分が 8 ビット深度の符号なし整数で表現される場合，カラー FA マップの画素の各色成分 (R, G, B) の値は以下のようになる．

$$\begin{pmatrix} R \\ G \\ B \end{pmatrix} = 255 \times FA \times \begin{pmatrix} |x_1| \\ |y_1| \\ |z_1| \end{pmatrix}$$

患者の左右方向を x，前後方向を y，上下方向を z とすると，例えば脳梁付近の神経線維は赤く，上下に走行する錘体路の神経線維は青く表示される（図 1）．この線維方向のベクトル成分による色づけ手法は，後述の 3D シンボル表示や tractography でも使用される拡散 MRI の標準的な手法である．

カラー FA マップで留意すべきは，カラー FA マップの色が同じだからといって線維の走行が同じ方向とは限らない点である．すなわち $(+1/\sqrt{2}, +1/\sqrt{2}, 0)$ と $(+1/\sqrt{2}, -1/\sqrt{2}, 0)$ の 2 つの方向は，同色（黄色）で表示される．同色であっても，FA 値の高い部分の形状や解剖学的な前駆知識を頼りにどちらの方向であるかを判断できることが多いが，病変周辺など正常とは異なる構造などを観察する際は注意が必要である．

3D シンボル表示
テンソル楕円体，ADC プロファイル，ODF プロファイルなども含め

(増谷佳孝)

関連項目 p.124 画像表示，p.128 線維追跡 1 決定(論)的 tractography，p.132 線維追跡 2 確率的 tractography，p.134 線維追跡 3 その他の手法：global tractography など

A：テンソルの異方性による色づけ　　B：テンソルの最大固有値方向による色づけ

図 1　脳梁膨大部付近のテンソル楕円体表示（T1 強調像の上に重畳）

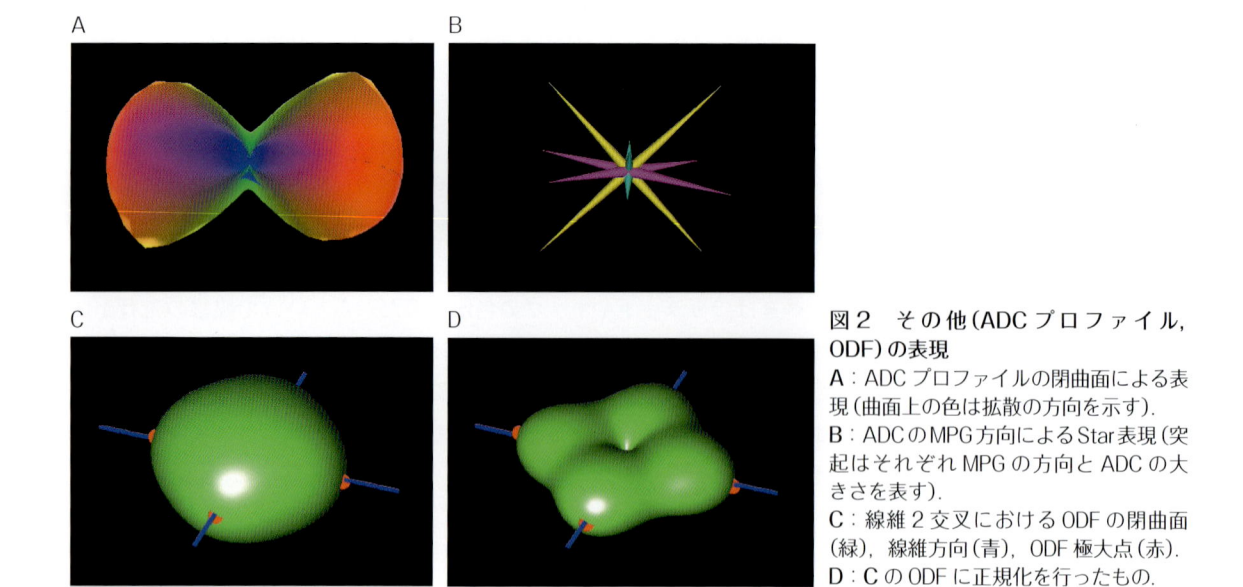

図 2　その他（ADC プロファイル，ODF）の表現
A：ADC プロファイルの閉曲面による表現（曲面上の色は拡散の方向を示す）．
B：ADC の MPG 方向による Star 表現（突起はそれぞれ MPG の方向と ADC の大きさを表す）．
C：線維 2 交叉における ODF の閉曲面（緑），線維方向（青），ODF 極大点（赤）．
D：C の ODF に正規化を行ったもの．

● オブジェクト

　この表示法では，各ボクセルの位置での拡散 MRI の画像信号より得られた情報が 3 次元コンピュータグラフィクスのオブジェクトに変換して表示する．拡散異方性や線維の走行方向などの 3 次元の幾何情報を直観的にわかりやすく表示するため，球，楕円体，スティック，ボックスなどの

表　3Dシンボルによる表示

基づく信号モデル	表示形状	その他
DTI, DKTI	ADC プロファイル（閉曲面） 拡散テンソル楕円体	・異方性による色づけ
HARDI	ADC プロファイル（閉曲面） Star 表示	・異方性による色づけ ・拡散の方向による色づけ
DSI, QBI	ADC プロファイル（閉曲面） PDF 等値面，ODF（閉曲面）	・径の正規化による強調など ・ODF の極大方向をスティック状のオブジェクトで表示
ボール・アンド・スティックモデル	ボール（球）およびスティックのオブジェクト	
CHARMED	阻害拡散と制限拡散の各成分に対応した拡散テンソル楕円体	・各成分の数に応じて個別表示あるいは同時表示

オブジェクト，あるいはそれらを組み合わせて表示する．これらの表示オブジェクトは，プリミティブ（基本形状），シンボル，あるいはグリフなどと呼ばれる．また，形状だけでは表せないさまざまな情報を色に変換してオブジェクトに付加したり，スライス画像を同時に表示したりなどもしばしば行われる．

　最もわかりやすい例はDTIにおける拡散係数のテンソル楕円体である（p.112「拡散テンソル表現」を参照）．図1のように各ボクセルの位置での拡散テンソルに基づき楕円体を配置して表示することで，おおよその線維の走行方向が観察できる．図1-Aの例では，拡散テンソルの固有値に基づき色をつけることで，その場所での拡散異方性も同時に可視化している．実際の色成分は，拡散テンソルの固有値を $\lambda_1, \lambda_2, \lambda_3$ （ $\lambda_1 \geq \lambda_2 \geq \lambda_3$ ）として，$(R, G, B) = (1.0, \lambda_2/\lambda_1, \lambda_3/\lambda_1)$ である．この色づけ法では，異方性が高い場合，彩度の高い赤が細長いテンソルに付加される．また，異方性が低い場合，交叉線維部などのパンケーキ形状のテンソルでは黄色，病変付近で線維の方向がほぼ単一の俵形状のテンソルに対しては彩度の低い赤（桃色）となり，脳脊髄液（CSF）などの等方的な拡散を示す場合は白となる．その他の色づけの方法としては，画像表示のカラーFAと同様に，最大固有値に対応する固有ベクトルの成分 (x_1, y_1, z_1) を使用して色成分を $(R, G, B) = (|x_1|, |y_1|, |z_1|)$ とする表示法がしばしば用いられる（図1-B）．この方向ベクトルの成分による色付けは拡散MRIにおいて標準的な方法となっており，1つの閉曲面内で塗り分ける場合にも用いられる（図2-A）．

　DTI以外では，HARDIにおける拡散係数の方向分布（ADCプロファイル）やDSIやQBIより得られる線維の存在確率を反映したODFを閉曲面で表示することが多い．これらの閉曲面は，その径を最大径，最小径により正規化して線維方向である凸部分を強調したり，推定した線維方向をスティック状の物体で表現したりなどの工夫がしばしば行われる（図2-C，D）．これらの信号・解析モデルに対応した表示法の概略を表にまとめる．

　表示される物体は，すべて各ボクセル位置で得られる拡散の情報を反映したものとなっており，言い換えれば表示される情報は各ボクセル位置で独立である．一方，次項以降で述べるtractographyでは，周辺の情報に依存した関係を含め構成される線維束構造を3次元物体により表示する点が異なる．各ボクセル位置で独立した表示を行う場合，線維構造など周辺との連続性の推定は観察者が行うことになるが，交叉部などを含め自動的な線維追跡アルゴリズムによる正確な追跡が困難な部位では，線維構造を推定するための「生」の情報として観察することで有用である．

線維追跡1　決定（論）的 tractography

(増谷佳孝)

関連項目　p.132 線維追跡2　確率的 tractography，p.134 線維追跡3　その他の手法：global tractography など

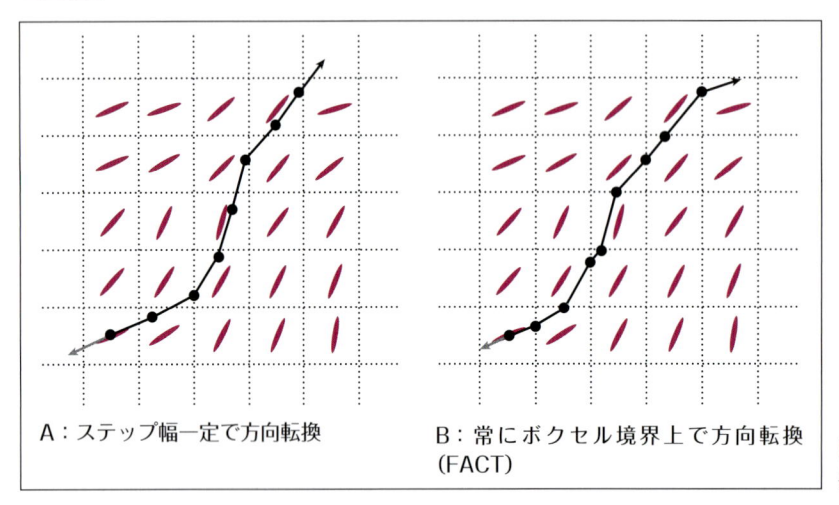

A：ステップ幅一定で方向転換　　B：常にボクセル境界上で方向転換（FACT）

図1　線維追跡における方向転換の2方法

表　DTIにおける線維追跡アルゴリズムの差異

アルゴリズム	F(X_i) 構成要素	e_1(X_{i-1})の利用	D(X_i)の補間	ε
Basser [2)5)]	e_1(X_i), e_1(X_{i-1})	Runge-Kutta	線形	一定
Mori [3)4)]（FACT）	e_1(X_i)	なし	最近傍	可変
Conturo [6)]	e_1(X_i)	なし	線形	一定
Weinstein [7)]（tensorlines）	D(X_i)・e_1(X_{i-1})	D(X_i)との積	線形	一定
増谷 [8)]	e_1(X_i), e_2(X_i), e_3(X_i), λ_1(X_i), λ_2(X_i), λ_3(X_i), e_1(X_{i-1})	λ_1(X_i), λ_2(X_i), λ_3(X_i)で重みづけ	線形	一定
Lazar [9)]（TEND）	e_1(X_i), e_1(X_{i-1}), D(X_i)・e_1(X_{i-1})	補間およびD(X_i)との積	線形	一定

※ e_1, e_2, e_3 および λ_1, λ_2, λ_3 は拡散テンソル D の固有ベクトルおよび固有値を表す．

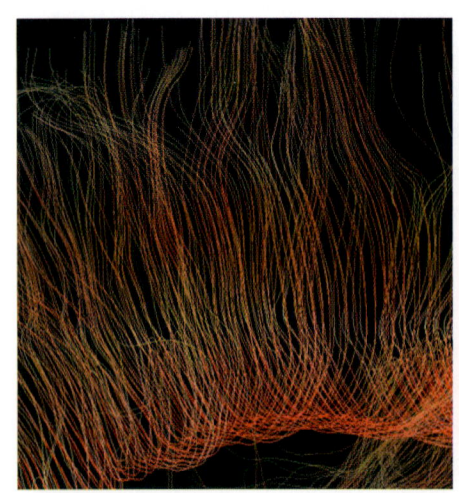

A：ヘアライン表現　　B：チューブ表現

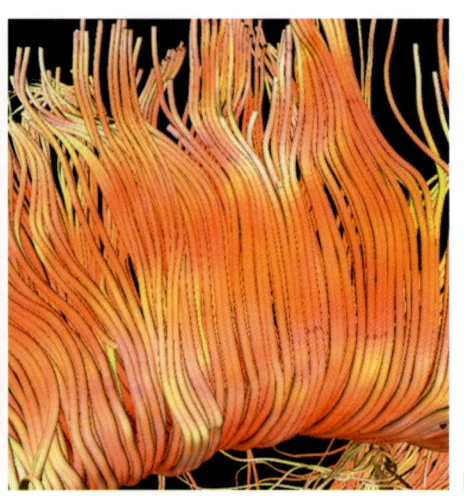

図2　追跡軌跡の表現

Tractographyとは，血管（造影）像を意味するangiographyなどと同様に本来は（神経）線維束像を指す．したがって，先に述べられた拡散異方性を示すFA画像も線維束の領域が強調された画像という意味で一種のtractographyと呼べるが，一般には本項および次項で述べる線維追跡によって得られる処理結果のことを指す．

　本項では，最も初期に提案されたtractography手法である線維追跡（fiber tracking）による決定（論）的（deterministic）tractographyについて解説する．「決定（論）的」という表現は，次項で述べる後発の「確率（論）的（probabilistic）」tractographyと区別するために新たに与えられたものである．つまり確率的tractographyの手法が提案されるまでは決定的tractographyは単にtractographyと呼ばれており，現在でもそうである場合がある．

● 線維追跡手法

　Tractographyを実現する線維追跡手法は，DTIなどの拡散MRIに応用される以前にテンソル場の可視化のための一手法として提案されたストリームライン法[1]に起源があると言える．線維束の走行を可視化することを目的とした場合，DTIにおいては拡散テンソルの最大固有値，すなわち最も水分子の拡散係数が高い方向を線維の走行方向と推定して追跡を行うのが基本である．また，近年の多方向撮像データに基づく方法では，線維の存在方位確率を示すODF（orientation distribution function）を利用して走行方向の推定を行うが，方向推定以外においてはDTIにおける線維追跡とほぼ共通している．

　線維追跡における追跡軌跡の決定は，以下のようにしばしば常微分方程式で表現されることが多い[2]．

$$\frac{d\mathbf{X}(s)}{ds} = \mathbf{F}(\mathbf{X}(s))$$

　ここで$\mathbf{X}$は追跡軌跡上の点の座標，sは追跡開始点からの距離を示すパラメータであり，追跡開始点は$\mathbf{X}(0)$である．また，$\mathbf{F}$は追跡軌跡の接線方向，すなわち局所の追跡方向を表す方向ベクトルであり，位置$\mathbf{X}$における拡散MRIの情報（拡散テンソルやODF）によって決定される．この定式化では連続的な軌跡として扱われるが，数値解析を目的とした離散化を行った場合，以下のように単純化される．

$$\mathbf{X}_{i+1} = \mathbf{X}_i + \varepsilon \cdot \mathbf{F}(\mathbf{X}_i)$$

　$\mathbf{X}_i$はi番目の追跡点座標であり，εは追跡点間の距離ステップを示す．これは図1のように追跡開始点$\mathbf{X}_0$から方向推定と微小距離移動の連続的な繰り返しで実現される．これまでにさまざまな線維追跡アルゴリズムが提案されているが，それらの差異は線維の推定方向$\mathbf{F}$や距離ステップεの違いであると言ってよい．表においてDTIにおける各手法の差異をまとめる．

　追跡軌跡は規則的に並んだボクセルの中を進み，位置$\mathbf{X}_i$はボクセル中心から外れた位置にあるため，テンソル$\mathbf{D}(\mathbf{X}_i)$の推定には近傍のテンソルから補間を行う場合がほとんどである（図1-A）．ただしMoriら[3,4]のFACT（fiber assignment by continuous tracking）アルゴリズムでは，常にボクセルの境界で方向転換するためεが一定ではなく，また結果的にテンソル推定では最近傍補間と同等になるところに特徴がある（図1-B）．

　追跡軌跡上においても直前の追跡方向を考慮して滑らかな走行方向を得る場合がある．Basser[2,5]らは常微分方程式の数値解法でしばしば用いられるRunge-Kutta法[10]を導入し，推定精度と軌跡の滑らかさの向上を図っている．また表1中後半の3つの手法[7~9]においては拡散テンソルの異方性に応じた方向転換を行い，結果として追跡軌跡の滑らかさを得ている．これは，単一テンソル近似による方向推定の線維交叉部における大きな誤差を考慮したものである．これらの手法間の比較を行った報告[11]はあるが，雑音量やεの大きさなどに依存する．

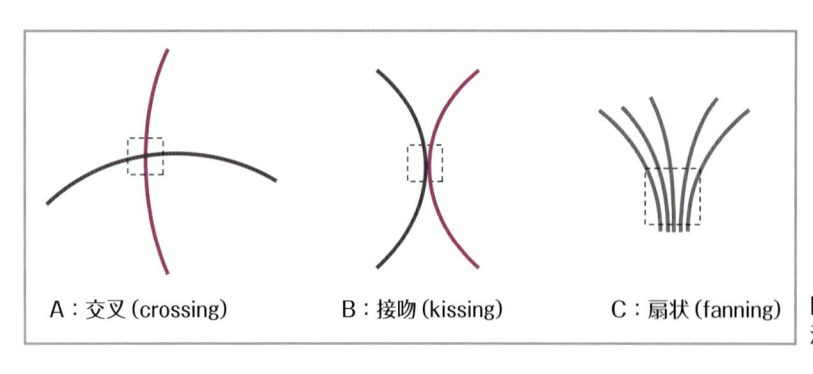

図3 ボクセル（点線の矩形）内に混在する複数の線維方向

A：交叉（crossing）　B：接吻（kissing）　C：扇状（fanning）

　一方，多方向撮影である DSI，QBI に基づくさまざまな tractography 手法が提案されている[12)13)]．これらにおいては，線維方向 **F** を決定するために複数テンソルのフィッティングによる複数の固有ベクトルや ODF の極大方向など，複数の線維方向の候補を決定し，その中から連続性を考慮して1つの方向を選択する．

　開始点の設定に関しては，さまざまな断面において関心領域（region of interest：ROI）を設定し，その内部に開始点（seed 点と呼ばれる）を自動的に配置する方法が一般的である．近年では関心領域の設定に標準脳などのアトラスを使用する場合もある．

　追跡の終了条件としては，テンソルの異方性の下限や S_0 画像（b 値が0の画像）の信号値の下限などが使用される．

● 表示法

　線維追跡の結果は，開始点と一対一に対応する追跡軌跡に属する点列の座標群である．実際の表示には，3次元コンピュータグラフィックスの環境で点群間の線分をヘアラインや細いチューブのオブジェクトを使用して表示されることが多い（図2）．また，これらの線分には各点での拡散異方性や線維方向，あるいは解剖学的名称などの付加情報に基づいた色づけがされる．一方，手術ナビゲーションや特定線維束の拡散パラメータの統計量を対象とした tract-specific analysis を目的として，点列データを画像形式へ変換（ボクセル化あるいは voxelize と呼ぶ）することもある．

　また，表示の際の重要な処理として ROI による表示軌跡の制限がある．対象である線維のみを描出する開始点 ROI を精密に設定するのは難しいため，実際にはいくつかの大まかな開始 ROI を設定し，表示軌跡の限定を行う複数の ROI を追加して行われる．多くの tractography ソフトウェアでは，通過した場合に表示対象とする ROI，および通過したら表示しない ROI などの設定ができる（詳しくは p.156～193「6章 実践編」参照）．

● 問題点

　線維追跡に基づく tractography の主要な問題点を以下に3つ挙げる．

1) 走行方向の異なる線維の混在

　線維の交叉（crossing）[14)]に代表されるが，他にも接吻（kissing），扇状（fanning）など，異なる走行方向を持つ線維群がボクセル内にパーシャルボリューム効果で混在している場合の問題であり，DTI における単一テンソルモデルによる線維方向推定の限界としてよく知られている（図3）．特に扇状構造をはじめとして連続的な線維方向の分布の混合である場合は，そもそも分離は不可能である．交叉の場合は DSI や QBI を用いて計算する ODF により分離が可能な場合があるものの，撮影の MPG 方向数や混合比率に応じて ODF で分離可能な交叉角度にも限界がある．

2) 雑音・アーチファクト・画像歪み

　決定的 tractography では雑音やアーチファクトなどによりわずかでも方向推定を誤ると，それ以降は元の正しい軌跡に復帰することは難しい．画像歪みに関しては画像を幾何変換しているにも

かかわらず MPG の回転補正を行ってない状態に等しい（詳しくは p.136「拡散強調像の幾何変換」参照）ため，tractography に先立って歪み補正を適用しておくことが必要である．

3) 評価（validation）

決定的・確率的を問わず tractography は可視化手法であると同時に，対象とする線維構造を抽出するという画像処理での領域抽出（segmentation）手法であると言える．一般の画像領域抽出の問題と比較して，抽出対象の線維束とそれ以外の構造物の境界が明瞭に撮像されている部分は少なく，参照用の正解（gold standard）を手動で設定することがきわめて難しい．このことが tractography 結果の妥当性評価を難しくしている最大の要因であろう．よって正常構造を対象とした場合，一般的な解剖学的構造と比較して矛盾がないことに基づく視覚評価（visual assessment）がよく用いられる．しかし，腫瘍などの存在により正常構造と大きく異なる場合の tractography は評価が難しく，手術や治療に使用する際は注意が必要であるとされる[15]．

● 確率的 tractography との相違点

上記で挙げた決定的 tractography の主要な問題の一部は，言い換えれば線維方向推定における曖昧性（uncertainty）である．すなわち異なる線維方向の混在や雑音の影響下で線維方向を一意に推定することの妥当性が低いことに基づいている．これを回避するために提案されたのが次項で述べる確率的 tractography である．決定的 tractography では走行方向を推定する点が同一であれば決定される走行方向も同一であるため，開始点が同じ位置であれば常に同じ軌跡となる．したがって，1つの開始点あたり追跡処理は一度しか行われない．一方，確率的 tractography では，同一の追跡開始点から何度も追跡処理を繰り返す．その際，同じ位置であっても確率分布に基づき毎回異なった走行方向を採用するため，追跡開始点が同一でも同じ軌跡とならない．結果として，何本もの追跡軌跡の中に抽出したい線維束に近いものが得られる可能性が高くなる．詳しくは次項を参照されたい．

参考文献

1) Delmarcelle T, Hesselink L: Visualizing second- order tensor fields with hyperstreamlines IEEE Computer Graphics and Applications, vol.13, no.4, p.25-33, 1993.
2) Basser PJ: Fiber-tractography via diffusion tensor MRI（DT- MRI）．Proc. 6th ISMRM, p.1226, Sydney, 1998.
3) Mori S, Crain BJ, van Zijl PC: 3D brain fiber reconstruction from diffusion MRI. *In* Proceedings of International Conference on Functional Mapping of the Human Brain, Montreal, 1998.
4) Mori S, Crain BJ, Chacko VP, van Zijl PC: Three-dimensional tracking of axonal projections in the brain by magnetic resonance imaging. Ann Neurol 45: 265-269, 1999.
5) Basser PJ, Pajevic S, Pierpaoli C, et al: *In vivo* fiber tractography in human brain using diffusion tensor MRI（DT-MRI）data. Magn Reson Med 44: 625-632, 2000.
6) Conturo TE, Lori NF, Cull TS, et al: Tracking neuronal fiber pathways in the living human brain. Proc Natl Acad Sci USA 96: 10422-10427, 1999.
7) Weinstein D, Kindlmann G, Lund- berg E: Tensorlines: Advection-diffusion based propagation through diffusion tensor fields. *In* Proceedings of Visualization '99, p. 249-253, IEEE, 1999.
8) 増谷佳孝，青木茂樹，阿部修，大友邦：MR 拡散テンソル画像の Tractography における拡散異方性に基づく Tracking 方向決定法の改善．日本医用画像工学会大会, 2002.
9) Lazar M, Weinstein DM, Tsuruda JS, et al: White matter tractography using diffusion tensor deflection. Hum Brain Mapp 18: 306-321, 2003.
10) 三井斌友，斉藤善弘，小藤俊幸：微分方程式による計算科学入門．共立出版，2004.
11) Lazar M, Alexander AL: An error analysis of white matter tractography methods: synthetic diffusion tensor field simulations. Neuroimage 20: 1140-1153, 2003.
12) Chao YP, Yang CY, Cho KH, et al: Probabilistic anatomical connection derived from QBI with MFACT approach. *In* International Conference on Functional Biomedical Imaging, Hangzhou, China, 2007.
13) Wedeen VJ, Wang RP, Schmahmann JD, et al: Diffusion spectrum magnetic resonance imaging（DSI）tractography of crossing fibers. Neuroimage 41: 1267-1277, 2008.
14) Wiegell MR, Larsson HB, Wedeen VJ: Fiber crossing in human brain depicted with diffusion tensor MR imaging. Radiology 217: 897-903, 2000.
15) Kinoshita M, Yamada K, Hashimoto N, et al: Fiber-tracking does not accurately estimate size of fiber bundle in pathological condition: initial neurosurgical experience using neuronavigation and subcortical white matter stimulation. Neuroimage 25: 424-429, 2005.

線維追跡2　確率的 tractography

(伊藤賢司)

関連項目　p.38 拡散の異方性・テンソル，p.48 拡散テンソルによる組織方向性の解析，p.128 線維追跡1 決定（論）的 tractography，p.134 線維追跡3 その他の手法：global tractography など

図1　確率的手法による追跡経路

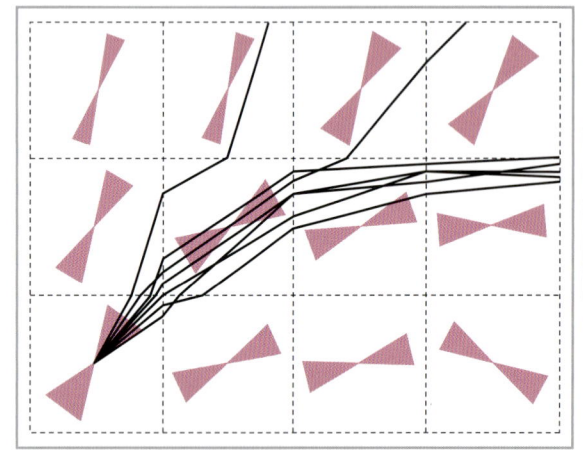

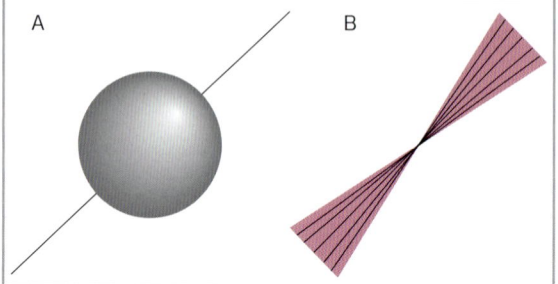

図2　Ball & stick モデル（A）と線維方向分布例（B）

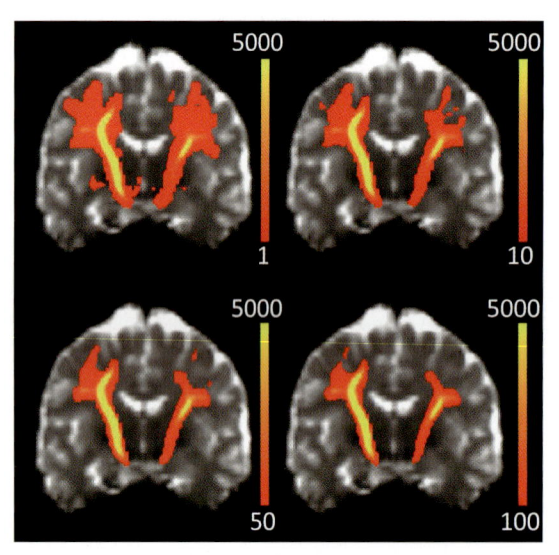

図3　閾値による接続マップの描出例

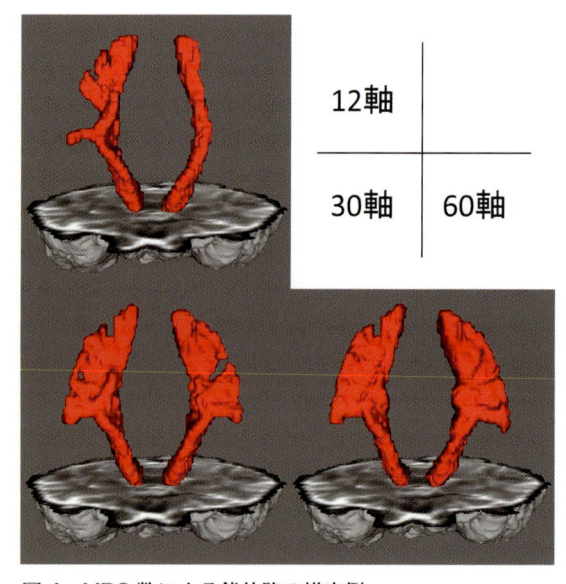

図4　MPG 数による錐体路の描出例

● 確率的 tractography の概要

　　確率的トラクトグラフィが決定（論）的トラクトグラフィと大きく異なる点は，1つの追跡開始点に対して何度も追跡を繰り返す点である．その際，線維の追跡方向はあらかじめ決められた確率分布に従ってランダムに決定されるため，追跡結果はその都度異なる軌跡を描く（図1）．線維の走行方向の推定を一意に決定しないのは，パラメータ推定に対する不確実性を考慮するためである．

　　拡散 MRI の信号値群から決定されるパラメータには，画像の雑音，撮像アーチファクト，部分容積効果，モデルの表現限界に起因する近似誤差などの一定の不確実性が存在し，確率的

tractography手法ではこの不確実性を確率分布として利用する．すなわち，その位置での確率的分布に応じて追跡のたびにパラメータを変化させて追跡方向を得ることで，さまざまな線維が描出される可能性を高めるのと同時に，通過回数により追跡結果に対する確信度を得ることができる．確率密度分布に応じてランダムにパラメータを決定する技法は，マルコフ連鎖モンテカルロ（Markov-chain Monte Carlo：MCMC）法などの確率分布に基づくサンプリングである．

● Behrensらによる解析手法

Behrensらによる確率的tractographyの手法で複数の線維方向をモデル化した手法の概略を述べる[1)2)]．まず，拡散MRIにより得られる信号を，以下のボール・アンド・スティックモデル（ball and stick model，図2）で考える．

$$\frac{S}{S_0} = \left(1 - \sum_{j=1}^{N} f_j\right)\exp(-bd) + \sum_{j=1}^{N} f_j \exp\left(-bd\mathbf{g}^T \mathbf{R}_j \mathbf{A} \mathbf{R}_j^T \mathbf{g}\right)$$

このモデルは，あるb値および方向$\mathbf{g}$のMPGにより得られる信号減衰比が，等方的な拡散成分と極端に高い異方性成分のN個のペアの和によって形成されることを仮定している．前者の等方拡散成分を"ボール"と呼び，後者の高異方性拡散成分を"スティック"と呼ぶ．高異方性成分は以下のようにx方向のみに拡散成分が存在する特殊な拡散テンソル$\mathbf{A}$を，j番目のスティックの方向に行列$\mathbf{R}_j$で回転させたものである．スティックの数Nに関しては，あらかじめ固定値を設定し，$N \geq 2$で複数の線維方向を推定することができる．

$$\mathbf{A} = \begin{pmatrix} 1 & 0 & 0 \\ 0 & 0 & 0 \\ 0 & 0 & 0 \end{pmatrix}$$

また，両成分とも拡散係数は一定値dをとるものとし，両者の混合比をスティック成分の混合率f_jで定めている．これらのパラメータは，ある確率密度分布に従った不確実性を有していると考えられる．一般に，この分布を解析的に求めるのはほぼ不可能であるため，MCMCの一種であるメトロポリス・ヘイスティングス（Metropolis-Hastings：M-H）法によりサンプリングすることで，確率密度分布に従った頻度でパラメータセットのサンプルを抽出して追跡に使用する．

実際の追跡アルゴリズムは，まず各位置においてM-H法によるサンプリングのための"バーンイン"と呼ばれるパラメータの初期調整の前処理を行ってから，線維追跡処理を繰り返す手順となる．個々の追跡過程では，固定ステップごとに追跡方向の転換を行い，転換後の新しい方向は，その位置でランダムにサンプリングしたパラメータセットにより得られたスティックの方向のうち，直前の進行方向に最も近いものを選択する．また，追跡と同時に各位置で通過回数をカウントしておき，通過回数を示す接続マップを作成する．最終的に，全領域に対して設定した単一の閾値により通過回数の多い部位のみを抽出してその形状を表示する．

撮像時に設定したMPG数，接続マップの閾値（図3）やサンプリングにおけるパラメータ設定によりさまざまな結果が得られるため，その調整も重要である．交叉線維に対応した線維の可視化を行うには，最低30程度のMPG数が必要であるとされている（図4）．また，計算コストが高いため，並列化による高速化も重要である．

参考文献

1) Behrens TE, Woolrich MW, Jenkinson M, et al: Characterization and propagation of uncertainty in diffusion-weighted MR imaging. Magn Reson Med 50: 1077-1088, 2003.
2) Behrens TE, Berg HJ, Jbabdi S, et al: Probabilistic diffusion tractography with multiple fibre orientations: What can we gain? Neuroimage 34: 144-155, 2007.

線維追跡3　その他の手法：global tractography など

（増谷佳孝）

関連項目　p.128 線維追跡1 決定（論）的 tractography，p.132 線維追跡2 確率的 tractography

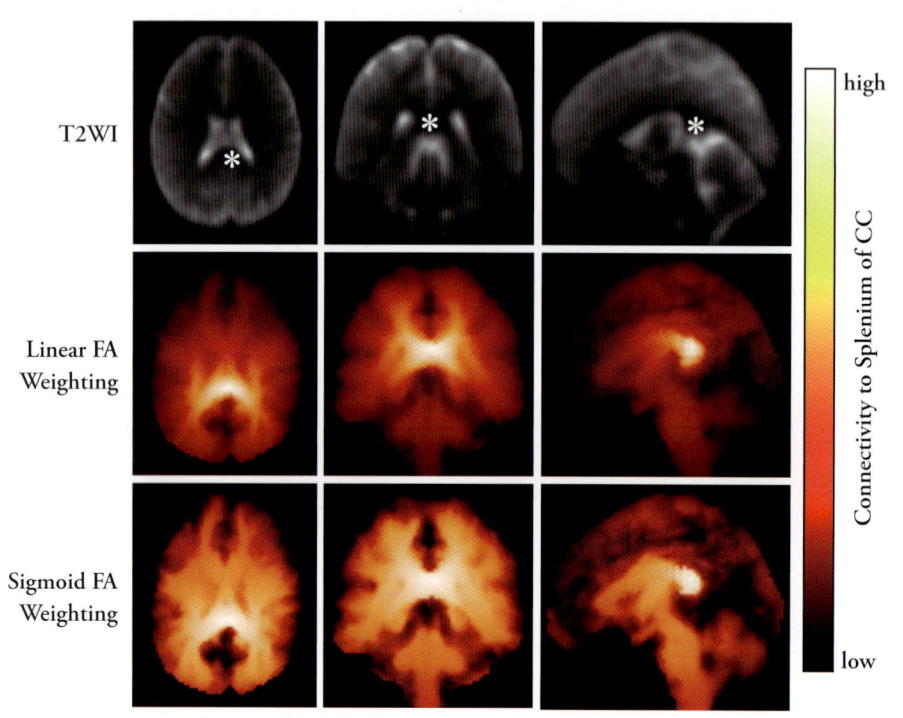

図1　Fast Marching 法による接続性評価のためのレベルセット到達時間マップ
始点は脳梁膨大部（＊）．2種の速度関数設定による結果 [3]

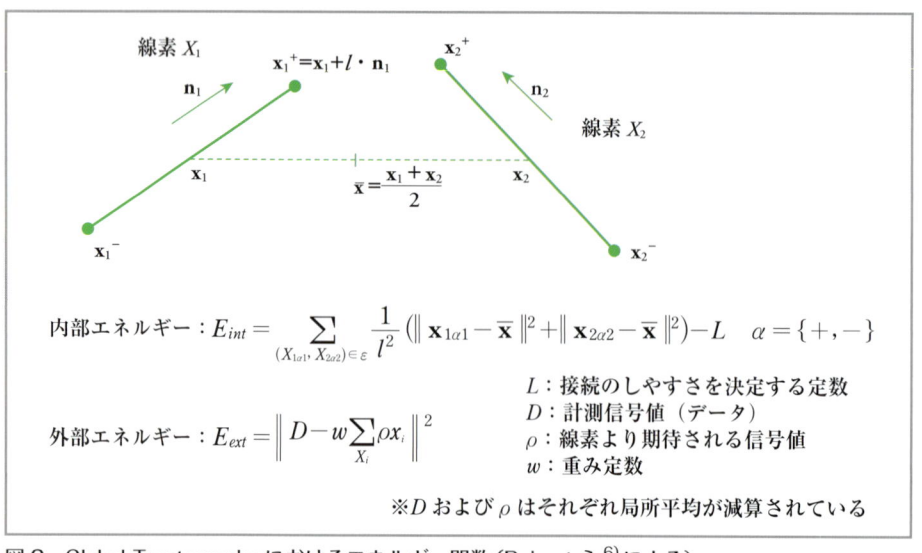

内部エネルギー：$E_{int} = \sum_{(X_{1\alpha1}, X_{2\alpha2}) \in \varepsilon} \dfrac{1}{l^2}(\|\mathbf{x}_{1\alpha1} - \overline{\mathbf{x}}\|^2 + \|\mathbf{x}_{2\alpha2} - \overline{\mathbf{x}}\|^2) - L \quad \alpha = \{+, -\}$

外部エネルギー：$E_{ext} = \left\| D - w \sum_{X_i} \rho x_i \right\|^2$

L：接続のしやすさを決定する定数
D：計測信号値（データ）
ρ：線素より期待される信号値
w：重み定数

※ D および ρ はそれぞれ局所平均が減算されている

図2　Global Tractography におけるエネルギー関数（Reisert ら [6] による）

前項までに述べた2つの手法は現在の主要なtractography手法であるが，本項ではこれらの分類とは異なる2つの手法を紹介する．

● Fast marching tractography

決定的手法，確率的手法ともに多数の追跡開始点からの追跡線の延長（line propagation）に基づいているが，この手法は開始点（あるいは領域）から領域を逐次的に拡張していく方法であり，Parkerらによって提案された[1]．その原理は，画像の領域抽出におけるモデルのひとつであるレベルセット（Level-Set）による領域拡張の高速アルゴリズムであるFast Marching法[2]に基づいている．一般的な画像の領域抽出に用いられるFast Marching法では，局所の領域拡張の速度がその画素値やその微分に基づいて決定されるが，拡散MRIでは，異方性を有する拡散構造を記述する各種パラメータにより決定される．

この手法は，tractography手法であると同時に脳の特定領域間の接続性の評価を試みようとしたものである．すなわち，拡散MRIにより線維の走行方向にはレベルセットの拡張が速く進むような設定をすることで，開始点と接続性が高いような部位にはレベルセットの到達時刻が早くなる．図1に到達時刻マップの例[3]を示す．

また，レベルセットの到達時間マップの勾配を利用して線追跡を行うことで，通常のstreamline法によるtractographyのような表示結果を得ることも可能である[1]．この方法は，提案したParkerらにより接続性を確率的に評価する手法[4]へと発展し，交叉線維に対応した確率的tractographyの一手法の基礎となった．

● Global tractography

これまで紹介したtractography手法は，いずれも局所（各ボクセル）の拡散情報に基づき一意あるいは確率的に追跡方向を決定するものであり，追跡軌跡の滑らかさなどの全体形状の評価は考慮されていない．その結果，局所の雑音の影響を受けやすく折れ線のような不自然な追跡軌跡が描出されることもしばしばである．これに対し，Global tractographyの手法では，軌跡形状の滑らかさなど大域的な情報に基づいて線維束形状を推定する．この手法は一般の画像処理においても古くから使用されている可変形モデル（deformable model）[5]に基づいており，形状の滑らかさを評価する内部エネルギー，画像データとの適合度を評価する外部エネルギーの両者のバランスをとった最適化によって再構成形状を決定する．図2にReisertらによる手法[6]におけるエネルギー関数を示す．この手法では逐次的に追跡を行うのではなく，短い線素（segment）をつなぎ合わせて線維形状を再構成する．すなわち，各線素間の接続の有無，線素の向きなどのパラメータをエネルギーの最小化により決定する最適化問題となる．

このような大域的な要素を考慮することの必要性は，2000年代の初頭においてさまざまなtractographyのアルゴリズムが提案される中で示唆されていた[7]．最適化問題におけるパラメータ数の多さから非常に高い計算コストを必要とするため，臨床応用に向けて今後の高速化が期待される．

参考文献

1) Parker GJ, Wheeler-Kingshott CA, Barker GJ: Estimating distributed anatomical connectivity using fast marching methods and diffusion tensor imaging. IEEE Trans Med Imaging 21: 505-512, 2002.
2) Sethian, J.A., 1996. Level Set Methods: Evolving Interfaces in Geometry, Fluid Mechanics, Computer Vision and Materials Sciences. Cambridge, Univ. Press.
3) 増谷佳孝，阿部　修，青木茂樹，大友　邦：DT-MRIおよびHARD-MRIに基づくLevel-Setを用いた部位間接続性の評価法の検討，信学医用画像研究会 MI105: 21-24, 2006.
4) Parker GJ, Haroon HA, Wheeler-Kingshott CA: A framework for a streamline-based probabilistic index of connectivity(PICo) using a structural interpretation of MRI diffusion measurements. J Magn Reson Imaging 18: 242-254, 2003.
5) McInerney T, Terzopoulos D: Deformable models in medical image analysis: a survey. Med Image Anal 1: 91-108, 1996.
6) Reisert M, Mader I, Anastasopoulos C, et al: Global fiber reconstruction becomes practical. Neuroimage 54: 955-962, 2011.
7) Mangin JF, Fillard P, Cointepas Y, et al: Toward global tractography. Neuroimage 80: 290-296, 2013.

拡散強調像の幾何変換

(増谷佳孝)

関連項目 p.178 画像統計解析の実践と各種ソフトウエア

回転補正なし　　回転補正あり

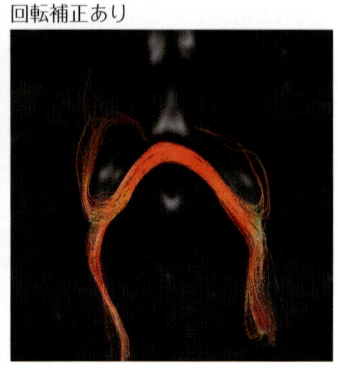

図1　回転補正の効果
DTIデータを標準脳に合わせて変形し，脳梁膨大部中央より線維追跡した結果．

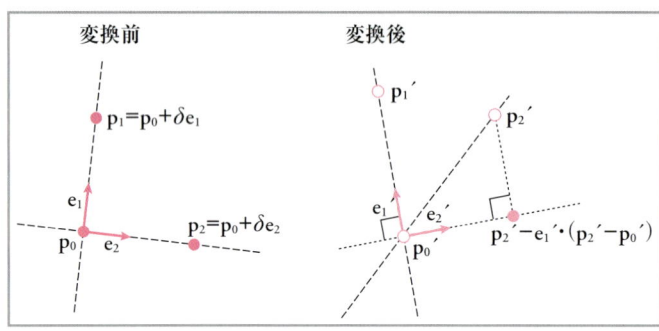

変換前　　変換後

図2　主方向保存の拡散テンソル回転補正
1) 拡散テンソル計算，直交化．
2) 変換により，$p_0 \rightarrow p_0'$, $p_1 \rightarrow p_1'$, $p_2 \rightarrow p_2'$ へ移動．
3) $p_1' - p_0'$ の正規化により，e_1' 決定．
4) 変換後，p_0', p_1', p_2' 平面内で e_1' に直交する e_2' 決定．
5) e_1' と e_2' の外積すなわち p_0', p_1', p_2 平面の法線を e_3' とする．
6) 補正した拡散テンソルの再構成．

　各種の統計解析において標準脳形状に合わせて被験者のMRIデータを幾何変換し，空間正規化を行うのは必須の要素技術である[1]．このように基準となる画像に合わせて他の画像を幾何変換（回転，変形など）する操作を一般に「画像レジストレーション」と呼ぶ．本項では，拡散MRIを構成する拡散強調像の画像レジストレーションに伴う幾何変換の際の注意点について述べ，これを解決する手法について概説する．

　一般に，スカラーの画素値を持つ画像の幾何変換においては，画素の移動先に同じ画素値を使用するか，あるいは画素値が濃度などの物理量を表す場合には局所の拡大縮小に合わせて濃度値を変化させればよい．一方，同じくスカラーの画素値を持つ拡散強調像においては，拡散強調像の各画素値は特定のMPG方向の計測値であり，実際にはベクトル情報を扱っているのと同等であるため，異なる操作を行う必要がある．単純な例として，ある軸位断の拡散強調像を体軸周りに回転させることを考えよう．この拡散強調像のMPG方向は患者の左方向で，画像の座標系では $\mathbf{g} = (1, 0, 0)^T$ であるとする．この画像を画素値はそのままに180°回転した場合MPGの方向はどちらと考えればよいだろうか？患者に固定した観察座標系で考えるとそのまま患者の左方向であるが，画像の座標系としては $\mathbf{g}' = (-1, 0, 0)^T$ となる．すなわちMPG方向も画像に合わせて同じ回転を行う必要がある．

　画像レジストレーションにおける画像の幾何変換は，回転および平行移動のみの剛体変換，線形の座標変換のみで表すアフィン変換（または線形変換），非線形な座標変換による局所変形を伴う非剛体変換（または非線形変換）の3つが主要なものとして挙げられる．上記の例のように画像全体を回転する場合は剛体変換の一種であり単純にMPG方向を回転すればよいが，局所変形を伴う

場合は画素ごとに MPG 方向の回転が異なるため，もはや拡散強調像と MPG 方向を一対一の関係では記述できなくなる．このような場合，MPG 方向ごとの画像として捉えるのではなく，複数の MPG 方向による撮影データの各ボクセル位置の ADC プロファイル（閉曲面形状），あるいは 3 次元 q 空間のデータごとに扱う方が適している．すなわち，各ボクセル位置に応じて ADC プロファイルや q 空間データの形状を幾何変換させることになる．

例えば，ADC プロファイルの幾何変換を考えた場合，剛体変換を除きプロファイル形状の変形が拡散異方性に影響を与えるのは避けられない．これは変形前後で拡散テンソル近似をしてみれば明らかであろう．したがって，どのような幾何変換であっても拡散テンソルの形状を変えずに（すなわち固有値は変化させずに）テンソルの向きだけを変化させる方向補正（reorientation）の処理がしばしば行われる．このような方向補正は DTI に基づく tractography でも重要であり，補正なしでは拡散テンソルの示す線維走行方向の空間連続性が損なわれ，図 1 の例のように本来追跡可能な部位の追跡が終了してしまう（→）．拡散テンソルの方向補正については Alexander ら[2]がいくつかの指針を示している．下記に主要な 2 つの指針を示す．

● 1．微小変形仮定に基づく剛体回転成分抽出

これは均質材料の連続体の変形理論に基づくもので，材料力学の分野の有限要素解析において変形が小さい場合にしばしば用いられる仮定である[3]．この場合，大変形（large displacement）と呼ばれる極端な変形では成立しない仮定であるため限界がある．

● 2．テンソル主方向保存（preservation of principal directions：PPD）

この方法は，計算方法が単純で現実的であり，DTI 画像の標準化の報告においても使用されている[4]．基本的な原理および手順は以下のように説明される（図 2）．

1）変形後のある位置 $\mathbf{p}_0'$ において補正された各拡散強調像の信号値を求めるために，変形前の位置 $\mathbf{p}_0$ における拡散テンソルを求め，対角化で固有ベクトル $\langle \mathbf{e}_1, \mathbf{e}_2, \mathbf{e}_3 \rangle$，固有値 $(\lambda_1, \lambda_2, \lambda_3)$ を求める．

2）2 つの位置，$\mathbf{p}_1 = \mathbf{p}_0 + \delta \mathbf{e}_1$ および $\mathbf{p}_2 = \mathbf{p}_0 + \delta \mathbf{e}_2$ において変換後の位置，$\mathbf{p}_1'$，$\mathbf{p}_2'$ を計算する（δ は微小距離）．

3）差分ベクトル $\mathbf{p}_1' - \mathbf{p}_0'$ を正規化し，変換後の位置 $\mathbf{p}_0'$ における補正後のテンソルの固有ベクトル $\mathbf{e}_1'$ とする．

4）同様に $\mathbf{p}_2' - \mathbf{p}_0'$ を用いて $\mathbf{e}_2'$ を計算するが，$\mathbf{e}_1'$ と直交するよう $\mathbf{p}_2' - \mathbf{p}_0'$ から $\mathbf{e}_1'$ 成分を除いてから正規化を行う．

5）$\mathbf{e}_1'$ と $\mathbf{e}_2'$ の外積により $\mathbf{e}_3'$ を計算する．

6）回転補正された固有ベクトル $\langle \mathbf{e}_1', \mathbf{e}_2', \mathbf{e}_3' \rangle$，および固有値 $(\lambda_1, \lambda_2, \lambda_3)$ より補正後の拡散テンソルを再構成する（または $\mathbf{e}_1 \to \mathbf{e}_1'$ および $\mathbf{e}_2 \to \mathbf{e}_2'$ の回転を元の拡散テンソルに適用する）．この操作手順の 3）において，微小距離；$\delta \to 0$ とした極限が真の補正された主方向となるが，解析的に求めるには変位の関数の方向微分が必要となり，そのとき $\mathbf{e}_1'$ の補正は次式で表される．

$$\mathbf{e}_1' = \frac{(\mathbf{J}+\mathbf{I})\mathbf{e}_1}{|(\mathbf{J}+\mathbf{I})\mathbf{e}_1|}$$

ただし，$\mathbf{J}$ は変位ベクトル場のヤコビ行列で $\mathbf{I}$ は単位行列である．すなわち，これは変形を記述する変位ベクトル場が多項式などによって明示的に与えられており，かつ微分可能な場合に使用できる．それ以外の場合には適当な δ を設定して上記の手順で数値計算すればよい．

この後，必要に応じて Stejeskal-Tanner の式により，各 MPG 方向に対応する信号値を再計算し，補正後の拡散強調像の信号値を得ることで変形され，かつ方向補正された DTI を得ることができる．

PPD では主方向の保存を最優先しており，異方性の低いテンソルに対しても単純に主方向の保

存を行うため，線維交叉部などにおいては線維方向とテンソル主方向の不一致がそのまま反映されることに留意する必要がある．一方，CHARMED のように複数の拡散テンソルの組み合わせによるモデル近似ができている場合は，そのテンソルごとに上記の方法で方向補正すればよい．

　本項で紹介した PPD を含め，一般に方向補正処理は計算コストが高いため，拡散 MRI から得られる FA 値などの方向情報を持たないスカラー画像を統計解析の対象とする場合，まずスカラー画像に変換してから統計解析を行なう方法もある．

参考文献

1) Ashburner J, Friston KJ: Nonlinear spatial normalization using basis functions. Human Brain Mapping 7: 254-266, 1999.
2) Alexander DC, Pierpaoli C, Basser PJ, Gee JC: Spatial transformations of diffusion tensor magnetic resonance images. IEEE trans Med Img 20: 1131-1139, 2001.
3) Malvern LE: Introduction to the mechanics of a continuous medium. Prentice-Hall, Englewood Cliffs, N.J., 1969.
4) Park HJ, Kubicki M, Shenton ME, et al: Spatial normalization of diffusion tensor MRI using multiple channels. Neuroimage 20: 1995-2009, 2003.

5

研究への応用

Diffusion-weighted MR spectroscopy：人体への応用

(原田雅史)

関連項目　p.212 脳虚血超急性期の拡散強調像とADC，p.274 脳膿瘍

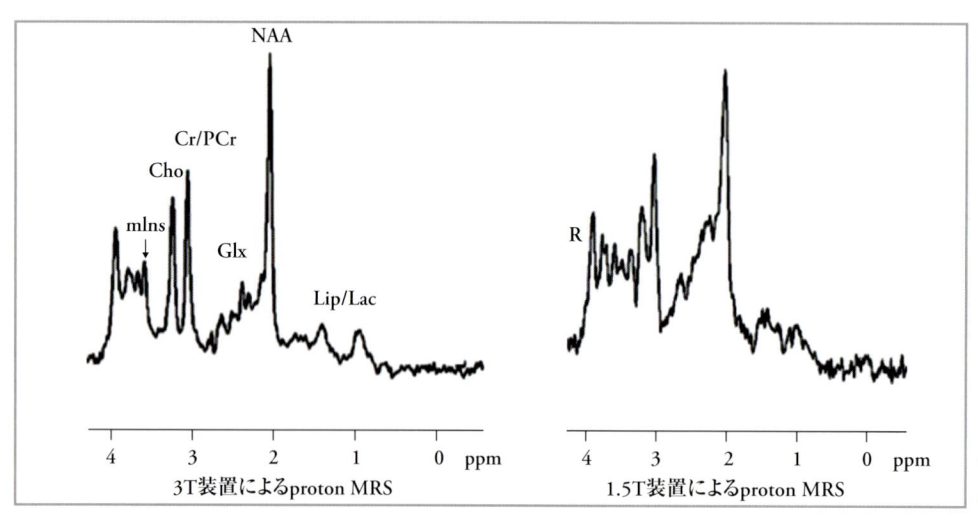

図 1-A　proton MRSで観察できる代謝物（STEAMシークエンス，TR/TE = 5000/18ms，VOI = 3.4ml，64FIDs）

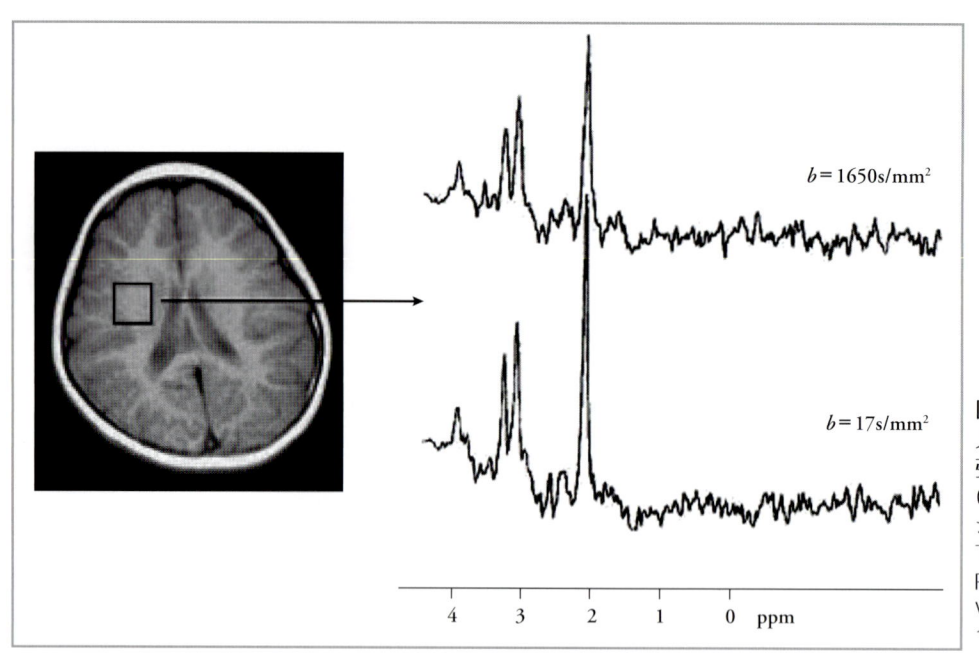

図 1-B　正常成人における拡散強調スペクトル（^{1}H-MRS，PRESSシークエンス，TR/TE = 2 R-R/135 ms，VOI = 8 ml，128FIDs）

● 拡散強調MR spectroscopy（MRS）の特徴と利点—水拡散情報（DWI）と比較して—

　　MRSを施行する目的は，水の他に生体内に存在する代謝物に関する情報を取得することにある．通常，代謝物は生体内でその局在に特徴があり，細胞内や細胞間の濃度差の他，細胞内の細胞質や

表　主たる代謝物の生体内での意義

代謝物	意　義
NAA	神経細胞に比較的高濃度に局在している．正常神経細胞の密度に相関すると考えられる．
Cr	クレアチンとリン酸化クレアチンの総量を反映する．神経細胞やグリア細胞などの細胞密度に相関する場合が多い．
Cho	細胞膜代謝に関係するリン脂質の材料となる代謝物であり，細胞膜代謝の破壊や亢進と相関することが多いと考えられる．細胞質に多く存在するとされる．
Glx	グルタミン酸は興奮性シナプスの神経伝達物質であり，グルタミンはastrocyteでグルタミン酸を合成する材料となる．グルタミン－グルタミン酸サイクルが存在することが知られている．
mIns	astrocyteにおける濃度が高く，グリア細胞の増殖と相関が高いと考えられている．
lactate	嫌気性解糖の結果生じる代謝物であり，エネルギー代謝障害の程度の指標となりえると考えられる．
lipid	脂質代謝の亢進の他，細胞の壊死や破壊の際にも上昇する．細胞膜の代謝亢進の際にも認められることがある．

ミトコンドリアあるいは小胞器官といった細胞構造の内部にも濃度差を有して存在する．拡散強調MRS (DWS) ではそれぞれの代謝物ごとに拡散能を測定することができる．したがって観察の対象となる代謝物の生体における局在が明瞭な場合には，DWSでその代謝物の存在するコンパートメントの環境を反映する情報を取得することができる．一方，水は細胞内・外にわたって存在し，細胞間隙や細胞構造の変化とともに，その分布も変化する．したがって水拡散能の情報のみでは拡散変化の要因が，生体内のどのコンパートメントにあるかの判断は容易ではない．DWSによる代謝物の拡散情報と併せて検討することで，病態の主座が細胞のどのコンパートメントにあるかが評価可能となり，分子生物学的情報の取得も期待される．

● Proton MR spectroscopy (MRS) で観察できる代謝物と磁場強度による感度の向上

MRSで最も感度が良好で，臨床に応用しやすい核種はproton (^{1}H) であり，DWSにおいてもprotonのシークエンスで行うことが多い．DWSを評価するためには，MRSで観察できる代謝物の種類と特徴を知ることが必要である．Proton MRSで評価できる代謝物については，簡単に表にまとめた．

Proton MRSでは代謝物の緩和時間の違いやJカップリングの影響で，測定のエコー時間 (TE) によって得られる波形が異なる．例えば乳酸 (Lac) はJカップリングの影響でTE = 133〜144 msではPRESS法では反転した2峰性の信号として観察される．短い緩和時間を持つ代謝物も観察しようとすると短いTEが必要となる．長いTEでの測定では，横緩和時間が長いN-acetyl aspartate (NAA)，creatine and phosphocreatine (Cr/PCr) およびcholine含有物質 (Cho) とLacの信号が主として観察できる．短いTEでは図1-Aにあるようにmyo-inositol (mIns) やglutamine/glutamate complex (Glx) の信号も評価できる．このうち，NAAは神経細胞に，mInsはアストロサイトに多く分布し，Choは細胞膜代謝に関係する物質で主として細胞質に存在すると考えられている．

MRIの信号強度と同様，MRSで観察される代謝物の信号も磁場強度の違いによる影響を受ける (図1-A)．通常，MRSは1.5Tesla (T) 以上の装置で施行されるが，最近では臨床用の3T装置の普及も進み，研究では7T以上の超高磁場のヒト用装置も開発されている．MRSの応用における高磁場の特徴としては，1) 信号・雑音比の向上，2) T1値の延長，3) 周波数分解能の向上が代表的である．したがって，低磁場装置に比べて高磁場では良好なスペクトルデータを取得することが可能である．ただしそのためには，静磁場均一度 (シミング) の改善や繰り返し時間の適正化などに注意すべきである．

DWSではDWIと同様みかけの拡散値 (ADC) の計算のためには2種類以上の異なるb値の情報が必要である．算出式はDWIでよく用いられる下記の式を用いることができる．

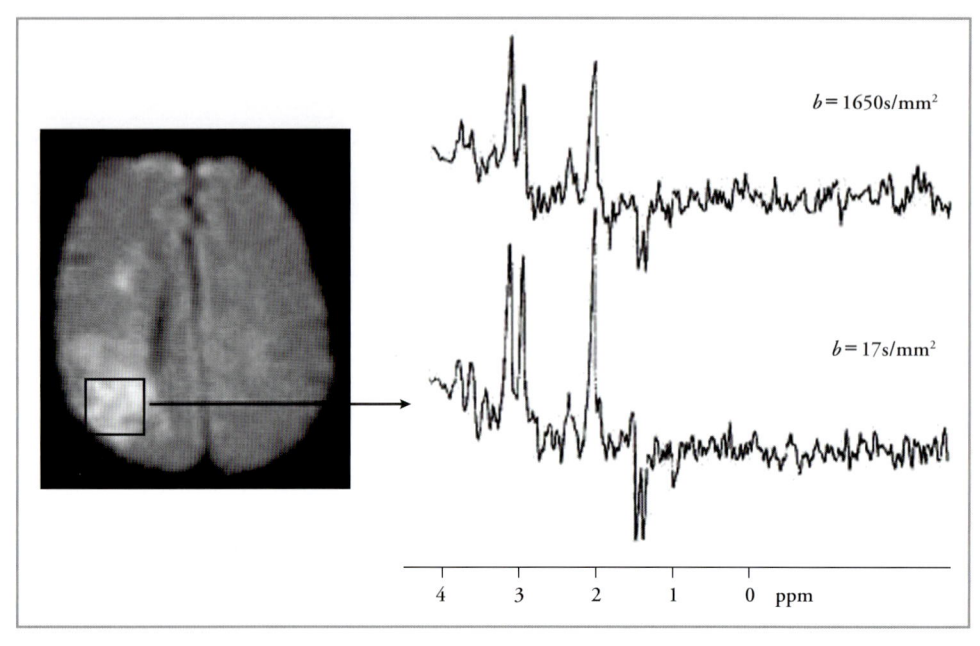

図1-C 脳梗塞急性期（発症後24時間後）の拡散強調スペクトル（^{1}H-MRS, PRESSシークエンス, TR/TE = 2R-R/135ms, VOI = 8ml, 128FIDs）

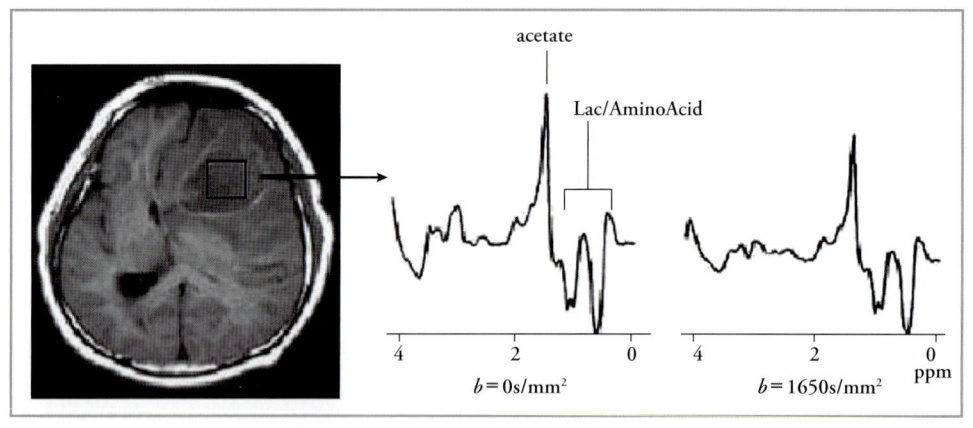

図1-D 脳膿瘍の拡散強調スペクトル（^{1}H-MRS, PRESSシークエンス, TR/TE = 2R-R/135ms, VOI = 8ml, 128FIDs）

$$ADC = \frac{-\ln\left[\frac{S(b_2)}{S(b_1)}\right]}{(b_2 - b_1)}$$

$S(b_1)$, $S(b_2)$ はそれぞれ b_1 と b_2 の b 値における信号強度である．

● **正常者における拡散強調 MRS（DWS）**

　　拡散情報の測定において最も注意すべきことは，拡散以外の動きの影響であり，この影響が大きいと得られた拡散値はコンパートメントの環境変化を反映しなくなる．動きの影響を最小限にするために，測定部の固定を十分に行う他，心拍同期を行うことも有効である．また，動きにより各信号の位相が変化するために，信号ごとに加算前に位相補正を行って，フーリエ変換を行い各代謝物信号の強度を算出する必要もある．これにより得られる ADC の正常値は，水 0.67 ± 0.16，NAA 0.19 ± 0.03，Cr/PCr 0.19 ± 0.01，Cho 0.20 ± 0.02（mean ± SD，単位 × 10^{-3}mm^2/s）であり，代謝物の ADC は水よりもはるかに小さい．これは，代謝物は主として細胞内の限られたコンパートメント

に存在するため，水の ADC より低値となると考えられる．

● 病態における代謝物拡散能の変化

脳梗塞の早期では細胞毒性浮腫により水拡散能が低下することが知られている．我々の DWS による検討では，脳梗塞急性期における代謝物の拡散能も NAA で 0.09 ± 0.01（$\times 10^{-3} mm^2/s$）と低下しており，これは他の代謝物の値（Cr 0.10 ± 0.02, Cho 0.14 ± 0.02）よりも低値であった．NAA は神経細胞内に特異的に存在するとされており，神経細胞内における拡散能自身が低下していることを反映すると考えられる．同様の結果は動物実験における NAA の拡散値の観察や K^+ の analog である Cs^+ の拡散能の評価でも得られている．これまでの結果からは脳梗塞急性期における水も含めた拡散能の低下は虚血によるエネルギー代謝障害の結果，細胞内の化学交換や細胞質の流れが抑制されていることも原因と考えられている．一方，Lac の拡散値は $0.46 \pm 0.01 \times 10^{-3} mm^2/s$ と他の代謝物よりも高値であり，これは乳酸が他の代謝物と異なるコンパートメント，例えば細胞外などに存在するためと考えられる．

脳腫瘍における DWS の我々の検討では，NAA をはじめすべての代謝物の ADC は延長する傾向にあった．しかし，in vivo での測定では腫瘍と周辺組織が混在しており，我々の結果は腫瘍周囲の細胞外性浮腫を含む非腫瘍組織の ADC の変化も影響している可能性が考えられる．Hakumaki らは実験系腫瘍における Cho の拡散値は正常脳組織とほぼ同等であるが，治療前後に変化し，Cho の ADC の低下が腫瘍のアポトーシスと相関があると報告している．

また，脳膿瘍は DWI で非常に高信号を呈し，proton MRS でも特徴的な acetate やアミノ酸の信号を観察することができる．膿瘍内の代謝物の拡散能は，水 0.30×10^{-3}，acetate 0.32×10^{-3}，Lac $0.27 \times 10^{-3} mm^2/s$ であり，代謝物と水の ADC がほぼ同程度であった．これは細胞内のような複雑なコンパートメントがないことを反映すると考えられ，Lac の拡散能が脳梗塞のそれよりも低いことは，Lac の存在する環境によって拡散値が異なることが示され，乳酸の局在を知る手がかりになると考えられる．

● 拡散テンソル spectroscopy（DTS）と機能的 DWS

拡散強調 MRS（DWS）の新たな応用として，拡散の方向性を反映する拡散テンソルの評価や機能的 MRI（functional MRI）への応用が報告されている．拡散テンソル MRS（DTS）では，各代謝物における拡散異方性が異なり，特に Cho の異方性が低く，病的変化における NAA の異方性の変化が大きいとの報告もある．代謝物の拡散異方性の変化はそのコンパートメントの形態変化と関連している可能性が示唆され，細胞内環境の変化を評価することが可能となると期待される．機能的 DWS においては，7Tesla のヒト用 MRI 装置を用いて視覚刺激における NAA, Cr および Cho の拡散係数の上昇が報告されている．これは，刺激時の神経細胞内における微小構造の変化やエネルギー依存性の細胞質の流れの上昇を反映するのではないかと推察されており，視覚刺激における代謝変化の増強に関連する現象と考えられている．このように DWS は細胞内部の微小構造や代謝変化の増減といった分子化学的な評価を可能とする手法として期待される．

参考文献

1) Nicolay K, Braun KPJ, de Graaf RA, et al: Diffusion NMR spectroscopy. NMR Biomed 14: 94-111, 2001.
2) Harada M, Uno M, Hong F, et al: Diffusion-weighted in vivo localized proton MR spectroscopy of human cerebral ischemia and tumor. NMR Biomed 15: 69-74, 2002.
3) Hakumaki JM, Poptani H, Puumalainen AM, et al: Quantitative ^1H nuclear magnetic resonance diffusion spectroscopy of BT4C rat glioma during thymidine kinase-mediated gene therapy in vivo: identification of apoptotic response. Cancer Res 58: 3791-3799, 1998.
4) Ellegood J, Hanstock CC, Beaulieu C, et al: Diffusion tensor spectroscopy (DTS) of human brain. Magn Reson Med 55: 1-8, 2006.
5) Branzoli F, Techawiboonwong A, Kan H, et al: Functional diffusion-weighted magnetic resonance spectroscopy of the human primary visual cortex at 7T. Magn Reson Med 69: 303-309, 2013.

動物実験における拡散の適用：脳虚血

(尾藤良孝，恵飛須俊彦)

関連項目 p.207〜229 8章 脳梗塞

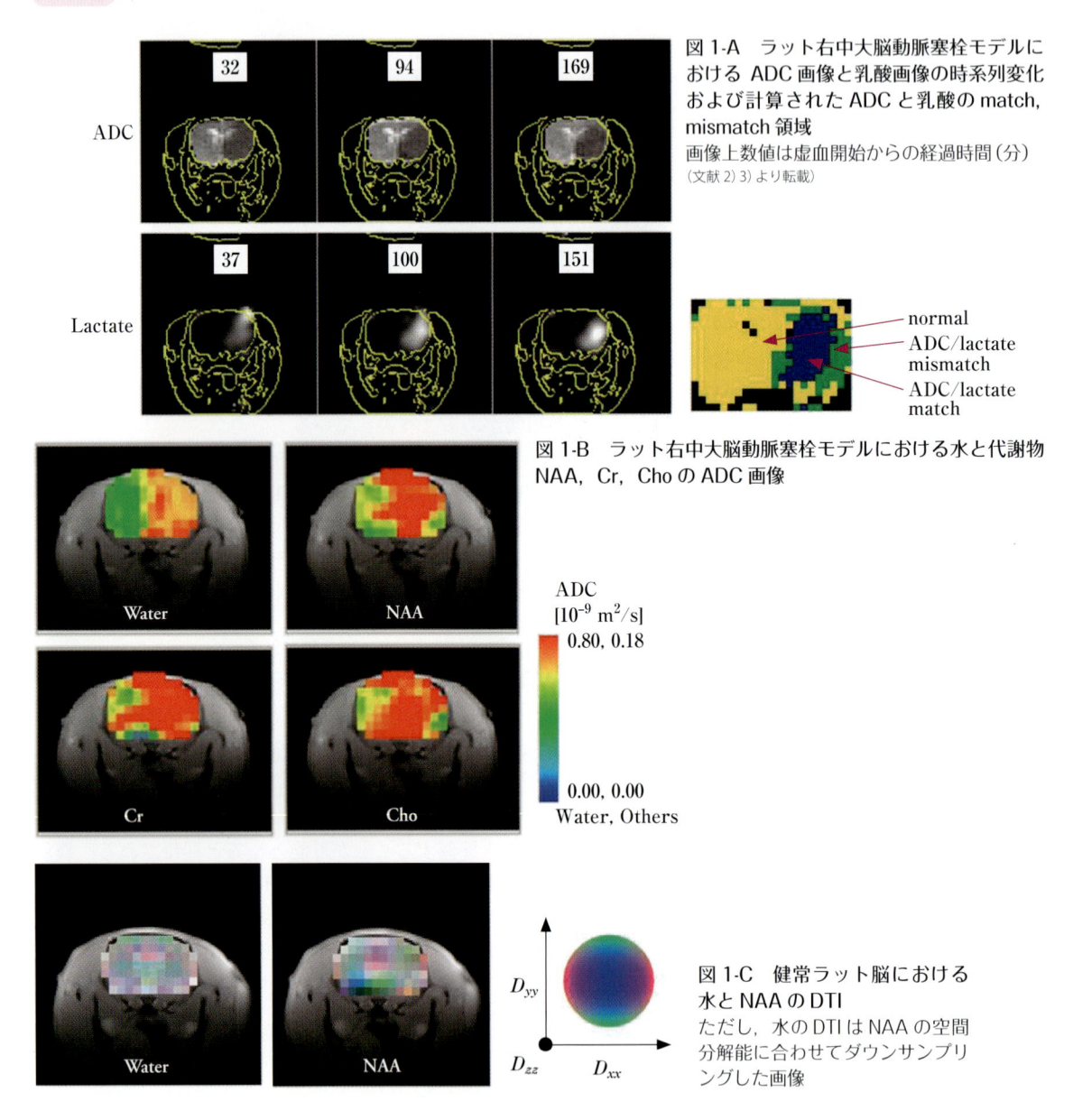

図1-A ラット右中大脳動脈塞栓モデルにおけるADC画像と乳酸画像の時系列変化および計算されたADCと乳酸のmatch, mismatch領域
画像上数値は虚血開始からの経過時間（分）
（文献2)3)より転載）

- normal
- ADC/lactate mismatch
- ADC/lactate match

図1-B ラット右中大脳動脈塞栓モデルにおける水と代謝物NAA，Cr，ChoのADC画像

ADC $[10^{-9}\ m^2/s]$
0.80, 0.18
0.00, 0.00
Water, Others

図1-C 健常ラット脳における水とNAAのDTI
ただし，水のDTIはNAAの空間分解能に合わせてダウンサンプリングした画像

● 実験的脳虚血における拡散計測の意義

ネコの局所脳虚血（中大脳動脈閉塞）の超早期検出を1990年にMoseleyらが初めて報告[1]し，脳虚血に対する水の拡散計測は一気に注目される分野となった．脳虚血超急性期におけるADC低下は虚血後数分で始まり，急性期に至るまで維持される．ADC低下の詳細な機序はいまだ明らかになっていないが，細胞毒性浮腫（cytotoxic edema）における細胞の膨化に伴いADCの低い細胞内液の割合が相対的に増加することや，細胞外液の閉じ込め，細胞内微小環境の変化に起因する細胞内液自体のADC低下，神経細胞の軸索流の低下やビーズ形状への形態変化，灌流や拍動，温度の低下

などの複数の要因が関連していると考えられている．このような機序の仮説検証とともに，診断能の向上や治療指針に繋がる知見を得ることを目的に，モデル動物を用いた実験が試みられている．

例えば，拡散計測と PWI や MR spectroscopic imaging (MRSI) など他の計測手法を組み合わせて，脳虚血の機序や治療指針を得る試みがなされている．図 1-A はラット右中大脳動脈塞栓後の ADC 画像と MRSI を用いて撮像した乳酸 (lactate) 画像の時間変化を追跡したものである[2)3)]．塞栓後約 30 分で，ADC 低下と乳酸信号の上昇が観察された match 領域の外側に，ADC は正常域だが乳酸信号の上昇が観察された mismatch 領域が存在している．mismatch 領域では，時間の経過とともに ADC は低下していき，組織学的にも梗塞巣へと移行していった．すなわち，ADC 低下が起こらない状況でも，灌流低下により酸素供給が低下し，嫌気性代謝亢進による乳酸の蓄積が観察されることを示している．ADC 低下領域は主に血行再建による非可逆領域とされているのに対し，このような mismatch 領域は，血行再建による可逆的領域 penumbra に相当する可能性が示唆されている．

さらに，細胞内微小環境に特有な情報を得るために，代謝物の拡散計測 diffusion-weighted spectroscopic imaging (DWSI) が試みられている[4)〜8)]．通常の水分子を対象とする拡散計測では，水分子が細胞内外に存在するために，細胞内のみの情報を得ることは困難である．これに対し，細胞内に局在する代謝物をプローブとしてその拡散を計測できれば，より微小な領域の情報を得ることが可能になると考えられる．DWSI では MRSI と拡散計測を組み合わせて，各代謝物の信号を分離しながら，拡散強調により各代謝物の ADC 画像を取得している．MRSI で計測可能な代表的な脳内の代謝物のうち creatine (Cr) や choline (Cho) は細胞内に主に局在し，特に N-acetylaspartate (NAA) は神経細胞内に主に局在していることが知られている．図 1-B はラット右中大脳動脈塞栓後の代謝物 NAA，Cr，Cho と水の ADC 画像を示している．健常ラットの代謝物と水の ADC 画像を比較した結果，虚血による水の ADC 低下が約 60％なのに対し，代謝物の ADC 低下は 90〜96％とあまり低下しないことがわかった．この結果は前述の超急性期における水の ADC 低下に関する複数の要因のうち，いくつかは細胞内に局在する代謝物の ADC 低下には影響がない，もしくは ADC 低下を打ち消すように働いていることを示唆している．また，さらに詳細な実験と検討が必要と考えられるが，NAA と Cr，Cho の ADC の低下の違いから細胞の種類による虚血の影響の違いを推察することも可能になってくると考えられる．

さらに細胞の詳細な構造情報を得るために，水の拡散計測と同様に代謝物の拡散計測においても DTI の観察が試みられている．図 1-C は，健常ラット脳における水と NAA の DTI を比較したものである．全体的な傾向はよく一致しているが，詳細に観察すると脳表や脳梁などの部分で FA などに差異が生じている．この差異も水と NAA の微視的な局在の違いと拡散の特性の違いが原因と考えられる．脳虚血時の水の DTI の変化の観察に加えて，代謝物の DTI の変化を観察することで，脳虚血に関する新たな情報が得られていくと考えられる．

参考文献

1) Moseley ME, Cohen Y, Mintorovitch J, et al: Early detection of regional cerebral ischemia in cats: comparison of diffusion- and T2-weighted MRI and spectroscopy. Magn Reson Med 14: 330-346, 1990.
2) Takegami T, Ebisu T, Bito Y, et al: Mismatch between lactate and the apparent diffusion coefficient of water in progressive focal ischemia. NMR Biomed 14: 5-11, 2011.
3) Bito Y, Ebisu T, Hirata S, et al: Lactate discrimination incorporated into echo-planar spectroscopic imaging. Magn Reson Med 45: 568-574, 2011.
4) Bito Y, Hirata S, Nabeshima T, Yamamoto E: Echo-planar diffusion spectroscopic imaging. Magn Reson Med 33: 69-73, 1995.
5) Wick M, Nagatomo Y, Prielmeier F, Frahm J: Alteration of intracellular metabolic diffusion in rat brain *in vivo* during ischemia and reperfusion. Stroke 26: 1930-1934, 1995.
6) van der Toorn A, Dijkhuizen RM, Tulleken, CAF, Nicolay K: Diffusion of metabolites in normal and ischemic rat brain measured by localized 1H MRS. Magn Reson Med 36: 914-922, 1996.
7) Abe O, Okubo T, Hayashi N, et al: Temporal changes of the apparent diffusion coefficients of water and metabolites in rats with hemispheric infarction: experimental study of transhemispheric diaschisis in the contralateral hemisphere at 7 Tesla. J Cereb Blood Flow Metab 20: 726-735, 2000.
8) Dreher W, Busch E, Leibfritz D: Changes in apparent diffusion coefficients of metabolites in rat brain after middle cerebral artery occlusion measured by proton magnetic resonance spectroscopy. Magn Reson Med 45: 383-389, 2001.

コモンマーモセットの拡散テンソル tractography

(山田雅之)

関連項目 p.124 画像表示, p.128 線維追跡 1 決定(論)的 tractography, p.160 dTV (diffusion TENSOR Visualizer) による解析

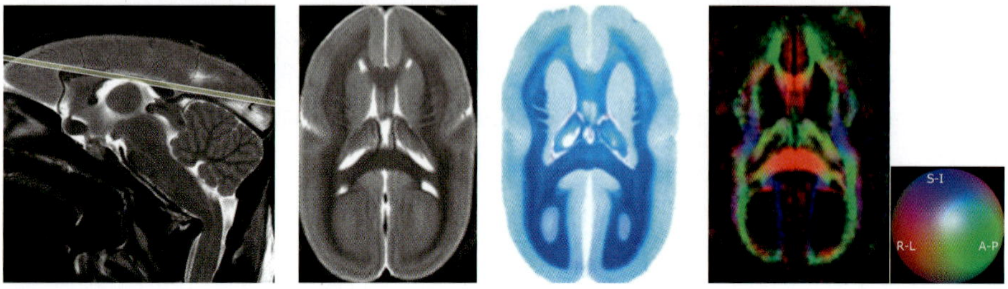

スライス断面(脳梁部)　　T2 強調軸位断像　　KB 染色　　カラー FA マップ

図1　脳内白質神経路
コモンマーモセットの脳梁部を軸位断にて撮像し, T2 強調像, Klüver-Barrera (KB) 染色像と, 拡散テンソル MR 画像データから得られる directionally color encoded FA map (以下, カラー FA マップ) を比較した. T2 強調像や KB 染色像では, この断面を走行する脳内白質神経路 (脳梁や放線冠など) が明瞭に示されるが, 各神経路の方向性についての情報はカラー FA マップのみで可視化されている.

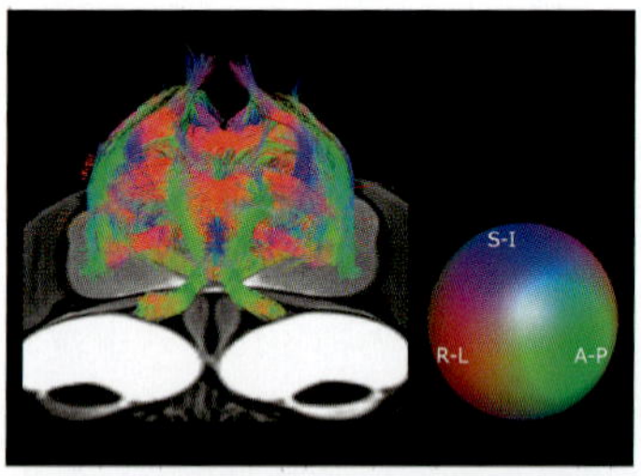

視覚伝導路の拡散テンソル tractography　　マンガン神経トレーシング像　　tractography の fusion 像

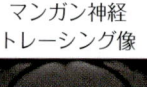

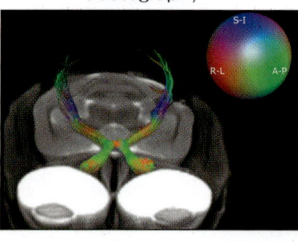

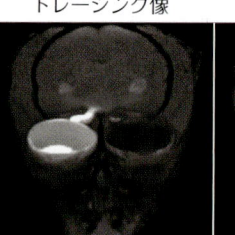

図2　コモンマーモセット脳の拡散テンソル tractography
Tractography に適用された directionally color encoding により, コモンマーモセットの主要白質神経路 (視覚伝導路・交連路・錐体路・脳弓・脳梁および連合線維) が明瞭に描出されている.

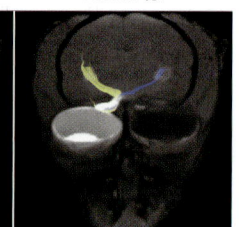

図3　視覚伝導路における拡散テンソル tractography とマンガン神経トレーシング法との比較
ヒトと類似の発達した視交叉を有するとされるコモンマーモセットの網膜神経投射路について, 拡散テンソル tractography とマンガン神経トレーシング法を比較した. Seed は右視神経上におき, stopping criteria は FA で 0.25 とした.

頸髄 T2 強調冠状断像　　拡散テンソル tractography　　カラー FA マップ

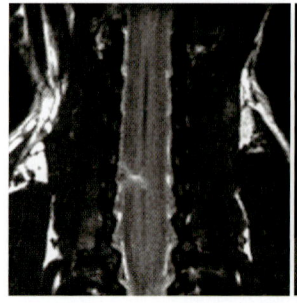

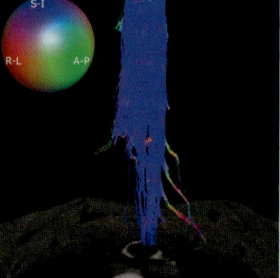

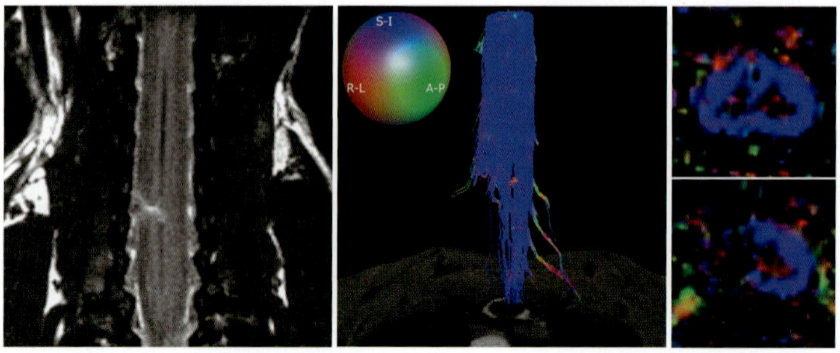

図4　脊髄の拡散テンソル tractography【頸髄半切損傷モデル】
コモンマーモセットの頸髄 C5/6 レベルに半切損傷を作成し, その病態を拡散テンソル tractography とカラー FA マップにて評価した.
Seed は上部頸髄 C1 レベルにおき, stopping criteria は FA で 0.25 とした.

● 前臨床動物実験とコモンマーモセット

　前臨床動物実験では，その成果を臨床へ還元する目的から，マウスやラットといった齧歯類に加え，サル類に代表される霊長類実験動物が有用である．

　コモンマーモセット（*Callithrix jacchus*）は，サル類の中でもより高等な真猿類に分類される新世界ザルの一種であり，アカゲザルやカニクイザルといった中・大型の旧世界ザルに比べ小型で取扱いが容易な上，繁殖効率も良い．このため，わが国におけるコモンマーモセットの実験利用は1980年代から本格化しており，主に感染症・薬理・毒性関連の研究が実施されてきた[1]．さらに近年では，コモンマーモセットの脳・神経系を対象にした研究が急増しており，脊髄損傷モデルへの神経幹細胞移植や遺伝子改変モデルが作出されるなど再生医学関連の前臨床研究にも利用されている[2,3]．

　本稿では拡散テンソルMR画像法をコモンマーモセットの脳・神経系に応用し，脳内白質神経路の可視化を試みた．さらに，基礎医学研究における拡散テンソルMR画像法の応用として，コモンマーモセットの視覚伝導路を対象とした拡散テンソルtractographyとマンガン神経トレーシング法との比較検証[4]や，脊髄損傷モデルの病態評価[5,6]について紹介する．

● 対象と方法

　対象は成熟したコモンマーモセットとし，安楽死および灌流固定実施直後の"postmortem model"とした．

　MRI装置は実験小動物用のBruker Biospin製 PharmaScan 70/16（静磁場強度7.04T）に，内径6cmの送受信用ボリュームコイルを組み合わせて使用した．拡散テンソルMR画像は，spin echo法（FOV 6cm × 6cm，matrix 256 × 256，0.9mm厚（gapless），MPG印加方向12軸，$b = 1000s/mm^2$）にて撮像した．

　拡散テンソル解析およびtractographyの作成には，東京大学医学部附属病院放射線科 増谷佳孝博士らが開発した「VOLUME-ONE」，および拡散テンソル解析ソフトウェア「dTV-Ⅱ」を使用した．

● コモンマーモセットの拡散テンソル画像

　得られた拡散テンソルMR画像を解析して作成したdirectionally color encoded FA map（カラーFAマップ）では，通常の緩和時間強調像や病理組織染色像では得ることが困難な脳内白質神経路の方向性を明瞭に可視化できた（図1）．さらにtractographyでは，コモンマーモセットの脳梁や錐体路など脳内白質神経線維束の走行（図2）が3次元的に示された．さらに，視覚伝導路におけるtractographyとマンガン神経トレーシング法との比較では，片側の視神経が視交叉において両側の視束および外側膝状体へ投射する両側性の神経分布が相補的に実証された（図3）．頸髄の半切損傷モデルを対象とした拡散テンソルMR画像法による病態評価では，損傷断面におけるFAの著しい低下や片側脊髄の途絶が明瞭に可視化された（図4）．

　実験動物学において標準的な解析手法である剖検では，このような知見を得ることは困難であり，従来のMR画像法でも容易ではない．したがって，拡散テンソルMR画像法はコモンマーモセットの脳・神経構造解析やその病態解析においてきわめて有効な方法であり，動物実験医学領域への応用が今後いっそう期待される．

参考文献

1) 野村達次，谷岡功邦：コモンマーモセットの特性と実験利用．ソフトサイエンス社，1989.
2) Iwanami A, Kaneko S, Nakamura M, et al: Transplantation of human neural stem cells for spinal cord injury in primates. J Neurosci Res 80: 182-190, 2005.
3) Okano H, Hikishima K, Iriki A, Sasaki E: The common marmoset as a novel animal model system for biomedical and neuroscience research applications. Semin Fetal Neonatal Med 17: 336-330, 2012.
4) Yamada M, Momoshima S, Masutani Y, et al: Diffusion-tensor neuronal fiber tractography and manganese-enhanced MR imaging of primate visual pathway in the common marmoset: preliminary results. Radiology 249: 855-864, 2008.
5) Fujiyoshi K, Yamada M, Nakamura M, et al: *In vivo* tracing of neural tracts in the intact and injured spinal cord of marmosets by diffusion tensor tractography. J Neurosci 27: 11991-11998, 2007.
6) Fujiyoshi K, Konomi T, Yamada M, et al: Diffusion tensor imaging and tractography of the spinal cord: from experimental studies to clinical application. Exp Neurol 242: 74-82, 2013.

解剖学的コネクティビティのグラフ理論解析

(高尾英正)

関連項目 p.128 線維追跡1 決定(論)的 tractography, p.132 線維追跡2 確率的 tractography, p.134 線維追跡3 その他の手法：global tractography など

図1 30代, 男性：健常者

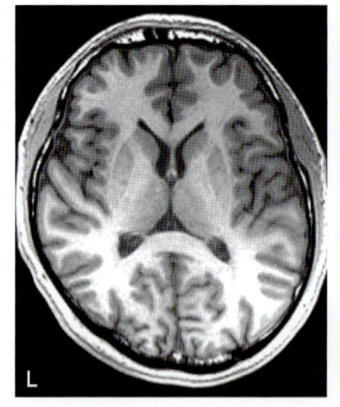

A　T1強調像(IR-FSPGR)

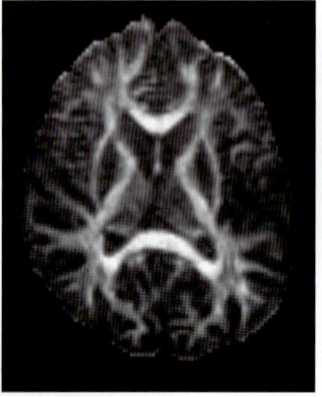

B　FA画像 ($b=1000s/mm^2$)

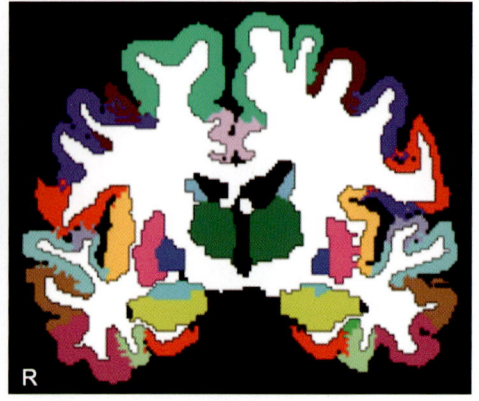

C　anatomical parcellation (→ nodes)

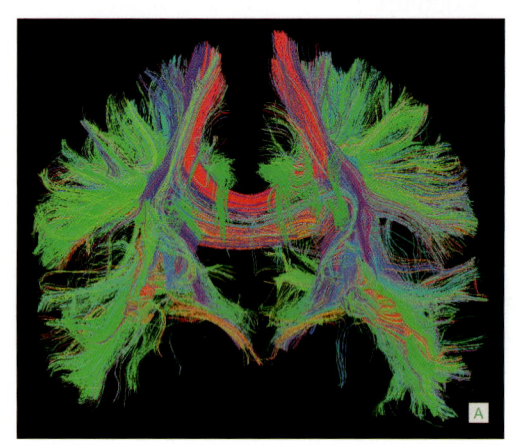

D　whole-brain tractography (→ edges)

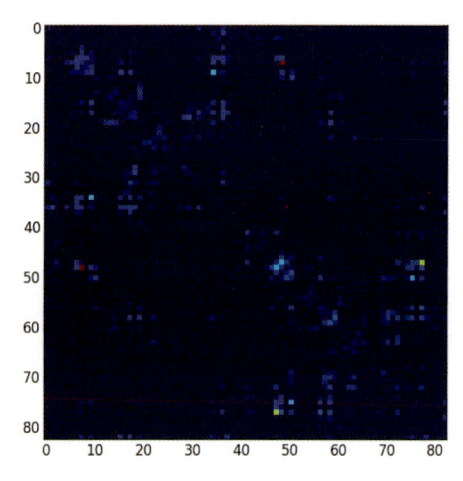

E　connectivity matrix
各軸はノードを示し, ファイバー数を色で表している.

図2　ネットワークのタイプ

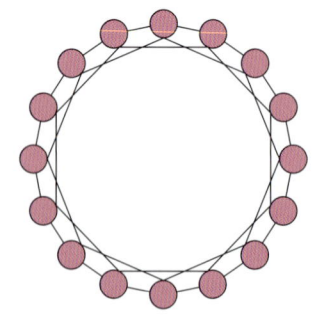

A　regular network (high clustering, long path lengths)

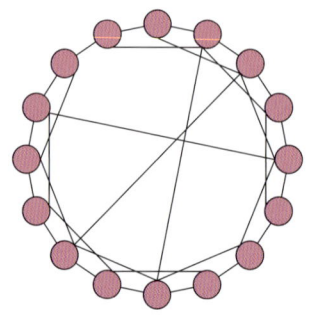

B　small-world network (high clustering, short path lengths)

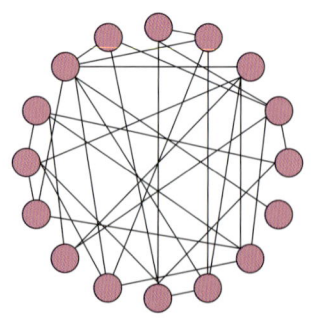

C　random network (low clustering, short path lengths)

近年，コネクトームと呼ばれる，脳神経系のネットワークマップに対する関心が高まってきており，脳画像を用いた，解剖学的コネクティビティおよび機能的コネクティビティに関する研究が行なわれてきている[1]．

　グラフ理論では，ネットワークは，ノード（node）とそれらを連結するエッジ（edge）の組合せとして定義される．グラフには，エッジの方向性の有無，また，重みづけの有無があり，脳画像を用いた解析では，通常，無向グラフである．脳の各領域がノードに相当し，それらの連結性（拡散強調像による解剖学的コネクティビティ解析ではtractographyによる領域間のストリームライン数など）がエッジに相当する．よく用いられるネットワークの特徴を示す数値として，"clustering coefficient"と"characteristic path length"がある．ネットワークの"clustering coefficient"は，すべてのノードの"clustering coefficient"の平均値であり，クラスター化の程度を示し，ネットワークの局所における情報伝達の効率性を示す．ノードの"clustering coefficient"は，隣接するノード同士のつながりの数を可能なつながりの数で割ったものである．"characteristic path length"は，ネットワークの任意の2つのノードをつなぐ最短のパスの平均値で，ネットワーク全体としての情報伝達の効率性を示す．ネットワークは，レギュラー，スモールワールド，ランダムなどといったタイプに分類することができる（図2）．スモールワールドネットワークは，レギュラーネットワークより"characteristic path length"が短く，ランダムネットワークより"clustering coefficient"が大きく，局所のクラスター化と全体の連結性という特徴を併せ持つ．スモールワールドという言葉は，もともと，誰であれ比較的少数の知人をたどることで到達できるという社会的ネットワークの実験に由来している．

　実際の拡散強調像を用いた解剖学的コネクティビティの解析は，大まかに，1）T1強調像による各脳領域の抽出，2）拡散強調像によるtractography，3）各脳領域間の連結性（ストリームライン数など）に基づくネットワーク行列の作成，といった手順からなる[2]．図1は筆者の画像で実際に解析を行った例であり，T1強調像をもとに各脳領域（ノード）を抽出し（図1-C），拡散強調像により全脳tractographyを行い（図1-D），各ノード間の連結性（ファイバー数）を行列として表現している（図1-E）．拡散強調像による解剖学的コネクティビティの解析は，健常者の他，統合失調症といった疾患にも応用されてきており，今後，より広く応用されていくものと考えられる[3]．

参考文献

1) Bullmore E, Sporns O: Complex brain networks: graph theoretical analysis of structural and functional systems. Nat Rev Neurosci 10: 186-198, 2009.
2) Hagmann P, Cammoun L, Gigandet X, et al: MR connectomics: principles and challenges. J Neurosci Methods 194: 34-45, 2010.
3) Fornito A, Zalesky A, Pantelis C, Bullmore ET: Schizophrenia, neuroimaging and connectomics. Neuroimage 62: 2296-2314, 2012.

拡散テンソルによる各種白質路と白質アトラス

(森 墾)

関連項目 p.112 拡散テンソル表現，p.124 画像表示，p.128 線維追跡1 決定（論）的 tractography

図1 カラー表示による白質路（TR/TE = 5000/98ms, 3mm 厚, $b = 1000s/mm^2$, MPG 13 軸，マトリックス 128×128, 4 NEX の SE-EPI の DTI を基に VOLUME-ONE VizDT-II により作成）

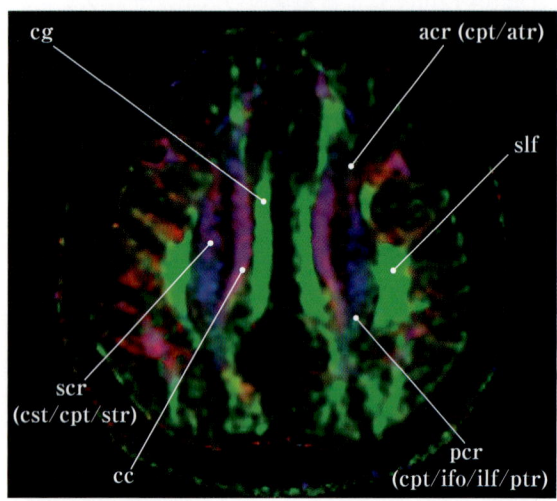

図 1-A 側脳室上部レベル

図 1-B 基底核レベル

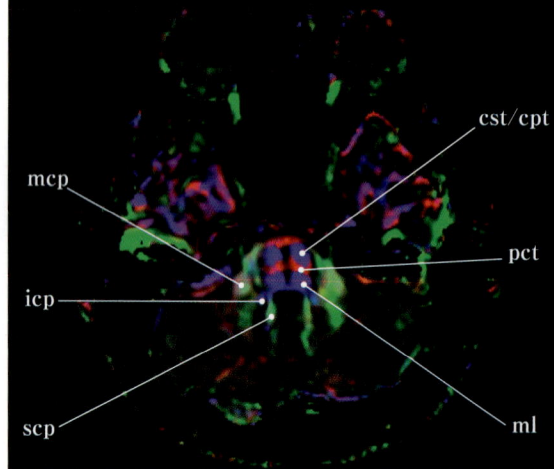

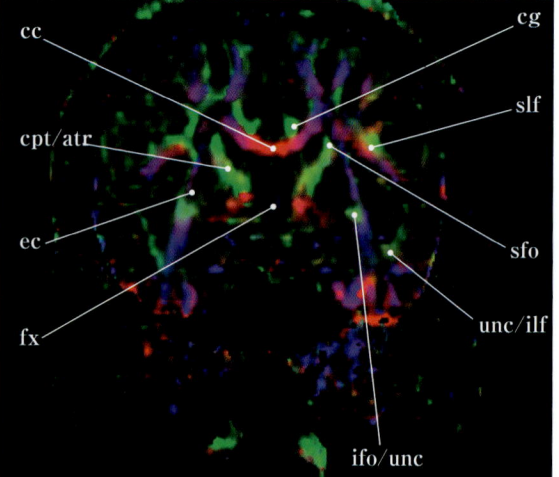

図 1-C 小脳脚レベル

図 1-D 尾状核頭部レベル冠状断像

【A～D の略語】
- acr：anterior corona radiate（前部放線冠）
- alic：anterior limb of internal capsule（内包前脚）
- atr：anterior thalamic radiataion（前視床放線）
- cc：corpus callosum（脳梁）
- cg：cingulum（帯状束）
- cpt：corticopontine tract（皮質橋路）
- cst：corticospinal tract（皮質脊髄路）
- ec：esternal capsule（外包）
- fx：fornix（脳弓）
- icp：inferior cerebellar peduncle（下小脳脚）
- ifo：inferior fronto-occipital fasciculus（下前頭後頭束）
- ilf：inferior longitudinal fasciculus（下縦束）
- mcp：middle cerebellar peuduncle（中小脳脚）
- ml：medial leminiscus（内側毛体）
- pcr：posterior corona radiate（後部放線冠）
- pct：pontine crossing tract（橋交叉線維）
- plic：posterior limb of internal capsule（内包後脚）
- ptr：posterior thalamic radiation（後視床放線）
- scp：superior cerebellar peduncle（上小脳脚）
- scr：superior corona radiate（上部放線冠）
- sfo：superior fronto-occipital fasciculus（上前頭後頭束）
- slf：superior longitudinal fasciculus（上縦束）
- str：superior thalamic radiation（上視床放線）
- tap：tapetum（壁板）
- unc：uncinate fasciculus（鉤状束）

図2 tractographyによる白質路
(TR/TE＝5000/98ms，3mm厚，b＝1000s/mm^2，MPG 13軸，マトリックス 128×128，4 NEXのSE-EPIのDTIを基にVOLUME-ONE VizDT-IIにより作成)

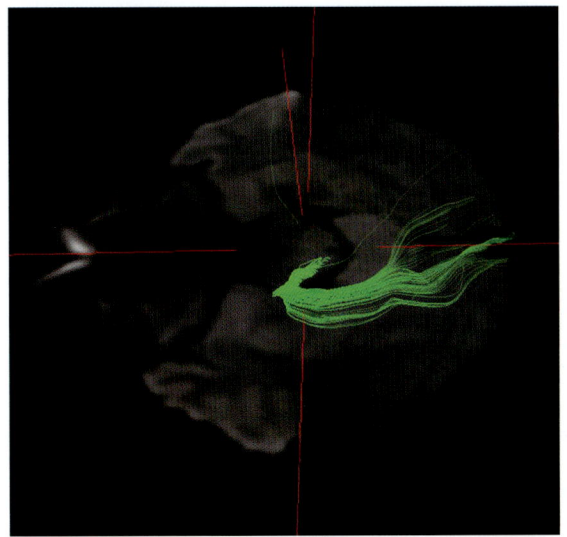

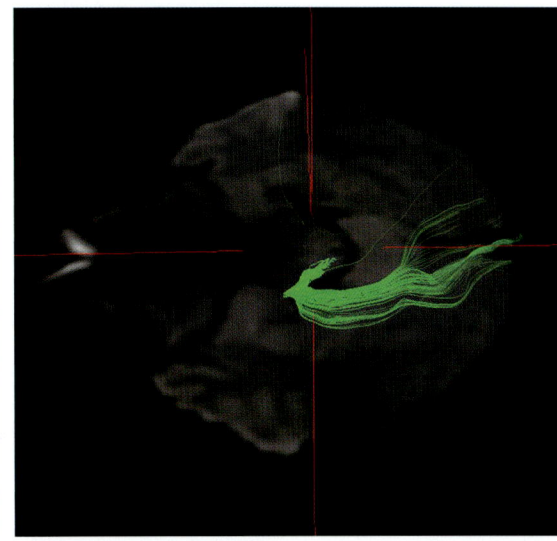

図2-A　視放線

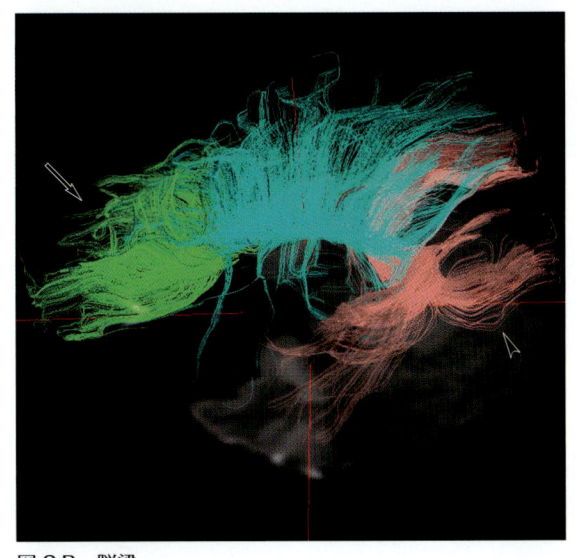

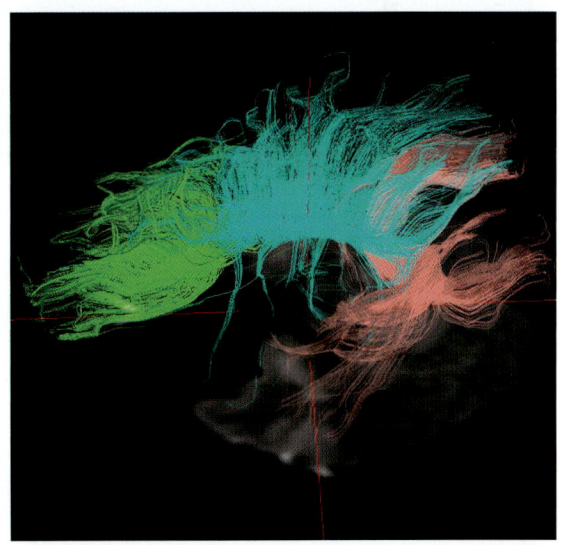

図2-B　脳梁
脳梁膝部を経由する小鉗子（→），膨大部を経由する大鉗子（►）がある．

　白質には投射線維，交連線維および連合線維がある．投射線維は大脳皮質と下位の脳（大脳核・脳幹・小脳）や脊髄とを連絡する．皮質脊髄路，皮質橋路，視床放線，視放線（図2-A）や聴放線などがある．交連線維と連合線維は皮質の異なる領野間を連絡する神経線維である．交連線維は左右大脳半球を連絡し，連合線維は同側内で連絡する．交連線維には前交連，脳梁（図2-B）および脳弓交連（海馬交連）がある．連合線維は長線維と短線維に分けられ，前者には上／下縦束，上／下前頭後頭束（上は視床と連続との報告もあり）（図2-C，D），鉤状束（図2-D），帯状束（図2-E）や脳弓（図2-F）などが，後者には弓状線維（U-fiber，図2-G）がある．
　小脳系では，主に出力線維（遠心路）からなる上小脳脚（結合腕），入力線維（求心路）の中小脳脚（橋腕）および下小脳脚（索状体）からなる（図2-H）．

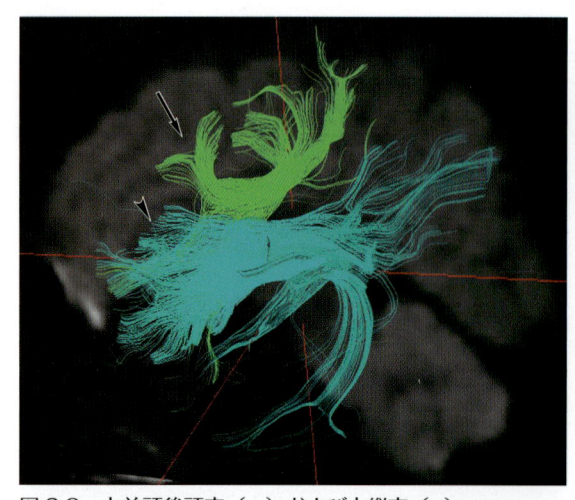

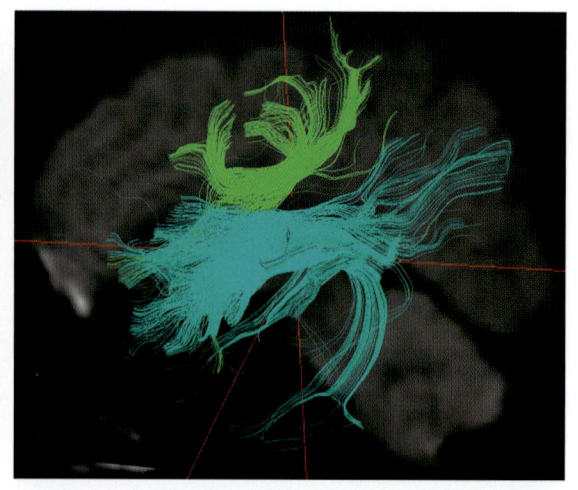

図2-C　上前頭後頭束（→）および上縦束（▸）
前者は前頭葉と頭頂葉・後頭葉，後者は前頭葉と頭頂葉・後頭葉および側頭葉を連絡する．これらの間に放線冠が介在する．

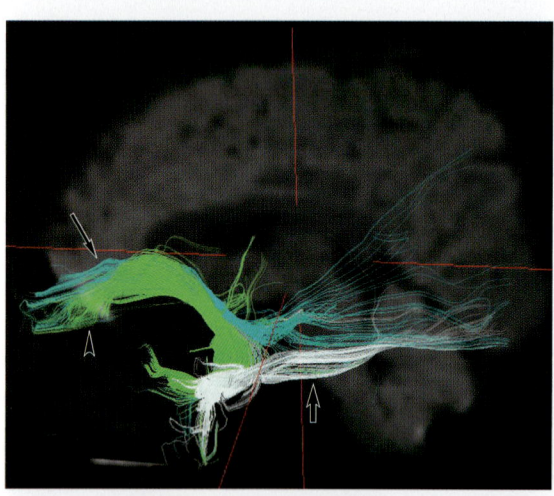

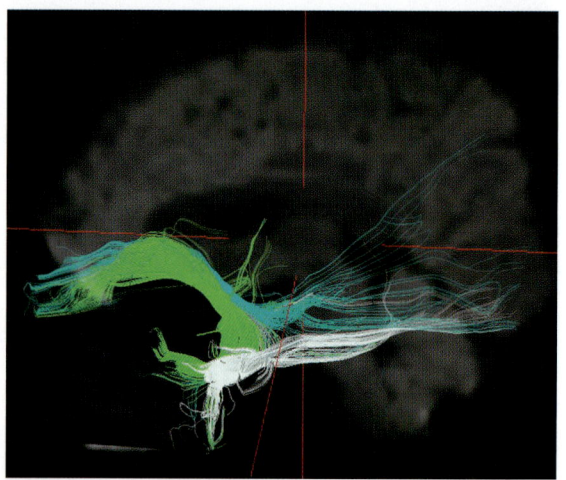

図2-D　下前頭後頭束（→），鉤状束（▸）および下縦束（➡）
それぞれ，前頭葉と後頭葉，前頭極と側頭葉，側頭葉と後頭葉を連絡する．

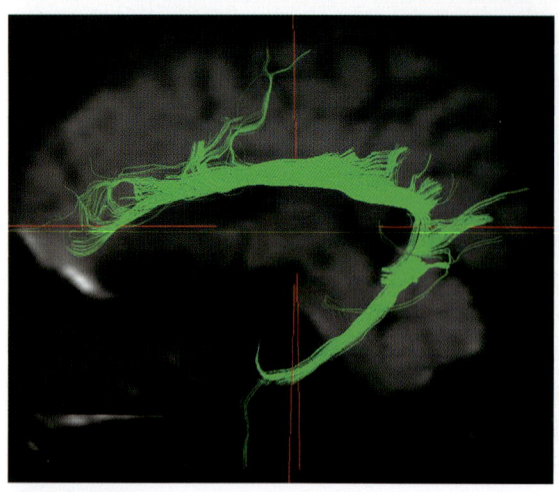

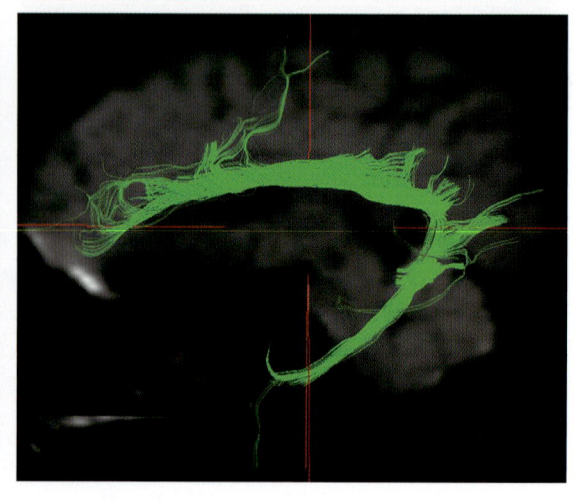

図2-E　帯状束
帯状回の連合路で，長線維と短線維が混在している．

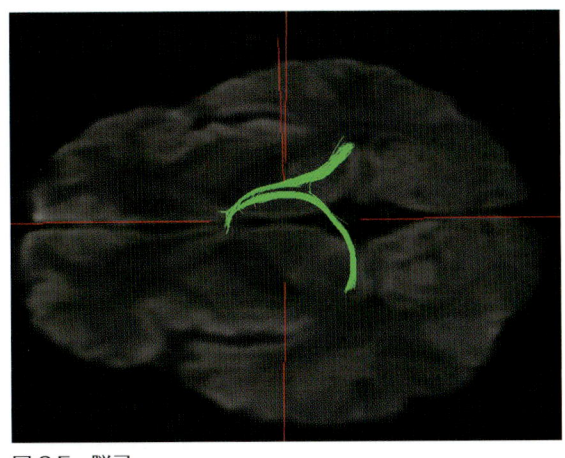

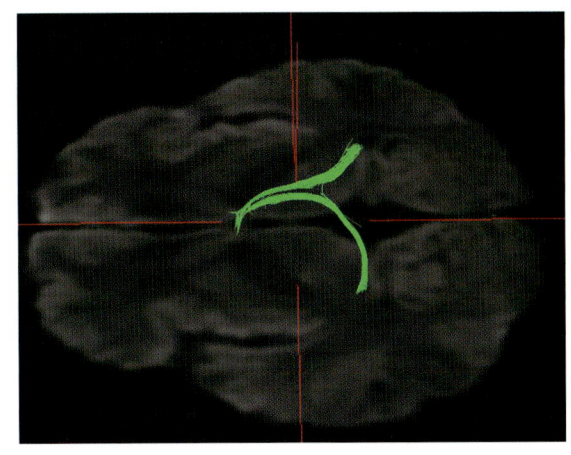

図2-F 脳弓
乳頭体と海馬を連絡する．

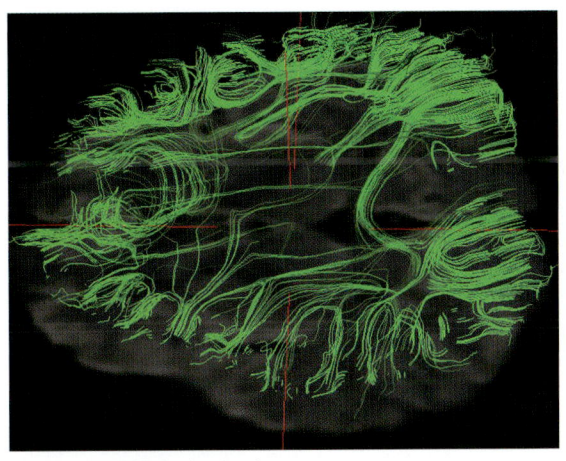

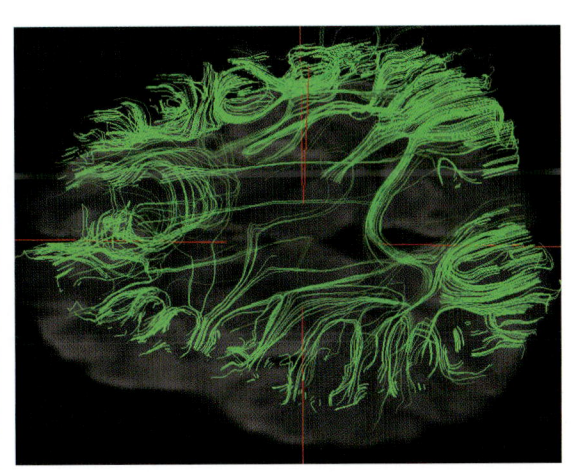

図2-G 短弓状束（U-fiber）
隣接する脳回間を連絡する．

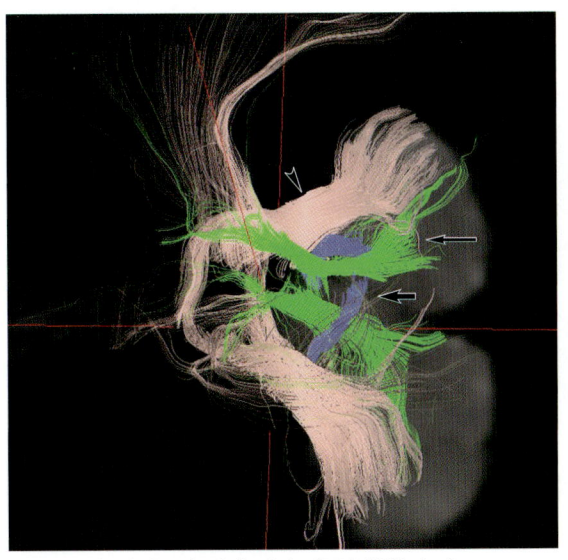

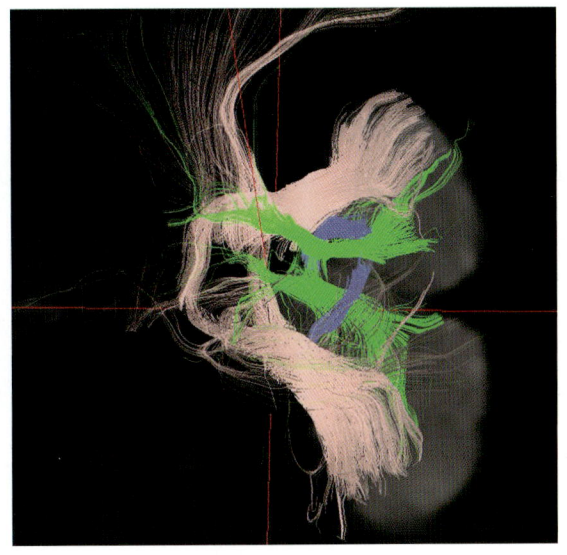

図2-H 上（→），中（▶）および下小脳脚（→）
外側から中，下，上小脳脚の順に配列していることがよくわかる．

6

実践編

撮像の実際

（國松　聡）

関連項目　p.78 総論（3章　拡散強調像の撮像法）

● DTI撮像パラメータの基本

　GE，Philips，SIEMENSの代表的な3T MRIでのDTI撮像パラメータの初期設定値の概要を表1に示す．また，より詳しい設定値を表2に示す．

　これらの値は，MRIの機種，静磁場強度，システム・バージョン，使用するコイルなどに応じて細かく変わってくるので，各施設での使用機種，使用環境，さらには撮像部位，撮像目的などによって，至適なパラメータが異なってくることを，最初に認識しておく必要がある．表1や表2の数値は，当該機種を当該条件下に初期設定で表示される，いわば暫定値と言うべきものに近いことをご理解頂きたい．

　ユーザーが調整可能な値のうち，主なものは，ボクセルサイズ，撮像スライス枚数，MPGの軸数や積算回数で，その自由度に制限を課すのは撮像時間や画像のS/Nである．例えば，一定の範囲を撮像する場合に，撮像スライス厚を薄くすると，当然のことながら撮像スライス枚数が増えるが，結果としてTRの延長，撮像時間の延長につながる．また同時に，ボクセルサイズが小さくなりS/Nが下がる．TEはMRIの傾斜磁場性能に依存するところが多く，通常は，S/Nを可及的に高く保つために，最短のTE，あるいは最短TEに近い固定値を選ぶ．この時，古典的なmonopolar型のMPG配置に比べ，渦電流による歪みに強いとされるbipolar型（dual SE法とも呼ばれる）ではTEが延長する[1]．また，echo spaceを直接的に変更できる機種では，echo spaceを短くする方が歪みの少ない画像が得られる．撮像対象が何であるかも重要で，例えば，脳に比べT2緩和がとても早い筋肉をDTIの撮像対象とするには，b値を下げてTEを短くし，積算回数を上げて，S/Nを稼ぐのが現実的である[2]．他施設の数値や文献記載の数値に倣うにしても，実際には各施設での状況に合わせた数値の修正が必要となることが多い．

　要点は，

① **現実的な撮像時間に抑える**：時間が長くなると体動を生じる可能性が高くなる．1回の動きでせっかくのデータが使えないことにもなりかねない．もう一度，撮像し直す場合も，短時間の方がやりやすい．

② **S/Nを可及的に高く**：ボクセルサイズを過度に小さくしない．撮像スライス数（撮像範囲）は必要最低限にする．場合によってはb値を下げたり積算回数を増やしたりする．TEは短くできればその方がベター．Bipolar型のMPGでは渦電流の影響が少なくなるがTE延長の影響を考慮する．Parallel imagingを適宜併用する（TE短縮，磁化率効果による歪みの軽減が期待できるが，S/Nを下げる方向に働く）．

③ **MPGは30軸程度以上が望ましい**：軸数が少ないと，正確なFA，ADC値やtractographyが得られにくいとされる[3]．また，近年は$b0$画像を複数回含む傾向あり．

● DTI 撮像パラメータ：各メーカーの特色

表1，2から読み取れる各メーカーのDTI撮像パラメーター初期値の特色は以下である．

① GE
- 撮像スライス厚は薄く，tractographyやボクセルベース解析に応用しやすい
- 頭尾方向スキャン範囲18cmで全脳をカバー
- DTIの脂肪抑制に選択的水励起（water excitation）を使用

② Philips
- 撮像スライス厚は最も薄くてisovoxelに近く，tractographyやボクセルベース解析に応用しやすい
- gradient overplusオプションの選択で，TEが短縮可能
- intensity correction（CLEAR）を標準で使用

③ SIEMENS
- 撮像スライス厚は厚めで，撮像枚数が少ないが，そのかわり撮像時間が短い
- 2D画像での使用に向いている
- MPGはbipolar型が標準

ただし，これらは初期設定に対する考え方の違いであり，各社ともさまざまに設定を変えることができる．また，SE EPIタイプのDTIであることやparallel imaging acceleration factor，b値は共通で，撮像面内の空間解像度は各社間で大きな差はない．

表1　各メーカーMRIのDTI撮像パラメーターの概要

	GE	Philips	SIEMENS
MRI scanner	MR750	Achieva 3T	Skyra
Coil	32ch head	32ch head	Head/Neck 20
TR (ms)	7500	shortest	3700
TE (ms)	minimum	shortest	95
Field of view (mm)	240	224	220
Matrix	128×128	128×128	128×128
Slice thickness (mm)	3	2	4
Interslice gap (mm)	0	0	1.2
Number of slices	60	60	25
b-value (s/mm^2)	1000	1000	1000
No. of MPG directions	6/13/15/25	6/15/32	20
Flip angle	90	90	90
NEX/NSA	2	2	1

（本稿の執筆にあたり，GEヘルスケア・ジャパン株式会社　椛沢宏之氏，平田直樹氏，フィリップス・エレクトロニクス・ジャパン　鈴木由里子氏，シーメンス・ジャパン株式会社　丸山克也氏から多大なご協力を賜りました．この場をお借りして深謝いたします．）

表2 各メーカー MRI 代表機種の DTI 撮像パラメーター初期値
(メーカー名, 機種名 (システム / リリース・バージョン), 使用コイルの順に記載. 各パラメーターはオペレーター・コンソール上での表示に準拠)

GE Discovery MR750 (23.0), 32ch head coil

Scan Timing		#diffusion directions =	6/13/15/25
TE	Minimum	#T2 images =	1
TR	7500	Acquisition Timing	
Imaging		Frequency	128
Scan plane	AXIAL	Phase	128
Mode	2D	NEX	2.00
Pulse sequence	Spin Echo	phase field of view	1.00
Imaging Options	EPI, DIFF, Asset	phase correct	Yes
Additional Parameters		frequency	R/L
Asset Acceleration factor =	2.00	autoshim	Auto
SAT =	None (Water Excitation)	Range / Prescription	
DTI info:		field of view	24cm
b-value =	1000	slice thickness	3
diffusion direction =	TENSOR	slice spacing	0.0
		number of slices	60

Philips Achieva 3T (R3.2), 32ch head coil

CLEAR =	yes	Echoes =	1
FOV RL (mm) =	224	partial echo =	no
AP (mm) =	224	TE =	shortest
FH (mm) =	120	Flip angle (deg) =	90
Voxel size RL (mm) =	2	TR =	shortest
AP (mm) =	2	Halfscan =	no
Slice thickness (mm) =	2	Water-fat shift =	minimum
Recon voxel size (mm) =	1.75	Shim =	auto
RFOV (%) =	100	Fat suppression =	SPIR
Small FOV imaging =	no	strength =	strong
Fold-over suppression =	no	frequency offset =	default
Matrix scan =	112	Diffusion mode =	DTI
reconstruction =	128	sequence =	SE
Scan percentage (%) =	100	gradient duration =	maximum
SENSE =	yes	gradient overplus =	yes
P reduction (AP) =	2	directional resolution =	high
P os factor =	1	nr of b-factors =	2
Stacks =	1	b-factor order =	ascending
type =	parallel	max b-factor =	1000
slices =	60	NSA =	2
slice thickness (mm) =	2	Total scan duration =	09:20.5
slice gap =	user defined	Rel. signal level (%) =	100
gap (mm) =	0	Act. TR (ms) =	7376
slice orientation =	transverse	Act. TE (ms) =	83
fold-over direction =	AP	ACQ matrix M x P =	112 x 112
fat shift direction =	P	ACQ voxel MPS (mm) =	2.00 / 2.00 / 2.00
Patient position =	head first	REC voxel MPS (mm) =	1.75 / 1.75 / 2.00
orientation =	supine	Scan percentage (%) =	100
Scan mode =	MS	EPI factor =	59
technique =	SE	WFS (pix) / BW (Hz) =	20.270 / 21.4
Acquisition mode =	Cartesian	BW in EPI freq. dir. (Hz) =	1787.2
Fast Imaging mode =	EPI		
shot mode =	single-shot		

SIEMENS MAGNETOM Skyra (D13), 20ch head/neck coil

Properties		Nr. of sat. regions	0
Prio Recon	Off	Position mode	L-P-H
Load to viewer	On	Special sat.	None
Inline movie	Off	Set-n-Go Protocol	Off
Auto store images	On	Table position	P
Load to stamp segments	Off	Inline Composing	Off
Load images to graphic segments	Off	System	
Auto open inline display	Off	Body	Off
Wait for user to start	Off	HE1	On
Start measurements	single	HE2	On
Routine		HE3	On
Nr. of slice groups	1	HE4	On
Slices	25	Positioning mode	REF
Dist. factor	30 %	MSMA	S-C-T
Position	Isocenter	Sagittal	R >> L
Orientation	Transversal	Coronal	A >> P
Phase enc. dir.	A >> P	Transversal	F >> H
AutoAlign	---	Coil Combine Mode	Adaptive Combine
Phase oversampling	0 %	AutoAlign	---
FoV read	220 mm	Coil Select Mode	Off - AutoCoilSelect
FoV phase	100.0 %	Shim mode	Standard
Slice thickness	4.0 mm	Adjust with body coil	Off
TR	3700 ms	Confirm freq. adjustment	Off
TE	95.0 ms	Assume Dominant Fat	Off
Concatenations	1	Assume Silicone	Off
Filter	Prescan Normalize	Adjustment Tolerance	Auto
Coil elements	HE1-4	? Ref. amplitude 1H	0.000 V
Contrast		Physio	
MTC	Off	1st Signal/Mode	None
Magn. preparation	None	Resp. control	Off
Fat suppr.	Fat sat.	Inline	
Fat sat. mode	Weak	Inline Composing	Off
Averaging mode	Long term	Distortion correction	Off
Measurements	1	Sequence	
Delay in TR	0 ms	Introduction	On
Reconstruction	Magnitude	Bandwidth	1562 Hz/Px
Multiple series	Off	Optimization	None
Resolution		Free echo spacing	Off
Base resolution	128	Echo spacing	0.75 ms
Phase resolution	100 %	EPI factor	128
Phase partial Fourier	6/8	RF pulse type	Normal
Interpolation	Off	Gradient mode	Fast
PAT mode	GRAPPA	Diff	
Accel. factor PE	2	Diffusion mode	MDDW
Ref. lines PE	38	Diff. weightings	2
Reference scan mode	Separate	b-value 1	0 s/mm^2
Distortion Corr.	Off	b-value 2	1000 s/mm^2
Prescan Normalize	On	Diff. directions	20
Normalize	Off	Diff. weighted images	On
Raw filter	Off	Trace weighted images	On
Elliptical filter	Off	ADC maps	On
Dynamic Field Corr.	Off	FA maps	On
Geometry		Mosaic	On
Multi-slice mode	Interleaved	Tensor	On
Series	Interleaved	Distortion Corr.	Off

参考文献

1) Reese TG, Heid O, Weisskoff RM, et al: Reduction of eddy-current-induced distortion in diffusion MRI using a twice-refocused spin echo. Magn Reson Med 49: 177-182, 2003.
2) Okamoto Y, Kunimatsu A, Kono T, et al: Changes in MR diffusion properties during active muscle contraction in the calf. Magn Reson Med Sci 9: 1-8, 2010.
3) Jones DK, Cercignani M: Twenty-five pitfalls in the analysis of diffusion MRI data. NMR Biomed 23: 803-820, 2010.

dTV (diffusion TENSOR Visualizer) による解析

(増谷佳孝)

関連項目 p.124 画像表示，p.126 3Dシンボル表示，p.128 線維追跡1 決定（論）的 tractography

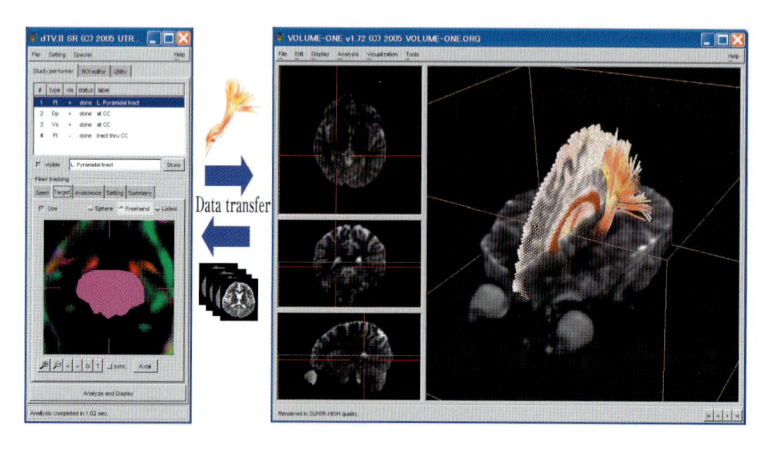

図1 dTVとVOLUME-ONEによる拡散MRIの解析と表示

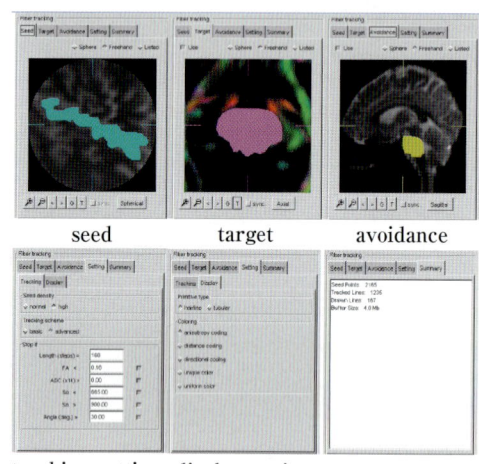

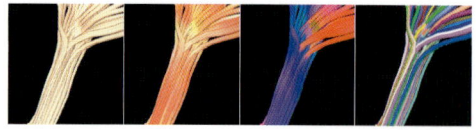

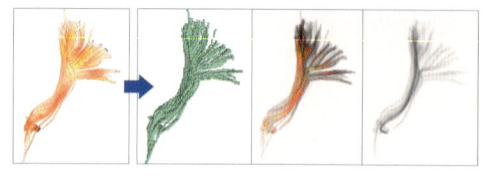

図2 Tractography 機能
3種のROI，追跡・表示条件の設定が可能．

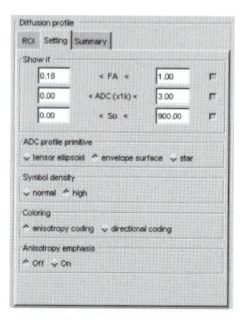

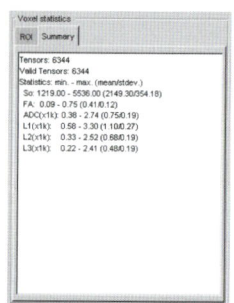

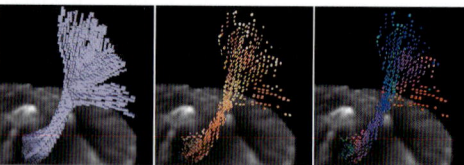

図3 3Dシンボル表示・ROI解析
左上：3Dシンボル表示の設定，右上：ROI解析の結果テキスト，下：ボクセル化したtractographyをROIとした3Dシンボル（楕円体）表示．

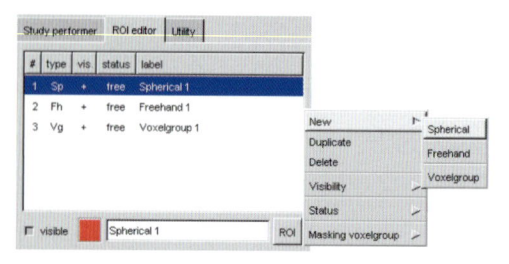

図4 ROI Editor
球，2D自由形状，ボクセル形式によるROIの作成と編集が可能．

DTIを含む拡散MRIの処理・解析のためのソフトウェアdTV（diffusion TENSOR Visualizer）[1]は，東大放射線科 画像情報処理・解析研究室において2001年に開発が開始され現在もフリーウェアとして配布されている．dTVは汎用の多チャンネル対応ボリュームデータ表示用ソフトウェアVOLUME-ONE[2]のプラグインであり，各種の解析結果の2D画像および3D可視化などのグラフィック関連の表示はVOLUME-ONE側で，ROI内のパラメータ統計値などのテキスト表示はdTV側で行う（図1）．両者ともWindows環境（32bitおよび64bit）で動作するソフトウェアであり，マルチコア対応の並列化により高速な処理と表示が実現されている．dTVの主要な機能は以下の3つである．

1) Tractography（図2）

標準的および独自[3]の線維追跡アルゴリズムによる決定（論）的tractographyである．専用のパレット（または後述のROI Editor）にて，追跡開始点のためのSeed，表示する追跡軌跡を限定するTarget，Avoidanceの3種類のROIを設定可能である．表示軌跡を限定する場合，Targetを通過する軌跡のみが表示され，Avoidanceを通過する軌跡は表示されない．FA値などによる追跡の終了条件，チューブやヘアラインの軌跡表現，色づけの方法などが設定可能である．複数のtractographyオブジェクトを作成可能であり，同時にVOLUME-ONE上で表示できる．また，追跡軌跡のボリュームデータ，ROIオブジェクトへのボクセル化（voxelize）が可能である．

2) 3Dシンボル表示（図3）

表示対象となる範囲のROI，および表示密度，テンソル楕円体，ADCプロファイル閉曲面，スター表示の表現などの設定が可能である．また，表示したシンボル位置での簡易的な統計値も結果パレットに表示される．

3) ROI解析（図3）

設定したROI内の各種パラメータの統計値が結果パレットに表示される．テキストデータとしてコピーして他のソフトにペーストすることも可能である．tractographyの結果をボクセル化したもので計測することでTract-Specific Analysisが行える．

その他に補助機能として，さまざまな形式のROIの作成・編集を行うROI Editor（図4），計算画像作成（FA，ADCなど）などが組み込まれている．ROI Editorでは，さまざまな画像の上での2値化や領域拡張による半自動ROI設定，脳表に沿った球面上での設定，膨張・収縮などの3次元形状処理など，自由度の高いROIを作成・編集機能が可能である．また，MPGの方向やb値に関する情報は専用フォーマットのテキストファイルにて読み込むことができる．さまざまな臨床例での適用結果のサンプルは，参考文献4)を参照されたい．

参考文献

1) http://www.ut-radiology.umin.jp/people/masutani/dTV.htm
2) http://www.volume-one.org
3) 増谷佳孝, 青木茂樹, 阿部 修, 大友 邦：MR拡散テンソル画像のTractographyにおける拡散異方性に基づくTracking方向決定法の改善. 日本医用画像工学会大会, 東京, 2002.
4) Masutani Y, Aoki S, Abe O, et al: MR diffusion tensor imaging: recent advance and new techniques for diffusion tensor visualization. Eur J Radiol 46: 53-66, 2003.

TrackVis による解析

(鈴木雄一)

関連項目 p.118 3D *q*-Space および *q*-ball 解析，p.128 線維追跡1 決定（論）的 tractography，p.134 線維追跡3 その他の手法：global tractography など

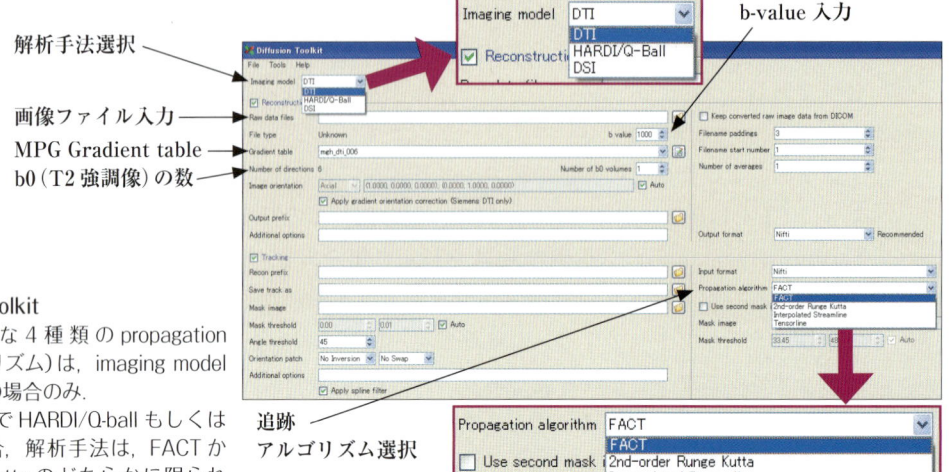

図1　Diffusion Toolkit
図中で選択可能な4種類の propagation model（追跡アルゴリズム）は，imaging model（解析手法）が DTI の場合のみ．
追跡アルゴリズムで HARDI/Q-ball もしくは DSI を選択した場合，解析手法は，FACT か 2nd-order Runge Kutta のどちらかに限られる．

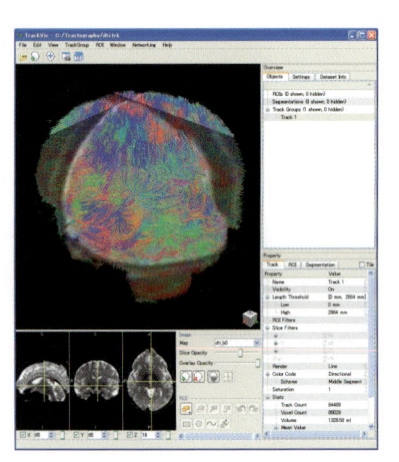

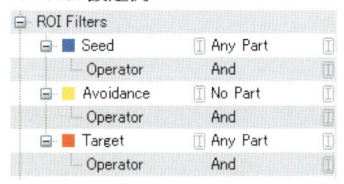

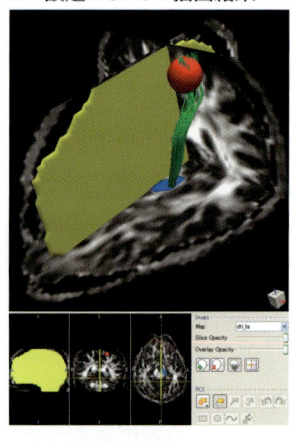

図3　ROI と tractography
A：大脳脚（青）と運動野の一部（赤球）を通過し，正中矢状断（黄）を通過しない条件設定．
B：錐体路の一部（緑）が描出されているのがわかる．

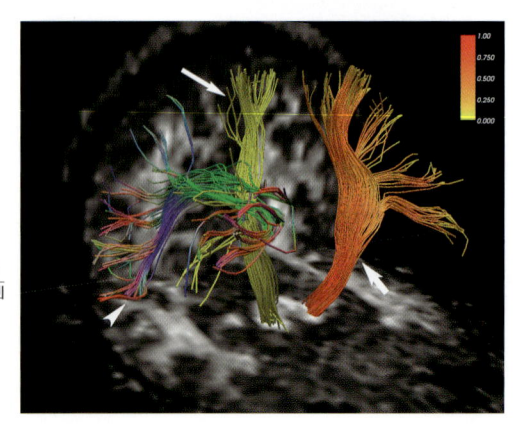

図2　TrackVis
$b = 1000s/mm^2$，MPG 印加軸数＝30 の拡散 MR データセットに対して，解析手法を DTI，追跡アルゴリズムを FACT で解析した結果（.trk ファイル）を b0（T2 強調像）上に表示したもの．3次元的に表示可能で，静止画および動画保存やステレオ表示などのツールも充実している．

図4　Tractography 描出例
$b = 3000s/mm^2$，MPG 印加軸数＝60，解析手法を HARDI/Q-ball，追跡アルゴリズムを 2nd-order Runge Kutta で解析した結果を FA 画像上に表示したもの．図中の tractography は，以下の通りである．
➡：左脳錐体路を FA 値で色づけ
→：右脳錐体路を黄色のみで色づけ
▶：右脳弓状束を Color FA に基づき色づけ

TrackVisは，マサチューセッツ総合病院のRuopeng Wang, Van J. Wedeenらによって開発されたフリーソフトウェアである（http://www.trackvis.org）．簡単なユーザー登録の後，ダウンロード可能となる．使用できるOSは，Linux，Mac OS X，Windows（64bitも対応）である．

TrackVisは，拡散MR画像データから脳白質神経走行を「リアルタイム」で視覚化し，分析できるソフトウェアだが，TrackVisとセットになっているDiffusion Toolkit（フリーソフトウェア）による前処理が必要である．

● ステップ1：Diffusion Toolkitによる前処理

まず，解析手法（Imaging model）を選択する．diffusion tensor imaging（DTI），diffusion spectrum imaging（DSI）[1]，high angular resolution diffusion imaging（HARDI）/Q-ball imaging[2]が選択可能である．続いて，撮像した拡散MRデータセットを読み込ませる．DICOMとNifti/Analyze形式での読み込みが可能である．読み込み後は，b0（T2強調像）の数，b-value，MPG gradient table，追跡アルゴリズム（propagation model）などを設定・入力し解析を行う（図1）．解析が終了すると，TrackVisでtractography描出に使用する.trkファイルが生成される．なおMPGがデフォルトにない場合，自作し追加することが可能である．

● ステップ2：生成ファイルの確認

ステップ1にて生成された.trkファイルをTrackVisで開くことで，デフォルトでのtractographyが描出される（図2）．前処理の設定が正しく行われていない場合，明らかにtractographyがおかしく表示されるか，まったく表示されない．このような場合，再度ステップ1での処理およびファイル生成をする必要がある．また.trkファイル生成と同時に，解析手法毎に定量画像も作成される．

● ステップ3：関心領域設定とtractography描出

関心領域（region of interest：ROI）を設定し，tractographyを描出する．ROIは，球・手書き・Nifti/Analyzeファイルの読み込みなどが可能である．設定数に制限はなく，（1）Any part，（2）Either End，（3）Both Ends，（4）No partの4種類用意されている．そして，それらすべてにAnd，Or，Notを設定できる（図3）．またtractographyの表示形式も複数用意されている．症例画像とともにいくつか供覧する（図4）．

● TrackVisの特徴とDiffusion Toolkitでの注意点

作業途中での状態保存・呼び出しが可能であり，作成したROIや描出したtractographyをNifti/Analyzeファイルとしての保存でき，それらを使用した統計解析もできる．また，描出したtractographyデータを他のソフトウェア（DSI studio）に読み込ませることも特徴のひとつと言える．注意点は，座標系の違いによるものだが，GEおよびPhilipsで撮像したデータを使用する際に，Y軸の値にすべて−1を乗じたMPG gradient tableの設定が必要なことである．

参考文献

1) Tuch DS: Diffusion MRI of complex tissue structure. Doctoral Dissertaion, Harvard-MIT Division of Health Sciences and Technology. 2002.
2) Tuch DS: Q-ball imaging. Magn Reson Med 52: 1358-1372, 2004.

FiberTrakによる解析

(鈴木由里子)

関連項目　p.128 線維追跡1 決定(論)的 tractography

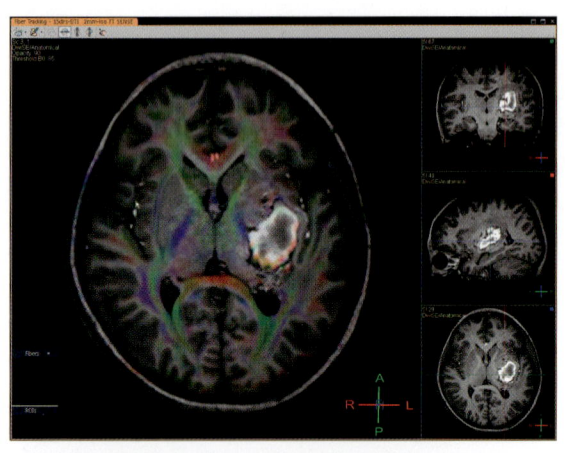

図1　FiberTrak ユーザーインターフェース

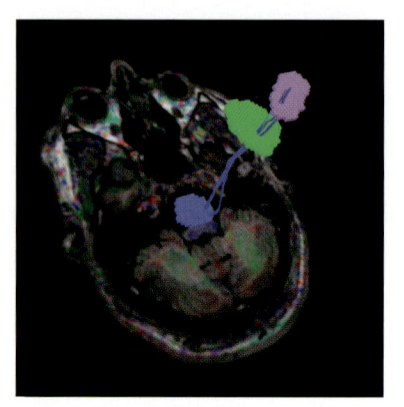

図2　マルチROIの設定

図3　2D cross-section トラクトシリーズ

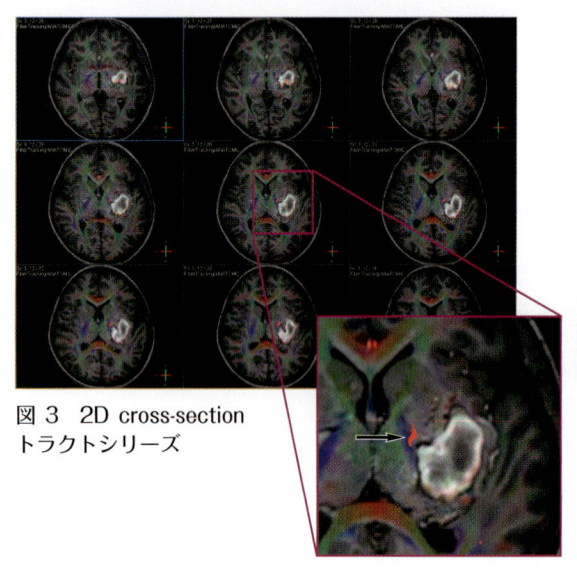

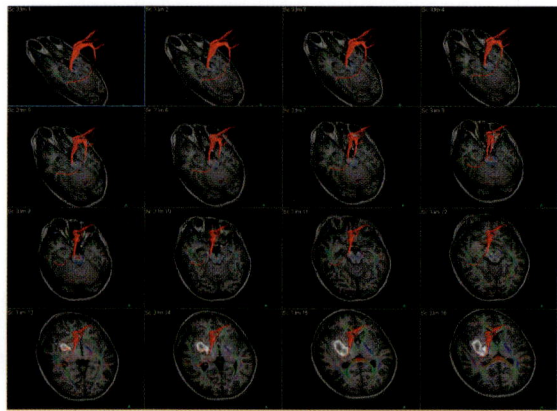

図4　3D projection トラクトシリーズ

　Philips社製MRIコンソールおよびワークステーションに搭載されているFiberTrak解析ソフトウェアについて紹介する．

● FiberTrak

　FiberTrakユーザーインターフェース(図1)には，画像データと描出されたtractographyを3D表示するメインウインドウの他，右側に冠状断，矢状断，横断面の直交リファレンス画像を表示するサブウィンドウがある．各ウィンドウに表示させる画像タイプは，拡散テンソル画像から作成されたFA map，ADC map，b_0マップなどの他，同一被験者で撮られた解剖学的画像も選択するこ

とができる．ROIの設定などはメインウィンドウ上で行う．tractographyのアルゴリズムはFACT（fiber assignment by Continuous Tracking）法を採用している．

● ROIの設定

tractographyを描出するためのROI設定には，シングルROIとマルチROIの2種類の方法がある．

- **シングルROI**：1つのROIをフリーハンドで描くと，そのROIを通るトラクトが即座に計算される．なお，ROIの描出方法として「シングルポイント」があり，シングルROIと組み合わせることにより，マウスのカーソルが指し示すボクセルから出発する1本のトラクトをリアルタイムで描出・更新させることが可能である．
- **マルチROI**：複数のROIをフリーハンド描出した後，それらすべてを通るトラクトのみを描出する（図2）．あるいは，複数のROIを統合させることにより，それらの「いずれか」を通るトラクトを描出することも可能．ROIは「include」と「exclude」の設定[†]が可能で，より精度の高いtractographyを描出することができる．

なお，ROIの描出方法は，上述のフリーハンドやシングルポイントの他，Seeded-2D，Seeded-3Dの選択が可能である．Seeded-2Dでは，関心領域の1ボクセルをクリックすることにより，そのボクセルの第一固有ベクトルに垂直な面に対して2DのROIを設定する．ROIの広がりは，閾値で制御される．Seeded-3Dでは，設定された閾値下で3次元方向にROIを設定するため，範囲は比較的大きくなる．

● 統計結果の保存

ROIや描出されたファイバー，ボクセルに関する代表的な統計値を，拡張子".tsv"のタブ区切り形式ファイルで保存することができ，そのファイルはMicrosoft Excelなどのアプリケーションで開くことができる．

● Tractographyの保存と動画作成

描出したtractographyは，「2D cross-sectionトラクトシリーズ」と「3D projectionトラクトシリーズ」の2種類の方法で，画像として保存をすることが可能である．なお，保存された画像を，ムービーモードで動画として保存することも可能である．

- **2D cross-section トラクトシリーズ**：2Dスライスを切り出し，その上に交差するトラクトの断面を表示しながら保存する（図3）．
- **3D projection トラクトシリーズ**：描出したトラクトを3次元で画像上に表示し，画像の表示スライスを動かしたり，表示させる角度を回転させたりしながら保存する（図4）

[†] ROIの「include」「exclude」設定について
Tractographyを描出する際に，ROIの初期設定は「include」であり，ROIを通るトラクトを含むように計算を行うが，関心外のトラクトが描出されてしまう場合，ROIの設定を「exclude」とすることにより，そのROIを通るトラクトを除いて計算を行うことも可能である．

参考文献
1) Mori S, Crain J, Chacko VP, van Zijl PC: Three-dimentional tracking of axonal projections in the brain by magnetic resonance imaging. Ann Neurol 45: 265-269, 1999.

Functool による解析

(椛沢宏之)

関連項目　p.128　線維追跡1 決定（論）的 tractography

図1　Functool 概要

- 元画像 カラーマップ表示
- グラフ表示 tractography 表示
- ROI ツール Seed/Target ROI の作成
- 画像の保存（マップ, 歪み補正済画像など）
- パラメータ画像（ADC, FA など）表示

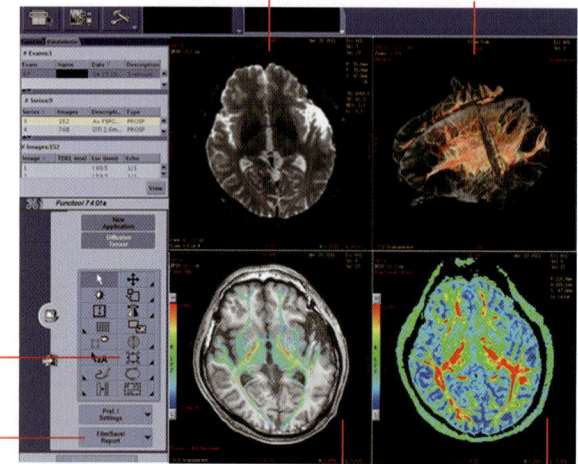

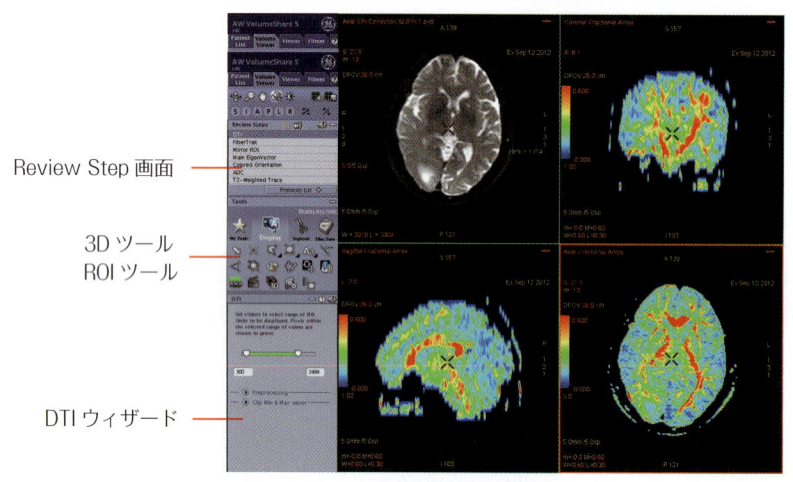

図2　READY View 概要

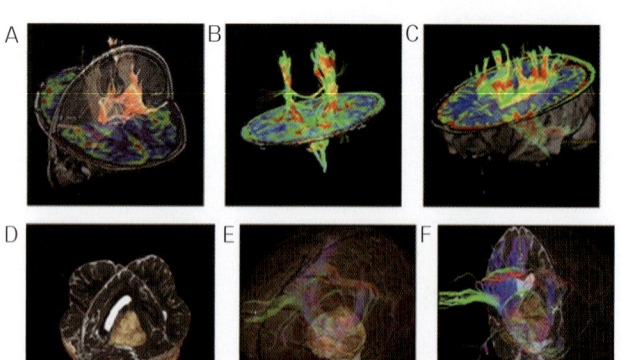

- Review Step 画面
- 3D ツール ROI ツール
- DTI ウィザード

図3　処理結果例
A：rCBV マップおよび T1 強調像と重ね合わせた標準カラースキームでの線維束.
B：FA マップと重ね合わせた FA カラースキームでの線維束.
C：FA マップおよび 3D 画像と重ね合わせた FA カラースキームでの線維束.
D：線維束画像に加え（Add ROI 機能を用いて），神経路を隠し，ボリュームレンダリングを行った 3D 画像と重ね合わせた Auto Contoured 腫瘍.
E：腫瘍と線維束を表示し，ボリュームレンダリングを行った 3D Cube T2 強調像と重ね合わせた.
F：腫瘍と線維束を表示し，ボリュームレンダリングを行った 3D Cube T2 強調像と重ね合わせた.

● GE社のDTI解析ソフトウェア

GE Healthcare 社の環境上で使用可能な拡散テンソルおよび tractography 解析のツールとしては，MR コンソール上では Functool，advantage workstation では READY View がある．いずれのソフトウェアも直感的な操作で十分操作が行えるようにデザインされている．fiber tracking は，東京大学医学部附属病院放射線科 画像情報処理・解析研究室で開発されたアルゴリズムを使用している．

● 処理アルゴリズム

Mean diffusivity (MD)，fractional anisotropy (FA) などの拡散パラメータマップ，DTI カラーマップ，ピクセル化された fiber のマップ，isotropic diffusion image などの計算画像．

● Functool

Functool は，GE Healthcare 社の MR コンソール上での DTI 解析ソフトウェアである．データを解析するには，まず MR コンソール上でブラウザから解析したい Exam，Series を選択して Functool ボタンをクリックし，アプリケーションを起動する．自動的にアプリケーションが立ち上がり基本的な DTI の解析が実施され，ADC，FA map の計算，表示が行われる（図1）．

Fiber tracking の処理を行うには，Diffusion Tensor をクリックし，Next をクリックする．ROI ツールを使用して，Seed ROI を置き，SetTargetROI をクリックする．Tracking をクリックすることにより，fiber tracking が実施され，画面上に描出される．

● READY View™

READY View は GE Healthcare 社製の画像処理ワークステーションである advantage workstation (AW) で動作する，機能画像処理および 3D 表示の統合アプリケーションである．拡散解析および tractography 処理は，READY View の 1 つのアプリケーションとして実行される．起動は Functool と同様に，ブラウザから解析したい Exam，Series を選択して READY View ボタンをクリックしアプリケーションを起動する．自動的にアプリケーションが立ち上がり，基本的な DTI の解析が実施され結果が表示される（図2）．従来から使用されてきた Functool に比べて 3D 表示および fusion などの重ね合わせ表示の機能がより充実している．perfusion/MRA などの画像を処理画像と Fusion することも可能である．また，腫瘍などの病変の 3D セグメンテーションを実施して，fiber tracking の結果と重ね合わせ表示をすることも可能となっている（図3）．

tractography の描き方 1
錐体路

(井野賢司)

関連項目 p.160 dTV (diffusion TENSOR Visualizer) による解析

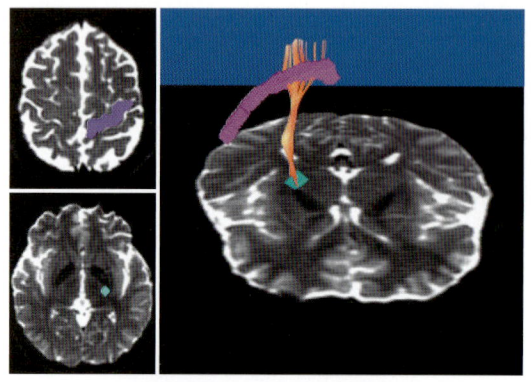

図1-A　内方後脚を関心領域とした描出
テント上の錐体路の描出には，内方後脚で軽度高信号を呈する領域を探し tracking 開始部として関心領域の設定を行い，中心前回を Target として関心領域の設定をする．
(青色：tracking 開始部，紫色：Target の関心領域)

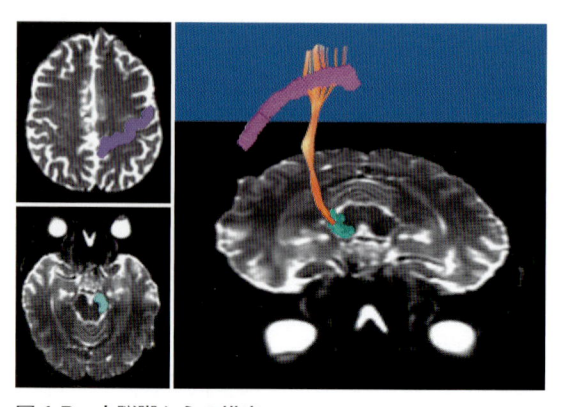

図1-B　大脳脚からの描出
後頭蓋窩の画像に歪みが少ない場合は，大脳脚を tracking 開始部として関心領域の設定を行い，錐体路の描出を行う．

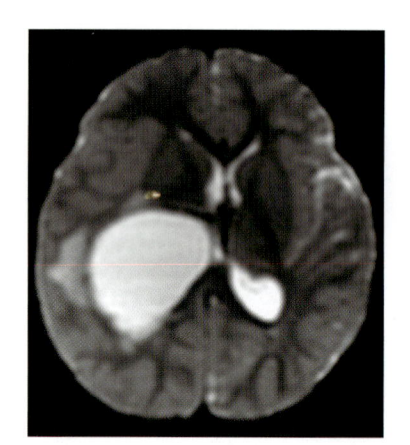

図1-C　退形成性上衣腫 (anaplastic ependymoma) の症例

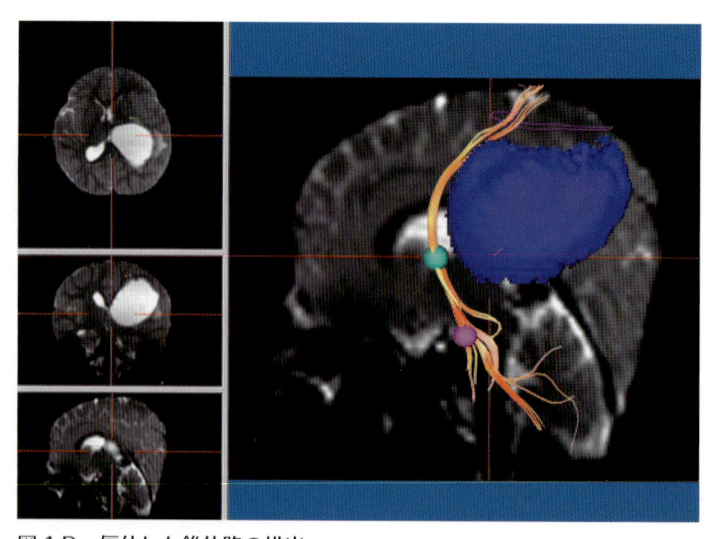

図1-D　偏位した錐体路の描出
(DTI：TR/TE=17000/65.6ms，2.5mm 厚，b=1000s/mm^2，MPG=30，マトリックス 128×128，NEX=1，fov=256×256)
内方後脚を同定し tracking 開始部として設定を行い，大脳脚および中心前回の2か所を Target 関心領域の設定として錐体路を描出する．

錐体路 tractography の描き方は，MRI 装置と DTI の撮像方法，対象疾患の部位に影響をされる[1]．例えば，後頭蓋窩の歪みが強い場合や内包後脚が腫瘍病変で偏位した場合などでは，tracking 開始部の関心領域を適切に変更して設定することが必要である．

● 錐体路（皮質脊髄路）の経路

大脳における運動機能局在は，神経解剖学的に一次運動野が中心前回に存在し，大脳半球の内側より大脳円蓋部に向かって下肢・体幹部・上肢の順で位置しており，最外部には顔面が位置している．錐体路の経路は，中心前回より内包後脚を経由して大脳脚から橋，さらに延髄へ達している．

● 内包後脚を関心領域とした描出

内包後脚の T2 強調像で軽度高信号を呈する部位が，柳下らにより皮質脊髄路と検証されている[2]．

テント上の錐体路の描出には，内包後脚で軽度高信号を呈する領域を探し tracking 開始部として関心領域の設定を行い，同側の中心前回を Target として関心領域の設定をする（図 1-A）．EPI を使用する場合は，頭蓋底に発生する磁化率アーチファクトの強い場合があり，内包後脚に関心領域の設定をすることが必要となる場合もある．上記の手法で内包後脚から中心前回に至る錐体路における足の運動に関与する神経線維を主に描出することが可能である[3]．DTI による錐体路 tractography の描出においては，足以外の線維の描出は上縦束，脳梁などの線維の影響で描出困難な場合が多い．

● 大脳脚からの描出

後頭蓋窩の画像に歪みが少ない場合は，皮質脊髄路を含む大脳脚を tracking 開始部として関心領域の設定を行い，同側の中心前回を Target として関心領域の設定をすることで錐体路の描出を行う（図 1-B）．

● 偏位した錐体路の描出

内包後脚付近の腫瘍などの病変により偏位した錐体路を描出したい場合は，皮質脊髄路を含む大脳脚を tracking 開始部として関心領域の設定を行い，同側の中心前回を Target として関心領域とすることで錐体路を描出することが可能な場合がある（図 1-C）．錐体路の描出が不十分な場合には，まず大脳脚を使い錐体路を描出した後に偏位した内包後脚を推定し，関心領域として再度設定を行い，中心前回に Target を設定する方法や，大脳脚と中心前回などの 2 か所を関心領域とし，錐体路を描出する描出手法なども必要となることがある（図 1-D）．

また，注意が必要なのは，こうして描かれた"錐体路"が実際の錐体路と同じであるという保障はまったくないという点である．あくまで参考程度であり，他の手法による確認が必須である．

参考文献

1) Masutani Y, Aoki S, Abe O, et al: MR diffusion tensor imaging: recent advance and new techniques for diffusion tensor visualization. Eur J Radiol 46: 53-66, 2003.
2) Yagishita A, Nakano I, Oda M, Hirano A: Location of the corticospinal tract in the internal capsule at MR imaging. Radiology 191: 455-460, 1994.
3) Kunimatsu A, Aoki S, Masutani Y, et al: Three-dimensional white matter tractography by diffusion tensor imaging in ischaemic stroke involving the corticospinal tract. Neuroradiology 45: 532-535, 2003.

tractography の描き方 2
脳梁

（井野賢司）

関連項目 p.160 dTV (diffusion TENSOR Visualizer) による解析

脳梁 (corpus callosum) は，大脳半球に前後径の約半分にも及ぶきわめて大きな神経線維束であり左右大脳半球の新皮質を結合する線維の集合である（図1）．脳梁は大きく分けて前方から脳梁吻部 (rostrum)，屈曲している膝部 (genu)，前方と後方の間に位置する体部 (body)，後方の膨大部 (splenium) から構成されている．

● 脳梁のカラーマップ

拡散テンソルより得られるカラーマップは，3次元の方向を RBG に割当てることにより x 方向を赤 (red)，y 方向を緑 (green)，z 軸方向を青色 (blue) に表示を行う．脳梁のように左右に走行して大脳を結合する線維は赤色を多く含んで描出される．多くの正常例では，カラーマップにおける軸位断より脳梁膝部と脳梁膨大部，冠状断にて脳梁体部，矢状断にて左右の線維方向を示す赤色にて脳梁が描出される（図2）．てんかん症例における全脳梁離断術後のカラーマップ軸位断では，左右方向を示す赤色の脳梁部分が欠損している（図3）．

● 脳梁の矢状断を関心領域とした描出

脳梁 tractography の描き方は，撮影された DTI data の頭部中央の矢状断を利用して脳梁全体を tracking 開始部の関心領域として設定を行うことで脳梁の全体像を描出することが可能である．また，脳梁膝部を通過し前頭葉に向かう小鉗子と脳梁膨大部を通過し後頭葉に向かう大鉗子と呼ばれる線維も描出されている（図4）．

A 脳全体像と脳梁 tractography　　B 左右大脳半球を結合する脳梁 tractography

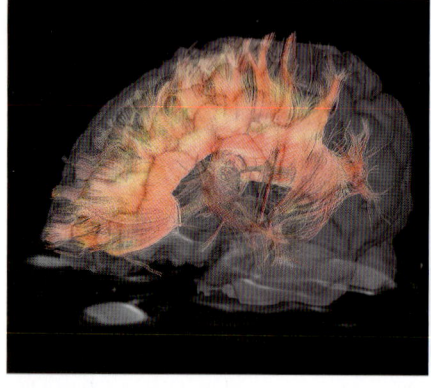

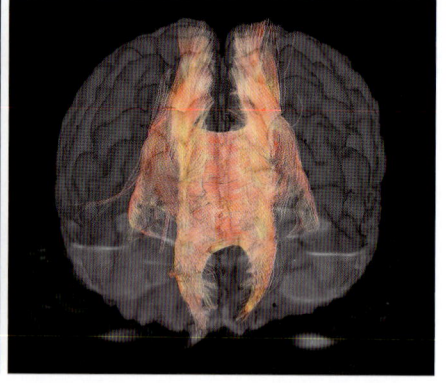

図1

tractographyの描き方2 脳梁　171

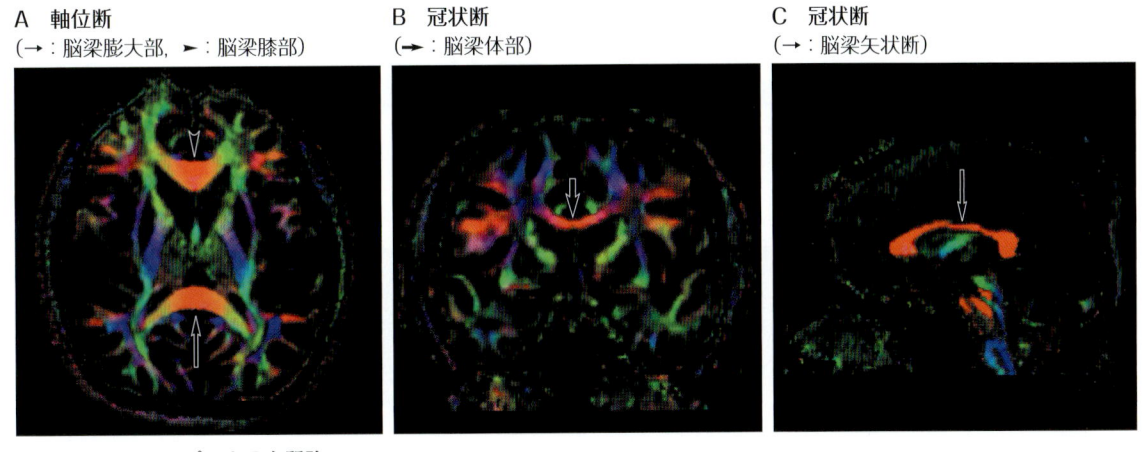

A 軸位断
(→：脳梁膨大部, ▶：脳梁膝部)

B 冠状断
(→：脳梁体部)

C 冠状断
(→：脳梁矢状断)

図2　カラーマップによる白質路
(DTI：TR/TE=17000/65.6ms, 2.5mm厚, b=1000s/mm^2, MPG=30, マトリックス128×128, NEX=1, fov=256×256)

A T2強調像（b=0s/mm^2）

B FA

C カラーマップ軸位断

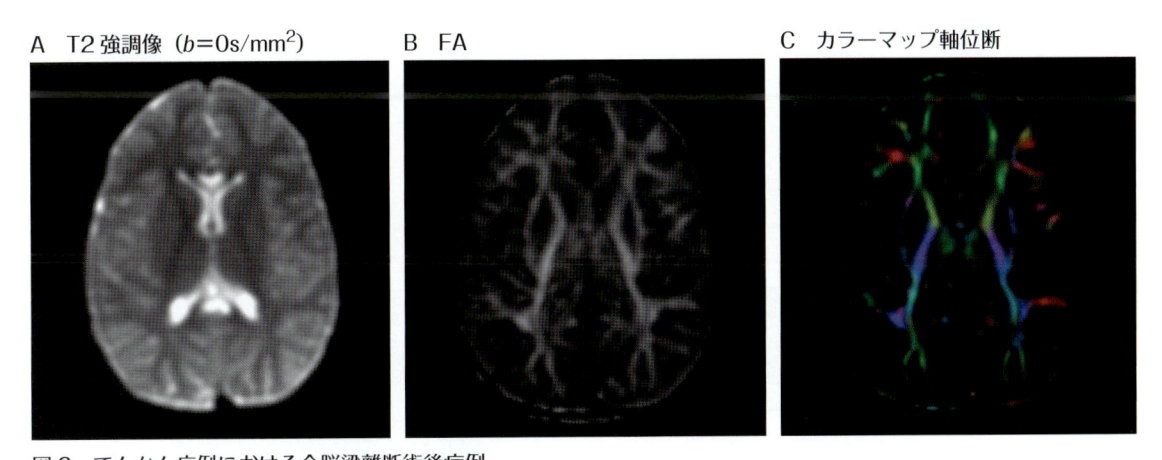

図3　てんかん症例における全脳梁離断術後症例
(DTI：TR/TE=13000/61.9ms, 3.0mm厚, b=1000s/mm^2, MPG=13, マトリックス96×96, NEX=1, fov=288×288)

A 青線を脳梁tractography描出の関心領域とする

B 青線の関心領域より描出された脳梁tractographyの側面像

図4　DTI dataのT2強調矢状断像（b=0s/mm^2）

tractography の描き方3
辺縁系：帯状束

（吉田茉莉子）

関連項目 p.160 dTV (diffusion TENSOR Visualizer) による解析

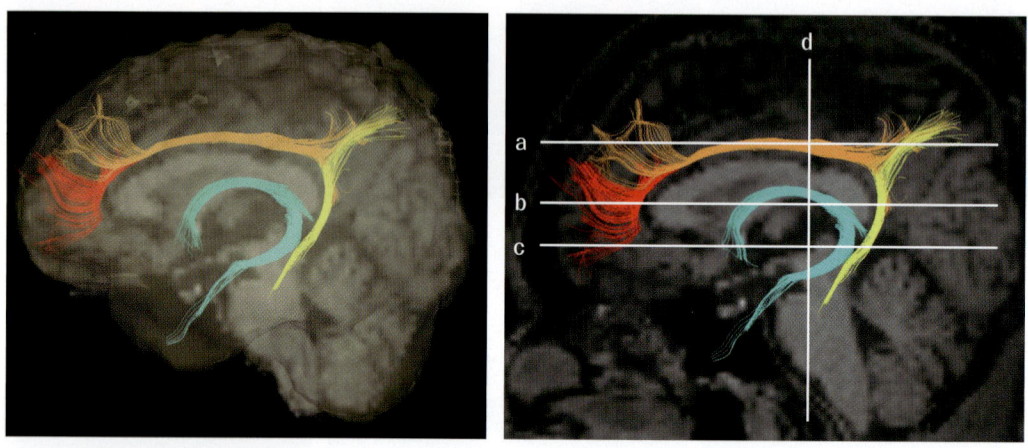

図1 辺縁系の tractography
赤：subgenial portion，
橙：retrosplenial portion，黄：parahipocampal portion，
水色：脳弓／分界条

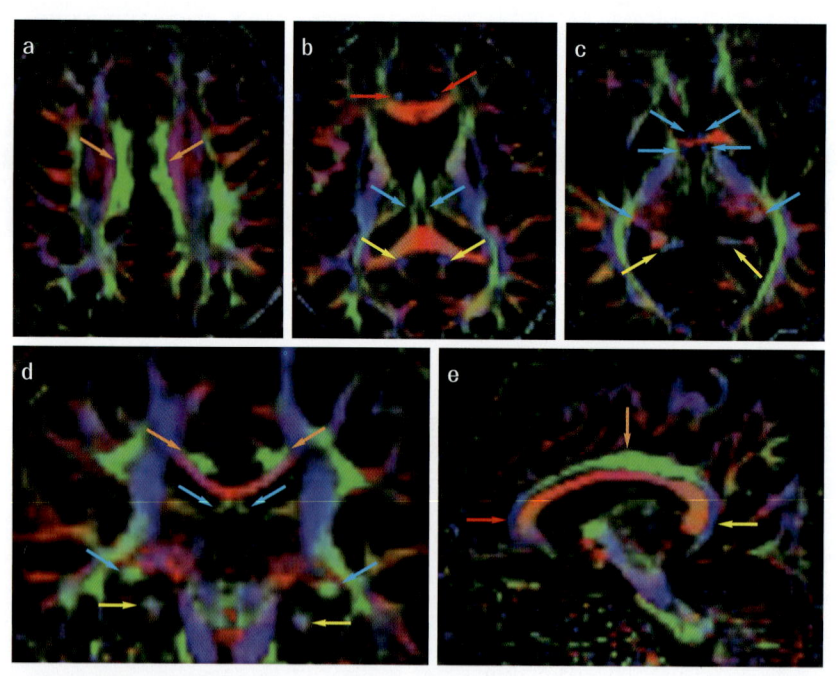

図2 辺縁系のカラーマップ
図1のa～dの断面像のカラーマップを示す．各矢印は赤：subgenial portion，橙：retrosplenial portion，黄：parahipocampal portion，水色：脳弓／分界条
e：左側脳室を通る矢状断像

辺縁葉である海馬体・海馬傍回・帯状回・中隔野や，皮質下神経核群である扁桃体・中隔核・側坐核などは大脳半球内側に存在し，相互に密接な線維連絡があり機能的にも関連が深いので，一括して大脳辺縁系と呼ばれている[1]．

辺縁系に関連する線維のうち tractography で描出可能な主な線維群には帯状束，脳弓／分界条があり，これらによく関連する線維である鈎状束についての描出方法も述べたい．いずれの線維群もまずは拡散テンソルカラーマップ上で同定することが要である．なお tractography の描出には dTV Ⅱ.FZR (Image Computing and Analysis Laboratory, Department of Radiology, The University of Tokyo Hospital, Japan, http://www.ut-radiology.umin.jp/people/masutani/dTV/dTV_download-e.htm) を使用している．

● 帯状束

帯状束は前有孔質に始まりや帯状回や海馬傍回を連絡する白質路であり，脳梁の直上を走行し，大きなC型のカーブを描く線維群である[2]．神経線維の連絡や機能的な役割の違いから，帯状束を3つの領域 (subgenial portion, retrosplenial portion, parahipocampal portion) に分けることが提案されている[3]．

● 描出方法

帯状回は脳梁周囲を取り巻く線維群であるが，通常の T1/T2 強調像では明確な区別が難しい．図2の e に示すように矢状断像のカラーマップ上で同定が容易であり3領域各々（図2の赤，橙，黄の各矢印部分）で，seed と target ROI を設定すると描出が可能である．subgenial portion は横断像，retrosplenial portion は冠状断像，parahipocampal portion は横断像を使用して設定すると描出しやすい．ただし脳梁線維が同時に描出されることが多いので，必要に応じて ROI を小さく設定したり，脳梁線維を avoidance 機能により除去する．

参考文献

1) 高橋昭喜(編著): 脳 MRI 第2版．秀潤社，p.53-55, 2007.
2) Oishi K, Faria AV, van Zijl PCM, Mori S: MRI atlas of human white matter, 2nd ed. Academic Press, p.17-18, 2010.
3) Jones DK, Christiansen KF, Chapman RJ, Aggleton JP: Distinct subdivisions of the cingulum bundle revealed by diffusion MRI fibre tracking: implications for neuropsychological investigations. Neuropsychologia 51: 67-78, 2013.

tractography の描き方 4
辺縁系：脳弓・鉤状束

(吉田茉莉子)

関連項目 p.160 dTV (diffusion TENSOR Visualizer) による解析

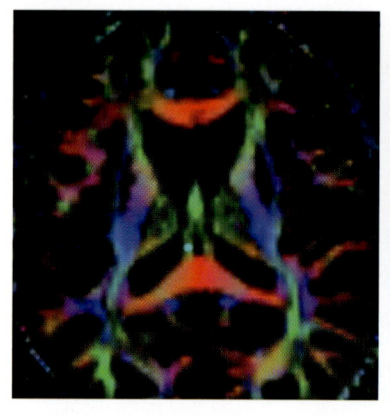

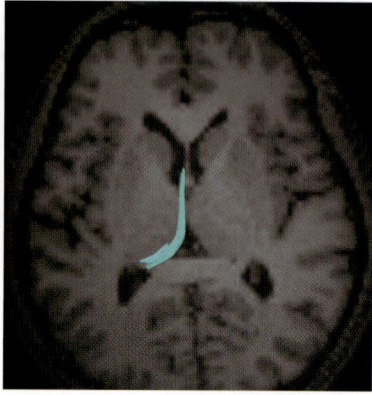

図3 脳弓（前方）の描出

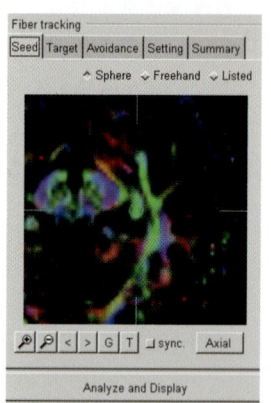

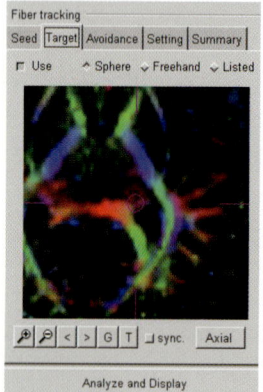

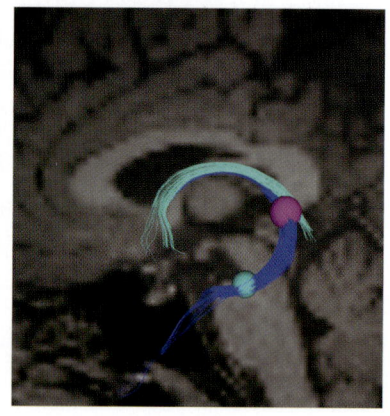

図4 脳弓（後方）の描出

● 脳弓

脳弓は海馬，中隔野，視床下部の間を結ぶ求心性かつ遠心性の経路を含む[1)2)]．前方から脳弓柱と脳弓体と脳弓脚と続く．脳弓柱は前交連の前方の交連前線維と交連後線維と連続する．交連前線維は中隔野，交連後線維は視床下部や乳頭体に連絡する．脳弓体はC型のカーブを描く．脳弓脚にて左右それぞれの海馬背側（海馬采）に連続する．分界条は最も内側の辺縁系で，脳弓と完全に区別はできないが，扁桃体や中隔野，視床下部と関与する[2)]．

● 描出方法

脳弓は比較的T1/T2強調像上でも追跡は可能ではあるが，カラーマップを使用するとより明確である．

1) 前方の脳弓の描出に関しては脳梁膨大部を通る横断面で脳弓体から移行する部位で左右の脳弓脚が同定可能である．横断像または同部位の冠状断像を使用してこの箇所に seed ROI を設定するのみで描出可能である（図3）．

図5 鉤状束の描出

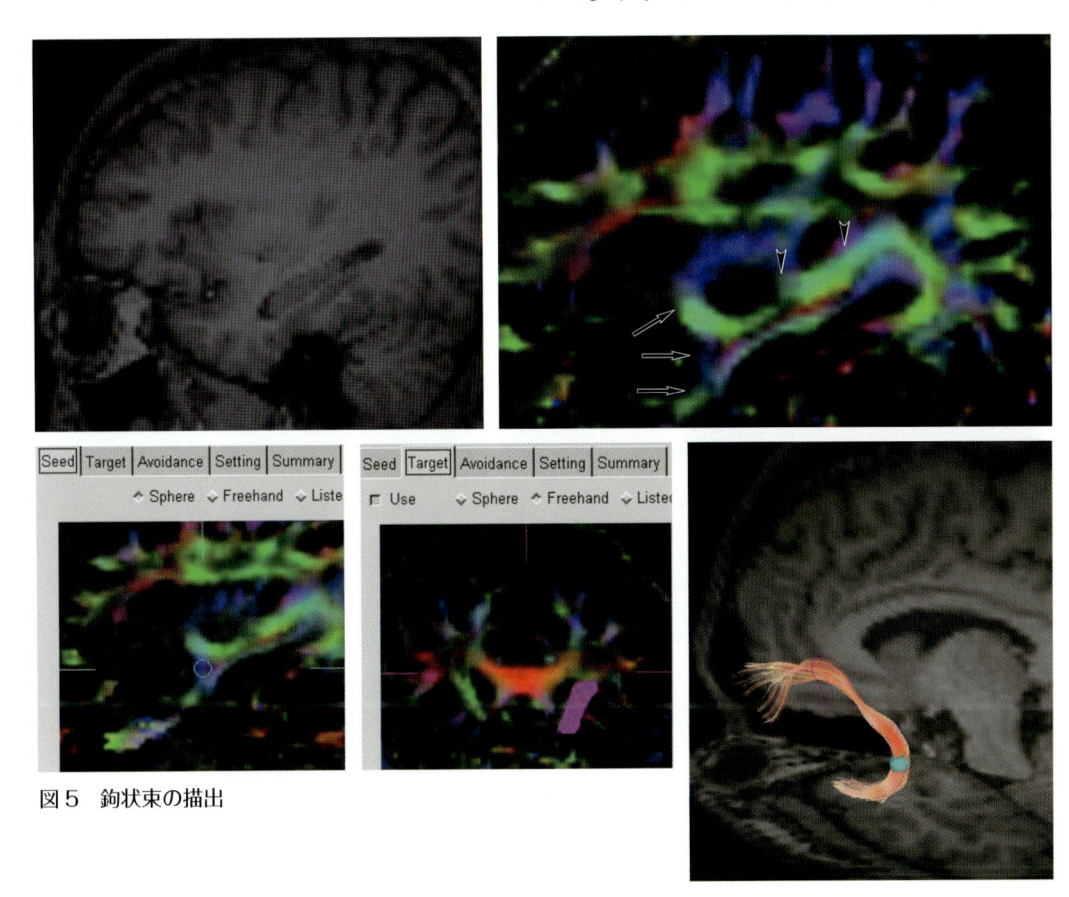

2) 脳弓脚から海馬に向かう線維群は，カラーマップで1) よりも下方に追跡して，側脳室三角部付近のレベルに target ROI と大脳脚付近のレベルで seed ROI を設定する (図4). このように2段階に分けて描出すると図4のように脳弓体のみならず内側よりの脳弓脚，分界条も得ることができる.

● 鉤状束

島の前下縁を通り，前頭葉眼窩面や前頭極と側頭葉前方 (海馬や扁桃体などの大脳辺縁系付近) を連絡する．鉤状の線維群で腹側は前頭葉眼窩回と側頭極，背側は中前頭回と側頭葉前外側部を連絡し，下後頭前頭束と合流する[1].

● 描出方法

およそ眼球を直行，ないし側脳室三角部外側を通るカラーマップの矢状断像 (図5) で，比較的同定が容易である．下前頭後頭束 (▶) のすぐ前方に鉤状束 (→) が存在する (図5上段). この矢状断像で seed ROI を設定し，脳梁膝部付近を通る冠状断像で脳梁の外側を走る y 軸 (緑) の線維群に tareget ROI を設定する (図5下段) と描出可能である.

tractography の描き方 5
弓状束・視放線

(井野賢司)

関連項目 p.160 dTV (diffusion TENSOR Visualizer) による解析

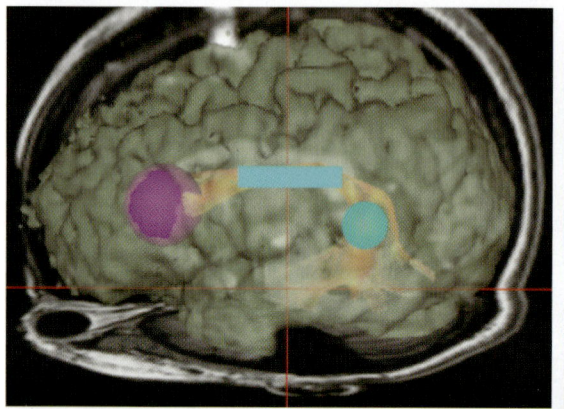

図1 弓状束 tractography における関心領域の設定位置
弓状束 tractography は，Broca's area と Wernicke's area の2か所を関心領域の設定とした 2ROI 法を使用することにより弓状束を含んだ tractography を描出できる．また，病変などにより関心領域の設定が困難な場合には，上縦束を関心領域の設定として弓状束を含まれた tractography を描出する描出手法なども必要である．

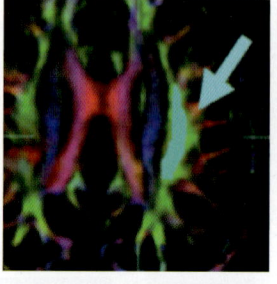

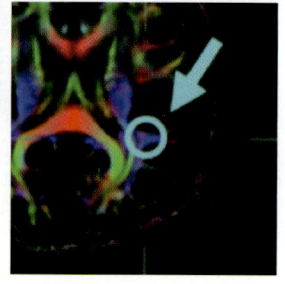

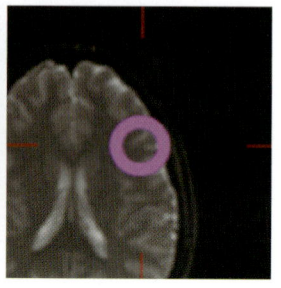

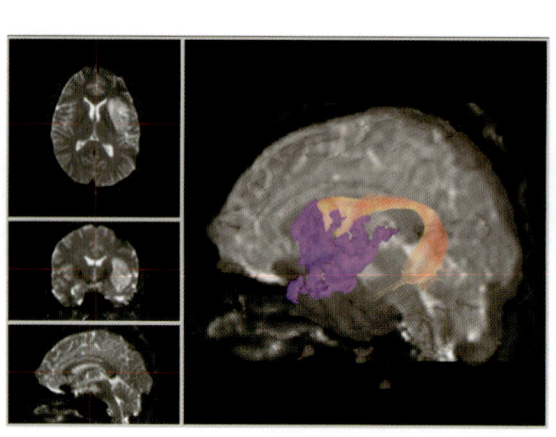

図2 病変により変位した弓状束 tractography
Left insular oligodendrioglioma, grade Ⅱ.
(DTI：TR/TE=17000/65.6ms, 2.5mm 厚, b=1000s/mm^2, MPG=30, マトリックス 128×128, NEX=1, fov=256×256)

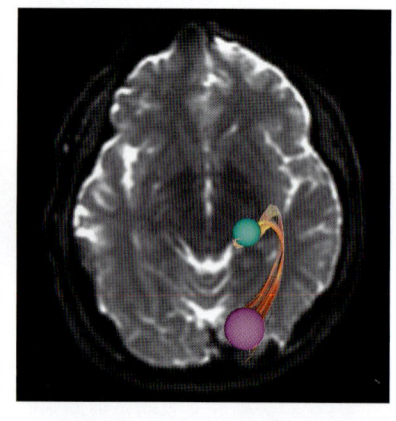

図3 視放線 tractography における関心領域の設定位置
外側膝状体と鳥距溝の近傍を関心領域として視放線 tractography を描出した．

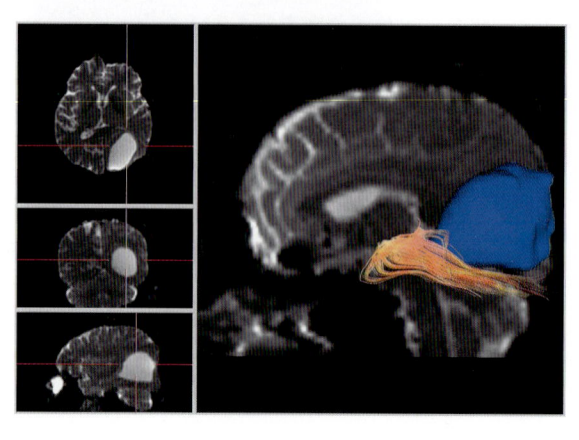

図4 囊胞状腫瘤病変にて偏位した視放線 tractography
(DTI：TR/TE=17000/65.6ms, 2.5mm 厚, b=1000s/mm^2, MPG=30, マトリックス 128×128, NEX=1, fov=256×256

弓状束（arcuate fascicles）の経路

言語野は大脳皮質のうち，言葉の理解や表現をつかさどる言語機能の中枢領域である．感覚性言語野（Wernicke's area）は，上側頭回から角回，Brodmann分野では22分野と39分野に位置しており，運動性言語野（Broca's area）は下前頭回の44分野と45分野にある．弓状束は上縦束（superior longitudinal fasciculus：SLF）の一部が弓状に曲がり，Broca's areaとWernicke's areaを連絡している．また，一般的に言語優位側は大脳皮質の左半球であることが多いと知られている．

弓状束tractographyの描出

言語優位側のWernicke's area（44，45分野）をtracking開始部として関心領域の設定を行い，同側の一次運動野に隣接したBroca's area（22，39分野）をTargetとして関心領域の設定をする（図1）[1]．また，脳疾患において言語領域に関与する病態を有する場合，大脳皮質内でも言語に特化した領域を接続している神経経路を視覚化することは有用である[2]．病変などにより変位した弓状束を描出したい場合は，上縦束をtracking開始部として関心領域の設定を行い，同側のBroca's areaかWernicke's areaをTargetとして関心領域とすることで，弓状束を含めた描出が可能な場合がある（図2）．

視放線（optic radiations）の経路

視視覚伝導路は，網膜から視神経と視神経交叉および視索を経由して外側膝状体（lateral geniculate body：LGB）より視放線を通過して視覚野に達する．視放線は，外側膝状体から側頭葉にて前方に弧を描くMeyer's loopを経由して後方の視覚野に向かう．

視放線tractographyの描出

視放線の描出には，外側膝状体をtracking開始部として関心領域の設定を行い，同側の視覚野に隣接した鳥距溝の近傍をTargetとして関心領域の設定をする（図3）．視放線tractographyは，MRI装置とDTI撮像方法や後頭蓋窩の歪みに影響される場合がある．また，tracking開始部が腫瘍病変で偏位した場合には，適切な関心領域の設定を行い対象となる視放線tractographyの描出を行う（図4）[3]．

また，こうして描かれた"弓状束tractography・視放線tractography"が実際の神経経路と同じであるという保障はなく一部の弓状束と視放線を反映した参考程度のDTT（diffusion tensor tractography）であることを周知する必要がある．

参考文献

1) Kamada K, Todo T, Masutani Y, et al: Visualization of the frontotemporal language fibers by tractography combined with functional magnetic resonance imaging and magnetoencephalography. J Neurosurg 106: 90-98, 2007.
2) Maruyama K, Koga T, Kamada K, et al: Arcuate fasciculus tractography integrated into Gamma Knife surgery. J Neurosurg 111: 520-526, 2009.
3) Kamada K, Todo T, Morita A, et al: Functional monitoring for visual pathway using real-time visual evoked potentials and optic-radiation tractography. Neurosurgery 57: 121-127, 2005.

画像統計解析の実践と各種ソフトウエア

(阿部 修)

関連項目 p.124 画像表示，p.126 3Dシンボル表示，p.128 線維追跡 1 決定（論）的 tractography，p.136 拡散強調像の幾何変換，p.155～193 6章 実践編，p.382 総論（変性・てんかん・精神疾患・その他）

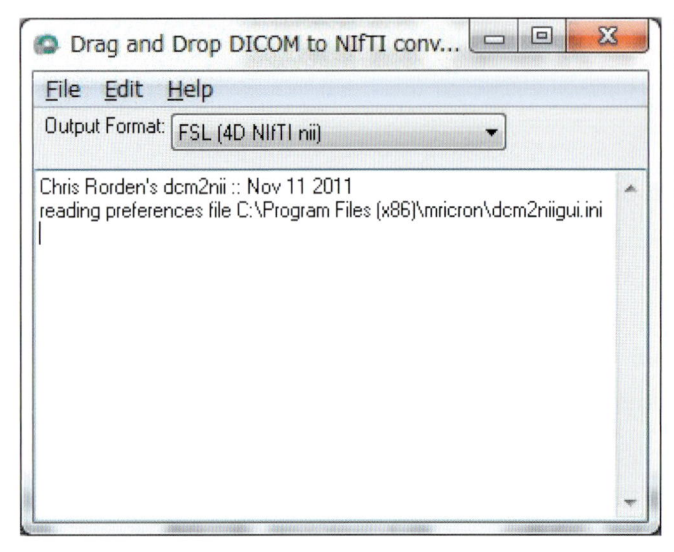

図1 dcm2niigui
空白のウインドウ内にDICOMデータをドラッグドロップすることでNIfTI形式に変換可能．変換可能な形式には1およびマルチボリュームのNIfTI形式（ヘッダー・イメージファイルを分割したhdr・img形式，ヘッダー・イメージファイルを統合したnii形式，それを圧縮したnii.gz形式）を選択可能．Analyze形式も選択可能だが，本文中の説明にあるようにお勧めできない．

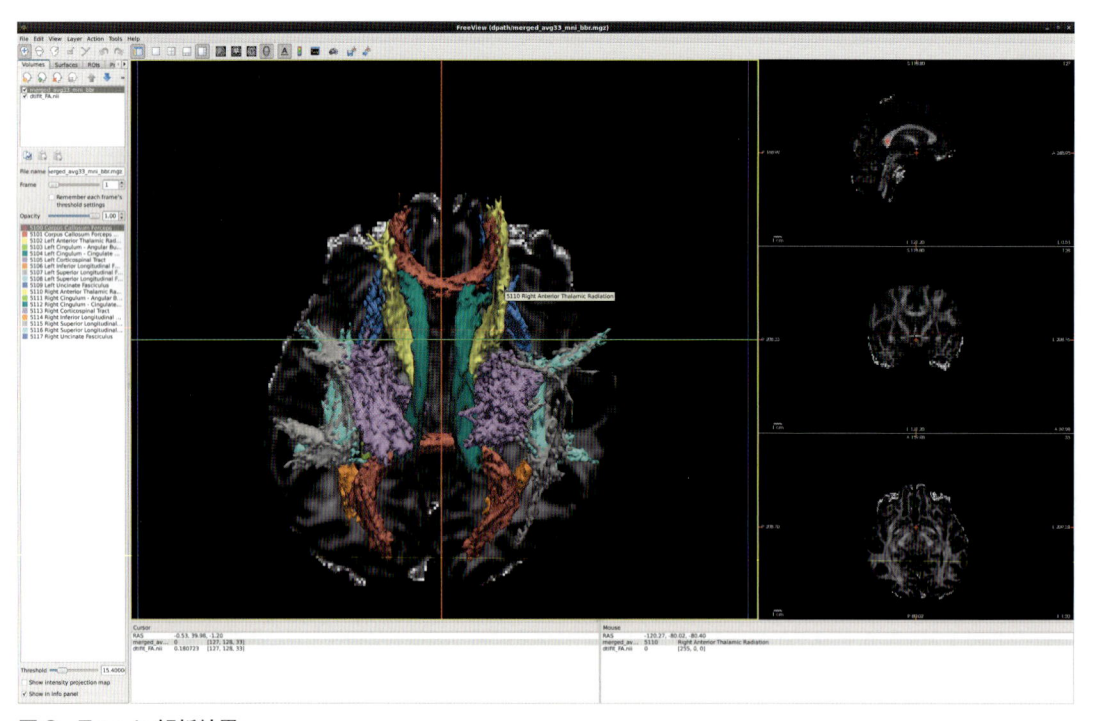

図2 Tracula解析結果
Traculaの解析結果をfreeviewを用いて上から表示．図上部が前方である．本文中の18カ所の分画された線維束がカラー表示されており，カーソルの付いた黄色の線維束は右前視床放線である．それぞれの着色は図左側のカラーテーブルを参照．この分画結果をもとにして，各線維束の特徴量をテキストデータで算出可能．右コラムには矢状断，冠状断，水平断のFA画像を表示しているが，レイアウトは上段左側寄りのツールメニューで変更可能．

● 解析をはじめる前に

　最近注目されている解析ツールであるFreeSurfer（http://ftp.nmr.mgh.harvard.edu/fswiki/FreeSurferWiki）[1]は非常に計算コストが高く，そのホームページではマルチコアプロセッサー（8～12コア以上），8ギガバイト（GB）以上のメモリが推奨されており，256×256×176の1mm^{3}等方性ボクセルT1強調像の皮質厚解析や後述するTracula解析に常に18～24時間かかることを経験している．FSL（http://fsl.fmrib.ox.ac.uk/fsl/fslwiki/）[2]やSPM（http://www.fil.ion.ucl.ac.uk/spm/）[3]ではそこまでPC要求度は高くないが，コア数が多ければ多いほど各症例の前処理を同時並行（ソフト自身の並列処理ではない．ただし，FreeSurfer，FSL，SPMいずれも特定のステップではソフト上の並列処理も可能）することが可能である．また，FreeSurferおよびFSLはLinux（Centos 6または4）およびMacOS_X10では自然環境上で稼働するが，Windowsでは仮想環境上でLinuxが稼働するために計算スピードが落ちるとされる．筆者の現在のメイン解析ワークステーションはCentos 6.4 64ビット，Intel Xeon 5680（2×6×3.33GHz，12コア24スレッド），メモリ48GBで，24症例の同時解析でも使用メモリが48GBを超えた経験はない（おおよそ24GB程度のことが多いよう）．したがって，これから導入を考慮されている研究者には64ビットLinuxまたはMacOSXを強くお勧めする．

　次に撮像したDICOM（Digital Imaging and COmmunication in Medicine）形式から使用ソフトに応じたファイルフォーマットへの変換が必要である．多くのソフトはDICOMからインポートする機能を有しており変換に問題が生じることは少ないが（FSLは例外），MRIcron（http://www.mccauslandcenter.sc.edu/mricro/mricron/）を用いるとフォーマット変換が容易である．ダウンロードファイルを解凍するとフォルダ内に"mricron"以外に"dcm2niigui"をいうアプリケーションが作成され（図1），このウインドウ内に当該のDICOMファイルをドラッグドロップすることでNIfTIやその圧縮形式に変換可能である．MRIcronのもう1つの良い点はマルチボリュームの拡散画像を変換した際に，そのMPG方向およびb値データをテキストファイルとして掃き出してくれること（ただし撮像装置，MRIメーカーのDICOMファイル特性に依存する可能性有）であり，またOSを選ばないことである．しかし，場合によってDICOMデータが予期せぬ複数のファイルに分割されることや変換自体が動作しない場合もあり（原因不明），最も頑健にファイル変換が可能なのはFreeSurferユーティリティのひとつである"mri_convert"である．このソフトは多様なファイルフォーマット変換に双方向に対応しており（各フォーマット→DICOMは不可），形態画像の解析においてはADNIプロトコールに組み入れられている，傾斜磁場の非線形性による画像歪みを補正するgrad_unwarp[4]上で使用するmgh形式や，特に高磁場装置の信号値不均一補正に有効なN3[5]で使用するminc形式などへの変換も可能であるために，筆者は好んで使用している．ここで注意したいのは以前SPMなどで使用されていたAnalyze形式は左右方向に関する情報が曖昧なため，使用することを避けるべきである．

● 解析の実践

　拡散画像に限らず従来の画像解析法の主流は関心領域法であり，今でもその有用性は論を待たない．しかし，関心領域法の弱点として観測者内・観測者間における再現性，仮説によって規定した部分のみの測定であり，予期しない部位に疾患特異的変化が生じていても検出することが出来ない，などの問題点は解決できない．この問題点を克服する方法として現在2つの手法が挙げられる．すなわち1）拡散情報を用いて特定の線維束を抽出しその線維束上の特徴量を抽出する方法（tract specific analysis, p.168～177 tractography の描き方 1～5 参照），2) 各被験者座標軸上で測定されたデータを標準脳に空間的正規化し，ボクセル毎に統計解析を行う方法，の2つである．

　1) の手法では視覚的に測定部位を決定する関心領域法よりは再現性が高いと考えられるが，線維束を再構成する際の条件（開始・終了点の設定，ADC・FA 値の閾値，分岐角の閾値）によって抽出される領域は確実に異なる（各ソフトを用いた実際の測定法は次項以下を参照）．特に FA 値は病的過程では低下することが多いと考えられるが，その低下部位を検出するために FA 値の閾値を低下させると，本来標的としていない線維束への乗り換えや，存在しない線維束を抽出してしまう恐れもある．また，やはり仮説に導かれた線維束のみの計測のために，予想しない部位に疾患特異的異常がある場合には検出できない．これらの弱点を克服するために開発された手法が皮質厚測定ツールとして注目を浴びてきた FreeSurfer[1] 上で稼働する Tracula (TRActs Constrained by UnderLying Anatomy, http://ftp.nmr.mgh.harvard.edu/fswiki/Tracula)[6] である．Tracula は解剖学的事前情報に基づき，全脳の確率的線維束情報を抽出したもので，FreeSurfer で測定される皮質および皮質下構造の解剖学的構築と，トレーニングデータを含めた事前アトラスから抽出される隣接する各線維束の分布を照らし合わせて，各線維束の分布を決定するものである．このため観測者による関心領域設定，および分岐角や各種パラメータの閾値処理を必要とせず，多症例の解析にも容易に適応可能である（解析時間はかかるがコマンドを入力すればあとは PC にお任せ）．Tracula では FA，MD，等方性 DWI，b0，3つの固有値画像，各固有値に対する単位ベクトル画像の算出のみならず，左右それぞれの皮質脊髄路，下縦束，鉤状束，前視床放線，帯状束，angular bundle，上縦束頭頂部，上縦束側頭部の 8×2 = 16 か所，脳梁膨大部，脳梁膝部の合計 18 か所（図2）において，各線維の経路数，容積（ボクセル数），最大・最小・平均経路長，最も信頼性の高い経路長，axial diffusivity・radial diffusivity・MD・FA それぞれの全経路平均・全経路加重平均・最も信頼性の高い経路のみの平均の値を算出することができる．現時点では，上記に規定された線維束以外での計測や全脳ボクセルベース解析は不可能なようであるが，今後の機能追加が待たれるところである．Tracula のもうひとつの特長は b_0 に対して各 DWI の歪み補正を遂行する際に，MPG 印加方向の補正 (reorientation) の有無を選べる点である．FSL での歪み補正ツールである"eddy_correct"や最新 FSL バージョンでベータ版として提供されている"eddy"では，画像変形の際の reorientation については考慮されていないようである．ただし，渦電流による画像歪みを補正した際には reorientation はむしろ有害であり，渦電流による画像変形と被検者の動きによる画像補正を区別できない状況では，reorientation は一長一短かもしれない．

　TBSS 登場以前の拡散テンソルのボクセルベース解析に頻用された SPM は拡散画像解析を公にはサポートしておらず，元画像から FA 画像などの計算ツールは extension として供与されるのみ

であり，SPMを用いた統計解析手法には懐疑的な結果も報告されている[7]．その論文では平滑化フィルターサイズによる解析結果の違いや，平滑化後のFA画像における不十分な正規性による一般線形モデルの破綻について言及しているが，その他空間的正規化の妥当性，多重比較補正法などについても定型的手法がなく，妥当性の検証も困難である．しかし全脳解析が可能であること，観測者に依存しない結果が得られることなど関心領域法では得られない利点もあり，Web of Scienceで"diffusion imaging"と"voxel-based"でAND検索すると2000年には1本であった論文数が，2012年には156と右肩挙がりに著増しており（ちなみに"VBM"で検索すると2012年でジャスト700！），ボクセルベース解析に魅了される研究者が多いことがわかる．近年，拡散画像解析にはTBSSが用いられることが多くなってきたが，それは上記に挙げた厳密な空間的正規化の必要性や，繰り返し（ノンパラメトリック）検定を用いることで画像信号の正規性の必要性を回避し，さらに検定対象となるボクセル数を減らすことで多重比較における過度の補正を回避するなどの利点があるからである．ただし，関心線維束の最大値のみを投影・検定するTBSSでは線維束末梢の微細な特徴量変化を検出できない可能性もあり，LDDMM（large deformation diffeomorphic metric mapping）などを用いた空間的正規化手法の洗練[8]やノンパラメトリック検定SnPM（Statistical nonParametric Mapping，http://www2.warwick.ac.uk/fac/sci/statistics/staff/academic-research/nichols/software/snpm/）[9]など一般線形モデルを仮定しない検定手法の洗練なども期待される．

参考文献

1) Fischl B, Dale AM: Measuring the thickness of the human cerebral cortex from magnetic resonance images. Proc Natl Acad Sci U S A 97: 11050-11055, 2000.
2) Smith SM, Jenkinson M, Johansen-Berg H, et al: Tract-based spatial statistics: voxelwise analysis of multi-subject diffusion data. Neuroimage 31: 1487-1505, 2006.
3) Ashburner J, Friston KJ: Voxel-based morphometry--the methods. Neuroimage 11 :805-821, 2000.
4) Jovicich J, Czanner S, Greve D, et al: Reliability in multi-site structural MRI studies: effects of gradient non-linearity correction on phantom and human data. Neuroimage 30: 436-443, 2006.
5) Sled JG, Zijdenbos AP, Evans AC: A nonparametric method for automatic correction of intensity nonuniformity in MRI data. IEEE Trans Med Imaging 17: 87-97, 1998.
6) Yendiki A, Panneck P, Srinivasan P, et al: Automated probabilistic reconstruction of white-matter pathways in health and disease using an atlas of the underlying anatomy. Front Neuroinform 5: 23, 2011.
7) Jones DK, Symms MR, Cercignani M, Howard RJ: The effect of filter size on VBM analyses of DT-MRI data. Neuroimage 26: 546-554, 2005.
8) Oishi K, Faria A, Jiang H, et al: Atlas-based whole brain white matter analysis using large deformation diffeomorphic metric mapping: application to normal elderly and Alzheimer's disease participants. Neuroimage 46: 486-499, 2009.
9) Nichols TE, Holmes AP: Nonparametric permutation tests for functional neuroimaging: a primer with examples. Hum Brain Mapp 15: 1-25, 2002.

FSL / TBSS による解析

(下地啓五)

関連項目 p.160 dTV (diffusion TENSOR Visualizer) による解析，p.178 画像統計解析の実践と各種ソフトウエア

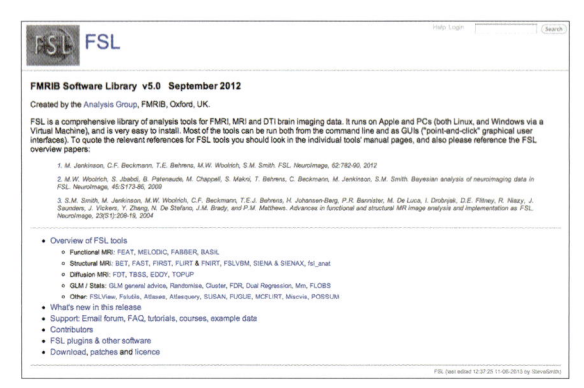

図1 FSL の配布ページ
FSL はインターネット上で配布されている脳画像解析ツール集（ソフト集）で，英国 Oxford 大学のサイトから誰でも無料でダウンロードできる．(http://fsl.fmrib.ox.ac.uk/fsl/fslwiki/FSL)

図2 Data format
DICOM とは，Digital Imaging and COmmunication in Medicine の略で，CT や MRI などで撮像した医用画像の統一フォーマットである．DICOM フォーマットは扱いにくいので，脳画像統計解析の前に扱いやすい画像フォーマットに変換することが多い．中でも NIFTI フォーマットは FSL や SPM など脳 MRI 解析ソフトの汎用フォーマットとして広く採用されている．

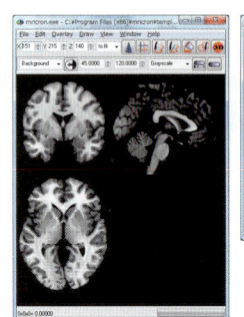

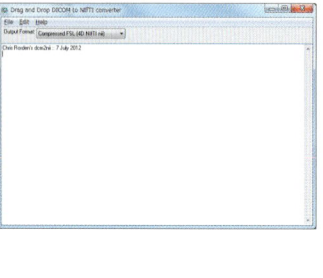

図3 MRIcron と dcm2nii
MRIcron は Windows，Linux，Macintosh OSX で利用できる画像表示ソフト．無料で利用できる．MRIcron には DICOM フォーマットを NIFTI フォーマットに変換する dcm2nii も付属している．

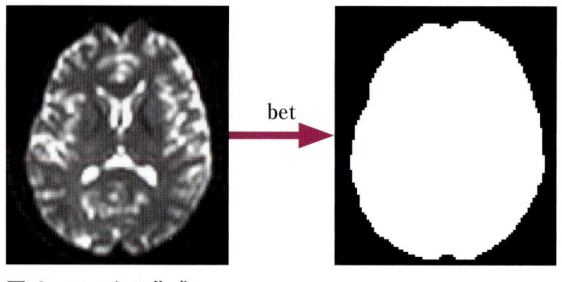

図4 マスクの作成
FSL に含まれる bet でマスクを作成するには，bet <input> <output> [options] の順に記述する．<input> で入力ファイル名を指定し，<output> で出力ファイル名を指定する．-f は fractional intensity threshold を意味するオプションで，数字が大きいほど大きく皮むきする．-m はマスクを追加作成するオプション．bet C1 C1_b0 -f 0.2 -m を実行すると，マスクは C1_b0_mask.nii.gz というファイル名で出力される．

● FSL と TBSS

　　Functional MRI of the brain software library (FSL) は英国 Oxford 大学により開発され，インターネット上で無料配布されている脳画像解析ツール集（ソフト集）である（図1）．Linux や Macintosh OSX には直接インストール可能で，Windows でも VM ware player などの仮想マシン上で動作する．

2000年に公開された最初期にはfunctional MRIに特化した解析ツール集だったが，2004年にprobabilistic tractographyを含む拡散テンソル像解析を行えるFDT（FMRIB's diffusion toolbox），2006年に拡散テンソル像を用いて全脳を探索的に統計解析を行うTBSS（tract-based spatial statistics），2007年に灰白質密度分析を行うFSLVBM，2012年にASL像からCBFを定量評価可能なBASIL（bayesian inference for arterial spin labeling MRI）が追加されるなど開発と改良が続けられた結果，現在のFSLは約230の独立したコマンドラインツールで構成される包括的，総合的な脳画像解析ツール集になっている[1]．

TBSSは，FSLに含まれている脳白質に特化した拡散テンソル像解析ソフトである．脳白質の骨格（skeleton）に個々の症例のFA像を投影し解析することで，多数の症例を対象に，予め関心領域を設定することなく全脳を探索的に検討できる[2]．本稿ではFSLとTBSS解析の処理の流れを概説する．

● ファイルフォーマットの変換

各社のMRI装置から出力される画像ファイルはほとんどがDICOM形式だが，FSLがデフォルトでサポートしている画像ファイルは拡張子が"nii"のNIFTI形式か，これをgzip圧縮し拡張子が"nii.gz"となったNIFTI_GZ形式のいずれかである（図2）．そこでFSLで脳画像解析する前に，画像ファイルをDICOM形式からNIFTI形式またはNIFTI_GZ形式に変換する必要がある．

DICOM形式からNIFTI形式への変換には，MRIcron[3]に付属するdcm2niiやMRIConvertなど各種フリーソフトを利用することが多い（図3）．

● 渦電流歪み補正

MRIでは傾斜磁場のスイッチング時にさまざまな誘起電流が生じ，これらの電流はそれぞれ独自の磁場を形成し画像の歪みの原因となる．これらの画像の歪みは正確な解析の支障となるので，解析前に幾何学的な前処理を行い画像の歪みを補正することが多い．FSLには歪み補正ソフトとしてeddy_correctが用意されている．

● マスクの作成

マスキングとは画像処理で作業の対象にしたくない範囲を保護するために覆うことを指す．マスキングのために用意される画像をマスクと呼ぶ．マスクを使うことで作業範囲を正確に指定可能になる．

マスクはFSLに含まれるbet（brain extraction tool）で作成できる．betは本来は脳実質外の組織を取り去る「皮むき」ソフトだが，オプションを追加指定することで脳画像のマスクも作成できる（図4）．

拡散テンソル像解析では，b値を0にして撮像した画像（b0画像）を参照画像としてマスクを作成することが多い．特に指定がない場合，betは4D画像の最初のシリーズの画像を参照画像としてマスクを作成する．最初に含まれている画像がb0画像ではない4D画像を扱う場合には，FSLに含まれているfslsplitでb0画像を別に取り出し，これを参照画像に指定しbetを実行する．

● FA像の作成

FSLに含まれているdtifitを実行し，拡散テンソルモデルを使用してボクセル毎にFA値などを計算させFA像などを作成する（図5）．

dtifitの実行時には撮像時のb値を記述したテキストファイル，撮像時の傾斜磁場のベクトルを

+bval

+bvec

+Data +Mask =FA

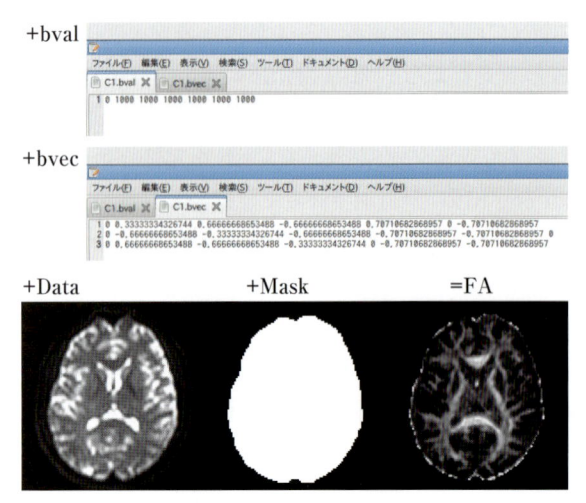

これまでに作成した bvals bvec Data Mask ファイルを使用し，新たに FA 像を生成する．

図5　FA 像の作成
FSL に含まれている dtifit で FA 像などを作成するには，dtifit --bvals <b values file> --bvecs <b vectors file> --data <dti data file> --mask <mask file> --out <Output basename> [options]のように記述する．<b values file> で b 値を記述したファイルを指定，<b vectors file> で傾斜磁場のベクトルを記述したファイルを指定，<dti data file> で補正済み拡散テンソル像のファイルを指定，<mask file> でマスクファイルを指定，<Output basename> で出力ファイル名を指定する．

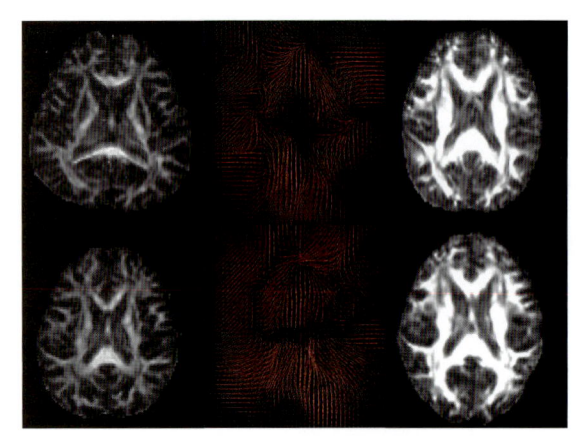

図7　標準脳などへのレジストレーション（tbss_2_reg）
tbss_2_reg をコマンドラインで実行し，標準脳などへのレジストレーションを行う．通常は FSL に含まれている標準 FA 空間である FMRIB58_FA_1mm をターゲットにレジストレーションを行う．

tbss_1_preproc を実行すると TBSS フォルダ内に FA origdata の 2 つのフォルダが生成される

origdata フォルダには FA 像が改変なくコピーされる

FA フォルダ内に FA 像のマスクと slicedir フォルダが新しく生成される

slicedir フォルダ内には FA 像のサムネイルが生成される

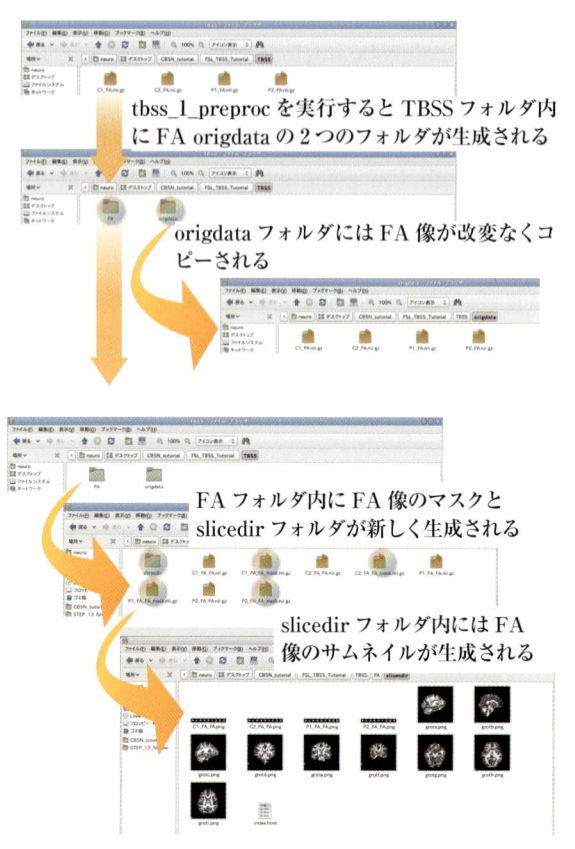

図6　TBSS 解析の準備（tbss_1_preproc）

TBSS フォルダ内に stats フォルダが新しく生成される

stats フォルダ内に all_FA, mean_FA mask, mean_FA_skeleton が新しく生成される

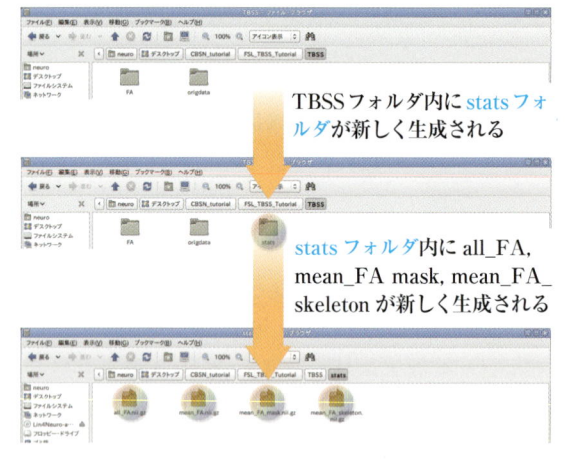

図8　スケルトンの作成（tbss_3_postreg）

記述したテキストファイル，歪み補正済みの拡散テンソル像のファイル名，マスクのファイル名，出力ファイル名を指定する．各症例のFA像が生成されたら，これらをコピーまたは移動し1つのフォルダにまとめておく．

● tbss 1（準備）

解析対象となるすべてのFA像ファイルを対象にtbss_1_preprocをコマンドラインで実行することで，TBSS解析の準備が行われる．

このコマンドを実行するとorigdata，FAと名付けられた2つのフォルダが自動的に生成され，origdataフォルダにはFA像が改変なくコピーされる．FAフォルダ内にはFA像のマスク像とslicedirフォルダが新しく生成される（図6）．さらにslicedirフォルダ内にはFA像のサムネイルが生成される．WEBブラウザでslicedirフォルダ内のindex.htmlを閲覧し，FA像のサムネイルが確認できる．

● tbss 2（レジストレーション）

次にtbss_2_regをコマンドラインで実行し，標準脳などへのレジストレーションを行う（図7）．

通常はFSLに含まれている標準FA空間であるFMRIB58_FA_1mmをターゲットにレジストレーションを行う．これとは別にオプションを指定し任意の画像をターゲットに指定することや，今回の症例群の中から自動的に選択される最も代表的なFA像をターゲットに指定することもできる．このコマンドを実行すると，FAフォルダ内にレジストレーション処理による各種ファイルが新しく生成される．

● tbss 3（スケルトンの作成）

さらにtbss_3_postregをコマンドラインで実行し，各症例の平均FA像（mean_FA）や個々の脳に共通する白質路の中心線であるスケルトン（mean_FA_skeleton）などを作成する．

スケルトンは平均FA像の脳白質路を木の枝状構造に菲薄化し作成される．通常は今回の症例群の平均から平均FA像とスケルトンを作成するが，これとは別にオプションを指定することで，FSLに含まれている標準FA空間であるFMRIB58_FAから平均FA像とスケルトンを作成することもできる．このコマンドを実行すると，自動的に生成されたstatsフォルダの中にall_FA，mean_FA，mean_FA_mask，mean_FA_skeletonが新しく生成される（図8）．

● tbss 4（スケルトンへの投影）

最後にtbss_4_prestatsをコマンドラインで実行し，個々の症例のFA値をスケルトンに投影する．

各症例のFA像にスケルトンを重ね，これに直行する成分でFA値が最大になる近隣のボクセルを探す．次に検出された最大FA値をスケルトンのボクセル値として代入することで，症例毎に異なるスケルトン（all_FA_skeletonised）が作成される（図9）．このコマンドを実行すると，statsフォルダ内にmean_FA_skeleton_mask，mean_FA_skeleton_mask_dst，all_FA_skeletonisedが新しく生成される．

● デザインマトリクスとデザインコントラストの作成

解析者の意図を反映させたデザインマトリクスとデザインコントラストを作成する．

FSLに含まれているdesign_ttest2で「対応のないt検定」を行うマトリクスとコントラストは簡便に作成できる．FSLに含まれているGLM SetupからWizardを選択することで，「1サンプルのt検定」，「対応のないt検定」，「対応のあるt検定」のマトリクスとコントラストならば比較的簡単

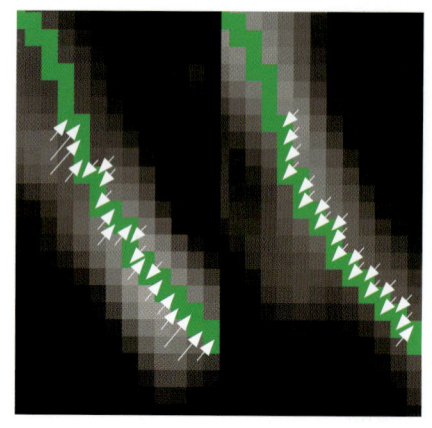

図9 スケルトンへの投影（tbss_4_prestats）
各症例のFA像にmean FA skeletonを重ねる.
↓
skeletonに直行する成分でFA値が最大になる近隣のボクセルを探す.
↓
検出された最大FA値をskeletonのボクセル値として代入することで各症例毎にskeletonを作成する.

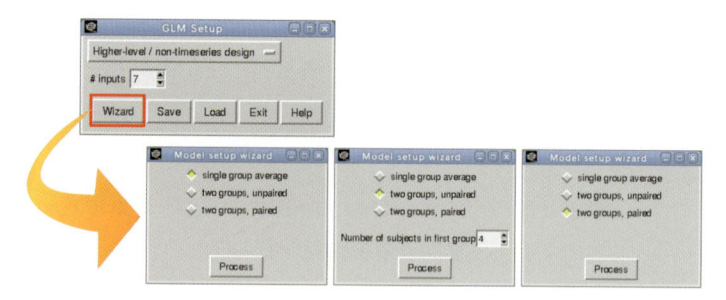

図10 GLM Setup
1サンプルのt検定，対応のないt検定，対応のあるt検定なら，GLM SetupからWizardを選択してデザインコントラストとデザインマトリクスを簡単に作成できる.

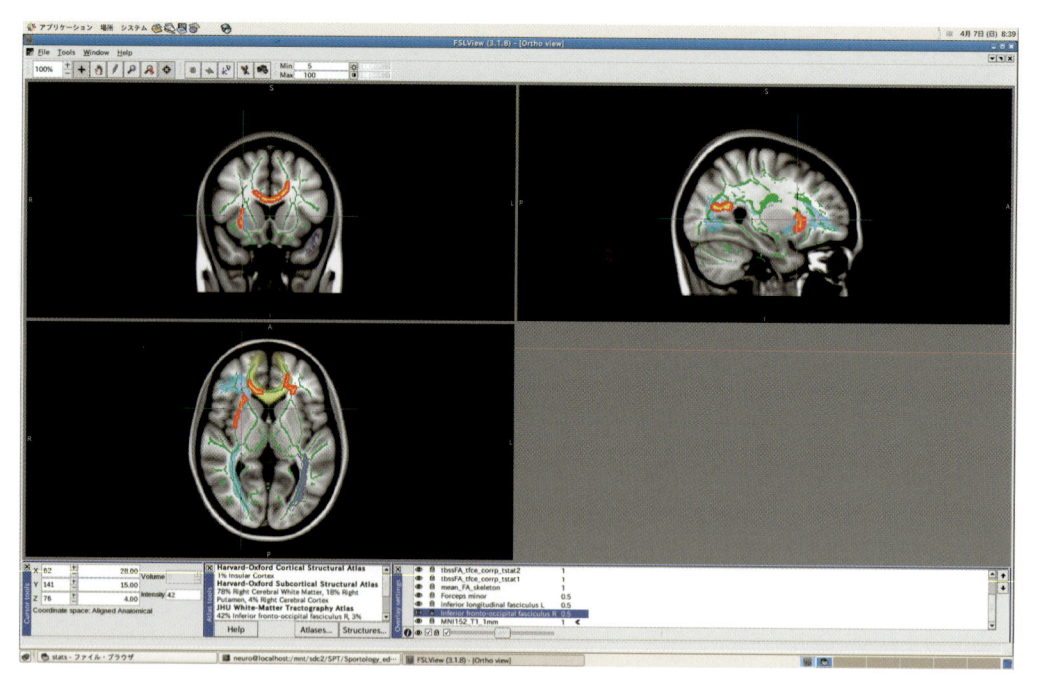

図11 FSLView
FSLに付属するFSLViewでTBSS解析の結果を各種画像に重ね合わせて表示させることができる．図例ではMNI152_T1（標準脳）を背景にinferior frontooccipital fasciculus R（右前後頭縦束）を水色で，inferior frontooccipital fasciculus L（左前後頭縦束）を紫色で，forceps minor（小鉗子）を黄色で重ね，さらにmean FA skeletonを緑色，FA値に有意差があった部分を赤色で表示した．図例は右前後頭縦束と小鉗子にFA値の有意差が検出されたことを示している.

に作成できる（図10）．これ以外の検定のマトリクスとコントラストはGLM Setupを使用し作成する．

● 統計学的検定

デザインマトリクスとデザインコントラストを作成後に，FSLに含まれているrandomiseを実行し並び替え検定を行う．

randomiseの入力ファイルにはall_FA_skeletonised，マスクファイルにはmean_FA_skeleton_maskを指定する．追加オプションとして，感度を上げるためにthreshold-free cluster enhancement（TFCE）の適用が推奨されている．randomiseを実行すると，検定結果が画像ファイルとして出力される．

tbss_tfce_corrp_tstat1とtbss_tfce_corrp_tstat2が，TFCEが適用され，かつ多重比較補正済みの検定結果を示す画像ファイルである．ボクセル値は（1−p）で出力されるので，$p<0.05$の有意差があるボクセルを表示させるときはビューワーの閾値を0.95以上に設定する．

● 結果の表示

FSLに付属するFSLViewは単に画像統計解析結果を表示させるだけでなく，標準脳や予め組み込まれた種々の脳画像アトラスなどさまざまな画像を，それぞれ透過度を変化させながら表示できる（図11）．

● non-FA像のTBSS解析

non-FA像のTBSS解析も，最初のレジストレーションとスケルトン作成はFA像で行う．その後，all_FA_skeletonisedに相当するファイルにnon-FA像のボクセル値を反映させ解析する．

具体的には，まずFA像でTBSS解析を最後まで行う．次にTBSSフォルダの中に新しいフォルダ（フォルダ名は任意）を作成し，解析対象としたいnon-FA像を入れる．フォルダ内のnon-FA像のファイル名は，FA像と同じファイル名に変更しておく．さらにnon-FA像が入っているフォルダを対象にtbss_non_FAコマンドを実行すると，non-FA像のボクセル値を反映したall_FA_skeletonisedに相当するファイルが作成されるので，これを入力ファイルに指定してrandomiseを実行し統計学的検定を行う．

参考文献
1) Jenkinson M, Beckmann CF, Behrens TE, et al: FSL. Neuroimage 6: 782-790, 2012.
2) Smith SM, Jenkinson M, Johansen-Berg H, et al: Tract-based spatial statistics: voxelwise analysis of multi-subject diffusion data. Neuroimage 31: 1487-1505, 2006.
3) http://www.mccauslandcenter.sc.edu/mricro/mricron/

術中ナビゲーションへの導入と注意点

(鎌田恭輔, 広島 覚)

関連項目 p.160 dTV (diffusion TENSOR Visualizer) による解析, p.190 術中刺激による tractography の validation, p.42 FA の正常値, 異常を示す疾患一覧, p.44 FA の正常解剖, p.46 FA 以外の異方性パラメータ

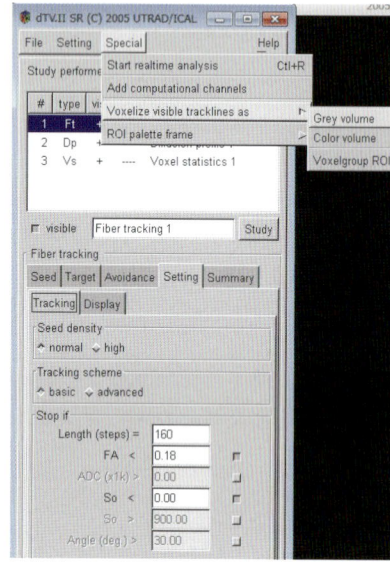

図 1-A dTV による tractography voxelization プルダウンメニュー
Tractgraphy 表示後を描いた後に voxelization を行う.

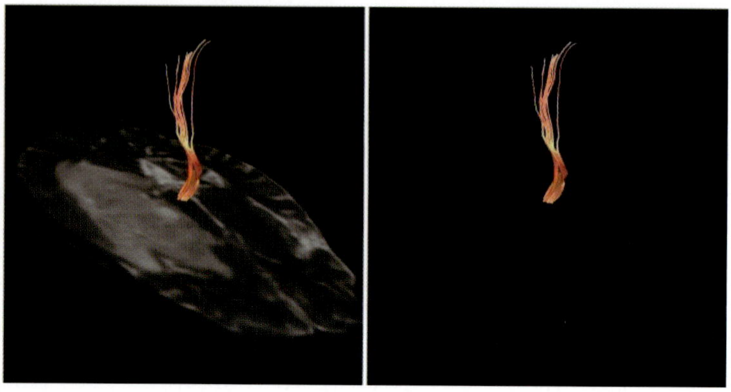

図 1-B Voxelization 前(左)と後(右)
この voxelized tractography と T2 強調像 ($b = 0s/mm^2$) 合成・保存する (fused T2-tractography).

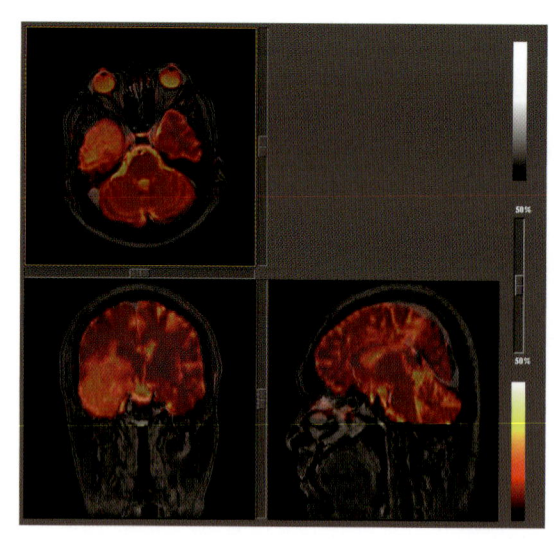

図 1-C 3D MRI と fused T2-tractography の座標変換

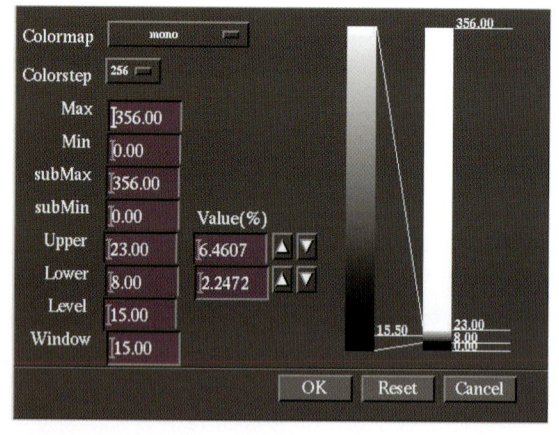

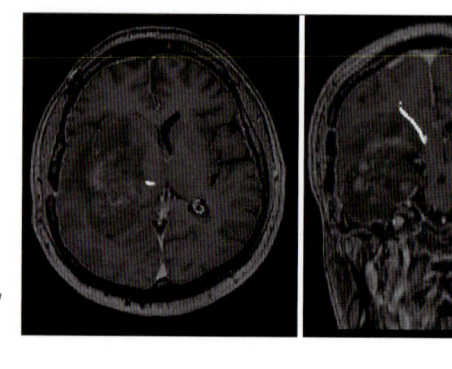

図 1-D Fused 3D-tractography 上での tractography の輝度設定

図 1-E Fused 3D-tractography
他モダリティへの応用には DICOM または analyze フォーマットへの変換が望ましい.

● Tractography 通過画素の抽出（voxelization）

拡散テンソル画像から計算した異方向性を示すベクトル値がすべての画素に与えられる．Tractography は異方向性の強い画素の中を擬似的に線維が通過しているように表示している．他のモダリティに tractography を応用するには，この異方向性の強い画素のみを抽出する必要がある．通常は FA による閾値以上の異方向性の強い画素のみを自動選択している．FA の設定は 0.16～0.20 程度が一般的である（図 1-A）．

● Voxelized tractography と解剖学的画像の融合（co-registration）

拡散強調磁場パルスが印加されていない（$b=0s/mm^2$）T2 強調像と同じ座標を持つ voxelized tractography の 2 セットを用意する[1]．

1）画像合成と信号輝度設定（fused T2-tractography）：この 2 つの画像セットは空間座標系が同一であるため，座標変換せずに T2 強調像に voxelized tractography を重ね合わせる．この際，T2 強調像の高信号部と tractography の信号分離を容易にできるように留意する（図 1-B）．

2）解剖学的 3 次元 T1 強調像（3D MRI）と fused T2-tractography の融合（fused 3D-tractography）：解剖学的 3 次元 T1 強調像と fused T2-tractography はそれぞれ異なる座標を有している．画像の解剖学的情報を元に mutual information 法，K-means 法などによる相互情報量の収束計算後 affine 変換により，これらの座標補正を行う（図 1-C）．この変換後に fused T2-tractography の tractography 信号を強調し，3D MRI 上に高信号域として合成する（fused 3D-tractography，図 1-D）．他のモダリティへ fused 3D-tractography を転送・利用するには，医療用汎用フォーマットである DICOM（digital imaging and communication in medicine），または analyze への変換が望ましい（図 1-E）．これらの変換はフリーウェアの MRIcron（http://www.mccauslandcenter.sc.edu/mricro/mricron/）や市販の画像解析ソフト［Dr.View，インフォコム（株）］などを組み合わせることで可能である．

● 注意点

1）Fused 3D-tractography を作成するためには，解剖学的画像上の tractography の信号輝度を高めに設定することが重要である．8 ビット画像では 256 階調のグレースケールとなる．特に他モダリティ上で tractography を region growing などで抽出して 3 次元表示を行う時には，ウインドウ幅を 10 程度，輝度値を 250 程度に設定している．

2）Fused 3D-tractography を脳神経外科手術ナビゲーションに応用したときの問題点は brain shift である．これによる誤差は現在の技術では補正が不可能である．皮質脊髄路などの位置を正確に把握していくには fused 3D-tractography に加え，術中白質電気刺激により運動誘発反応を電気生理モニタリングとして併用している[2,3]．

参考文献

1) Masutani Y, Aoki S, Abe O, et al: MR diffusion tensor imaging: recent advance and new techniques for diffusion tensor visualization. Eur J Radiol 46: 53-66, 2003.
2) Kamada K, Todo T, Masutani Y, et al: Combined utilization of tractography-integrated functional neuronavigation and direct fiber stimulation. J Neurosurg 102: 664-672, 2005.
3) Kamada K, Todo T, Morita A, et al: Functional monitoring for visual pathway using real-time visual evoked potentials and optic-radiation tractography. Neurosurgery 57: 121-127, 2005.

術中刺激による tractography の validation

(鎌田恭輔)

関連項目 p.160 dTV (diffusion TENSOR Visualizer) による解析, p.188 術中ナビゲーションへの導入と注意点

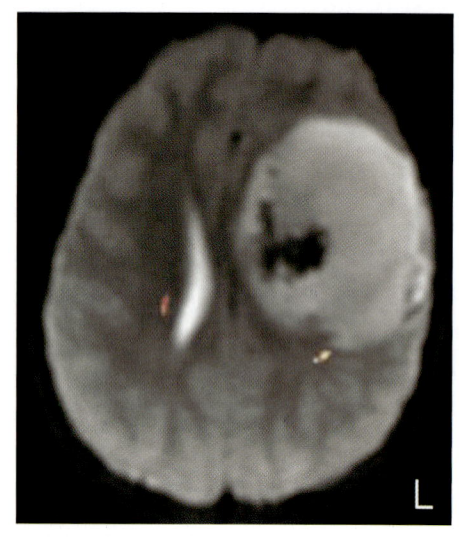

図 1-A 皮質脊髄路 tractography

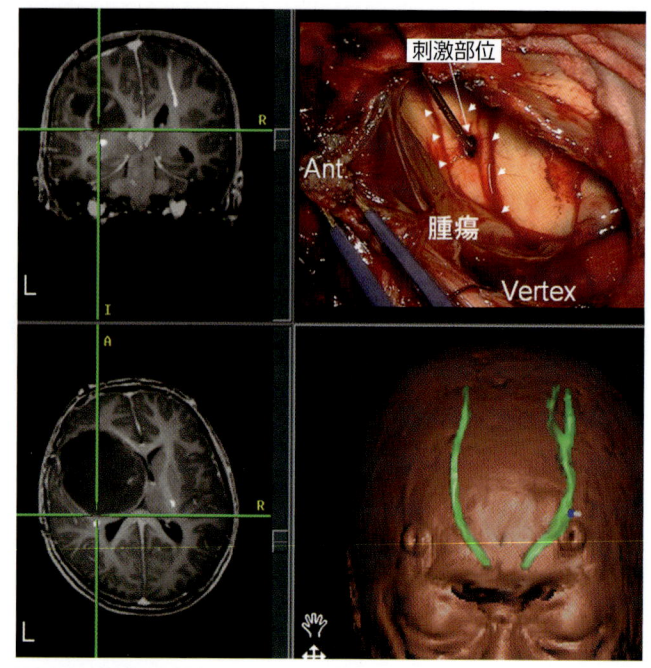

図 1-B 術中ナビゲーションと白質電気刺激部位

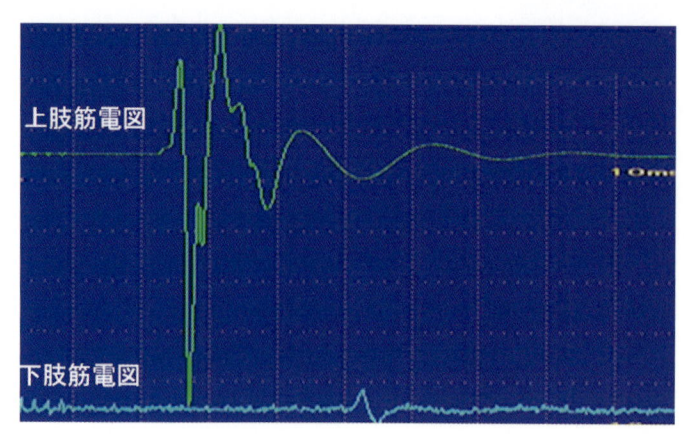

図 1-C 白質電気刺激誘発筋電図 (motor evoked potential : MEP)

● 皮質脊髄路（corticospinal tract：CST）tractography

症例　[症例1] 10代，男性，徐々に進行する右麻痺と頭痛で発症した．

MRI読影
図1-A：左前頭葉に直径5cmほどの腫瘍と出血成分を含む囊胞を認めた．皮質脊髄路は囊胞により後方に圧排されていた．
図1-B：白矢印（→）に沿った溝の白質電気刺激で上下肢に筋電図（MEP）が誘発された．
図1-C：白質電気刺激（2.0mA）による上・下肢にMEPが誘発された．
図1-D：両者間に強い相関を認めた．5mAでMEPが誘発される時には，その距離は4.8mmであった（赤線）．また，皮質脊髄路のMEP閾値は1.8mAであった[4]．

● その後の経過，最終診断：血腫成分を含む囊胞内容液を吸引し，腫瘍部分を摘出した．囊胞壁直下に走行している皮質脊髄路は白質電気刺激によりMEPが誘発された．囊胞壁に沿った皮質脊髄路tractography部分の刺激でのみMEPが出現し，皮質脊髄路tractographyの信頼性は高いと判断できた．術後より右麻痺の改善を認め，2週間後に自立歩行で退院となった．病理診断はoligodendrogliomaであった．

● 皮質脊髄路tractographyの信頼性

拡散強調像により"組織内プロトンの拡散情報"を画像コントラストに付加し，拡散方向の異方性の強いボクセルを追跡することで任意の線維路画像（fiber tracking tractography）を作成することができる．その一方で，tractography上の線維連絡の電気生理学的な検証した報告は少ない．皮質脊髄路tractographyの検証には，白質電気刺激により上下肢筋電図（MEP）を誘発により行われている[1)4)]．皮質脊髄路刺激はモノポーラ刺激とし，0.2msec幅矩形波の5連発電気刺激で行った（図1-B）．切除に伴う白質電気刺激部位と皮質脊髄路tractographyまでの距離が10mm以内に近づいた時には，わずかな刺激電流値でもMEPが誘発され，詳細な白質機能マッピングができた（図1-C）．白質電気刺激強度とその部位と皮質脊髄路tractographyまでの距離には高い相関関係を認めていた（図1-D）[4)]．以上より，fiber tracking法による皮質脊髄路tractographyの信頼性は高く，脳神経外科手術，モニタリング計画の立案に有用であると考える．

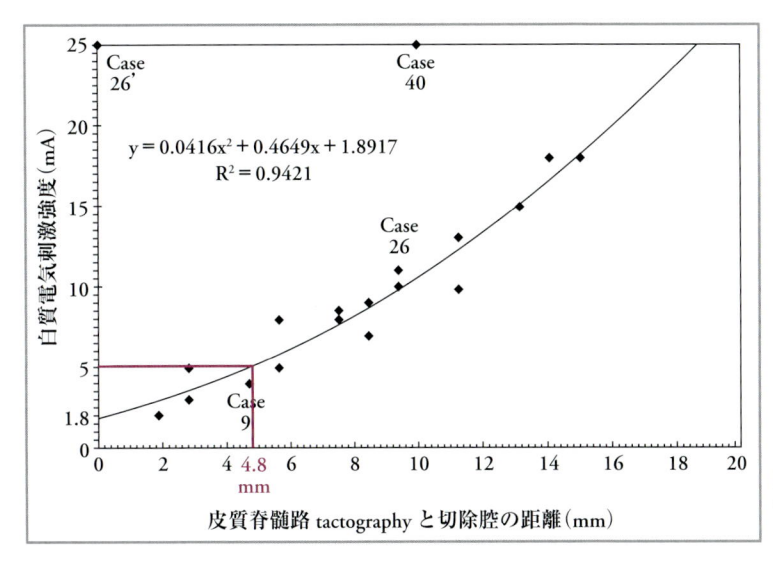

図1-D　白質電気刺激強度と皮質脊髄路tractographyと切除腔との距離の関係
（文献4）より一部改変して転載）

$y = 0.0416x^2 + 0.4649x + 1.8917$
$R^2 = 0.9421$

192   6. 実践編

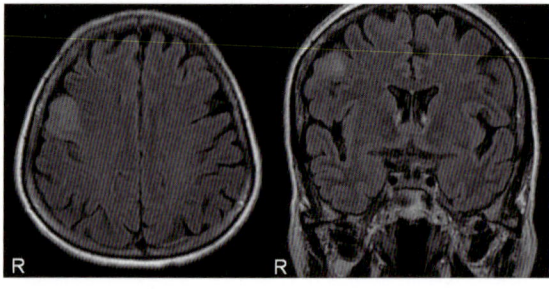

図2-A　FLAIR 像

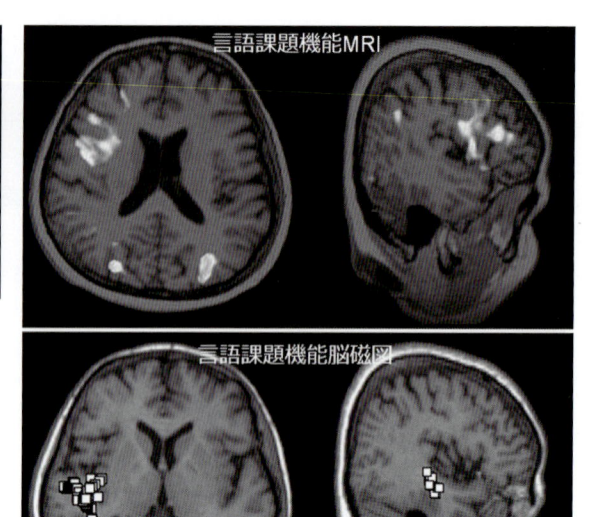

図2-B　言語課題機能 MRI

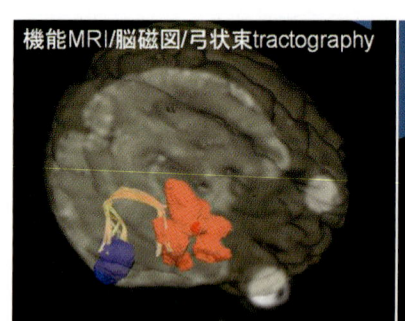

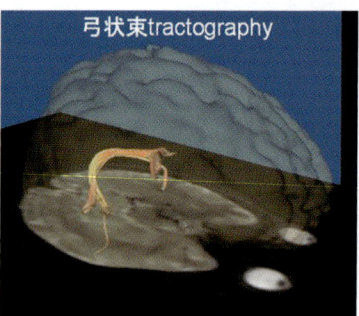

図2-C　弓状束 tractography

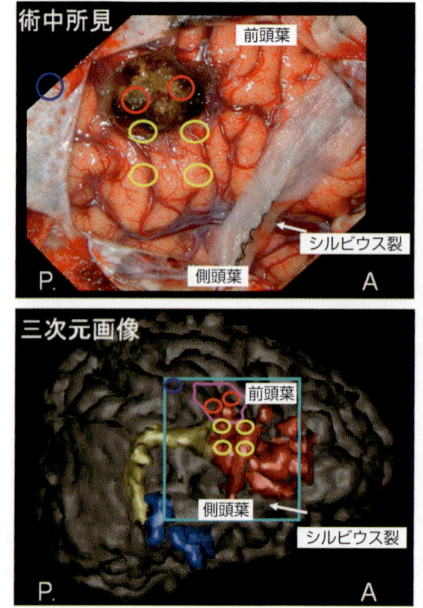

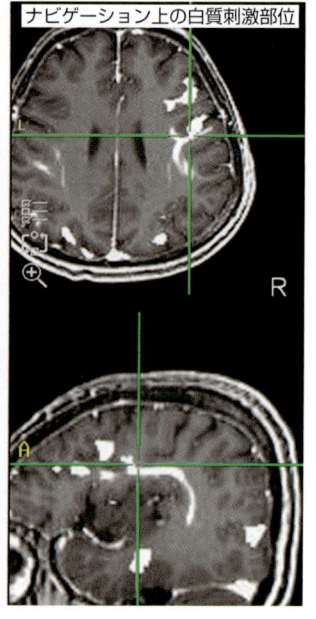

図2-D　術中所見と手術ナビゲーションによる刺激位置

● 弓状束（arcuate fasciculus：AF）tractography

症　例　［症例2］50代，左利き女性，発語・換語障害で発症した．Wadaテストでは右側が優位半球であった．

MRI 読影
- 図2-A：右中前頭回に直径2.5cmほどのFLAIR像で高信号域を認めた．
- 図2-B：言語課題機能MRIは右下前頭回，言語課題脳磁図は右上側頭回に言語関連反応を認めた．
- 図2-C：機能MRI信号（赤），脳磁図信号（青）の前頭葉，側頭葉言語野を間を結ぶ弓状束tractography．
- 図2-D：黄色円，赤円は皮質，白質刺激位置を示す．
- ●その後の経過，最終診断：手術は覚醒下で前頭葉―側頭葉を広範に露出した．言語課題機能MRI信号のある下前頭回刺激（図2-Dの黄色円）では，常に発語停止を呈した．一方，中前頭回の腫瘍摘出腔から弓状束tractographyを電気刺激すると，錯語を呈した．前頭葉皮質と弓状束の刺激では異なる言語機能抑制症状が誘発された．術後は軽度の構語障害を呈したが，2週間で完全に回復した．病理診断はglioblastomaであった．

● 弓状束tractographyの信頼性

　前頭葉，側頭葉内言語野を結ぶ弓状束は皮質脊髄路と異なり，解剖学的に追跡開始点を指定することが困難である．一般的には下前頭回と上側頭回に追跡開始・終了点を設定することで弓状束の描出が可能となる．この言語野の同定のために，言語関連課題による機能MRIと脳磁図計測結果を用いることが有用である（図2-B，C）[2)3)]．覚醒下手術中に自発言語，物品名称課題を行いながら，バイポーラ型刺激電極を用いて1msec幅，50Hzの矩形波の電気刺激により，発語停止，呼称困難などの症状が観察できた．切除を深部に進め弓状束tractographyを電気刺激したところ，常に錯語が出現したが，自発言語は保たれていた（図2-D）．錯語が出た例において切除腔と弓状束の平均距離は2.2±1.3mmであった[2)]．電気刺激による白質マッピングは刺激部位と弓状束との距離が重要な因子であり，弓状束tractographyは覚醒下手術の際の手術戦略上重要な情報を提供できた．

● 鑑別疾患とそのポイント

　Tractographyは任意の関心領域を設定することにより白質線維連絡を自由に描くことが可能である．このため，皮質脊髄路tractographyの関心領域の設定は，大脳脚―一次運動野，弓状束tractographyは前頭葉―側頭葉言語野など既知の解剖，生理学的知識をもとに慎重に設定することが重要である．Tractographyの信頼性は高く，脳内白質線維走行を3次元的に把握することができる．電気生理学的モニタリングの併用により安全，かつ確実な病変切除を行うこと可能になる．

参考文献

1) Kamada K, Todo T, Masutani Y, et al: Combined use of tractography-integrated functional neuronavigation and direct fiber stimulation. J Neurosurg 102: 664-672, 2005.
2) Kamada K, Todo T, Masutani Y, et al: Visualization of the frontotemporal language fibers by tractography combined with functional magnetic resonance imaging and magnetoencephalography. J Neurosurg 106: 90-98, 2007.
3) Kamada K, Sawamura Y, Takeuchi F, et al: Expressive and receptive language areas determined by a non-invasive reliable method using functional magnetic resonance imaging and magnetoencephalography. Neurosurgery 60: 296-305, 2007.
4) Kamada K, Todo T, Ota T, et al: The motor-evoked potential threshold evaluated by tractography and electrical stimulation. J Neurosurg 111: 785-795, 2009.

7

脳における水の分布と信号強度

脳浮腫の分類
classification of cerebral edema

（森谷聡男）

関連項目 p.28 拡散強調像の正常解剖・正常変異とコントラスト，p.30 拡散強調像のコントラストと異常を示す病変
p.32 ADC の正常値，異常を示す疾患一覧，p.214 脳虚血超急性期の拡散変化と病態，p.296 総論（12 章 中毒・代謝）

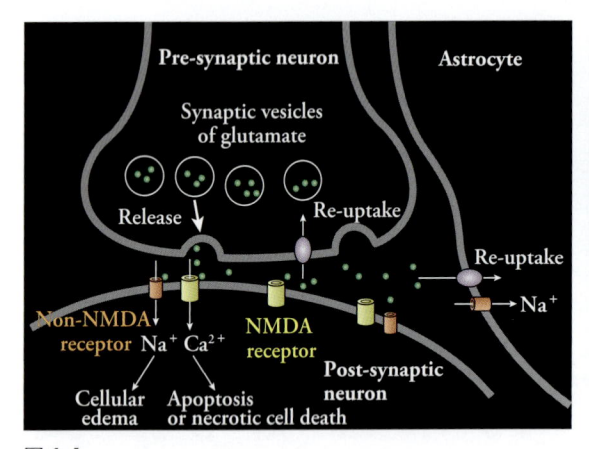

図 1-A

図 1-B

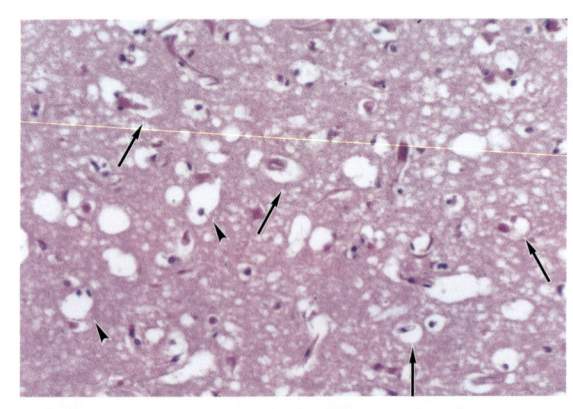

図 1-C　急性期梗塞の病理像
（200 倍，HE 染色）
皮質の梗塞巣を示す．神経細胞（→）とグリア（▶）の細胞性浮腫を認める．

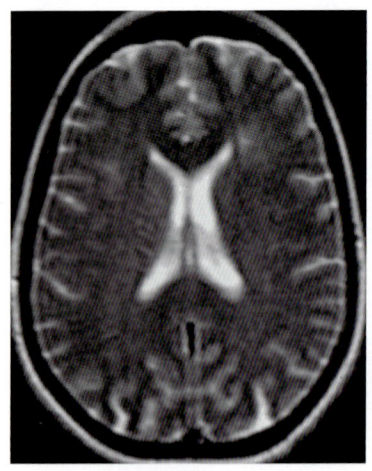

図 1-D　T2 強調像
(TR/TE=5400/98ms，5mm 厚，ETL=16)

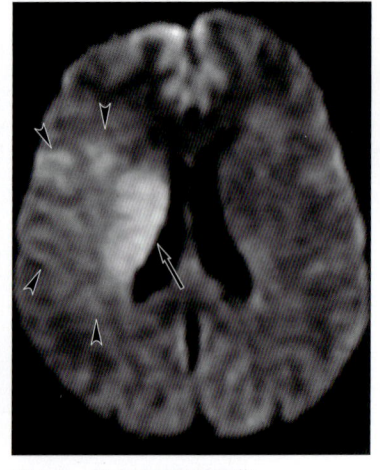

図 1-E　等方性拡散強調像
(EPI-DWI，TR/TE = 10000/98ms，5mm 厚，b = 1000s/mm^2，MPG は 3 方向)

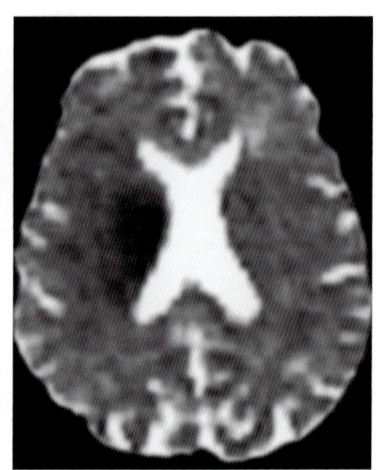

図 1-F　ADC map

脳浮腫の分類

脳浮腫は，脳実質の細胞内あるいは細胞外への液体の貯留と定義され，大きく細胞性浮腫と細胞外性浮腫に分類される．細胞外性浮腫には血管性と，水頭症，水中毒，浸透圧異常などに伴う間質性浮腫がある．血管性浮腫と細胞性浮腫は虚血，外傷，脱髄など多くの病態で並存しうる．

細胞性浮腫

細胞性浮腫（cellular edema）あるいは細胞毒性浮腫（cytotoxic edema）は，成因により虚血性（ischemic cellular edema）と神経毒性（neurotoxic cellular edema）に分けられる[1]．虚血性細胞性浮腫は，文字通り梗塞や低酸素虚血性脳症に伴うもので，基本的にエネルギー代謝障害に起因し，ミトコンドリアでの酸化的リン酸化が抑制され，ATP の産生が低下し，Na^+/K^+ ATPase よるポンプ機能が消失するため浮腫を生じる．神経毒性細胞性浮腫とは，種々の原因で神経伝達物質であるグルタミンなどの興奮性アミンが細胞外腔に過剰に存在することにより，細胞膜のレセプターを介して Na^+ ポンプに作用して浮腫を生じる（図1-A）[2)3)]．代表的疾患として痙攣重積に伴う脳症，びまん性軸索損傷などが挙げられるが，脳炎や多発性硬化症などの虚血性細胞性浮腫以外で生じる細胞性浮腫は，多かれ少なかれこの機序と関連している．また，梗塞，低酸素性虚血性脳症などの虚血性細胞性浮腫を生じる病態においても，グルタミンの再取り込みが阻害されるため，神経毒性機序により細胞性浮腫が周辺に広がる．

細胞性浮腫は浮腫の生じる場所，細胞の種類によっても分けられる[4]．脳実質は，主に神経細胞とその軸索，グリア細胞，髄鞘などからなるが，皮質の細胞性浮腫は神経細胞とグリア細胞に生じ，白質の浮腫はグリア細胞，髄鞘（intramyelinic edema），あるいは軸索（axonal swelling）に主に生じると考えられる．神経細胞とグリア細胞の細胞性浮腫は，脳梗塞，低酸素性虚血性脳症，痙攣重積発作（status epilepticus）などで生じる（図1-B，C）．グリア細胞の浮腫は，神経細胞がおかれている外部環境を保つために，細胞外のグルタミンを取り込んで自ら腫脹することによっても生ずると考えられている[5]．

症例 30代，女性，超急性期脳梗塞，意識障害．発症約3時間後に MRI が施行された．

MRI読影 D：明らかな異常信号は指摘できない．
E：右放線冠に高信号（→），右中大脳動脈領域に淡い高信号（▸）を認める．
F：右放線冠の平均 ADC は $0.35 × 10^{-3}$ mm^2/s，右中大脳動脈領域は $0.68 × 10^{-3}$ mm^2/s と低値を示す．

●その後の経過・最終診断：症状は経動脈的線溶療法により軽快．軽度の左不全麻痺のみ残存．

参考文献

1) Klatzo I: Evolution of brain edema concepts. Acta Neurochir Suppl(Wien) 60: 3-6, 1994.
2) Moritani T, Ekholm S, Westesson PL: Diffusion-weighted MR imaging of the brain, 2nd ed. Springer, Berlin, 2009.
3) Moritani T, Smoker WR, Sato Y, et al: Diffusion-weighted imaging of acute excitotoxic brain injury. AJNR 26: 216-228, 2005.
4) Milhorat TH: Classification of the cerebral edemas with reference to hydrocephalus and pseudotumor cerebri. Childs Nerv Syst 8: 301-306, 1992.
5) Mark LP, Prost RW, Ulmer JL, et al: Pictorial review of glutamate excitotoxicity: fundamental concepts for neuroimaging. AJNR 22: 1813-1824, 2001.

軸索の浮腫
axonal swelling

（森谷聡男）

関連項目 p.28 拡散強調像の正常解剖・正常変異とコントラスト，p.30 拡散強調像のコントラストと異常を示す病変 p.32 ADCの正常値，異常を示す疾患一覧，p.236 Waller変性・二次変性，p.402 びまん性軸索損傷

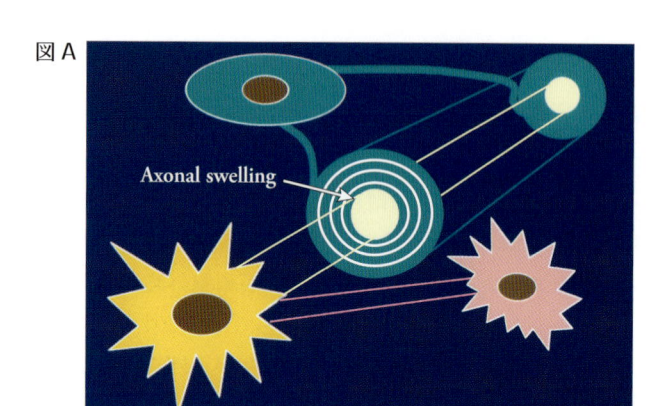

図A

症例1

図1-A　T2強調像
(TR/TE＝5400/98ms，5mm厚，ETL＝16)

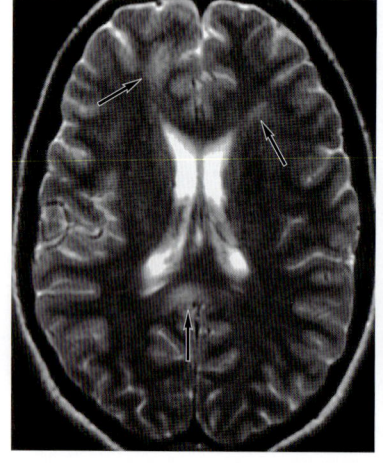

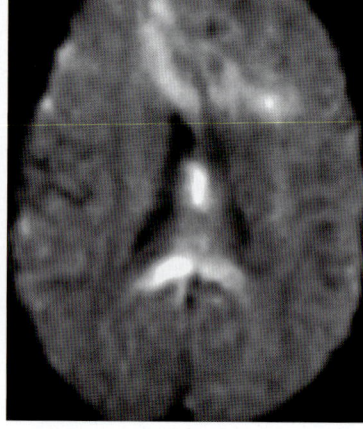

図1-B　等方性拡散強調像
(EPI-DWI, TR/TE＝10000/98ms，5mm厚，$b=1000$ s/mm^2，MPGは3方向)

症例2

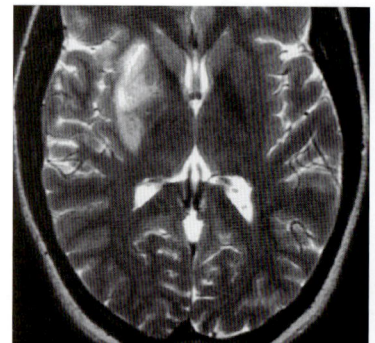

図2-A　T2強調像
(TR/TE＝5400/98ms，5mm厚，ETL＝16)

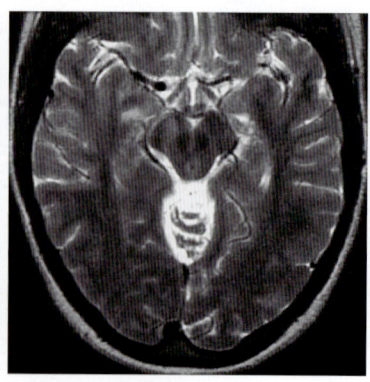

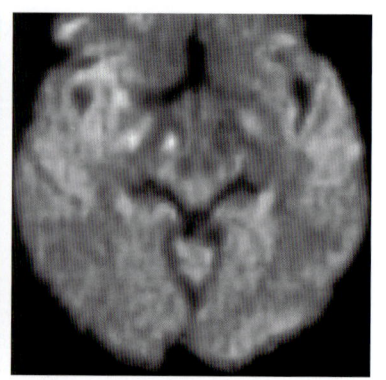

図2-B　T2強調像
(TR/TE＝5400/98ms，5mm厚，ETL＝16)

図2-C　等方性拡散強調像
(EPI-DWI, TR/TE＝10000/98ms，5mm厚，$b=1000$s/mm^2，MPGは3方向)

● 軸索の浮腫（axonal swelling）

　　脳軸索の浮腫（図A）が主に病理学的に認められ，拡散強調像の高信号とADC低下を示す可能性のある疾患として，びまん性軸索損傷と急性，亜急性期の梗塞に伴うWaller変性の早期病変が挙げられる．ここでは便宜上，浮腫の存在する細胞成分の種類によって疾患を分類するが，実際には疾患によっては各細胞成分の浮腫は重複して存在し，また，病変の場所，疾患の重症度，発症からの時間などによっても異なってくる．たとえば，びまん性軸索損傷では軸索がまず障害され神経毒性浮腫を生じるが，髄鞘やグリア細胞にも浮腫を生じる．梗塞においても，病変が白質に及び，虚血の程度が重症であれば，軸索や髄鞘も障害され浮腫を生じる．また，梗塞の白質内の軸索や髄鞘の浮腫は，Waller変性の早期病変のように，神経細胞やグリアの浮腫よりやや遅れて2次的に生じてくる可能性もある．これにより皮質と白質の拡散強調像での高信号，ADC低下の経時的変化の違いを説明できるかもしれない[1]．

症例
[症例1] 10代，女性．交通事故，意識障害で搬送3日後にMRIが施行された．
[症例2] 20代，女性．外傷の既往あり．左片麻痺発症7日後にMRIが施行された．

MRI読影
[症例1] 図1-A：前頭葉白質，脳梁に多発性の高信号病変を認める（→）．
　　　　図1-B：前頭葉白質，脳梁に多発性の高信号病変を認め，ADC低下を伴っていた．
[症例2] 図2-A：右レンズ核，内包に高信号病変を認める．
　　　　図2-B：右大脳脚の皮質脊髄路に一致して高信号病変を認める．
　　　　図2-C：右大脳脚の皮質脊髄路に一致して高信号病変を認め，ADCの低下を伴っていた．

● その後の経過・最終診断
[症例1] 意識障害持続し，気管切開にて長期入院中．びまん性軸索損傷．
[症例2] 左片麻痺はほぼ改善．右内頸動脈解離に伴う右レンズ核，内包の亜急性期脳梗塞．右皮質脊髄路のWaller変性の早期病変．

● びまん性軸索損傷

　　脳挫傷や軸索損傷などの外傷に伴う浮腫は，かつて血管性浮腫と考えられていたが，実際は細胞性浮腫と血管性浮腫がともに関与する．びまん性軸索損傷の成因は剪断力による軸索の断裂であるが，血管を損傷すると出血を伴う．脳梁，脳幹，第3脳室近傍や大脳白質などが好発部位である．細胞性浮腫の成因のひとつとして，軸索はランビエ絞輪の近傍で破綻しやすく，ここから神経伝達物質であるグルタミンが漏出して，軸索の神経毒性浮腫を生じることが知られている[2]．

● Waller変性

　　Waller変性とは，近位の軸索や細胞体の障害に伴う2次性，順行性の軸索および髄鞘の変性を指す．中大脳動脈の梗塞に伴う皮質脊髄路のWaller変性がよく見られる．おそらく，軸索や髄鞘の浮腫が，病変の拡散強調像での高信号，ADCの低下に関与していると考えられる[3]．

参考文献
1) Mukherjee P, Bahn MM, McKinstry RC, et al: Differences between gray matter and white matter water diffusion in stroke: diffusion-tensor MR imaging in 12 patients. Radiology 215: 211-220, 2000.
2) Barzó P, Marmarou A, Fatouros P, et al: Contribution of vasogenic and cellular edema to traumatic brain swelling measured by diffusion-weighted imaging. J Neurosurg 87: 900-907, 1997.
3) Castillo M, Mukherji SK: Early abnormalities related to postinfarction wallerian degeneration: evaluation with MR diffusion-weighted imaging. J Comput Assist Tomogr 23: 1004-1007, 1999.

髄鞘の浮腫
intramyelinic edema

(森谷聡男)

関連項目　p.32 ADCの正常値, 異常を示す疾患一覧, p.34 T2 shine-through, p.292 多発性硬化症, p.296 総論（12章　中毒・代謝）

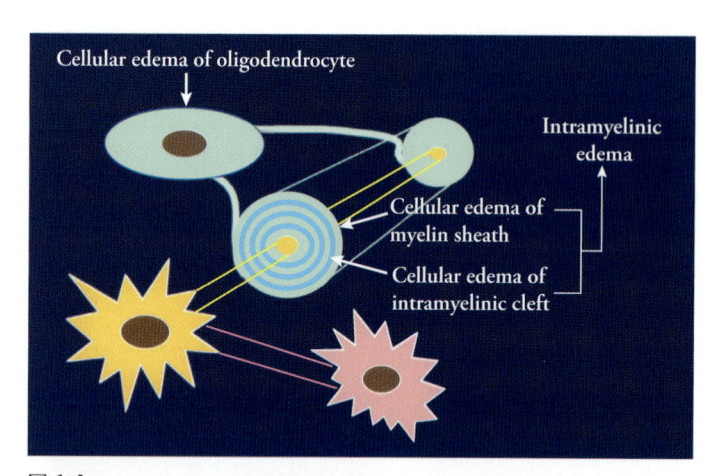

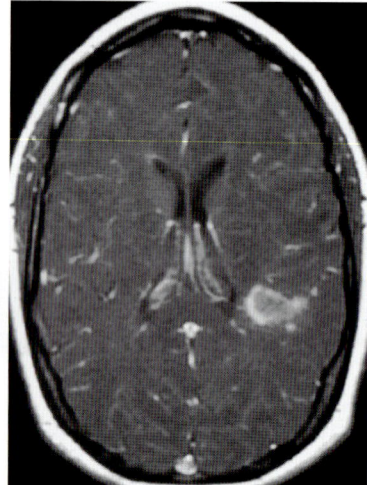

図 1-A

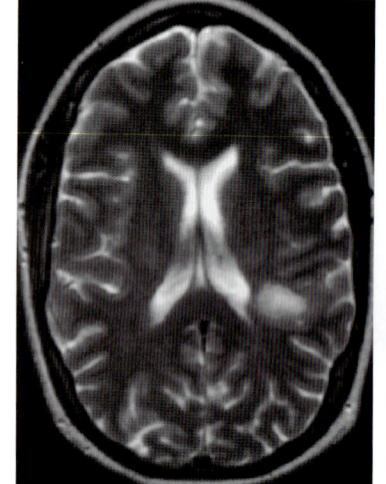

図 1-B　T2 強調像
(TR/TE=5400/98ms, 5mm厚, ETL=16)

図 1-C　造影 T1 強調像
(TR/TE = 450/14ms, 5mm 厚)

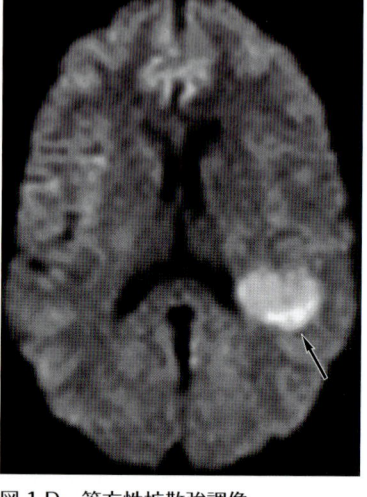

図 1-D　等方性拡散強調像
(EPI-DWI, TR/TE = 10000/98ms, 5mm厚, $b = 1000s/mm^2$, MPGは3方向)

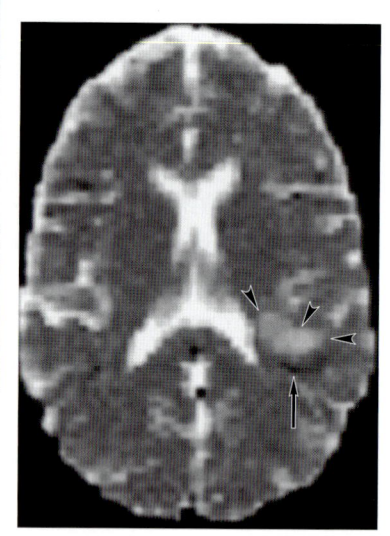

図 1-E　ADC map

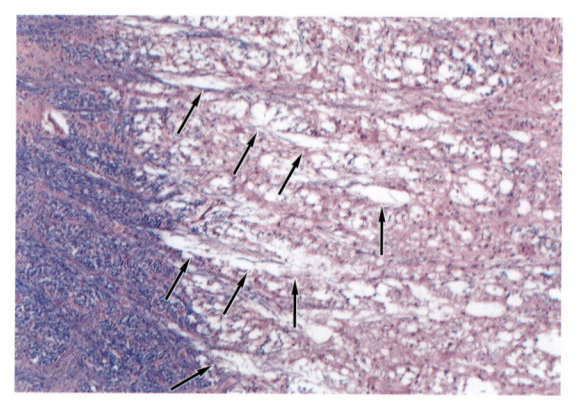

図 1-F　多発性硬化症における髄鞘性浮腫の病理像
(200倍, ルクソールファーストブルー PAS 染色)
脱髄斑辺縁に一致して, 髄鞘に沿って浮腫 (intramyelinic edema) を認める（→）.

● 髄鞘の浮腫（intramyelinic edema）

髄鞘の浮腫は髄鞘内と髄鞘間の間隙（intramyelinic cleft，intraperiod line）の両方に生じうるが（図1-A），電子顕微鏡を用いないと，それらの区別は難しい[1]．髄鞘間間隙は潜在性細胞外腔であるが，閉じた間隙に浮腫が生じると水分子の運動が制限され，拡散強調像で高信号を示すと考えられる．髄鞘の浮腫が主に拡散強調像の高信号とADC低下を示す可能性のある疾患として，多発性硬化症，薬剤性，中毒性の白質脳症，Canavan病やフェニルケトン尿症などの代謝異常に伴う白質脳症，osmotic myelinolysis，ビガバトリン脳症，可逆性の脳梁膨大部病変などが挙げられる[2)3)]．

症例　30代，女性．亜急性の発症で失語症が出現した．

MRI読影
B：脳室周囲に左側白質に高信号病変を認める．多発性硬化症に伴う脱髄斑と考えられる．
C：病変の辺縁部に造影効果を認め，活動性の脱髄斑であることがわかる．
D：この病変は高信号を示すが，後側の辺縁の高信号が目立つ（→）．
E：病変の主体は高ADC値を示し，この部の拡散強調像の高信号は，T2 shine-through（拡散強調像上で，T2強調の影響による高信号が重なっているために病変が高信号に見えること）によることがわかる（▶）．後側の辺縁部は低ADC値を示し，細胞性浮腫の存在が疑われる（→）．

●その後の経過・最終診断：失語症はほぼ改善．3か月後のMRIで病変は縮小した．多発性硬化症．

● 多発性硬化症（multiple sclerosis：MS）

多発性硬化症におけるほとんどの脱髄斑は，拡散強調像で白質と等信号か淡い高信号でADC値は高値を示す．脱髄斑の造影パターンとADC値の相関があるといわれ，造影される脱髄斑はADC値が低い傾向がある[4]．しかし，ADC値が白質より低い，いわゆる細胞浮腫性脱髄斑（cytotoxic plaque）は稀である．おそらく，リンパ球浸潤に伴うサイトカインの放出により，髄鞘が障害され浮腫（intramyelinic edema）を生じると考えられ，ADC低下に寄与している可能性がある（図1-F）．ただし，グリア細胞，特に乏突起膠細胞の細胞性浮腫も病理学的に見られることがあり，関連が示唆される．

参考文献

1) 平野朝雄，冨安　斉：神経病理を学ぶ人のために，第4版．医学書院，2003．
2) Horton M, Rafay M, Del Bigio MR: Pathological evidence of vacuolar myelinopathy in a child following vigabatrin administration. J Child Neurol 24:1543-1546, 2009.
3) Verity MA: Toxic disorders. In Graham DI, Antos PL (eds); Greenfield's neuropathology, 6th ed. Arnold, London, p.755-811, 1997.
4) Tievsky AL, Ptak T, Farkas J: Investigation of apparent diffusion coefficient and diffusion tensor anisotropy in acute and chronic multiple sclerosis lesion. AJNR 20: 1491-1499, 1999.

細胞外性浮腫
extracellular edema

（森谷聡男）

関連項目 p.28 拡散強調像の正常解剖・正常変異とコントラスト，p.30 拡散強調像のコントラストと異常を示す病変 p.34 T2 shine-through，p.296 総論（12章 中毒・代謝）

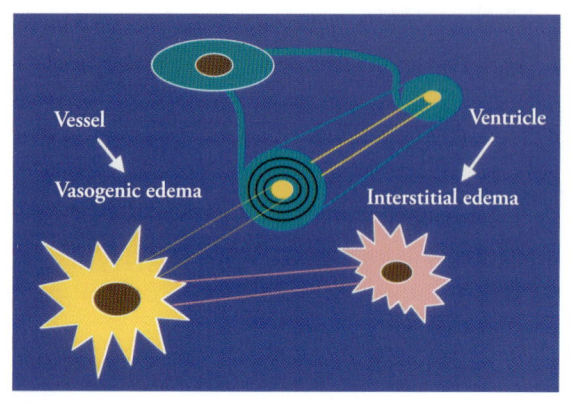

図1-A

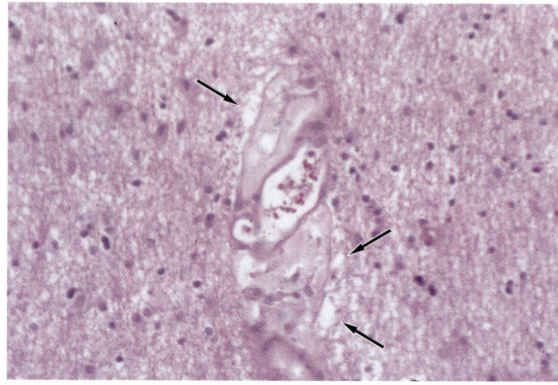

図1-B 血管性浮腫の病理像
（200倍，HE染色）
毛細血管から細胞外腔に血漿が漏出し，細胞外腔の拡大を認める（→）．血管性浮腫は白質線維に沿って広がっている．

図1-C T2強調像
（TR/TE＝5400/98 ms，5mm厚，ETL＝16）

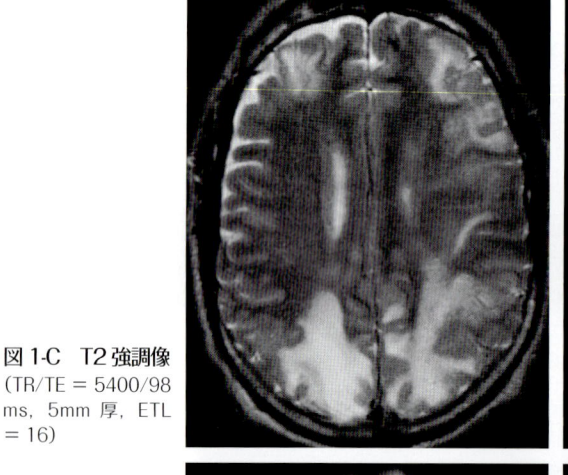

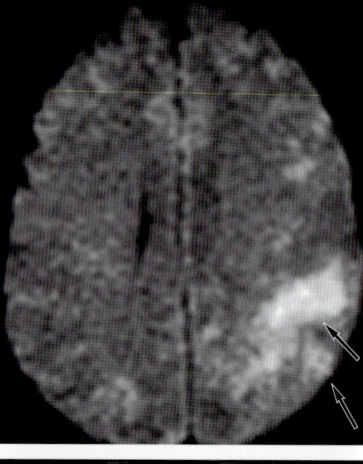

図1-D 等方性拡散強調像
（EPI-DWI，TR/TE＝10000/98ms，5mm厚，b＝1000s/mm^2，MPGは3方向）

図1-E ADC map

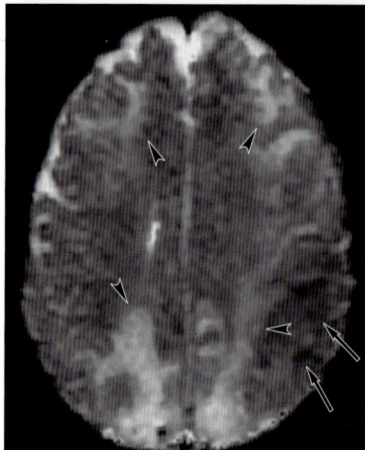

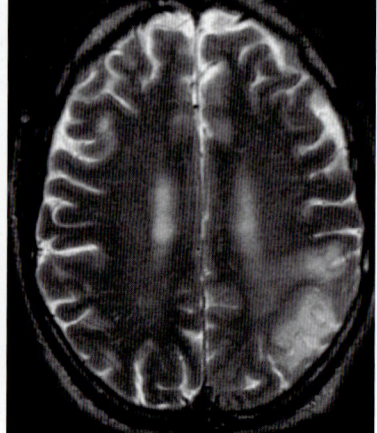

図1-F T2強調像（3か月後）
（TR/TE＝5400/98 ms，5mm厚，ETL＝16）

● 細胞外性浮腫（extracellular edema）

　　細胞外性浮腫には血管性浮腫（vasogenic edema）と，水頭症や水中毒や浸透圧異常に伴う間質性浮腫（interstitial edema）がある．血管性浮腫は血液脳関門（BBB）の破綻により，水，蛋白質，電解質が細胞外腔に貯留する状態で，主に白質線維に沿って進展する．細胞外性浮腫は病理学的には，軽度の髄鞘の浮腫とグリアの増生を伴うことがあるが，細胞内の成分は比較的保たれる（図1-A，B）．白質内の細胞外腔の幅は，電子顕微鏡像で正常では約60nmであるが，細胞外性浮腫を生ずると500〜1000nmに増大する[1]．この自由水の増大が，病変の高ADC値に寄与していると考えられる．血管性浮腫は腫瘍，出血，虚血，感染症，外傷，PRES（posterior reversible encephalopathy syndrome）など多くの病態で認められる．

症例　60代，男性．痙攣，失語症，意識障害で発症．腎癌で数年前に腎摘出後，高血圧の既往あり．24時間以内にMRIが施行された．

MRI読影
C：両側前頭頭頂後頭部の皮質あるいは皮質下白質に多発性に高信号病変を認める．高血圧性脳症が疑われる．
D：病変の大部分は等信号であるが，左頭頂後頭部の病変は高信号を示す（→）．
E：病変の主体は高ADC値を示し（▶），この部の拡散強調像の等信号はT2-wash out（ADC値は異常を示すが，T2強調の異常信号の重なりにより，拡散強調像上等信号となりあたかも正常に見えること）によることがわかる．左頭頂後頭部の病変は低ADC値を示す（→）．
F：左側頭頭頂部のADC低下していた病変のみが，梗塞として認められた．

●その後の経過・最終診断：高血圧のコントロールが難しく痙攣を繰り返したが，失語症は改善．高血圧性脳症．

● 高血圧性脳症

　　高血圧性脳症における血管性浮腫の機序は，血圧上昇に伴い血管の自動調節能が障害され，血管が拡張し，血流量が増加し，血液脳関門の破綻に伴い細胞外腔に血漿が漏出するために生じる[2]．痙攣を伴うと皮質での酸素消費の増加，二酸化炭素，乳酸の増加に伴い血管が拡張するため，皮質あるいは皮質下白質に病変を生じる．高血圧性脳症における細胞性浮腫の機序は定かではないが，著明な血圧上昇に伴う細動脈の血管攣縮のため，あるいは血管性浮腫の増大に伴い局所の毛細血管圧が低下するために虚血が生じると考えられる．

参考文献

1) Gonatas NK, Zimmerman HM, Levine S: Ultrastructure of inflammation with edema in the rat brain. Am J Pathol 42: 455-469, 1963.
2) Schwartz RB, Mulkern RV, Gudbjartsson H, et al: Diffusion-weighted MR imaging in hypertensive encephalopathy: clues to pathogenesis. AJNR 19: 859-862, 1998.

凝固壊死
coagulative necrosis

（森谷聡男）

関連項目　p.28 拡散強調像の正常解剖・正常変異とコントラスト，p.30 拡散強調像のコントラストと異常を示す病変

症例 1

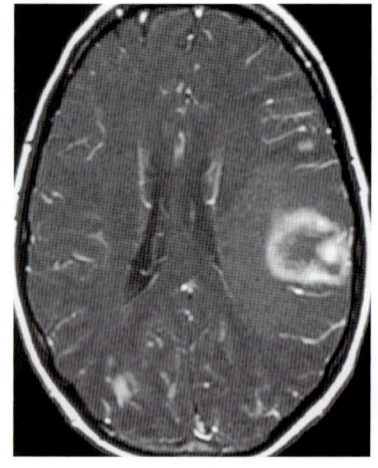

図 1-A　造影 T1 強調像
(TR/TE = 650/20ms，5mm 厚，magnetization transfer contrast)

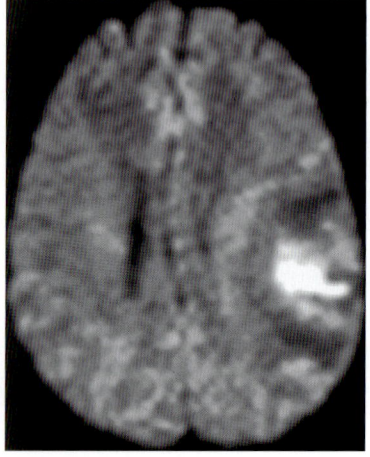

図 1-B　等方性拡散強調像
(EPI-DWI, TR/TE = 10000/98ms, 5mm 厚，$b = 1000s/mm^2$，MPG は 3 方向)

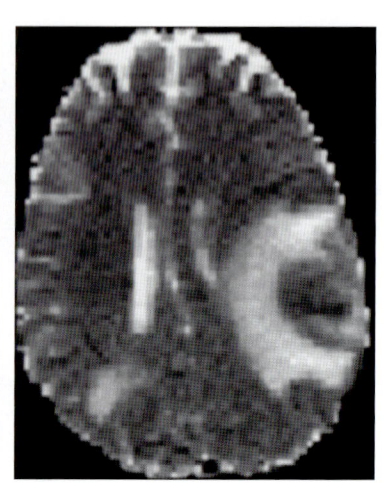

図 1-C　ADC map

症例 2

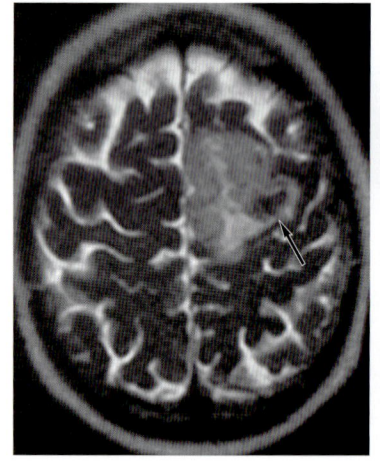

図 2-A　T2 強調像
(TR/TE=5400/98ms，5mm 厚，ETL=16)

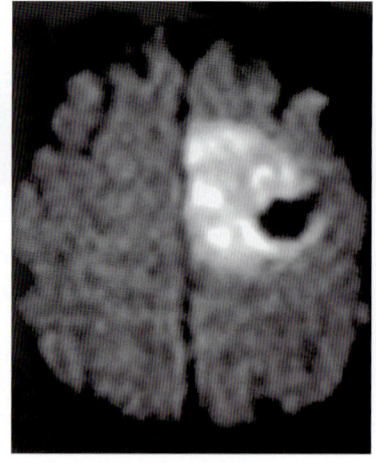

図 2-B　等方性拡散強調像
(EPI-DWI, TR/TE = 10000/98ms, 5mm 厚，$b = 1000s/mm^2$，MPG は 3 方向)

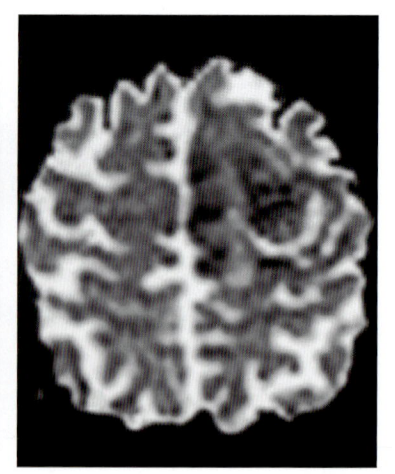

図 2-C　ADC map

参考文献

1) Navia BA, Petito CK, Gold JW, et al: Cerebral toxoplasmosis complicating the acquired immune deficiency syndrome: clinical and neurological findings in 27 patients. Ann Neurol 19: 224-238, 1986.
2) DeLone DR, Goldstein RA, Petermann G, et al: Disseminated aspergillosis involving the brain: distribution and imaging characteristics. AJNR 20: 1597-1604, 1999.

● 凝固壊死（coagulative necrosis）

　細胞性浮腫は虚血性，神経毒性にかかわらず，レセプターを介した細胞内へのカルシウムの流入を伴えば，壊死あるいは遅発性細胞死に移行する（p.196「脳浮腫の分類」図1-A参照）．細胞性浮腫を来した部分がMRIで異常信号が残存するか，萎縮を来すか，可逆性に見えるかはその障害の程度により異なってくる．壊死は凝固壊死と液状壊死に分けられるが，これらは壊死における時期の違いを示す．凝固壊死も時期により所見が異なる．早期は軽度の好酸性を示す細胞を認めるのみであるが，進行すると，変性蛋白を含んだ著明な好酸性を示す腫大した細胞となり，細胞の輪郭や細胞核が不明瞭となる．炎症性細胞浸潤，特にマクロファージの浸潤により壊死物は次第に除去され，液状壊死に移行していく．慢性期でも脳梗塞の壊死巣内に拡散強調像で高信号が稀に見られることがあるが，出血などにより壊死巣が被膜化されると凝固壊死が慢性期まで残存することが考えられる．

　凝固壊死は梗塞，低酸素性虚血性脳症，痙攣重積や細菌性，真菌性膿瘍，トキソプラズマ症などの感染症など種々の疾患で認められる[1)2)]．梗塞巣で細胞性浮腫が病理学的に消失した後も，ADC低下が7〜10日まで持続する原因は，おそらく凝固壊死のためと考えられる．細菌性膿瘍では脳実質の壊死巣（液状壊死）に加え，多数の好中球浸潤に伴い中心部に化膿性壊死組織が形成される．このため，慢性期まで拡散強調像での高信号，ADC低下が持続する．トキソプラズマ症の膿瘍がADC低下を示すことがあるが，おそらく膿瘍の中心部が比較的早期の凝固壊死より成る場合と考えられる．マクロファージの浸潤に伴い液状壊死化すると高ADC値を示す．

症例
[症例1] 10代，女性．発熱，頭痛で発症．急性骨髄性白血病で骨髄移植後．
[症例2] 40代，女性．精神状態の変化あり．急性リンパ性白血病で骨髄移植後．

MRI読影
[症例1] 図1-A：頭頂部にリング状に造影される病変を認める．右後頭頭頂部にも造影病変を認める．
　　　　図1-B：リング状の病変の中心部に高信号を認める．周囲の低信号は血管性浮腫を示す．
　　　　図1-C：リング状の病変の中心部に病変は低ADC値を示す．左側頭頭頂部と右後頭頭頂部の血管性浮腫は高ADC値を示す．
[症例2] 図2-A：左前頭葉内側の皮髄境界に円形の高信号病変を認める．内部に出血を示す低信号病変を認める（→）．
　　　　図2-B：左前頭葉内側の病変は高信号を示す．内部の出血は低信号に見えるが，これはいわゆるT2 dark-through（拡散強調像上で，T2強調の影響による低信号が重なっているために病変が低信号に見えること）といえる．
　　　　図2-C：病変は出血の部分も含めてやや低ADC値を示している．

●その後の経過・最終診断
[症例1] 脳生検が施行され，病理組織では血管豊富な肉芽組織からなる偽被膜と中心部の凝固壊死巣を認めた．薬物治療で改善．トキソプラズマ症．
[症例2] 急速に病状が悪化し，剖検がなされた．病理組織では，アスペルギルスによる広範な血管炎とそれに伴う梗塞類似の凝固壊死巣と出血を認めた．播種性アスペルギルス症．

8

脳梗塞

総論

(井田正博)

1. 虚血性脳血管障害の診断における拡散画像の意義

　　拡散画像は脳虚血超急性期の組織障害（細胞性浮腫）を最も早期に検出する画像診断法で，細胞性浮腫を反映して，拡散強調像（DWI）で高信号，ADC画像で低信号（ADCの低下）を示す．単位容積あたりの水分含量の増加を反映するT2強調像よりも早期に信号異常が出現する（特にエコートレイン数の長い高速SE法T2強調像では濃度分解能が低く，虚血超急性期の細胞性浮腫を指摘することは困難である）．虚血強度の強い皮質枝領域の塞栓性梗塞においてはCTでも発症早期からearly CT signを呈しうるが，濃度分解能が高い拡散画像の方が，早期に確実に診断可能である．塞栓性梗塞に比較して虚血強度の弱いアテローム血栓性梗塞や穿通動脈梗塞（ラクナ梗塞や分枝粥腫型梗塞）の発症3時間以内の超急性期では拡散画像で

図1　発症2時間後の分枝粥腫型梗塞

図1-A　isotropic DWI
(TE=123ms, b=1000s/mm^2)
右中大脳動脈外側線条体動脈領域に高信号を認める（→）．

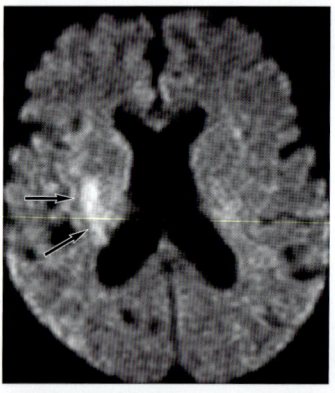

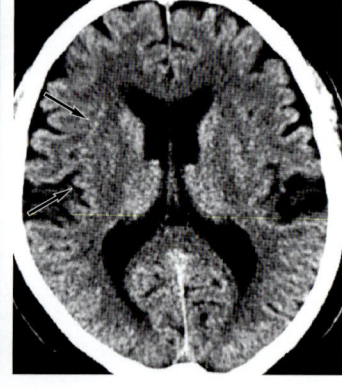

図1-B　CT
CTでもに右基底核輪郭の不明瞭化を認めるも，DWI高信号の方が明らかである（→）．

図2　発症1時間後の心原性塞栓症

図2-A　isotropic DWI
(TE=123ms, b=1000s/mm^2)
左中大脳動脈皮質枝領域に高信号を認める（→）．

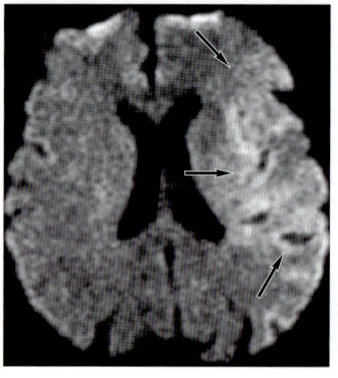

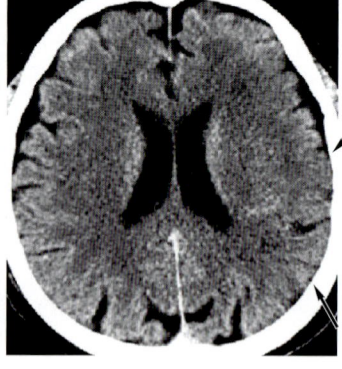

図2-B　CT
CTでも左大脳半球の皮質髄質境界の不明瞭化（→）を認めるも，DWI高信号の方が明らかである．

再灌流障害

　　虚血急性期においては灌流低下を代償するために脳血管床は最大に代償性に拡張しており，閉塞再開通によって，組織が過度に酸素化され，ミトコンドリアでの代謝能力を越えた過剰な酸素が供給されると，活性酸素（free radical）が産生される[2]．大量の活性酸素は細胞毒性をきたし，細胞膜や小器官，DNAの障害を来す．さらに血液脳関門の破綻により，重度の血管性浮腫や出血性梗塞 hemorrhagic transformation を合併する．したがって，時期を逸した再開通は予後不良となる．

ないと組織障害による信号異常を検出することはできない．したがって，脳虚血超急性期の診断には拡散画像は必須である．CT と比較して MRI では併せて造影剤を用いなくても主幹部や皮質閉塞を確実に診断することができる（表 1）．

　脳虚血性疾患超急性期の MR 診断の目的は，脳組織障害が可逆的なうちに脳虚血状態を診断し治療（再灌流や神経細胞保護）につなげることにある．すなわち完成された組織壊死（梗塞）を診断することが主目的ではなく，病初期の therapeutic window of time に治療により回復可能な虚血領域（treatable penumbra，p.212「ischemic core とは」参照）を検出することにある．適応を誤ったり，時期を維持した抗血栓療法による再灌流は，急性期以降の血管性浮腫の増悪や出血など予後の増悪を来す重篤な合併症の原因となる（p.208「再灌流障害」参照）．

MR 診断ステップとして，

1) 拡散画像で虚血中心部（ischemic core）に出現する非可逆的な組織障害を検出する→拡散強調像高信号，ADC 低下．
2) その領域の供給動脈である皮質枝および主幹部の閉塞の有無を診断する→① T2 強調像における flow void の消失，② T2*強調像や SWI における susceptibility sign，③ FLAIR intraarterial signal および④ SWI による還流静脈内のデオキシヘモグロビン濃度の上昇（misery perfusion）．
3) 2) より主幹部から皮質枝近位側に閉塞があり，予測される灌流異常域から diffusion-perfusion mismatch の可能性がある時に，mismatch 領域内に再灌流による治療可能領域（treatable ischemic penumbra）が存在する可能性がある（逆に，mismatch 領域があるということは最終梗塞が拡散異常よりも増大する可能性がある）．
4) 3) の mismatch 領域の存在が予測される症例では必要に応じて造影灌流画像を施行し，mismatch 領域の脳循環予備能を精査する．
5) 脳出血超急性期（T2 強調像で発症直後より中程度高信号），くも膜下出血超急性期（FLAIR 像で高信号），陳旧性脳梗塞，その他の器質的な病態を鑑別し除外する．

脳虚血超急性期の MRI プロトコールを表 1 に示した[1]．

表 1　脳虚血超急性期の MRI プロトコールとその目的（荏原病院放射線科）

撮像方法	診断目的
1) DWI	細胞障害（細胞性浮腫）の早期検出→非可逆的．
2) FLAIR	主幹部〜半球枝閉塞の診断（intraarterial signal）．くも膜下出血の除外．
3) T2*強調像，SWI	皮質枝閉塞の診断（susceptibility sign）．脳出血（デオキシヘモグロビン）の除外．
4) T2 強調像	主幹部閉塞の診断．陳旧性梗塞の除外診断．超急性期出血の除外（オキシヘモグロビン）．
5) 3D TOF MRA	主幹部〜皮質枝近位側の閉塞の診断．動脈硬化の程度．Willis 輪のパターン．

1) 〜 5) の所見から，神経症候の程度や閉塞動脈と比較して，予測される範囲よりも拡散強調像で所見がまだ出現していない症例では diffusion-perfusion mismatch 領域が存在する可能性があり，造影灌流画像を施行する．

6) 造影灌流画像	灌流異常領域の検出，penumbra 内の脳循環予備能の評価．
7) 造影後 TOF MRA	原画像で動脈解離や壁在プラーク評価．leptomeningeal anastomosis による血流供給．

2. 脳神経疾患救急：超急性期脳虚血との鑑別

①拡散強調像で高信号を呈し，T2強調像で信号変化がない病態

　急性発症の神経症状を有し，拡散強調像で高信号を呈しT2強調像で信号変化がなければ，脳虚血超急性期による細胞性浮腫を第一に考える．ただし急性発症をする神経疾患で，拡散強調像で高信号を呈する病態は超急性期脳虚血以外にもあり，臨床症状と併せた診断が必要となる．低酸素脳症や低血糖脳症による細胞性浮腫，痙攣後脳症における神経興奮毒性による細胞性浮腫に加えて，頭蓋内出血超急性期（細胞密度の増加），脳膿瘍（膿瘍内容の粘稠度の上昇），Creutzfeldt-Jakob病（炎症細胞浸潤?）などもADCの低下を来す．脳虚血超急性期では動脈支配域に一致した病変分布もしくは虚血中心に高信号を呈する（各論参照）

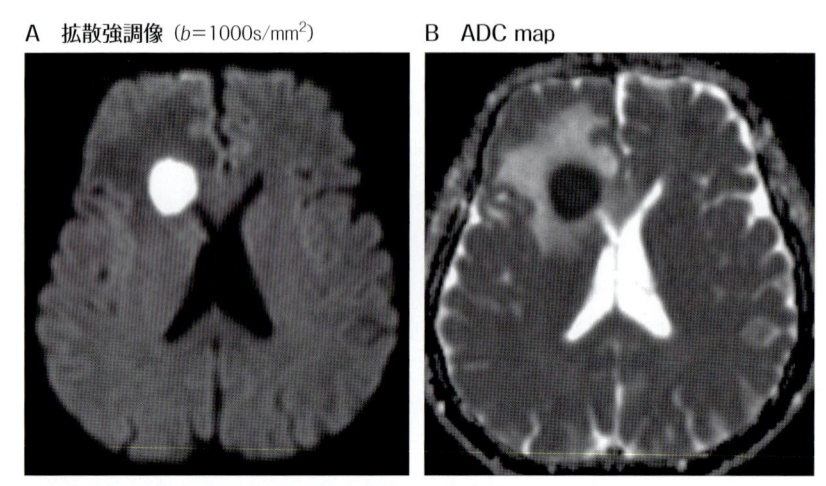

図3　脳梗塞超急性期と鑑別を要する疾患（脳膿瘍．70代，男性）
($b=1000s/mm^2$)
脳膿瘍は，炎症性内容の粘稠度上昇を反映して拡散強調像（A）で高信号，ADC低下を示す（B）．膿瘍周囲の浮腫性変化は拡散強調像で低信号，ADC上昇を示す．

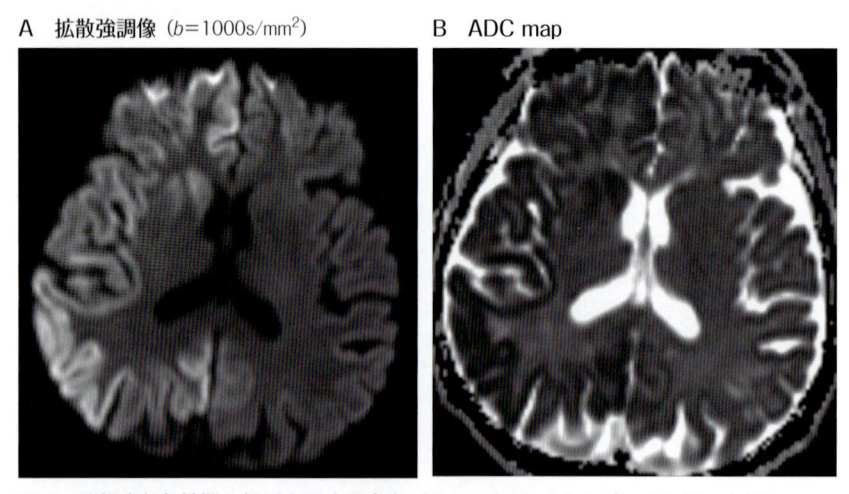

図4　脳梗塞超急性期と鑑別を要する疾患（Creutzfeldt-Jakob病．80代，女性）
右大脳半球灰白質に沿って，拡散強調像（A）で高信号，ADC低下を認める（B）．脳梗塞超急性期を鑑別に考えるが，血管支配域に一致しない病変の進展を示す．

②T2強調像で高信号を呈し，拡散強調像で高信号を呈さない病態

　一方，急性発症の神経症状を有しながら，T2強調像やFLAIR像で高信号を呈し，拡散強調像で信号変化がなければ，ADCが亢進（上昇）した状態であり，血管性浮腫を主体とする病態で，可逆的な病変が多い．posterior reversible encephalopathy syndrome (PRES) など血管性浮腫が主体の病変ではADCは亢進する．ADCは低下しないが，T2 shine-through効果により拡散強調像で軽度の高信号を呈することがある．T2強調像で信号異常が出現していなければ拡散強調像のみでも拡散低下を評価することは可能であるが，拡散強調像で高信号を呈していてもT2強調像で信号上昇がありT2 shine-throughの可能性があるときは必ずADCも評価する．

　血管性浮腫を主体とする病態でも，組織障害が強い部位ではADCが低下し，非可逆的な壊死を来すことがある．静脈洞血栓症急性期では，静脈圧亢進および血管透過性亢進による血管性浮腫によりT2強調像で高信号，ADCの上昇を来すが，うっ血状態の増悪および二次的な虚血により静脈性梗塞に陥ると，細胞性浮腫（ADC低下）を呈しうる．

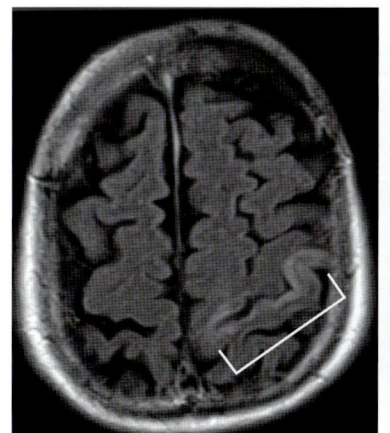

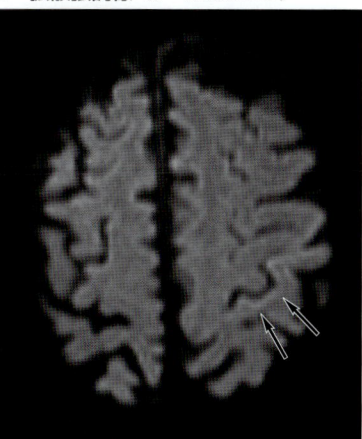

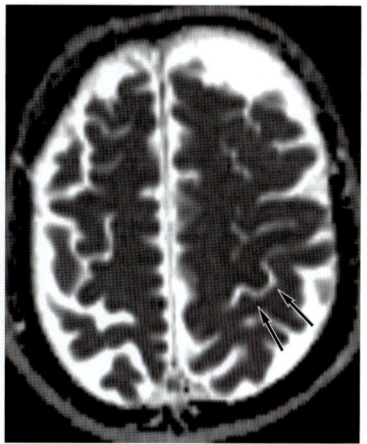

図5　脳梗塞超急性期と鑑別を要する疾患〔静脈洞閉塞症急性期（静脈性浮腫）．70代，男性〕
6時間前から緩徐に進行する右上肢不全麻痺．
FLAIR像で左中心後回に高信号病変を認める（Aの　の範囲）．拡散強調像（B）では軽度の高信号を呈するが，ADCは低下していない（T2 shine-through, C）．上矢状洞閉塞急性期に合併した静脈性浮腫の所見である（→）．

参考文献

1) 井田正博：ここまでわかる頭部救急のCT・MRI．メディカル・サイエンス・インターナショナル，2013．

8. 脳梗塞

脳虚血超急性期の拡散強調像と ADC
diffusion-weighted imaging and ADC in hyperacute cerebral ischemia

（井田正博）

関連項目 p.20 拡散強調像とは，p.22 *b* 値，p.24 ADC，p.196 脳浮腫の分類

症例 1

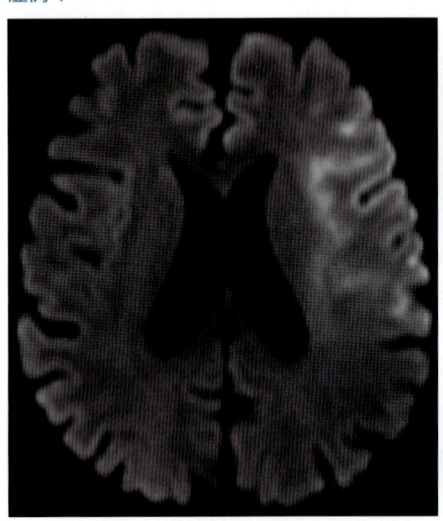

図 1-A　拡散強調像（$b=1000s/mm^2$）

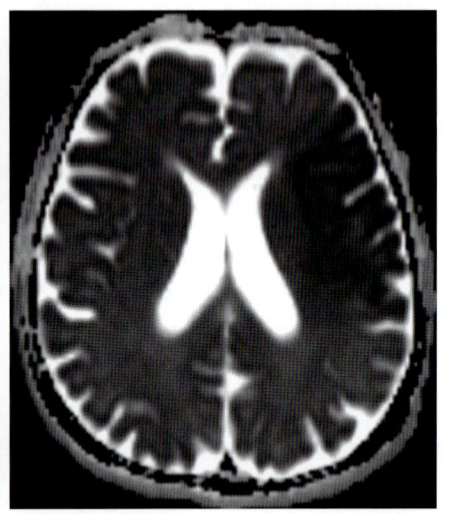

図 1-B　ADC map

症例 2

症例 3

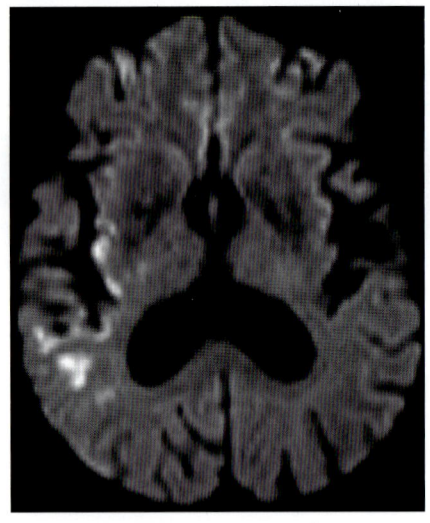

図 2　拡散強調像（$b=1000s/mm^2$）

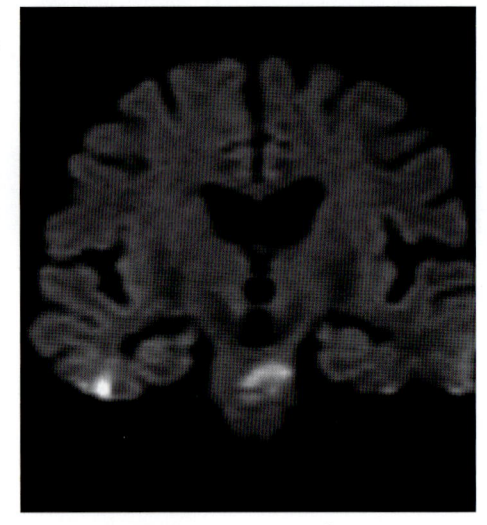

図 3　拡散強調像（$b=1000s/mm^2$）

参考文献
1) Moseley ME, et al: Early detection of resional cerebral ischemia in cats: comparison of diffusion - and T2-weighted MRI and spectroscopy. Magn Reson Med 14: 330-346, 1990.

ischemic core とは

　側副血行から最も遠位にある虚血の中心部には，より重度の脳血流量の低下領域があり，この虚血中心部と core という．core を取り囲んでその周囲の軽〜中等度の血流低下域に penumbra が存在する．早期の再開通がなく側副血行の発達が不良であると，core から辺縁部に脳血流量の低下域が拡大し，非可逆的な梗塞も core から辺縁部に増大する．したがって，拡散強調像の高信号（ADC の低下）も灌流異常域内を core から辺縁部に経時間的に拡大する．

症　例	[症例1] 70代，男性．突然発症の右片麻痺と完全失語．発症より1時間50分． [症例2] 70代，女性．軽度の左片麻痺と構音障害．発症3時間． [症例3] 60代，男性．緩徐に進行する構音障害と右上肢巧緻運動障害．発症第2病日．
MRI読影	[症例1] 図1：拡散強調像で左中大脳動脈皮質枝 upper trunk 領域に灰白質優位に高信号を認める．ADC画像では低信号を呈する（ADCの低下）． [症例2] 図2：右中大脳動脈皮質枝 inferior trunk 領域に白質優位の高信号域，島枝領域にも高信号（ADCも低下）． [症例3] 図3：拡散強調像で橋左傍正中動脈領域に高信号を認める（ADCも低下）．

●その後の経過・最終診断

[症例1] 左中大脳動脈 M1 遠位側の塞栓性閉塞による心原性塞栓症超急性期．
[症例2] 右中大脳動脈皮質枝 M2 レベルの閉塞によるアテローム血栓性梗塞超急性期．
[症例3] 脳底動脈のアテローム血栓性変化による橋左傍正中動脈領域のアテローム血栓性分枝粥腫型梗塞急性期．第3病日まで症状は徐々に増悪した．

● 臨床病型別の脳梗塞超急性期の拡散異常出現

拡散画像では虚血による脳組織障害（細胞性浮腫）が，CTやT2強調像よりも早期に出現する[1]．脳虚血超急性期による組織障害はADCの低下を反映して拡散強調像で高信号，ADC画像では低信号になる．ただし発症直後においてはADCの変化は軽度であり，病変を高信号として描出する濃度分解能が高い拡散強調像の方が細胞性浮腫の早期検出に有用である．

拡散異常（ADC低下）は発症直後から虚血域全体に出現するわけではない．虚血の最も強い中心部（ischemic core）に最初に拡散異常が出現し，徐々にcoreから辺縁部へ連続性に増大し，最終梗塞が完成する．発症24時間以内は拡散強調像の高信号は灌流異常域内を空間的，時間的に増大しうる．

動脈閉塞直後，発症何時間で拡散異常が出現するかは症例によってさまざまで，虚血の強さの程度による．脳虚血超急性期における組織障害の程度を決定する要因は，①虚血強度（degree）と②虚血の持続時間（duration）である．ただし，臨床例ではあくまでも神経症状の発現時刻からの時間が経過時間で，動脈閉塞からの正確な時間はわからない．起床時発症症例（就寝中発症）や発症時間が不詳な症例では，健康状態の最終確認がとれた時刻から発症時間を類推することになる（「8時間〜12時間の間の可能性」のように）．

脳梗塞の臨床病型から見ると，塞栓性梗塞で最も虚血強度が強く拡散異常が早期に出現する．アテローム血栓性梗塞では塞栓性梗塞よりも虚血強度が小さく，穿通動脈に限局するラクナ梗塞ではさらに虚血強度が弱く，拡散異常出現までに時間を要する．

非弁膜症性心房細動に起因する心原性塞栓症では，塞栓子が動脈分岐部にかかるように突然の閉塞を来すため，側副血行の発達が不良で病変部の虚血強度は大きい．塞栓性閉塞直後から局所脳血液量と局所脳血流量の著明な低下を来すため，拡散異常も最短で発症20〜30分程度で出現しうる．最短で発症20〜30分程度で拡散異常が出現しうる．中大脳動脈 M1 レベルの閉塞症例では，島回や弁蓋部，下前頭回皮質に早期に拡散異常が出現する．動脈原性塞栓症では，心原性塞栓症よりも塞栓子が小さく遠位側に塞栓性閉塞を来すので，虚血範囲も限局し，虚血強度も心原性塞栓症ほど強くない．

アテローム血栓性梗塞では，分岐部から分岐後部の近位側に緩徐に粥腫を形成するため，狭窄の憎悪も緩徐で側副血行路が発達しやすく，塞栓症よりも虚血強度は弱い．側副血行路受けにくい皮質枝から分岐した髄質動脈領域に拡散異常が出現する．穿通動脈領域に限局するアテローム血栓性分枝粥腫型梗塞や，ラクナ梗塞ではさらに虚血強度が弱く，拡散異常出現まで時間を要する．特に分枝粥腫型梗塞では，発症から数日かけて拡散異常の増大と神経症状の増悪を認めることがあるので，超急性期の限局した拡散異常のみで病態や予後を安易に判断してはならない．

脳虚血超急性期の拡散変化と病態
pathophysiology and diffusion images in hyperacute cerebral ischemia

（井田正博）

関連項目 p.196 脳浮腫の分類

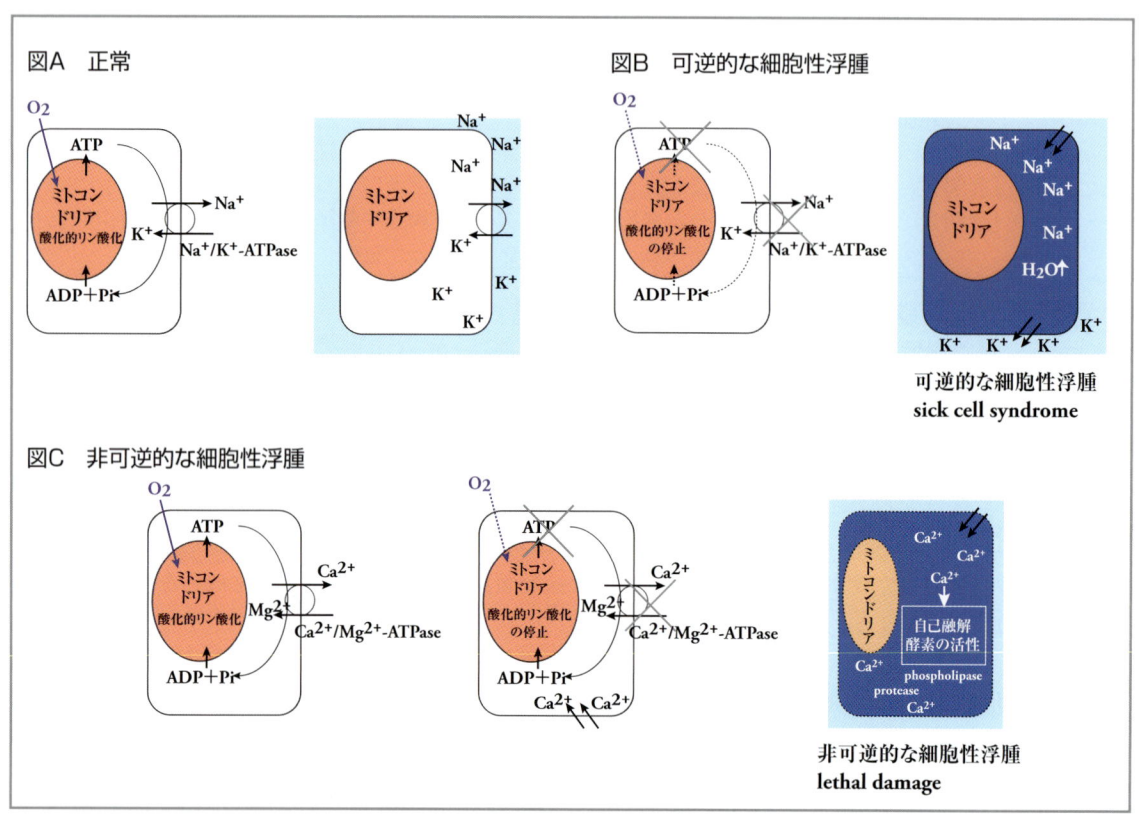

図A 正常

図B 可逆的な細胞性浮腫

可逆的な細胞性浮腫
sick cell syndrome

図C 非可逆的な細胞性浮腫

非可逆的な細胞性浮腫
lethal damage

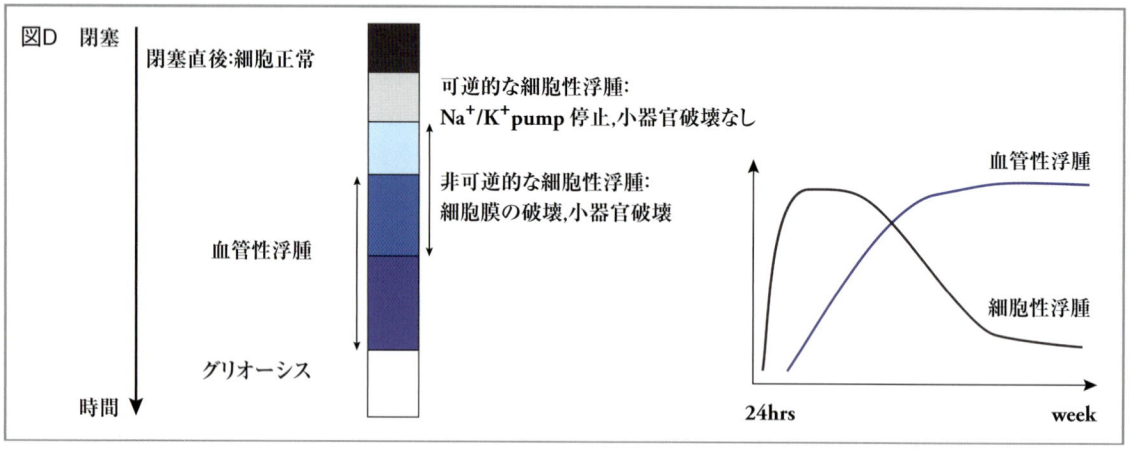

図D

閉塞直後：細胞正常

可逆的な細胞性浮腫：
Na^+/K^+ pump 停止、小器官破壊なし

非可逆的な細胞性浮腫：
細胞膜の破壊、小器官破壊

血管性浮腫

グリオーシス

時間

血管性浮腫

細胞性浮腫

24hrs　week

参考文献

1) Benveniste H, Hedlund LW, Johnson GA: Mechanism of detection of acute cerebral ischemia in rats by diffusion-weighted magnetic resonance microscopy. Stroke 23: 746-754, 1992.
2) Müller TB, Haraldseth O, Jones RA, et al: Combined perfusion and diffusion-weighted magnetic resonance imaging in a rat model of reversible middle cerebral artery occlusion. Stroke 26: 1453-1458, 1995.
3) Busza AL, Allen KL, King MD, et al: Diffusion-weighted imaging studies of cerebral ischemia in gerbils. Potential relevance to energy failure. Stroke 23: 1602-1612, 1992.

神経疾患急性期の病態については，細胞性浮腫（cytotoxic edema）と血管性浮腫（vasogenic edema）で説明されており，臨床的には病態や予後と良好に相関する[1]．虚血超急性期の拡散変化については細胞性浮腫による微小構築の変化が生じて拡散制限が起こりADCが低下すると考えられている．

● 可逆的細胞性浮腫

正常組織では酸素供給下でミトコンドリアでATP産生され，Na^+-K^+ATPaseによる細胞内外の輸送により，細胞内のNa^+の濃度が能動的に調節されている（図A）．虚血状態では酸素供給の低下によりATP産生は低下し，Na^+-K^+の能動輸送が停止する．その結果，細胞内のNa^+濃度が上昇し細胞性浮腫を来し，細胞内の拡散の低下する．細胞外液腔の狭小化，閉じ込め状態も拡散低下の一因と考えられている．しかし，この段階では細胞膜や細胞小器官や細胞膜に損傷はなく，可逆的な細胞性浮腫状態（"sick cell syndrome"）にある．細胞性浮腫は早期の再灌流により可逆的な可能性がある[2]．

臨床例でも発症早期でADC低下が軽度な領域（拡散強調像で淡い高信号）に可逆的な症例が稀にある．しかし，臨床的には拡散強調像で高信号（ADC低下）を示す病変のほとんどはすでに非可逆的な組織障害である[3]．実験的には虚血組織の可逆・非可逆のADCの閾値は存在するが，閉塞機転や再開通，側副血行の発達が実験系のように単純でないので，ADCのみでは可逆，非可逆の判定はできない．ADCの低下が軽度でも，発症直後（60分以内）にすでに広範囲に生じていれば，側副血流のほとんどない塞栓症であり，すでに非可逆的な細胞性浮腫である．拡散異常はCT early signよりも早期に確実に検出できるが，その臨床的意義はCT early signと同等であり，すでに非可逆的な組織障害を検出しているにすぎない．

● 非可逆的細胞性浮腫

正常細胞ではATPに依存して，細胞膜，ミトコンドリア，小胞体にあるCa^{2+}-Mg^{2+}-ATPaseにより能動的に細胞外へCa^{2+}を排出し，細胞内のCa^{2+}の濃度調節を行っている．虚血下でATPの供給が低下するとCa^{2+}-Mg^{2+}-ATPaseによるCa^{2+}の能動輸送が停止し，細胞内のCa^{2+}濃度が上昇する．虚血下では細胞外のK^+濃度が上昇すると，細胞内のCa^{2+}が上昇する．細胞内のCa^{2+}の濃度が上昇するとCa依存性の酵素活性が亢進し，細胞内小器官（ミトコンドリアや小胞体）や細胞膜の損傷を来す．この時点で非可逆的な細胞性浮腫（lethal damage）に至る[4]．

グルタミン酸やアスパラギン酸など興奮性アミノ酸は神経軸索終末に貯蔵され，軸索流の電気刺激で軸索終末（前シナプス）からシナプス間隙に分泌される．虚血組織では興奮性アミノ酸（グルタミン酸）が前シナプスから過剰に分泌され，さらに再吸収が低下するため，シナプス間隙（細胞外液）の興奮性アミノ酸濃度が上昇する．過剰なグルタミン酸はグルタミン酸イオンチャネルや電位依存性イオンチャネルに働き，細胞内へのCa^{2+}の流入を来し，細胞内Ca^{2+}の濃度が上昇する．その他にアラキドン酸カスケード，フリーラジカルなどにより神経細胞壊死にいたり，細胞内小器官の構築や粘稠度の変化が生じ，細胞内の拡散が低下（ADCの低下）し，拡散強調像で高信号となる．

この段階では血管透過性の亢進はなく，単位容積あたりの水分量の増加しないので，T2強調像では信号変化を来さない．特に濃度分解能の低い高速SE系（エコートレイン数が長い）のT2強調像では血管性浮腫が出現しないと信号変化が出現せず，異常信号を呈さない．

diffusion-perfusion mismatch

(井田正博)

関連項目 p.144 動物実験における拡散の適用：脳虚血

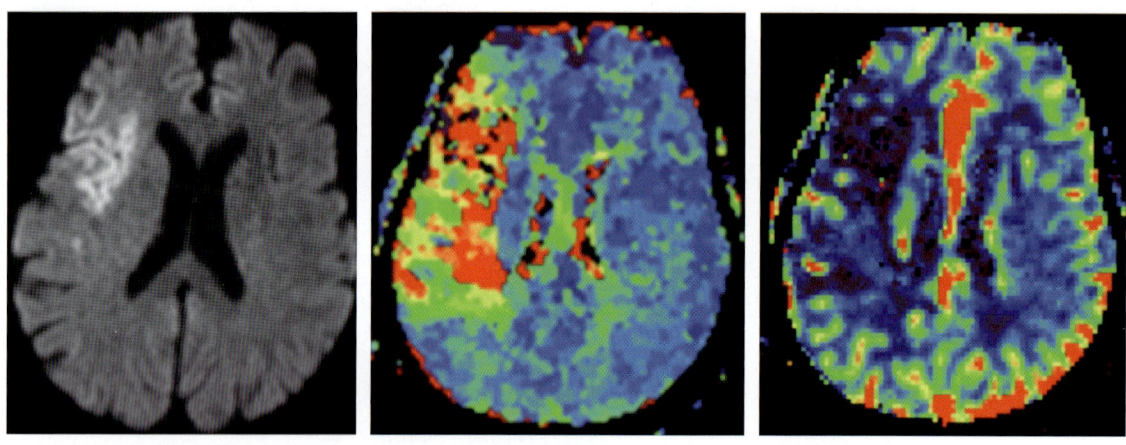

図1-A 拡散強調像（$b=1000s/mm^2$）　図1-B 造影灌流画像（TTP）　図1-C 造影灌流画像（rCBF）

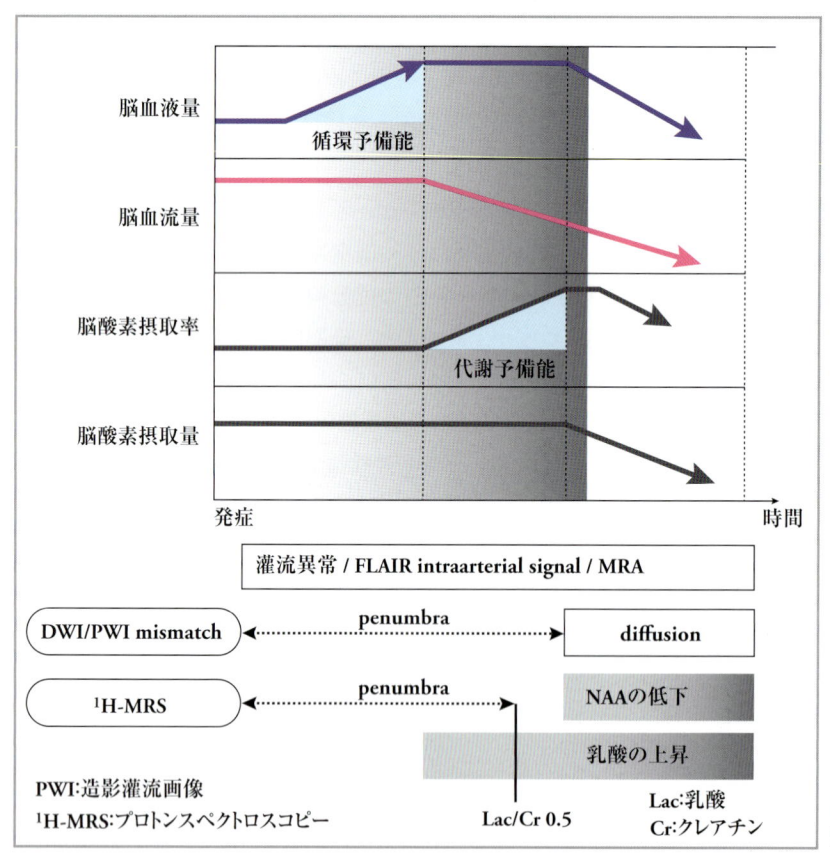

PWI：造影灌流画像
^{1}H-MRS：プロトンスペクトロスコピー
Lac：乳酸
Cr：クレアチン

図1-D 脳虚血超急性期の灌流病態の経時的変化

参考文献
1) Sorensen AG, Copen WA, Ostergaar L, et al: Hyperacute stroke: simultaneous measurement of relative cerebral blood volume, relative cerebral blood flow, and mean tissue transit time. Radiology 210: 519-527, 1999.
2) Karonen JO, Liu Y, Vanninen RL, et al: Combined perfusion- and diffusion-weighted MR imaging in acute ischemic stroke during the 1st week: a longitudinal study. Radiology 217: 886-894, 2000.

| 症　例 | 70代，男性．突然発症の左不全麻痺．心房細動あり．発症1時間10分． |

| MRI読影 | 図1：拡散強調像（A）で右中大脳動脈皮質枝 upper trunk 領域に灰白質優位に高信号を認める．MRA で右中大脳動脈 M1 に閉塞（非掲載），さらに右中大脳動脈皮質枝全体に FLAIR intraarterial signal を認め（非掲載），diffusion-perfusion mismatch の存在が示唆されたため造影灌流画像（B, C）を施行．右中大脳動脈皮質枝領域全体に到達時間（time-to-peak：TTP）の延長を認め，diffusion-perfusion mismatch が存在する．拡散強調像で高信号を呈する ischemic core には局所脳血流量（regional cerebral blood flow：rCBF）の著明な低下を認めるが mismatch 領域では，rCBF の低下は軽度である． |

●その後の経過・最終診断：右中大脳動脈 M1 遠位側レベルの塞栓性閉塞による心原性塞栓性梗塞超急性期．経静脈性の血栓溶解療法施行し，最終梗塞は初回拡散強調像高信号領域と一致し増大を認めず，mismatch 領域は梗塞に至らなかった．

● diffusion-perfusion mismatch と ischemic penumbra

　　脳虚血超急性期においては，灌流異常領域は拡散異常領域よりも広い範囲に存在する（diffusion perfusion mismatch）．虚血領域には，側副血流による代償がなく，灌流圧，脳血流量の著明に低下した領域（ischemic core）と，その周囲に広がる軽度の虚血領域がある．penumbra とは core 周囲に広がる再灌流により回復可能な可逆的な脳虚血状態で，電気的には細胞は静止し，神経細胞の機能は停止しているが，非可逆的なエネルギー代謝障害（ATP 産生の停止）や細胞膜の脱分極［membrane (ion pump) failure］には陥っていない状態である．PET による研究では，局所脳血液量 12 ～ 22ml/100g/ 分が penumbra であるとしている．虚血から梗塞への進行は「経時間的」に，中心部から「空間的」にも広がり梗塞が完成する．すなわち core から周辺の penumbra へと拡大し，最終梗塞に至る．

　　拡散異常領域は最終梗塞の最小範囲を表し，灌流異常域は最大範囲を示す．灌流異常と拡散異常の差異，すなわち灌流異常があるも，拡散異常のない領域に penumbra が存在する可能性がある．超急性期脳虚血の治療には penumbra 領域を診断することが最も重要である．

● 脳虚血超急性期の病態生理（図1-C）

1) 動脈が閉塞してその支配領域の脳循環灌流圧が低下すると，自己調節機能により細動脈～毛細血管が拡張する．その結果，脳血液量を増加させ，脳血流量を維持する（循環予備能）．
造影灌流画像では到達時間（time-to-peak：TTP）の延長，平均通過時間（mean transit time：MTT）の延長，局所脳血液量（regional cerebral blood volume：rCBV）の上昇が認められる．この時点ではエネルギー代謝や細胞機能は正常で，拡散強調像で所見は出現しない．

2) さらに灌流圧が低下すると循環予備能は限界に達しているため，rCBF が低下し始める．これを代償するために組織の酸素摂取率が上昇し，酸素消費，代謝機能を維持する．酸素供給低下により，電子伝達系による酸化的リン酸化経路が停止し，嫌気性解糖により ATP の産生が行われる（代謝予備能）．嫌気性解糖の最終産物が乳酸で，虚血発症直後から乳酸の上昇が認められ，経時間的に乳酸は蓄積上昇し，組織の pH は低下する（酸性環境になる）．

3) 2) の状態よりもさらに灌流圧が低下すると，rCBV，rCBF とも著明に低下し，代謝予備能の限界も越えて ATP 供給が低下するため，細胞膜のイオンポンプの能動輸送が停止し，細胞性浮腫を来す．拡散強調像で高信号，ADC の低下を呈する．この状態が持続すると非可逆的な細胞・組織壊死，梗塞に至る．

　　発症直後では，拡散異常は灌流異常領域内の ischemic core に限局するので，拡散異常領域≦最終梗塞≦乳酸蓄積領域≦灌流異常領域の関係が成り立つ．拡散異常は非可逆的組織障害であり，拡散強調像のみでは penumbra の評価はできない．拡散強調像と灌流画像（脳循環の評価）と併せて診断する．拡散異常と血流異常，代謝異常との間の mismatch チの領域に治療可能な treatable penumbra が存在する可能性がある．

218　8. 脳梗塞

脳梗塞の経過と拡散強調像
time course of diffusion lesion evolution in cerebral infarction

（井田正博）

関連項目　p.20 拡散強調像とは，p.34 T2 shine-through

症例1

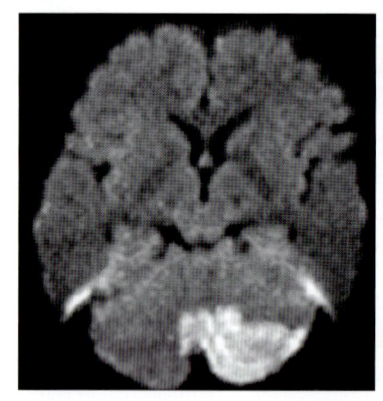

図1-A　isotropic DWI（第7病日）
(SE-EPI, TE=123ms, b=1000s/mm^2)

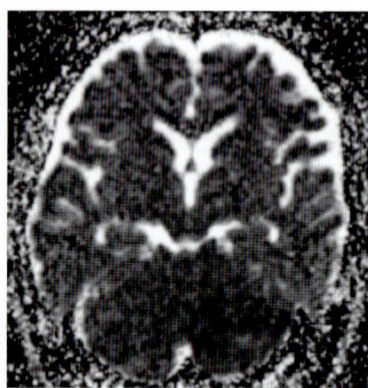

図1-B　ADC map（第7病日）

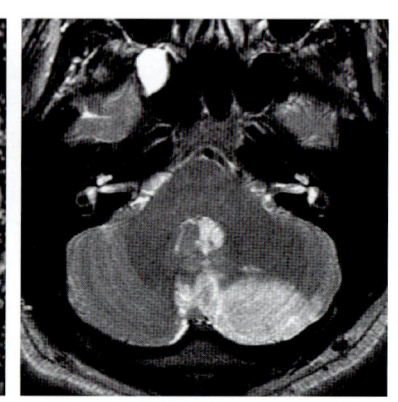

図1-C　T2強調像（第7病日）
(FSE, TR/TE=4600/96 ms, ETL=7)

症例2（上段：発症25日後，下段：発症55日後）

25日後

55日後

図2-A　isotropic DWI
(SE-EPI, TE=123ms, b=1000s/mm^2)

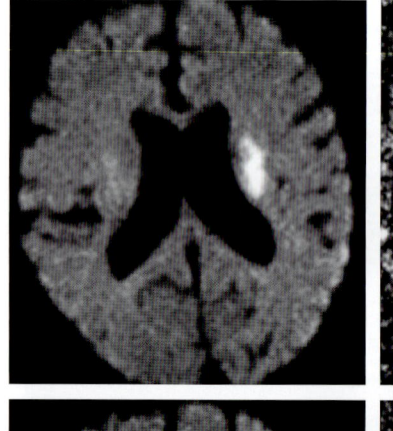

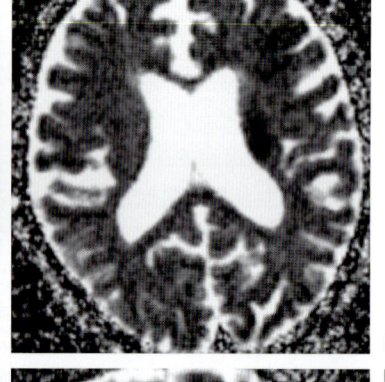

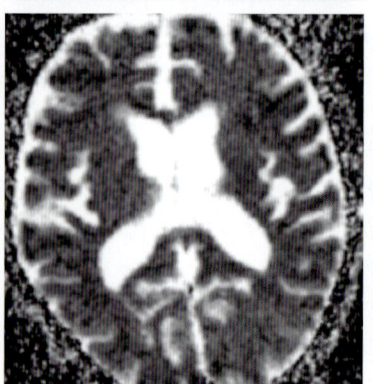

図2-B　ADC map

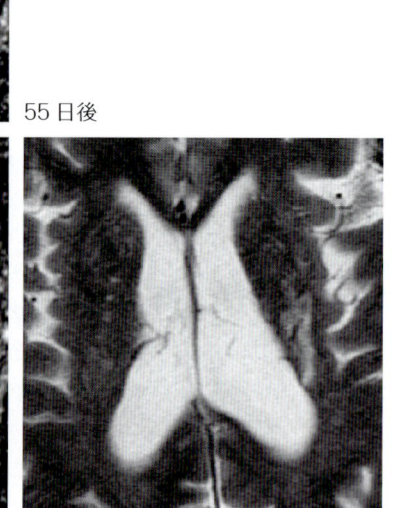

図2-C　T2強調像
(FSE, TR/TE=4600/96 ms, ETL=7)

| 症　例 | [症例1] 30代, 男性. 左後下小脳動脈領域梗塞. 発症第7病日.
[症例2] 70代, 男性. 左中大脳動脈外側線条体動脈領域分枝粥腫型梗塞. |

| MRI読影 | [症例1] 図1-A, B：拡散強調像（A）では左後下小脳動脈領域に高信号を呈する. ADC画像（B）では拡散強調像の高信号の程度と比較してADCの低下は軽度である.
図1-C：T2強調像では高信号を呈する. 発症第7病日の拡散強調像の高信号はADCの軽度低下に加えてT2 shine-through効果による.
[症例2] 図2-A, B：発症25日後の拡散強調像（A）では梗塞は高信号を呈し, ADC画像（B；上段）ではADC低下を呈する.
図2-C：発症55日後のT2強調像では, 25日後の拡散異常域と一致して最終梗塞を認める. 拡散強調像（A；下段）ではまだ高信号を呈するが, ADCは上昇し, ADC画像（B；下段）では等信号を呈する. 拡散強調像の高信号は拡散の低下ではなく, T2 shine-through効果（p.34参照）である. |

● 脳梗塞の経過と拡散変化：急性期・亜急性期梗塞

　拡散強調像は超急性期の脳虚血の診断のみならず, 脳梗塞の経過, 病期を診断するにも有用である. 超急性期の細胞性浮腫に引き続いて, 急性期では毛細血管の血液脳関門（BBB）の破綻により, 血管性浮腫が起こる. 血管性浮腫により単位組織あたりの水分量が増加するため, T2強調像では高信号を来す. 発症2日目から亜急性期初期にかけては細胞性浮腫と血管性浮腫が混在した状態が続く（p.214「脳虚血超急性期の拡散変化と病態」図D参照）. 純粋な血管性浮腫では, 細胞外液量が増加し（細胞間隙の開大）, 局所水分量が増加するため, T2強調像で高信号と拡散の上昇を来す. しかし脳梗塞急性期～亜急性期にかけては, 純粋な血管性浮腫ではなく, 細胞性浮腫も持続しており, また微小出血や炎症細胞, マクロファージが浸潤するため, 血管性浮腫が生じても拡散の低下状態は持続する.

　細胞壊死が完成し細胞性浮腫が消褪, さらにマクロファージなどによる炎症細胞や出血などの除去が進むと, 血管性浮腫が優位になる. 慢性期では神経細胞の壊死とグリア化が起こり, 細胞間隙の開大, すなわち細胞外液腔が開大し拡散制限がなくなるため, 拡散の上昇を来し, 拡散強調像で低信号になる. 脳梗塞亜急性期以降はT2強調像で高信号を呈するが, 拡散強調像の所見と併せれば, 脳梗塞の経過, 病期を診断が可能である.

● 脳梗塞経過と拡散画像所見

表　脳梗塞の経過と拡散変化

		脳梗塞各病期におけるADC, 拡散強調像, T2強調像所見		
	病態	ADC	拡散強調像	T2強調像
超急性期	代償期	正常	正常	正常
	細胞性浮腫	低下	高信号	正常
急性期	血管性浮腫	低下	高信号	高信号
亜急性期	浮腫消褪	→徐々に上昇 pseudonormalization	→徐々に信号低下 pseudonormalization	高信号
慢性期	グリオーシス, 嚢胞変性	上昇	低信号	高信号

参考文献

1) Moseley ME, Kucharczyk J, Mintorovich J, et al: Diffusion-weighted MR imaging of acute stroke: correlation with T2-weighted and magnetic susceptibility-enhanced MR imaging in cats. AJNR 11: 423-429, 1991.

脳梗塞とT2 shine-through効果
T2 shine-through effect in cerebral infarction

(井田正博)

関連項目 p.34 T2 shine-through

症例1

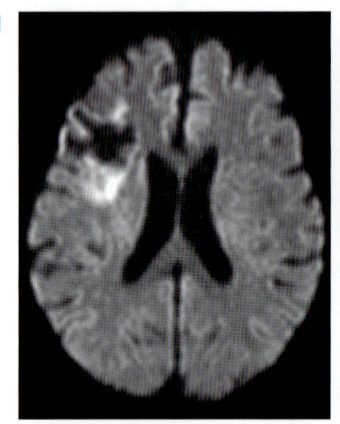

図1-A 拡散強調像 ($b=1000s/mm^2$)

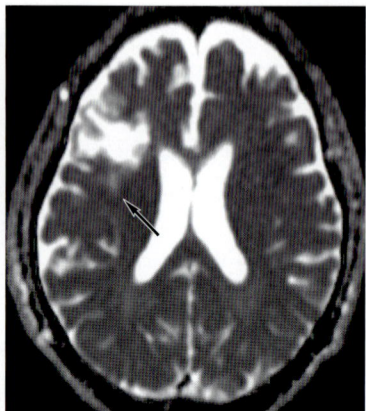

図1-B ADC map

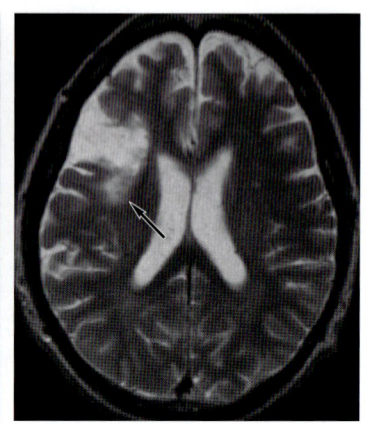

図1-C T2強調像

症例2

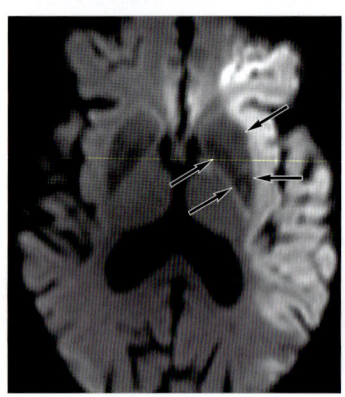

図2-A 拡散強調像 ($b=1000s/mm^2$)

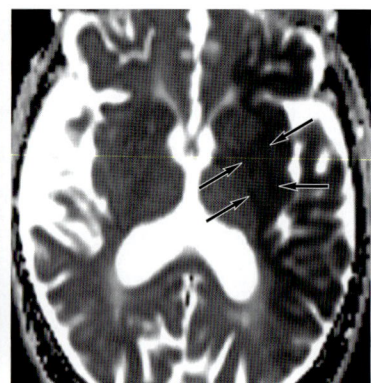

図2-B ADC map

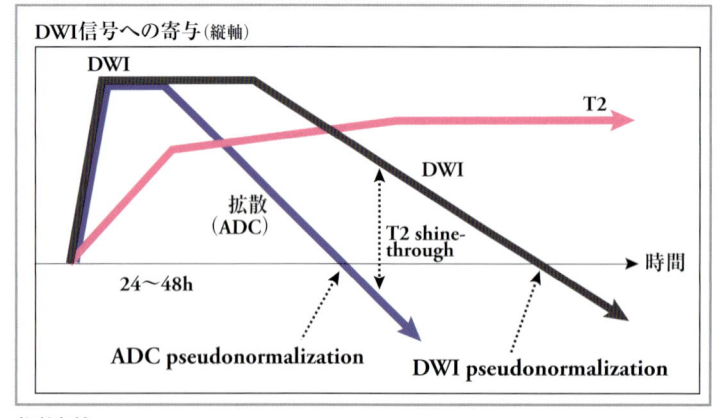

図3 脳梗塞の経過における拡散強調像 (DWI) 信号の変化とT2 shine-through
脳梗塞発症直後は細胞性浮腫による拡散低下 (ADC低下) が反映され，DWIで高信号となる．経過とともに拡散低下は回復し，正常脳組織と同等になる (pseudonormalization)．しかし亜急性期には血管性浮腫によるT2延長がDWIには反映されるため，DWIでは高信号は持続する．DWIではADCに遅れてpseudonormalizationが起こる．

参考文献

1) Burdette JH, Elster AD, Ricci PE: Acute cerebral infarction: quantification of spin-density and T2 shine-through phenomena on diffusion-weighted MR images. Radiology 212: 333-339, 1999.

| 症　例 | [症例1] 70代，男性．（p.216「diffusion-perfusion mismatch」と同一症例．心原性塞栓性梗塞慢性期の経過観察のMRI）
[症例2] 70代，男性．左中大脳動脈皮質枝M1レベルの心原性塞栓性閉塞．発症3時間． |
|---|---|
| MRI読影 | [症例1] 図1：拡散強調像（A）で右中大脳動脈皮質枝upper trunk領域の最終梗塞は低信号を呈し，ADC画像（B）でADCは上昇している．拡散強調像で最終梗塞辺縁部には高信号域が認められ，梗塞再発急性期の鑑別になるが，T2強調像（C）で高信号を呈しADCも上昇しているので，梗塞慢性期のT2 shine-through効果である（B，C；→）．脳梗塞慢性期のT2 shine-through効果．
[症例2] 図2：MRAで左中大脳動脈M1近位側に完全閉塞を認める（非掲載）．拡散強調像（A）で左中大脳動脈皮質枝領域全体に高信号を認め，ADCも低下している（B）．左中大脳動脈M1から分岐する左外側線条体動脈領域（基底核領域）には高信号を認めないが（A；→），ADCは低下している（B；→）．これは基底核領域が加齢に伴うフェリチン鉄沈着により，磁化率変化による信号低下により，拡散強調像で高信号を呈していない（T2 dark-through効果）．基底核領域にも最終梗塞を認めた（非掲載）． |

● 脳梗塞とT2 shine-through効果

T2強調像がT2値画像ではないように，拡散強調像はT2強調像に拡散強調のための傾斜磁場（motion probing gradient）を印加して拡散現象を強調した画像であり，ADCのみを反映した画像ではない．

$$SI = N(H) \cdot (1-e^{-TR/T1}) \cdot e^{-TE/T2} \cdot e^{-bD}$$

MR信号　　プロトン密度　　　T1緩和　　　　　T2緩和　　　拡散
　　　　　　　　　　　　　　縦緩和　　　　　横緩和
　　　　　　　　　　　　　縦磁化の回復　　横磁化減衰

拡散強調像では，MPG pulseを印加するために，エコー時間（TE）が長くなるので，その信号特性は，ADC変化のみではなくT2強調像における信号変化も反映する（拡散強調像＝ADC画像ではない）．ADCが正常または上昇（ADC画像では高信号）していてもT2延長を来す（T2強調像で高信号を呈する）病変は，T2延長を反映して拡散強調像では高信号になることがあり，これをT2 shine-through効果という．亜急性期以降の脳梗塞では拡散強調像にT2延長による信号変化がより強く反映され，ADCが正常に回復もしくは上昇しても拡散強調像で高信号になることがある．

脳梗塞の経過において急性期の拡散の低下から慢性期の拡散の亢進状態に移行する過程で，拡散強調像の信号値およびADCが正常値と同等の値を呈する時期がある．これをpseudonormalizationという．拡散強調像ではT2値を反映するため（T2 shine-through），ADC画像では，梗塞発症7～10日後には正常値に回復するのに，拡散強調像で高信号が消失し等信号化するには14日以上かかる．すなわちADC画像のpseudonormalizationに遅れて，拡散強調像のpseudonormalizationが認められる．梗塞亜急性期の拡散強調像所見の経時変化とADCの経時変化には解離がある．

T2 shine-through効果とは逆に，ADCが低下している病態でもT2強調像で低信号を呈していると，その低信号を反映して拡散強調像で高信号を呈さないことがある．これをT2 dark-throughという．生理的なフェリチン鉄沈着を来している淡蒼球はT2強調像で低信号を呈するので，淡蒼球（中大脳動脈外側線条体動脈領域）の梗塞超急性期では，ADCが低下しても拡散強調像で高信号が認められないことがある．

一過性脳虚血発作および慢性期梗塞における拡散画像の意義
diffusion imaging in transient ischemic attack and chronic cerebral infarctioninfarction （井田正博）

関連項目 p.22 b値，p.24 ADC，p.32 ADCの正常値，異常を示す疾患一覧，p.196 脳浮腫の分類

症例1

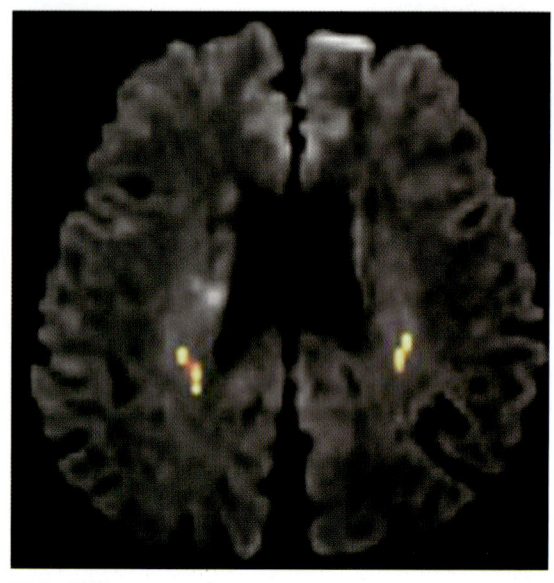

図1 拡散テンソル tractography

症例2

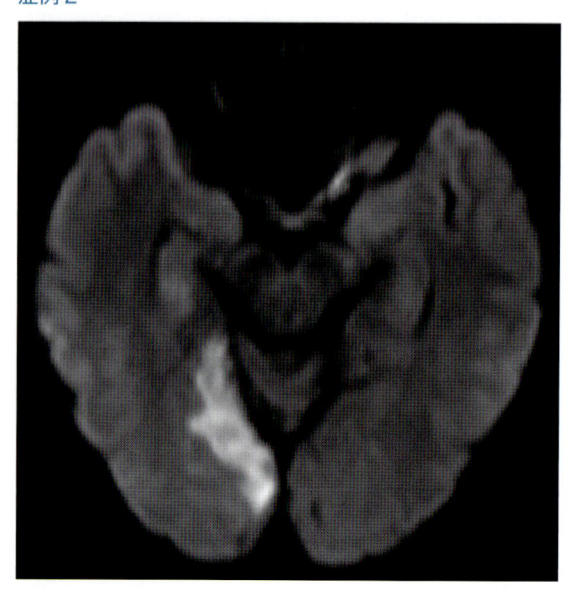

図2 拡散強調像（$b=1000s/mm^2$）

症例3

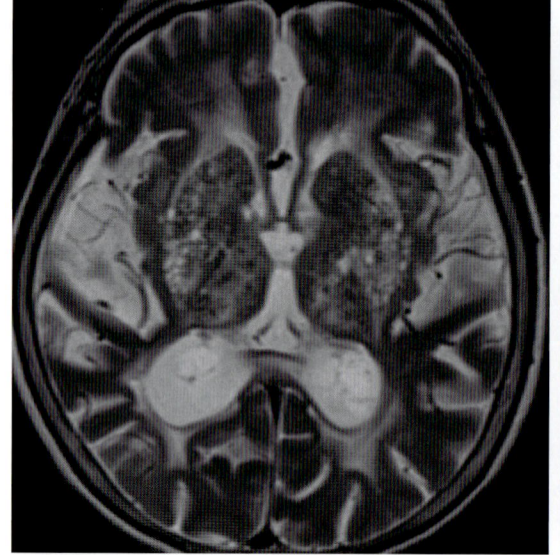

図3-A T2強調像

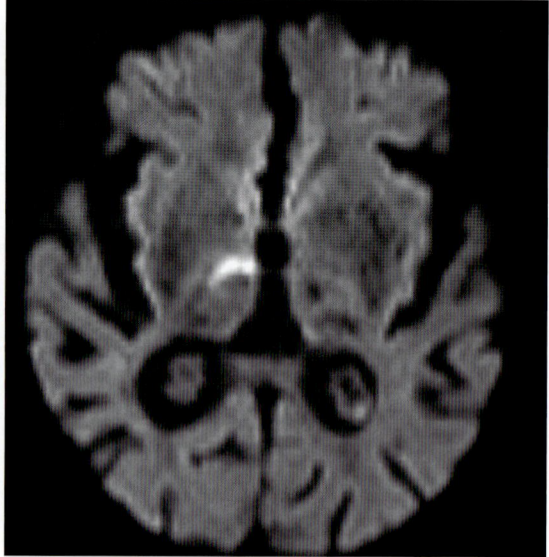

図3-B 拡散強調像（$b=1000s/mm^2$）

参考文献
1) Calvet D, Touze E, Oppenheim C, et al: DWI lesion and TIA etiology improve the prediction of stroke after TIA. Stroke 40: 187-192, 2009

| 症　例 | [症例1] 50代，男性．左上肢下肢の一過性の脱力．5分で消失．
[症例2] 60代，女性．突然発症の右上肢不全麻痺および構音障害．1時間持続するも症状消失．
[症例3] 70代，女性．6時間前から軽度の左片麻痺がある． |
|---|---|
| MRI読影 | [症例1] 図1：拡散強調像で右外側線条体動脈領域末梢に限局性の高信号を認める．拡散テンソル tractography で病変部は右皮質脊髄路にかかっていない．
[症例2] 図2：第1病日の拡散強調像では異常所見を認めず，脳動脈主幹部から皮質枝にも閉塞所見は認めなかった（非掲載）．第3病日に左視野障害に気づき，再度MRIを施行した．拡散強調像で右後大脳動脈皮質枝領域に灰白質優位に高信号を認める（ADCの低下）．
[症例3] 図3-A：T2強調像で両側基底核領域および両側視床（後大脳動脈からの視床への穿通動脈領域）に多発性陳旧性ラクナ梗塞状態を認める．T2強調像のみでは，今回の責任病巣（超急性期梗塞）を指摘することはできない．
　　　　図3-B：拡散強調像で右視床腹側核領域（右後大脳動脈 P1 から分岐する右視床灰白隆起動脈領域）に高信号を認める（ADC も低下）． |

●その後の経過・最終診断
[症例1] 右外側線条体動脈領域末梢に穿通動脈梗塞急性期．臨床診断は一過性脳虚血発作であるが拡散強調像で急性期梗塞を認めることがある．
[症例2] 心原性塞栓症の前駆症状としての一過性脳虚血発作．その後，心原性塞栓症を再発．
[症例3] 多発性陳旧性ラクナ梗塞状態に合併したラクナ梗塞超急性期．

● 一過性脳虚血発作における MRI の有用性

　一過性脳虚血発作（transient ischemic attack：TIA）は，脳の局所的虚血または網膜虚血による一過性で短時間に神経症状が回復する病態であり，一過性の片麻痺や構音障害，片側性の視野欠損［一過性黒内障（amaurosis fugax）］などを来す．TIA の多くは内頸動脈系で通常15分以内，眼動脈で5分以内，椎骨脳底動脈系で10分程度で神経症状が消失，回復する．TIA で臨床的に最も問題となるのは，その後の脳梗塞の再発である．TIA は脳梗塞の警告症状であり，その背景には，アテローム血栓性変化や塞栓源などの原因が存在する．TIA についても発症機序を診断して，脳梗塞に準じた再発予防治療の開始が必要である．TIA のような神経学的な軽症例においては CT のみで終了されることが多く，CT で所見がなければ精査や予防療法が施行されないまま，その後に大きな梗塞を再発し，神経学的予後の増悪を来す症例がある．神経学的には TIA の症例でも微小な拡散異常を認める症例があり（拡散異常を認めても，神経学的に一過性であれば臨床診断は TIA となる），拡散画像を施行することで，「一過性の脳虚血状態があったこと」を客観的に示すことができる．拡散異常の存在は適切な脳梗塞の再発予防の治療を開始する十分なエビデンスとなるので，TIA 症例における拡散画像の役割は大きい．進行性の悪性腫瘍患者でも全身の凝固能が亢進して微小梗塞を合併し，TIA 様症状を来すことがある．

● 慢性期梗塞における拡散強調像の意義

　拡散強調像は超急性期の脳虚血の診断のみならず，脳梗塞の経過の診断にも有用である（p.219表）．梗塞の急性期と慢性期の鑑別は T2強調像や CT でも浮腫性変化や mass effect の程度からも可能であるが，多発した陳旧性梗塞の中に新たに梗塞が合併した症例や，陳旧性梗塞の近傍に梗塞が生じた時は，T2強調像や CT のみでは新しい責任病巣の同定が困難なことがある．このような場合に拡散強調像が診断に有用である．またラクナ梗塞や後大脳動脈半球枝領域の梗塞では，自覚症状は乏しく不定愁訴で来院することもあり，陳旧性梗塞のフォローアップ検査でも，拡散強調像をルーチンで撮像する必要がある．

　ただし出血や出血性梗塞では器質化過程の血腫が長期間，拡散強調像で高信号を呈することがあり，注意を要する．

微小脳梗塞の検出および経時変化
detection and change over time of small cerebral infarction

(山田 惠)

関連項目 p.207～229 8章 脳梗塞

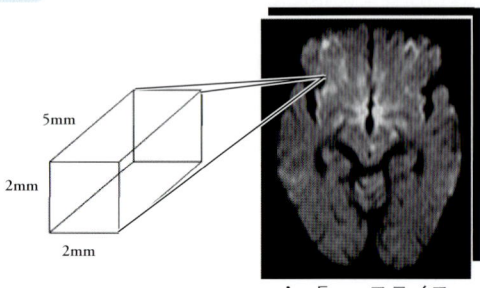

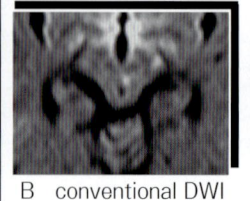

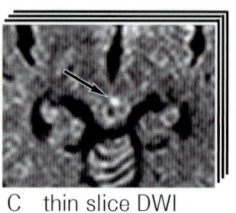

図1 部分容積効果
ルーチンで使用される5mmスライス（A），1mmギャップの画像（conventional DWI；B）と，3mmスライス，0mmギャップの画像（thin slice DWI；C）が比較してある．両者の面内分解能は同一だが，スライスを薄くすることで，脳幹部梗塞の描出は良好となっている（→）．

A 5mmスライス
B conventional DWI
C thin slice DWI

症例1

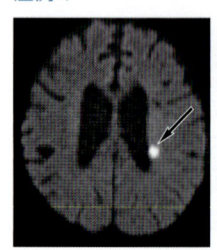

図2-A DWI 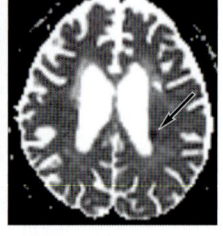　　図2-B ADC

症例2

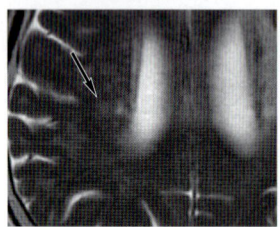

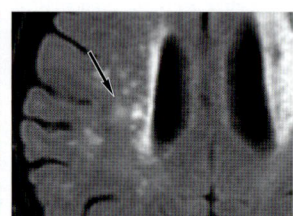

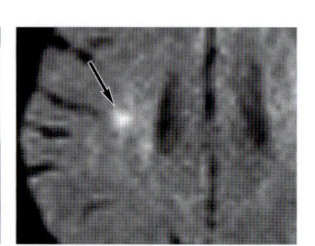

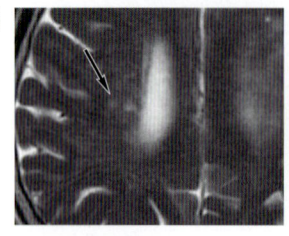

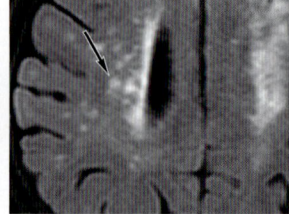

図3-A～C：初回
A T2*強調像
B FLAIR像
C DWI

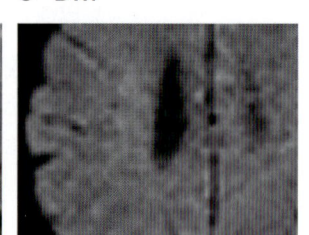

図3-D～F：3年後
D T2*強調像
E FLAIR像
F DWI

参考文献
1) Nakamura H, Yamada K, Kizu O, et al: Effect of thin-section diffusion-weighted MR imaging on stroke diagnosis. AJNR 26: 560-565, 2005.
2) Yamada K, Nagakane Y, Sasajima H, et al: Incidental acute infarcts identified on diffusion-weighted images: a university hospital-based study. AJNR 29: 937-940, 2008.

症例
[症例1] 60代半ば，男性．定期検査で偶然発見された脳梗塞症例．
[症例2] 60代半ば，男性．初回および3年後のMRI．

MRI読影
[症例1] 図2：過去に脳梗塞の既往があるため年に1回程度の頻度で定期的に施行されているルーチン検査で拡散強調像（DWI）上の高信号が発見された（A）．撮影時に患者本人からの麻痺の訴えはない．リスクファクターとしては高血圧，糖尿病そして喫煙歴（30本／日×45年）が存在する．
[症例2] 図3：初回のMRIでDWIにて高信号を呈した領域（A～C）は，3年後には点在性白質病変の一部を構成している（D～F）．そのサイズは当初より縮小傾向にある．

● 微小梗塞の検出

拡散強調像（DWI）は微小梗塞の検出においても他のモダリティと大きく水を開けて検出能に優れる．しかしながらDWIも万能とは言えず，すべての微小脳梗塞が検知可能なわけではない．例えば，脳幹ではしばしば異常が検知できないことが知られている．高いb factorや高磁場装置による撮影なども試されているが，いまだ100％の感度は達成されていない．

● スライス厚

病変の検出能を考えるにあたって部分容積効果は重要な因子である．通常のDWIは5mm程度の厚みを有する（図1）．また，スライスの間には1mm程度のギャップを置くのが通常である．このため，水平断画像で撮影する画像の体軸方向の空間分解能は5＋1＝6mm程度となる．スライス厚を下回る直径を持つ病変の信号強度が実際よりも低く見積もられることを"部分容積効果"と呼ぶが，これが微小梗塞の検出を妨げる要因のひとつとなっている．微小梗塞をより鋭敏にとらえたい場合には，スライス厚を薄くすることも戦略の一部である．実際にスライス厚3mmで撮像することにより，通常と比して検出率が向上することが知られている[1]．

● 微小脳梗塞のすべてが症候性ではない

DWIにて偶発的な微小脳梗塞を日常診療の中で発見した経験はないだろうか？ ある単一施設での検討では，全頭部MRIの中で0.4％程度に偶発的脳梗塞が発見されており，これは大学病院規模の施設で月に1例程度の頻度である[2]．この現象を角度を変えて考えた場合，脳梗塞も発生する場所によってはまったく無症状でありうるということが示唆される．すなわち，何らかの症状を訴えて来院する脳梗塞患者は，組織学的な虚血現象を有する患者のごく一部である可能性があるということになる（図2）．

● 偶発的脳梗塞の追跡

上述のような偶発病変を目にするにつけ，日常臨床で観察される白質病変（いわゆるleukoaraiosis）の少なくとも一部が，このような偶発的梗塞巣で構成されているのではないかと考えたくなるのはごく自然の流れであろう．DWIで検知された偶発的脳梗塞を経時的に追跡できた症例を左頁に供覧する．

初回検査で半卵円中心に見られた微小梗塞は，3年後のMRI検査では小さな白質病変へと変化していることがわかる（図3）．このように偶発的な微小脳梗塞が白質病変の少なくとも一部を形成していることが示唆されるわけだが，ただしこれは白質病変のすべてが微小梗塞の集合体であることを証明するものではない．白質病変の成因は周知のごとく多因子によるものである．

8. 脳梗塞

脳梗塞の DTI/DKI/QSI
DTI/DKI/QSI in cerebral infarctions

(田岡俊昭)

関連項目　p.54 拡散テンソル以外の拡散解析：kurtosis，QSI など

図 1-B〜F：発症 5 日後

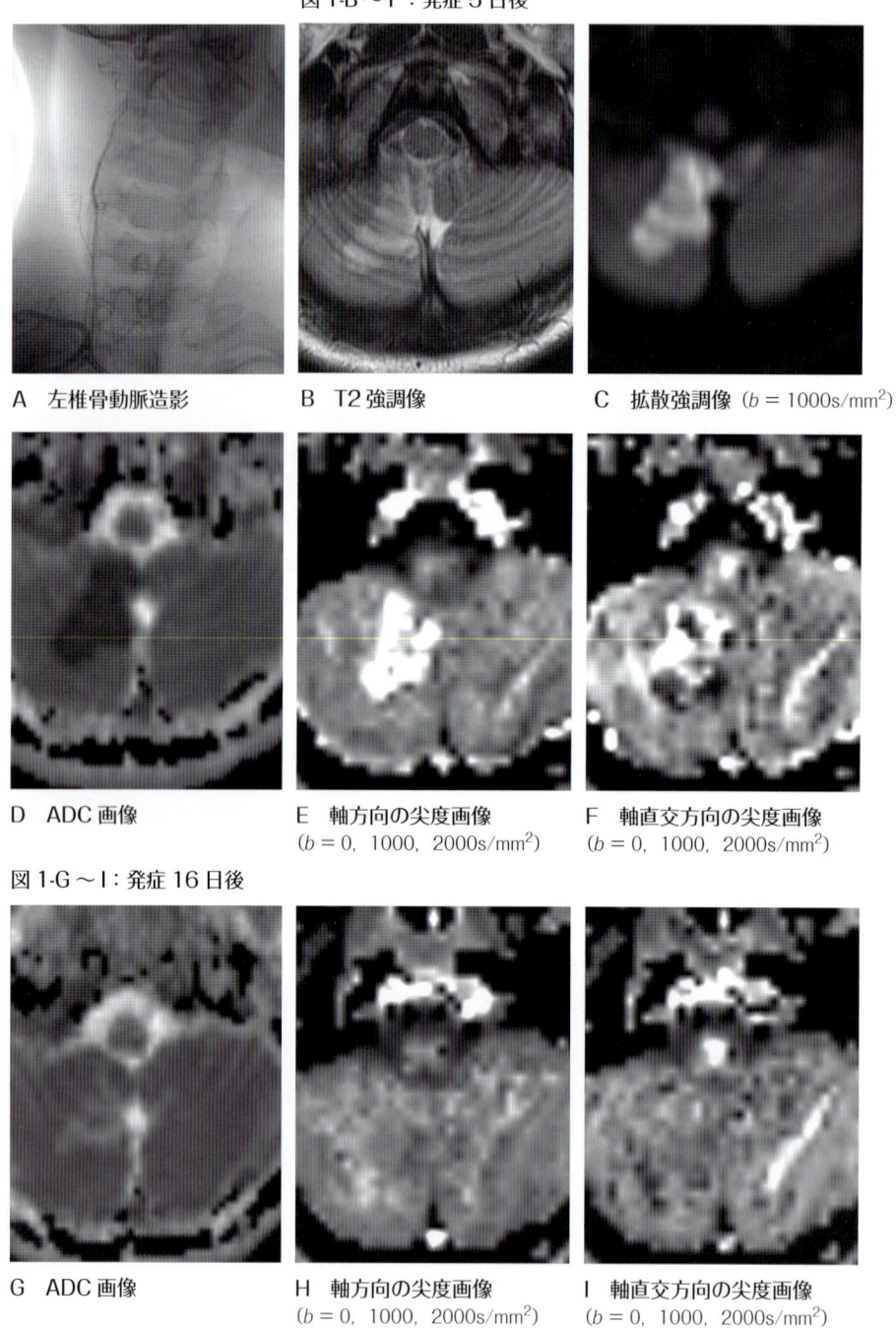

A　左椎骨動脈造影　　B　T2 強調像　　C　拡散強調像（$b = 1000s/mm^2$）

D　ADC 画像　　E　軸方向の尖度画像（$b = 0, 1000, 2000s/mm^2$）　　F　軸直交方向の尖度画像（$b = 0, 1000, 2000s/mm^2$）

図 1-G〜I：発症 16 日後

G　ADC 画像　　H　軸方向の尖度画像（$b = 0, 1000, 2000s/mm^2$）　　I　軸直交方向の尖度画像（$b = 0, 1000, 2000s/mm^2$）

参考文献
1) Cheung JS, Wang E, Lo EH, et al: Stratification of heterogeneous diffusion MRI ischemic lesion with kurtosis imaging: evaluation of mean diffusion and kurtosis MRI mismatch in an animal model of transient focal ischemia. Stroke 43: 2252-2254, 2012.
2) Hori M, Fukunaga I, Masutani Y, et al: Visualizing non-Gaussian diffusion: clinical application of q-space imaging and diffusional kurtosis imaging of the brain and spine. Magn Reson Med Sci 11: 221-233, 2012.

症　例　10代，女性．左こめかみの激痛と体幹の左へのふらつきが出現．

MRI読影　A：頸部の旋回により，椎骨動脈が頸椎により圧迫され狭窄するbow-hunter症候群による小脳梗塞の症例である．

B〜D：発症5日後の撮像ではT2強調像で軽度の高信号が見られ（B），拡散強調像では明瞭な高信号を示している（C）．ADC画像からは拡散の制限が認められる（D）．

E，F：拡散尖度画像（diffusional kurtosis imaging：DKI）では，拡散主軸方向の尖度が顕著に増大しており（E），主軸直交方向については尖度の高い部分と低い部分が混在し，辺縁部は尖度の低下が見られる（F）．

●その後の経過，最終診断：発症16日後のMRIではT2強調像での高信号は不明瞭化し，拡散強調像での高信号も軽減していた．ADC画像ではすでに拡散の亢進を示している（G）．DKIでは拡散主軸方向（H）ではpseudonormalizationを来しており，直交方向（I）ではむしろ尖度が低下している．

● 脳梗塞についての一般知識と拡散画像を中心としたMRI所見

　拡散テンソル画像（diffusion tensor imaging：DTI）は1000s/mm^{2}程度の単独のb値での撮像を多軸で行うことで，拡散の方向についての情報が付加されるが，拡散現象そのものに関しては拡散強調像と同じモデルで観察していることになる．脳梗塞症例では，主に細胞外の，比較的速い拡散を示す成分の評価となる．DTIは梗塞巣での拡散異方性が低下することも報告されているが，むしろDTIでは錐体路など既存の解剖学的構造と梗塞巣の位置関係から，予後予測に役立てるという形の応用がなされている．

　拡散強調像やDTIとは異なり，q-space imaging（QSI）では，強いmotion probing gradient（MPG）を含めたさまざまな程度のMPGを印加したサンプリングをすることによって，より遅い拡散も含めたさまざまな成分の拡散の確率分布を評価できることが特長である．梗塞病変に関しても，主に細胞外の速い拡散のみでなく，細胞内外の微細な構造に関連した拡散現象の評価ができる．ただし，QSIでは多段階のMPGを印加する必要があることから，撮像に時間がかかることが問題となる．

　拡散の確率分布が正規分布から乖離する度合いと言えるのが拡散尖度であるが，拡散尖度は0，1000，2000s/mm^{2}といったの3つのb値からでも算出することができ，10分以内の現実的な撮像時間での撮像が可能であるので，臨床での使用が比較的容易である．DKIでは軸数を多く撮像することで，拡散主軸の方向とその直交方向の尖度を分けて検討することができる．脳梗塞の早期では拡散尖度が上昇することが報告されているが，特に拡散主軸方向の尖度上昇が特徴的であり，神経線維の走向方向の拡散の不均一性が増大しているという解釈になる．このことから早期梗塞では，細胞外の比較的速い拡散の変化とともに，軸索内などの遅い拡散の状態の変化も存在すると言える．その原因としては粘性の上昇，小胞体などの細胞内構造の崩壊，膜の透過性の変化や構造の変化，あるいは組織内の細胞の配列の乱れなどが考えられる．報告によっては，DKIは急性期梗塞病変を通常の拡散強調像よりも鋭敏に検出するとされている．急性期に上昇した尖度は，時間経過とともに低下していき，陳旧性病変の尖度は軸方向，軸直交方向ともに脳室などと同等の低値となる．

● 鑑別疾患とそのポイント

　多くの場合に臨床症状や経過から鑑別は可能であるが，脳梗塞と同様に拡散尖度の上昇を来す病変として，多発性硬化症や進行性多巣性白質脳症などの脱髄性病変の急性期病変が挙げられる．

tractography：錐体路
tractography：pyramidal tract

（國松　聡）

関連項目　p.168 tractography の描き方 1 錐体路，p.212 脳虚血超急性期の拡散強調像と ADC

症例 1

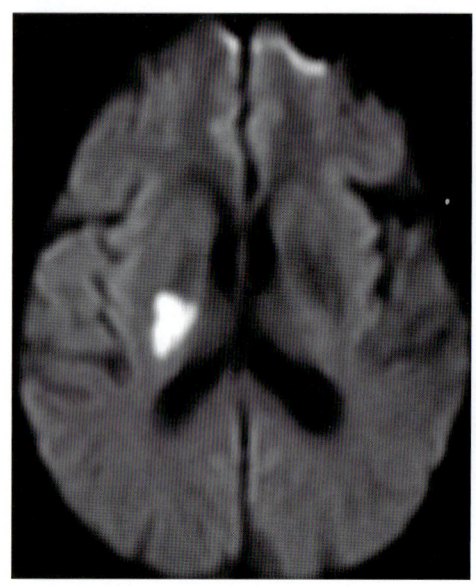

図 1-A　等方性拡散強調像（発症 1 週間）
(EPI-DTI, TR/TE＝7000/98ms, 5mm 厚, MPG は 13 軸)

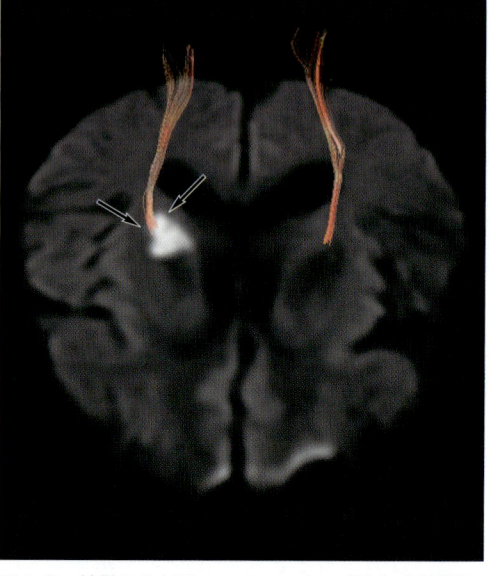

図 1-B　拡散テンソル tractography（発症 1 週間）
（図 1-A に重ね合わせて表示．dTV を使用，中脳レベルの右大脳脚を Seed，右中心前回を Target に設定，FA 閾値は 0.18）

症例 2

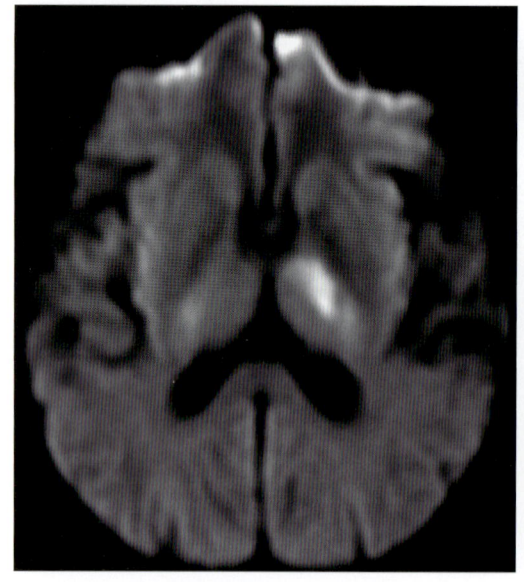

図 2-A　等方性拡散強調像（発症 4 時間）
(EPI-DTI, TR/TE＝7000/98ms, 5mm 厚, MPG は 13 軸)

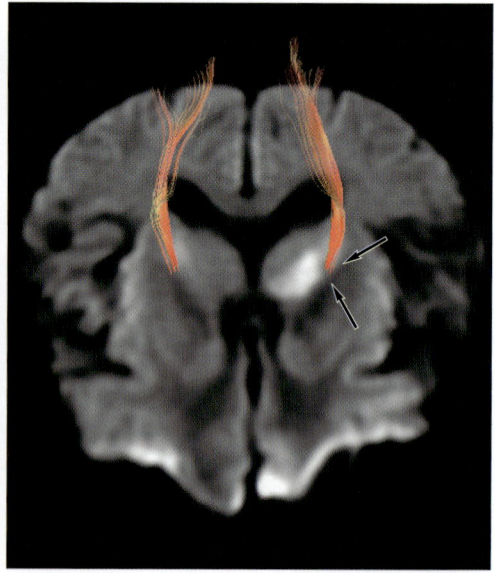

図 2-B　拡散テンソル tractography（発症 4 時間）
（図 2-A に重ね合わせて表示．dTV を使用，中脳レベルの左大脳脚を Seed，左中心前回を Target に設定，FA 閾値は 0.18）

症例

[症例1] 50代，男性．1週間前より左片麻痺を発症（MMT 上肢：0～1/5，下肢：1/5）．

[症例2] 60代，女性．4時間前に右不全片麻痺を発症（MMT 上肢：2/5，下肢：2～4/5）．

MRI読影

[症例1] 図1-A：右内包後脚に高信号域を認め，臨床症状の責任病巣である梗塞と考えられる．
図1-B：錐体路は梗塞内を貫通するように描出されている（→）．

[症例2] 図2-A：左内包後脚に高信号域を認め，臨床症状の責任病巣である梗塞と考えられる．
図2-B：錐体路は梗塞近傍をかすめるように描出されている（→）．

● その後の経過，最終診断

[症例1] リハビリテーションを行うも十分に筋力が回復せず，筋拘縮に至った．

[症例2] 筋力はほぼ完全に回復し，1か月後に独歩退院となった．

● 脳梗塞における錐体路の tractography の一般的知識

拡散テンソル画像を利用した tractography を，等方性拡散強調像などに重ね合わせることにより，錐体路などの重要な神経束と脳梗塞との位置関係を3次元的に観察することが可能となった[1)2)]．tractography は，錐体路を侵すことが容易に予想される広範囲の梗塞よりも，ラクナ梗塞やアテローム血栓性脳梗塞で見られるような，小さな梗塞と錐体路との位置関係の評価に特に力を発揮する．

運動麻痺を示す微小な脳梗塞症例においては，1) 錐体路全体が梗塞内を貫通する場合，2) 錐体路の一部が梗塞内を貫通する場合，3) 錐体路全体が梗塞の近傍を通過する場合，が経験される．現在までの報告では，錐体路が梗塞内に含まれる程度が，神経症状の重症度や機能予後と相関するとされている[3)]．提示症例においても，錐体路が梗塞内を貫通する症例1では，筋力の回復は思わしくなく，また，錐体路が梗塞の脇をかすめて走行する症例2では良好な運動機能回復が見られている．

● 鑑別疾患とそのポイント：拡散画像を中心に

脳梗塞と錐体路との位置関係を，多方向から観察することが重要となる．脳梗塞内に含まれる錐体路の範囲が狭ければ，良好な運動機能の回復が期待できる．

錐体路の tractography を脳梗塞症例において用いる際には，いくつか注意すべき点がある．tractography 作成の際の FA 閾値，Seed，Target の設定によって，描出される錐体路の形態が多少異なってくる可能性があることを認識しておかなくてはならない．また，この手法の限界として，一般に FA 値が低下する梗塞内でトラッキングが停止することにより，結果として描出された錐体路が，本来描出されるべき錐体路の一部分のみかもしれないという危険性を，常に含んでいる．

参考文献

1) Kunimatsu A, Aoki S, Masutani Y, et al: Three-dimensional white matter tractography by diffusion tensor imaging in ischaemic stroke involving the corticospinal tract. Neuroradiology 45: 532-535, 2003.
2) Yamada K, Mori S, Nakamura H, et al: Fiber-tracking method reveals sensorimotor pathway involvement in stroke patients. Stroke 34: E159-E162, 2003.
3) Konishi J, Yamada K, Kizu O, et al: MR tractography for the evaluation of functional recovery from lenticulostriate infarcts. Neurology 64: 108-113, 2005.

9

脳血管障害

232　9. 脳血管障害

出　血
intracranial hemorrhage

(恵飛須俊彦，小坂恭彦)

関連項目　p.22 *b* 値，p.24 ADC，p.28 拡散強調像の正常解剖・正常変異とコントラスト
　　　　　　p.30 拡散強調像のコントラストと異常を示す病変，p.32 ADC の正常値，異常を示す疾患一覧

症例 1

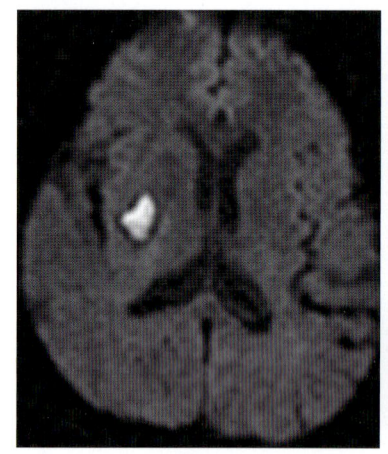

図 1-A　拡散強調像
(EPI, TR/TE=6500/96ms, b=1000s/mm^2, isotropic)

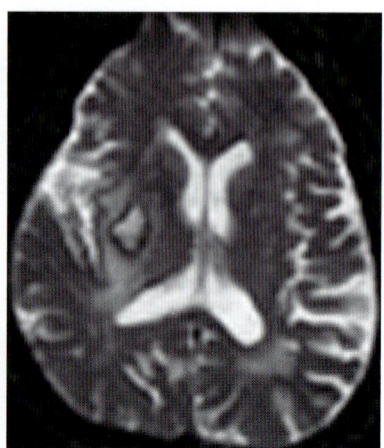

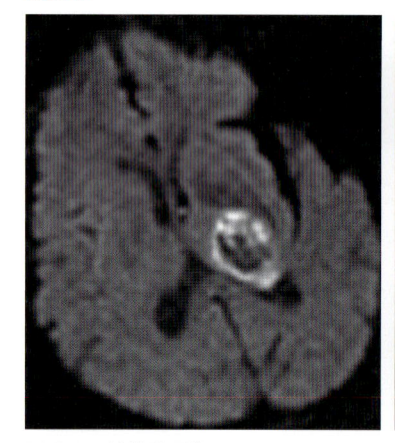

図 1-B　T2 強調像
(EPI, TR/TE = 6500/96ms)

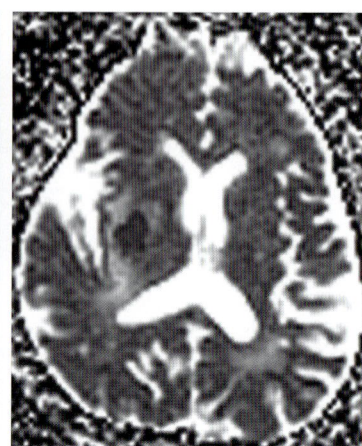

図 1-C　ADC map

症例 2

図 2-A　拡散強調像
(EPI, TR/TE=6500/96ms, b=1000s/mm^2, isotropic)

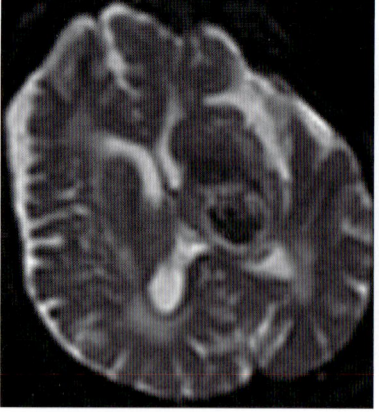

図 2-B　T2 強調像
(EPI, TR/TE = 6500/96ms)

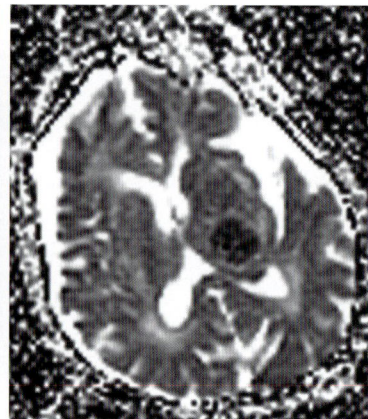

図 2-C　ADC map

| 症　例 | [症例1] 60代，男性．朝，突然構音障害を発症したが放置していた．7日後初診．初診時MRI施行．
[症例2] 80代，女性．朝自宅で倒れていたのを発見され，救急搬入．JCS 10，右片麻痺，構音障害．発見2時間後にMRI施行． |
|---|---|
| MRI読影 | [症例1] 図1：右被殻に拡散強調像（A）で低信号輪に囲まれた高信号域，T2強調EPI画像（B）でも低信号輪に囲まれた高信号を認める．ADC map（C）ではADC低値を示している．辺縁部（出血周囲の血管原性脳浮腫）では拡散強調像で等信号，T2強調EPI画像で淡い高信号を認める．ADC mapではADC高値を示している．
[症例2] 図2：左視床に拡散強調像（A）で特に中心部で低信号領域と一部高信号の混在を認め，辺縁部は高信号を示している．T2強調EPI画像（B）では中心部は低信号を示し，辺縁部は主に高信号を示している．ADC map（C）では中心部はADC低値を示している． |

●その後の経過，最終診断
[症例1] 保存的加療．脳内出血（被殻出血）．
[症例2] 保存的加療．脳内出血（視床出血）．

● 拡散画像を中心としたMRI画像

　出血性疾患診断のgold standardはあくまでCTである．したがって，通常出血の診断目的で拡散画像を撮ることはない．しかし，脳内出血の発症経過・臨床症状はしばしば脳梗塞のそれときわめて類似しているので，MRI画像上その鑑別の知識が必要となる．近年，組織プラスミノーゲン活性化因子（tissue plasminogen activator：tPA）による血栓溶解療法を中心とした脳虚血の超急性期治療が普及し，脳虚血超急性期診断の目的で拡散画像を灌流画像やMRAとともに撮影する機会も多くなってきた．しかし，脳虚血の超急性期治療は，例えばtPAの静脈投与なら発症後4.5時間以内というタイムリミットがあり，必然的に画像診断に許される時間には限りがあるため，画像の優先度に関しては意見が分かれるところである．確かに市中病院では，MRIをいつでも待ちなしで撮影することは困難な場合もあり，ガイドラインからもCT所見をもとにtPAを施行する症例が多いが，理想的には，まずMRIを短時間で撮影し，MRIで出血の否定をする方が，治療戦略上，都合が良いと思われる．

　また最近，慢性の高血圧やアミロイド血管症などでの脳出血例で，頭蓋内圧亢進，自己調節能障害，積極的な降圧治療などが加わり，2次的に脳梗塞を発症するといった報告[1]もあり，拡散強調像（DWI）はこれらの検出にも効果を発揮すると思われる．

　次に，拡散テンソル画像（diffusion tensor imaging：DTI）が神経線維の描出に優れていることはよく知られているが，発症後の軸索変化を早期かつ鋭敏にとらえることが可能である．脳梗塞や脳内出血により錐体路が損傷を受け片麻痺が出現するなど中枢神経で神経細胞損傷を生じた場合，病理組織学的には4日以内にWaller変性が出現し，8日目には髄鞘破壊が明らかになるとされている．一方，これらの変化が通常のCTやMRI画像に現れてくるのはもっと遅く，発症2か月頃にようやく変化が見られはじめ，臨床現場ではあまり役には立たない．一方，病巣から遠隔の錐体路のFAの低下（異方性の低下）は発症7〜14日で認められ，大脳の脳出血，脳梗塞において，発症14日の中脳大脳脚のFAは，最終的な退院時の運動機能（Brunnstrom stage）と相関する結果が得られた（図5）．すなわち発症2週間のFAから，一定のリハビリテーション条件下におけるおよその最終的予後が推定できる可能性が示唆されている．

症例3

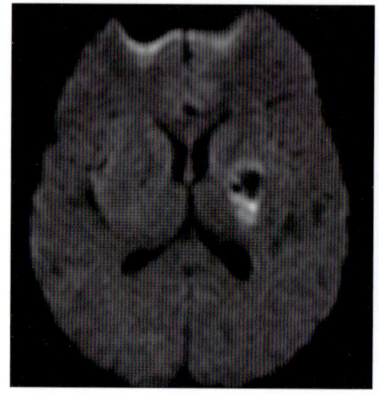

図 3-A　拡散強調像
(EPI, TR/TE = 4308.2/100ms, $b = 1000s/mm^2$, isotropic)

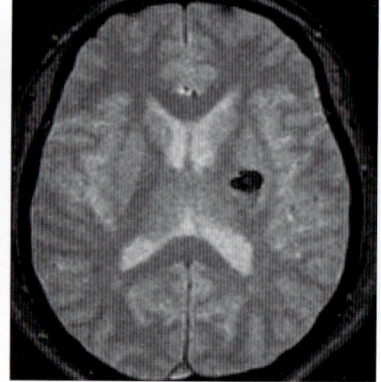

図 3-B　T2*強調像
(FFE, TR/TE = 460.9/13.8ms)

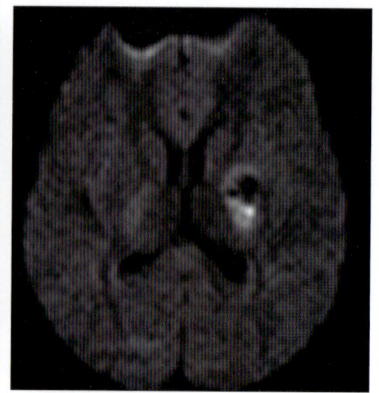

図 3-C　拡散強調像
(EPI, TR/TE = 4308.2/100ms, $b = 1000s/mm^2$, Y軸)

症例4

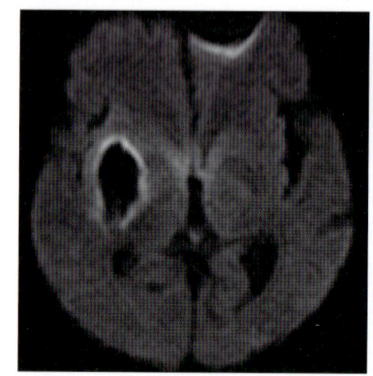

図 4-A　拡散強調像
(EPI, TR/TE = 4157.6/100ms, $b = 1000s/mm^2$, isotropic)

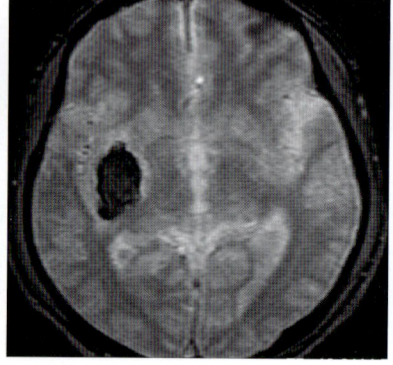

図 4-B　T2*強調像
(FFE, TR/TE = 460.9/13.8ms)

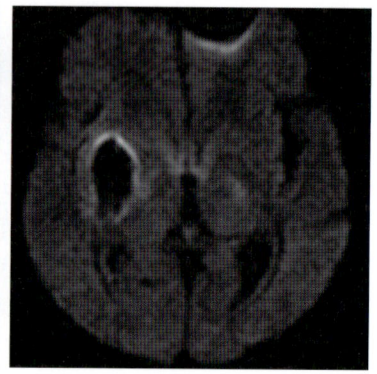

図 4-C　拡散強調像
(EPI, TR/TE = 4157.6/100ms, $b = 1000s/mm^2$, Y軸)

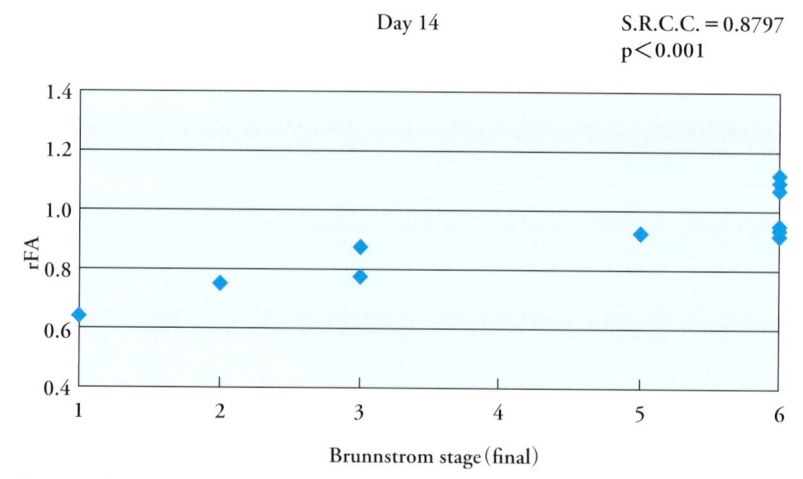

Day 14　　S.R.C.C. = 0.8797
　　　　　　$p < 0.001$

図5　発症14日の中脳大脳脚のFAと最終的な運動機能の相関

症例
[症例3] 50代，女性．突然右片麻痺［manual muscle testing（MMT）上肢2，下肢4］を発症し，救急受診．MRIは翌日撮影．
[症例4] 50代，男性．外出先より帰宅しようとして，突然構音障害と左片麻痺を発症し，来院．MRIは2日目で撮影．

MRI読影
[症例3] 図3：左被殻に拡散強調像（A）で特に中心部で低信号領域を認め，辺縁部は高信号を示している．T2*強調像（B）では低信号を示している．拡散強調像においてMPGを前後にかけた画像（C：図3-Aを構成する元画像のひとつ）では，内包後脚が高信号で描出され，血腫が内側で巻き込んでいることがわかる．
[症例4] 図4：右被殻に拡散強調像（A）で特に中心部で低信号領域を認め，辺縁部は高信号を示している．T2*強調像（B）では低信号を示している．拡散強調像でMPGを前後にかけた画像（C：図4-Aを構成する元画像のひとつ）では，内包後脚が高信号で描出され，内包は，T2*強調像（B）で描出されている血腫と接していることがわかる．

● その後の経過，最終診断
[症例3] 保存的加療．歩行は可能となったが，上肢運動機能の回復は悪く，回復期リハビリテーションのため転院．脳内出血（被殻出血）．
[症例4] 保存的加療．構音障害，片麻痺は次第に回復し，独歩退院．脳内出血（被殻出血）．

● 鑑別疾患とそのポイント

拡散強調像での脳内出血の診断ポイントは低信号域と高信号域の混在である．さらにT2強調EPI画像（すなわち拡散強調像と同じ条件でMPGをかけていないもの）かT2*強調像で，低信号域を確認すればほぼ確実と考えられる[2)3)]．脳内出血急性期に対するMRIの有用性も報告されている[2)]．

拡散画像の信号は図1〜4のように高信号領域が中心のものと低信号域が中心のものと多彩であるが，血腫における拡散画像の信号の由来は複雑である．血腫中の赤血球とヘモグロビンの存在状態にもよるが，まずsusceptibilityの影響を強く受ける．例えば，血腫中の正常赤血球内デオキシヘモグロビン由来のsusceptibility effectによりT2強調EPI画像でほとんど信号が出ないような領域では，当然，MPGをかけた拡散強調像でも信号は検出されない（T2 black out）．血腫の周囲領域などでもsusceptibilityの影響は強いと考えられる．一方，T2強調EPI画像で淡い低信号，等信号や高信号を示すような領域では，拡散強調像で高信号を示す場合がある（ADCは低値）．このような領域では細胞数やfibrin network形成に伴う血腫自体のviscosity，血腫内の正常赤血球の変形・縮小（細胞内腔縮小），細胞外腔の縮小や溶血に伴う細胞外腔の微小環境変化などが拡散強調像の高信号・ADC低値に影響していると考えられている[4)5)]．脳梗塞に比べてADC低値は長期持続することが多い[2)]．

参考文献

1) Prabhakaran S, Naidech AM: Ischemic brain injury after intracerebral hemorrhage: a critical review. Stroke 43: 2258-2263, 2012.
2) Ebisu T, Tanaka C, Umeda M, et al: Hemorrhagic and nonhemorrhagic stroke: diagnosis with diffusion-weighted and T2-weighted echo-planar MR imaging. Radiology 203: 823-828, 1997.
3) Fiebach JB, Schellinger PD, Gass A, et al: Stroke magnetic resonance imaging is accurate in hyperacute intracerebral hemorrhage: a multicenter study on the validity of stroke imaging. Stroke 35: 502-506, 2004.
4) Atlas SW, DuBois P, Singer MB, et al: Diffusion measurements in intracranial hematomas: implications for MR imaging of acute stroke. AJNR 21: 1190-1194, 2000.
5) Fischbein NJ, Roberts TP, Dillon WP: Bleed or stroke? Diffusion measurements in intracranial hematomas. AJNR 21: 1179-1180, 2000.

Waller変性・二次変性
Wallerian degeneration and secondary degeneration

(神谷昂平)

関連項目 p.212 脳虚血超急性期の拡散強調像とADC, p.228 tractography：錐体路

症例1

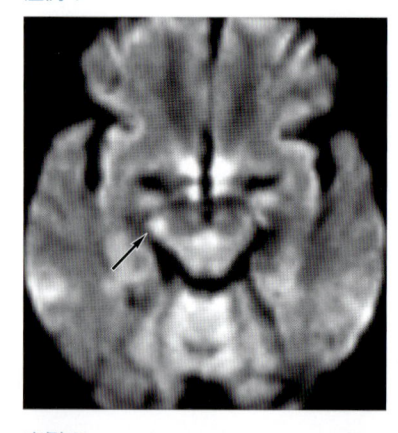

図1 拡散強調像
(SE-EPI, TR/TE = 4000/100ms, $b = 1000s/mm^2$)
(山梨大学医学部放射線科　石亀慶一先生のご厚意による)

症例2

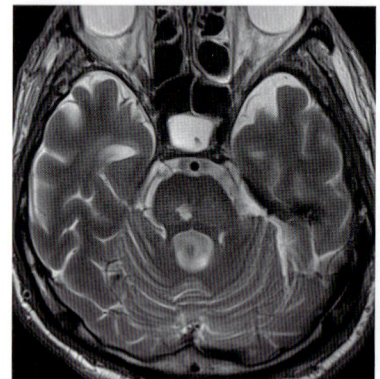

図2-A T2強調像
(FSE, TR/TE = 5000/81ms)

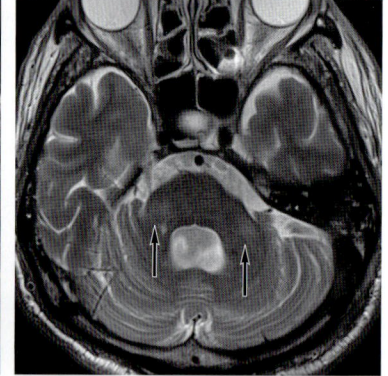

図2-B T2強調像
(FSE, TR/TE = 5000/81ms)

症例3

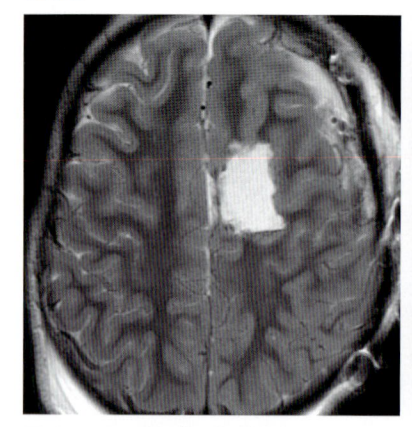

図3-A T2強調像（切除部位）
(FSE, TR/TE = 3800/95ms)

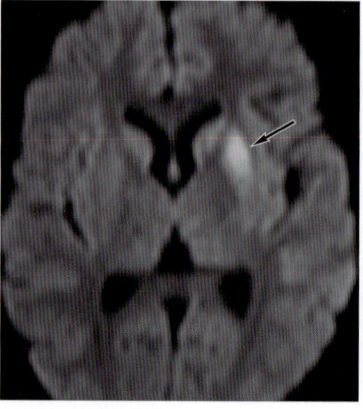

図3-B 拡散強調像
(SE-EPI, TR/TE = 3500/76ms, $b = 1000s/mm^2$)

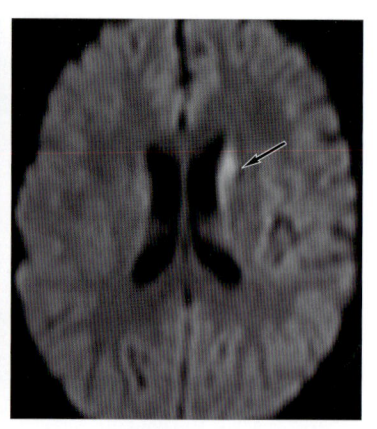

図3-C 拡散強調像
(SE-EPI, TR/TE = 3500/76ms, $b = 1000s/mm^2$)

症例
[症例1] 60代，男性．左片麻痺で発症した，右大脳半球の脳出血．7病日目のMRI．
[症例2] 50代，男性．多発陳旧性梗塞．糖尿病・高血圧あり．初診時の評価としてのMRI．
[症例3] 9歳，男児．難治性てんかん．限局性皮質異形成の切除術後2週間でのMRI．

MRI読影
[症例1] 図1：右大脳脚に拡散強調像での高信号域を認める（→）．
[症例2] 図2：橋底部傍正中に陳旧性梗塞を認める（A）．両側中小脳脚にT2強調像で高信号域を認める（B；→）．拡散強調像では異常信号を認めなかった（非掲載）．
[症例3] 図3：前頭前野の病変切除後に，同側被殻の中央部と尾状核体部に拡散強調像で高信号域を認める（B, C；→）．

● その後の経過，最終診断
[症例1] 右大脳半球の出血巣および錐体路に沿った分布から，錐体路のWaller変性と診断した．
[症例2] 両側橋小脳路のWaller変性と診断した．半年後のフォローでは高信号域に変化はなかった．
[症例3] 術後経過は順調で，4か月後のMRIで異常信号は完全に消褪した．切除部位との線維連絡を踏まえ，二次変性の急性期を見ていたと考えた．

● Waller変性・二次変性の一般的知識と拡散画像を中心としたMRI所見

局所の脳組織の障害に続発して，線維連絡のある遠隔部位に二次的な変性が起こる場合がある．機序から神経軸索変性と経シナプス変性とに分けられ，それぞれ順行性と逆行性の変性がある．

障害部位から見て末梢の軸索・髄鞘の順行性の変性をWaller変性と呼び，錐体路で特によく知られている．橋小脳路は橋で交叉して対側中小脳脚から歯状核に分布するので，橋病変では両側中小脳脚にWaller変性が見られる．MRIではT2強調像で高信号化を認め，後に萎縮を来す．Waller変性の急性期において一過性に拡散強調像での高信号（錐体路では病変の発症から2〜8日）が時に見られる．病理との対比では急性期（2〜8日）には軸索変性，髄鞘崩壊を反映してFA，λ_1が低下，λ_{23}が上昇するとされている．また，新生児・乳児では拡散強調像での高信号がより高頻度かつ早期に出現するという報告がある．

他に，線条体障害による同側中脳黒質変性，Guillain-Mollaret三角病変に伴う下オリーブ核仮性肥大，テント上病変による対側中小脳脚・小脳の変性，大脳皮質障害による脳梁の変性などが知られている．最近，大脳皮質の手術後早期（7〜46日）に，同側視床・線条体の手術部位と線維連絡の豊富な部位に，二次変性を反映して拡散強調像で一過性に高信号が出現することが報告されている．

● 鑑別疾患とそのポイント

急性期には拡散強調像で高信号を示すが，別の一次的な病変の存在や臨床症状を考慮し，神経線維連絡の解剖学的知識と照らし合わせれば，診断に迷うことは少ない．

参考文献
1) Uchino A, Takase Y, Nomiyama K, et al: Brainstem and cerebellar changes after cerebrovascular accidents: magnetic resonance imaging. Eur Radiol 16: 592-597, 2006.
2) Qin W, Zhang M, Piao Y, et al: Wallerian degeneration in central nervous system: dynamic associations between diffusion indices and their underlying pathology. PLoS One 7: e41441, 2012.
3) Kamiya K, Sato N, Nakata Y, et al: Postoperative transient reduced diffusion in the ipsilateral striatum and thalamus. AJNR 34: 524-532, 2013.
4) 石亀慶一：Waller変性．青木茂樹，阿部修，増谷佳孝（編）：新版 これでわかる拡散MRI．学研メディカル秀潤社，p.220-221, 2005.

脳静脈洞血栓症
cerebral venous sinus thrombosis

（吉川健啓）

関連項目 p.100 MSDE（motion-sensitized driven-equilibrium），p.208 総論（8章 脳梗塞），p.212 脳虚血超急性期の拡散強調像と ADC，p.214 脳虚血超急性期の拡散変化と病態，p.232 出血

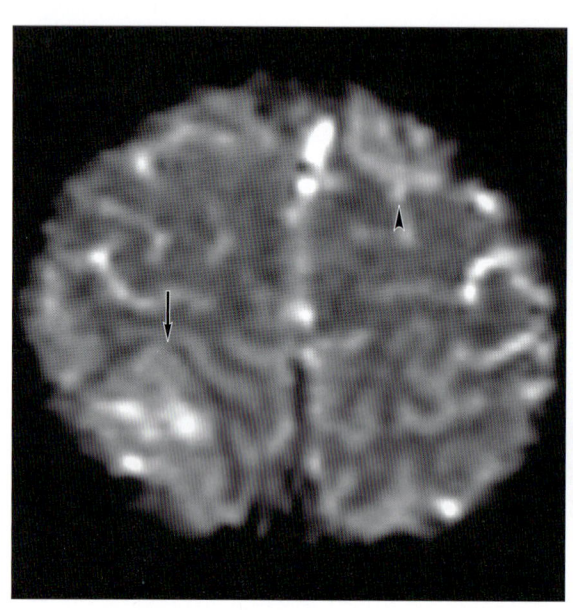

図1-A　初回検査時のT2強調像
（EPI，TR/TE = 5000/102ms，$b = 0s/mm^2$）

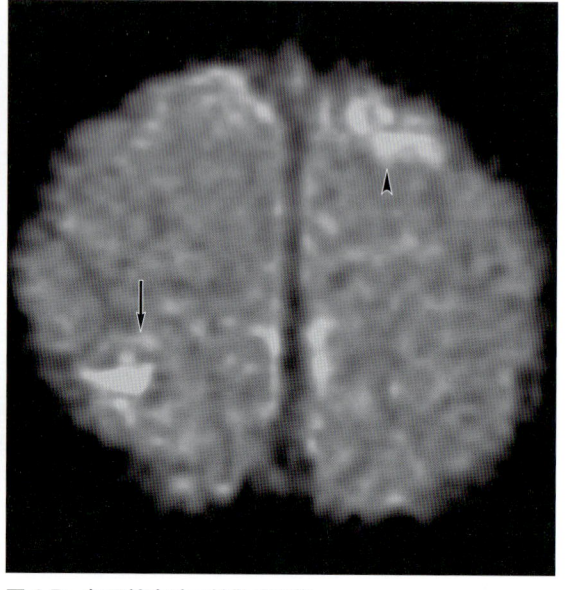

図1-B　初回検査時の拡散強調像
（EPI，TR/TE = 5000/102ms，$b = 1000s/mm^2$）

［参考症例］
70代，女性．肺癌，脳転移に対する放射線治療後，右下肢筋力低下．

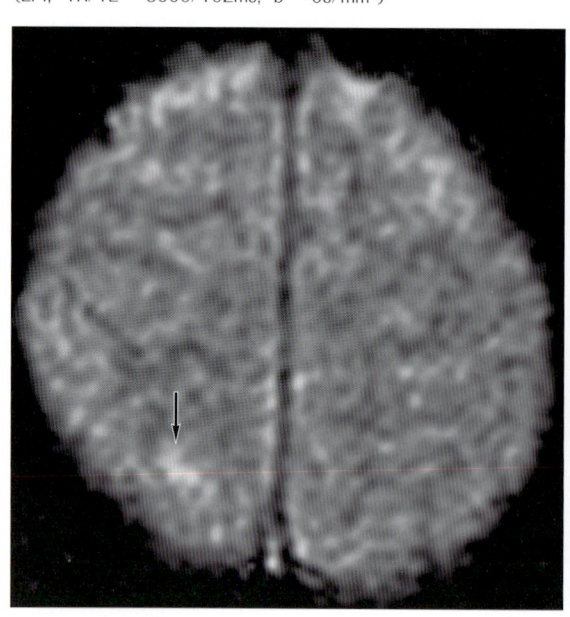

図1-C　2週間後の拡散強調像
（EPI，TR/TE = 6000/118ms，$b = 1000s/mm^2$）

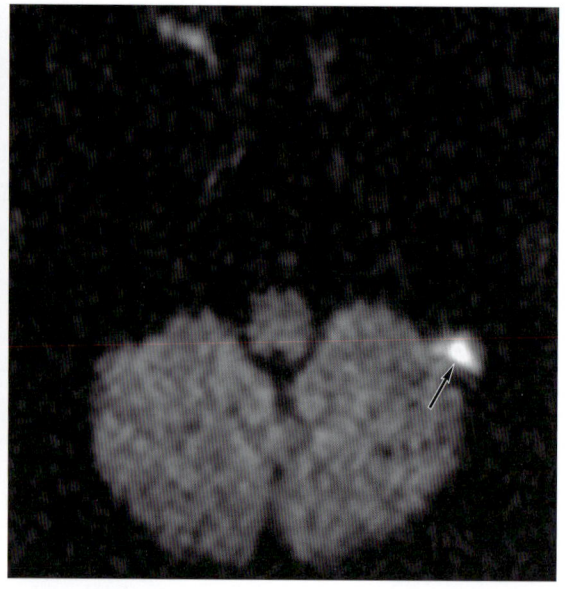

図2　拡散強調像
（EPI，TR/TE = 5000/137ms，$b = 1000s/mm^2$）
左S状静脈洞に血栓による高信号域が認められる（→）．

> **症例** 30代，女性．数日前から頭痛，嘔吐が認められ，徐々に増悪してきた．
>
> **MRI読影**
> A：右頭頂葉（→），左前頭葉（▸）に高信号域が認められる．
> B：右頭頂葉に高信号域が認められる（→）．ADC は 1.54×10^{-3} mm^2/s と高値を示していた．左前頭葉にも高信号域が認められる（▸）．
> C：右頭頂葉にわずかな高信号域が認められるが（→），病変の範囲は縮小している．ADC も正常化していた．
>
> ●その後の経過，最終診断：初回検査時に行われた MRA（非掲載）で上矢状静脈洞血栓症と診断された．翌日に血栓溶解術が行われ，症状は改善した．

● 脳静脈洞血栓症の一般的知識と拡散画像を中心とした MRI 所見

　脳静脈洞血栓症は，硬膜静脈洞や皮質静脈が血栓化して閉塞し，出血や静脈性梗塞を来す病態である．原因疾患として，凝固亢進，感染，腫瘍，外傷，動静脈瘻などが知られている．頭痛，乳頭浮腫，麻痺，痙攣，意識障害などで発症する．脳静脈洞血栓症は臨床症状，徴候，発症様式が非特異的であり，臨床診断は必ずしも容易ではないため，画像診断が重要である．古典的には血管造影で確定診断が得られていたが，現在では PC 法の MR venography なども有力な診断法である．

　脳静脈洞血栓症の拡散画像所見については議論があるが，これまでの報告を見ると，ADC が上昇することも，低下することも，正常範囲内にあることもあり，しばしばこれらが混在しているようである[1)～3)]．脳静脈洞血栓症では ADC 低下域はしばしば正常に回復するが，一方で最終的に出血や梗塞を来すこともある．このため，拡散強調像による予後の判断についてもまだ議論されており，脳静脈洞血栓症における ADC 低下はほぼ可逆的であるという意見と，やはり ADC 低下はより重篤な病態を反映しているのではないかという意見がある．急性期の ADC 上昇域は治療が奏効すると正常化する．

　急性期の脳静脈洞血栓症で閉塞した静脈の内部に拡散画像高信号域が認められることがあり，そのような場合は再疎通の可能性が低いことが知られている（図2）．

● 鑑別疾患とそのポイント：拡散画像を中心に

　脳静脈洞血栓症は麻痺や意識障害で，しかも急性に発症することがあり，他の脳血管障害との鑑別が重要である．「麻痺があって ADC が低下していれば動脈閉塞による脳梗塞」という考えは多くの場合正しいが，脳静脈洞血栓症のような例外もあることを知っておかなければならない．拡散強調像だけを見ていたとしても，ADC 上昇域が混在している，出血がある，動脈の灌流域に一致していないなどの所見が拾える可能性がある．麻痺があって ADC が低下していても，動脈閉塞として不自然な点があれば MR venography の追加などを積極的に考慮すべきである．さらに，静脈洞内に拡散強調像高信号域が認められた時は積極的に脳静脈洞血栓症を疑ってよい．

　最近，拡散強調像のシーケンスをプレパレーションパルスに用いた motion-sensitized driven-equilibrium（MSDE）と呼ばれる撮像法が注目されている（p.100「MSDE」参照）．血液の信号を抑制する優れた撮像法であり，静脈洞内の血栓と血流の鑑別にも応用できるのではないかと期待される．

参考文献

1) Ducreux D, Oppenheim C, Vandamme X, et al: Diffusion-weighted imaging patterns of brain damage associated with cerebral venous thrombosis. AJNR 22: 261-268, 2001.
2) Forbes KP, Pipe JG, Heiserman JE: Evidence for cytotoxic edema in the pathogenesis of cerebral venous infarction. AJNR 22: 450-455, 2001.
3) Yoshikawa T, Abe O, Tsuchiya K, et al: Diffusion-weighted magnetic resonance imaging of dural sinus thrombosis. Neuroradiology 44: 481-488, 2002.

10

脳腫瘍

総 論

(岡本浩一郎)

関連項目 p.104～137 4章「拡散MRIの解析と表示」，p.208～229 8章「脳梗塞」，p.270～293 11章「脱髄・炎症・感染」

　拡散強調像の臨床的な有用性は，急性期脳梗塞の診断（p.208 第8章「脳梗塞」参照）のみならず，脳腫瘍や脳腫瘍性病変の診断・鑑別診断においても知られている[1]．臨床的に脳膿瘍と脳腫瘍の鑑別は特に重要である（p.270 第11章「脱髄・炎症・感染」参照）．

　脳腫瘍での拡散強調像の有用性は，Tsurudaらによる類表皮嚢腫と脳実質外嚢胞性腫瘍における鑑別診断での報告が最初である[2]．現在はecho planar法（echo planar imaging：EPI）でb値900～1000s/mm^{2}程度の拡散強調像が1分程度の短時間で得られ，臨床で用いられている[1)3)4]．拡散画像では，組織におけるプロトンの拡散情報が得られるが，拡散強調像での信号強度や見かけの拡散係数（apparent diffusion coefficient：ADC）は，嚢胞・壊死と腫瘍実質成分などを含めた組織構築の違いや，液体成分の場合には粘稠度や血液成分の有無，実質性腫瘍性病変では細胞密度，腫瘍細胞の核/細胞質比や，血管腔の多寡，間質の状態，線維性成分の多寡などを反映する．ADC mapはADCをコントラストとして表示した画像であり，拡散強調像とともに視覚的診断に用いられる．造影前後のT1強調像，T2強調像，FLAIR像などと組み合わせることで，ADCが反映する主たる要素が理解できる．

　増強効果を示す腫瘍部分のADCに差異が認められない場合でも，腫瘍周囲の浮腫性部分の最小ADCは悪性神経膠腫（血管反応性浮腫＋腫瘍浸潤あり）＞転移性脳腫瘍（血管反応性浮腫，腫瘍浸潤なし）であり，鑑別に有用である[5]．

　拡散テンソル画像（diffusion tensor imaging：DTI）では，平均拡散能（mean diffusivity：MD）や拡散の異方性度（fractional anisotropy：FA）などを算出でき，それぞれをコントラストとした画像も表示できる．これらの画像ではT1やT2コントラストを反映したT1強調像，T2強調像，FLAIR像などの通常の撮像法では指摘困難な腫瘍浸潤の把握も可能である[6]．

　tractographyを用いることで，錐体路と腫瘍性病変との関係を立体的に理解することが容易になる（p.104 第4章「拡散MRIの解析と表示」参照）．

　しかし磁場の不均一に敏感なEPIで拡散画像を撮像した場合，治療で用いた磁性体のクリップやコイルの近傍はもちろん，頭蓋底部や病変内外の出血など局所磁場の不均一が存在すると，正確な信号強度やADCなどの評価が困難なことに注意を要する．spin echo系のperiodically rotated overlapping parallel lines with enhanced reconstruction（PROPELLER）撮像法を用いることで，EPIでは評価困難な下垂体や傍鞍部を含めた頭蓋底部病変の評価も可能となり，three-dimensional anisotropy contrast（3DAC）と組み合わせると，脳幹部を含めた神経線維の走行が3原色として表示され，神経核の同定も可能である[7]．

脳腫瘍の画像診断は，(1) 存在診断（腫瘍性病変の検出），(2) 質的診断と鑑別診断，(3) 術前情報取得（病変の進展・浸潤範囲の把握など）と進められ，(4) 術後評価，(5) 治療効果判定も行う．拡散（強調）画像の代表的な有用性を以下に記し，表1～3にまとめた．

(1) 存在診断（腫瘍性病変の検出）
   ① 表皮嚢腫：T1強調像やT2強調像で脳脊髄液と等信号であるが，拡散強調像では著明な高信号．
   ② 髄膜腫：T1強調像やT2強調像で脳実質と等信号強度であるが，拡散強調像では高信号．
   ③ germinoma・髄芽腫の播種性病変：造影を行わないと指摘できないような小さな播種性病変が拡散強調像では高信号．
(2) 質的診断と鑑別診断
   ① 嚢胞性疾患
   ・ 類表皮嚢腫（著明な高信号）vs くも膜嚢胞・上衣嚢胞・神経腸嚢胞（低信号）
   ・ 脳膿瘍（内部が著明な高信号）vs 嚢胞性脳実質内腫瘍（内部が低信号）
   ② 脳実質内腫瘍
   ・ 悪性リンパ腫（比較的均一な高信号）vs 神経膠腫（低～不均一な高信号）
   ③ 松果体部腫瘍
   ・ germinoma・松果体芽腫（比較的均一な高信号）vs 松果体細胞腫（等信号）
   ④ 小脳腫瘍
   ・ 血管芽腫（増強効果を示す実質性部分が低信号）vs 原発性・転移性小脳腫瘍（実質性部分が等～高信号）
   ⑤ 第4脳室内腫瘍
   ・ 髄芽腫（比較的均一な高信号）vs 上衣腫（低～等信号）
(3) 術前情報取得
   ・ 腫瘍悪性度の推定
   ・ 腫瘍と周囲正常脳組織との境界の評価，浸潤範囲の把握：FA map など
   ・ 腫瘍と神経路や神経核などとの関係の把握：tractography，3DAC-PROPELLER
(4) 術後評価
   ・ 術前後の比較による残存腫瘍の有無
   ・ 術後性脳実質障害の有無
   ・ 腫瘍再発の有無
(5) 治療効果判定
   ・ ADC値の変化：治療効果の有無[8]

注意すべきは，異なる腫瘍性病変間で拡散強調像での信号強度やADC値などには重複が認められ，特徴的な拡散（強調）画像での所見であっても特定の腫瘍や病変などに特異的なものはない．たとえば脳膿瘍に特徴的な輪状増強効果と拡散強調像での内部の著明な高信号（ADC低下）を示す転移性脳腫瘍（肺腺癌）もある[9]．

表1　拡散強調像が診断に特に有用な代表的脳腫瘍および腫瘍類似疾患

	腫瘍の種類	拡散強調像での信号強度	存在診断	進展範囲診断	質的診断	鑑別診断
脳実質外腫瘍	類表皮嚢腫	著明な高信号	◎	◎	◎	くも膜嚢胞（脳脊髄液様低信号）
	髄膜腫	（軽度）高信号	◎	○	○	神経鞘腫（低〜等信号）
	サルコイド肉芽腫*	低信号	○	○	◎	髄膜腫（等〜高信号），悪性リンパ腫（高信号）
脳実質内腫瘍	悪性リンパ腫	（均一な）高信号	◎	○	○	神経膠腫・転移性脳腫瘍（等〜不均一高信号）
	血管芽腫（実質性部分）	低信号	○	○	◎	他の実質性小脳腫瘍は等〜（軽度）高信号
	脳膿瘍*	内部が著明な高信号	◎	◎	◎	転移性脳腫瘍や神経膠腫の壊死部は低信号
松果体部腫瘍	germinoma	高信号	◎	○	◎	
	松果体芽腫	高信号	◎	○	◎	松果体細胞腫（等信号）
側脳室・第4脳室内腫瘍	髄芽腫	高信号	◎	○	◎	上衣腫（等信号）
	中心性神経細胞腫	不均一な低〜高信号	◎	○	○	上衣腫・上衣下腫（等信号）
	脈絡叢乳頭腫	等信号と低信号の混在	○	○	◎	髄膜腫（実質性部分，等〜軽度高信号）

＊：腫瘍類似疾患

表2　拡散強調像で高信号を示す脳腫瘍および腫瘍類似疾患

	腫瘍の種類	ADCの変化	備考
脳実質外腫瘍および嚢胞	類表皮嚢腫	ADC 等〜低下	ほぼ腫瘍全体が最も高い信号強度を示す
	脊索腫	ADC 上昇	粘液腫様成分を反映し腫瘍の一部〜大部分が高信号　高信号を示さないことも
	髄膜腫	ADC 低下〜上昇	組織学的に悪性のものが低いADCを示す
	脈絡叢嚢胞	ADC 上昇	しばしば著明な両側性の高信号
脳実質内腫瘍および腫瘍類似疾患	悪性リンパ腫	ADC 低下	比較的均一な高信号
	髄芽腫	ADC 低下	播種巣も高信号
	松果体芽腫	ADC 低下	組織学的に髄芽腫に類似
	germinoma	ADC 低下	嚢胞成分は低信号，播種巣も高信号
	神経膠腫	ADC 低下〜上昇	一般に悪性神経膠腫のADCが低い
	中枢性神経細胞腫	ADC 低下〜上昇	組織学的多様性を反映し，不均一な低〜高信号を示す
	転移性脳腫瘍	ADC 低下〜上昇	肺癌（腺癌・扁平上皮癌・大細胞神経分泌癌）・食道癌や乳癌などの一部が（軽度）高信号となることあり
	肺小細胞癌	ADC 低下	
	白血病	ADC 低下	
	脳膿瘍	ADC 低下	脳実質内腫瘍で脳膿瘍と同程度の著明な高信号を示すものはない（脳膿瘍との鑑別が可能）（例外あり：転移性脳腫瘍の一部）[9]

表3 拡散強調像で低信号となる脳腫瘍および腫瘍類似疾患

	腫瘍の種類	低信号の機序	備考
脳実質外腫瘍および腫瘍類似疾患	嚢胞性病変	ADC上昇	
	くも膜嚢胞		腫瘍全体が脳脊髄液と同様の低信号
	ラトケ嚢胞		腫瘍全体が脳脊髄液と同様の低信号
	松果体嚢胞		嚢胞部分は脳脊髄液と同様の低信号，実質部分は脳と等信号
	嚢胞性神経鞘腫		嚢胞部分は脳脊髄液と同様の低信号，実質部分は脳と等信号
	他		
	サルコイド肉芽腫	プロトン密度の低下	鑑別を要する髄膜腫，悪性リンパ腫などでは低信号にならない
	脂肪腫	脂肪抑制パルスの併用	実質性腫瘍で無信号になるものは脂肪腫のみ
脳実質内腫瘍および腫瘍類似疾患	血管芽腫	広い血管腔	嚢胞性部分に加えて実質性部分も低信号
	転移性脳腫瘍		
	悪性組織球症	プロトン密度の低下	線維性成分が多く腫瘍細胞成分の少ない腫瘍
	高分化型腺癌	T2強調像での低信号，ADC上昇	T2強調像で低信号を示す高分化腺癌（肺癌・卵巣癌・子宮癌・大腸癌・乳癌など）
	海綿状血管奇形	ヘモジデリン沈着	磁化率効果による著明な低信号

参考文献

1) Okamoto K, Ito J, Ishikawa K, et al: Diffusion-weighted echo-planar MR imaging in differential diagnosis of brain tumors and tumor-like conditions. Eur Radiol 10: 1342-1350, 2000.
2) Tsuruda JS, Chew WM, Moseley ME, Norman D: Diffusion-weighted MR imaging of the brain: value of differentiating between extraaxial cysts and epidermoid tumors. AJNR 11: 925-931, 1990. AJR 155: 1059-1065, 1990.
3) Al-Okaili RN, Krejza J, Woo JH, et al: Intraaxial brain masses: MR imaging-based diagnostic strategy--initial experience. Radiology 243: 539-550, 2007.
4) Cha S: Neuroimaging in neuro-oncology. Neurotherapeutics 6: 465-477, 2009.
5) Lee EJ, terBrugge K, Mikulis D, et al: Diagnostic value of peritumoral minimum apparent diffusion coefficient for differentiation of glioblastoma multiforme from solitary metastatic lesions. AJR 196: 71-76, 2011.
6) Kallenberg K, Goldmann T, Menke J, et al: Glioma infiltration of the corpus callosum: early signs detected by DTI. J Neurooncol 112: 217-222, 2013.
7) Nishikawa T, Okamoto K, Matsuzawa H, et al: Detectability of neural tracts and nuclei in the brainstem utilizing 3DAC-PROPELLER. J Neuroimaging. 2013 Apr 22. (doi: 10.1111/jon.12027)
8) Huang CF, Chiou SY, Wu MF, et al: Apparent diffusion coefficients for evaluation of the response of brain tumors treated by gamma knife surgery. J Neurosurg 113(Suppl): 97-104, 2010.
9) Holtås S, Geijer B, Strömblad LG, et al: A ring-enhancing metastasis with central high signal on diffusion-weighted imaging and low apparent diffusion coefficients. Neuroradiology 42: 824-827, 2000.

類表皮嚢腫
epidermoid cyst

(岡本浩一郎)

関連項目　p.22 *b* 値，p.24 ADC，p.32 ADC の正常値，異常を示す疾患一覧

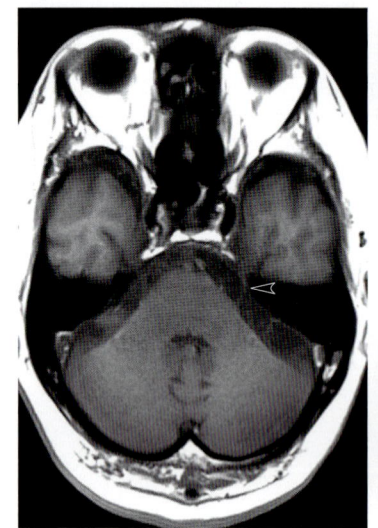

図 1-A　T1 強調像
(3T，TR/TE = 470/7ms，6mm 厚)

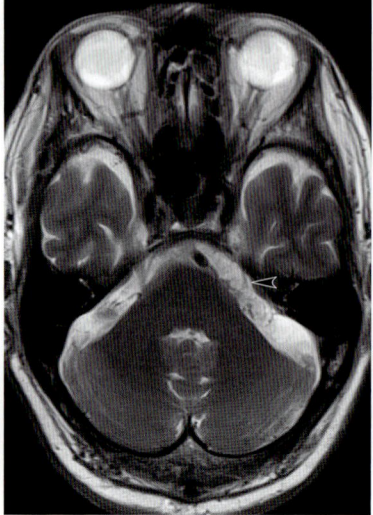

図 1-B　T2 強調像
(3T，TR/TE = 5000/96ms，6mm 厚)

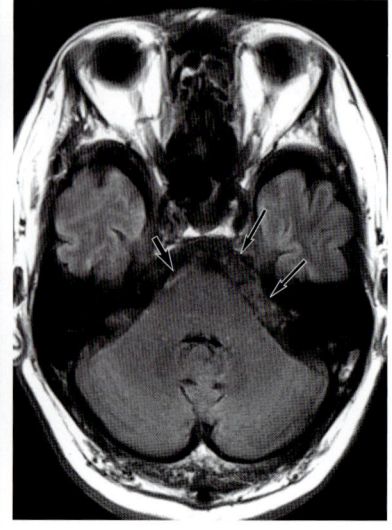

図 1-C　FLAIR 像
(3T，TR/TI/TE = 12000/2700/93ms，6mm 厚)

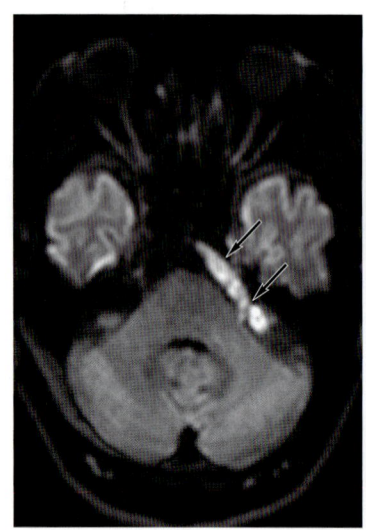

図 1-D　拡散強調像
(3T，EPI，TR/TE = 5500/90ms，6mm 厚，b = 1200s/mm^2)

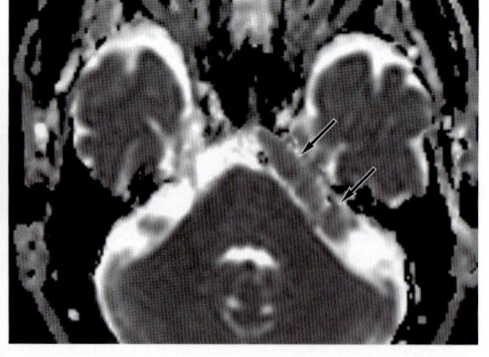

図 1-E　ADC map

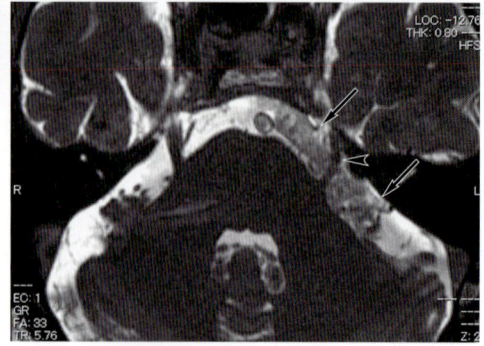

図 1-F　CISS 画像
(3T，TR/TE = 5.76/2.43ms，0.8mm 厚)

| 症例 | 70代，男性．左顔面痛で来院． |

| MRI読影 | A：左三叉神経（▶）が軽度外側に弧を描くように走行しているが，周囲に異常信号は指摘できない．
B：左三叉神経（▶）の描出がやや不明瞭であるが，明らかな異常信号は指摘困難である．
C：左橋前槽に不均一な低～等信号域（→）が認められるが，境界は不明瞭である．右橋前槽には（脳脊髄液の流れによる）軽度高信号（→）も認められる．
D：左橋前槽に，左三叉神経を取り囲むように，不均一で著明な高信号域（→）が認められる．
E：拡散強調像で著明な高信号を示す病変（→）は，やや不均一な軽度高信号として認められ，境界は明瞭である．
F：左三叉神経（▶）を取り囲むように，不均一な軽度高信号で分葉状の病変（→）が認められる． |

●その後の経過・最終診断：手術が行われ，腫瘍表面は特徴的な光沢のある銀白色であり，黄白色調の柔らかい内容物が吸引された．病理組織学的に類表皮嚢腫と診断された．

● 類表皮嚢腫の一般的知識と拡散画像を中心としたMRI所見

　類表皮嚢腫は全脳腫瘍の約1％（0.2～1.8％）を占め，組織学的に良性の腫瘍性病変である．中枢神経系のいずれの部位にも発生するが，小脳橋角部（40～50％），傍鞍部（30％）に好発する．小脳橋角部腫瘍の5％を占め，3番目に多い．時に天幕上下に進展する．先天性の病変であるが，通常20～40代で発症する．小脳橋角部の類表皮嚢腫は三叉神経痛や顔面痙攣，耳鳴で発症することが多い[1]．

　境界明瞭な分葉状の嚢胞性病変で，CTやMRIのT1強調像・T2強調像では脳脊髄液と等吸収域あるいは等信号である．25～35％ではわずかな嚢胞壁の増強効果を示すが，多くは増強効果を示さず，mass effectも軽度で脳脊髄液腔に進展するため，画像上指摘困難なことが多い．FLAIR像では脳脊髄液より高信号として認められるが，周囲の脳脊髄液の流れによる信号変化と区別が困難な場合や，病変の進展範囲が不明瞭なことがある．拡散強調像では著明な高信号を示すことから，類表皮嚢腫の存在や進展範囲の把握，術後残存の有無の評価に有用である．ADCは脳実質と同程度であり，拡散強調像での高信号は主にT2 shine-throughによる[2]．

　稀に内容物の蛋白質・脂肪の濃度，ケラチンの状態により脳脊髄液とは異なった信号強度を示す．T1強調像で高信号を示す場合white epidermoidと呼ばれる．T2強調像では低信号を示すことが多いが高信号のこともある[1]．

● 鑑別疾患とそのポイント

　脳脊髄液様の信号強度を示すくも膜嚢胞・上衣嚢胞・神経腸嚢胞が鑑別に挙げられるが，通常，拡散強調像でこれらの嚢胞性病変は低信号を示す．橋前槽では脊索腫が拡散強調像で著明な高信号を示した場合，鑑別を要する．脊索腫では斜台の骨変化や，病変内部などに増強効果を認める．

参考文献
1) Nagasawa D, Yew A, Safaee M, et al: Clinical characteristics and diagnostic imaging of epidermoid tumors. J Clin Neurosci 18: 1158-1162, 2011.
2) 岡本浩一郎，伊藤寿介，酒井邦夫：脳腫瘍と拡散画像．画像診断 20: 1232-1239, 2000.

10. 脳腫瘍

悪性リンパ腫
malignant lymphoma

(岡本浩一郎)

関連項目 p.22 *b*値, p.24 ADC, p.32 ADCの正常値, 異常を示す疾患一覧

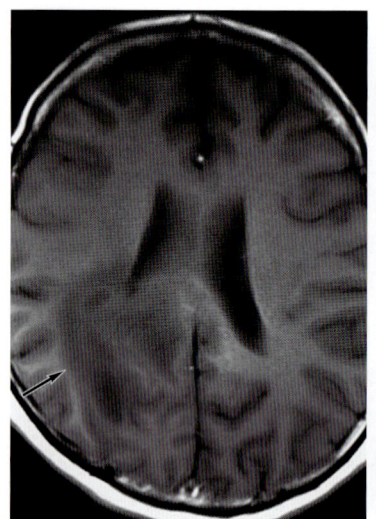

図1-A　T1強調像
(3T, TR/TE = 470/7ms, 6mm厚)

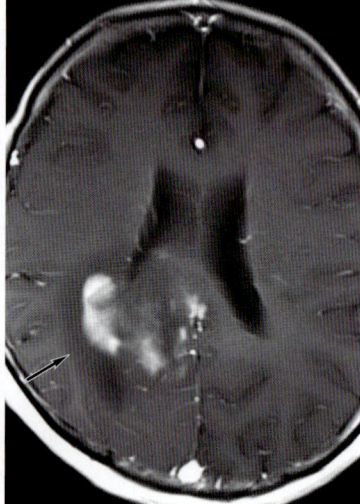

図1-B　造影T1強調像
(3T, TR/TE = 470/7ms, 6mm厚)

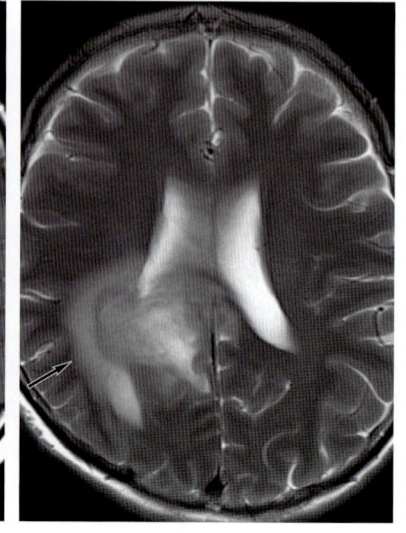

図1-C　T2強調像
(3T, TR/TE = 5000/96ms, 6mm厚)

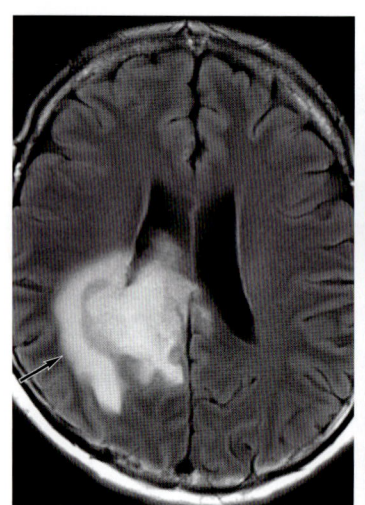

図1-D　FLAIR像
(3T, TR/TI/TE = 12000/2700/93ms, 6mm厚)

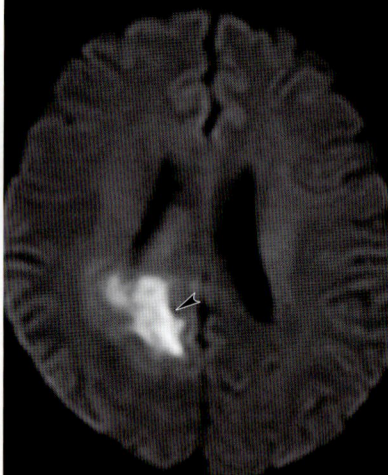

図1-E　拡散強調像
(3T, EPI, TR/TE = 5500/90ms, 6mm厚, $b = 1200s/mm^2$)

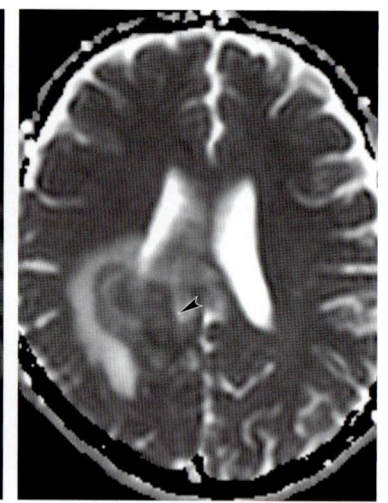

図1-F　ADC map

参考文献
1) Zacharia TT, Law M, Naidich TP, Leeds NE: Central nervous system lymphoma characterization by diffusion-weighted imaging and MR spectroscopy. J Neuroimaging 18: 411-417, 2008.
2) Horger M, Fenchel M, Nägele T, et al: Water diffusivity: comparison of primary CNS lymphoma and astrocytic tumor infiltrating the corpus callosum. AJR 193: 1384-1387, 2009.
3) Okamoto K, Ito J, Ishikawa K, et al: Diffusion-weighted echo-planar MR imaging in differential diagnosis of brain tumors and tumor-like conditions. Eur Radiol 10: 1342-1350, 2000.

悪性リンパ腫

症例　50代，女性．スリッパを履いたつもりでも履けていなかった．車の運転で道順がわからなくなり来院．

MRI読影
A：右頭頂葉白質に境界のやや不明瞭な不均一な低信号病変（→）が認められ，右側脳室は前方へ変位している．
B：造影によりT1強調像（A）で低信号を示す病変（→）の一部が増強効果を示す．
C：病変（→）は高信号を示す．
D：病変（→）は高信号を示すが，内部に弧状の灰白質様の信号が認められる（この部分は増強効果を示す）．
E：病変内部にやや不均一ながら著明な高信号（▸）が認められる．
F：拡散強調像で高信号を示す部分は軽度低信号として認められる（▸）．

●その後の経過・最終診断：生検が行われ悪性リンパ腫（diffuse large B-cell type）と病理組織学的に診断された．メトトレキセート（methotrexate：MTX）の大量化学療法と放射線治療（40Gy）が行われ，増強効果と拡散強調像での高信号は消失した．

● 悪性リンパ腫の一般的知識と拡散画像を中心としたMRI所見

従来中枢神経系の悪性リンパ腫は稀と考えられていたが，ここ30年間でHIV（human immunodeficiency virus）感染患者，臓器移植患者，免疫抑制療法を受ける患者の増加により高齢者を中心に増加している[1)2)]．免疫機能に異常の認められない悪性リンパ腫患者も増えたが，MTXを用いた化学療法と局所放射線療法により予後が改善している（5年生存率37.1％）．

生検で組織診断し，化学療法と放射線治療を行う悪性リンパ腫と，可及的摘出を行う神経膠腫（膠芽腫の5年生存率0〜6％）を術前の画像診断で鑑別することが重要である．また，治療効果判定に拡散強調像が利用される[1)]．

悪性リンパ腫は組織学的に細胞密度が高く，免疫機能に異常のない患者では壊死が認められないことから，頭部CTでは等〜軽度高吸収域，T2強調像では低〜等信号を示すなど画像上の特徴が知られている．壊死のない腫瘍組織のADC低下を反映して拡散強調像では比較的均一な高信号を示す[1)3)]．免疫抑制状態の患者では腫瘍内に壊死を認めるが，壊死部のADC低下も認められる[1)]．

● 鑑別疾患とそのポイント

免疫機能に異常のない患者では，脳原発悪性リンパ腫の3/4が上衣に接する脳室周囲や深部灰白質に発生するが，やはり浸潤性発育を示す神経膠腫との鑑別が問題となる[2)]．

免疫機能に異常のない患者では，悪性リンパ腫は比較的均一な拡散強調像での高信号（ADCの低下）が特徴で，治療により拡散強調像での高信号が低下（ADCは上昇）する[1)]．一方，拡散強調像で高信号を示す膠芽腫（悪性神経膠腫）では，組織学的な不均一さや出血・壊死などを反映して不均一な高信号を示す[3)]．一部重複はあるがADCは悪性リンパ腫＜（悪性）神経膠腫である[2)]．

近年，腫瘤を形成せず浸潤性で不均一な信号強度を示す悪性リンパ腫が多く，鑑別に苦慮するが，壊死の有無が鑑別上重要である．免疫抑制状態の患者では悪性リンパ腫でも壊死が認められ，画像上輪状増強効果など[1)]，悪性神経膠腫に類似した所見を示す．

神経膠芽腫
glioblastoma

（日向野修一）

関連項目 p.274 脳膿瘍

症例1

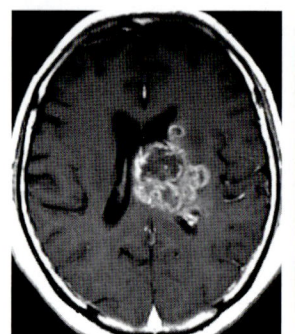

図1-A　造影T1強調像
(SE, TR/TE = 440/14ms)

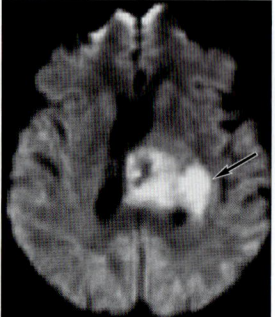

図1-B　isotropic DWI
(EPI, TR/TE = 5000/72ms, $b = 1000s/mm^2$, 6軸印加DTIから計算)

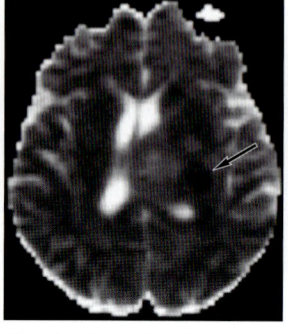

図1-C　ADC (MD) map
（撮像条件は図1-Bと同じ）

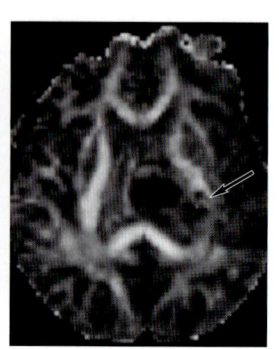

図1-D　FA map
（撮像条件は図1-Bと同じ）

症例2

図2-A　造影T1強調像
(SE, TR/TE = 440/14ms)

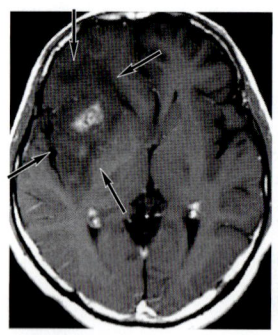

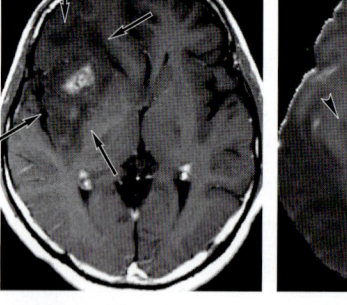

図2-B　ADC map
(EPI, TR/TE = 5000/72ms, $b = 0, 1000s/mm^2$ から計算)

症例
[症例1] 60代，女性．右下肢に不全片麻痺と感覚低下を認めた．
[症例2] 40代，男性．頭痛，嘔気・嘔吐で発症．

MRI読影
[症例1] 図1-A：左視床〜放線冠後部を主体に不均一に造影される不整形腫瘤を認める．
図1-B：腫瘍は不均一ながら全体に比較的高信号を示し，外側部には著明な高信号領域を認める（→）．
図1-C：全体に脳実質に近い信号だが，Bで著明高信号を認めた領域では拡散の低下が著明である（→）．
図1-D：腫瘍は左内包後脚を圧排するとともに，その後部に浸潤しており，拡散異方性が低下している（→）．

[症例2] 図2-A：右島〜前頭葉弁蓋部に不整形の腫瘤を認め（→），中央部に不均一な造影効果を認める．
図2-B：病変は主として高信号で内部に不均一に淡い低信号の領域を認める（▸）．

● その後の経過・最終診断

[症例1] 腫瘍の最小ADC値は $0.596 \times 10^{-3} mm^2/s$ と低く，術後1か月後に再発を認め予後は不良であった．
[症例2] 腫瘍の最小ADC値は $1.07 \times 10^{-3} mm^2/s$ と比較的高く，治療後（手術＋放射線治療）2年以上再発なく経過した．

● 神経膠芽腫（膠芽腫）の一般的知識と拡散画像を中心とした MRI 所見

　　膠芽腫は最も悪性度の高い浸潤性星細胞系腫瘍である（WHO 分類 grade Ⅳ）．成人のテント上腫瘍の中で最も高頻度で，全頭蓋内腫瘍の 12～15％，星細胞系腫瘍の約半数を占める[1]．50 歳以上に多いが（45～70 歳にピーク），あらゆる年齢層に発症し，2 歳以下の小児においても頻度の高い原発性脳腫瘍のひとつでもある．いかなる治療にも抵抗性で，平均生存期間は約 8～12 か月と予後はきわめて不良である．頭痛や性格変化，痙攣発作で発症することが多い．

　　テント上に多く，特に，前頭葉～側頭葉や頭頂葉に好発するが，2 葉以上にわたって進展することも稀でない．脳表から髄膜に浸潤したり，脳室壁に沿って上衣下に浸潤することもある[1]．

　　MRI 所見は多彩であるが，腫瘍内出血と壊死を伴う傾向が高く，多くは不整なリング状，結節状などの造影効果を示す不均一な腫瘤として描出され，周囲の白質に広範な T2 延長領域を伴い，mass effect も強いことが多い[1]．腫瘍内の血管増生を反映して，線状，カーブ状の flow void を認めることもある．拡散強調像では不均一な信号を示すことが多いが，しばしば腫瘍内部に高信号で ADC の低下した領域を含む．

● 鑑別疾患とそのポイント

　　拡散画像では腫瘍の悪性度や予後の予測，神経線維との関係や浸潤の程度を評価できる[2)～4)]．通常の MRI 画像では，膠芽腫と退形成性星細胞腫（grade Ⅲ）との鑑別はしばしば困難であるが，腫瘍の充実性成分における最小 ADC 値は，膠芽腫で有意に低く鑑別の一助となる．また，最小 ADC 値は，腫瘍増殖能の指標である Ki-67 labeling index と有意な逆相関を示し，手術や放射線化学療法などの治療後の予後とも関連し，最小 ADC 値が $0.9～1.0 \times 10^{-3} \mathrm{mm}^2/\mathrm{s}$ 以下の症例では，再発までの期間，生存期間ともに有意に短かく，予後予測に有用と考えられる[2)3)]．

　　拡散テンソル解析による fractional anisotropy（FA）画像や神経線維のカラー表示，tractography などを用いることで，腫瘍近傍部の神経線維との関係が評価でき，神経線維との位置関係，圧排あるいは浸潤の有無もある程度評価できる．腫瘍が線維に浸潤している例では，FA 値の有意な低下が認められる[4]．

　　鑑別診断にて重要なものとして，脳膿瘍と単発性の転移性腫瘍が挙げられる．脳膿瘍は通常，拡散強調像にて内部がほぼ均一な著明高信号を示すため，鑑別に有用である（p.274「脳膿瘍」の項参照）．悪性腫瘍の既往歴のない場合，単発性の転移性腫瘍との鑑別がしばしば問題となる．腫瘍本体の画像所見は類似するものの，腫瘍周囲に広がる"浮腫"領域（T2 延長領域）の ADC 値は膠芽腫が有意に低く，同領域の最小 ADC 値の両者を分けるカットオフ値は $1.3 \times 10^{-3} \mathrm{mm}^2/\mathrm{s}$ とする報告がある[5]．転移性腫瘍では"浮腫"領域が純粋な血管性浮腫であるのに対し，膠芽腫では浮腫だけでなく腫瘍の浸潤も含まれることが多いと考えられるためである．

参考文献

1) 日向野修一：脳実質内腫瘍．高橋 昭喜（編）；脳 MRI 3. 血管障害・腫瘍・感染症・他．学研メディカル秀潤社，p.218-277, 2010.
2) Higano S, Yun X, Kumabe T, et al: Malignant astrocytic tumors: clinical importance of apparent diffusion coefficient in prediction of grade and prognosis. Radiology 241: 839-846, 2006.
3) Murakami R, Sugahara T, Nakamura H, et al: Malignant supratentorial astrocytoma treated with postoperative radiation therapy: prognostic value of pretreatment quantitative diffusion-weighted MR imaging. Radiology 243: 493-499, 2007.
4) Morita N, Wang S, Kadakia P, et al: Diffusion tensor imaging of the corticospinal tract in patients with brain neoplasms. Magn Reson Med Sci 10: 239-243, 2011.
5) Lee EJ, terBrugge K, Mikulis D, et al: Diagnostic value of peritumoral minimum apparent diffusion coefficient for differentiation of glioblastoma multiforme from solitary metastatic lesions. AJR 196: 71-76, 2011.

髄芽腫
medulloblastoma

(岡本浩一郎)

関連項目　p.22 b 値，p.24 ADC，p.32 ADC の正常値，異常を示す疾患一覧

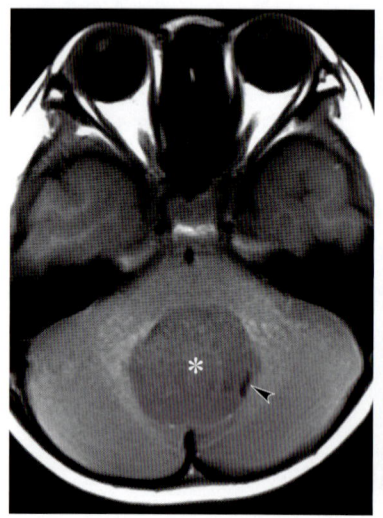

図1-A　T1強調像
(3T，TR/TE = 470/7ms，6mm厚)

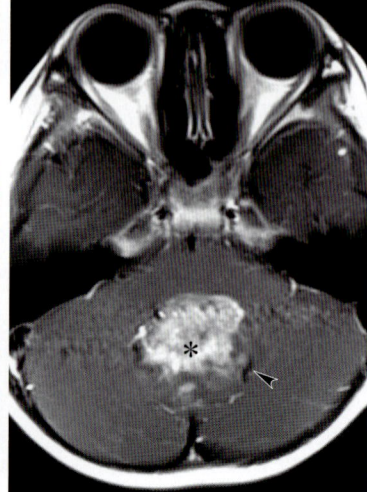

図1-B　造影T1強調像
(3T，TR/TE = 470/7ms，6mm厚)

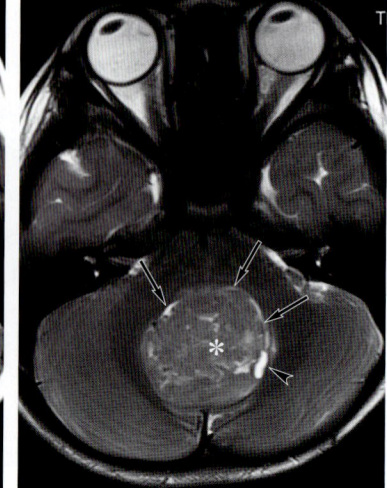

図1-C　T2強調像
(3T，TR/TE = 5000/96ms，6mm厚)

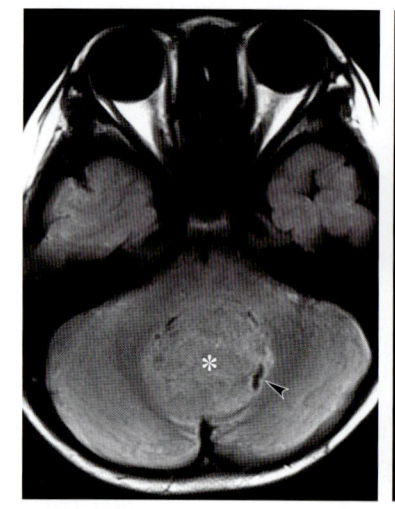

図1-D　FLAIR像
(3T，TR/TI/TE = 12000/2700/93ms，6mm厚)

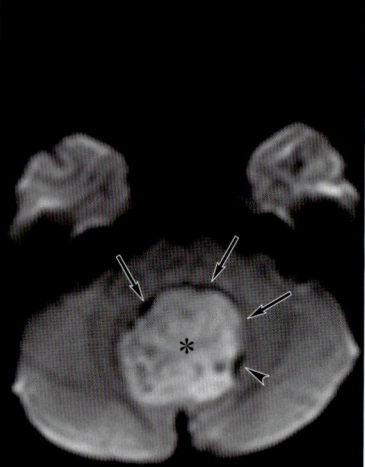

図1-E　拡散強調像
(3T，EPI，TR/TE = 5500/90ms，6mm厚，b = 1200s/mm^2)

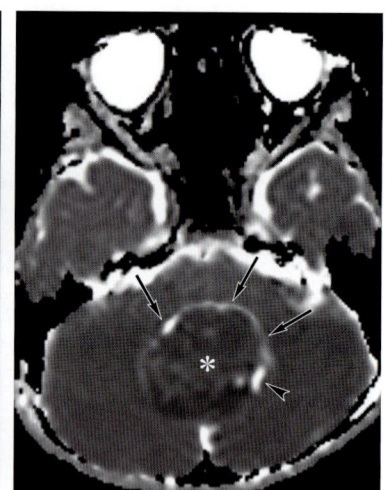

図1-F　ADC map

参考文献
1) Gimi B, Cederberg K, Derinkuyu B, et al: Utility of apparent diffusion coefficient ratios in distinguishing common pediatric cerebellar tumors. Acad Radiol 19: 794-800, 2012.
2) Poretti A, Meoded A, Huisman TA: Neuroimaging of pediatric posterior fossa tumors including review of the literature. J Magn Reson Imaging 35: 32-47, 2012.
3) Okamoto K, Ito J, Ishikawa K, et al: Diffusion-weighted echo-planar MR imaging in differential diagnosis of brain tumors and tumor-like conditions. Eur Radiol 10: 1342-1350, 2000.

| 症例 | 5歳，女児，頭痛と嘔気で来院．

| MRI読影 | A：拡大した第4脳室内に側頭葉皮質と等信号の腫瘍が認められる（＊）．腫瘍と周囲の脳幹〜小脳半球との境界は明瞭である．腫瘍の左外側辺縁部には小さな囊胞部分も見られる（▶）．
B：腫瘍（＊）には不均一ながら比較的強く造影される前方中心部分と，増強効果の弱い後外側部分が認められる．
C：腫瘍（＊）はほぼ灰白質と等信号であるが，内部には多数の小さな高信号や，血管による点状の flow voids，左外側辺縁部には高信号を示す小さな囊胞性部分も認められる（▶）．周囲の脳幹〜中小脳脚との境界には一層の脳脊髄液様高信号が断続的に認められる（→）小脳半球に浮腫などの信号変化は認められない．
D：腫瘍（＊）はほぼ灰白質と等信号であるが，辺縁部に小さな囊胞性部分は低信号を示す（▶）．
E：腫瘍（＊）の内部には小さな低信号域が複数認められるが，腫瘍は全体的に高信号である．腫瘍と脳幹との間には脳脊髄液と同様の低信号域が明瞭に認められる（→）．
F：腫瘍（＊）内部に小さな高信号が数か所認められるが，腫瘍は周囲の脳幹・小脳より低信号であり，増強効果の弱い腫瘍後部がより低信号である．腫瘍と脳幹との間には脳脊髄液と同様の高信号域が明瞭に認められる（→）．

●その後の経過・最終診断：腫瘍は全摘され，病理組織学的に髄芽腫と診断された．標準リスク群として全脳全脊髄照射と化学療法が実施された．

● 髄芽腫の一般的知識と拡散画像を中心とした MRI 所見

小児の固形悪性新生物では，中枢神経系腫瘍が最も多くその約半数は後頭蓋窩に発生する．脳幹腫瘍を除いた小児後頭蓋窩腫瘍の約70％を髄芽腫，上衣腫，毛様細胞性星細胞腫で占める[1]．髄芽腫は小児悪性脳腫瘍では最も多く，小児脳腫瘍の20〜25％，後頭蓋窩腫瘍の約40％を占める浸潤性の胎児性腫瘍で，11〜43％の患者で脊髄播種を認め予後に影響する[2]．3〜4歳，8〜9歳に好発し，10〜15％は1歳までに発症する（男女比2：1）．下小脳虫部から発生し75〜90％は正中で発育するが，10〜15％は小脳半球発生である．細胞密度の高い腫瘍で CT では等〜軽度高吸収域，石灰化は20％に認められる．T1強調像では低〜等信号，T2強調像では低〜等信号である．髄芽腫の7.5％で増強効果を認めないが，多くは不均一〜均一，軽度〜高度の増強効果を示す．50％では囊胞を認めるが，小さな囊胞で多発する[2]．多くの髄芽腫で ADC は正常小脳以下で[1]，拡散強調像で高信号を示す[2,3]．

● 鑑別疾患とそのポイント

主に第4脳室内発育をする上衣腫との鑑別が問題になる．上衣腫は Magendie 孔，Luschka 孔を介して延髄周囲に，時に Monro 孔から上位頸髄周囲に進展する傾向がある．50％の上衣腫で石灰化が認められ，古い出血，囊胞・壊死により上衣腫の MRI 信号強度は不均一で，増強効果も不均一なことが多い[2]．

非定型奇形腫様/ラブドイド腫瘍 (atypical teratoid rhabdoid tumor：AT/RT) は高度悪性小児脳腫瘍で2歳未満に好発する．急速に増大して早期に転移し，数か月で死亡する．約60〜70％は天幕下発生で小脳半球に好発する．画像上髄芽腫に類似するが，石灰化，囊胞・壊死，出血により不均一で増強効果も不均一で強い[2]．

ADC は一般に AT/RT ＜髄芽腫＜上衣腫＜毛様細胞性星細胞腫である[1-3]．

髄膜腫
meningioma

(岡本浩一郎)

関連項目　p.22 b 値，p.24 ADC，p.32 ADC の正常値，異常を示す疾患一覧

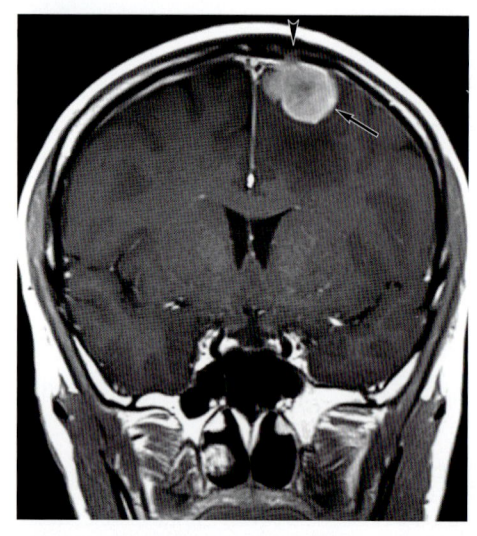

図 1-A　造影 T1 強調冠状断像
(3T，TR/TE = 470/7ms，3mm 厚)

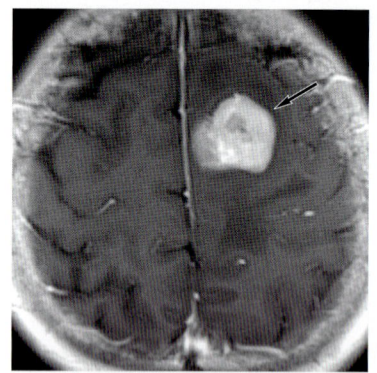

図 1-B　造影 T1 強調像
(3T，TR/TE = 470/7ms，6mm 厚)

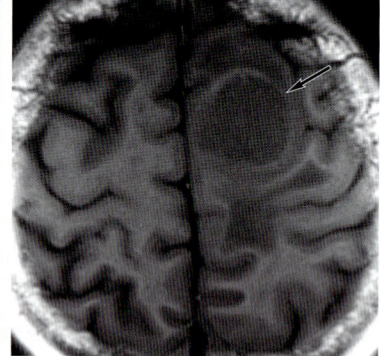

図 1-C　T1 強調像
(3T，TR/TE = 470/7ms，6mm 厚)

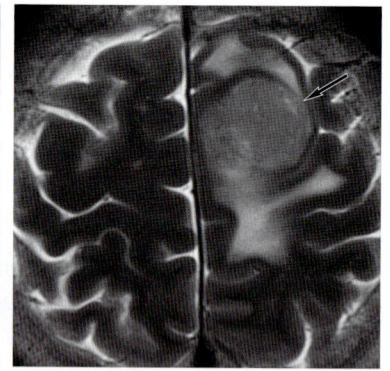

図 1-D　T2 強調像
(TR/TE = 5000/96ms，6mm 厚)

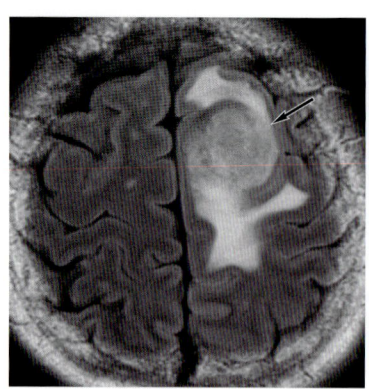

図 1-E　FLAIR 像
(TR/TI/TE = 12000/2700/93ms，6mm 厚)

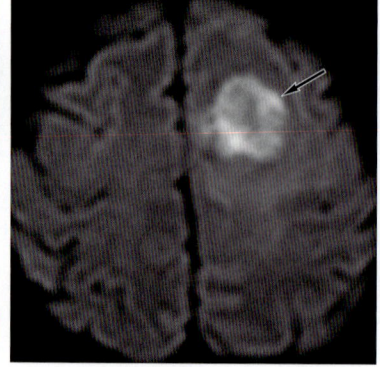

図 1-F　拡散強調像
(EPI，TR/TE = 5500/90ms，6mm 厚，$b = 1200s/mm^2$)

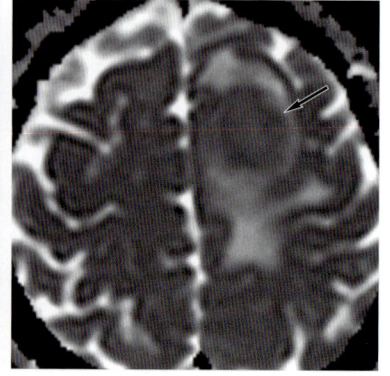

図 1-G　ADC map

| 症例 | 40代，女性．歩行時に突然，一過性（1〜2分程度）の右下肢脱力が生じたため受診．|

| MRI読影 |
| A：左大脳半球円蓋部から左前頭葉に陥入するように均一な増強効果を示す腫瘍が認められ（→），半卵円中心には浮腫による軽度低信号域が認められる．左側脳室前角は軽度下方へ圧排されている．腫瘍は一部頭蓋骨内に進展している（▶）．
B：腫瘍は全体が強く造影される（→）．内部に増強効果の少し弱い小さな部分が認められる．
C：腫瘍は均一な軽度低信号を示す（→）．
D，E：腫瘍はほぼ均一な軽度高信号域として認められ（→），周囲の白質に浮腫による高信号が認められる．
F：腫瘍はやや不均一な高信号として認められる（→）．
G：腫瘍は正常白質と等〜軽度高信号を示す（→）．浮腫は高信号域として認められる．
●その後の経過・最終診断：手術で全摘（Simpson grade I）され，病理組織学的に線維芽細胞性髄膜腫と診断された．|

● 髄膜腫の一般的知識と拡散画像を中心としたMRI所見

　髄膜腫は脳腫瘍の16〜20%を占める．77〜78%は良性（WHO grade I），14〜20.4%が異型髄膜腫（WHO grade II），1.6〜9%が退形成性髄膜腫（WHO grade III）である[1)2)]．術後5年間での局所再発率は良性髄膜腫（WHO grade I）で12%，異型髄膜腫（WHO grade II）は40%と高い[1)]．髄膜腫はMRIでは比較的均一な信号強度（T1強調像：軽度低〜等信号，T2強調像：軽度低〜高信号）と増強効果を示し，dural tail signを伴う．良性髄膜腫は拡散強調像で等〜軽度高信号[1)3)]，異型髄膜腫は全例で高信号を示す[1)]．ADCは良性＞異型・退形成性髄膜腫で，ADC mapでは良性髄膜腫は等〜高信号，異型髄膜腫は低〜高信号であり，低信号の場合は悪性・異型髄膜腫である[1)2)]．正常対側や正常白質とのADC比は良性＞異型＞退形成性髄膜腫である[1)2)]．組織亜型では血管形成型・分泌型髄膜腫のADCは他の亜型より高い[2)]．

● 鑑別疾患とそのポイント

　中枢神経系原発の血管周皮腫（hemangiopericytoma，WHO grade II）は画像上髄膜腫に類似する稀な腫瘍（全脳腫瘍の1%未満）で再発率が高い．分葉状で内部にvascular flow voidsを認め，溶骨性変化が見られる．dural tail signや骨過形成は認められない．拡散強調像では等信号，最小ADC値は髄膜腫＜血管周皮腫である[4)]．

　孤立性線維性腫瘍（solitary fibrous tumor）は，組織学的・免疫組織学的に血管周皮腫に類似するが，細胞密度は中等度で血管周皮腫より低い．MIB-1/Ki67 indexと再発率は血管周皮腫より低く転移は少ない．T2強調像で低信号部分が認められ，dural tail signを認めることも多い．拡散強調像の報告は少ないが，実質性部分は高信号を示す[5)]．

参考文献

1) Toh CH, Castillo M, Wong AM, et al: Differentiation between classic and atypical meningiomas with use of diffusion tensor imaging. AJNR 29: 1630-1635, 2008.
2) Yin B, Liu L, Zhang BY, et al: Correlating apparent diffusion coefficients with histopathologic findings on meningiomas. Eur J Radiol 81: 4050-4056, 2012.
3) Okamoto K, Ito J, Ishikawa K, et al: Diffusion-weighted echo-planar MR imaging in differential diagnosis of brain tumors and tumor-like conditions. Eur Radiol 10: 1342-1350, 2000.
4) Liu G, Chen ZY, Ma L, et al: Intracranial hemangiopericytoma: MR imaging findings and diagnostic usefulness of minimum ADC values. J Magn Reson Imaging. 2013 Mar 5. (doi: 10.1002/jmri.24075)
5) Clarençon F, Bonneville F, Rousseau A, et al: Intracranial solitary fibrous tumor: imaging findings. Eur J Radiol 80: 387-394, 2011.

256　10. 脳腫瘍

Germinoma

(岡本浩一郎)

関連項目　p.22 *b* 値，p.24 ADC，p.32 ADC の正常値，異常を示す疾患一覧

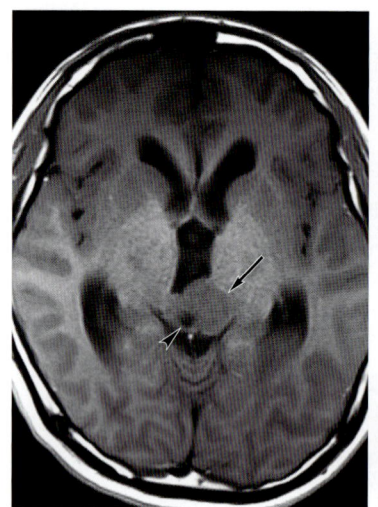

図 1-A　T1 強調像
(TR/TE = 470/7ms，6mm 厚)

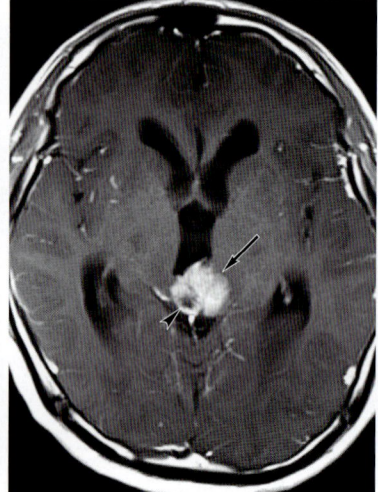

図 1-B　造影 T1 強調像
(TR/TE = 470/7ms，6mm 厚)

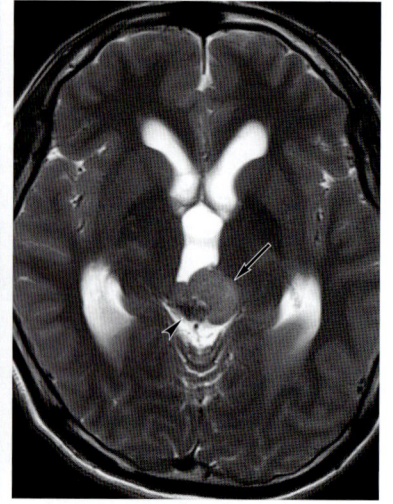

図 1-C　T2 強調像
(TR/TE = 5000/96ms，6mm 厚)

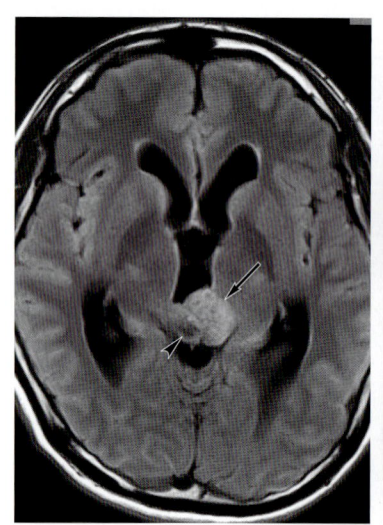

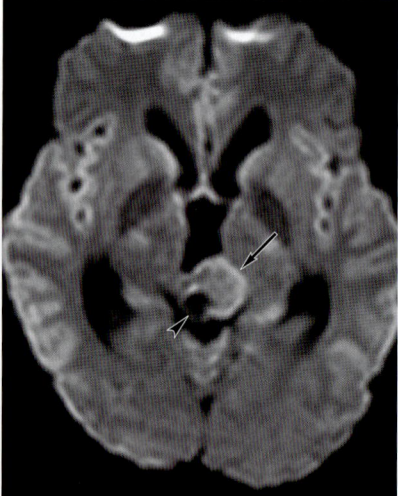

図 1-D　FLAIR 像
(TR/TI/TE = 12000/2700/93ms，6mm 厚)

図 1-E　拡散強調像
(EPI，TR/TE = 5500/90ms，6mm 厚，$b = 1200s/mm^2$)

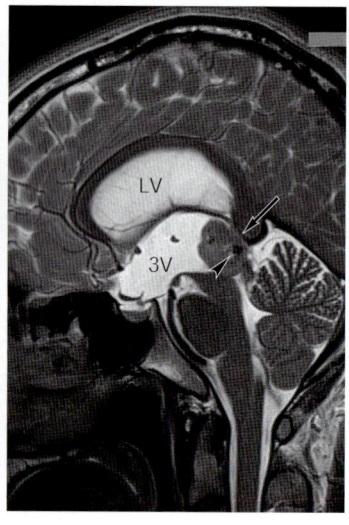

図 1-F　T2 強調正中矢状断像
(TR/TE = 5000/96ms，3mm 厚)

症例
20代，男性．2週間前から朝，左側頭部痛，嘔気・嘔吐が持続するため受診．

MRI読影
A：松果体部やや左側寄りに円形で灰白質と等信号の腫瘍が認められる（→）．腫瘍内の右後部には松果体の石灰化による低信号が認められる（▶）．側脳室と第3脳室は軽度拡大している（水頭症）．

B：造影剤投与により，腫瘍は全体にほぼ均一な増強効果を示す（→）．石灰化による低信号部分は造影されない（▶）．

C, D：腫瘍はほぼ均一な灰白質と等信号を示す（→）．石灰化部分は低信号である（▶）．周囲に浸潤を示唆する浮腫性高信号域は認められない．側脳室と第3脳室は軽度拡大しているが，脳室周囲に高信号域は認められない．

E：腫瘍の辺縁部は軽度高信号を示し（→），内部は軽度不均一な白質〜灰白質と等信号を示す．石灰化部分は無信号として少し大きく認められる（▶）．

F：灰白質と等信号の腫瘍は四丘体を後方に圧排するように認められる（→）．石灰化部分は低信号である（▶）．周囲に浸潤を示唆する浮腫性高信号域は認められない．側脳室（LV）と第3脳室（3V）は拡大している．

● その後の経過・最終診断：内視鏡下に生検と第3脳室底開窓術が行われた．採取された数個の組織片は病理組織学的にいずれも germinoma（pure germinoma）と診断された．脳脊髄液細胞診で腫瘍細胞は検出されず，全脳全脊髄放射線治療が行われて完全寛解になった．

● Germinoma の一般的知識と拡散画像を中心とした MRI 所見

原発性頭蓋内 germinoma は稀な脳腫瘍で小児〜若年成人に発生し，日本では頭蓋内腫瘍の約 2.1 〜 4.5％，小児脳腫瘍の 4.5 〜 12.7％ を占める．germinoma は正中線上の松果体部と鞍上部に好発する．松果体腫瘍の半数以上が germinoma（男女比 10：1）で，水頭症（中脳水道狭窄）や Parinaud 徴候（中脳被蓋の圧迫）を来す．鞍上部 germinoma では尿崩症や視力障害で発症する．大脳基底核や視床にも発生する（4 〜 14％）[1]．

松果体部 germinoma は単純 CT で軽度高吸収域，MRI では比較的境界明瞭な分葉状腫瘍で，周囲に浸潤性変化を伴うこともある．T1 強調像では灰白質と比べ軽度低〜等信号，T2 強調像では等〜軽度高信号を示す．ADC は germinoma ≦ 正常脳で拡散強調像では等〜高信号を示す[1〜3]．

● 鑑別疾患とそのポイント

松果体実質細胞腫瘍では，松果体細胞腫は拡散強調像で等信号であるが，松果体芽腫は ADC 低下により高信号を示す[2]．小児では germinoma と松果体芽腫の鑑別が必要であるが，松果体芽腫は嚢胞成分が少ないなどにより腫瘍全体の ADC は germinoma より低値である[4]．拡散強調像で高信号を示す腫瘍で 30 歳以上の場合，悪性リンパ腫を疑う[2]．

参考文献
1) Okamoto K, Ito J, Ishikawa K, et al: Atrophy of the basal ganglia as the initial diagnostic sign of germinoma in the basal ganglia. Neuroradiology 44: 389-394, 2002.
2) Okamoto K, Ito J, Ishikawa K, et al: Diffusion-weighted echo-planar MR imaging in differential diagnosis of brain tumors and tumor-like conditions. Eur Radiol 10: 1342-1350, 2000.
3) Douglas-Akinwande AC, Ying J, Momin Z, et al: Diffusion-weighted imaging characteristics of primary central nervous system germinoma with histopathologic correlation: a retrospective study. Acad Radiol 16: 1356-1365, 2009.
4) Dumrongpisutikul N, Intrapiromkul J, Yousem DM: Distinguishing between germinomas and pineal cell tumors on MR imaging. AJNR 33: 550-555, 2012.

転移性脳腫瘍
metastatic brain tumors

(岡本浩一郎)

関連項目 p.22 b値, p.24 ADC, p.32 ADCの正常値，異常を示す疾患一覧, p.242 総論（10章 脳腫瘍）

症例1

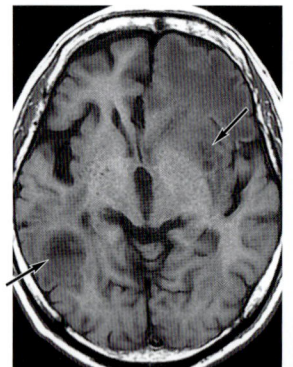

図1-A　T1強調像
(1.5T, TR/TE＝500/12ms, 6mm厚)

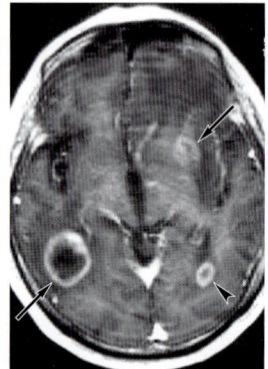

図1-B　造影T1強調像
(1.5T, 3D-GRE再構成画, TR/TE＝7.9/4.2ms, FA 15, 6mm厚)

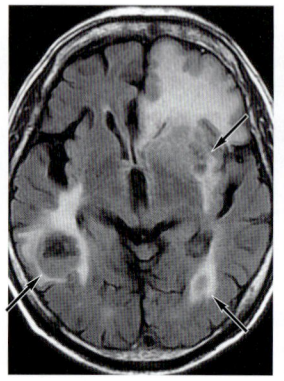

図1-C　FLAIR像
(1.5T, TR/TI/TE＝8002/2000/126ms, 6mm厚)

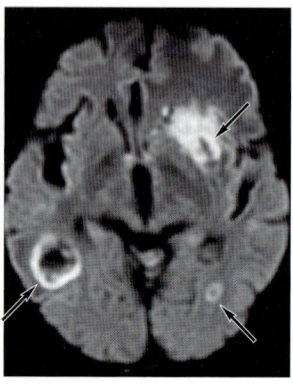

図1-D　拡散強調像
(1.5T, EPI, TR/TE＝6000/73ms, 6mm厚, b＝1200s/mm^2)

症例2

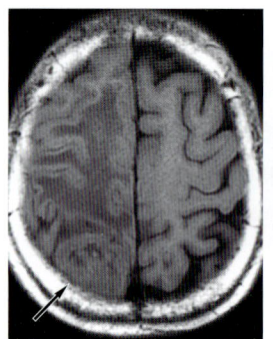

図2-A　T1強調像
(1.5T, TR/TE＝520/12.5ms, 6mm厚)

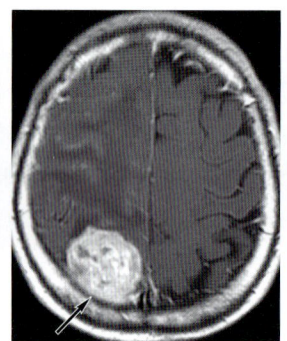

図2-B　造影T1強調像
(1.5T, TR/TE＝691/12ms, 4mm厚)

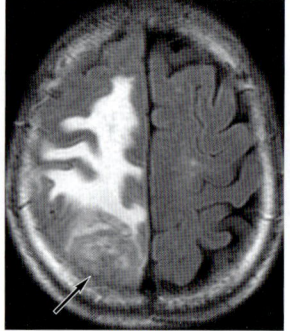

図2-C　FLAIR像
(1.5T, TR/TI/TE＝10000/2650/140ms, 6mm厚)

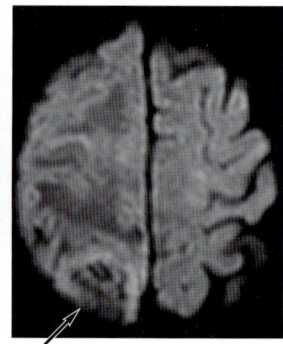

図2-D　拡散強調像
(1.5T, EPI, TR/TE＝3000/75ms, 6mm厚, b＝1000s/mm^2)

参考文献

1) Lee EK, Lee EJ, Kim MS, et al: Intracranial metastases: spectrum of MR imaging findings. Acta Radiol 53: 1173-1185, 2012.
2) Okamoto K, Ito J, Ishikawa K, et al: Diffusion-weighted echo-planar MR imaging in differential diagnosis of brain tumors and tumor-like conditions. Eur Radiol 10: 1342-1350, 2000.
3) Hayashida Y, Hirai T, Morishita S, et al: Diffusion-weighted imaging of metastatic brain tumors: comparison with histologic type and tumor cellularity. AJNR 27: 1419-1425, 2006.
4) Duygulu G, Ovali GY, Çalli C, et al: Intracerebral metastasis showing restricted diffusion: correlation with histopathologic findings. Eur J Radiol 74: 117-120, 2010.

| 症　例 | [症例1] 60代，男性．肺小細胞癌の多発脳転移．活気がなく会話がかみ合わないため受診．
[症例2] 80代，女性．胃癌（腺癌）．10年前に胃癌摘出術を受けた．最近転倒しやすく，食欲が低下したため受診．|

| MRI読影 | [症例1] | 図1-A：左前頭葉皮質下白質を中心に軽度低信号域が広がり同部の腫脹も認められる．左島皮質下には小さな円形の低信号域（→）が認められる．右後部側頭葉の皮質下には液面形成を示す低信号域（→）が認められる．
図1-B：動きによるアーチファクトが認められるが，右後部側頭葉（→），左後部側頭葉（▶），左島皮質下（→）に輪状増強効果を示す多発腫瘍を認める．
図1-C：腫瘍は周囲の浮腫性変化による高信号域内に低信号として認められる（→）．
図1-D：腫瘍の内部には壊死性変化による低信号を認めるが，辺縁部には高信号が認められる（→）．|
| | [症例2] | 図2-A：右頭頂部に等信号の腫瘍が認められる（→）．内部に小さな不整形低信号域が認められ，半卵円中心に広範囲な低信号域が認められる．
図2-B：右頭頂部の腫瘍（→）は不均一な増強効果を示す．接する硬膜に明らかなdural tail signは認められない．
図2-C：腫瘍（→）は等信号を示し，内部に軽度高信号域を認める．半卵円中心には浮腫性高信号域が広がっている．
図2-D：腫瘍（→）の辺縁部は灰白質と等信号であるが，内部に不均一な低信号を認める．|

●その後の経過・最終診断

[症例1] 入院時の胸部単純写真で肺癌が疑われ，脳腫瘍摘出後に肺小細胞癌の診断が確定した．
[症例2] 腫瘍は全摘され，病理組織学的に腺癌と診断された．その後全脳照射が行われ，症状は消失した．

● 転移性脳腫瘍の一般的知識と拡散画像を中心としたMRI所見

　　転移性脳腫瘍は成人の脳腫瘍では最も多い．頭蓋のいずれの部位にも生じるが，脳実質内腫瘍のことが最も多く，皮質／皮質下白質境界部や分水嶺領域に好発する．多発が特徴であるが，15～50%の例では単発である[1]．原発巣は肺癌・乳癌・消化器癌が多く，肺癌や悪性黒色腫などでは無症候で，脳が唯一の転移先のこともあり，肺癌などでは転移性脳腫瘍が原発巣より先に発見される．

　　転移性脳腫瘍の大きさや画像所見は多様であるが，比較的境界明瞭で造影剤増強効果を示す球状の腫瘍として認められることが多い．周囲に強い浮腫を伴うが，皮質など灰白質の小さな転移では浮腫を認めない[1]．

　　拡散強調像では多くの転移性脳腫瘍の実質性部分は軽度低～等信号である．肺癌（小細胞癌，大細胞神経内分泌癌），一部の乳癌や大腸癌，睾丸悪性奇形腫からの脳転移では，拡散強調像での高信号やADC低下が報告されている[2]～[4]．一方，原発巣の組織像を反映し，線維性成分が多い悪性組織球症の転移性脳腫瘍では低信号を示すなど原発巣の組織像を反映する[2]．

● 鑑別疾患とそのポイント

　　原発巣の知られていない患者で，充実性脳腫瘍が拡散強調像で高信号を示す場合，悪性リンパ腫と肺癌（小細胞癌・大細胞神経内分泌癌）などとの鑑別が必要になる．免疫機能に異常の認められない患者の悪性リンパ腫では，比較的均一な信号で大きな壊死・嚢胞形成は認められない．

　　不整な輪状増強効果を示す場合，膠芽腫との鑑別が必要である．膠芽腫の場合，周囲の浮腫性部分に細胞浸潤が認められ，転移性脳腫瘍の場合には認められないことから，浮腫領域の最小ADCが鑑別に有用である（p.242「総論」参照）．

その他の脳腫瘍・脳腫瘍類似疾患
低信号を示す脳腫瘍
other brain tumors or tumor-like diseases showing hypointensity on diffusion-weighted images

(岡本浩一郎)

関連項目　p.22 b値，p.24 ADC，p.32 ADC の正常値，異常を示す疾患一覧，p.242 総論（10章 総論）

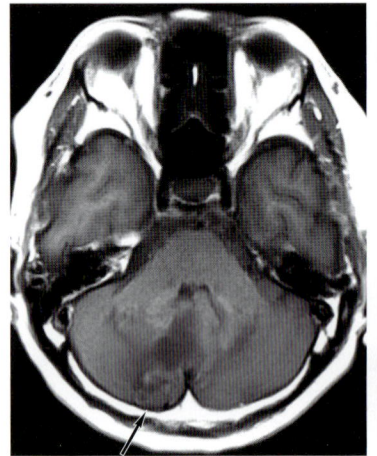

図 1-A　T1強調像
(3T, TR/TE = 470/7ms, 3mm厚)

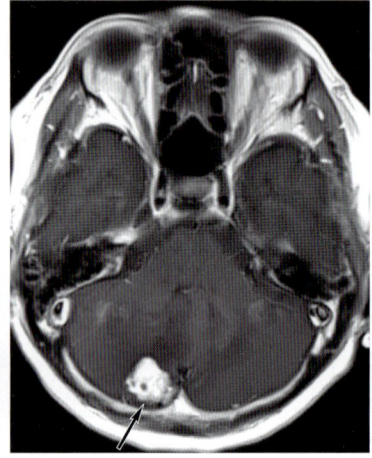

図 1-B　造影 T1 強調像
(3T, TR/TE = 470/7ms, 6mm厚)

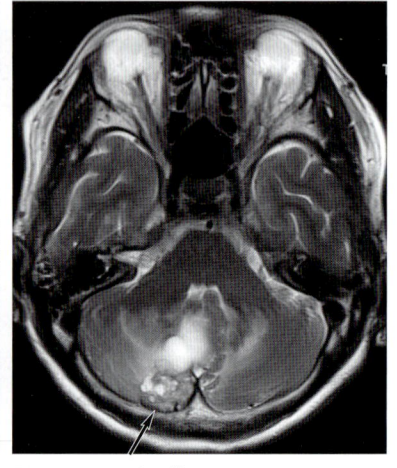

図 1-C　T2強調像
(3T, TR/TE = 5000/96ms, 6mm厚)

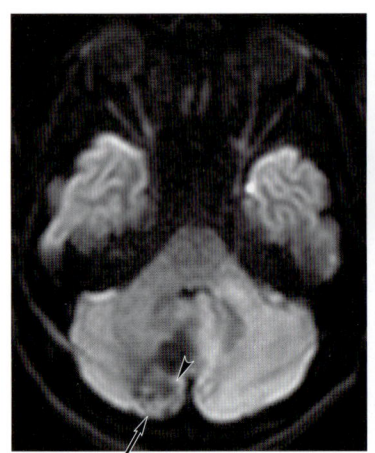

図 1-D　拡散強調像
(3T, EPI, TR/TE = 5500/90ms, 6mm厚, $b = 1200s/mm^2$)

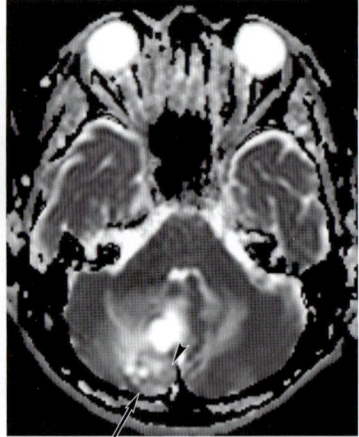

図 1-E　ADC map

| 症例 | 血管芽腫（hemangioblastoma）：60代，女性．5年前，買い物中に突然のめまい感があり前医受診．頭部MRIで1cmの小脳腫瘍を指摘されたが，症状消失して経過観察されていた．腫瘍が徐々に増大してきたため紹介され受診． |

| MRI読影 | A：右小脳半球の内側後部に不均一な低～等信号の腫瘍が認められる（→）．腫瘍の前方，小脳虫部右側には低信号域が認められ，小脳半球白質には両側性に軽度低信号域が認められる．
B：腫瘍は内部に小さな非造影部分を含むが（→），ほぼ全体が強く造影される．
C：腫瘍内部に高信号を示す複数の小囊胞が認められるが（→），実質性部分は小脳とほぼ等信号である．前方には大きめな囊胞が認められ，小脳虫部の右側や小脳白質など周囲に浮腫性変化による高信号域が両側性に認められる．
D：囊胞性部分に加え，腫瘍実質性部分にも明らかな低信号部分が認められる（▸）．
E：実質性部分はやや不均一な軽度高信号を示す（▸）． |

● 血管芽腫の一般的知識と拡散画像を中心としたMRI所見

血管芽腫は成人の原発性小脳腫瘍では最も頻度が高い．von Hippel-Lindau病に合併する場合20～40歳，合併しない場合40～60歳で発症する[1]．血管芽腫は境界明瞭で強い増強効果を示し，転移性脳腫瘍との鑑別が問題になる．血管芽腫では他の小脳腫瘍と異なり，強く造影される実質性部分に拡散強調像で明瞭な低信号域（ADC上昇）を認めるのが特徴である[2]．

参考文献

1) Slater A, Moore NR, Huson SM: The natural history of cerebellar hemangioblastomas in von Hippel-Lindau disease. AJNR 24: 1570-1574, 2003.
2) Quadery FA, Okamoto K: Diffusion-weighted MRI of haemangioblastomas and other cerebellar tumours. Neuroradiology 45: 212-219, 2003.

その他の脳腫瘍・脳腫瘍類似疾患
著明な高信号を示す脳腫瘍
other brain tumors or tumor-like diseases showing marked hyperintensity on diffusion-weighted images

(岡本浩一郎)

関連項目 p.22 b 値,p.24 ADC,p.32 ADC の正常値,異常を示す疾患一覧,p.242 総論(10章 脳腫瘍)

症例1

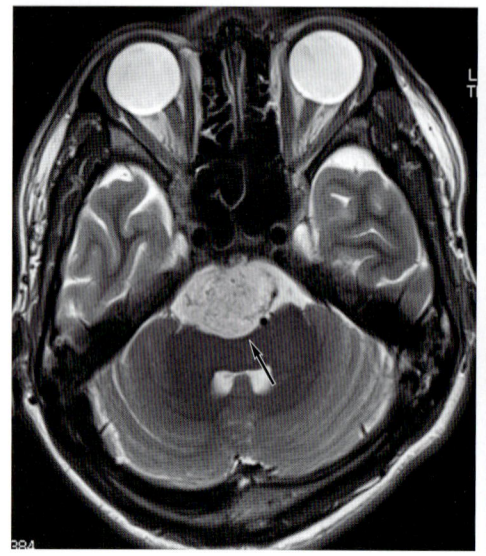

図1-A T2強調像
(3T, TR/TE=4500/88ms, 3mm厚)

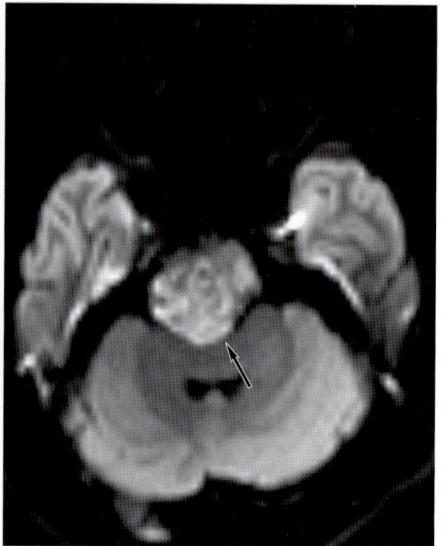

図1-B 拡散強調像
(3T, EPI, TR/TE=9100/85ms, 3mm厚, $b=1000s/mm^2$)

症例2

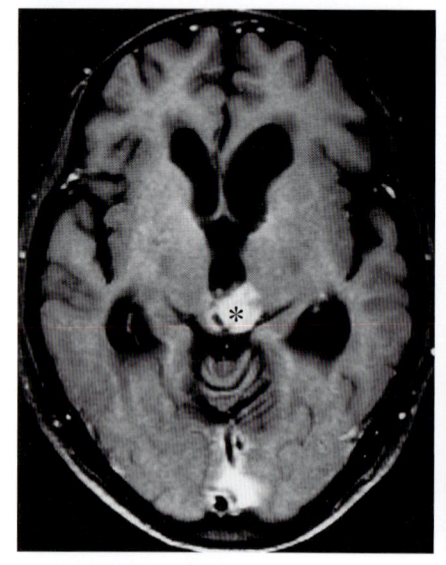

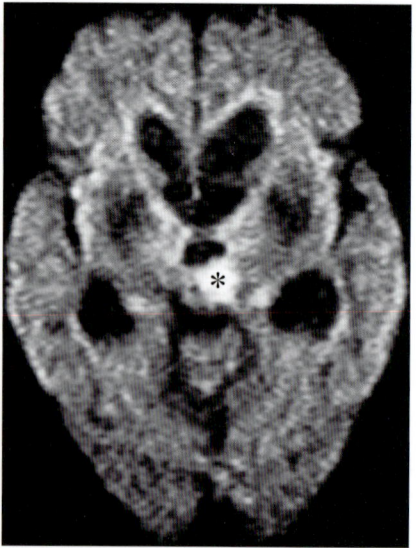

図2-A 造影T1強調像
(1.5T, TR/TE=450/15ms, 3mm厚, 脂肪抑制併用)

図2-B 拡散強調像
(1.5T, PI, TE=135ms, 6mm厚, $b=1200s/mm^2$, MPGはz軸の1方向)

● 著明な高信号を示す脳腫瘍

脳腫瘍のうち，すでに述べたもの以外についても著明な高信号を示す腫瘍がある（p.244「総論」表1）．本項目ではそれらのうち，脊索腫と松果体芽腫について述べる．

症例
[症例1] 脊索腫（chordoma）：10代後半，男性．右頭頂部のズキズキする頭痛で受診．
[症例2] 松果体芽腫（pineoblastoma）：70代，女性．身体の動揺感，歩行障害を主訴に受診．

MRI読影
[症例1] 図1-A：橋前槽内にほぼ脳脊髄液と同様の高信号を示す腫瘍性が認められるが（→），内部には小さな点状低〜等信号が多数認められる．橋は腫瘍により後方へ，脳底動脈は左後方へ圧排されているが，浮腫などによる信号変化は認められない．
図1-B：腫瘍は内部に多数の小さな低信号を含む不均一な高信号として認められる（→）．
[症例2] 図2-A：松果体部，やや左側寄りに造影される腫瘍を認める（＊）．
図2-B：松果体部のやや左側寄りに認められる腫瘍は拡散強調像で著明な高信号を示す（＊）．

● 脊索腫の一般的知識と拡散画像を中心としたMRI所見

原発性頭蓋底腫瘍の脊索腫は脊索遺残組織由来で斜台に発生し，軟骨肉腫は間葉系由来で錐体後頭軟骨結合部に好発する．脊索腫と軟骨肉腫は組織発生が異なり予後も異なるが（脊索腫は再発が多く予後不良），画像上類似し鑑別が必要である[1]．

脊索腫では粘液様基質，軟骨肉腫では軟骨様組織によるT2強調像での著明な高信号部分（ADC上昇：脊索腫＜軟骨肉腫）を示す[1]．拡散強調像ではT2 shine-throughにより高信号になる[2]．未分化脊索腫はT2強調像で低信号，ADCは低値である[1]．

● 松果体芽腫の一般的知識と拡散画像を中心としたMRI所見

松果体部腫瘍の47％をgerminomaが占め，松果体細胞腫（8％），松果体芽腫（5.2％）と続く[3]．松果体芽腫は小児に好発し，松果体実質性腫瘍の約半数を占め，播種を来しやすく最も悪性の松果体腫瘍である．組織学的に細胞密度が高く，腫瘍細胞の核／細胞質比は高い．ADCは低く，拡散強調像では高信号になる．小児の松果体腫瘍ではgerminomaも同様の所見であるが，細胞密度や核／細胞質比は松果体芽腫より低く囊胞性変化が多く認められるなど，腫瘍全体でADCは松果体芽腫より高い[4]．

参考文献
1) Yeom KW, Lober RM, Mobley BC, et al: Diffusion-weighted MRI: distinction of skull base chordoma from chondrosarcoma. AJNR 34: 1056-1061, 2013.
2) Okamoto K, Ito J, Ishikawa K, et al: Diffusion-weighted echo-planar MR imaging in differential diagnosis of brain tumors and tumor-like conditions. Eur Radiol 10: 1342-1350, 2000.
3) Committee of brain tumor registry of Japan (1984-2000): Report of brain tumor registry of Japan (1984-2000), 12th ed. Neurol Med-Chir 49(suppl): S1-S96, 2009.
4) Dumrongpisutikul N, Intrapiromkul J, Yousem DM: Distinguishing between germinomas and pineal cell tumors on MR imaging. AJNR 33: 550-555, 2012.

脳腫瘍の diffusion tensor tractography
diffusion tensor tractography of brain tumor

(山田　惠)

関連項目　p.168〜177 tractography の描き方

A〜C　矢状断

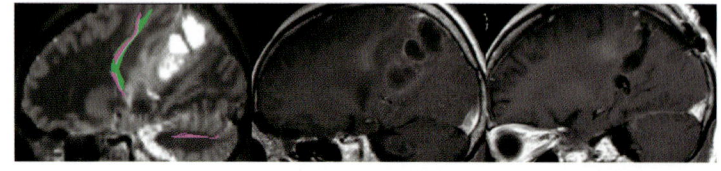

A　tractography（術前）
B　造影 T1 強調像（術前）
C　腫瘍摘出術後

図1　50代，女性の glioblastoma 術前検査として行われた画像
矢状断の画像にて運動（紫色）および感覚線維（緑色）の両者が病変の前方に圧排されるようにして走行することが確認可能である．術前にこの事実がわかることで術中の電気生理学的検査（sensory / motor evoked potential）の使用を大幅に減らすことが可能であり，ひいては手術操作の簡素化とスピードアップにつながる．

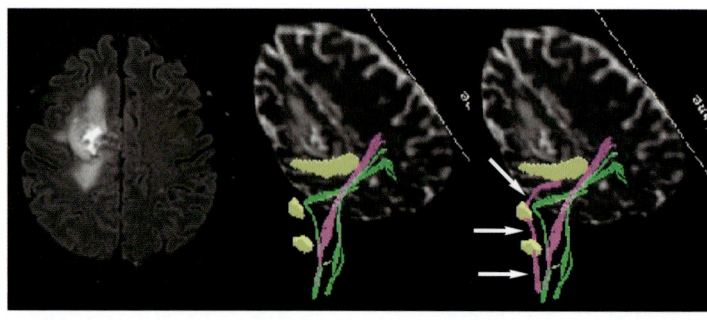

FLAIR 像　　FA = 0.3　　FA = 0.25

図2　右側の運動線維の描出が通常の当施設での stop criteria（FA = 0.3, IP = 0.85）により描出されなかった症例
関心領域は3か所に設置されており，上から順番に皮質，橋，延髄に存在する．図はこれを左下方から見上げたものである．FA = 0.3 では運動線維の描出が見られないが，FA = 0.25 に低下させてやることで運動線維（→）が描出されていることがわかる．

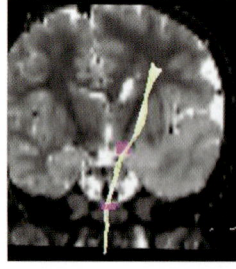

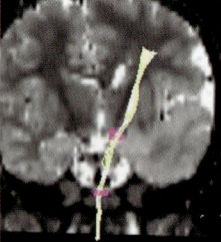

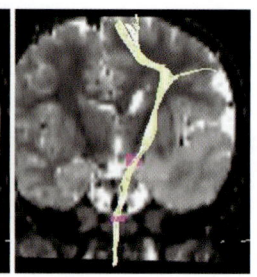

FA, IP = 0.3, 0.85　　FA, IP = 0.25, 0.65　　FA, IP = 0.2, 0.450

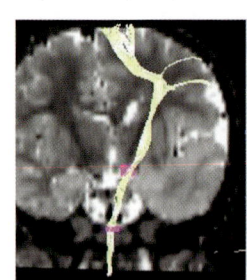

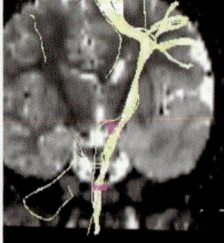

FA, IP = 0.15, 0.35　　FA, IP = 0.01, 0.25　　FA, IP = 0.05, 0.15

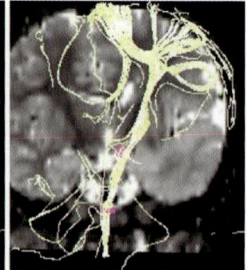

図3　stop criteria である FA や IP を変化させることによる tract の描出のされ方
stop criteria を甘くすることにより描出される tract が増加していることがこの図よりわかる．しかしこれに伴い明らかに解剖学的に奇異な tract が描出されている点に着目願いたい．どのレベルまで許容するかというのは解剖学的知識をベースにして判定がなされる．

参考文献
1) Yamada K, Kizu O, Ito H, et al: Tractography for arteriovenous malformations near the sensorimotor cortices. AJNR 26: 598-602, 2005.
2) Kinoshita M, Yamada K, Hashimoto N, et al: Fiber-tracking does not accurately estimate size of fiber bundle in pathological condition: initial neurosurgical experience using neuronavigation and subcortical white matter stimulation. Neuroimage 25: 424-429, 2005.

● 術前検査としての tractography

　脳腫瘍に対するtractographyの有用性は最近の研究にて周知のものとなった．臨床応用としては主にmotor tractの描出に威力を発揮するが，視放線に関する検討もなされている．言語野を含む高次機能に関しては今後の検討が必要と思われる．錐体路の評価をするにあたって関心領域の設置に関する注意事項に関してはすでに述べた通りである（p.168～177「tractographyの描き方」参照）．

　腫瘍によるmotor tractへの影響の様式はさまざまである．同じ大きさの腫瘍でも運動線維に対する圧排のみで浸潤がない症例もあれば，圧排が軽度でも直接浸潤が見られる症例も存在する．この多様性のため術前にmotor tractの位置を事前に推察するのは困難であり，したがってtractographyを使って検討を加えておく価値がある．図1には相当な大きさの腫瘍であるにもかかわらず直接浸潤よりも圧排と偏位が主たる所見であったケースを提示する．

● Mass effect が著明な場合

　占拠性病変の存在によるmass effectで脳回や脳溝の変形が起きている場合は，頭頂のレベルにおける中心溝の同定に難渋することがある．中心溝の位置がわからない場合や不確実性が存在する場合の対処方法としては2つ考えられる．まず第1に，脳表に関心領域を用いず，脳幹部や内包後脚そして半卵円中心に関心領域を移すことである[1]．第2の方法は脳表の関心領域を通常よりも数倍程度大きめにとり，関心領域のカバー範囲に安全域を設けることである．どちらの方法を用いても運動野の領域を越えての周辺に扇状に広がるtractが出現することが多く，したがって運動線維の描出という観点からは特異性にかけるtractの描出に終わってしまうことが多い．あまり多くのtractが描出される場合はfractional anisotropic（FA）とベクトルの内積の条件をより厳しいものに設定することで描出されたtractのeditingを行う（p.168～177「tractographyの描き方」参照）．運動線維のFAは他の領域と比べて高い傾向にあるため，条件を厳しくしても残ってくるtractが運動線維を見ている可能性が高い傾向にある．これを確認するためにfMRIが有用である可能性はある．

● Vasogenic edema が存在する場合

　浮腫は脳実質のFAに低下させるため，tractographyの描出を困難とすることがある．このような場合はstop criteriaのFA値を少し低下させてやると良い．例えば，通常FA = 0.3に設定していた場合は0.25程度に低下させることでtractが描ける症例が少なからず存在する．神経膠腫の周囲に広がる腫瘍浸潤によるT2強調像やFLAIR像での高信号域にも同じ原則が当てはまり，やはりFAを少し低下させることにより描出率が向上する（図2）．

　Inner product（IP）に関しても同様に低下させてやることにより描出率を向上させることが可能である．しかし一般にIPの値は相当低くしなければ効果が見られないことが多い．またIPとFAの両者を同時に極端なレベルまで低下させると"ラーメン状"のtractを得るに終わってしまうことになり，臨床的信頼度が低下する（図3）．

● 手法の限界

　Tractographyの限界を意識することはきわめて重要である．半卵円中心より頭側部分では，motor tractの描出が完全でない点は常に念頭に入れて画像の評価をする必要がある．これは脳梁線維や上縦束による半卵円中心部分でのcrossing fiberに起因する．tractographyを過信することによるmotor tractへのダメージが実際に報告されており[2]，この手法が完全なものでないことは常に留意しておく必要がある．

放射線照射後腫瘍の評価
evaluation following radiation for brain tumors

(戸村則昭)

関連項目　p.24 ADC, p.258 転移性脳腫瘍

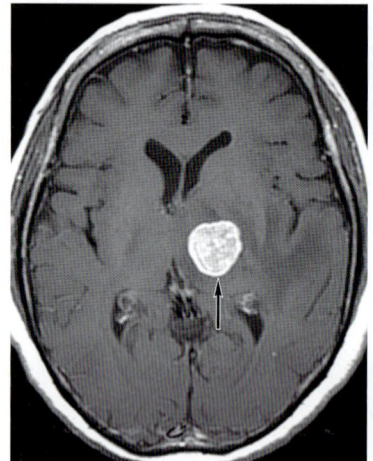

図 1-A　造影 T1 強調像
（ガンマナイフ治療前）
（TR/TE = 700/15ms, 5mm 厚）

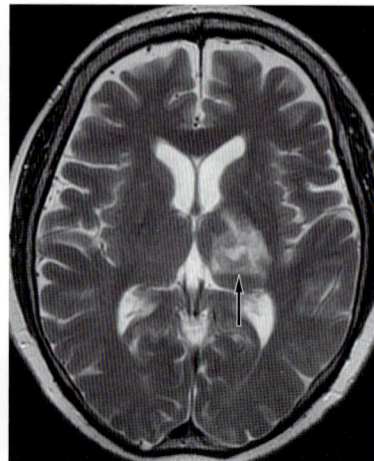

図 1-B　T2 強調像
（ガンマナイフ治療後 4 か月）
（TR/TE = 4300/103ms, 5mm 厚）

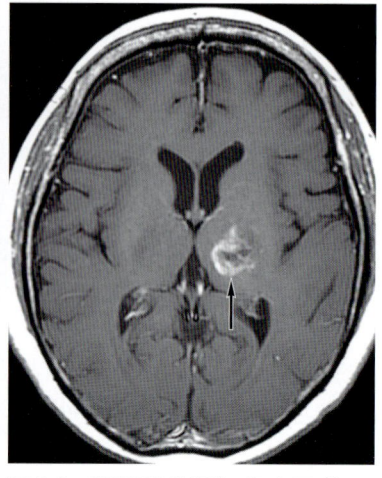

図 1-C　造影 T1 強調像（B と同時）
（TR/TE = 640/14ms, 5mm 厚）

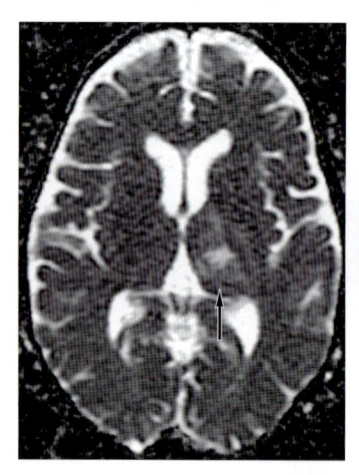

図 1-D　ADC map（B, C と同時）
（原画像は EPI-DWI, TR/TE = 8500/104 ms, 5mm 厚, $b = 1000s/mm^2$, x, y, z の 3 方向に別個に MPG を印加した isotropic DWI の画像データと $b = 0s/mm^2$ のものから作成）

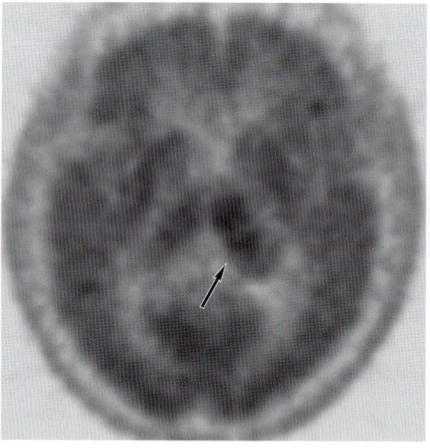

図 1-E　メチオニン PET（B〜D とほぼ同期）

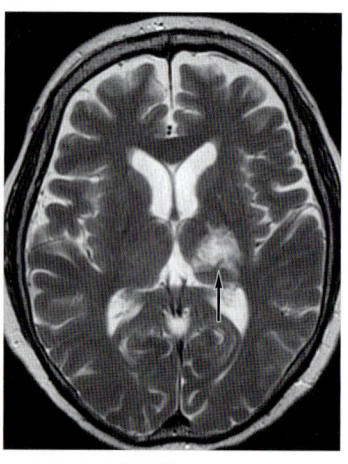

図 1-F　T2 強調像
（ガンマナイフ治療後 8 か月）
（TR/TE = 4300/103ms, 5mm 厚）

| 症例 | 60代，女性．1年前に，乳癌にて手術を受け，5か月前に，左下肢のしびれと歩行障害で発症した．MRIで左視床の転移性腫瘍が確認され，18Gyのガンマナイフ治療を受けた．今回，1か月ほど前より右手のしびれの増悪を訴えた． |

| MRI読影 | A：ガンマナイフ治療前の造影T1強調像で，左視床に造影剤増強を受ける腫瘍（→）とその周囲の浮腫が認められる． |

B：ガンマナイフ治療後4か月のT2強調像で，左視床に広く高信号域（→）が認められる．
C：ガンマナイフ治療後4か月の造影T1強調像で，治療前に比較して腫瘍の縮小が認められるが，造影剤増強効果は依然として認められる（→）．
D：ガンマナイフ治療後4か月のADC mapで，左視床の病変は，中心部が強くADCが延長し，その周囲も軽度にADCが延長している（→）．
E：ガンマナイフ治療後4か月のメチオニンPETで，左視床に軽度の集積亢進は見られるが（→），右視床との集積比は1.2であり，治療後壊死と診断された．
F：ガンマナイフ治療後8か月のT2強調像で，左視床の病変は若干縮小している（→）．

●その後の経過・最終診断：メチオニンPET所見から腫瘍再発はほぼ否定され，ガンマナイフ治療後8か月に撮像されたMRIでも，左視床の病変はより縮小し，症状も軽減してきた．

● 放射線照射後腫瘍についての一般的知識と拡散画像を中心としたMRI所見

ADCが腫瘍の細胞密度に密接に関係することから，放射線治療や化学療法などの治療効果判定にも拡散強調像の意義が考えられる．治療後のADCの変化についてのこれまでの報告では[1]，治療により腫瘍細胞が脱落し，細胞密度が低下することにより，細胞外腔が増加しADCが上昇するとしている．症例の脳転移性腫瘍においても，ガンマナイフ治療後に造影剤増強と腫脹が見られ，再発腫瘍と放射線壊死との鑑別が問題となったが，ADCは上昇しており，放射線壊死が疑われた．それとほぼ同時期に施行されたメチオニンPETで，対称部との集積比は低く，放射線壊死と診断した．その後に病変は縮小した．ADCを測定することにより，放射線治療後の再発と放射線壊死との鑑別に有用な可能性が示された．

● 鑑別疾患とそのポイント

上述したように，放射線照射などの治療後では多くはADCが上昇するため，治療後に経過観察しADC低下部位が見られれば，腫瘍再発を疑うべきである[1]．特に，放射線壊死は放射線治療後の再発腫瘍との鑑別が問題となる．放射線壊死は血液脳関門（BBB）の破綻と白質に広く生じる脱髄により特徴づけられ，種々の程度の浮腫と腫脹も見られる．放射線壊死では血管性浮腫，脱髄，グリオーシスが混在し，細胞密度は低く，ADCは高い．ただ，再発腫瘍組織にも腫瘍細胞のみでなく，種々の程度に壊死も存在しており，不均一にADCの高い部位が存在することがあり，再発腫瘍の有無の診断にはADCの低い部位を見出す必要がある．再発腫瘍と放射線壊死の鑑別にはメチオニンPETが有用であるが，MRIに関しては，diffusion tensor imaging（DTI）によるfractional anisotropy（FA），MR spectroscopy（MRS），MR perfusionによるpermeabilityの評価が有用との報告もなされている[2]．

参考文献

1) Hein PA, Eskey CJ, Dunn JF, Hug EB: Diffusion-weighted imaging in the follow-up of treated high-grade gliomas: tumor recurrence versus radiation injury. AJNR 25: 201-209, 2004.
2) Hygino da Cruz LC Jr, Rodriguez I, Domingues RC, et al: Pseudoprogression and pseudoresponse: imaging challenges in the assessment of posttreatment glioma. AJNR 32: 1978-1985, 2011.

11

脱髄・炎症・感染

総論

(土屋一洋)

　周知のように従来の撮像法によるMRIは，脱髄や感染を含めた広義の炎症性疾患の診断に既に大きく寄与している．多発性硬化症をはじめとする脱髄病変や感染性・非感染性の炎症性病変の多くは，T2強調像やFLAIR像で鋭敏に捉えられる．また，造影MRI（主に造影T1強調像）では病変の活動性や内部構築などの正確な情報を得ることができる．日常診療においては臨床経過や他の検査所見に併せて，従来行われているこれらの撮像で治療方針決定や経過観察に十分な情報が得られることが大半である．

　拡散強調像は，これらの疾患においてMR spectroscopy（MRS）など他の技術とともに通常の撮像法では得ることが困難な病態の把握を期待して臨床応用が行われている．感染ないし類似の炎症性疾患は，その有用性が知られた領域の代表的なものである．脳膿瘍では膿が恐らくその高粘稠度によって特徴的ともいえる高信号を拡散強調像で示し，通常のMRIで類似所見を示す他の疾患との鑑別の上で有効である．類似疾患である硬膜下蓄膿でも同様の傾向がある．一方，ウイルスなどによる脳炎やプリオン病の病変にも異常高信号が認められる．これは，しばしばT2強調像やFLAIR像よりも早期に見られ，病原体による脳組織自体の障害を反映した所見と考えられている．また頭蓋内外の悪性腫瘍の髄液播種でも拡散強調像で病変が高信号に見られ，造影T1強調像を得る前にその診断が示唆されることがある．

　これまで拡散強調像がどのような情報を各種の疾患で付加することが報告されているかを，主なものについて表1，2にまとめた．

表1 脱髄疾患

疾患	拡散強調像で付加される情報	拡散異常の評価法	参考文献
多発性硬化症	病変の活動性	信号異常	1
	同上	ADC値	2
	同上	λ_1, λ_2, λ_3	3
	病変毎の組織像の差異	ADC値	4, 5
	信号異常のない白質の評価	テンソル（FA値など）	6〜10
	病変や信号異常のない白質の評価	QSI	11
	信号異常のない白質の評価	DKI	12
	信号異常のない灰白質の評価	DKI	13
	組織破壊の程度の評価	テンソル（FA値, MD値など）	14〜16
	脱髄巣の大きさの正確な評価	テンソル（FA値など）	17
急性播種性脳脊髄炎	病変内の病勢の差異	信号異常とADC値	18〜20
	信号異常のない白質の評価	テンソル	21
	多発性硬化症との鑑別診断	テンソル（MD値）	22
副腎白質ジストロフィと類縁疾患	病変内の組織像の差異	ADC値とテンソル（FA値）	23, 24
	信号異常のない白質の評価	テンソル（FA値など）	25
浸透圧性髄鞘崩壊症	病態（細胞内の低浸透圧？）	信号異常とADC値	26
	予後の判定	ADC値	27
Krabbe病	病変の活動性, T2強調像に優る検出能	テンソル（RA値）	28

表2 炎症性疾患

疾患	拡散強調像の所見	参考文献
脳膿瘍	膿の高信号	29〜32
硬膜下蓄膿	膿の高信号	33
硬膜外蓄膿	膿の高信号が硬膜下蓄膿より低頻度	34
脳炎	病変の高信号	35〜38
Creutzfeldt-Jakob病	病変の高信号	39
髄膜炎	2次的な虚血の高信号など	37, 40
肉芽腫	病変の高信号	41, 42
血管炎（種々の原因による）	2次的な虚血の高信号	43

参考文献

1) Tsuchiya K, Hachiya J, Maehara T: Diffusion-weighted MR imaging in multiple sclerosis: comparison with contrast-enhanced study. Eur J Radiol 31: 165-169, 1999.
2) Castriota Scanderbeg A, Tomaiuolo F, Sabatini U, et al: Demyelinating plaques in relapsing-remitting and secondary-progressive multiple sclerosis: assessment with diffusion MR imaging. AJNR 21: 862-868, 2000.
3) Hygino da Cruz LC Jr, Batista RR, Domingues RC, Barkhof F: Diffusion magnetic resonance imaging in multiple sclerosis. Neuroimaging Clin N Am 21: 71-88, 2011.
4) Roychowdhury S, Maldjian JA, Grossman RI: Multiple sclerosis: comparison of trace apparent diffusion coefficients with MR enhancement pattern of lesions. AJNR 21: 869-874, 2000.
5) Eisele P, Szabo K, Griebe M, et al: Reduced diffusion in a subset of acute MS lesions: a serial multiparametric MRI study. AJNR 33: 1369-1373, 2012.
6) Werring DJ, Clark CA, Barker GJ, et al: Diffusion tensor imaging of lesions and normal-appearing white matter in multiple sclerosis. Neurology 52: 1626-1632, 1999.
7) Ciccarelli O, Werring DJ, Wheeler-Kingshott CA, et al: Investigation of MS normal-appearing brain using diffusion tensor MRI with clinical correlations. Neurology 56: 926-933, 2001.
8) Filippi M, Cercignani M, Inglese M, et al: Diffusion tensor magnetic resonance imaging in multiple sclerosis. Neurology 56: 304-311, 2001.
9) Guo AC, MacFall JR, Provenzale JM: Multiple sclerosis: diffusion tensor MR imaging for evaluation of normal-appearing white matter. Radiology 222: 729-736, 2002.
10) Cassol E, Ranjeva JP, Ibarrola D, et al: Diffusion tensor imaging in multiple sclerosis: a tool for monitoring changes in normal-appearing white matter. Mult Scler 10: 188-196, 2004.
11) Assaf Y, Ben-Bashat D, Chapman J, et al: High b-value q-space analyzed diffusion-weighted MRI: application to multiple sclerosis. Magn Reson Med 7: 115-126, 2002.
12) Yoshida M, Hori M, Yokoyama K, et al: Diffusional kurtosis imaging of normal-appearing white matter in multiple sclerosis: preliminary clinical experience. Jpn J Radiol 31: 50-55, 2013.
13) Helpern JA, Adisetiyo V, Falangola MF, et al: Preliminary evidence of altered gray and white matter microstructural development in the frontal lobe of adolescents with attention-deficit hyperactivity disorder: a diffusional kurtosis imaging study. J Magn Reson Imaging 33: 17-23, 2011.
14) Castriota-Scanderbeg A, Fasano F, Hagberg G, et al: Coefficient D(av) is more sensitive than fractional anisotropy in monitoring progression of irreversible tissue damage in focal nonactive multiple sclerosis lesions. AJNR 24: 663-670, 2003.
15) Senda J, Watanabe H, Tsuboi T, et al: MRI mean diffusivity detects widespread brain degeneration in multiple sclerosis. J Neurol Sci 319: 105-110, 2012.
16) Liu Y, Mitchell PJ, Kilpatrick TJ, et al: Diffusion tensor imaging of acute inflammatory lesion evolution in multiple sclerosis. J Clin Neurosci 19: 1689-1694, 2012.
17) Kealey SM, Kim Y, Provenzale JM: Redefinition of multiple sclerosis plaque size using diffusion tensor MRI. AJR 183: 497-503, 2004.
18) Bernarding J, Braun J, Koennecke HC: Diffusion- and perfusion-weighted MR imaging in a patient with acute demyelinating encephalomyelitis (ADEM). J Magn Reson Imaging 15: 96-100, 2002.
19) Balasubramanya KS, Kovoor JM, Jayakumar PN, et al: Diffusion-weighted imaging and proton MR spectroscopy in the characterization of acute disseminated encephalomyelitis. Neuroradiology 49: 177-183, 2007.
20) Axer H, Ragoschke-Schumm A, Böttcher J, et al: Initial DWI and ADC imaging may predict outcome in acute disseminated encephalomyelitis: report of two cases of brain stem encephalitis. J Neurol Neurosurg Psychiatry 76: 996-998, 2005.
21) Inglese M, Salvi F, Iannucci G, et al: Magnetization transfer and diffusion tensor MR imaging of acute disseminated encephalomyelitis. AJNR 23: 267-272, 2002.
22) Holtmannspötter M, Inglese M, Rovaris M, et al: A diffusion tensor MRI study of basal ganglia from patients with ADEM. J Neurol Sci 206: 27-30, 2003.
23) Ito R, Melhem ER, Mori S, et al: Diffusion tensor brain MR imaging in X-linked cerebral adrenoleukodystrophy. Neurology 56: 544-547, 2001.
24) Schneider JF, Il'yasov KA, Boltshauser E, et al: Diffusion tensor imaging in cases of adrenoleukodystrophy: preliminary experience as a marker for early demyelination? AJNR 24: 819-824, 2003.
25) Dubey P, Fatemi A, Huang H, et al: Diffusion tensor-based imaging reveals occult abnormalities in adrenomyeloneuropathy. Ann Neurol 58: 758-766, 2005.
26) Cramer SC, Stegbauer KC, Schneider A, et al: Decreased diffusion in central pontine myelinolysis. AJNR 22: 1476-1479, 2001.
27) Dervisoglu E, Yegenaga I, Anik Y, et al: Diffusion magnetic resonance imaging may provide prognostic information in osmotic demyelination syndrome: report of a case. Acta Radiol 47: 208-212, 2006.
28) Guo AC, Petrella JR, Kurtzberg J, Provenzale JM: Evaluation of white matter anisotropy in Krabbe disease with diffusion tensor MR imaging: initial experience. Radiology 218: 809-815, 2001.
29) Ebisu T, Tanaka C, Umeda M, et al: Discrimination of brain abscess from necrotic or cystic tumors by diffusion-weighted echo planar imaging. Magn Reson Imaging 14: 1113-1116, 1996.
30) Kim YJ, Chang KH, Song IC, et al: Brain abscess and necrotic or cystic brain tumor: discrimination with signal intensity on diffusion-weighted MR imaging. AJR 171: 1487-1490, 1998.
31) Lai PH, Ho JT, Chen WL, et al: Brain abscess and necrotic brain tumor: discrimination with proton MR spectroscopy and diffusion-weighted imaging. AJNR 23: 1369-1377, 2002.
32) Cartes-Zumelzu FW, Stavrou I, Castillo M, et al: Diffusion-weighted imaging in the assessment of brain abscesses therapy. AJNR 25: 1310-1317, 2004.
33) Wong AM, Zimmerman RA, Simon EM, et al: Diffusion-weighted MR imaging of subdural empyemas in children. AJNR 25: 1016-1021, 2004.

34) Tsuchiya K, Osawa A, Katase S, et al: Diffusion-weighted MRI of subdural and epidural empyemas. Neuroradiology 45: 220-223, 2003.
35) Tsuchiya K, Katase S, Yoshino A, Hachiya J: Diffusion-weighted MR imaging of encephalitis. AJR 173: 1097-1099, 1999.
36) Sener RN: Herpes simplex encephalitis: diffusion MR imaging findings. Comput Med Imaging Graph 25: 391-397, 2001.
37) Teixeira J, Zimmerman RA, Haselgrove JC, et al: Diffusion imaging in pediatric central nervous system infections. Neuroradiology 43: 1031-1039, 2001.
38) Prakash M, Kumar S, Gupta RK: Diffusion-weighted MR imaging in Japanese encephalitis. J Comput Assist Tomogr 28: 756-761, 2004.
39) Ukisu R, Kushihashi T, Tanaka E, et al: Diffusion-weighted MR imaging of early-stage Creutzfeldt-Jakob disease: typical and atypical manifestations. RadioGraphics 26 (Suppl 1) : S191-204, 2006.
40) Jan W, Zimmerman RA, Bilaniuk LT, et al: Diffusion-weighted imaging in acute bacterial meningitis in infancy. Neuroradiology 45: 634-639, 2003.
41) Kamezawa T, Shimozuru T, Niiro M, et al: MRI of a cerebral cryptococcal granuloma. Neuroradiology 42: 441-443, 2000.
42) Stadnik TW, Chaskis C, Michotte A, et al: Diffusion-weighted MR imaging of intracerebral masses: comparison with conventional MR imaging and histologic findings. AJNR 22: 969-976, 2001.
43) Yuh WT, Ueda T, Maley JE, et al: Diagnosis of microvasculopathy in CNS vasculitis: value of perfusion and diffusion imaging. J Magn Reson Imaging 10: 310-313, 1999.

274　11. 脱髄・炎症・感染

脳膿瘍
brain abscess
（土屋一洋）

関連項目　p.28 拡散強調像の正常解剖・正常変異とコントラスト，p.30 拡散強調像のコントラストと異常を示す病変，p.32 ADC の正常値，異常を示す疾患一覧，p.250 神経膠芽腫，p.258 転移性脳腫瘍

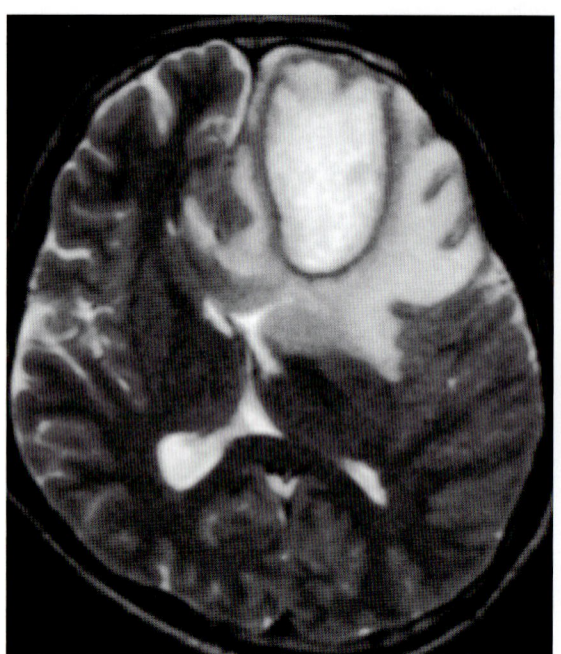

図 1-A　T2 強調像
（TR/TE ＝ 4900/120ms，5mm 厚）

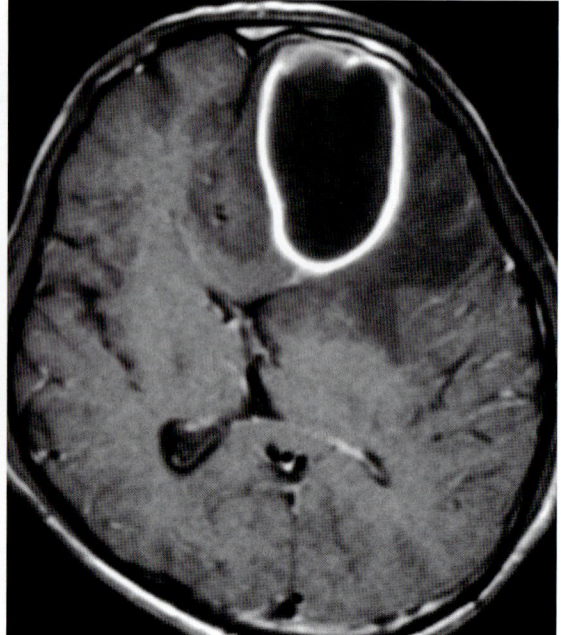

図 1-B　造影 T1 強調像
（TR/TE ＝ 540/15ms，5mm 厚）

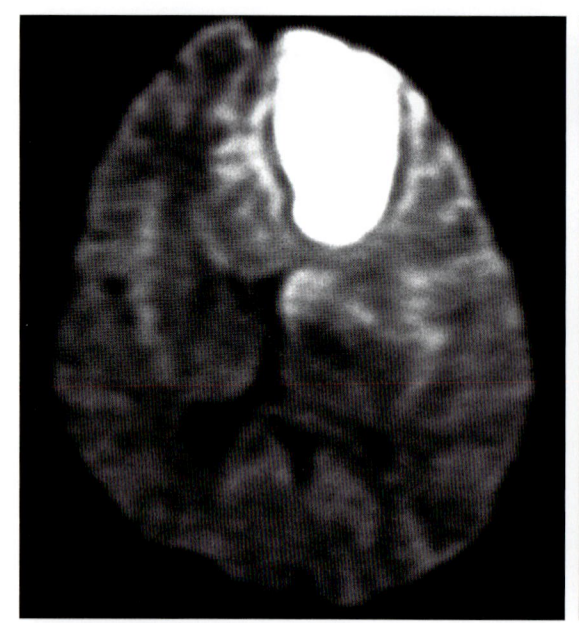

図 1-C　拡散強調像（isotropic DWI）
（EPI-DWI，TR/TE ＝ 7500/110ms，5mm 厚，$b = 1000s/mm^2$，x, y, z の 3 方向に別個に MPG を印加した）

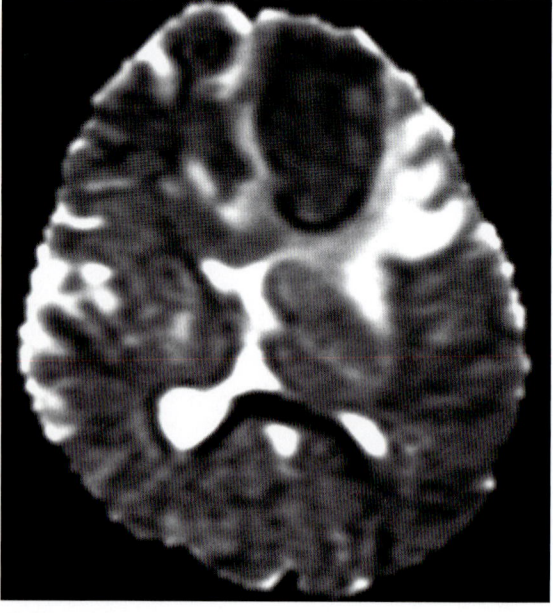

図 1-D　ADC map
（z 軸方向に $b = 0$ と $1000s/mm^2$ の 2 つの MPG を加えたデータから作成）

症例 20代，男性．生来健康であったが約1か月前から体調不良を訴えていた．来院前日，意識障害を来し，自室でぐったりしているところを同僚に発見された．検査所見では好中球優位の白血球増加（10000/μl）とCRPの軽度上昇（1.6mg/dl）が見られた．

MRI読影
A：T2強調像で左前頭葉に大きな高信号病変があり，かなりの浮腫とともに強いmass effectを示す．辺縁部分はやや低信号傾向を呈している．
B：造影T1強調像にて辺縁部分は比較的均一な厚さに強く増強され，全体としてリング状を示す．
C：拡散強調像では，病変内部に著明な高信号を認める．
D：ADC mapでは，病変内部はわずかに不均一ながら低信号で，拡散が強く低下していることがわかる．

●その後の経過，最終診断：経過とMRIから脳膿瘍と診断した．緊急穿頭ドレナージ術が施行され，診断が確認された．膿から嫌気性のグラム陽性球菌とグラム陰性桿菌が培養された．MRIならびにCTで前頭洞に炎症所見があり，これからの感染の直接進展と考えられた．その後の抗生剤治療にもよく反応し，病変は縮小して，6週間後に軽快転院となった．

● 脳膿瘍の一般的知識と拡散画像を中心としたMRI所見

脳膿瘍は他部位からの血行波及によるものと副鼻腔炎や中耳炎からの進展によるものが多い．時には開放性外傷や手術に起因して発生することもある．画像上はリング状増強効果を示す悪性度の高い神経膠腫や転移性脳腫瘍との鑑別がしばしば問題になる．

この点で拡散強調像の所見は非常に有用である．脳膿瘍内部の膿は拡散低下に起因して強い高信号を示す[1]．これは膿の高い粘稠度ないしは蛋白成分がプロトンの動きを制限するためであるとする見解が有力である．神経膠腫や転移性脳腫瘍の壊死巣や囊胞内部の液体がこのような所見を示すことはごく低頻度である[1〜3]．この膿の高信号は，病初期の脳実質炎から膿瘍化した時期から治癒段階にかけてのかなり長期にわたり見られる．

● 鑑別疾患とそのポイント

臨床経過に加え，リング状増強効果を示す他の病変に比べて，増強される被膜が比較的均一な厚さで，T2強調像で低信号かつT1強調像でやや高信号傾向を示すなどの点で膿瘍の診断は示唆されることが多い．しかし，拡散強調像で内部の高信号を確認することは，膿瘍を示唆するさらに有力な所見と考えてよい．

参考文献
1) Ebisu T, Tanaka C, Umeda M, et al: Discrimination of brain abscess from necrotic or cystic tumors by diffusion-weighted echo planar imaging. Magn Reson Imaging 14: 1113-1116, 1996.
2) Kim YJ, Chang KH, Song IC, et al: Brain abscess and necrotic or cystic brain tumor: discrimination with signal intensity on diffusion-weighted MR imaging. AJR 171: 1487-1490, 1998.
3) Tsuchiya K, Yamakami N, Hachiya J, et al: Differentiation from cerebral metastases by diffusion-weighted magnetic resonance imaging. Int J Neuroradiol 4: 258-262, 1998.

276　11. 脱髄・炎症・感染

硬膜下蓄膿
subdural empyema
（土屋一洋）

関連項目　p.22 *b* 値，p.24 ADC，p.32 ADC の正常値，異常を示す疾患一覧，p.274 脳膿瘍

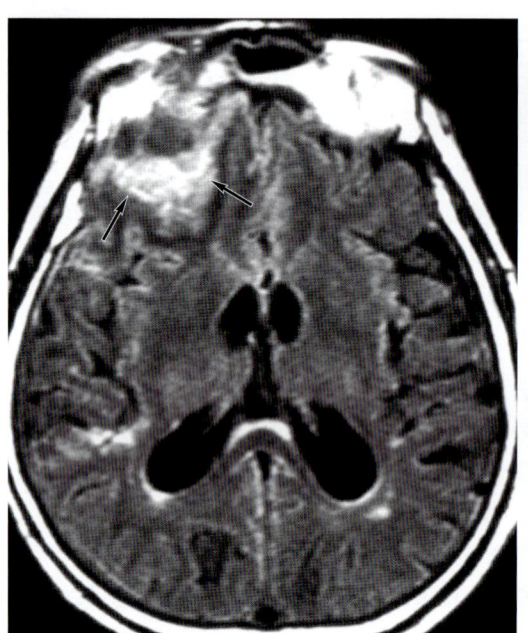

図 1-A　FLAIR 像
(TR/TE/TI = 10000/140/2600ms，5mm 厚)

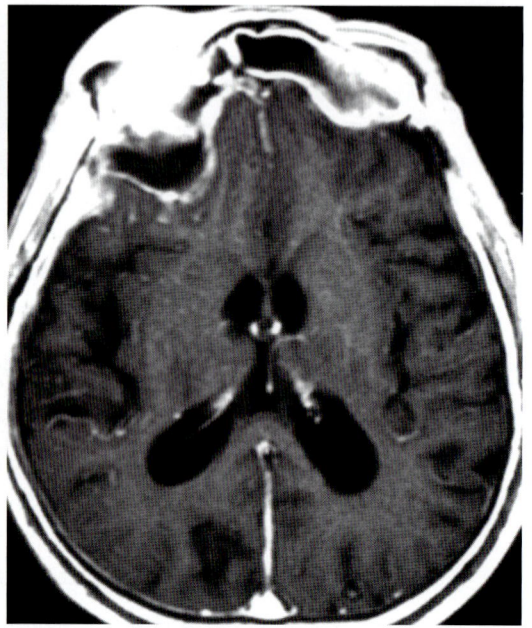

図 1-B　造影 T1 強調像
(TR/TE = 470/11ms，5mm 厚)

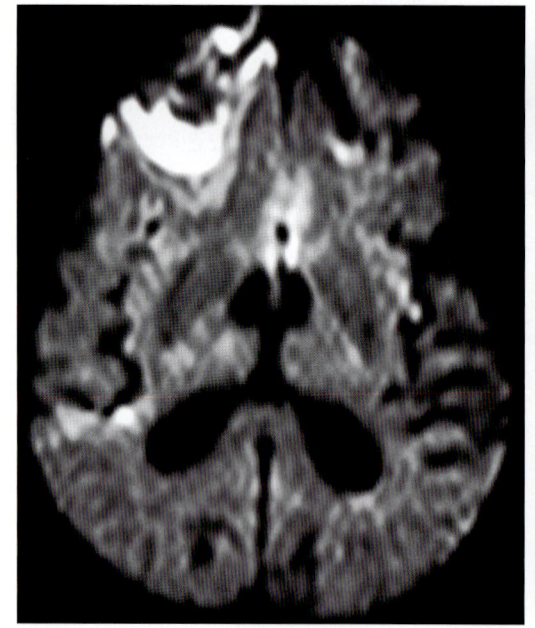

図 1-C　拡散強調像（isotropic DWI）
(EPI-DWI，TR/TE = 3919/95ms，5mm 厚，b = 1000s/mm^2，x, y, z の 3 方向に別個に MPG を印加した)

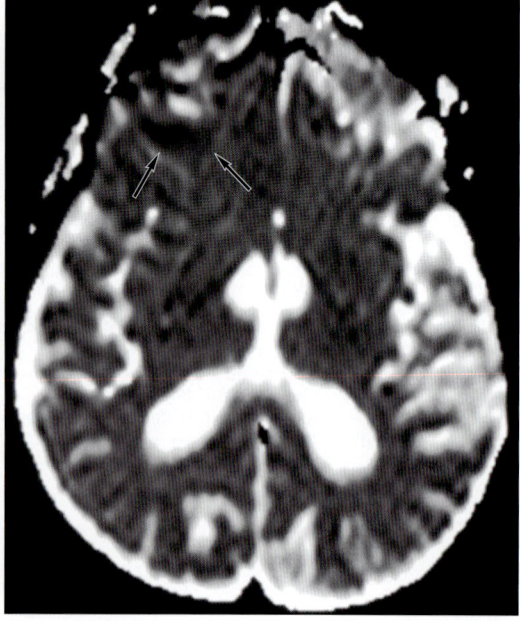

図 1-D　ADC map
(b=0s/mm^2 のものと図 1-C の isotropic 画像のデータから作成)

症例 70代，男性．中咽頭原発の悪性リンパ腫に対し，放射線治療が4か月前に施行され，経過観察されていた．右鼻腔内の再発が確認され治療を計画中，MRI 施行の4日前から発熱などの炎症症状と意識障害が出現した．

MRI読影 A：FLAIR 像で右前頭部に頭蓋内板に接して硬膜下と考えられる部位に高信号病変があり（→），近接する前頭葉には浮腫を思わせるわずかな高信号も見られる．
B：造影 T1 強調像で病変の辺縁に被膜のものと考えられる増強効果が見られる．周辺の脳溝内に髄膜炎による異常増強効果も認められる．
C，D：拡散強調像（C）にて病変の内部は強い高信号を示し，ADC map（D）で拡散の低下によることがわかる（→）．

●その後の経過，最終診断：鼻腔内の再発腫瘍の浸潤も疑われる経過であったが，MRI 所見から硬膜下蓄膿ならびに髄膜炎と診断した．抗生物質などでの保存的治療が施行されたが症状の改善がなく，CT や MRI でも病変がむしろ拡大傾向であったため，2週後に穿頭ドレナージ手術が行われ，硬膜下蓄膿の診断が確認された．内容物の培養で黄色ブドウ球菌と肺炎球菌が証明された．

● 硬膜下蓄膿の一般的知識と拡散画像を中心とした MRI 所見

多くは副鼻腔炎や中耳炎からの経静脈性，あるいは硬膜を貫く逆行性感染で生じる．術後合併症として見られたり髄膜炎に合併することもある．しばしば脳実質にも経静脈性に進展し，脳実質炎から脳膿瘍を形成する．一般に経過は急速で緊急手術の対象となることも多い．類似した病態である硬膜外蓄膿も近傍の感染巣から波及したり，外傷・開頭術後に見られる．しかし，硬膜が障壁としてかなりの作用をするため，臨床症状は比較的軽いことが多い．

硬膜下蓄膿と硬膜外蓄膿の両者とも脳実質外の液体貯留として見られ，被膜に造影剤での増強効果が見られる．硬膜下蓄膿では，しばしば上述のような脳内の変化を伴うことや，硬膜外蓄膿では外側縁に硬膜が低信号構造としてしばしば同定されることが両者の鑑別点になる．また拡散強調像において，硬膜下蓄膿の内容物は提示症例のように脳膿瘍同様に拡散低下による高信号を示す[1)2)]．その機序は脳膿瘍の内容物と同じと考えられる．それに対し硬膜外蓄膿の内容物の信号は恐らく性状が変化した長い経過のものもあるため一定しない傾向がある．

● 鑑別疾患とそのポイント

拡散強調像での高信号は良性のいわゆる硬膜下水腫（髄液同等の信号を示す）との鑑別に有用な所見である．また硬膜下蓄膿と硬膜外蓄膿の鑑別が問題になる際には明らかな高信号を示さないものは後者の可能性が高い．

参考文献
1) Ramsay DW, Aslam M, Cherryman GR: Diffusion-weighted imaging of cerebral abscess and subdural empyema. AJNR 21: 1172, 1998.
2) Tsuchiya K, Osawa A, Katase S, et al: Diffusion-weighted MR imaging of subdural and epidural empyemas. Neuroradiology 45: 220-223, 2003.

Creutzfeldt-Jakob 病
Creutzfeldt-Jakob disease (CJD)

(石亀慶一)

関連項目 p.28 拡散強調像の正常解剖・正常変異とコントラスト, p.30 拡散強調像のコントラストと異常を示す病変, p.32 ADC の正常値, 異常を示す疾患一覧, p.196 脳浮腫の分類, p.312 低酸素性虚血性脳症

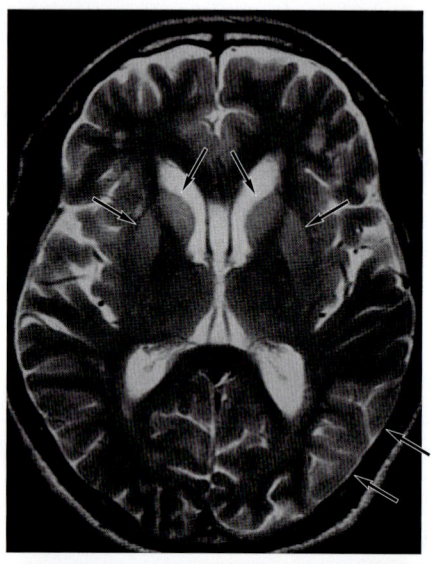

図 1-A　T2 強調像
(FSE, TR/TE = 3300/97 ms)

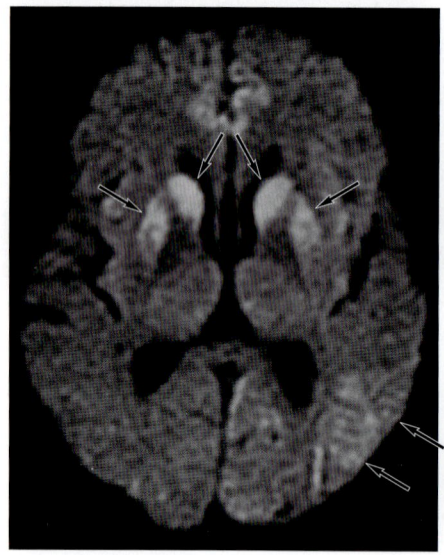

図 1-B　拡散強調像
(SE-EPI, TR/TE = 8000/96.1ms, $b = 1000s/mm^2$, MPG は x, y, z 軸の 3 方向)

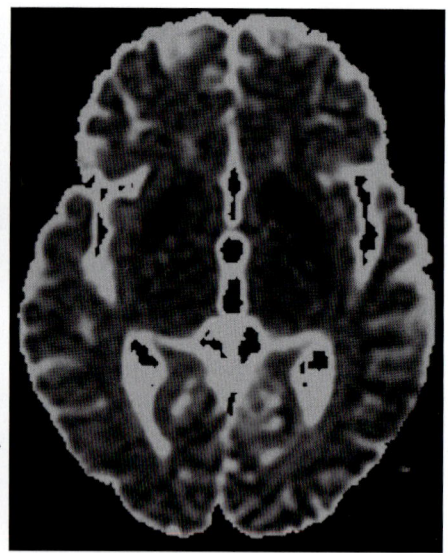

図 1-C　ADC map

参考文献
1) Finkenstaedt M, Szudra A, Zerr I, et al: MR imaging of Creutzfeldt-Jakob disease. Radiology 199: 793-798, 1996.
2) Zeidler M, Sellar RJ, Collie DA, et al: The pulvinar sign on magnetic resonance imaging in variant Creutzfeldt-Jakob disease. Lancet 355: 1412-1418, 2000.
3) Demaerel P, Baert AL, Vanopdenbosch L, et al: Diffusion-weighted magnetic resonance imaging in Creutzfeldt-Jakob disease. Lancet 349: 847-848, 1997.
4) Collie DA, Summers DM, Sellar RJ, et al: Diagnosing variant Creutzfeldt-Jakob disease with the pulvinar sign: MR imaging findings in 86 neuropathologically confirmed cases. AJNR 24: 1560-1569, 2003.

| 症例 | 50代，男性．1か月前より，幻視や認知症，呂律障害が出現．精査のため，入院となった． |

| MRI読影 | A：両側線状体，左側頭後頭葉皮質に淡い高信号域を認める（→）．萎縮はない．
B：両側線状体，左側頭後頭葉皮質に異常高信号域を認める（→）．
C：両側線状体でADCの低下を認める． |

●その後の経過，最終診断：線条体，皮質にT2強調像および拡散強調像で高信号を呈する特徴的な所見と臨床経過より，Creutzfeldt-Jakob病（CJD）が疑われた．脳波所見で，周期性同期性放電あり．遺伝子解析で，Codon 200：Lys変異を認め，家族性CJDと診断された．入院中に急激に認知症は進行した．家族の希望で，自宅へ退院となった．

● Creutzfeldt-Jakob病の一般的知識とMRI所見

　　Creutzfeldt-Jakob病（CJD）は，急速進行性の認知症やミオクローヌスなどの精神神経症状を呈する疾患であり，原因としては，蛋白性の感染粒子であるプリオンの蓄積によりニューロンやシナプスが障害するとされている．ヒトのプリオン病としては，CJD以外に，Gerstmann-Straussler-Scheinker病，variant CJD，クールー，致死性家族性不眠症などが知られている．病理所見としては，ニューロピルに大小多数の空胞が形成される"海綿状状態"が特徴的な所見であり，罹患期間が長い程，神経細胞の消失やastrocytosisが認められる．CJDは原因別に，孤発性，医原性，遺伝性などが知られている．

　　従来のMRIにおけるCJDの画像所見としては，発症早期には基底核，視床，大脳皮質などにT2強調像やFLAIR像で異常高信号域を呈し，その後，脳萎縮の進行を認める[1]．若年発症のvariant CJDも報告されており，両側視床枕，中脳水道周囲，大脳白質のT2強調像，プロトン密度強調像での異常高信号が画像所見として報告されている[2]．

　　拡散強調像が，CJDの早期診断に有用であることが報告され，基底核，視床や大脳皮質に異常高信号を認め，ADC低値となる[3]．この異常所見は，脳梗塞などと異なり，数か月単位の比較的長い期間続く．拡散強調像は高速撮像のため，動きによるアーチファクトがほとんど問題とならないので，安静が得にくい本疾患患者においても，十分に診断可能な画像が撮像できる．

● 鑑別疾患とそのポイント

　　両側線条体にT2強調像で高信号を呈し，かつ拡散強調像で高信号を呈する可能性がある疾患としては，低酸素―虚血性脳障害，低血糖，高血圧性脳症，溶血性尿毒症症候群，ミトコンドリア脳筋症，脳炎，浸透圧性髄鞘融解症，静脈性梗塞などが挙げられる．皮質中心にT2強調像で高信号，かつ拡散強調像で高信号を呈する可能性のある疾患としては，脳炎，脳梗塞，脳挫傷，出血，laminar necrosis，reversible posterior leukoencephalopathy syndrome（RPLS）などが挙げられる．これらの疾患は臨床所見により鑑別が容易と考える．発症早期CJDの画像的特徴としては，拡散強調像で異常は明らかだが，T2強調像やFLAIR像での異常信号は比較的軽微で，かつ均一な印象がある．また，皮質の異常信号域は皮質下白質を侵すことは稀である．variant CJDにおいても，拡散強調像で異常高信号を呈することが報告されている[4]．

進行性多巣性白質脳症
progressive multifocal leukoencephalopathy (PML)

(土屋一洋)

関連項目　p.28 拡散強調像の正常解剖・正常変異とコントラスト，p.30 拡散強調像のコントラストと異常を示す病変，
p.32 ADC の正常値，異常を示す疾患一覧

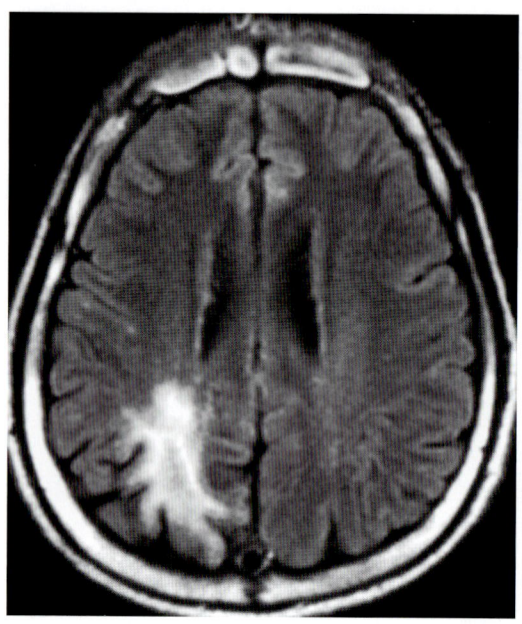

図 1-A　FLAIR 像
(TR/TE/TI = 10000/140/2600ms, 5mm 厚)

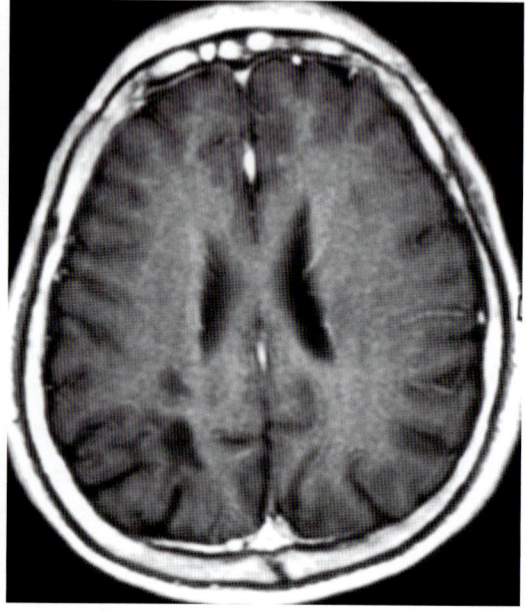

図 1-B　造影 T1 強調像
(TR/TE = 470/11ms, 5mm 厚)

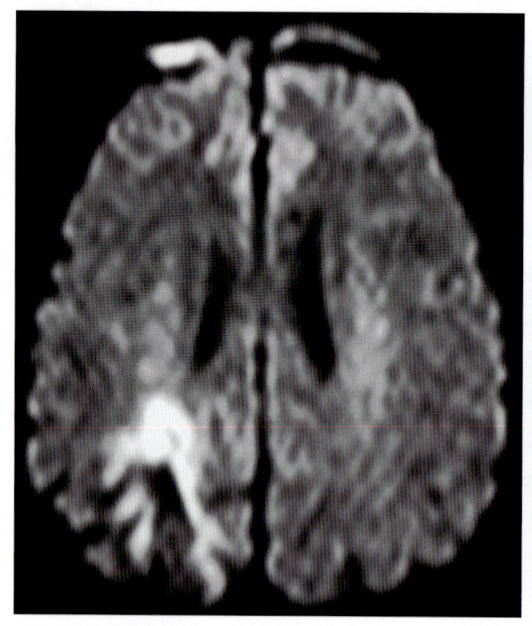

図 1-C　拡散強調像（isotropic DWI）
(EPI-DWI, TR/TE=3919/95ms, 5mm 厚, b=1000s/mm^2,
x, y, z の 3 方向に別個に MPG を印加した)

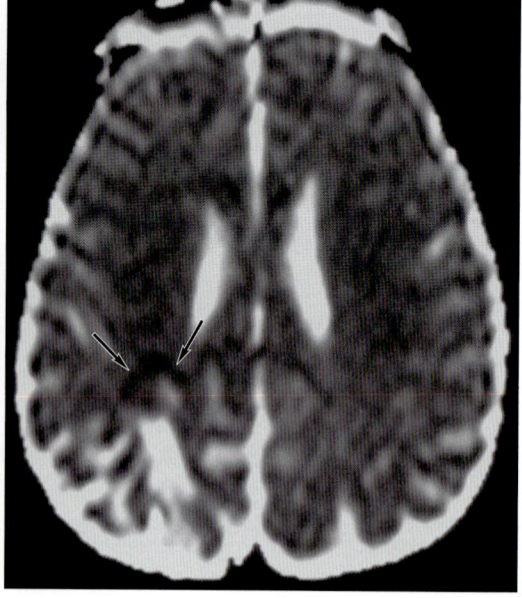

図 1-D　ADC map
(b=0s/mm^2 のものと図 1-C の isotropic 画像のデータから作成)

症例 20代，男性．4か月前頃から左下肢の感覚障害，左上下肢の脱力を自覚し，これらが徐々に増悪した．他院で施行された頭部CTで右頭頂葉に異常を指摘され来院した．

MRI読影
A：FLAIR像で右頭頂葉白質に高信号病変があり，その外縁は皮質下のU-fiberに及ぶ．
B：造影T1強調像では，病変は中心部でより強い低信号を示し異常増強効果はない．
C，D：拡散強調像（C）では，病変の辺縁部は強い高信号を呈し，同部はADC map（D）にて拡散の低下を反映していることがわかる（→）．T1強調像ならびに拡散強調像で低信号を示す病変の中心部はADCが高値で，むしろ拡散は亢進している．
提示していないが類似所見の病変が右の外包や視床にもあった．

●その後の経過，最終診断：並行して行われていた血液検査で抗HIV抗体陽性，HIV-1 RNA高値，CD4低値などが判明し，後天性免疫不全症候群（acquired immunodeficiency syndrome：AIDS）の診断が確定した．頭頂葉病変の組織診断は得られていないが，画像所見から進行性多巣性白質脳症と診断した．AIDSに対しての内科的治療が在院した2か月間施行されたが，左不全片麻痺の改善傾向は見られなかった．

● 進行性多巣性白質脳症（PML）の一般的知識と拡散画像を中心としたMRI所見

Papova virusのひとつであるJC virusがoligodendrocyteに感染することによって脱髄病変が形成される．ほとんどは免疫不全状態において発症する．CTやMRIにて皮質下から深部白質にmass effectの乏しい病変が見られ，皮質下U-fiberへの浸潤により外側縁がいわゆるscalloped appearanceを示すことがよく知られており，本症例の所見はこの点で典型的である．

本症の拡散画像に関する報告は少ない．Ohtaらが示した症例の所見は提示例と共通点があり，病変は高信号を示したが中心部のやや時間の経った部位は信号の低下傾向を呈した[1]．彼らはADCの評価は行っていないが，高信号（拡散低下）に関しては脱髄に至る前のJC virus感染に伴う細胞膨化，低信号（拡散亢進）については腫大したoligodendrocyteの消失，細胞外腔の拡大，腫脹した星細胞の出現などを，それぞれの機序として推測している．Changらは本症の病変がやはり拡散強調像で高信号を示すとし，測定したADCは高値傾向であったと述べ，脱髄による拡散の亢進のためとしている[2]．提示症例ではOhtaらの推論に近い変化が捉えられていた可能性が考えやすい[3]．

● 鑑別疾患とそのポイント

拡散強調像の本症と他の疾患の鑑別への寄与は小さい．しかし，上述のように通常のMRI画像に合わせて病変内部の病期の差異についての情報をもたらしうる点での意義が大きいと考えられる．

参考文献

1) Ohta K, Obara K, Sakauchi M, et al: Lesion extension detected by diffusion-weighted magnetic resonance imaging in progressive multifocal leukoencephalopathy. J Neurol 248: 809-811, 2001.
2) Chang L, Ernst T: MR spectroscopy and diffusion-weighted MR imaging in focal brain lesions in AIDS. Neuroimaging Clin N Am 7: 409-426, 1997.
3) 内堀 歩，小林康弘，千葉厚郎・他：後天性免疫不全症候群に伴う進行性多巣性白質脳症病変の拡散強調画像を主としたMRIによる神経放射線学的検討．臨床神経 44: 531-536, 2004.

282　11. 脱髄・炎症・感染

脳　炎
encephalitis
（土屋一洋）

関連項目　p.20 拡散強調像とは，p.32 ADC の正常値，異常を示す疾患一覧

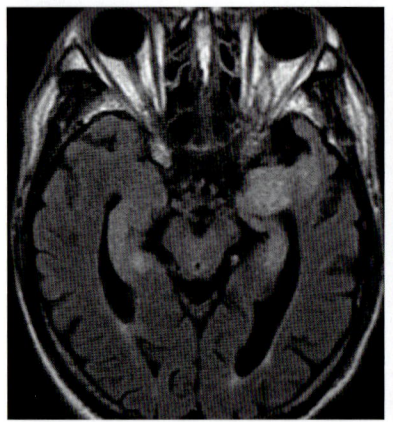

図 1-A　FLAIR 像
(TR/TE/TI = 8000/105/2300ms，5mm 厚)

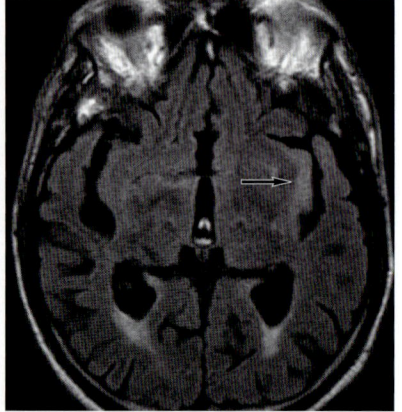

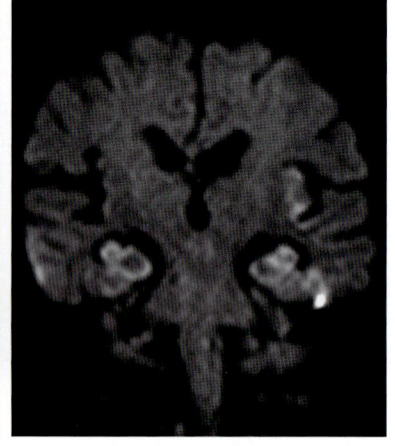

図 1-B　FLAIR 像
(TR/TE/TI = 8000/105/2300ms，5mm 厚)

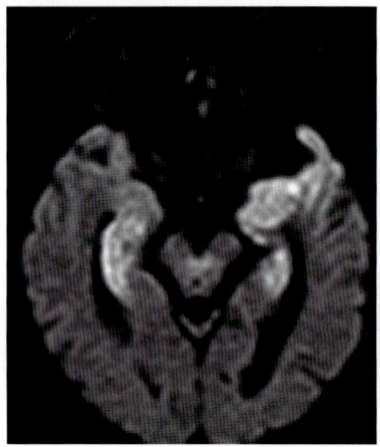

図 1-C　拡散強調像
(EPI-DWI，TR/TE = 6000/100ms，5mm 厚，$b = 1000s/mm^2$，x, y, z 軸の 3 方向に別個に MPG を印加)

図 1-D　拡散強調冠状断像
(EPI-DWI，TR/TE = 6000/100ms，5mm 厚，$b = 1000s/mm^2$，x, y, z 軸の 3 方向に別個に MPG を印加)

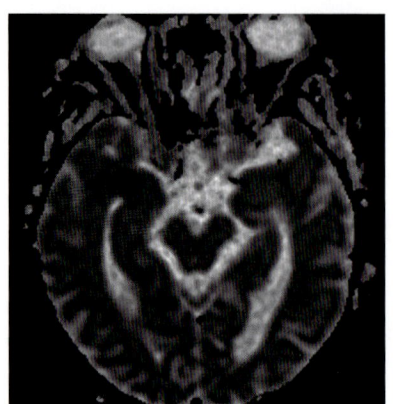

図 1-E　ADC map
($b = 0s/mm^2$ のものと図 1-C の isotropic 画像のデータから作成)

症　例	80代，男性．来院4日前から異常な行動や言動が出現し，意識障害も加わったため入院．

MRI読影	A，B：FLAIR像で両側側頭葉の内側に軽度の高信号と腫脹傾向がうかがわれ，左側の病変がやや大きい．左側では島の皮質にも軽度高信号が見られる（B；→）． C～E：拡散強調像ではFLAIR像で軽度高信号の領域が著明な異常高信号を示し，その冠状断像（D）で，病変の進展状況が明瞭である．ADC map（E）にて病変の拡散の低下傾向が確認される． ●その後の経過，最終診断：髄液の細胞数や蛋白の上昇があり，単純ヘルペス脳炎を疑ってアシクロビル，ステロイド剤，抗痙攣剤などの投与が行われたが病状は改善せず，入院2日後に死亡した．髄液のPCR法で単純ヘルペスウイルス（herpes simplex virus：HSV）のDNAが陽性であった．

● 脳炎の一般的知識と拡散画像を中心としたMRI所見

ウイルス性脳炎としてはHSVによる単純ヘルペス脳炎の頻度が高く，孤発性ウイルス性脳炎のうち本邦では半数以上がこれによる．年長児や成人の単純ヘルペス脳炎はHSV type 1によるものが多く，新生児ではHSV type 1と2がともに見られる．この他さまざまなウイルスが脳炎ないし髄膜脳炎の原因となる．単純ヘルペス脳炎の臨床症状は比較的非特異的であるが，発熱，髄膜刺激症状，意識障害，痙攣がしばしば認められる．診断の確定はPCR法による．

MRIは脳炎病変の存在や進展の評価に有用である．病変はT2強調像で高信号，T1強調像では低信号を示すがT2強調像，特にFLAIR像で鋭敏に描出される．造影T1強調像では斑状あるいは脳回に沿う増強効果が見られることがある．単純ヘルペス脳炎の病変は大脳辺縁系（海馬，島，前頭葉の眼窩回や帯状回）を主体に拡がり，しばしば両側性かつ左右どちらかが優位である．時に内部に出血の信号が混在する．拡散強調像は脳炎病変をより早期から鋭敏に描出する[1)2)]．恐らくは病原体による直接的な神経細胞，あるいはグリアの細胞障害性浮腫による拡散制限を反映するものと考えられる．

● 鑑別疾患とそのポイント

脳梗塞や浸潤性の脳腫瘍は，拡散強調像で高信号を共通に示しうる点からも重要な鑑別疾患となる．いずれも臨床経過がポイントとなる．加えて前者とは病変の拡がりが血管（主に動脈）の支配域に一致するかが重要である．後者は局在からの鑑別が時に困難である．拡散強調像での信号異常が脳炎の急性期にはより高度なことが鑑別の情報になりうる．また臨床像から急性散在性脳脊髄炎も類似しうる．経過と局在に加え，拡散強調像での異常信号の頻度が急性散在性脳脊髄炎では高くないことが一助になる．

参考文献
1) Tsuchiya K, Katase S, Yoshino A, Hachiya J: Diffusion-weighted MR imaging of encephalitis. AJR 173: 1097-1099, 1999.
2) Sener RN: Herpes simplex encephalitis: diffusion MR imaging findings. Comput Med Imaging Graph 25: 391-397, 2001.

可逆性の脳梁病変を有する軽症脳炎脳症
clinically mild encephalitis / encephalopathy with a reversible splenial lesion (MERS)　(髙梨潤一)

関連項目　p.200 髄鞘の浮腫，p.282 脳炎，p.354 抗痙攣薬退薬による一過性脳梁膨大部異常

症例1（文献1）より転載

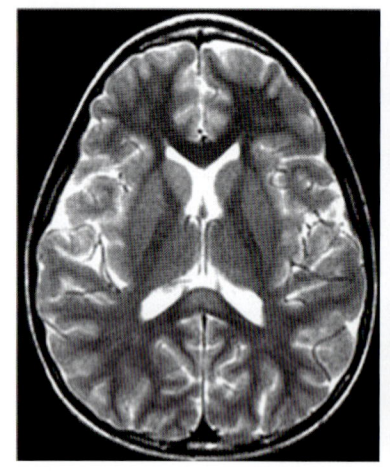

図1-A　T2強調像（第4病日）
(TR/TE = 4000/100ms, 6mm厚, ETL = 12)

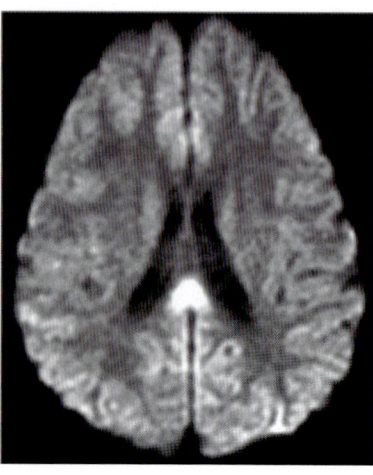

図1-B　等方性拡散強調像（第4病日）
(EPI-DWI, TR/TE=5000/106ms, 6mm厚, $b=1000s/mm^2$)

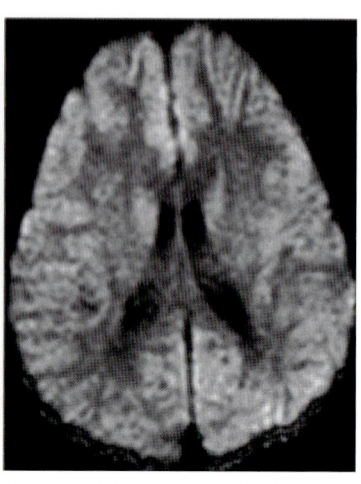

図1-C　等方性拡散強調像（第10病日）
（図1-Bと同様）

症例2

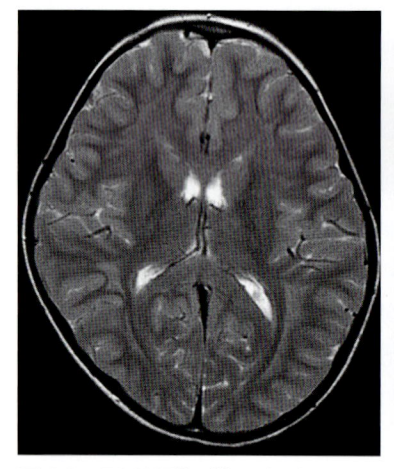

図2-A　T2強調像（第1病日）
(TR/TE = 4436/100)

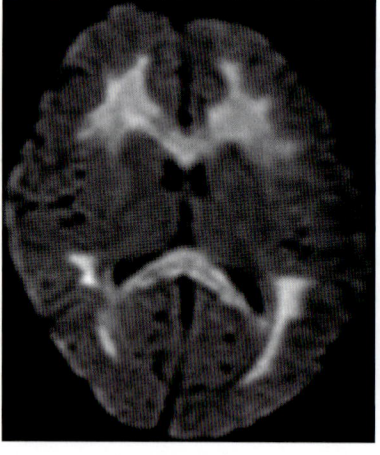

図2-B　等方性拡散強調像（第1病日）
(EPI-DWI, TR=2795ms, $b=1000s/mm^2$)

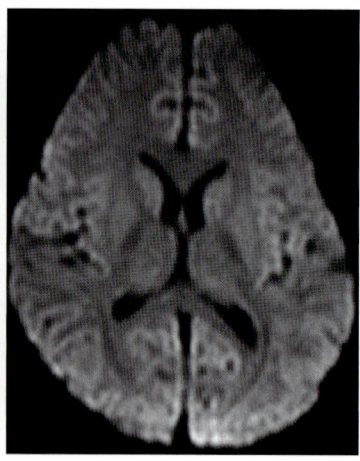

図2-C　等方性拡散強調像（第5病日）
（図2-Bと同様）

症例
[症例1] 7歳，女児．発熱，咳，鼻汁が1日続いた後，見当識障害，幻覚を主訴に入院．
[症例2] 6歳，女児．発熱，咽頭痛の翌日に痙攣群発，異常言動を主訴に入院．

MRI読影
[症例1] A，B：第4病日．脳梁膨大部中央に高信号領域を認める．
C：第10病日．脳梁膨大部の高信号は消失．
[症例2] A，B：第1病日．脳梁膝部・膨大部，側脳室周囲・深部白質に高信号領域を認める．
C：第5病日．脳梁，白質の高信号は消失．
●その後の経過・最終診断：症例1はインフルエンザA（H3）が分離され，アマンタジン内服にて軽快．症例2はアデノウイルス3型が分離され，ステロイドパルス療法施行，軽快．症例1はMERS 1型，症例2はMERS 2型と診断された．

● 可逆性の脳梁病変を有する軽症脳炎脳症（MERS）の一般的知識と拡散画像を中心としたMRI所見

　　MERSは臨床的には発熱後1週以内に，異常言動・行動（54％），意識障害（35％），痙攣（33％）などで発症し，多くは神経症状発症後10日以内に後遺症なく回復する．日本の小児急性脳症では2番目に頻度が高い（19％）．病原体は多岐にわたるが，インフルエンザウイルスが最多で，以下ムンプス，ロタウイルス，VZV，EBウイルス，HHV-6などである．MERSの治療としてステロイドが30％に投与されていたが，無治療で改善している症例も多い．MERS急性期の脳梁膨大部病変は，T2強調像では高信号，T1強調像では等信号ないしわずかに低信号を呈し，造影剤による増強効果は認めない．拡散強調像では著明な高信号を均一に呈し，ADCは低下する．これらの変化は一過性であり，多くは1週間以内に消失する．病変のメカニズムとして髄鞘・軸索の浮腫（intramyelinic，axonal edema），軸索が密な脳梁膨大部では間質性浮腫であっても拡散低下に働く可能性，炎症性細胞浸潤が想定される．膨大部ないし膨大部を含む脳梁に病変を有する症例を1型，脳梁（少なくとも膨大部を含む）に加えて対称性白質（主に中心溝周囲皮質下白質）に病変を有する症例を2型とする．

● 鑑別疾患とそのポイント

　　抗痙攣薬（多くは中断），高山病に伴う脳梁膨大部病変と信号変化は同じであり，共通した病態が想定される．抗痙攣薬による脳梁膨大部病変は円形ないし楕円形で脳梁膨大部に限局性であるのに対し，MERSのそれは脳梁のより外側まで進展していることが多い．脳梁病変は急性散在性脳脊髄炎，脳梗塞，PRES，びまん性軸索損傷，多発性硬化症，Marchiafava-Bignami病，リンパ腫，橋外髄鞘崩壊症，副腎白質ジストロフィなどでも認めうる．MERSでは病変が脳梁膨大部に限局し，可逆性であることが特徴である．

参考文献
1) Takanashi J, Barkovich AJ, Yamaguchi K, Kohno Y: Influenza-associated encephalitis/encephalopathy with a reversible lesion in the splenium of the corpus callosum: a case report and literature review. AJNR 25: 798-802, 2004.
2) Tada H, Takanashi J, Barkovich AJ, et al: Clinically mild encephalitis/encephalopathy with a reversible splenial lesion. Neurology 63: 1854-1858, 2004.
3) Takanashi J: Two newly proposed encephalitis/encephalopathy syndromes. Brain Dev 31: 521-528, 2009.

11. 脱髄・炎症・感染

二相性脳症・痙攣重積型急性脳症
acute encephalopathy with biphasic seizures and late reduced diffusion (AESD)　　（髙梨潤一）

関連項目　p.282 脳炎，p.288 急性壊死性脳症，p.312 低酸素性虚血性脳症

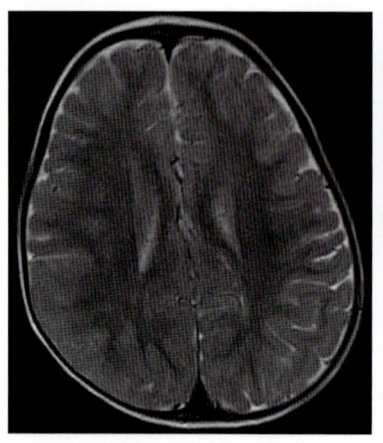

図1-A　T2強調像（第1病日）
(TR/TE = 4000/91ms，6mm厚，ETL = 12)

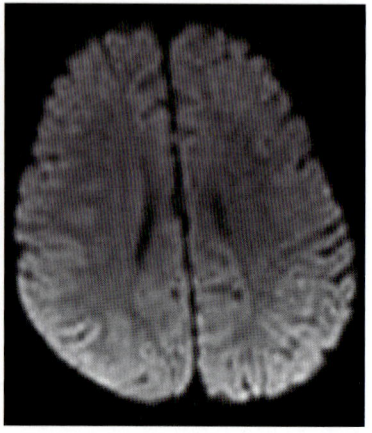

図1-B　等方性拡散強調像（第1病日）
(EPI-DWI, TR/TE = 4000/107ms, 6mm厚，$b = 1000s/mm^2$)

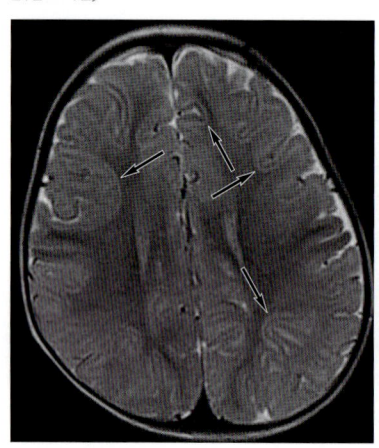

図1-C　T2強調像（第8病日）
（図1-Aと同様）

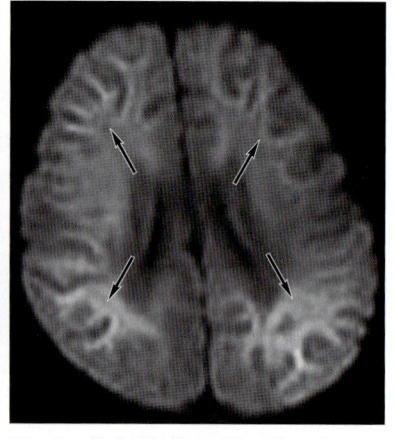

図1-D　等方性拡散強調像（第8病日）
（図1-Bと同様）

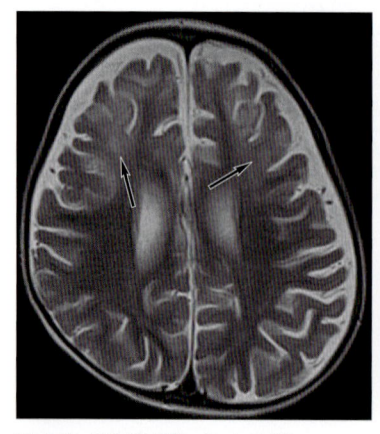

図1-E　T2強調像（1か月後）
（図1-Aと同様）

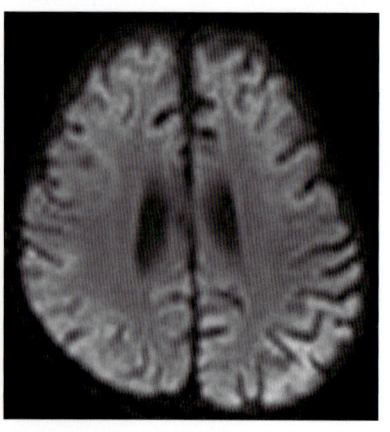

図1-F　等方性拡散強調像（1か月後）
（図1-Bと同様）

症例 1歳，男児，発熱初日に有熱性痙攣重積で入院．髄液検査は正常．

MRI読影
A, B：第1病日のMRIでは異常は認めない．
C, D：第8病日にはT2強調像で前頭頭頂部皮質下白質U-fiberに沿った高信号，拡散強調像で皮質下白質に高信号（bright tree appearance：BTA）を認める（→）．
E, F：1か月後，大脳萎縮と白質にT2高信号を認める（E；→）．

●その後の経過・最終診断：第5病日に複雑部分発作の群発を認め，画像所見と合わせAESDと診断された．病原体は検出しえなかった．難治性てんかんと発達遅滞が残存している．

● 二相性脳症・痙攣重積型急性脳症（AESD）の一般的知識と拡散画像を中心としたMRI所見

　二相性の臨床経過と遅発性の画像所見を特徴とする．日本の小児急性脳症で最も頻度が高い（29％）が，欧米からの報告はない．発熱24時間以内に多くは痙攣重積で発症し，意識障害はいったん改善傾向となるも，第4～6病日に痙攣（多くは部分発作の群発）が再発し，意識障害も増悪する．予後は正常，軽度精神発達遅滞（発語の低下，自発性の低下）から，重度の精神運動障害，四肢麻痺までさまざまである．初回痙攣が短く予後良好なAESD軽症例も存在する．病原体としてインフルエンザウイルス，HHV-6，7の頻度が高い．グルタミン酸などの興奮毒性による遅発性細胞死がAESDの主病態と考えられている．

　第1，2病日に施行されたMRIは拡散強調像を含めて正常である．第3～9病日で拡散強調像にてBTA，T2強調像・FLAIR像にてU-fiberに沿った高信号を認める．病変は前頭部優位（前頭葉，前頭頭頂葉）であり，中心前・後回は傷害されにくい．BTA出現時ないし以降に，基底核（特に尾状核），視床に病変を認めることがある．AESDの視床病変は急性壊死性脳症（acute necrotizing encephalopathy of childhood：ANE）に比べ，より腹側に認めることが多く，ANEで認められる出血性変化や嚢胞形成を呈することはない．第9～25病日に拡散強調像のBTAは消失し，皮質に拡散高信号を認めることがある．T2強調像，FLAIR像では皮質下白質に高信号を認める．2週以降，脳萎縮が残存する．

● 鑑別疾患とそのポイント

　低酸素性虚血性脳症や頭部外傷後に，拡散強調像においてBTA様所見を呈することがある．臨床情報から鑑別は可能である．

参考文献
1) Takanashi J, Oba H, Barkovich AJ, et al: Diffusion MRI abnormalities after prolonged febrile seizures with encephalopathy. Neurology 66: 1304-1309, 2006.
2) Takanashi J: Two newly proposed encephalitis/encephalopathy syndromes. Brain Dev 31: 521-528, 2009.

288　11. 脱髄・炎症・感染

急性壊死性脳症
acute necrotizing encephalopathy of childhood (ANE)

(髙梨潤一)

関連項目　p.282 脳炎，p.286 二相性脳症・痙攣重積型急性脳症，p.310 溶血性尿毒症症候群

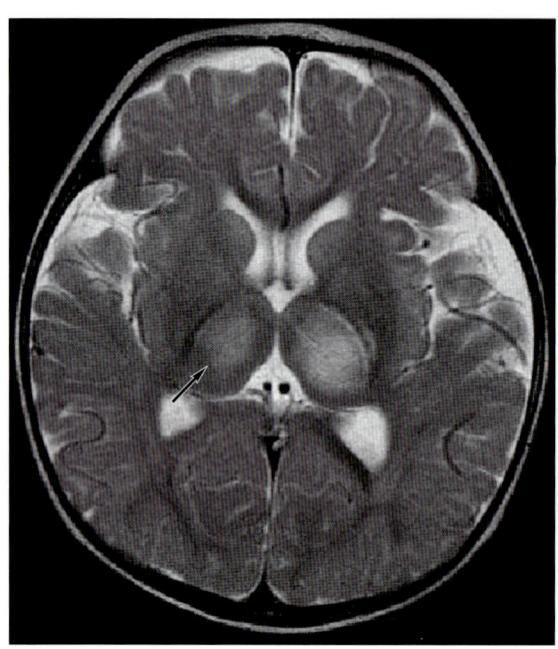

図1-A　T2強調像（第2病日）
(FSE, TR/TE = 3600/99ms, 6mm厚)

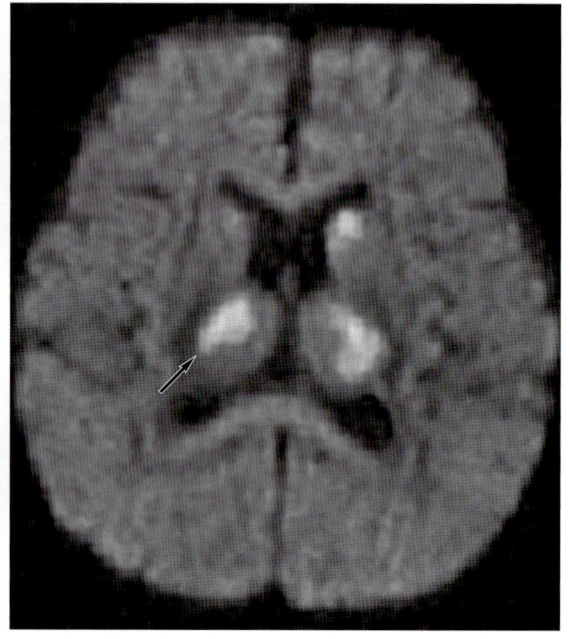

図1-B　拡散強調像（第2病日）
(EPI, TE = 103ms, $b = 1000s/mm^2$, 6mm厚, z軸方向にMPG印加)

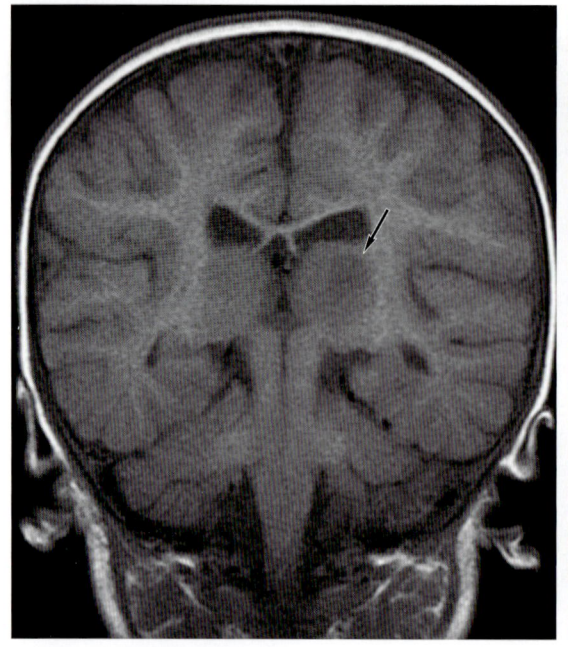

図1-C　T1強調冠状断像（第2病日）
(TR/TE = 510/14ms, 6mm厚)

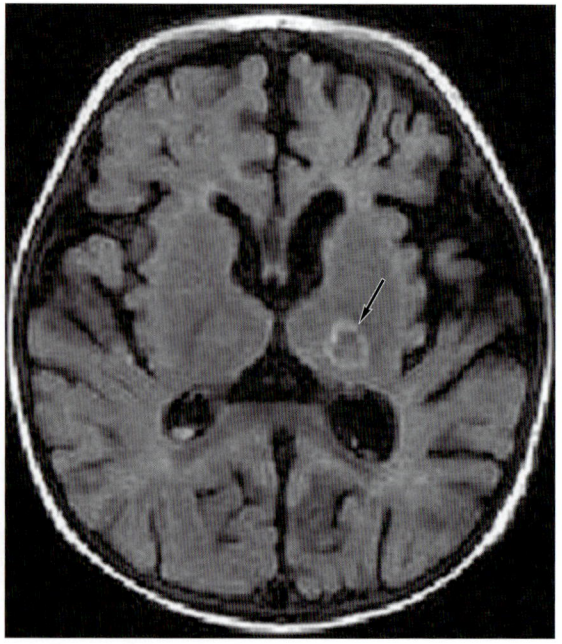

図1-D　FLAIR像（第15病日）
(TR/TE/TI = 8000/110/2200ms, 6mm厚)

症　例	9か月，女児．1.5時間の痙攣重積にて入院．肝機能障害を認めたが，髄液検査は正常．

MRI読影	A〜C：第2病日，両側視床，内包後脚，尾状核頭部にT2強調像，拡散強調像で高信号，T1強調像で低信号病変を認める（→）． D：第15病日，大脳萎縮と視床の囊胞性病変を認める（→）． ●その後の経過・最終診断：臨床経過（発疹の出現）とウイルス分離から突発性発疹（HHV-6感染）に伴う急性壊死性脳症と診断された．右不全麻痺，軽度発達遅滞が残存している．

● 急性壊死性脳症（ANE）の一般的知識と拡散画像を中心としたMRI所見

　ANEは東アジアの乳幼児に好発し，日本の小児急性脳症の4%とされる．感染に伴う高サイトカイン血症が主要な病態と考えられている．発熱を伴う先行ウイルス感染症が認められ，インフルエンザ，突発性発疹（HHV-6, 7感染症），ロタウイルス腸炎の頻度が高い．ANEの主要な急性期神経症状は意識障害，痙攣（94%）であり，昏睡（98%），ショック（1%）に陥る症例も多い．異常言動（21%）は時にこれらに先行し初発神経症状となりうる．死亡27%，中等度以上の後遺症残存39%と予後は不良である．

　ANEの診断にCTないしMRIでの両側視床病変は必須である．画像所見は病態を反映し，浮腫性壊死性病変が視床を含む特定の領域［基底核，側脳室周囲大脳白質（56%），小脳歯状核周囲（71%），橋・中脳被蓋（73%）］に左右対称性に生じる．MRIでは病変はT1強調像で低信号，T2強調像で高信号を呈する．第3病日以降，出血性変化を反映し視床の低吸収域の内部にしばしばCTにて高吸収，MRIにてT1, T2短縮を示す部分が同心円状に認められる．急性期には病変の拡散能は低下する．第2週以降，脳萎縮が進行し視床病変は囊胞形成ないし縮小する．

● 鑑別疾患とそのポイント

　二相性脳症・痙攣重積型脳症（acute encephalopathy with biphasic seizures and late reduced diffusion：AESD），腸管出血性大腸菌による溶血性尿毒症症候群（hemolytic-uremic syndrome：HUS）に伴う脳症では，基底核，視床に病変を認めることがある．AESD, HUSの視床病変はANEに比べ，より外腹側に認めることが多く，ANEで認められる出血性変化や囊胞形成を呈することは稀である．

参考文献
1) Mizuguchi M, Yamanouchi H, Ichiyama T, Shiomi M: Acute encephalopathy associated with influenza and other viral infections. Acta Neurol Scand 115: 45-56, 2007.
2) Mizuguchi M: Acute necrotizing encephalopathy of childhood: a novel form of acute encephalopathy prevalent in Japan and Taiwan. Brain Dev 19: 81-92, 1997.

290　11. 脱髄・炎症・感染

神経 Behçet 病
neuro-Behçet's disease

（國松　聡）

関連項目　p.32 ADC の正常値，異常を示す疾患一覧，p.34 T2 shine-through，p.212 脳虚血超急性期の拡散強調像と ADC

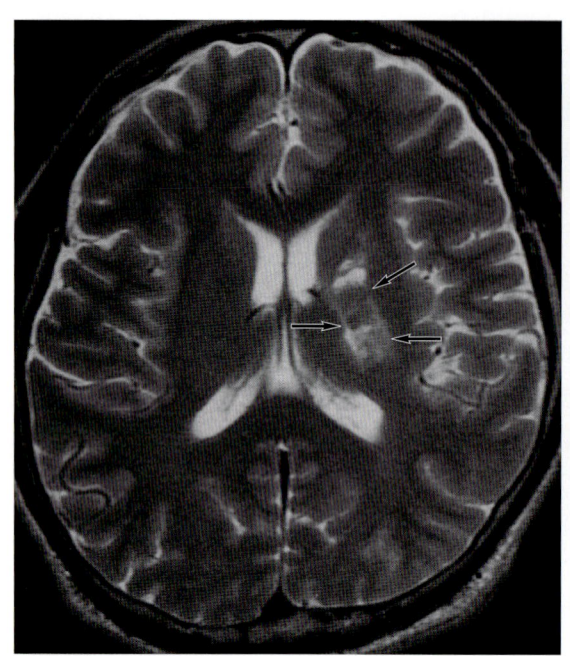

図 1-A　T2 強調像（発症 4 日後）
(FSE, TR/TE = 3500/105ms, 5mm 厚, ETL = 8)

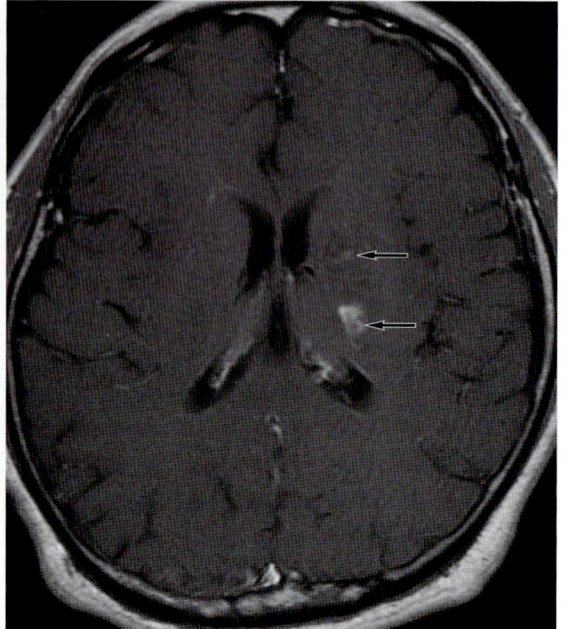

図 1-B　造影 T1 強調像（発症 4 日後）
(SE, TR/TE = 540/12ms, 5mm 厚)

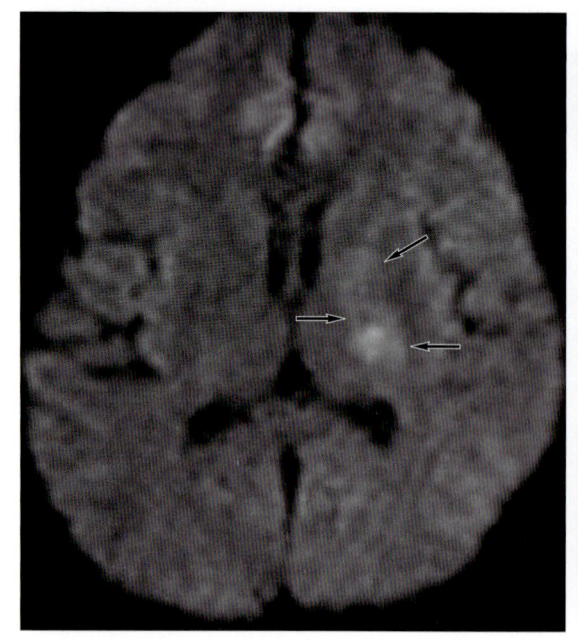

図 1-C　isotropic DWI（発症 4 日後）
(原画像は EPI-DWI, TR/TE = 4999/102ms, 5mm 厚, $b = 1000s/mm^2$)

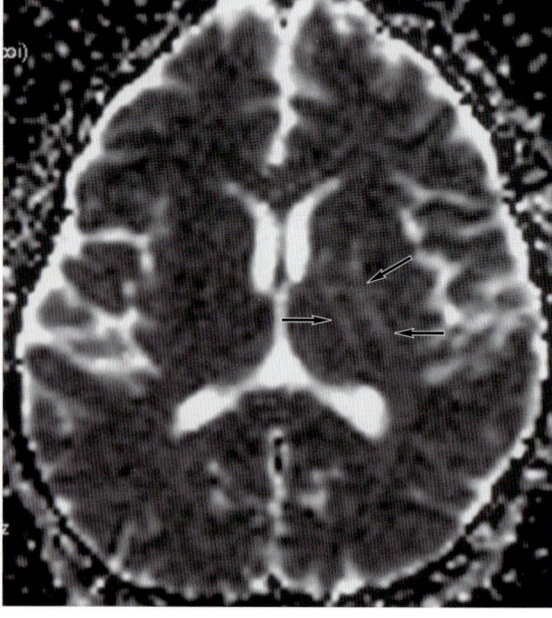

図 1-D　ADC map（発症 4 日後）

> **症例** 50代，男性．Behçet 病の経過中，突然に右不全片麻痺を生じた．
>
> **MRI読影**（発症4日後の撮像）
> A：左基底核から内包にかけて不整形の高信号域を認める（→）．
> B：病変の一部に増強効果が認められる（→）．
> C：病変は淡い高信号を示すが（→），T2 shine-through の影響の可能性がある．
> D：病変は淡い高信号を示し（→），拡散能の亢進が示唆される．
>
> ●その後の経過・最終診断：臨床症状，髄液所見および MRI 所見から神経 Behçet 病と診断された．ステロイド治療の増強により症状は軽快した．

● 神経 Behçet 病の一般的知識と拡散画像を中心とした MRI 所見

Behçet 病は，繰り返す口腔内アフタ，眼病変，陰部潰瘍を特徴とする稀な炎症性疾患である．その 10〜25％ほどで中枢神経系に病変を伴うことがあり，神経 Behçet 病（neuro-Behçet's disease）と呼ばれる．神経 Behçet 病の好発部位は，脳幹部，基底核，大脳半球白質などである．この他，頭蓋内では皮質静脈や静脈洞の血栓症や，脊髄にも病変が見られることがある．

通常の MRI においては，病変は T1 強調像で等ないしやや低信号，T2 強調像で高信号を示す．病変の形態や大きさはさまざまである．急性期病変では造影増強効果を認めることもある．今までの報告では，神経 Behçet 病の急性期病変は，ADC map において ADC 値の上昇，すなわち拡散の亢進を示すことが多い[1)2)]．神経 Behçet 病の急性期病変では，間質に炎症性浮腫が起きて水容量が増加するために，拡散が亢進すると説明されている．炎症が落ち着いてくると，脱髄や反応性のグリオーシスが見られるようになるが，これらも拡散亢進の要因となる．なお，病変が T2 強調像で高信号を示す神経 Behçet 病においては，拡散強調像での信号強度だけでは T2 shine-through の影響があるため拡散能の判定はできず，ADC map に基づいて判断しなければならないことに留意が必要である．

● 鑑別疾患とそのポイント：拡散画像を中心に

同様な臨床症状，および画像所見を示しうる脳梗塞との鑑別が重要となる．脳梗塞の好発年代に比べ若年であることや，血管支配に一致しない病変の形態が鑑別の一助になるが，ステロイド治療に対する反応を見るまで鑑別が困難であることも少なくない．脳梗塞においては，急性期に拡散は低下し，発症5日目くらいから次第に ADC は正常値に戻り始め（pseudonormalization），1週間後以降からは正常よりも高値となっていくことが知られている[3)]．したがって，急性期に拡散の低下する脳梗塞と，急性期も拡散の亢進する神経 Behçet 病では，病変の拡散能を調べることが重要な意味を持つ．

参考文献

1) Kang DW, Chu K, Cho JY, et al: Diffusion weighted magnetic resonance imaging in Neuro-Behçet's disease. J Neurol Neurosurg Psychiatry 70: 412-413, 2001.
2) Kunimatsu A, Abe O, Aoki S, et al: Neuro-Behçet's disease: analysis of apparent diffusion coefficients. Neuroradiology 45: 524-527, 2003.
3) Schlaug G, Siewert B, Benfield A, et al: Time course of the apparent diffusion coefficient (ADC) abnormality in human stroke. Neurology 49: 113-119, 1997.

11. 脱髄・炎症・感染

多発性硬化症
multiple sclerosis (MS)

(土屋一洋)

関連項目 p.28 拡散強調像の正常解剖・正常変異とコントラスト，p.30 拡散強調像のコントラストと異常を示す病変，p.32 ADC の正常値，異常を示す疾患一覧

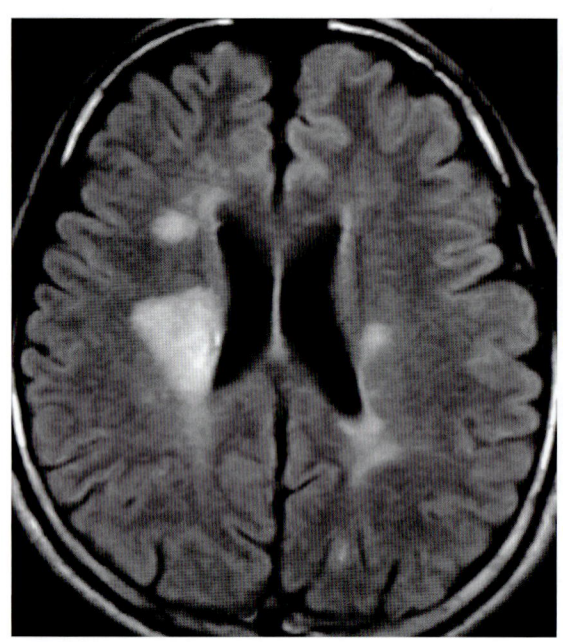

図 1-A　FLAIR 像
(TR/TE/TI = 7000/120/2200ms，5mm 厚)

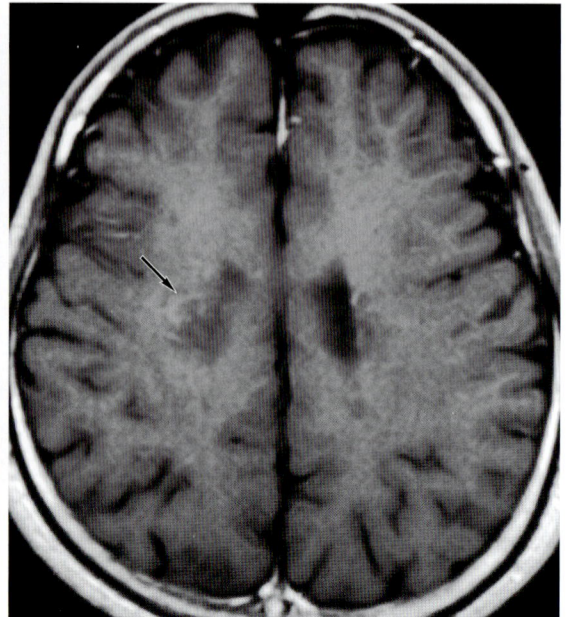

図 1-B　造影 T1 強調像
(TR/TE = 410/15ms，5mm 厚)

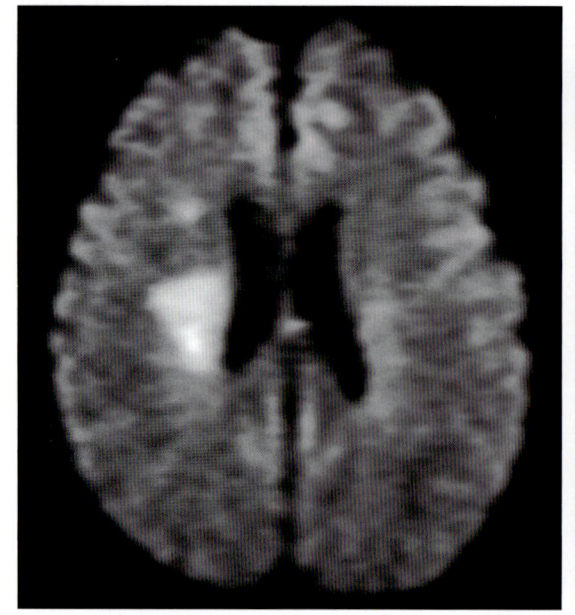

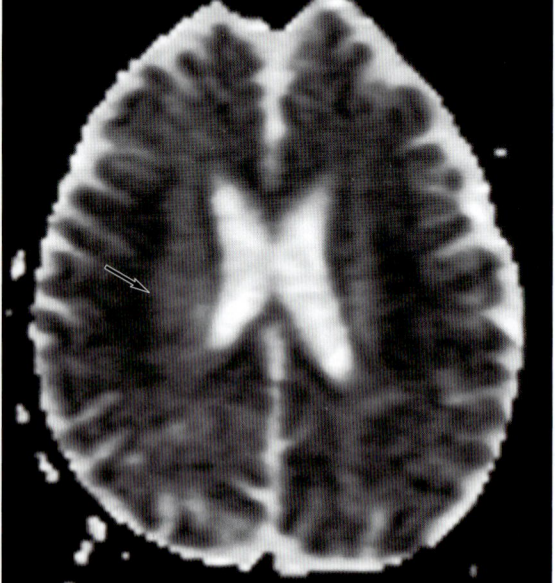

図 1-C　拡散強調像
(EPI-DWI, TR/TE = 6000/110ms, 5mm 厚, $b = 1000s/mm^2$, x, y, z の 3 方向に別個に MPG を印加したデータからの isotropic 画像)

図 1-D　ADC map
(z 軸方向に $b = 0s/mm^2$ と $1000s/mm^2$ の 2 つの MPG を加えたデータから作成)

症例 30代，男性．7年前に左下肢の脱力を自覚したことがある．3週間前から視力低下，左上下肢の運動障害，呂律不良が出現した．他院で軽度の左の顔面神経麻痺と平衡感覚異常を指摘され，来院した．

MRI読影
A：FLAIR像で両側側脳室周囲の白質に不整形の高信号病変が見られる．
B：造影T1強調像にて右前頭葉深部病変の一部に軽度の増強効果が見られる（→）．
C，D：拡散強調像（C）では，FLAIR像での高信号病変に概ね一致する高信号を認める．ADC map（D）では，病変のかなりが軽度のADC値の上昇を示していることがわかる（→）．

●その後の経過・最終診断：脊髄のMRI検査では異常は見られなかったが，経過や髄液の検査所見なども合わせ，多発性硬化症と診断された．ステロイドのパルス療法が施行され，症状は改善傾向を示した．

● 多発性硬化症（MS）の一般的知識と拡散画像を中心としたMRI所見

多発性硬化症は，その診断にMRIの寄与が大きいことが広く知られた疾患である．脳・脊髄の主として白質，さらに視神経に脱髄を中心とした病変が形成され，局在に対応した臨床症状を示す．病変が空間的に多発するのに加え，症候の寛解・増悪が見られることが大きな特徴である．病因は完全には明らかになっていないが髄鞘の構成成分への自己免疫疾患との見解が有力である．

多発性硬化症の拡散画像については，通常のMRIに付加する情報を期待した検討がなされている．脱髄巣はしばしば拡散強調像で高信号を示す．一方でADC値の計測では，正常白質に比し上昇することが報告されている[1]．造影剤での増強パターンや臨床経過との対比を行った検討では，活動性病変は相対的にADC値が低いとされ，脱髄周囲の炎症性変化などがこの低値傾向に関与している可能性がある．白質線維の配列の乱れなどに起因して，ADCが正常白質と比較してより低値を示すこともある[2]．このように本症の拡散強調像所見，特にADC値は病期により変化する組織変化を反映すると考えられる．また比較的最近にはテンソル画像を用いて通常のMRI画像では信号異常のない白質の評価がなされている．恐らく，髄鞘崩壊によって異方性拡散が減じ，FA値の低下といった所見が見られることが知られている[3]．

● 鑑別疾患とそのポイント

多発性硬化症のMRI診断は一般に通常のMRI画像で大きな問題がない場合が多い．脱髄巣が拡散強調像で高信号を示すことを認識しておくことは，これを梗塞あるいは感染病変などと誤診するのを避ける上で重要である．

参考文献
1) Roychowdhury S, Maldjian JA, Grossman RI: Multiple sclerosis: comparison of trace apparent diffusion coefficients with MR enhancement pattern of lesions. AJNR 21: 869-874, 2000.
2) Castillo M, Mukherji SK: Diffusion-weighted imaging in the evaluation of intracranial lesions. Semin Ultrasound CT MR 21: 405-416, 2000.
3) Ciccarelli O, Werring DJ, Wheeler-Kingshott CA, et al: Investigation of MS normal-appearing brain using diffusion tensor MRI with clinical correlations. Neurology 56: 926-933, 2001.

12

中毒・代謝

総 論

(安達木綿子, 下野太郎)

はじめに

　初版が出版された2002年から第2版が出版された2005年の間に，中毒・代謝性疾患における拡散MRIの報告は飛躍的に増加した[1)2)]．これらの報告により，拡散MRIは当初の研究的な役割から，一部の疾患においては診断・治療に影響を及ぼす実践的な役割を果たすまでになった．そして3度目の改訂が進む2013年現在，高磁場MRI装置を用いた撮像，3D撮像によるvolumetric analysis（容量分析），susceptibility weighted image（SWI，磁化率強調像）やarterial spin labeling（ASL）などの新しい撮像方法といった多彩なアプローチが増える中でも，拡散MRIへの学術的な注目や臨床的な有用性が色褪せることはない．拡散MRIによって診断がより容易になった疾患としてCJD（Creutzfeldt-Jakob disease）は記憶に新しい．最近ではエオジン好性核内封入体症や神経軸索スフェロイドを伴う白質脳症（HDLS）[3)]などが拡散異常をきっかけに生前診断が可能となる疾患と考えられつつある．一方で，脳の中毒・代謝性疾患は，頻度が低い疾患を多く含み，地道な症例の蓄積が必要とされる分野である．現時点では十分と言える数の画像報告が得られていない疾患が多数存在するのも事実である．

　拡散MRIに期待する点は大きく分けると，
　　1）早期診断
　　2）可逆性か非可逆性かの予測
　　3）経過観察
　　4）病態解明
の4つであるが，これは拡散MRIの普及当初から現在に至るまで変わりない．

1） 早期診断

　拡散MRIは，拡散強調像（diffusion weighted image：DWI）・apparent diffusion coefficient（ADC）値と拡散テンソル画像（diffusion tensor imaging：DTI）・fractional anisotropy（FA）値のグループに分けられ，中毒・代謝疾患の早期診断における各々の役割は少し異なる．DWIの役割は，病変を高信号として描出することであり，その良好なコントラストは病変の拾い上げ，分布や範囲の把握に有用である．例えばメープルシロップ尿症やWernicke脳症，一酸化炭素（CO）中毒などは，急性期にはDWIで病変が最も明瞭に描出され，その特徴的な分布から診断が可能となる代表的な疾患である．一方，ADCやFAの測定は，T1, T2強調像で異常信号を来す前の超早期の病変の範囲や重症度をより正確に評価するのに適している．特に，FAはより軽微な異常の検出に優れており，ADCで異常を認めない例においてもFAで早期異常の描出が可能とされている．

　また，拡散MRIの臨床応用が進み，PRES（posterior reversible encephalopathy syndrome）やRCVS（reversible cerebral vasoconstriction syndrome）など血管透過性に変化を生じる疾患の理解が進んだ．PRESやRCVSに見られるような血管透過性の亢進による脳病変の多くは，DWIで高信号を呈さない（ADCは上昇することが多い）．このようにDWIで異常を呈さないことも診断に有用な所見となりうる疾患もある．

2）可逆性・非可逆性の予測

　ADC が低下 ≒ 細胞性浮腫 = 非可逆性病変（梗塞に至る），
　ADC が上昇（もしくは異常なし）≒ 血管性浮腫 = 可逆性病変，
という虚血性病変のルールが，中毒・代謝疾患においても成り立つかというと，必ずしもそうではない．ADC が低下しても可逆である病態が少なからず報告されており，そういった場合の多くは，髄鞘の浮腫（intramyelinic edema）を見ているのではと推察されている．

3）経過観察

　中毒・代謝疾患の拡散 MRI は時間とともに大きく変化する．疾患によって原因・病態は異なるが，多くの疾患で病変は急性期に DWI で高信号を呈する（例外となる疾患もあるので注意が必要である）．すでに「2）可逆性・非可逆性の予測」の項で述べた通り，ADC の値は多彩である．そして時間とともに DWI での高信号は消失し，慢性期には髄鞘の脱落や軸索の障害により ADC は上昇，FA は低下する傾向にある．個々の病態については各論に譲るが，代謝性疾患の経過観察において拡散 MRI を読影する際は，疾患がどの病期にあるのか，急性・進行性の病変が存在するのか（代謝性疾患では，活動性病変と慢性の非活動性病変が混在することはよくある），を評価する必要がある．

4）病態解明

　病態を解明するためには，画像所見と病理の対比が必要であるが，中毒・代謝性疾患は病理（特に急性期）を得るのが困難なことが多い．このため，拡散 MRI の情報から考えられる病態は，多くの疾患でまだ推論の域を出ていない．例えば，拡散 MRI による病態理解の試みの 1 例として脱髄（demyelination）と髄鞘形成障害（dysmyelination，hypomyelination）が挙げられる．脱髄性疾患の拡散 MRI は刻々と変化するが，活動性の脱髄・炎症が生じている時期には DWI で高信号，ADC 値の低下が見られるのが一般的である．それに対して髄鞘形成障害では破壊性変化に乏しいため，DWI での高信号や ADC の低下はないか，あっても軽度とされる．FA は低下傾向とされるが，髄鞘と軸索がそれぞれどの程度の配分で白質の異方性に影響を与えるかなど不明な点も多い．

● 各論で言及しない中毒・代謝疾患における拡散 MRI の報告

1. 全身疾患に関連した脳症

① 高血糖（hyperglycemia）に伴う脳症

　糖尿病におけるコントロール不良（高血糖）例において，急性に半身舞踏病（hemichorea）や片側バリズム（hemiballism）が出現することがある．この際，症状の見られる対側の被殻・尾状核頭部を中心に CT で高吸収，T1 強調像で高信号，T2 強調像で低～高信号を認める．DWI では高信号を呈し，ADC は低下するとの報告がある．ADC は予後を予測する指標（ADC 低下は予後不良）になりうるという報告もあるが，症例数は十分とは言えない[4]．病理学的背景にも議論の余地が残るが，点状出血が原因のひとつと考えられる[4,5]．発症から約 1 年間を MRI にて経過観察できた 1 例で，被殻に gradient echo（GRE）T2 強調像で進行性の委縮と低信号化が見られたことも，出血の存在を示唆すると考えられる[5]．ただし，CT での高吸収の持続が長いこと，T1 強調像の高信号に比して GRE での低信号が弱いなどから，出血のみで病理学的背景は説明しきれないとも言われている[4]．

② 甲状腺中毒性脳症（thyrotoxic encephalopathy）

　　甲状腺クリーゼは，極端な甲状腺中毒症の悪化により，高熱，頻脈，発汗過多，不穏，錯乱，朦朧状態などの精神症状を呈し，時に昏睡や死亡に至る救急疾患である．中枢神経症状としては，突然の意識障害，てんかん発作，脳卒中様症状を呈する．拡散 MRI で報告されている 1 例を紹介する[6]．この症例では発症時に，DWI で脳梁膨大部，右中小脳脚，左小脳半球，左頭頂部深部白質に高信号を呈し，ADC 低下を認めた．後 2 者のみ FLAIR 像でも高信号を呈し，増強効果も認めた．いずれの病変もステロイド加療により改善を認めた[6][†1]．

③ 橋本脳症

　　橋本病は自己免疫異常に起因にする甲状腺炎で，甲状腺機能低下の原因として最も多い疾患である．橋本脳症は，橋本病に合併する脳症である．亜急性〜慢性，動揺性の経過を取り，意識障害やてんかん発作，認知症，脳卒中様の症状を呈する．甲状腺機能に依存せず，甲状腺機能がコントロールされた状態でも発症する．ステロイドに反応し，症状が軽快する．病理学的背景は不明な点も多いが，生検で血管炎を認めるという報告がいくつかある[8]．血管炎に起因する病変は，急性期には DWI は高信号を呈し，ADC は低下することが多い[8][9]．慢性期には DWI での高信号は消失するが，T2 強調像・FLAIR 像での高信号は残存する．海馬や脳梁膨大部に高信号を認めることもある．ただし，橋本脳症の 13 例中，4 例では頭部 MRI で異常が認められなかったという報告があり，MRI のみで橋本脳症を否定することはできない[9]．

④ ビタミン B_{12} 欠乏性白質脳症

　　ビタミン B_{12} が欠乏すると，巨赤芽球性貧血，亜急性連合性脊髄変性症，末梢神経障害を来すことが有名だが，稀に認知障害を症状とする白質脳症を生じることがある．ビタミン B_{12} は，葉酸，ビタミン B_6 とともにメチオニンの代謝に関わり，欠乏によりホモシステインが増加する[10]（p.300「2. ⑥高ホモシステイン血症」参照）．ビタミン B_{12} 欠乏性白質脳症と高ホモシステイン血症に伴う白質脳症には類似の病態が存在する可能性が考えられる．ただし，ビタミン B_{12} 欠乏による脳症では，高ホモシステイン血症に見られるような梗塞の報告はない．MRI では T2 強調像で白質に斑状の高信号病変を認めるが，DTI で FA の低下がその病変周囲にも認められ，テンソル情報は白質変性をとらえる感度が高いと報告されている[11]．

2. 遺伝性代謝性疾患

　　遺伝性代謝性疾患には，非常に多数の疾患があるため，ここでは特徴的な画像所見を呈する疾患，拡散 MRI が病態の推測に有用と思われる疾患に触れる．

① vanishing white matter disease（VWM）

　　深部白質が優位に障害され，病初期に白質は T2 強調像で高信号，FLAIR 像で高信号を呈するが，進行とともに T2 強調像で高信号，FLAIR 像で低信号と脳脊髄液（cerebrospinal fluid：CSF）と同様の信号強度を呈するようになる．最終的には白質は CSF と等信号に置換される（＝消失する）ことから vanishing white matter と命名された．常染色体劣性遺伝で，

[†1] 他にも，甲状腺機能亢進症に合併する頭蓋内病変としてもやもや病類似の病態が知られている[7]．甲状腺機能亢進症患者に急性の神経症状や強い頭痛を認めた時は，もやもや病に伴う脳梗塞，頭蓋内出血も考慮すべきと考えられる．拡散 MRI を含む画像所見は，通常のもやもや病と同様である．

EIF2B1-5 遺伝子の変異を認める．病理の報告が少ないが，dysmyelination（髄鞘形成不全）とdemyelination（髄鞘脱落）の混在が認められる．病態についても，1次的に障害されるのは髄鞘なのか軸索なのかなど諸説あり，解明されていない．T2強調像，FLAIR像と同様にDWIも最終的にはCSFと等信号に至るが，白質の破壊が進む過程では，DWIで高信号を呈し，ADCの低下を認めることがある．特に後期まで保たれるU-fiberや小脳半球でADCの低下を認めた報告がある[12]．VWMでは髄鞘化が完成することはないとされるが，完全なdysmyelination diseaseでもなく，わずかに形成された髄鞘が破壊される過程でADCの低下が見られると予想される．DTIの報告は少ないが，末期にはFAは低下するとされる．

② megalencephalic leukoencephalopathy with subcortical cyst（MLC）

生後1年以内に発症する巨脳症と皮質下に囊胞を伴う白質脳症を特徴とした遺伝性疾患である．*MLC1*が原因遺伝子として特定されているが，約20％の症例では遺伝子異常が見つからない．MRIでは皮質下白質優位にT2強調像で高信号，T1強調像で低信号を呈する．深部白質（特に脳梁や内包後脚）は相対的に保たれる傾向にある．皮質下白質（側頭葉に多い）に形成される囊胞が特徴的な所見である．白質病変は，DWIで低信号，ADCは上昇するとされているが，病理学的な背景は不明な点が多い．稀ではあるが，MRIでMLCと診断されたが*MLC1*遺伝子異常が証明されない症例の中に，発達が良好で，follow up MRIで著明な所見の改善を認めることがある[13]．これらを初回MRIで区別できれば理想的であるが，現時点では拡散MRIを含め鑑別できる所見の違いは指摘されていない．

③ glutaric aciduria type Ⅰ（GA1）

ミトコンドリア内の酵素 glutaryl-CoA dehydrogenase（GCDH）の欠損が原因の先天性代謝異常である．glutaric acidと3-hydroxyglutaric acidの異常沈着が急性線条体壊死を招く．第19染色体の*GCDH*遺伝子の異常による．尿中のglutaric aciduriaが増加する．拡散MRIの所見は病期に依存する．感染や外傷を契機に発症，進行することが知られているが，急性期には障害を受けた基底核や大脳白質はDWIで高信号を呈し，ADCは低下する．慢性期にはADCは上昇する．これらの所見は非特異的であるが，GA1では，両側弁蓋部の低形成によるSylvius裂の拡大（open Sylvian fissures）がほぼ必発であり，拡散異常と同時に認められた場合に診断価値が高い．また急性期のDWIは，T2強調像/FLAIR像よりも早期から鋭敏に病変の検出が可能であるとされている[14] †2．

④ L-2 hydroxyglutaric aciduria（acidemia，L2HGA）

ミトコンドリアの膜構造に存在する酵素の異常が原因の先天性代謝性疾患で，常染色体劣性遺伝．原因として第14染色体の*L2HGDH*（L-2-hydroxyglutarate dehydrogenase）遺伝子変異が同定されている．尿中L-2 hydroxyglutaric acidの上昇を認める．小児期に，精神運動発達遅滞，小脳失調，痙攣を呈し，頭囲拡大を伴うこともある．MRIでは，皮質下白質優位に，T2強調像で高信号，T1強調像で低信号を認め，深部白質は相対的に保たれる．特に前頭葉皮質下が早期に侵され，病理では脱髄とastrocyteの増殖が認められる．基底核，歯状核にも異常を認めることが多い．DWIは，急性期病変で高信号を呈し，慢性期にはADCが上昇する[16]．

---

†2 同じく尿中のglutaric aciduriaが上昇する疾患でglutaric aciduria type Ⅱ（GA2）がある．GA1よりも多彩な酵素欠損が見られ，原因遺伝子として*ETFA*，*ETFB*，*ETFDH*が知られる．基底核，大脳白質の障害に加え，側頭葉弁蓋の低形成を認めることがある点はGA1と共通しているが，それらの程度はやや異なる[15]．また後頭蓋窩にも病変を認めることが多い．

⑤ メチルマロン酸血症（methylmalonic acidemia）

常染色体劣性遺伝の有機酸代謝異常症．生後 1 年以内に筋緊張低下や脳症を発症し，ケトアシドーシスを来す．MRI で両側基底核に異常信号域を認めるが，淡蒼球に限局する傾向にある．その他，白質にも異常信号域や萎縮を認める．両側淡蒼球において ADC の低下と lactate の上昇を認め，急性期梗塞と同じような結果ではあるものの，血管障害によるものではなくミトコンドリア機能不全によると推察されている例の報告がある．一方，ADC の異常を認めなかった例も報告されている．基底核異常や ADC の差異が病気の重篤度と相関するかどうかに関して結論は出ていない[17]．

⑥ 高ホモシステイン血症（hyperhomocysteinemia）

ホモシステインはメチオニン代謝の中間生成物で，血管内皮細胞への毒性があり，若年性脳梗塞や動脈解離のリスクファクターである．*MTHFR*（methylenetetrahydrofolate reductase）遺伝子の異常が原因で，血中のホモシステイン値が軽度～中等度に増加する．乳児期に発症する重篤なホモシステイン尿症（血中のホモシステインは著明高値）とは区別される．拡散 MRI は高ホモシステイン血症による若年性脳梗塞の検出に有用である．他に，高ホモシステイン血症に認知症状を伴う症例も知られており，MRI で白質脳症を認めることがある．ホモシステインが，血管内皮細胞への毒性とともに，神経毒性も有しているためと考えられている．

⑦ ポルフィリン脳症（porphyric encephalopathy）

ポルフィリン症は，ポルフィリン・ヘム合成系のいずれかの代謝障害で，ポルフィリン体の体内蓄積を来す疾患である．その中でも，急性間欠性ポルフィリン症は常染色体優性遺伝で，頻度が高い．急性の精神神経症状（行動異常，性格変化，痙攣，四肢麻痺，意識障害），腹部症状（腹痛，嘔吐，便秘），心症状（頻脈，高血圧）などを来す．多数の薬物，感染や手術などのストレス，アルコールなどが引き金となる．両側後頭葉の皮質から皮質下白質にかけて T2 強調像で高信号を認めることが多いが，前頭葉に分布することもある．病変が，DWI では高信号を呈するものの ADC は上昇しており，血管性浮腫を示唆する例が報告されている．両側性が多いが，対称性である必要はない．可逆性病変が多い．画像所見から，PRES（p.304 参照）のひとつと考えられる[18]．

3. アルコール中毒

① 慢性アルコール中毒

大脳白質において，健常人と比較して有意な FA の低下が報告されている．特に，前頭葉では萎縮と FA の低下が目立ち，脳梁膝部と半卵円中心にて低下の程度は最も強い[19)20]．中毒患者におけるワーキングメモリーや注意力の低下との関連性が示唆されている．

② 急性アルコール中毒

アルコール多飲が急性期に大脳に及ぼす影響について，DWI を撮像し，ADC を測定した報告がある[21]．ADC は飲酒後 1～2 時間をピークに前頭葉，視床，中大脳脚で軽度低下し，3 時間ほどで飲酒前に戻った．FA の測定も行われており，前頭葉でわずかに上昇しているとされているが，有意差は認められなかった．可逆的な拡散の低下が反映している病態は不明であるが，急性のアルコール曝露に最も脆弱な部位は前頭葉で，慢性アルコール中毒で萎縮が強い部位と一致している．

③ Marchiafava-Bignami 病

　低栄養状態の慢性アルコール中毒患者に起こる稀な病態．急性型では意識障害を呈し，死に至る．慢性型では非特異的な痙攣，意識障害，麻痺などの症状を呈し，認知症が緩やかに進行する．病理学的には，脳梁に脱髄巣が認められ，それを反映してMRIでは同部位に異常信号を認める．急性期の脳梁病変において，anisotropic image での拡散の異方性の消失とADCの低下を認めた例が報告され，これは発症早期から必ずしも脱髄巣を有するとは限らなく，急性期には髄鞘の腫大が起こり，これにより周囲組織の拡散能が低下したためと推察されている[22]．しかし，この推察は議論の余地が残る．また，脳梁病変がT2強調像では軽微な高信号であったにもかかわらず，DWIで著明な高信号（ADC低下）を呈し，ビタミン剤投与により消失した症例が報告されている[23]．このことから，早期診断の有用性はあるようだが，予後予測は困難なようである．これは脳梁病変という特殊性によるものかもしれない．脳梁病変における拡散MRIの意義に関しては，p.284「可逆性の脳梁病変を有する軽症脳炎脳症」，p.354「抗痙攣薬退薬による一過性脳梁膨大部異常」を参考にしていただきたい．

4. 食事による中毒

　経口摂取によって脳症を発症する食物として，スギヒラタケとスターフルーツが知られている．特に腎不全と関連していることが多く，腎不全患者の食事管理をする際には必ず覚えておくべき食物として有名である．

① スギヒラタケに関わる脳症

　2004年9〜10月にかけて，秋田，山形，新潟県を中心に原因不明の脳症が多発した．これらの脳症患者の背景として，腎機能障害を有し，食用野生キノコであるスギヒラタケ（キシメジ科スギヒラタケ属：*Pleurocybella porrigens*）摂食歴があることが報告されている．高齢者に好発し，初発症状は振戦，構音障害，脱力が多く，2〜11日後に意識障害や痙攣などの重篤な症状が出現し，後遺症が残ったり，死亡することも多い．透析による治療は無効とされる．報告のほとんどは日本からで，脳症の存在が知られるようになってからは報告が激減している[24]．初発症状が出現してから3〜8日後に画像上の異常所見が出現する．両側対称性に，被殻にT2強調像で高信号，T1強調像で低信号（片側から始まり両側性になることもある）を認め，経過とともに信号異常は島皮質下白質や淡蒼球にまで及ぶ[24]．その他，島皮質下白質や被殻外側部のみに異常を認めるパターン，大脳皮質下白質に広範に斑状病変の多発するパターンなどがある．DWIではT2強調像で高信号の部分に合致して高信号（ADCは不明）を認めたとの報告がある[25]．

② スターフルーツ中毒

　スターフルーツはカタバミ科の一種で，東南アジア原産でその名の通り星の形をした果物である．シュウ酸塩が含まれており，体内カルシウムと結合し低カルシウム血症を生じるため，テタニーや不整脈を起こすことがある．痙攣，昏睡，腎障害を起こした例や死亡例も報告されている．発症までの時間はスギヒラタケよりも短く，半日程度が多い[26]．東南アジアからの報告が多く，日本での発症は知られていない．画像の報告は少ないが，頭頂葉，後頭葉の皮質に病変を認めることが多い[26)27]．両側視床病変の報告も1例ある[27]．病変はT2強調像で高信号，DWIで高信号を呈し，ADCは低下する．透析による治療がある程度有効とされ，治療後に画像所見の改善を認めた報告がある[26]．

5. 薬物中毒

① エクスタシー（メチレンジオキシメタンフェタミン）[ecstasy (methylenedioxymethamphetamine：MDMA)] 中毒

　　幻覚剤のメスカリンや興奮剤のアンフェタミンと関連がある．「感情移入をもたらす」薬物とされており，幸福感が高まり，他の人たちと交流したいという気持ちが強まるという．体内のセロトニンの量を減少させる可能性があると報告されている．使用に伴い，うつ状態，睡眠障害といった精神医学的な症状が必ずといっていいほど生じてくる．淡蒼球におけるADCの上昇が報告され，セロトニン伝達に関わる軸索や神経細胞の減少を反映していると推察されている[29]．MDMAの長期使用者は，視床およびその連絡線維にFAの低下が見られるとする報告もある[30]．

② マンガン中毒（manganese neurotoxicity）

　　粉塵やヒュームを吸入することで生じる職業病だけでなく，肝機能・胆道系障害や中心静脈栄養などにより血清・脳内のマンガン濃度が上昇することにより生ずる．脳内ではマンガンは淡蒼球に沈着する傾向があり，精神症状や錐体外路症状を呈する．通常はマンガンの曝露から離れると，症状・画像ともに正常化すると言われている．ただし，両側淡蒼球にDWIで著明な高信号，ADCの低下を認め，剖検病理で淡蒼球病変に空胞変性，マクロファージやグリオーシス，神経細胞の消失が証明された報告がある．マンガンの毒性による細胞浮腫から細胞死に至った状態を見ているものと推察され，曝露の程度によっては非可逆性の病態を生じる可能性がある[31]．症状のない溶接工でも淡蒼球，被殻前方のADCは健常者に比して低かったという報告がある[32]．

③ 有機リン中毒（organophosphate poisoning）

　　農薬中毒において有機リン中毒は大きな割合を占め，自殺目的などで大量に服用すれば重篤な中毒症状を引き起こす．神経伝達物質であるアセチルコリンを分解する酵素の活性が阻害されるため，自律神経症状や意識障害・四肢麻痺などが出現する．T2強調像で大脳白質や線条体で高信号を呈するとされているが報告例は少ない．拡散MRIで報告されている1例を紹介する．この症例では発症後7日目のDWIにて両側大脳白質，両側内包後脚，脳梁に著明な高信号を認め，ADCは低下していた．他の撮像法では異常を認めなかった．22日目のDWIでは異常は消失し，症状も後遺症もなく軽快している．ADCでは予後予測が困難であったパターンである[33]．

6. 悪性腫瘍の治療に起因する脳症

　　メトトレキセート（methotrexate：MTX），サイクロスポリン（cyclosporin）については各論を参照．

① フッ化ピリミジン類による白質脳症

　　5-フルオロウラシル（5-fluorouracil：5-FU），カルモフール（carmofur），テガフール（tegafur）などが含まれる．全身大量投与に伴い，急性小脳失調，進行性意識障害，錐体外路症状，嗅覚障害などを来す．MRIで広範なびまん性〜側脳室周囲白質変化を認めることが多く，小脳萎縮も認めうる．白質病変のADCは低下し，細胞性浮腫を反映していると考えられ，健常人の加齢に伴うperiventricular hyperintensity（PVH）との鑑別に有用との報告がある[34]．

謝辞：各論において，貴重な症例を賜りました大阪市立大学大学院医学研究科放射線医学教室　三木幸雄先生に深謝いたします．

参考文献

1) Sener RN: Diffusion magnetic resonance imaging patterns in metabolic and toxic brain disorders. Acta Radiol 45: 561-570, 2004.
2) Moritani T, Smoker WR, Sato Y, et al: Diffusion-weighted imaging of acute excitotoxic brain injury. AJNR 26: 216-228, 2005.
3) Maillart E, Rousseau A, Galanaud D, et al: Rapid onset frontal leukodystrophy with decreased diffusion coefficient and neuroaxonal spheroids. J Neurol 256: 1649-1654, 2009.
4) Cherian A, Thomas B, Baheti NN, et al: Concepts and controversies in nonketotic hyperglycemia-induced hemichorea: further evidence from susceptibility-weighted MR imaging. J Magn Reson Imaging 29: 699-703, 2009.
5) Kaseda Y, Yamawaki T, Ikeda J, et al: Amelioration of persistent, non-ketotic hyperglycemia-induced hemichorea by repetitive transcranial magnetic stimulation. Case Rep Neurol 5: 68-73, 2013.
6) 藤木富士夫，坪井義夫，斎藤信博，山田達夫：MRI拡散強調画像にて散在する異常信号を認めた甲状腺中毒性脳症．脳と神経 56: 1017-1023, 2004.
7) Ni J, Gao S, Cui LY, Li SW: Intracranial arterial occlusive lesion in patients with Graves' disease. Chin Med Sci J 21: 140-144, 2006.
8) Grommes C, Griffin C, Downes KA, Lerner AJ: Steroid-responsive encephalopathy associated with autoimmune thyroiditis presenting with diffusion MR imaging changes. AJNR 29: 1550-1551, 2008.
9) Tang Y, Xing Y, Lin MT, et al: Hashimoto's encephalopathy cases: Chinese experience. BMC Neurol 12: 60, 2012.
10) van der Knaap MS, Valk J: Hyperhomocysteinemias. In Magnetic resonance of myelination and myelin disorders, 3rd ed. Springer Berlin Heidelberg, p.342-359, 2005.
11) Kealey SM, Provenzale JM: Tensor diffusion imaging in B_{12} leukoencephalopathy. J Comput Assist Tomogr 26: 952-955, 2002.
12) van der Lei HD, Steenweg ME, Bugiani M, et al: Restricted diffusion in vanishing white matter. Arch Neurol 69: 723-727, 2012.
13) Barkovich AJ, Raybaud C: Pediatric neuroimaging, 5th ed. Wolters Kluwer Health/Lippincott Williams & Wilkins, Philadelphia, p.119, 2011.
14) Elster AW: Glutaric aciduria type I: value of diffusion-weighted magnetic resonance imaging for diagnosing acute striatal necrosis. J Comput Assist Tomogr 28: 98-100, 2004.
15) Barkovich AJ, Raybaud C: Pediatric neuroimaging, 5th ed. Wolters Kluwer Health/Lippincott Williams & Wilkins, Philadelphia, p.184, 2011.
16) Sener RN: L-2 hydroxyglutaric aciduria: proton magnetic resonance spectroscopy and diffusion magnetic resonance imaging findings. J Comput Assist Tomogr 27: 38-43, 2003.
17) Trinh BC, Melhem ER, Barker PB: Multi-slice proton MR spectroscopy and diffusion-weighted imaging in methylmalonic acidemia: report of two cases and review of the literature. AJNR 22: 831-833, 2001.
18) Yen PS, Chen CJ, Lui CC, et al: Diffusion-weighted magnetic resonance imaging of porphyric encephalopathy: a case report. Eur Neurol 48: 119-121, 2002.
19) Mann K, Agartz I, Harper C, et al: Neuroimaging in alcoholism: ethanol and brain damage. Alcohol Clin Exp Res 25 (5 Suppl ISBRA): 104S-109S, 2001.
20) Sullivan EV, Harris RA, Pfefferbaum A: Alcohol's effects on brain and behavior. Alcohol Res Health 33: 127-143, 2010.
21) Kong LM, Zheng WB, Lian GP, Zhang HD: Acute effects of alcohol on the human brain: diffusion tensor imaging study. AJNR 33: 928-934, 2012.
22) 稲垣　徹，斉藤孝次：Marchiafava-Bignami disease の1例のMRI拡散強調画像（MR diffusion-weighted image）．脳と神経 52: 633-637, 2000.
23) 菅野直人，永井真貴子，志賀裕正・他：拡散強調画像にて病変の経時的変化を確認したMarchiafava-Bignami病の1例．臨神経 42: 51-53, 2002.
24) Nomoto T, Seta T, Nomura K, et al: A case of reversible encephalopathy accompanied by demyelination occurring after ingestion of Sugihiratake mushrooms. J Nippon Med Sch 74: 261-264, 2007.
25) 加藤丈夫，川並　透，清水　博・他：スギヒラタケ摂食後に腎不全患者に多発した脳症：10症例の臨床的検討．脳と神経 56: 999-1007, 2004.
26) Chen SH, Tsai MH, Tseng YL, et al: Star fruit intoxication in a patient with moderate renal insufficiency presents as a posterior reversible encephalopathy syndrome. Acta Neurol Taiwan 19: 287-291, 2010.
27) Chan YL, Ng HK, Leung CB, Yeung DK: (31)phosphorous and single voxel proton MR spectroscopy and diffusion-weighted imaging in a case of star fruit poisoning. AJNR 23: 1557-1560, 2002.
28) Tsai MH, Chang WN, Lui CC, et al: Status epilepticus induced by star fruit intoxication in patients with chronic renal disease. Seizure 14: 521-525, 2005.
29) Reneman L, Majoie CB, Habraken JB, den Heeten GJ: Effects of ecstasy (MDMA) on the brain in abstinent users: initial observations with diffusion and perfusion MR imaging. Radiology 220: 611-617, 2001.
30) Liu HS, Chou MC, Chung HW, et al: Potential long-term effects of MDMA on the basal ganglia-thalamocortical circuit: a proton MR spectroscopy and diffusion-tensor imaging study. Radiology 260: 531-540, 2011.
31) McKinney AM, Filice RW, Teksam M, et al: Diffusion abnormalities of the globi pallidi in manganese neurotoxicity. Neuroradiology 46: 291-295, 2004.
32) Criswell SR, Perlmutter JS, Huang JL, et al: Basal ganglia intensity indices and diffusion weighted imaging in manganese-exposed welders. Occup Environ Med 69: 437-443, 2012.
33) 鉄田　徹，福田充宏，奥村　徹・他：MRI拡散強調画像で大脳白質・内包後脚・脳梁に高信号域を認めた有機リン中毒の1例．日臨救急医会誌 5: 315-318, 2002.
34) Majoie CB, Mourmans JM, Akkerman EM, et al: Neonatal citrullinemia: comparison of conventional MR, diffusion-weighted, and diffusion tensor findings. AJNR 25: 32-35, 2004.

12. 中毒・代謝

PRES
posterior reversible encephalopathy syndrome

（下野太郎，前田正幸）

関連項目 p.32 ADCの正常値，異常を示す疾患の一覧，p.196 脳浮腫の分類，p.212 脳虚血超急性期の拡散強調像とADC，p.214 脳虚血超急性期の拡散変化と病態，p.332 MELAS，p.356 てんかん重積

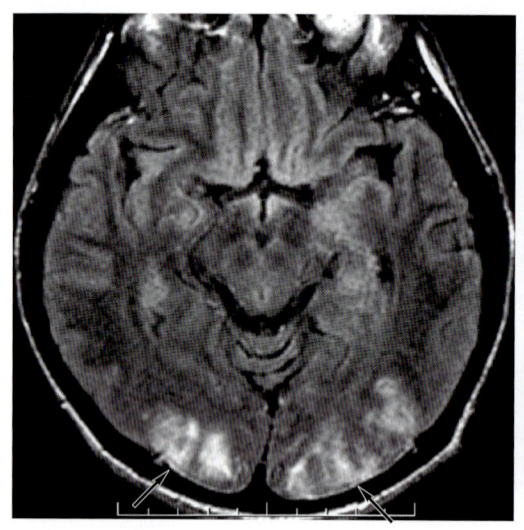

図1-A　FLAIR像
(TR/TE/TI = 10002/112/2200ms)

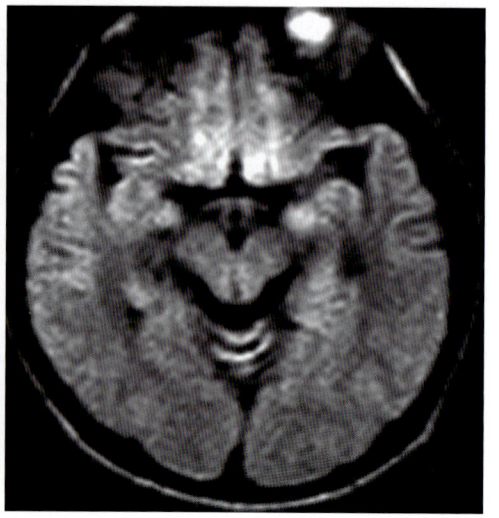

図1-B　isotropic DWI
(LS-DWI, TR/TE = 3040/55ms, $b = 1000s/mm^2$, x, y, z 3軸のisotropic)

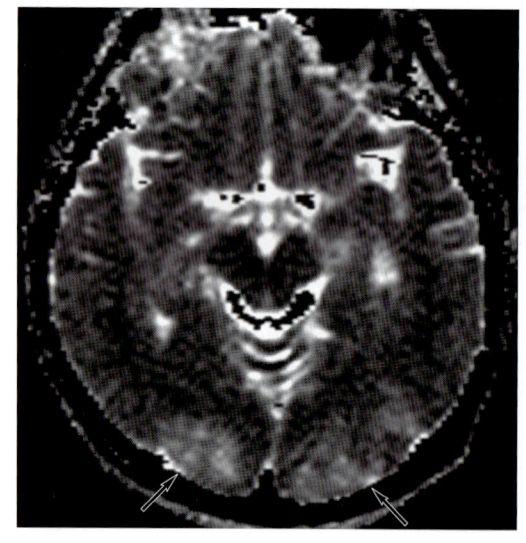

図1-C　ADC (MD) map
(LS-DWI, $b = 5$, $1000s/mm^2$ から作成)

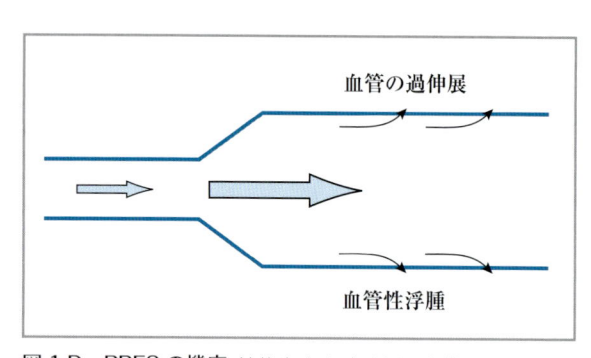

図1-D　PRESの機序（文献2）より一部改変して転載）
脳血管の自己調節能を超える急激な血圧上昇により，高灌流・血管拡張を来し，液体や蛋白の間質への漏出（血管性浮腫）を招いて，T2強調像で高信号として認められる．

参考文献
1) Bartynski WS: Posterior reversible encephalopathy syndrome, part 1: fundamental imaging and clinical features. AJNR 29: 1036-1042, 2008.
2) Port JD, Beauchamp NJ Jr: Reversible intracerebral pathologic entities mediated by vascular autoregulatory dysfunction. RadioGraphics 18: 353-367, 1998.
3) Mukherjee P, McKinstry RC: Reversible posterior leukoencephalopathy syndrome: evaluation with diffusion-tensor MR imaging. Radiology 219: 756-765, 2001.
4) Pirker A, Kramer L, Voller B, et al: Type of edema in posterior reversible encephalopathy syndrome depends on serum albumin levels: an MR imaging study in 28 patients. AJNR 32: 527-531, 2011.

症例	30代，男性．泌尿器科入院中，急激な血圧上昇（200/110mmHg）とともに，一過性視力低下を来し，3日後にMRI撮像．（三重大学症例）

MRI読影	A：両側後頭葉の皮質〜皮質下白質に高信号（→）を認める． B：異常信号はほとんど認めない． C：両側後頭葉の皮質〜皮質下白質に高信号（→）を認め，ADCの上昇を示す． ●その後の経過，最終診断：中枢神経症状発症後，降圧剤でコントロールし，視力障害などの症状の改善を認め，高血圧性脳症と診断された．

● PRESの一般的知識と拡散画像を中心としたMRI所見

reversible posterior leukoencephalopathy syndrome（RPLS）とも呼ばれる可逆性脳症．諸説中，脳血管の自己調節能を超える急激な高血圧により，高灌流状態が生じ，血液脳関門（blood-brain barrier：BBB）が破綻することによって，血管性浮腫が生じるためとの説が有力視されている（図1-D）．症状は，頭痛，痙攣，視力障害などを呈するが，降圧など適切な処置により後遺症を残すことなく回復することが多い．

高血圧性脳症の他，前子癇/子癇やpostpartum cerebral angiopathy，片頭痛，腎血管性高血圧，尿毒症性脳症［溶血性尿毒症症候群（hemolytic-uremic syndrome：HUS），血栓性血小板減少性紫斑病（thrombotic thrombocytopenic purpura：TTP），糸球体腎炎，ネフローゼ症候群，Schönlein-Henoch紫斑病］，自己免疫疾患/膠原病/血管炎，内分泌疾患（褐色細胞腫，Cushing症候群），免疫抑制剤，ステロイド，化学療法剤/抗癌剤，免疫グロブリン療法，降圧剤中断症候群（clonidineなど），erythropoietinや輸血による急激な貧血改善，アンホテリシンB，抗ウイルス剤，amphetamine，MAO阻害薬+tyramine大量摂取，DMSO（dimethyl sulfoxide）を用いた同種造血幹細胞輸注，造影剤，悪性症候群，ポルフィリン症，コカイン・ヘロイン・LSD中毒，鉛中毒，サソリ毒，過酸化水素中毒，脳腫瘍術後，頭部・脊髄外傷，熱傷，NMO（neuromyelitis optica），HIV脳症，高カルシウム血症などがPRESの原因とされている．高血圧を呈さないものもある．

血圧自己調節能の低い椎骨・脳底・後大脳動脈，穿通枝領域に病変を生じやすく，典型的にはT2強調像で頭頂後頭葉優位分水嶺領域の皮質下白質（皮質にも及ぶ）や基底核を中心に高信号域を認める．病変の広がりは左右対称性とも限らず，限局性からびまん性まで多彩である．出血［脳実質内出血やくも膜下出血（この場合には高位脳溝に認めやすい）］や増強効果も伴いうる．頭頂後頭葉以外に前頭・側頭葉，脳梁，脳幹・小脳にも病変を認め，後頭蓋窩（特に脳幹型とも言われ高血圧性が多く慢性経過も呈しうる）に病変が限局することもある[1)2)]．

拡散画像では，病変は血管性浮腫であることを反映し，ADCは上昇することが多い．テンソル解析により，ADC上昇部分における拡散異方性の低下も報告され，病態が血管性浮腫であるという説を支持している[3)]．しかし，ADCが低下した部分も認められることがあり，この部分が非可逆的な梗塞に至りうる．拡散画像は，病変が可逆か非可逆かを予測するのに有用である可能性がある．また，血管性浮腫の生じやすさは血清アルブミン低値が関与するとされている[4)]．

● 鑑別疾患とそのポイント

感染性脳炎や脳梗塞が鑑別に挙がる．基礎疾患・病態がすでに明らかであること，適切な治療（血圧のコントロールや投薬の中止・減量）により症状が急速に軽快することから，診断は容易である．拡散画像上，脳炎や梗塞は，病態急性期においてADCが低下するが，PRESでは低下しにくいことが，鑑別のポイントになる可能性がある．

免疫抑制剤による脳症
[サイクロスポリン A，タクロリムス (FK506)]

encephalopathy due to immunosuppressant [cyclosporin (CsA), tacrolimus (FK506)]

（下野太郎）

関連項目 p.32 ADC の正常値，異常を示す疾患の一覧，p.196 脳浮腫の分類，p.212 脳虚血超急性期の拡散強調像と ADC，p.214 脳虚血超急性期の拡散変化と病態，p.304 PRES，p.332 MELAS，p.356 てんかん重積

症例 1

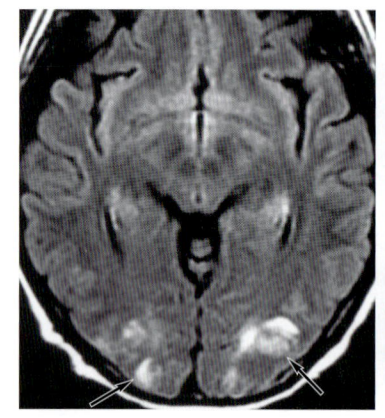

図 1-A　FLAIR 像（発症時）
(TR/TE/TI = 10002/133/2200ms)

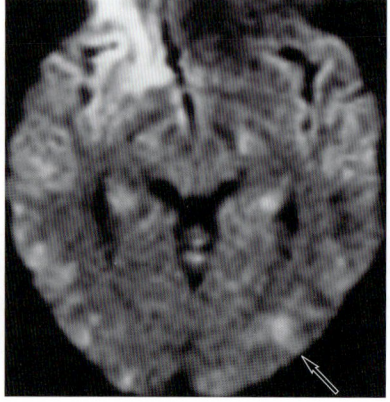

図 1-B　isotropic DWI（発症時）
(EPI, TR/TE=10000/101ms, b=1000s/mm^2, x, y, z 3 軸の isotropic)

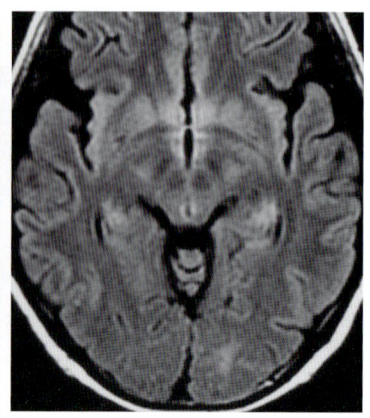

図 1-C　FLAIR 像（発症 1 か月後）
(TR/TE/TI = 10002/133/2200ms)

症例 2

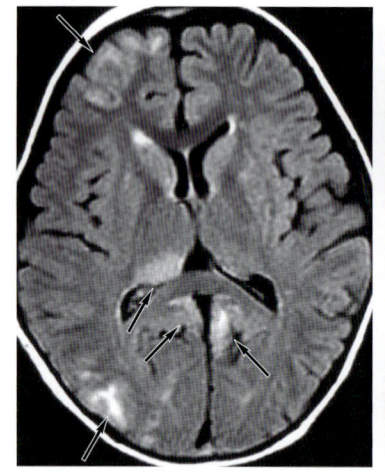

図 2-A　FLAIR 像（発症時）
(TR/TE/TI = 10002/133/2200ms)

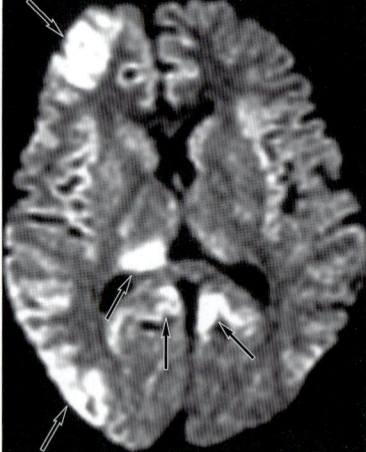

図 2-B　isotropic DWI（発症時）
(EPI, TR/TE=10000/101ms, b=1000s/mm^2, x, y, z 3 軸の isotropic)

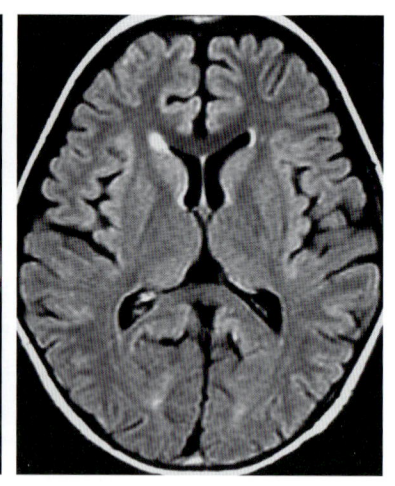

図 2-C　FLAIR 像（発症 1 か月後）
(TR/TE/TI = 10002/133/2200ms)

参考文献

1) Singh N, Bonham A, Fukui M: Immunosuppressive-associated leukoencephalopathy in organ transplant recipients. Transplantation 69: 467-472, 2000.
2) Shimono T, Miki Y, Toyoda H, et al: MR imaging with quantitative diffusion mapping of tacrolimus-induced neurotoxicity in organ transplant patients. Eur Radiol 13: 986-993, 2003.

症例	[症例1] 20代，女性．慢性骨髄性白血病（chronic myelogenous leukemia：CML）に対しての骨髄移植後（CsA投与中），突然の視力障害・痙攣出現．（京都大学症例）
	[症例2] 8歳，男児．生体肝移植後（tacrolimus投与中），痙攣，意識レベルの低下，共同偏視出現．血中tacrolimus濃度は13.6ng/ml（正常5〜15ng/ml）．（京都大学症例）
MRI読影	[症例1] 図1-A：両側後頭葉の皮質〜皮質下白質に高信号域（→）を認める．
	図1-B：左後頭葉に，淡い高信号（→）を認め，ADCの低下は認めない．
	図1-C：高信号域は消失し，異常を認めない．
	[症例2] 図2-A：右前頭葉・後頭葉・帯状回の皮質〜皮質下白質，右視床枕に高信号域（→）を認める．
	図2-B：FLAIR像で認められる高信号域に合致して高信号（→）を認めるが，ADC値は低下せず，むしろ高値を示しており，高信号はT2 shine-throughによるものと推測される．
	図2-C：高信号域は消失し，異常を認めない．
	●その後の経過，最終診断：症例1も症例2も，免疫抑制剤投与中止後，数日間で症状回復．1か月後のMRI（図1-C，図2-C）で異常は消失．

● 免疫抑制剤脳症の一般的知識と拡散画像を中心としたMRI所見

　臓器移植時に用いられる免疫抑制剤のサイクロスポリン（cyclosporin A：CsA）やタクロリムス（tacrolimus，FK506）投与によって惹起される脳症．PRESの範疇に入る．振戦，頭痛，知覚障害などの軽度の症状から，痙攣，意識障害などの重篤な症状や死亡例も報告されている．脳症発症時に高血圧を呈するのは，CsAでは53％で，tacrolimusでは0％であり，視覚異常（後頭葉病変を示唆する）はCsAでは39％，tacrolimusでは11％と報告されている[1]．

　CsA脳症では，脳血管の自己調節能を超える高血圧により生ずる血管性浮腫が大きな要因ではないかと考えられている．自己調節能の低い後大脳動脈，穿通枝領域を侵しやすく，MRIでは，後頭葉の白質〜皮質や基底核を中心に可逆性の異常信号域を認める．

　tacrolimus脳症では，頭頂〜後頭葉の皮質〜皮質下白質に異常を認めやすいものの，前頭葉，帯状回，視床枕（この場合には同側の側頭葉後部に異常を認め，これに伴う遠隔効果ではないかと筆者は考えている）などにも分布し，高血圧を伴いにくいことから，tacrolimusもしくは代謝産物が直接内皮細胞に障害を生じるためではないかと考えている．また，tacrolimusの血中異常高値を示すものはほとんどなく，血中濃度が正常だからといって，tacrolimus脳症を否定できない．

　拡散画像は，脳症で生じた病変が，可逆な血管性浮腫であるか，非可逆な細胞性浮腫であるかの鑑別に有用である．自験例では，ADC低下を呈した1例は非可逆であったが，上昇を呈した例は（2回目発作時の症例を除いて），すべて可逆であった．複数回目の発作の場合，実質障害が残りやすいと報告されており，初回発作時と異なり，ADCのみでの予後予測は難しいと思われる．不可逆な脳症は，cortical laminar necrosis（T1強調像で皮質に高信号）を来しうる[2]．

● 鑑別疾患とそのポイント

　脳梗塞，ウイルス性脳炎，septic emboli，膿瘍，真菌感染，高アンモニア血症による脳症，graft-versus-host disease（GVHD），基礎疾患に血液腫瘍性疾患があるならばそれの脳浸潤などが鑑別に挙がる．

　本症は免疫抑制剤投与の中止／減量による急速な症状改善で診断が可能である．拡散画像上からは，ADC低下を認めにくいことが梗塞，脳炎，膿瘍との鑑別点になる．また，免疫抑制時の真菌感染症では，出血性梗塞を呈することが多いが，本症では出血を認めにくい．

子癇脳症
eclamptic encphalopathy

(下野太郎，渡邊嘉之)

関連項目 p.32 ADCの正常値，異常を示す疾患の一覧，p.196 脳浮腫の分類，p.212 脳虚血超急性期の拡散強調像とADC，p.214 脳虚血超急性期の拡散変化と病態，p.304 PRES，p.332 MELAS，p.356 てんかん重積

症例1

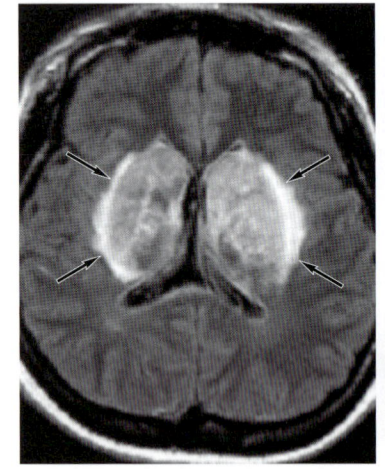

図1-A　FLAIR像（発症時）
(TR/TE/TI = 10000/120/2725ms)

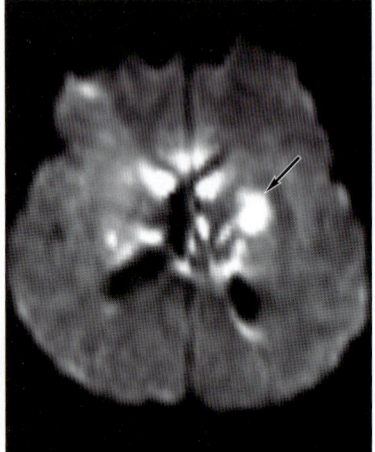

図1-B　isotropic DWI（発症時）
(EPI, TR/TE=4000/100ms, b=1000 s/mm², x, y, z 3軸のisotropic)

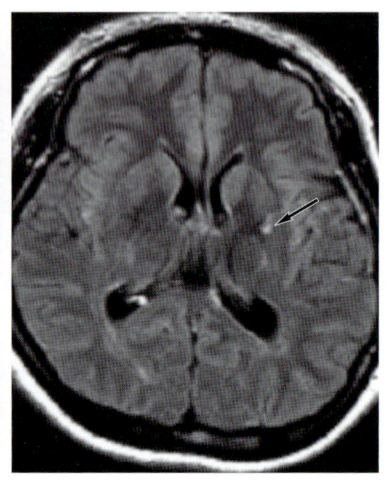

図1-C　FLAIR像（発症1か月後）
(TR/TE/TI = 10000/120/2725ms)

症例2

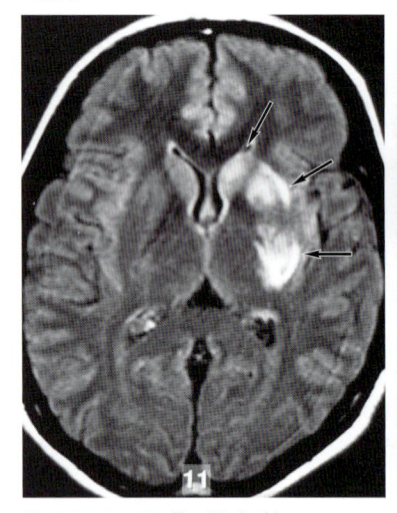

図2-A　FLAIR像（発症時）
(TR/TE/TI = 10000/120/2725ms)

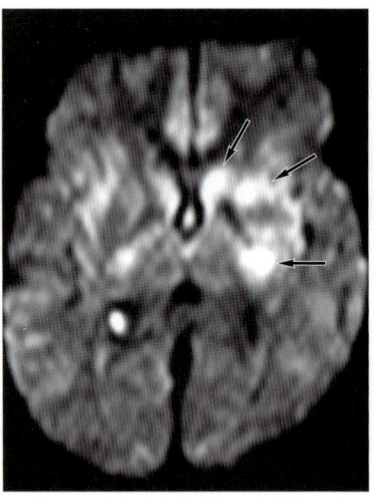

図2-B　isotropic DWI（発症時）
(EPI, TR/TE=4000/100ms, b=1000 s/mm², x, y, z 3軸のisotropic)

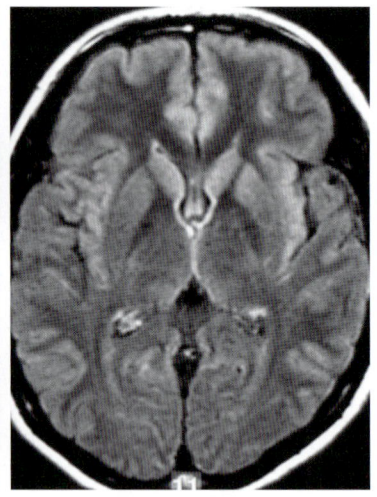

図2-C　FLAIR像（発症1週間後）
(TR/TE/TI = 10000/120/2725ms)

参考文献

1) Sengar AR, Gupta RK, Dhanuka AK, et al: MR imaging, MR angiography, and MR spectroscopy of the brain in eclampsia. AJNR 18: 1485-1490, 1997.
2) Schwartz RB, Feske SK, Polak JF, et al: Preeclampsia-eclampsia: clinical and neuroradiographic correlates and insights into the pathogenesis of hypertensive encephalopathy. Radiology 217: 371-376, 2000.
3) Koch S, Rabinstein A, Falcone S, Forteza A: Diffusion-weighted imaging shows cytotoxic and vasogenic edema in eclampsia. AJNR 22: 1068-1070, 2001.
4) Sekine T, Ikeda K, Hirayama T, et al: Transient splenial lesion after recovery of cerebral vasoconstriction and posterior reversible encephalopathy syndrome: a case report of eclampsia. Intern Med 51: 1407-1411, 2012.

症　例	[症例1] 20代，女性．痙攣発作あり．血圧は156/90mmHg．（大阪医療センター症例） [症例2] 30代，女性．分娩中に痙攣発作あり．血圧は208/130mmHg．（大阪医療センター症例）
MRI読影	[症例1] 図1-A：両側基底核に高信号域を認める（→）． 　　　　 図1-B：左被殻に高信号域を認め（→），同部位のADCは低下している． 　　　　 図1-C：ADC低下部位は，梗塞巣として残存している（→）． [症例2] 図2-A：左被殻，尾状核頭部に高信号域を認める（→）． 　　　　 図2-B：FLAIR像の異常信号域に合致して，高信号を認める（→）．しかし，ADC値は高値を示し，T2 shine-throughと推測される． 　　　　 図2-C：異常信号域は消失している．

●その後の経過，最終診断
[症例1] ADC低下部位は，梗塞巣として残存していた（図1-C）．残存神経症状は認めず．
[症例2] 異常信号域は消失し，残存神経症状も認めず．

● 子癇脳症の一般的知識と拡散画像を中心としたMRI所見

　子癇は，妊娠中毒症（高血圧，浮腫，蛋白尿）に伴って起こる痙攣発作をいう．発症頻度は全分娩の0.05～0.3％である．明らかな妊娠中毒症状を伴わずに，出産後，頭痛・吐き気・痙攣・局所神経脱落症状などを呈することもある．発症時期により，妊娠子癇，分娩子癇，産褥子癇に分けられ，妊娠20週以前や分娩後48時間以降に発症する例は稀である．予後は，妊娠子癇が最も不良で，産褥子癇は良好とされている．

　発生機序としては，以前から高血圧により血管透過性が亢進し，血液脳関門（BBB）が破綻し血管性浮腫を来すbreak through説，脳血管の攣縮に伴う脳虚血によって神経症候が発現する2説がある．

　急性期MRI上，100％異常を認める．重症前子癇でも50％に異常を認める．MRI上は高血圧性脳症と類似しており，T2強調像で後頭葉優位の皮質～皮質下白質や基底核を中心に可逆性の高信号域を認めることが多いとされている．他のPRESよりは，病変は基底核や脳幹に認めることが多く，可逆性である確率が高い．MRAでは，Willis動脈輪を中心とした主要な脳動脈の狭小化が報告されている[1]．しかし，これらの報告は，発症から数日経過したものばかりである．筆者は，発症直後は，MRI上異常を認めたにもかかわらず，MRA上異常を認めず，6日後には血管の狭小化を認めた症例を経験している．発症早期において，脳血管は自己調節能を超える寸前まで拡張した後，リバウンドとして攣縮を来した可能性もあるのではと考えている．Schwartzらは，本症にてMRI上の異常（脳浮腫）を認める場合には，高血圧よりも，有意に赤血球の形態異常やLDH値上昇を伴う方が多いことを報告し，血管内皮細胞の障害に起因するためではと推察している[2]．しかし，赤血球形態異常やLDH値上昇は妊娠中毒症の所見でもあり，子癇に特有の異常所見ではないので，これらの異常所見が急激に増悪した場合には，子癇発症に注意を要するととらえた方がよい．

　子癇発作を来した症例において，病変部位が多発性である場合，その病態は部位により異なり，血管性浮腫を生じている部分と細胞性浮腫を生じている部分があると推測される．拡散画像は，その両者，すなわち可逆性病変か梗塞に移行しうる病変かの鑑別に有用である[3]．近年，子癇脳症発症1か月後にPRES病変が消失したにもかかわらずADC低下を来す一過性脳梁膨大部病変を認めた症例が報告されている[4]．

● 鑑別疾患とそのポイント

　臨床情報から，診断は容易である．画像上の病変分布からはMELAS，てんかん重積，脳梗塞が鑑別に挙がる．拡散画像は，MELASやてんかん重積との鑑別に寄与しないと思われるが，梗塞とは，子癇病変が血管性浮腫が主体である時には鑑別に有用と思われる．

12. 中毒・代謝

溶血性尿毒症症候群
hemolytic uremic syndrome (HUS)

(下野太郎，青木茂樹)

関連項目 p.196 脳浮腫の分類，p.212 脳虚血超急性期の拡散強調像とADC，p.214 脳虚血超急性期の拡散変化と病態，p.304 PRES，p.269 総論（11章 脱髄・炎症・感染），p.328 Wernicke脳症

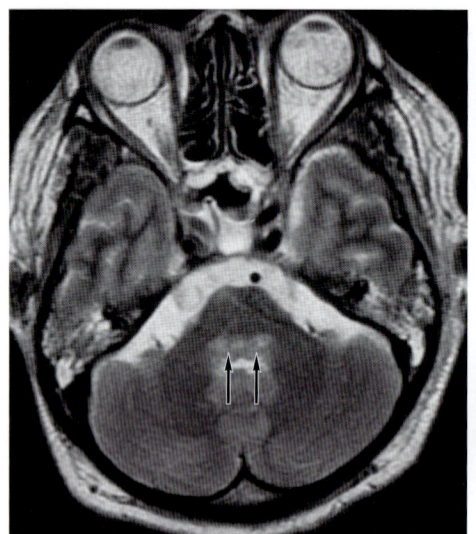

図1-A　T2強調像（小脳レベル）
(FSE, TR/TE = 3100/104ms)

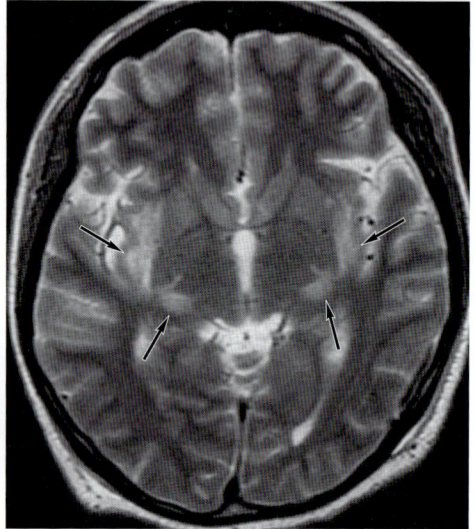

図1-B　T2強調像（基底核レベル）
(FSE, TR/TE = 3100/104ms)

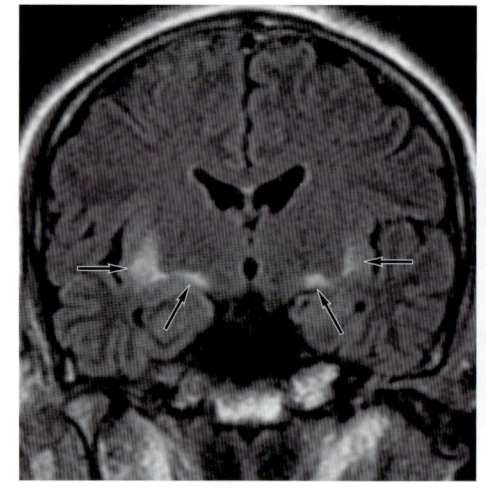

図1-C　FLAIR冠状断像
(TR/TE/TI = 10002/159/2200ms)

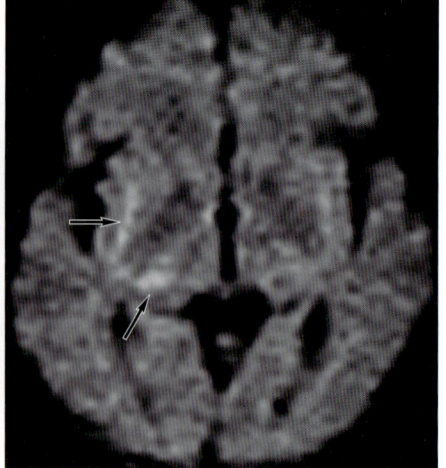

図1-D　isotropic DWI
(EPI, TR/TE = 10000/97.1ms, $b = 1000s/mm^2$, x, y, z 3軸のisotropic)

参考文献

1) Weissenborn K, Donnerstag F, Kielstein JT, et al: Neurologic manifestations of E coli infection-induced hemolytic-uremic syndrome in adults. Neurology 79: 1466-1473, 2012.
2) Wengenroth M, Hoeltje J, Repenthin J, et al: Central nervous system involvement in adults with epidemic hemolytic uremic syndrome. AJNR 34: 1016-1021, 2013.
3) Donnerstag F, Ding X, Pape L, et al: Patterns in early diffusion-weighted MRI in children with haemolytic uraemic syndrome and CNS involvement. Eur Radiol 22: 506-513, 2012.
4) Weissenborn K, Bültmann E, Donnerstag F, et al: Quantitative MRI shows cerebral microstructural damage in hemolytic-uremic syndrome patients with severe neurological symptoms but no changes in conventional MRI. Neuroradiology 55: 819-825, 2013.

| 症例 | 40代，女性．下痢で発症．次第に血便，悪心，嘔吐，腹痛が強くなり入院．入院翌日から血小板低下，急性腎機能障害出現．入院3日後に，痙攣，意識障害を来した．血中ナトリウムの異常変動，ビタミン欠乏は認めなかった．（山梨大学症例） |

| MRI読影 | A：橋被蓋に中等度高信号域を認める（→）．
B：両側被殻外側，前障，外包，最外包，視床外側下面（脈絡裂上面）に中等度高信号域を認める（→）．
C：両側外包，視床外側下面（脈絡裂上面）に中等度高信号域を認める（→）．
D：右側両側外包，視床外側下面（脈絡裂上面）にのみ軽度高信号を認め，明らかなADC低下は認めない（→）． |

●その後の経過，最終診断：便培養にて enterohemorrhagic *E. coli* 陽性を証明され，腸管出血性大腸菌感染に伴う溶血性尿毒症症候群（HUS）と診断された．血漿交換などの治療がなされ，意識レベルは徐々に回復し正常となった．40日後のMRI（非掲載）では，異常所見は右側外包に一部を残してほとんど消失した．

● 溶血性尿毒症症候群の一般的知識と拡散画像を中心としたMRI所見

尿毒症性脳症（uremic encephalopathy）は，腎不全の進行とともに中枢神経系の機能低下を来した状態をいう．慢性腎不全に伴うものは，血液生化学の異常が高度でも中枢神経症状を認めないことが多い．一方，腎機能低下が急速に起こる急性腎不全に伴うものでは意識障害が昏睡まで進むことも稀ではない．その中でも，血栓性血小板減少性紫斑病（thrombotic thrombocytopenic purpura：TTP）とHUSは，急性劇症型である．

HUSは腸管出血性大腸菌感染症の10〜30％に合併し，消化器症状の出現後数日〜2週間に，血小板減少，溶血性貧血，急性腎機能障害の3主徴を来す症候群．原因は腸管出血性大腸菌の産生するベロ毒素が微小血管の内皮を傷害し，血栓性血管障害を来すことが主体とされる．中枢神経症状は，HUSの20〜30％に合併し，死因の大半を占める．中枢神経症状は下痢出現から4〜10日のHUS発症の初期に，多くは痙攣と意識障害で発症する．その機序は，ベロ毒素による血管内皮障害に起因する血液脳関門（BBB）の障害による血管性浮腫（早発で可逆性），小血管腔の狭小化と血栓形成による脳梗塞・出血（晩発で非可逆性），ベロ毒素による神経への直接障害（早発で可逆性）など複数の要因が考えられている．

画像所見は多彩で，主に脳浮腫をはじめとして脳梗塞，出血性梗塞による異常所見が，多くは両側対称性に視床（外側），線条体，脳幹，外包，前頭頭頂葉深部白質，脳梁（膨大部に多い）に見られるとされる．皮質（時に辺縁系脳炎に似る）や皮質下白質（しばしば後頭葉優位），小脳にまで異常信号域を認めうる．増強効果を有する例や可逆性の病変もある．病変の部位や範囲は臨床所見や予後と相関しないとされている[1)〜3)]．

拡散強調像は早期異常描出能に優れている．しかし，早期病変のADCは上昇，低下，混在のいずれも生じ，予後予測には役立たないとされている[3)]．また，尾状核頭部は他の撮像法で異常を認めなくてもFAは有意に低下を認め，微細構造の損傷を反映していると考えられている[4)]．

● 鑑別疾患とそのポイント

臨床情報から診断すべき疾患である．画像からは，ヘルペス脳炎などの感染性脳炎，浸透圧性髄鞘崩壊症（osmotic myelinolysis：OM），Wernicke脳症，Beçhet病，他の要因によるPRES，Leigh脳症，中毒などが鑑別に挙げられるが，拡散画像追加により鑑別が可能になるとは考えにくい．

低酸素性虚血性脳症
hypoxic-ischemic encephalopathy

(下野太郎, 山本 憲)

関連項目 p.28 拡散強調像の正常解剖・正常変異とコントラスト, p.30 拡散強調像のコントラストと異常を示す病変, p.32 ADC の正常値, 異常を示す疾患一覧, p.196 脳浮腫の分類, p.278 Creutzfeldt-Jakob 病

症例1

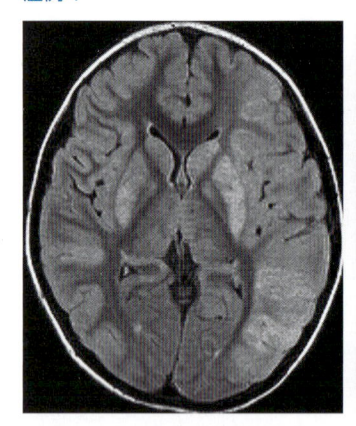

図 1-A　FLAIR 像（初回時）
(TR/TE = 10002/133/2200ms)

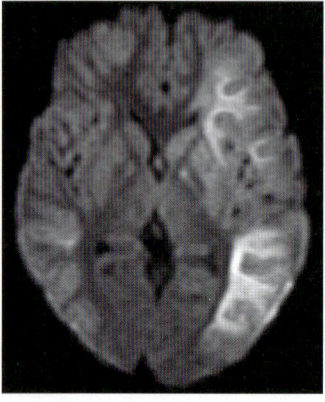

図 1-B　isotropic DWI（初回時）
(EPI, TR/TE=10000/101 ms, $b=1000$ s/mm², x, y, z 3軸の isotropic)

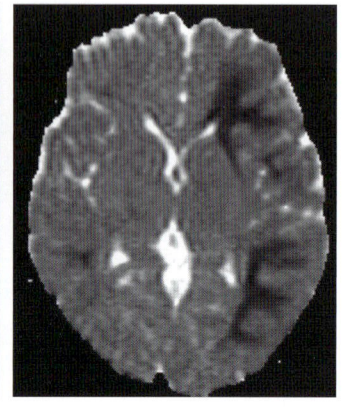

図 1-C　ADC (MD) map（初回時）

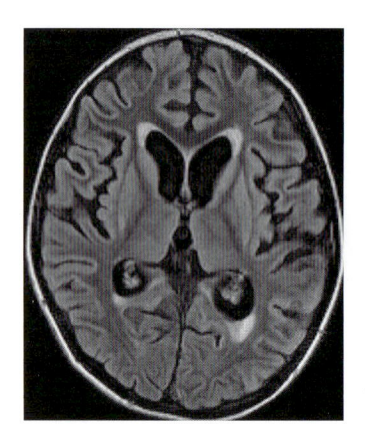

症例2　（文献5）より転載）

図 1-D　FLAIR 像
（初回検査から3週間後）
(TR/TE/TI = 10002/133/2200ms)

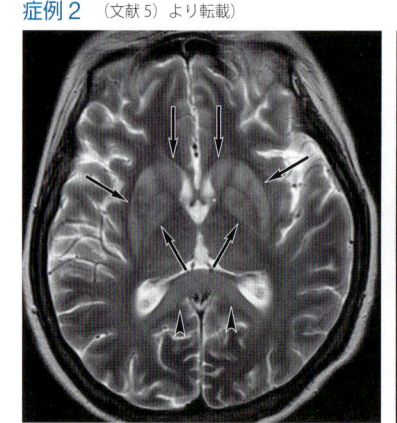

図 2-A　T2 強調像
(FSE, TR/TE = 4200/100ms)

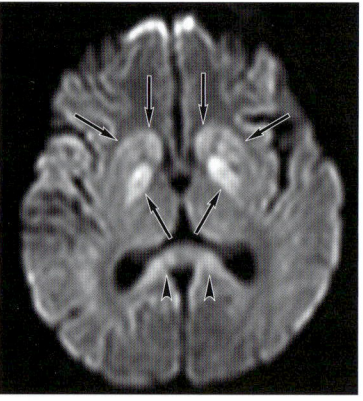

図 2-B　拡散強調像
(TR/TE = 3386/84ms, $b = 1000$s/mm², x, y, z 3軸の isotropic)

参考文献

1) Takahashi S, Higano S, Ishii K, et al: Hypoxic brain damage: cortical laminar necrosis and delayed changes in white matter at sequential MR imaging. Radiology 189: 449-456, 1993.
2) Arbelaez A, Castillo M, Mukherji SK: Diffusion-weighted MR imaging of global cerebral anoxia. AJNR 20: 999-1007, 1999.
3) Chalela JA, Wolf RL, Maldjian JA, Kasner SE: MRI identification of early white matter injury in anoxic-ischemic encephalopathy. Neurology 56: 481-485, 2001.
4) Brissaud O, Amirault M, Villega F, et al: Efficiency of fractional anisotropy and apparent diffusion coefficient on diffusion tensor imaging in prognosis of neonates with hypoxic-ischemic encephalopathy: a methodologic prospective pilot study. AJNR 31: 282-287, 2010.
5) 下野太郎: 基底核のT2強調像高信号. 青木茂樹, 尾崎　裕, 下野太郎（編）: 症例の比較で学ぶ画像診断: 頭部50選. 学研メディカル秀潤社, p.s82-s85, 2010.

| 症例 | [症例1] 5歳，女児．原疾患の手術施行後，意識レベル低下．4日後のCTにて大脳皮質病変を認め本症が疑われ，発症1週間後にMRI施行．
[症例2] 40代，女性．交通外傷による両側気胸と意識障害にて救急搬送． |
|---|---|
| MRI読影 | [症例1] 図1-A：左側基底核，左大脳半球の皮質・皮質下白質の大部分の高信号化と腫脹を認め，右基底核，右大脳半球の側頭葉後部の一部に軽度の高信号化と腫脹を認める．
図1-B：FLAIR像での異常信号領域に合致して，より明瞭に高信号を認める．
図1-C：左大脳半球の皮質下白質の大部分と右側頭葉後部の皮質下白質の著明な低信号化と左大脳半球の皮質の軽度の低信号化を認め，ADC低下がある．
図1-D：脳溝と両側側脳室の拡大が目立つ．
[症例2] 図2：両側尾状核頭部，被殻，淡蒼球に高信号（→）を認める．脳梁膨大部にも高信号（▸）を認める． |

● その後の経過，最終診断

[症例1] 術中に循環トラブルがあったことと，画像所見から本症と診断された．初回検査から3週間後のMRIで大脳萎縮（図1-D）を認めた．その後も，寝返り，立位，坐位，歩行が不可能なままである．

[症例2] 画像所見から両側気胸に伴う本症と診断された．

● 低酸素性虚血性脳症の一般的知識と拡散画像を中心としたMRI所見

心停止，呼吸停止などの低酸素状態に起因する脳症．皮質［特に動脈灌流境界部（watershed zone）］や基底核・視床などの灰白質の壊死を生じる．急性期には脳全体の浮腫の所見が見られる．慢性期になると神経細胞やグリアが虚血性の変化を示し，次いで壊死脱落，反応性にグリオーシスが生じ，脳が萎縮してくる．これらの変化は，脳全体に一様に現れるわけではなく，大脳皮質では頭頂・後頭葉の第3層が障害されやすく層状壊死巣となり，海馬アンモン角の錐体細胞や小脳プルキンエ細胞にも選択的な脱落が生じやすい．

急性期にはT2強調像で左右対称性に基底核・視床や皮質の腫脹と高信号を認め，亜急性期にはT1強調像で高信号を認めることが特徴的で，時に増強効果を呈する．T1短縮効果の原因としては，マクロファージや微小出血を見ている可能性や層状壊死（cortical laminar necrosis）そのものが高信号に見えるとの説がある[1]．

急性期（24時間以内）に，基底核・皮質中心に細胞性浮腫を生じるため，従来の撮像法より明瞭かつ広範に，拡散強調像（DWI）で高信号を呈する．その後，約12〜24時間後に血管性浮腫が生じ，T2強調像でも高信号を呈しはじめる．Arbelaezらは，14〜20日後の亜急性期に，白質のDWIでの高信号化を報告した[2]．Chalelaらはそれより早い7日以内に灰白質異常よりも両側大脳半球白質異常（ADC低下）がより明瞭に認められる症例群を報告し，低酸素虚血状態において皮質が白質より感受性が高く白質病変はWaller変性を見ているという説に，一石を投じている．白質障害を認める場合には予後不良とされ，症例1においても，発症1週間後に白質にADCのより強い低下を認め，後遺症も重篤であった．拡散画像は，病態解明，経過観察，予後判定にも寄与しうる[3]．新生児の本症では，内包後脚や被殻・淡蒼球におけるADC低下もしくは内包後脚や大脳脚におけるFAの低下が認められる場合には神経学的予後が悪い傾向にあるとされている[4]．

● 鑑別疾患とそのポイント

脳鑑別すべき広範な皮質や基底核異常を呈する疾患の中で，Creutzfeldt-Jakob病やウイルス脳炎，低血糖脳症などは，いずれもDWIで高信号（ADCは低下）を呈するため，画像上では鑑別は困難である．病歴をチェックすることが最も大切である．一方，PRESではあまりADCは低下しないので，鑑別のポイントとなりうる．Chalelaらは本症の早期白質病変とCO中毒に伴うdelayed post-hypoxic leukoencephalopathyとの間に多くの類似点を指摘している．

12. 中毒・代謝

低血糖脳症
hypoglycemic coma

（下野太郎）

関連項目 p.28 拡散強調像の正常解剖・正常変異とコントラスト，p.30 拡散強調像のコントラストと異常を示す病変，p.32 ADC の正常値，異常を示す疾患一覧，p.196 脳浮腫の分類，p.312 低酸素性虚血性脳症

症例1 （文献5）より転載）

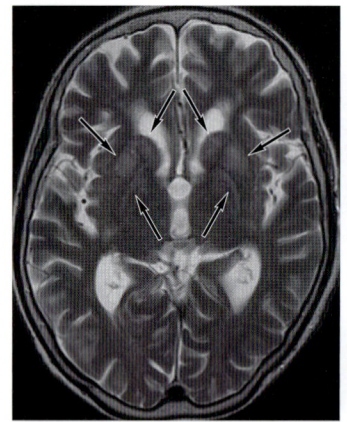

図1-A　T2強調像
(FSE，TR/TE = 4200/100ms)

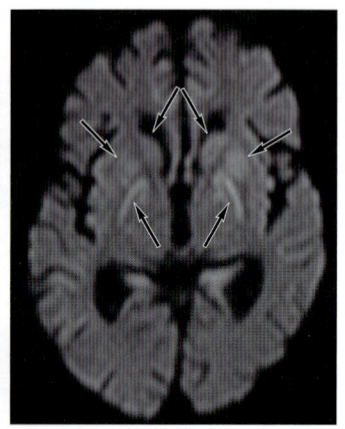

図1-B　拡散強調像
(TR/TE=3386/84ms, b=1000s/mm^2, x, y, z 3軸の isotropic)

症例2

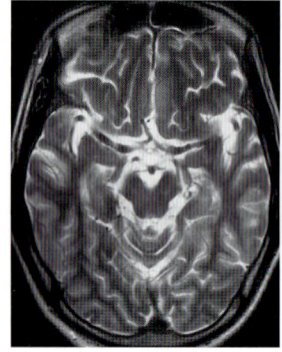

図2-A　T2強調像
(FSE，TR/TE = 4200/100ms)

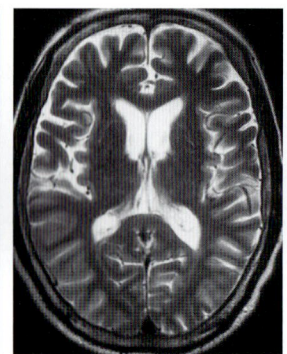

図2-B　T2強調像
(FSE，TR/TE = 4200/100ms)

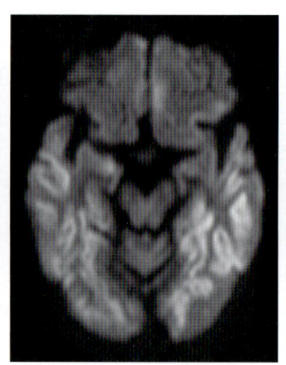

図2-C　isotropic DWI
(EPI，TR/TE=3374/84ms, b=1000s/mm^2, x, y, z 3軸の isotropic)

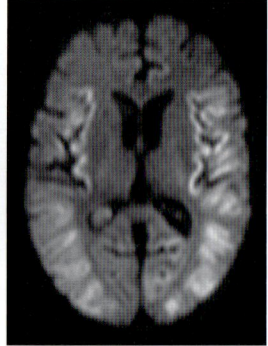

図2-D　isotropic DWI
(EPI，TR/TE=3374/84ms, b=1000s/mm^2, x, y, z 3軸の isotropic)

参考文献

1) 石岡久和，蓮尾金博，三原　太，田中厚生：代謝・中毒性疾患 糖代謝異常．臨床画像 16（増刊）：76-79, 2000．
2) Barkovich AJ, Ali FA, Rowley HA, Bass N: Imaging patterns of neonatal hypoglycemia. AJNR 19: 523-528, 1998.
3) Wong DS, Poskitt KJ, Chau V, et al: Brain injury patterns in hypoglycemia in neonatal encephalopathy. AJNR 34: 1456-1461, 2013.
4) Aoki T, Sato T, Hasegawa K, et al: Reversible hyperintensity lesion on diffusion-weighted MRI in hypoglycemic coma. Neurology 63: 392-393, 2004.
5) Johkura K, Nakae Y, Kudo Y, et al: Early diffusion MR imaging findings and short-term outcome in comatose patients with hypoglycemia. AJNR 33: 904-909, 2012.
6) 下野太郎：基底核の T2 強調像高信号．青木茂樹，尾崎　裕，下野太郎（編）：症例の比較で学ぶ画像診断：頭部50選．学研メディカル秀潤社，p.s82-s85, 2010．

| 症　例 | [症例1] 70代，女性．糖尿病加療中に意識障害が出現し救急搬送．
[症例2] 60代，男性．糖尿病で加療中．2週間前から全身倦怠感を認めていたが，当日は朝起床せず，夕方になって失禁，意識消失状態で家族に発見され，救急搬送． |
|---|---|
| MRI読影 | [症例1] 図1：両側尾状核頭部，被殻，淡蒼球に高信号を認める（→）．
[症例2] 図2-A, B：異常信号は明らかでない．
　　　　図2-C, D：広範に，皮質に沿った高信号を認め，ADC低下が推測される．
●その後の経過，最終診断
[症例1] 血糖コントロール薬剤投与過剰による低血糖症が確認された．
[症例2] 血糖値は35mg/dlと低血糖を認め，それによる脳症と診断．その後意識回復せず，肺炎を併発して死亡． |

● 低血糖脳症の一般的知識と拡散画像を中心としたMRI所見

　低血糖は血糖値が異常低値（40〜50mg/dl以下）になることをいう．原因としては，糖尿病治療薬（特にインスリン）によるものが圧倒的に多く，次いでインスリノーマ，膵外腫瘍，インスリン自己免疫症候群の順で多い．低血糖が急激かつ重篤もしくは遷延した際に，中枢神経症状が出現し，記銘力低下，意識障害，昏睡から死（2〜4%）に至ることもある．そのため，治療は緊急を要する[1]．

　MRI上，急性期には，成人において，広範な大脳皮質，海馬，基底核中心に異常信号域と腫脹を認める．異常信号域は，T1強調像で低信号，T2強調像で高信号を呈するが，部分的にT1強調像で高信号を認めたり，亜急性期には増強効果を認めることもある．その後，急速に脳萎縮が進行する．小脳・脳幹は保たれる傾向にあるという．成人と小児における低血糖脳症の画像所見は似通っているが，新生児では少し異なる．新生児においては，頭頂葉〜後頭葉中心に病変（特に後頭葉白質と視床枕の浮腫が特徴的）の分布を認め左右非対称のこともある[1)〜3)]．

　拡散強調像（DWI）は，他の撮像法より早期にかつ明瞭に異常を描出しうる．急性期早期より，DWIでは錐体路（内包後脚を含む），大脳皮質，両側基底核（被殻，尾状核），海馬，小脳脚，大脳深部白質にて高信号（ADCは低下し，細胞浮腫を示唆する）を認めることが報告されている．各症例により病変部位は異なっているが，基本的に両側基底核病変を認める場合には重篤な予後となる．一方，錐体路を中心とした病変では予後良好な場合もあり，海馬病変を認めた症例では健忘症が後遺症として残存する．これらの病変はADCに関わらず，画像所見や症状が残存したり，改善したりする．昏睡状態で発見される本症のDWI早期異常所見としては，内包後脚における高信号病変（片側もしくは両側）が最も多く，その次に内包後脚を含むびまん性大脳白質高信号病変が多く，血糖値とDWI所見の間に相関関係はないとされている．内包後脚病変のみの場合には予後は良く，広範な白質病変での場合には予後は悪いとされる．そのため，DWIで早期に描出される病変分布が，予後判定に寄与する可能性がある[4)5)]．

● 鑑別疾患とそのポイント

　臨床情報から，診断は容易である．患者自身に意識がなく，倒れたところを発見された場合には，画像上，低酸素性虚血性脳症との鑑別が必要となるかもしれない．病変分布においてもADCにおいても，両者は非常に類似していることが多いが，本症発症早期の内包後脚DWI高信号病変と血糖値測定が鑑別に有用と思われる．

　低血糖脳症において成人・小児と新生児との違いは，新生児にて白質，視床，小脳により病変を認めやすい点である．

一酸化炭素（CO）中毒
carbon monoxide poisoning

（下野太郎, 山本 憲）

関連項目 p.28 拡散強調像の正常解剖・正常変異とコントラスト, p.30 拡散強調像のコントラストと異常を示す病変, p.32 ADC の正常値, 異常を示す疾患一覧, p.196 脳浮腫の分類

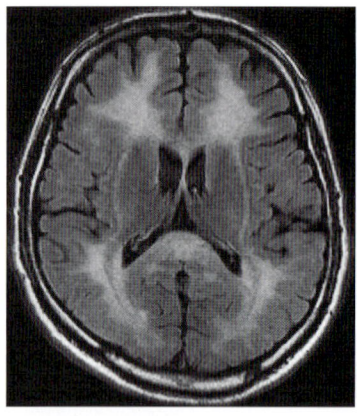

図1-A　FLAIR像
(TR/TE/TI = 10002/133/2200ms)

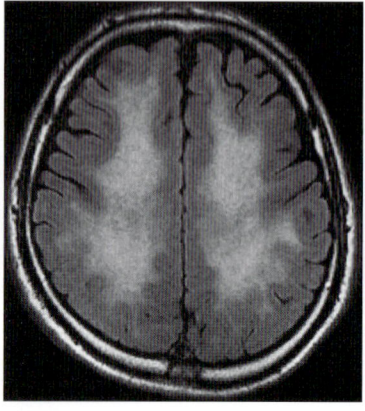

図1-B　FLAIR像
(TR/TE/TI = 10002/133/2200ms)

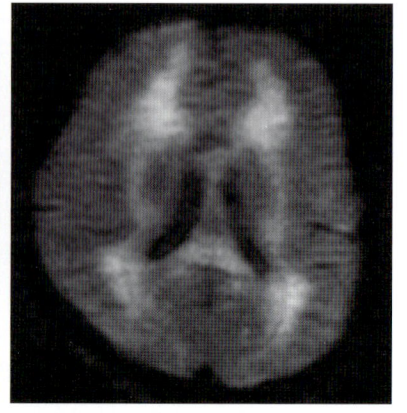

図1-C　isotropic DWI
(EPI, TR/TE=10000/101ms, b=1000s/mm^2, x, y, z 3 軸の isotropic)

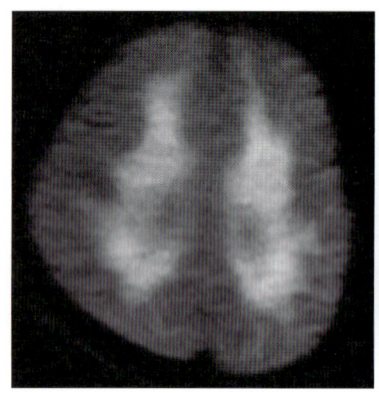

図1-D　isotropic DWI
(EPI, TR/TE=10000/101ms, b=1000s/mm^2, x, y, z 3 軸の isotropic)

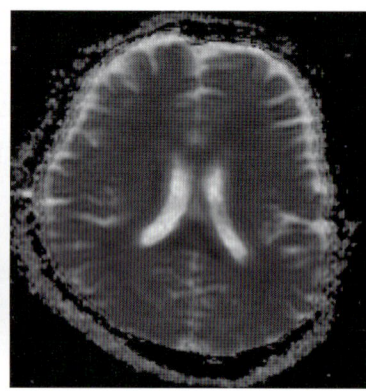

図1-E　ADC (MD) map

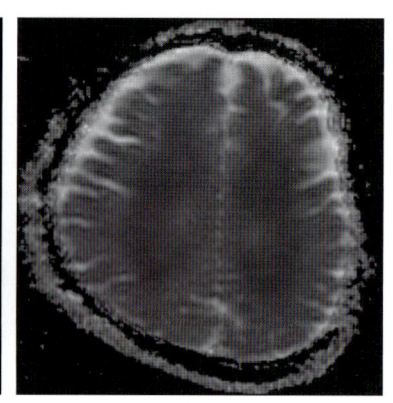

図1-F　ADC (MD) map

参考文献

1) 松下晴雄, 高橋昭喜, 日向野修一・他：一酸化炭素中毒 13 例の MR imaging：臨床経過と白質病変の関係を中心とした検討. 日本医放会誌 56: 948-954, 1996.
2) Sener RN: Acute carbon monoxide poisoning: diffusion MR imaging findings. AJNR 24: 1475-1477, 2003.
3) Kim JH, Chang KH, Song IC, et al: Delayed encephalopathy of acute carbon monoxide intoxication: diffusivity of cerebral white matter lesions. AJNR 24: 1592-1597, 2003.
4) Beppu T: The role of MR imaging in assessment of brain damage from carbon monoxide poisoning: a review of the literature. AJNR Apr 18, 2013. [Epub ahead of print]

症　例	50代，男性．トラック車内にて練炭を焚いて暖をとったまま，睡眠薬を飲み，換気をせず仮眠をとっていた．翌々日，意識消失・痙攣を起こしたため高圧酸素療法を施行し，一旦は回復．その3週後から意識レベルの低下，無動を認め，再入院し MRI 検査施行．(京都大学症例)
MRI読影	A, B：両側白質・外包・脳梁に，U-fiber を除いて，びまん性の高信号域を認める． C, D：FLAIR 像での異常信号域に合致して，淡い高信号を認める． E, F：拡散強調像での高信号域に合致して，軽度低信号化を認め，ADC は軽度低下していると推測される． ●その後の経過，最終診断：病歴と画像所見から，CO 中毒による delayed post-hypoxic leukoencephalopathy と診断された．3か月後の T2 強調像では，大脳白質の高信号域は範囲の縮小もなく，むしろ信号強度が上昇していた．

● 一酸化炭素（CO）中毒の一般的知識と拡散画像を中心とした MRI 所見

　一酸化炭素（carbon monoxide：CO）はチトクローム C 酸化酵素活性を阻害し，特に十分な酸素供給を要求する脳と心臓を障害する．発症時には，頭痛，めまい，意識障害や狭心症を呈し，加療回復した後に異常行動や性格変化などが発症する間歇型症状を呈することがある．病理学的には淡蒼球や海馬の壊死，白質の壊死と脱髄が認められる．

　T2 強調像で，対称性に淡蒼球に境界明瞭な高信号域，T1 強調像で低信号域を認め，出血や増強効果を伴うこともある．その他，T2 強調像で側脳室周囲白質，半卵円中心，脳梁，内・外包や，稀に U-fiber・皮質（海馬に多い）にも高信号域を認めたり，動脈灌流境界部（watershed zone）に梗塞様病変を認めることもある．両側視床に低信号を認めうる．稀に，淡蒼球病変が片側のみに認められることや伴わないこともあり，白質病変が左右非対称性分布を示すことがある．淡蒼球病変と臨床症状との関連は明らかではないが，白質病変は間歇型症状との関連があるとされ，遅れて出現し（delayed post-hypoxic leukoencephalopathy），進行性または可逆的な脱髄病変と考えられている[1]．

　拡散強調像（DWI）は，他の撮像法より早期にかつ鋭敏に異常（ADC 低下）を描出しうる．急性 CO 中毒症例では，淡蒼球に強く ADC 低下を認めるものや，発症早期から白質のみならず皮質にも ADC 低下病変を認める場合がある．亜急性期に，発症時の ADC 低下白質病変が消失するにもかかわらず，新たに基底核病変が出現したりすることもある．慢性 CO 中毒や間歇型症状を呈する場合には，数十日〜数か月の期間にわたって，白質病変の ADC 低下の程度が徐々に強くなり，その後上昇傾向に転じ，回復するものもあれば，そのまま上昇し続け非可逆な実質障害を反映する場合もある．白質病変は梗塞のような短期間の組織障害ではなく，緩徐進行型の細胞性浮腫や脱髄が推測されているが，経過はかなり多彩であり，ADC のみでの早期予後予測は困難なようである[2)3)]．しかし，白質病変（特に深部の半卵円中心）における FA 低下は間歇型・慢性 CO 中毒症状／異常画像所見が出現するかなり前から認められ，間歇型・慢性 CO 中毒へ移行しうる白質障害判定に有用とされている[4]．

● 鑑別疾患とそのポイント

　急性 CO 中毒の場合には，病歴や淡蒼球病変から診断は容易であるが，慢性 CO 中毒や陳旧例では，困難となりうる．鑑別として，広範な白質病変を呈し徐々に進行する疾患である，亜急性硬化性全脳炎（subacute sclerosing panencephalitis：SSPE），HIV 脳症，梅毒，トルエン中毒や他の薬剤による障害，放射線障害，大脳膠腫症（gliomatosis cerebri），多くの先天性代謝・変性疾患などが挙がる．拡散画像の上述疾患群との鑑別における有用性は確立していないが，ADC 低下を来さない健常人の加齢に伴う periventricular hyperintensity（PVH）との鑑別には有用と思われる．

12. 中毒・代謝

Wilson 病
Wilson disease

(下野太郎)

関連項目　p.28 拡散強調像の正常解剖・正常変異とコントラスト，p.30 拡散強調像のコントラストと異常を示す病変，p.196 脳浮腫の分類，p.334 Leigh 脳症

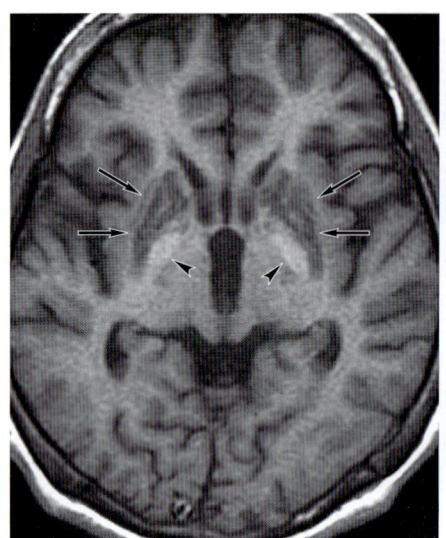

図 1-A　T1 強調像
(SE, TR/TE = 400/9ms)

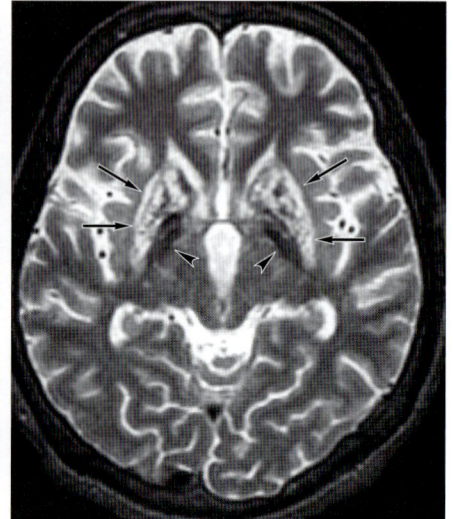

図 1-B　T2 強調像
(SE, TR/TE = 3000/90ms)

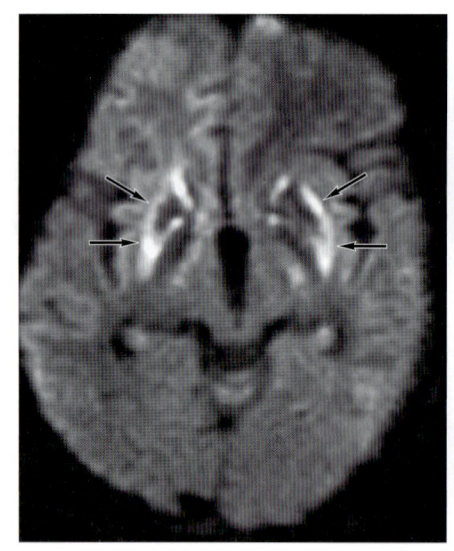

図 1-C　isotropic DWI
(EPI, TR/TE = 10000/101ms, $b = 1000s/mm^2$, x, y, z 3 軸の isotropic)

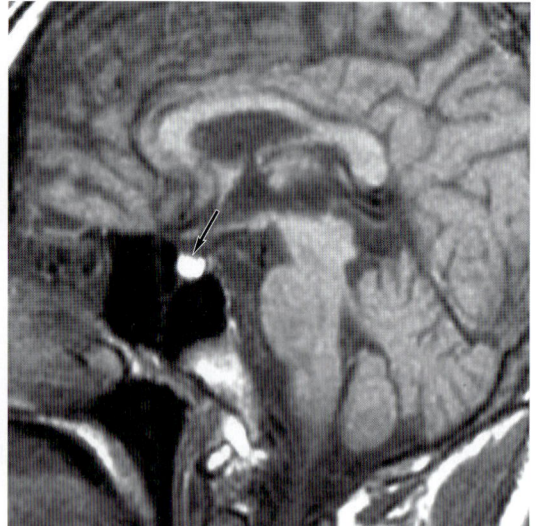

図 1-D　T1 強調矢状断像
(SE, TR/TE = 400/9ms)

参考文献
1) King AD, Walshe JM, Kendall BE, et al: Cranial MR imaging in Wilson's disease. AJR 167: 1579-1584, 1996.
2) van Wassenaer-van Hall HN, van den Heuvel AG, Algra A, et al: Wilson disease: findings at MR imaging and CT of the brain with clinical correlation. Radiology 198: 531-536, 1996.
3) Sener RN: Diffusion MR imaging changes associated with Wilson disease. AJNR 24: 965-967, 2003.
4) Favrole P, Chabriat H, Guichard JP, Woimant F: Clinical correlates of cerebral water diffusion in Wilson disease. Neurology 66: 384-389, 2006.

症例	10代後半，男性．1年半前より易疲労感を自覚．1年前より幻聴の訴えのため，統合失調症と診断される．10か月前よりパーキンソニズム出現．その後，徐々に寡動，無動となり全介助状態となる．うつろ笑い，構音障害，筋硬直も認めた．（京都大学症例）
MRI読影	A：両側被殻・尾状核頭部に低信号を認め（→），両側淡蒼球に軽度高信号を認める（▶）． B：両側被殻・尾状核頭部に高信号を認め（→），内部に一部低信号を認める．両側淡蒼球に低信号を認める（▶）． C：両側被殻に辺縁高信号，内部低信号を認める（→）．辺縁ではADCは低下，内部では上昇が推測される． D：下垂体前葉が高信号を呈しており（→），肝機能障害に伴うマンガン沈着によると推測される．

●その後の経過，最終診断：検査データにて，血中銅（↓），血中セルロプラスミン（↓），尿中銅（↑），肝系酵素（↑）を認め，腹部CTにて肝萎縮と脾腫を認めたため，Wilson病と診断された．家族歴を調べた結果，兄もWilson病で父親は保因者であった．

● Wilson病の一般的知識と拡散画像を中心としたMRI所見

常染色体劣性遺伝の銅代謝異常疾患．組織への銅沈着を生じ，肝硬変，Kayser-Fleischer角膜輪，基底核変性，腎尿細管障害などを来す．血中セルロプラスミン減少，遊離銅の割合増加（血清銅低下）を認める．振戦，筋硬直などの錐体外路症状を呈するが，知能や錐体路は比較的保たれる．若年者に多いが，30代でも発症することがある．神経症状発現以前でも，基底核を中心に画像上異常が出現しうる．

T1強調像で基底核や視床が左右対称性に高信号を呈することもあるが頻度は少ない．T1短縮効果の原因として銅沈着説や肝機能障害による説などがある．T2強調像では，両側基底核，視床が高信号を呈し，被殻の外側縁や視床腹側核が目立つ傾向にある．大脳脚，中小脳脚，橋，中脳水道周囲，小脳歯状核，大脳白質，脳梁にも高信号域が認められうる．基底核を中心として軟化巣に相当する部分に，著明なT2延長領域が見られうる．時に被殻，尾状核，視床，歯状核が低信号を呈することもあるが，視床後腹側核の低信号化が比較的特異的な所見とされる．長期経過患者では，信号異常は目立たなくなり，小脳・大脳萎縮を認めるようになる[1)2)]．

拡散強調像（DWI）では，錐体外路症状出現急性期には，被殻や尾状核頭部で高信号（ADC低下）を呈し，細胞性浮腫，または銅沈着による細胞障害で来す炎症・細胞腫脹などを反映していると推測されている．慢性期（提示症例のごとく）には，同部位のADC上昇を認め，壊死・変性に伴う細胞数減少や細胞外液増加などの実質障害（特に被殻にて強い）を示唆する．被殻におけるADC低下は神経症状出現前から認められ，早期微細構造損傷を反映していると考えられている．神経症状出現以降では，FLAIR像高信号変化とともに被殻・淡蒼球・内包・皮質下白質のADCは上昇するとされている．拡散画像は急性期と慢性期の区別，病理学的変化や実質障害の程度の把握に有用と考えられる[3)4)]．

● 鑑別疾患とそのポイント

両側基底核・視床に異常を認める疾患は非常に多く，鑑別を挙げるときりがない．しかし，脳幹背側・中脳水道周囲の異常信号を認める疾患はかなり特異的で，中毒・代謝・変性疾患での鑑別は，Wernicke脳症，ミトコンドリア脳筋症，Leigh脳症，メタノール中毒，臭化メチル中毒，メープルシロップ尿症，進行性核上麻痺くらいである．

基底核にも中脳水道周囲にも異常を認め，画像上最も似通っている疾患はLeigh脳症である．Leigh脳症は乳幼児に好発するので，年齢で鑑別可能と思われるが，稀に若年・成人発症例もある．発症早期の基底核病変がDWIで高信号（ADC低下）を呈することが報告されているので，急性期にはDWIでは鑑別困難である（p.334「Leigh脳症」参照）．

12. 中毒・代謝

ヘロイン中毒
heroin-induced leukoencephalopathy （森谷聡男）

関連項目　p.200 髄鞘の浮腫，p.350 トルエン中毒

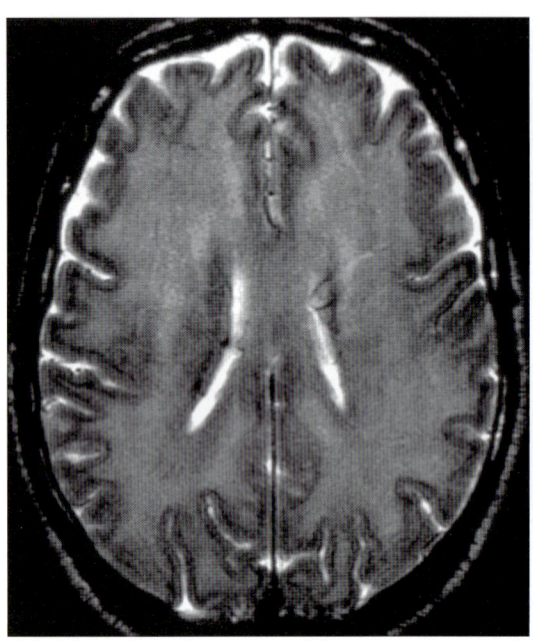

図1-A　T2強調像
(TR/TE = 5400/98ms，5mm厚，ETL = 16)

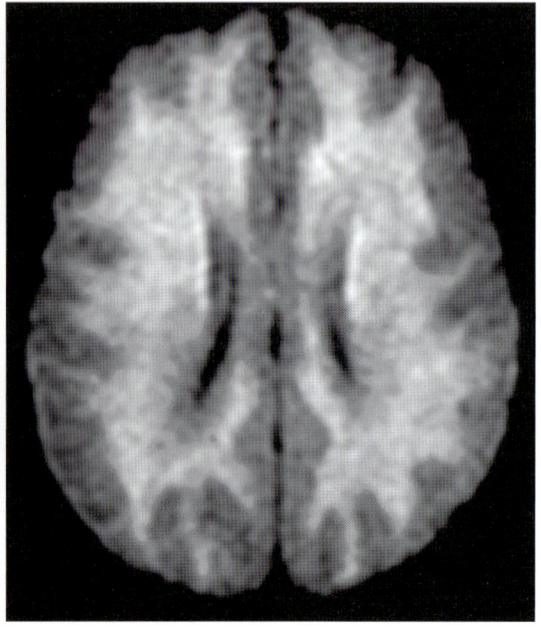

図1-B　等方性拡散強調像
(EPI-DWI，TR/TE = 5400/98ms，5mm厚，$b = 1000s/mm^2$，MPGは3方向)

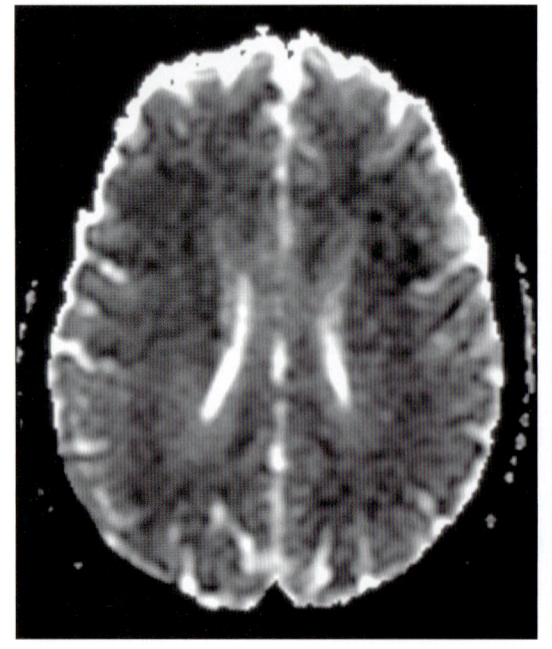

図1-C　ADC map

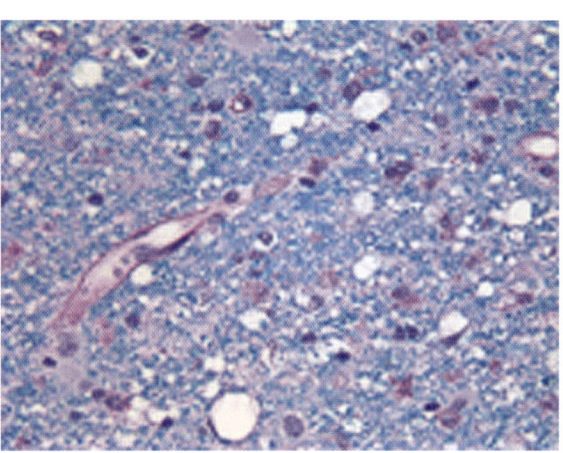

図1-D　剖検病理組織所見
(ルクソールPAS染色，×200倍)

> **症 例** 50代，男性．ヘロイン吸入直後から意識障害が続く．
>
> **MRI読影**
> A：T2強調像ではU-fiberを含む白質内にびまん性の高信号を認める．
> B：等方性拡散強調像ではこれらの病変はびまん性の高信号を示す．
> C：ADC mapでは，白質病変は軽度のADC低下を伴っている．
> D：剖検病理組織所見では髄鞘内浮腫と反応性の星状細胞増多を認め，ヘロインによる亜急性期の白質脳症を示す．
> ●その後の経過，最終診断：発症後約1週間で死亡．ヘロイン中毒による海綿状脳症．

● ヘロイン中毒の一般的知識と拡散画像を中心としたMRI所見

揮発性ヘロインの吸入，経静脈性のヘロイン使用は，いずれも中毒性の白質脳症の原因となる[1)～3)]．病理学的には髄鞘内の液体の貯留（髄鞘の浮腫）と海綿状変性を認める．電子顕微鏡所見では，髄鞘の内膜と外膜が向かい合った境界線（intraperiod lines = intramyelinic cleft）の髄鞘層間に空胞が見られる．CTとMRIでは，大脳および小脳の白質，大脳脚，皮質脊髄路，内側毛帯，孤束に異常所見が報告されている[1)]．

髄鞘の層状構造の間に蓄積した水は拡散が制限されており，拡散強調像での高信号とADC低下の原因になると考えられる[2)]．髄鞘自体や血液脳関門（BBB）は，軽症のヘロインの白質脳症では保たれており，拡散強調像における信号変化が経時的MRIで可逆性であることと関係しているのかもしれない[3)]．

● 鑑別疾患とそのポイント

T2強調像で高信号，拡散強調像でADCの低下を伴う高信号を示すびまん性の白質病変には，methotrexate, carmustine (BCNU), cyclophosphamide, cisplatin, 5-fluorouracil, carmofurなど化学療法剤によるもの，フェニルケトン尿症などの種々の先天性代謝性障害，遅発性無酸素後白質脳症などが挙げられる．

参考文献

1) Tan TP, Algra PR, Valk J, Wolters EC: Toxic leukoencephalopathy after inhalation of poisoned heroin: MR findings. AJNR 15: 175-178, 1994.
2) Chen CY, Lee KW, Lee CC, et al: Heroin-induced spongiform leukoencephalopathy: value of diffusion MR imaging. J Comput Assist Tomogr 24: 735-737, 2000.
3) Barnett MH, Miller LA, Reddel SW, Davies L: Reversible delayed leukoencephalopathy following intravenous heroin overdose. J Clin Neurosci 8: 165-167, 2001.

322 12. 中毒・代謝

メタノール中毒
methanol intoxication

(鹿戸将史,細矢貴亮)

関連項目　p.316 一酸化炭素（CO）中毒

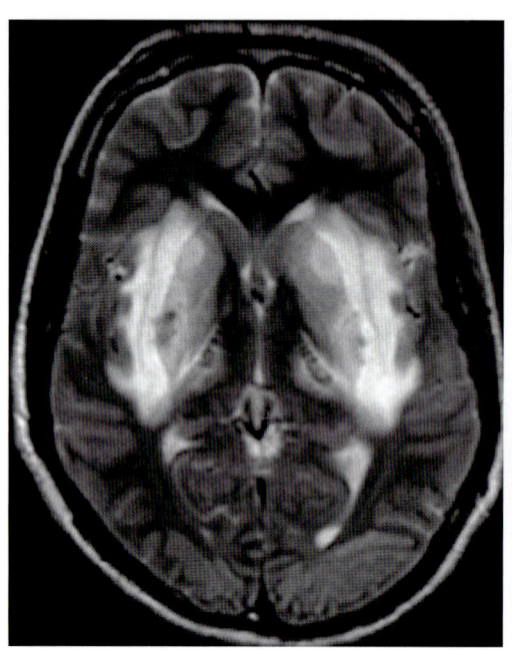

図1-A　T2強調像（発症3日目）
(TR/TE = 3540/100ms, 6mm厚, ETL = 12)

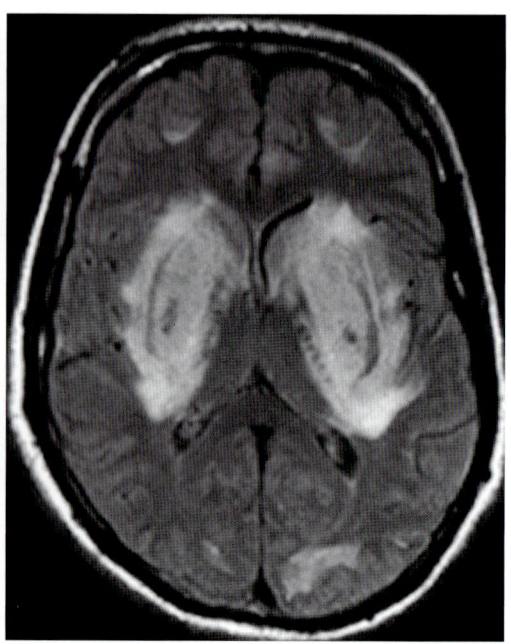

図1-B　FLAIR像（発症3日目）
(TR/TE = 8000/100ms, 6mm厚)

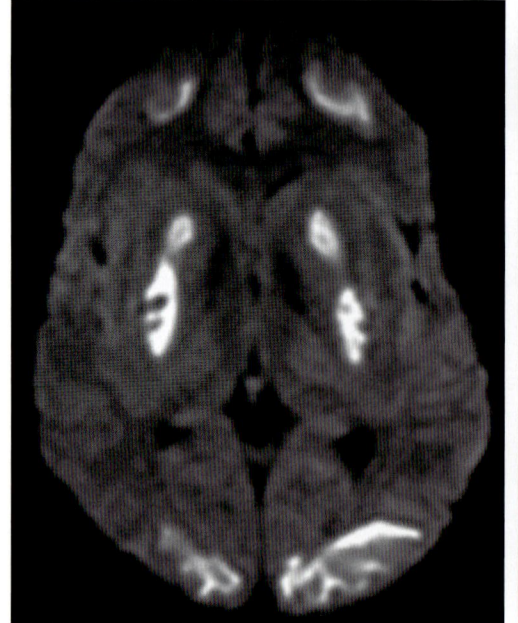

図1-C　拡散強調像（発症3日目）
(SE-EPI, TR/TE = 5000/100ms, b = 750s/mm^2)

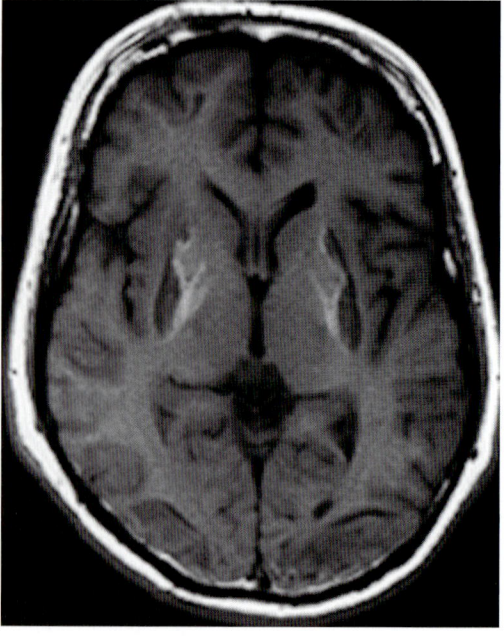

図1-D　T1強調像（発症後28日目）
(TR/TE = 519/10ms, 6mm厚)

症例 20代，男性．友人と飲酒．翌日，物が見えにくい，息苦しいといった症状が出現．高度の代謝性アシドーシスおよび視覚障害，意識障害が認められた．

MRI読影
A〜C：発症3日目のMRIで，両側基底核の腫大と信号変化が明らかである．T2強調像，FLAIR像，拡散強調像で著明な高信号を呈している．前頭葉や後頭葉の皮質下白質にも同様の病変が認められる．

D：発症後28日目のMRIでは両側基底核，大脳白質の病変部は壊死に陥ったと考えられる．壊死の部位は初期に拡散強調像で高信号を示した範囲にほぼ一致していた．

●その後の経過，最終診断：普段より実験用エタノールを飲酒していたというエピソードが判明し，薬物中毒が疑われた．血清より高濃度メタノールおよび蟻酸が検出され，急性メタノール中毒症と診断された．意識障害は簡単な受け答えができるようにまで改善したが，両視力は眼前手動弁以下，ほぼ寝たきりの状態となった．

● メタノール中毒の一般的知識と拡散画像を中心としたMRI所見

メタノールは燃料，シンナー，自動車のウィンドウォッシャー液などに含まれ，中毒症は経口摂取あるいは吸入，経皮曝露によって生じる．摂取後数時間以内に一過性酩酊状態が起こり，6〜12時間ほど経つとメタノールの代謝産物による症状として全身倦怠感，頭痛，嘔吐，腹痛，視覚障害などが生じる．

メタノールが摂取されるとアルコール脱水素酵素の作用により，ホルムアルデヒド，次いで蟻酸へと代謝される．蟻酸は細胞の好気性代謝に関与するチトクロームオキシダーゼを阻害し，組織での酸素利用障害を引き起こす．

本症は病変の分布に特徴があり，主として基底核，大脳白質，視神経に左右対称性の病変が出現する．病理学的には乏突起膠細胞の脱髄性変化とされている．大脳病変の分布については，虚血に対して脆弱である穿通枝領域や分水嶺領域に強く病変が出現することが指摘されている．

画像所見として，CTではびまん性脳腫脹，両側対称性の基底核の低吸収が認められる．MRIでは脱髄性変化を反映し，基底核，大脳白質，小脳，橋などにT2強調像およびFLAIR像で高信号領域を認める．急性期を過ぎると壊死を来す．拡散強調像に関する報告は少ないが，本症例のように急性期に拡散強調像で著明な高信号を示した部位は細胞性浮腫を反映しており，壊死に陥る範囲を予測するのに有効と考えられている[1)2)]．

● 鑑別疾患とそのポイント

一酸化炭素（CO）中毒やLeigh脳症など，組織での酸素利用障害によって引き起こされる疾患が挙げられる[3)]．

参考文献
1) Server A, Hovda KE, Nakstad PH, et al: Conventional and diffusion-weighted MRI in the evaluation of methanol poisoning. Acta Radiol 44: 691-695, 2003.
2) Deniz S, Oppenheim C, Lehéricy S, et al: Diffusion-weighted magnetic resonance imaging in a case of methanol intoxication. Neurotoxicology 21: 405-408, 2000.
3) Sharpe JA, Hostovsky M, Bilbao JM, Rewcastle NB: Methanol optic neuropathy: a histopathological study. Neurology 32: 1093-1100, 1982.

メトロニダゾール（フラジール）脳症
metronidazole-induced encephalopathy　　　　　　　　　　　　　　　　　　（大場　洋）

関連項目　p.296 総論（12章 中毒・代謝）

図 1-A　T2強調像（小脳歯状核レベル）
(TR/TE=4000/82 ms)

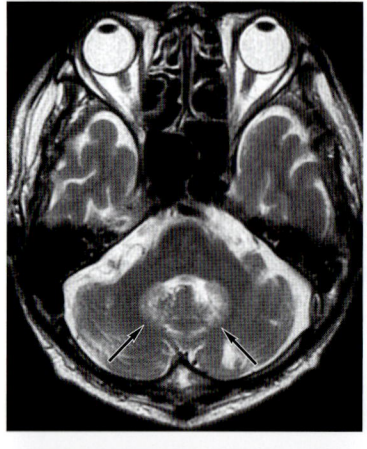

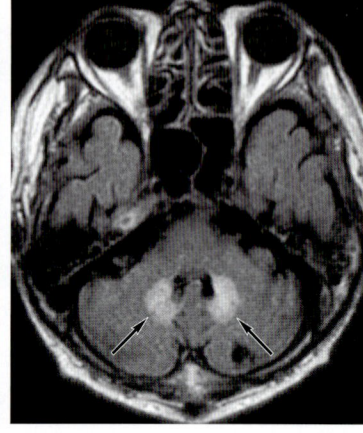

図 1-B　FLAIR像（小脳歯状核レベル）
(TR/TE/TI = 8002/138/2000ms)

図C　拡散強調像（小脳歯状核レベル）
(SE-EPI, TR/TE = 9000/120.9ms, b = 1000s/mm²)

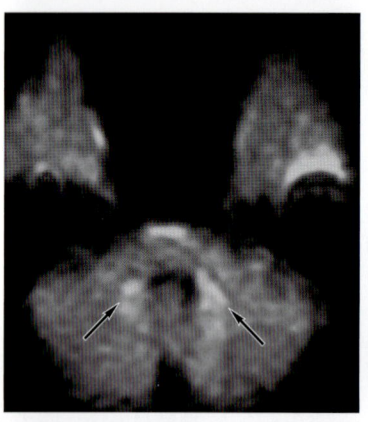

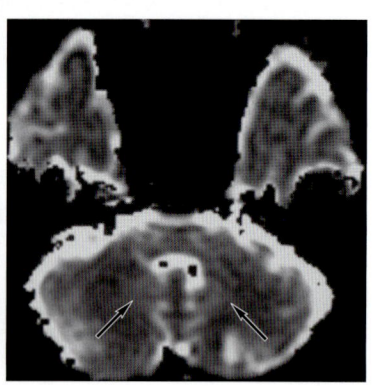

図 1-D　ADC map（小脳歯状核レベル）

図 1-E　拡散強調像（脳梁膨大部レベル）
(SE-EPI, TR/TE = 9000/120.9ms, b = 1000s/mm²)

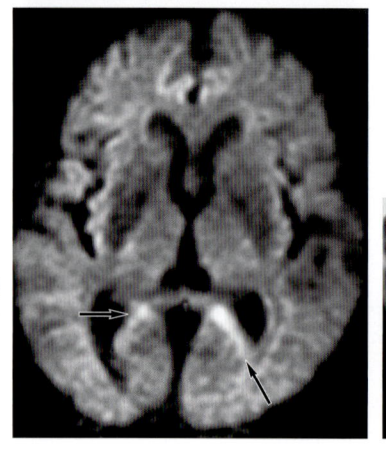

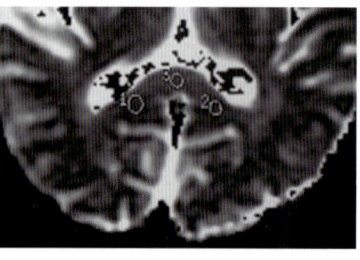

図 1-F　ADC map（脳梁膨大部レベル）
ROI 1 : 0.000705,
ROI 2 : 0.000711,
ROI 3 : 0.000925.

| 症例 | 60代，男性．主訴：眼振，小脳失調，上下注視麻痺．外来通院中に発熱，右季肋部痛が出現し，CT検査にて，肝膿瘍と診断され入院治療中であった．血液培養にて，ウェルシュ菌（*Clostridium perfringens*）陽性にてメトロニダゾールを投与開始し，肝膿瘍は縮小したが，3週目に失調性歩行，構音障害，めまいが出現した． |

| MRI読影 | A，B：両側歯状核が高信号を呈する（→）．
C：両側歯状核は淡い高信号を呈する（→）．
D：ADCは軽度上昇している（→）．
E：脳梁膨大部傍正中部に斑状高信号域を認める（→）．
F：同部のADCの低下を認める．

●その後の経過，最終診断：メトロニダゾール投与中止により，症状およびMRI上の異常所見が改善したこと，文献的に小脳歯状核が好発部位であることから，メトロニダゾールの中枢神経副作用（メトロニダゾール脳症）と診断した． |

● メトロニダゾール（フラジール）脳症の一般的知識と拡散強調像を中心としたMRI所見

　メトロニダゾールはトリコモナスの特効薬として知られているが，最近では，ヘリコバクター・ピロリ（*Helicobacter pylori*）の除菌に広く使われている．臨床症状として悪心，嘔吐，めまい，末梢神経麻痺，失調性歩行，構音障害，痙攣などが多い．MRI病変は，皮質下白質，脳梁，脳梁膨大部，小脳歯状核，基底核，視床，前交連，下オリーブ核などに，T2強調像，FLAIR像で高信号病変を認める．特に歯状核の病変の報告が多い．DWIでも病変部は，高信号を呈する．ADCは上昇するとする報告が多いが，この症例では，歯状核はADC上昇を示したが，遅れて出現した脳梁膨大部左右の病変はADC低下を示した．通常，メトロニダゾール投与中止後，6〜8週間以内にMRIでの病変はほとんど消失するとされる．病変の原因としては，interstitial edema，axonal swelling with increased water content，intamyelinic edemaなどが推定されている．

● 鑑別疾患とそのポイント

　メトロニダゾール脳症とWernicke脳症は画像所見が類似し，前者は臨床的にビタミンB_1低下を呈しやすく，後者はビタミンB_1低下が原因という点で鑑別を要する．小脳歯状核はメトロニダゾール脳症では主病変であるが，Wernicke脳症でも見られることもある．乳頭体，視床内側，Rolando野皮質に病変があれば，Wernicke脳症の可能性が高い．他に，両側歯状核から小脳深部白質にT2強調像にて左右対称性高信号病変を呈する疾患として，浸透圧性脱髄症候群，脆弱X症候群（fragile X syndrome），脳腱黄色腫症（cerebrotendinous xanthomatosis），L-2-hydroxyglutaric aciduriaなどが挙げられる．

参考文献
1) Woodruff BK, Wijdicks EF, Marshall WF: Reversible metronidazole-induced lesions of the cerebellar dentate nuclei. N Engl J Med 346: 68-69, 2002.
2) Ahmed A, Loes DJ, Bressler EL: Reversible magnetic resonance imaging findings in metronidazole-induced encephalopathy. Neurology 45: 588-589, 1995.
3) Seok JI, Yi H, Song YM, et al: Metronidazole-induced encephalopathy and inferior olivary hypertrophy: lesion analysis with diffusion-weighted imaging and apparent diffusion coefficient maps. Arch Neurol 60: 1796-1800, 2003.
4) Heaney CJ, Campeau NG, Lindell EP: MR imaging and diffusion-weighted imaging changes in metronidazole (Flagyl)-induced cerebellar toxicity. AJNR 24: 1615-1617, 2003.

12. 中毒・代謝

メトトレキセート脳症（MTX 脳症）
methotrexate (MTX)-induced encephalopathy

（森　墾）

関連項目　p.22 b 値，p.24 ADC，p.32 ADC の正常値，異常を示す疾患一覧，p.196 脳浮腫の分類

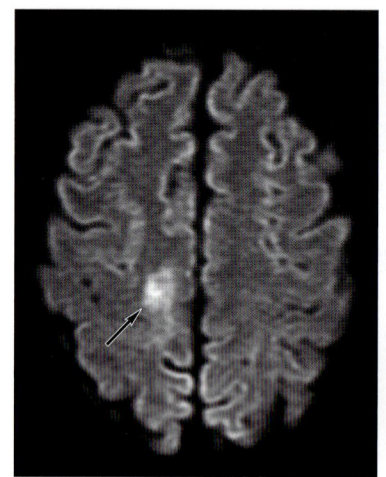

図 1-A　拡散強調像
(TR/TE = 5000/105.0ms, 5mm 厚, b = 1000s/mm^2, MPG は 13 軸)

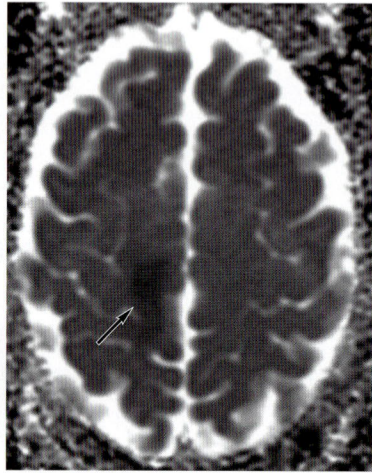

図 1-B　ADC map
(TR/TE = 5000/105.0ms, 5mm 厚, b = 1000s/mm^2, MPG は 13 軸)

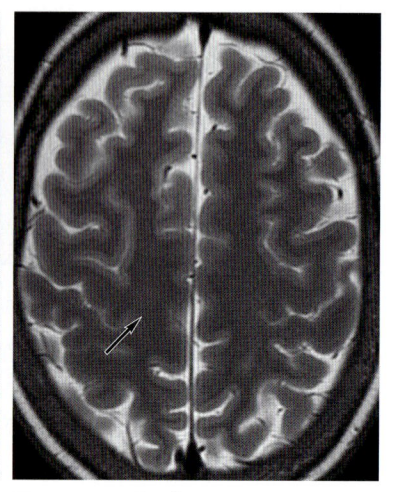

図 1-C　T2 強調像
(TR/TE = 3500/105ms, 5mm 厚)

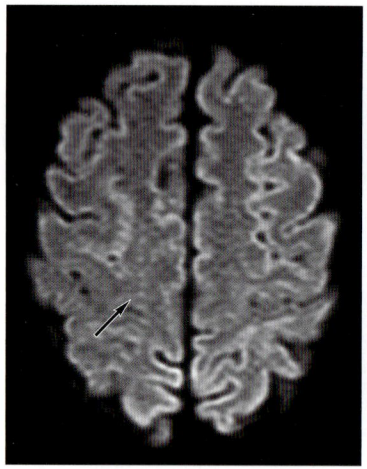

図 1-D　拡散強調像（10 日後）
(TR/TE = 5000/105.0ms, 5mm 厚, b = 1000s/mm^2, MPG は 13 軸)

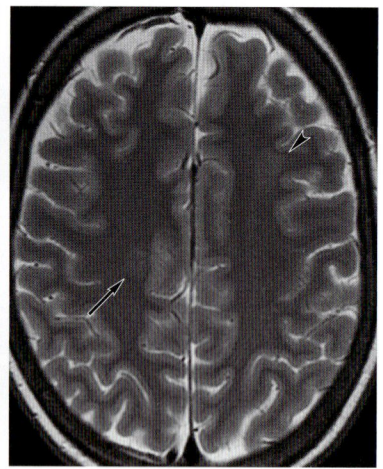

図 1-E　T2 強調像（10 日後）
(TR/TE = 3500/105ms, 5mm 厚)

参考文献

1) Rollins N, Winick N, Bash R, Booth T: Acute methotrexate neurotoxicity: findings on diffusion-weighted imaging and correlation with clinical outcome.　AJNR 25: 1688-1695, 2004.
2) Baehring JM, Fulbright RK: Delayed leukoencephalopathy with stroke-like presentation in chemotherapy recipients.　J Neurol Neurosurg Psychiatry 79: 535-539, 2008.

症例 20代，女性．左下肢麻痺．急性リンパ性白血病に対し，2週間前から地固め療法（メトトレキセート大量療法）開始．朝から左下肢麻痺（MMT2 程度）が出現し，MRI 検査を施行．

MRI読影
A：右前頭葉の中心前回高位に限局性の高信号域を認める（→）．
B：同部位は ADC 値が低下している（→）．
C：T2 強調像や FLAIR 像（非掲載）では異常信号がない（→）．造影 T1 強調像での異常増強効果もない（非掲載）．
D：10 日後に拡散強調像での異常信号は消失している（→）．
E：右中心前回高位白質に淡い高信号域が顕在化している（→）．左前頭葉白質にも淡い高信号域を複数認めるものの（▶），拡散強調像や ADC map（非掲載）での異常は不明瞭である．

●その後の経過，最終診断：症状は一過性であり，拡散強調像では右前頭葉病変の異常信号は消失した（D）．しかし，画像では左前頭葉白質に拡散強調像での異常を伴わない T2 強調像（E）および FLAIR 像での異常信号が顕在化した（こちらに付随する巣症状はなし）．その後，左前頭葉病変も消褪した．経過から急性メトトレキセート脳症と診断した．

● メトトレキセート脳症の一般知識と拡散画像を中心とした MRI 所見

　MTX 髄注もしくは静注による白質脳症には急性型と遅発型とがある．急性型の典型例では複数回投与の数日後に失語，麻痺などの卒中様症状（stroke-like episode）を呈して発症するが，症状は一過性で数時間〜数日で急速に消失する．一方，遅発型では，MTX による治療後，数か月〜数年で放射線による白質障害と類似した広範な白質病変を呈する．

　一般的に，抗悪性腫瘍薬や免疫抑制剤による脳症は，痙攣，意識障害，錐体外路症状，小脳失調，認知症様症状や性格変化などのさまざまな神経症状を呈する．悪性腫瘍治療ではサイクロスポリン，フッ化ピリミジン系薬剤（フルオロウラシル［5-FU］，カルモフール，テガフール），ホリナートカルシウム（ロイコボリン）やメトトレキセートの投与中に，免疫抑制剤では臓器移植または骨髄移植後のサイクロスポリンやタクロリムス（FK-506）の投与で起こることが多い．症状は薬剤投与の中断で軽快する可逆性の場合と，不可逆的に進行して死亡する場合がある．経口剤より注射剤での頻度が高いが，血中濃度や総投与量との関係は不明である．

　急性 MTX 脳症の画像は，posterior reversible encephalopathy syndrome（PRES）の所見を示すことが多い（9〜35％）．PRES は，一般的に急激な血圧上昇による血管透過性亢進や血管内皮細胞障害などで生じた血管原性浮腫（この場合，拡散強調像では等〜低信号となる）や髄鞘内浮腫が主体の可逆的脳症である．免疫抑制剤や抗悪性腫瘍薬によるものの他に，高血圧性脳症，前子癇・子癇，糸球体腎炎など多彩な原因や基礎疾患がある．急性 MTX 脳症が卒中様症状で発症した場合は，拡散強調像でのみ高信号を示すことが多く，経時的に T2 強調像や FLAIR 像での高信号が明瞭化する．脳梗塞機序でない場合の拡散強調像における高信号の意義として，脳機能障害の指標とはなるが脱髄やグリオーシスの予後予測には役立たない[1]．

● 鑑別疾患とそのポイント

　急性 MTX 脳症の深部白質病変が片側性に出現した場合は，初回の画像では急性期脳梗塞との鑑別が難しい．投薬歴があれば早期に診断を下せるが，遅発性に卒中様症状で発症した場合には投薬歴との関連に思い至らず，診断が遅れることもある[2]．このような場合には，画像的に経過を追って可逆性病変であることを確認することが重要である．

　また，画像では一過性脳梁膨大部病変を認めることもある．これは，薬剤性の他にも感染性などの脳炎脳症，アルコール中毒・低栄養や低血糖などの代謝異常，全身性エリテマトーデスなどの血管炎，腎不全，電解質異常，外傷や痙攣重積などさまざまな病態に付随して出現する．特に，あらゆる脳炎脳症で起こる可能性があり，小児では clinically mild encephalitis/encephalopathy with a reversible splenial lesion（MERS）という予後の良い疾患群を形成している．

12. 中毒・代謝

Wernicke 脳症
Wernicke encephalopathy

(寺田一志)

関連項目　p.20 拡散強調像とは，p.196 脳浮腫の分類

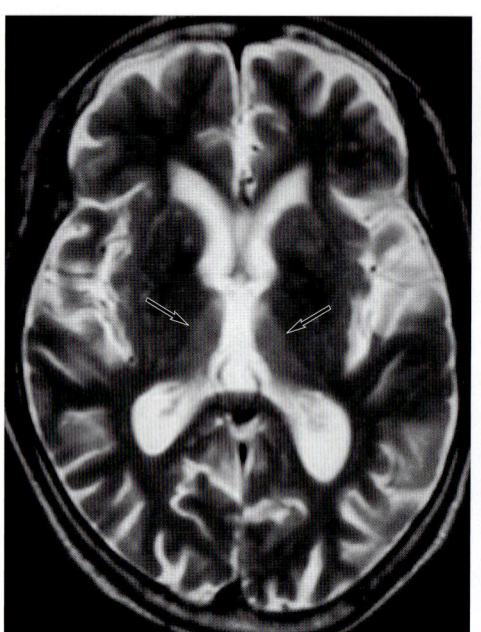

図 1-A　T2 強調像
(FSE, TR/TE = 4000/90ms)

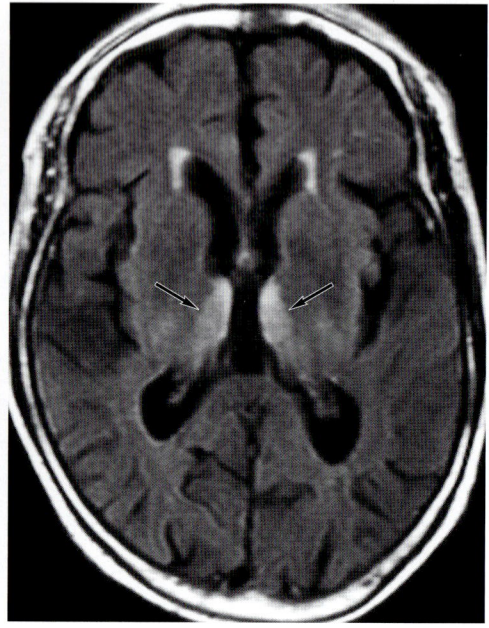

図 1-B　FLAIR 像
(TR/TE/TI = 6000/150/2000ms)

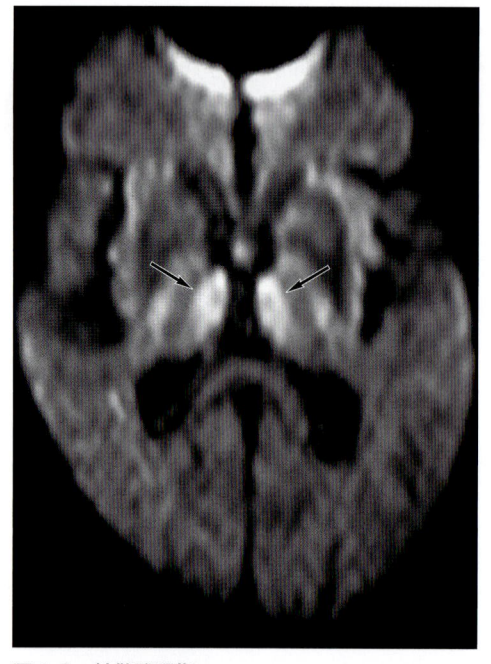

図 1-C　拡散強調像
(EPI, TR/TE = 3895/90ms, $b = 1000s/mm^2$)

| 症　例 | 60代，男性．アルコール性慢性膵炎の急性増悪で入院中に意識障害を来した． |

| MRI読影 | A〜C：T2強調像（A），FLAIR像（B），拡散強調像（C）で，両側の視床の内側部に異常高信号を認める（→）．他のスライスでは中脳水道周囲や乳頭体にも異常高信号が見られた．T2強調像では高信号が比較的不明瞭であること，FLAIR像は正常例でも脳室周囲に高信号を示すことを考えると，拡散強調像での高信号は非常に明瞭な異常所見と言える． |

●その後の経過，最終診断：ビタミン B_1 の投与により神経症状も画像上の異常も改善した．

● Wernicke脳症の一般的知識

　Thiamine（ビタミン B_1）の欠乏がWernicke脳症を引き起こす．アルコール中毒，栄養失調，経管栄養，悪阻，消化吸収障害などがthiamine欠乏の原因になる．錯乱，運動失調，眼球運動障害が特徴である．しかし，症状が典型的でないために正しく診断されていない症例も多いと考えられている．初期に正しく治療すれば可逆的であるが，もし正しく診断されず，的確な治療がなされなければ，Korsakoff症候群へ進行し，ともすれば死にも至る．MRIの典型的な所見はWernicke脳症の早期診断の一助になるものと考えられる．

　病理学的には正中線に近い視床，視床下部，乳頭体，中脳水道周囲灰白質に点状出血と毛細血管のproliferationが見られる．MRIでも同じ場所にT2強調像，FLAIR像，造影T1強調像で異常信号が見られ，診断の一助となる．この異常信号は治療により消失することがある．

　拡散強調像でも同じ場所が高信号を示す．急性期に重篤な症状の発現以前に拡散強調像での高信号が見られるならば，治療可能な時期を早期にとらえている可能性はある．しかし，検索される報告はいずれもT2強調像やFLAIR像でも異常がとらえられている．

　急性期にはADCが低下していたとする報告や逆にADCが上昇していたとする報告があり，一定しない．ADCの上昇／低下が予後予測に有用な可能性はあるが，その点についてのまとまった報告はいまだない．

　時間が経っても拡散強調像で高信号を示す症例と異常高信号が消失する症例がある．時間が経つと拡散強調像が高信号を示してもADCは低下しておらず，この時点での拡散強調像の高信号はT2 shine-throughを見ていると考えられる．

　我々の症例では異常所見が拡散強調像で非常にはっきりしていた．報告されている症例も載っている図を見る限りは異常所見が拡散強調像で最もはっきりしている例が多い．兎にも角にも早期診断・早期治療が重要な疾患である．学術的な意義はさておき，現実の臨床では病変の拾い上げに拡散強調像が有用だろう．どんな症状であれ，神経症状のある症例ならば数十秒で撮れる拡散強調像は全例で撮っておくべきだろう．

参考文献

1) Doherty MJ, Watson NF, Uchino K, et al: Diffusion abnormalities in patients with Wernicke encephalopathy. Neurology 58: 655-657, 2002.
2) Niclot P, Guichard JP, Djomby R, et al: Transient decrease of water diffusion in Wernicke's encephalopathy. Neuroradiology 44: 305-307, 2002.
3) Hong KS, Kang DW, Cho YJ, et al: Diffusion-weighted magnetic resonance imaging in Wernicke's encephalopathy. Acta Neurol Scand 105: 132-134, 2002.
4) Halavaara J, Brander A, Lyytinen J, et al: Wernicke's encephalopathy: is diffusion-weighted MRI useful? Neuroradiology 45: 519-523, 2003.
5) Weidauer S, Rösler A, Zanella FE, Lanfermann H: Diffusion-weighted imaging in Wernicke encephalopathy associated with stomach cancer: case report and review of the literature. Eur Neurol 51: 55-57, 2004.

12. 中毒・代謝

浸透圧異常に伴う髄鞘崩壊症候群
[橋中心髄鞘崩壊症，橋外髄鞘崩壊症]
osmotic myelinolysis (OM) [central pontine myelinolysis (CPM), extrapontine myelinolysis (EPM)]

（下野太郎，山本 憲）

関連項目 p.28 拡散強調像の正常解剖・正常変異とコントラスト，p.30 拡散強調像のコントラストと異常を示す病変，p.196 脳浮腫の分類，p.332 MELAS

症例 1

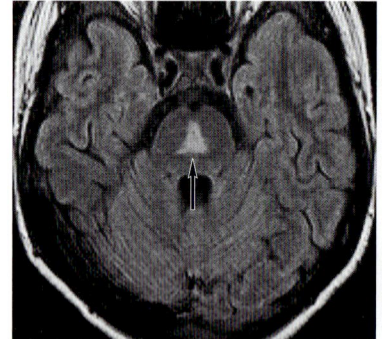

図 1-A FLAIR 像
(TR/TE/TI = 10000/133/2200ms)

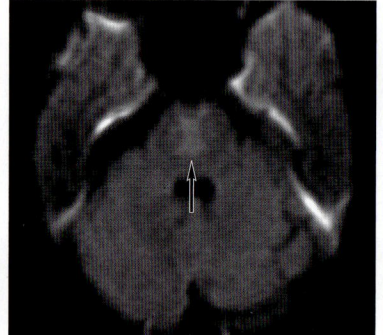

図 1-B isotropic DWI
(EPI, TR/TE=10000/101ms, $b=1000s/mm^2$, x, y, z 3軸のisotropic)

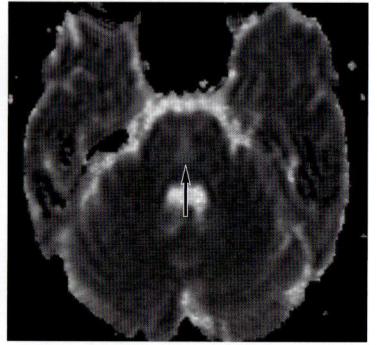

図 1-C ADC (MD) map

症例 2 （文献2）より一部改変して転載）

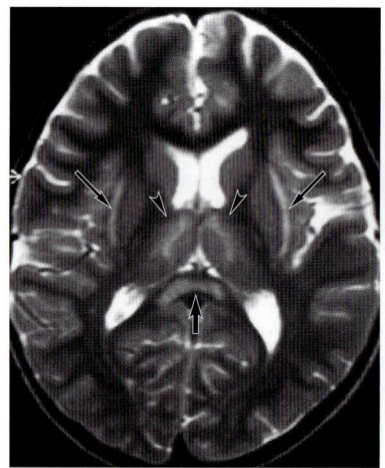

図 2-A T2強調像
(FSE, TR/TE = 4078/100ms)

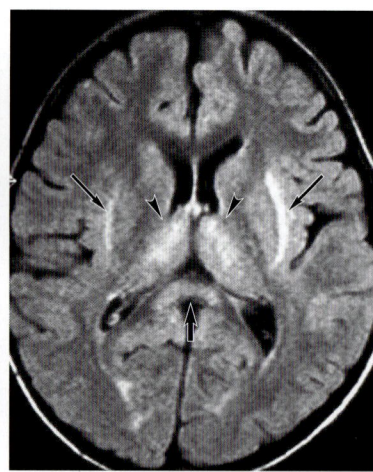

図 2-B FLAIR 像
(TR/TE/TI = 6000/100/2000ms)

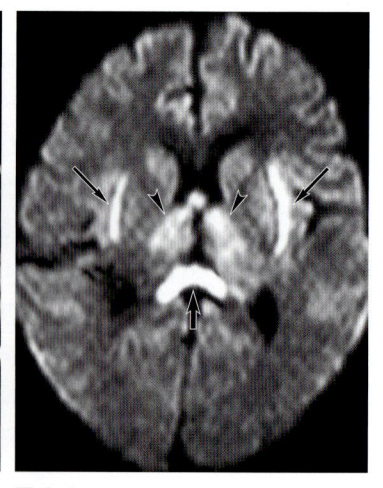

図 2-C isotropic DWI
(EPI, TR/TE=3567/95ms, $b=1000s/mm^2$, x, y, z 3軸のisotropic)

参考文献

1) Yuh WT, Simonson TM, D'Alessandro MP, et al: Temporal changes of MR findings in central pontine myelinolysis. AJNR 16: 975-977, 1995.
2) 阿知波左千子，安藤久美子，石蔵礼一・他：高張性脱水を機に発症した Extrapontine Myelinolysis の一例．日本医放会誌 64: 310-312, 2004.
3) Ruzek KA, Campeau NG, Miller GM: Early diagnosis of central pontine myelinolysis with diffusion-weighted imaging. AJNR 25: 210-213, 2004.
4) Min Y, Park SH, Hwang SB: Corticospinal tract and pontocerebellar fiber of central pontine myelinolysis. Ann Rehabil Med 36: 887-892, 2012.

（謝辞：貴重な症例を賜りました兵庫医科大学放射線科 阿知波左千子先生，安藤久美子先生に深謝いたします．）

症例

[症例1] 10代後半，女性．胆道閉鎖症にて生体肝移植施行．その後CTにて橋に低吸収域を認めたため，CT撮像の3週間後にMRI検査施行．（京都大学症例）

[症例2] 7歳，男児．アトピー性皮膚炎にてステロイド治療がなされていた．そのステロイド離脱療法の一環として水分制限施行．1か月後，嘔吐，意識障害出現．血清Cr 0.78mg/d*l*，BUN 48mg/d*l*，血清Na 196mmol/*l*と高張性脱水を認めたため，緩徐に血清Na補正を行い，7日目の143mmol/*l*まで低下時にMRI検査施行．（兵庫医科大学症例）

MRI読影

[症例1] 図1-A：橋正中部に三角形の高信号域を認める（→）．
図1-B：橋正中部に淡い高信号域を認める（→）．
図1-C：橋正中部病変は淡い高信号を呈し（→），軽度ADC上昇を認める．

[症例2] 図2-A，B：両側外包（→）・視床内側（▶），脳梁膨大部（➡）に高信号を認める．
図2-C：両側外包（→），脳梁膨大部（➡）に著明な高信号，両側視床内側（▶）に淡い高信号を認める．

●その後の経過，最終診断

[症例1] 画像所見より橋中心髄鞘崩壊症（CPM）と診断された．その後の撮像はされていない．

[症例2] 臨床症状，血液・画像所見より橋外髄鞘崩壊症（EPM）と診断された．その後，意識障害は改善．

● 浸透圧性髄鞘崩壊症候群（OM）の一般的知識と拡散画像を中心としたMRI所見

OMの中で，脱髄が橋に認められるものをCPMと呼び，それ以外の基底核・視床，皮質下白質，小脳にも脱髄が認められることがあり，これらは一括してEPMと呼ばれる．CPMとEPMは合併することも，それぞれが独立して出現することもある．臨床上疑われる時には，脳幹病変を認めない場合でも除外できない．低Na血症の急速な補正により起こるのが多かった［症例2のごとく，急激な高Na血症（高浸透圧状態）でも生ずる］が，広く認知されるようになったため，減少すると予想される．その他，以前から報告されているアルコール中毒，低栄養をはじめとして火傷，敗血症，肝・腎疾患，糖尿病，悪性腫瘍，下垂体腫瘍術後，症例1のように移植手術後に伴いうる．症状としては，急性に発症する痙性四肢麻痺，仮性球麻痺，意識障害を呈する．

CPMでは，橋中央に左右対称な三叉矛様・三角形から円形のT2強調像で高信号域，T1強調像で低信号域を認め，辺縁は保たれる．橋の縦走線維は比較的保たれ，横走線維の脱髄が強いために，横方向への縞状の異常信号域を内部に認めうる．EPMでは，両側の基底核，視床，外包，尾状核，皮質下白質に，T2強調像で高信号域を認めるが，必ずしも左右対称とは限らず，増強効果を認めることもある．画像所見が臨床症状と相関しない場合もある．慢性期には侵された部位の萎縮が認められる[1)2)]．

拡散強調像（DWI）は，他の撮像法より早期に（早いものでは24時間以内にADC低下）かつ明瞭に異常を描出しうる．発症1週間以内において，CPM病変のADC低下が認められ，3週間後にはADCは正常範囲に戻る例が報告されている．1週間以内の早期には，細胞内液の増加もしくは髄鞘内の浮腫により拡散が低下し，3週間後位には細胞内浸透圧が回復するためと解釈されている．基底核病変（EPM）は，橋病変と異なり，DWIでは1週間以内において変化が乏しい例が報告されており，これは基底核と橋の細胞構築の差異のためと推察されている．症例1は，発症より3週間以上も経過したため，非可逆な損傷による細胞数の減少や細胞外液の増加などの実質障害を反映してADCが上昇したものと考えられる．拡散テンソル画像（DTI）を用いて，CPM症例で皮質脊髄路が保たれ橋小脳路の異常（軸索変性もしくは脱髄）を描出した報告もある[2)〜4)]．

● 鑑別疾患とそのポイント

臨床情報や典型的なCPM病変があれば，鑑別に苦慮することはない．EPM病変や慢性期などで臨床経過が把握できない場合には，梗塞，多発性硬化症，ADEM，腫瘍，薬剤による障害，PRESなどとの鑑別が必要となる．OM病変のADCの経時的変化は梗塞などと同じパターン（早期にADC低下で後に回復，上昇）のため鑑別は困難だが，発症時にADC上昇を来すPRESとは鑑別の根拠になりうる．

332　12. 中毒・代謝

MELAS
mitochondrial myopathy, encephalopathy, lactic acidosis, and stroke-like episodes

(前田正幸)

関連項目　p.32 ADCの正常値，異常を示す疾患の一覧，p.196 脳浮腫の分類，p.212 脳虚血超急性期の拡散強調像とADC，p.214 脳虚血超急性期の拡散変化と病態，p.304 PRES

症例1

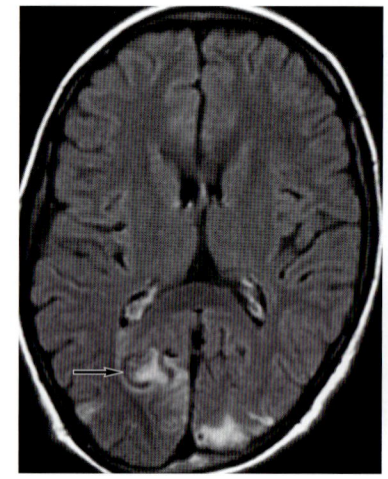

図1-A　FLAIR像
（発症2日：48時間以内）
(TR/TE/TI = 10002/125/2200)

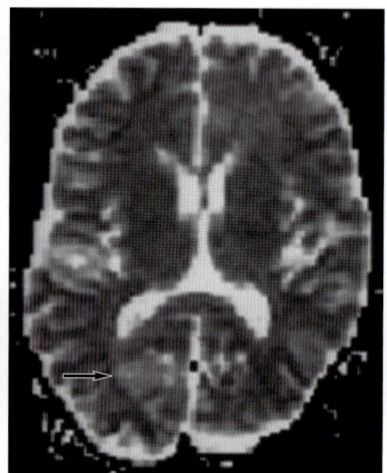

図1-B　ADC map
（発症2日：48時間以内）
(EP-DWI, TR/TE=3000/100, $b=1000s/mm^2$)

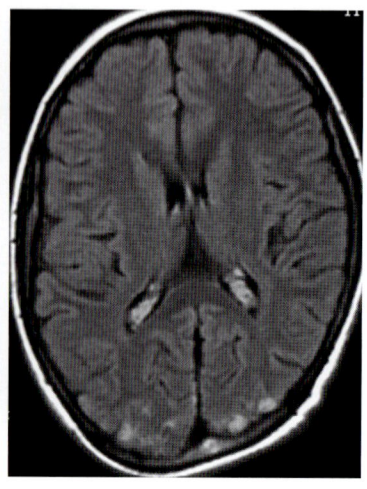

図1-C　FLAIR像（発症24日）
(TR/TE/TI = 10002/125/2200)

症例2

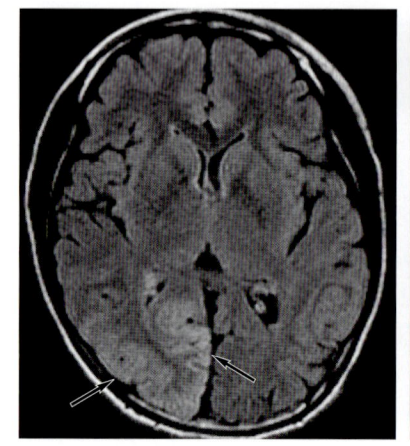

図2-A　FLAIR像
（発症2日：48時間以内）
(TR/TE/TI = 10002/112/2200)

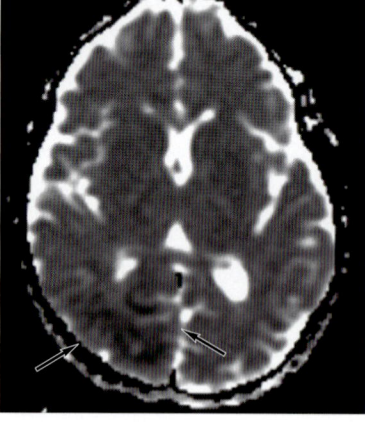

図2-B　ADC map
（発症2日：48時間以内）
(EP-DWI, TR/TE=9999/89, $b=1000s/mm^2$)

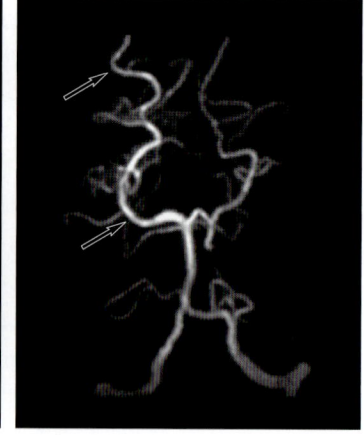

図2-C　MRA
（発症2日：48時間以内）

症　例	[症例1]	10歳，男児．1年前に脳卒中，頭痛，嘔吐，視力障害の病歴あり．白血球のDNA分析によりMELAS（ミトコンドリア脳筋症，乳酸アシドーシス，脳卒中様発作）と診断され，フォローされていた．今回，頭痛と左視野に暗点を訴え入院となった．
	[症例2]	10代前半，女児．特記すべき既往はない．突然，頭痛と吐気，左目が見にくいということで来院した．

MRI読影	[症例1]	図1-A：右後頭葉に今回の症状に関係した病変あり（→）．その他の後頭葉の病変は前回のMRIで存在が確認されており，陳旧性病変である．
		図1-B：病変は明らかなADC値の上昇を示している（→）．
		図1-C：今回の病変は発症24日のMRIでは完全に消失している．
	[症例2]	図2-A：右後頭葉に今回の症状に関係した病変あり（→）．
		図2-B：病変は明らかなADC値の低下を示している（→）．
		図2-C：右後大脳動脈（PCA）は拡張している（→）．

●その後の経過，最終診断

[症例1] MELASの発作と診断し，ステロイド（筋注4mg/日）を1週間投与したところ，症状は著明に改善，その後ほどなく完全に消失した．

[症例2] 血液検査で乳酸値とピルビン酸値が高値，またミトコンドリアDNA変異（3243のA→G）が確認され，MELASと診断された．その後2回のMRIをするも，病変は消失せず．

● MELASの一般的知識と拡散画像を中心としたMRI所見

　　MELASの神経症状は脳卒中に非常に類似する．その説明として2つの仮説が提唱されており，1つは血管障害により虚血が起こるという説，もう1つはミトコンドリアの障害により直接，神経が死に至るという説であるが，正確なメカニズムはいまだ不明である．画像的にも病変部位は必ずしも血管支配に一致しないことや，脳血流SPECTでは病変部は血流が上昇しているなど通常の虚血とは異なる所見を呈することが知られている．また，これらの病変の中には必ずしも非可逆性の変化には陥らないものがある．

　　拡散画像を使い，発症48時間以内に拡散画像が撮影された症例では，病変部位のADC値が正常側よりも高値か同値（血管性浮腫）であった場合，これらの病変が症状の改善とともに完全に消失することがある[1)2)]（図1）．一方，発症時からADC値で明らかな低下（細胞性浮腫）を示す場合も知られており，ADC値が通常の虚血性梗塞との鑑別にはならない[3)]（図2-B）．

● 鑑別疾患とそのポイント，拡散画像の意義

　　臨床症状（頭痛，視力障害）およびMRIでの後頭葉優位の病変とそのADC値上昇という所見からはPRES（posterior reversible encephalopathy syndrome）を鑑別疾患として挙げる（鑑別のポイントについてはp.304「PRES」を参照）．一方，MELASには急性期からADC値が低下する場合があるため，ADC値が急性期梗塞との鑑別にはならないことに注意する．MRAで血管が拡張していること（図2-C），脳血流SPECTでの病変の高血流が鑑別点になる．

参考文献

1) Yoneda M, Maeda M, Kimura H, et al: Vasogenic edema on MELAS: a serial study with diffusion-weighted MR imaging. Neurology 53: 2182-2184, 1999.
2) Yonemura K, Hasegawa Y, Kimura K, et al: Diffusion-weighted MR imaging in a case of mitochondrial myopathy, encephalopathy, lactic acidosis, and strokelike episodes. AJNR 22: 269-272, 2001.
3) Wang XY, Noguchi K, Takashima S, et al: Serial diffusion-weighted imaging in a patient with MELAS and presumed cytotoxic oedema. Neuroradiology 45: 640-643, 2003.

Leigh 脳症
subacute necrotizing encephalopathy

(下野太郎, 山本 憲)

関連項目 p.28 拡散強調像の正常解剖・正常変異とコントラスト, p.30 拡散強調像のコントラストと異常を示す病変, p.196 脳浮腫の分類, p.332 MELAS

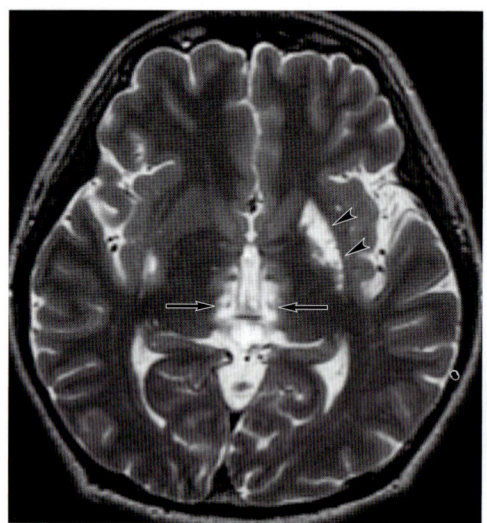

図 1-A　T2 強調像
(FSE, TR/TE = 6200/93ms)

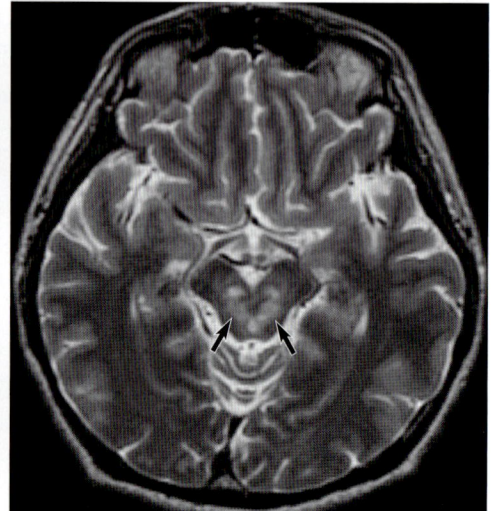

図 1-B　T2 強調像
(FSE, TR/TE = 6200/93ms)

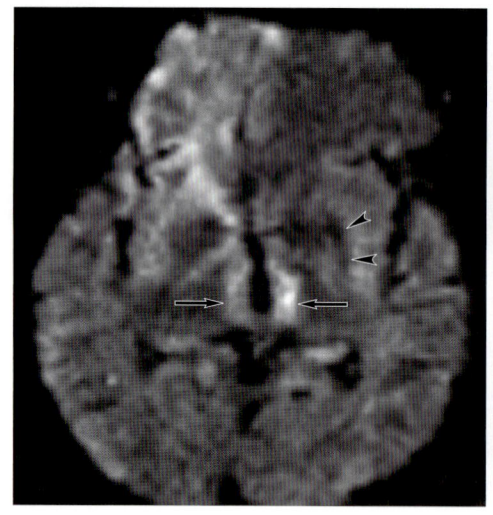

図 1-C　isotropic DWI
(EPI, TR/TE = 10000/101ms, $b = 1000s/mm^2$, x, y, z 3 軸の isotropic)

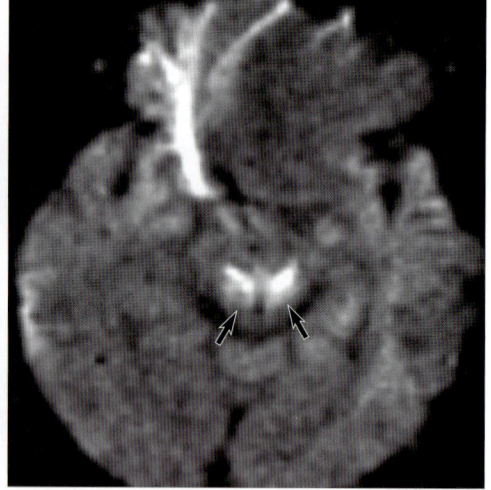

図 1-D　isotropic DWI
(EPI, TR/TE = 10000/101ms, $b = 1000s/mm^2$, x, y, z 3 軸の isotropic)

参考文献
1) Warmuth-Metz M, Hofmann E, Busse M, Solymosi L: Uncommon morphologic characteristics in Leigh's disease. AJNR 20: 1158-1160, 1999.
2) 有賀久哲, 高橋昭喜, 宮林重昭・他: Leigh 症候群: CT および MR imaging における病変分布と経時的変化. 日本医放会誌 56: 839-845, 1996.
3) Sakai Y, Kira R, Torisu H, et al: Persistent diffusion abnormalities in the brain stem of three children with mitochondrial diseases. AJNR 27: 1924-1926, 2006.
4) Kumakura A, Asada J, Okumura R, et al: Diffusion-weighted imaging in preclinical Leigh syndrome. Pediatr Neurol 41: 309-311, 2009.

症 例	30代，男性．約9か月前に，左顔面神経麻痺出現．それ以降，ふらつき，左上下肢のしびれを自覚し，徐々に症状は進行．（京都大学症例）

MRI読影	A，B：両側被殻（▶），視床内側（→），中脳（➡）に高信号域を認める． C，D：左被殻の病変は，低信号を呈し（▶），ADCの上昇を，他の病変は高信号（→，➡）を呈し，軽度のADCの低下が推測される． ●その後の経過，最終診断：末梢血，髄液中の乳酸・ピルビン酸高値を認め，画像所見と合わせてLeigh脳症と診断された．ATP，ビタミンB₁，ジクロロアセテートの治療開始後，自力歩行可能にまで回復した．フォローのMRIでは，拡散強調像（DWI），T2強調像いずれにおいても左被殻の高信号域は残存し，変化を認めなかった．一方，他部位の高信号病変はT2強調像で高信号の残存を認めたものの，DWIにおける高信号は目立たなくなった（ADCの正常化，pseudonormalize）．

● Leigh脳症の一般的知識と拡散画像を中心としたMRI所見

中枢神経系に対称性壊死を来す小児に多い遺伝性疾患．常染色体劣性遺伝が多いが，母性遺伝をとることもある．ピルビン酸脱水素酵素やチトクロームC酸化酵素などの異常を本態とするが，必ずしも酵素異常は検出されない．髄液乳酸値高値（血中乳酸値高値よりさらに高い）の場合，強く本症を疑う．1歳以下の乳幼児に多く認められ，眼振，痙攣，呼吸障害などを呈し，数か月～数年にかけて進行し，死に至る．若年者や提示症例のように成人発症もありうる．病理学的には，基底核・視床や脳幹部などの脳実質の海綿状変性を認める．

MRIの典型所見は，基底核（特に被殻）に左右対称性に境界明瞭な病変を認め，T2強調像で高信号，T1強調像で低信号を呈し，稀に辺縁部に沿うような増強効果を認めることがある．病変は，左右対称性に視床，前頭葉，脳幹部（中脳水道周囲を含む）に認められうる．小児発症では，基底核，視床に病変を認めやすく，成人発症では，脳幹に病変を認めやすい傾向にある．Wernicke脳症のように乳頭体の増強効果を認めたり[1]，大脳白質にびまん性高信号を認め，Kearns-Sayre症候群に類似したり，皮質や脊髄にも異常を認めることもある．病巣は急性期には増大，それに引き続き縮小，慢性期には脳萎縮の進行という経時的変化を呈する[2]．

DWIでは，基底核，視床，脳幹病変が高信号（ADC低下）を呈し，細胞性浮腫が早期病巣に生じている可能性が示唆され，病変が不可逆であった例が散見される．電顕上，血管閉塞を認めず異常ミトコンドリアを認めるため，血管病変に依存しないcytopathyの関与が示唆されている．本症は経時的変化を来し，提示症例のように，ADC低下を呈した病変が後にADCが正常化したり，ADC上昇を呈する左被殻（実質障害を反映し陳旧化した病変であると推察される）のような病変を認めうる．急性期には病変のADC低下もしくは低下と上昇の混在，慢性期にはADC上昇を認めうる．プレクリニカルの時期に一過性に両側大脳白質DWI高信号（ADC低下）病変を認めたり，神経症状出現後の脳幹DWI高信号病変が1年以上遷延（他のミトコンドリア病にも認められる）して認められたり，拡散画像所見はかなり多彩である[3][4]．

● 鑑別疾患とそのポイント

画像・臨床上最も似かよっているのは，関連疾患とも位置づけられているinfantile bilateral striatal necrosisである．Leigh症候群と異なる点は，症状に眼振が認められず，酵素異常や筋生検で異常を認めず，発症時が3歳前後で，予後は良いということである．拡散画像による報告はなされていない．発症早期において，Leigh脳症との予後の差がADCの差として今後報告されれば，鑑別のポイントになりうるかもしれない．

12. 中毒・代謝

X連鎖副腎白質ジストロフィ
（小脳脳幹型）
X- linked adrenoleukodystrophy (X-ALD) [olivo-ponto-cerebellar]

（前田正幸，井藤隆太）

関連項目 p.22 b値，p.24 ADC，p.32 ADCの正常値，異常を示す疾患の一覧，p.338 X連鎖副腎白質ジストロフィ（小児大脳型）

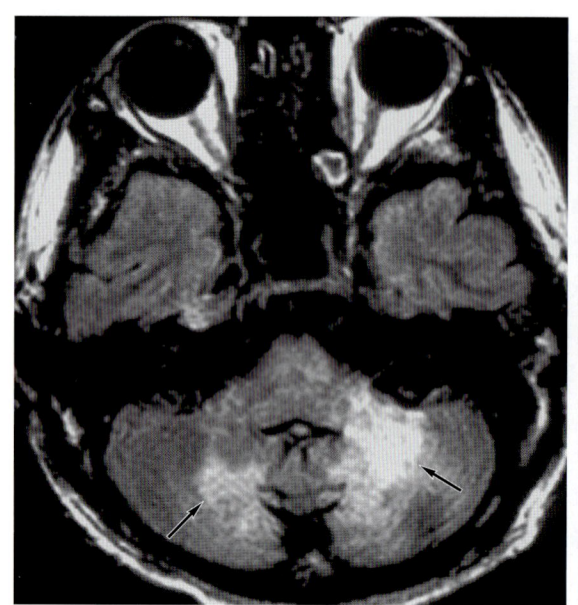

図1-A　FLAIR像
(TR/TE/TI = 10002/112/2200ms)

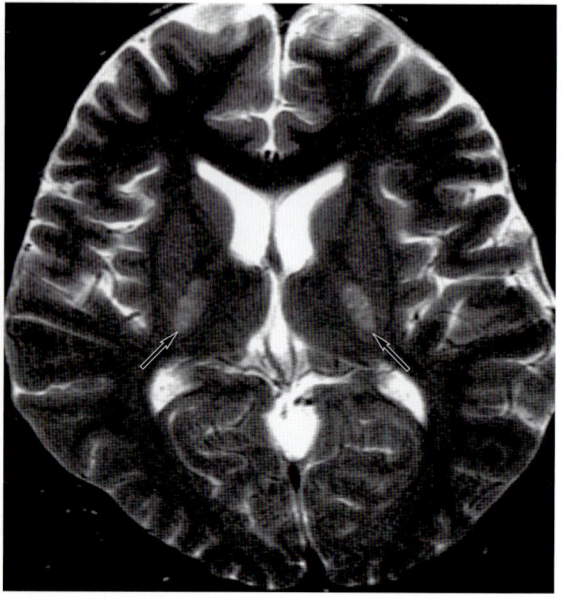

図1-B　T2強調像
(TR/TE = 3600/105ms, ETL = 12)

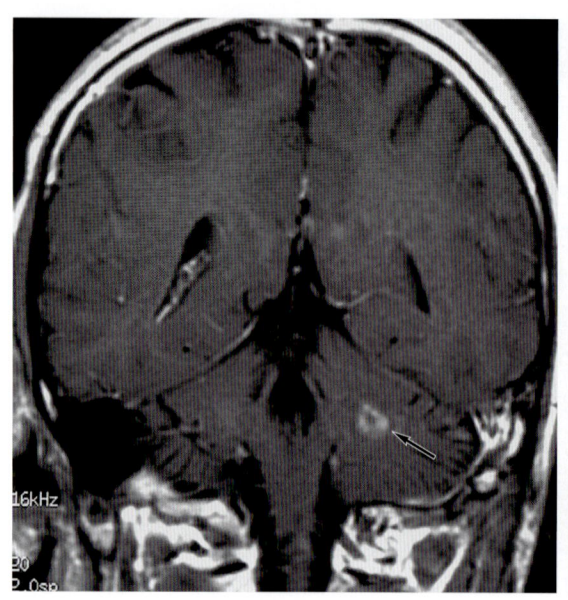

図1-C　造影T1強調冠状断像
(TR/TE = 466/14ms)

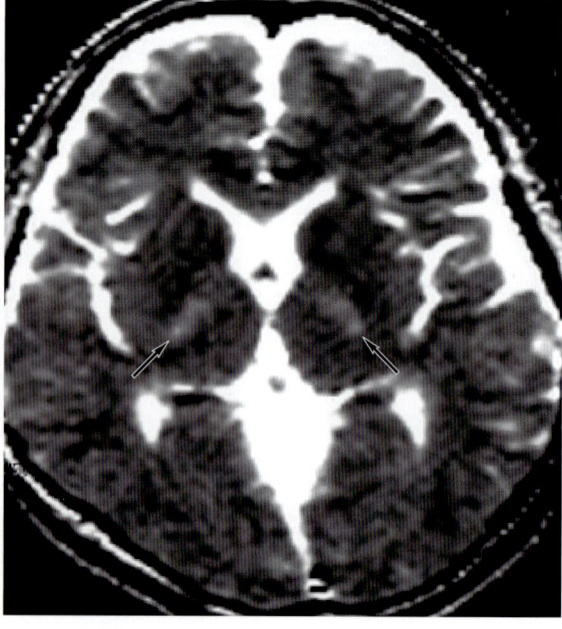

図1-D　ADC map
(isotropic LS-DWI, TR/TE = 2904/57ms, b = 5, 1000s/mm^2)

| 症　例 | 30代，男性．30歳のころ，歩行がおかしいと人から指摘された．また，このころより元来几帳面であった性格がだらしない性格へと変化していった．徐々に歩行障害が進行し，今年になってからはつかまらないと歩けないという状態となった．また，周囲への無関心などの精神症状も強くなった． |

MRI読影	A：小脳白質に広範な異常高信号が認められる（→）．
	B：皮質脊髄路に左右対称の異常高信号が認められる（→）．
	C：左小脳には一部増強効果が認められた（→）．
	D：皮質脊髄路（内包後脚）における平均ADC値は $0.96 \times 10^{-3} mm^2/s$ と高値を示した．

●その後の経過，最終診断：血漿中の極長鎖脂肪酸は明らかな異常高値を示しており，X連鎖副腎白質ジストロフィ（X-linked adrenoleukodystrophy［olivo-ponto-cerebellar］：X-ALD）と診断され，小脳脳幹型と考えられている．

● X連鎖副腎白質ジストロフィの一般的知識と拡散画像を中心としたMRI所見

X-ALD（X-linked adrenoleukodystrophy）は，細胞内のペルオキシソーム膜異常により副腎機能不全と中枢神経系の脱髄や軸索変性を来す遺伝性疾患である．Addison病，脳白質の炎症性脱髄病変，脊髄を中心に侵す非炎症性軸索変性病変それぞれの有無，症状の有無，臨床経過の差により，男性に限らずヘテロの女性保因者の病変を含め多くの臨床型に分類される[1)2)]．ABC（ATP-binding cassette）輸送体蛋白の一員をコードする，1993年Mosserらにより発見された病因遺伝子ABCD1の多くの変異型が報告されているが，これらの変異型と臨床表現型との間の対応は認められていない．診断には血漿極長鎖脂肪酸分析や遺伝子検査が行われる．

小脳脳幹型X-ALDは，多くは小児から成長期に発症，小脳から脳幹が侵されspasticな歩行などの症状を示す．本邦からの報告は多いが[3)]，全体の2～3％に見られる比較的稀な亜型である[2)]．MRI所見ではT2強調像で小脳半球，歯状核，小脳脚，赤核，皮質脊髄路に高信号変化を認め，病変部に造影効果を認めることもある[3)]．白質内病変部のADC値の上昇は組織における脱髄，細胞外腔自由水の増大，炎症細胞腫大など多発性硬化症や急性散在性脳脊髄炎（acute disseminated encephalomyelitis：ADEM）などと同様の炎症性脱髄性病変に認められる病理像を反映していると考えられる．

● 鑑別疾患とそのポイント

臨床症状からは統合失調症，オリーブ橋小脳萎縮症（olivo-ponto-cerebellar atrophy：OPCA），多発性硬化症などとの鑑別が問題になる．一方，錐体路の左右対称な異常高信号というMRIでの画像所見からは筋萎縮性側索硬化症，トルエン中毒，脳腱黄色腫症が鑑別診断に挙げられる．これらは臨床経過，家族歴などで鑑別が容易と考えられる．

参考文献
1) Moser HW, Loes DJ, Melhem ER, et al: X-Linked adrenoleukodystrophy: overview and prognosis as a function of age and brain magnetic resonance imaging abnormality. a study involving 372 patients. Neuropediatrics 31: 227-239, 2000.
2) Moser HW, Raymond GV, Dubey P: Adrenoleukodystrophy: new approaches to a neurodegenerative disease. JAMA 294: 3131-3134, 2005.
3) Waragai M, Takaya Y, Hayashi M, et al: MRI of adrenoleukodystrophy involving predominantly the cerebellum and brain stem. Neuroradiology 38: 788-791, 1996.

X連鎖副腎白質ジストロフィ
（小児大脳型）
X-linked adrenoleukodystrophy (X-ALD) [childhood cerebral]

（井藤隆太，前田正幸）

関連項目 p.22 b値，p.24 ADC，p.38 拡散の異方性・テンソル，p.42 FAの正常値，異常を示す疾患一覧，p.336 X連鎖副腎白質ジストロフィ（小脳脳幹型）

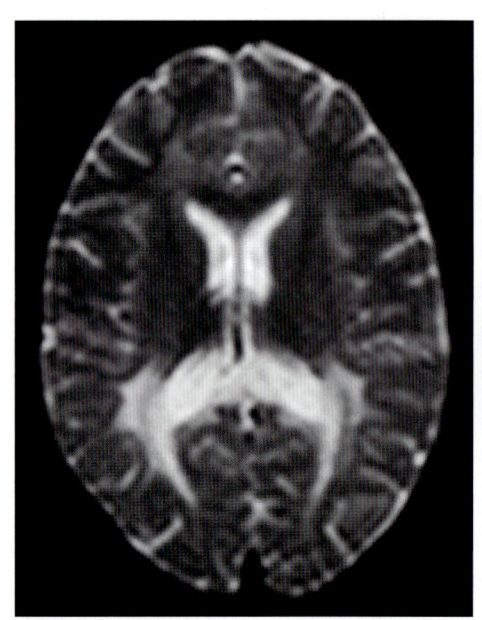

図1-A　T2強調像
（GRASE法，TR/TE = 3429/119ms，5mm厚）

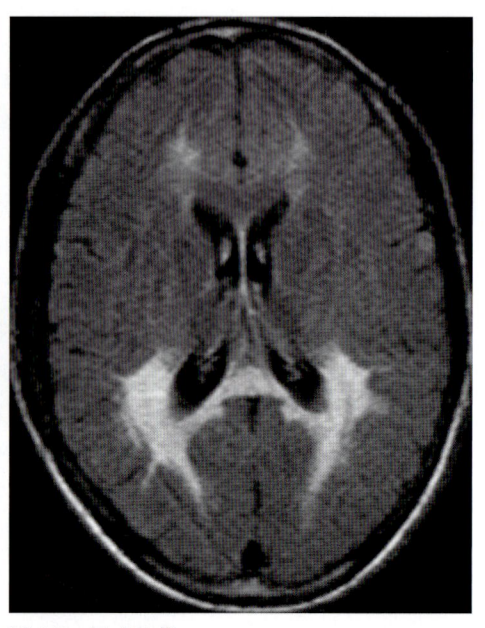

図1-B　FLAIR像
（TR/TE/TI = 6000/160/2000ms，5mm厚）

図1-C　ADC map
（GRASE-DWI，TR/TE = 3429/119ms，$b = 599s/mm^2$ の拡散検出傾斜磁場を6方向に印加）

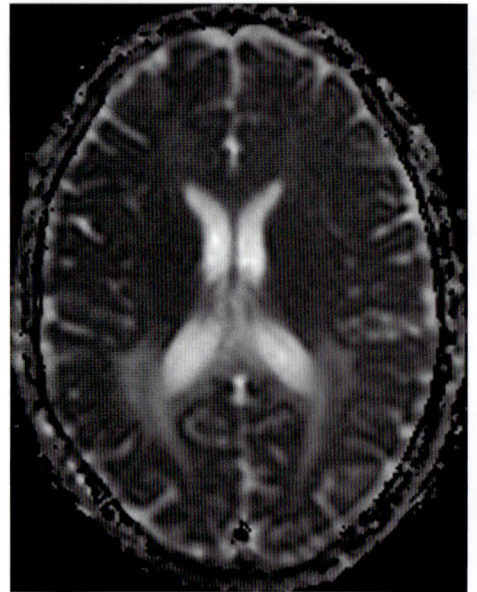

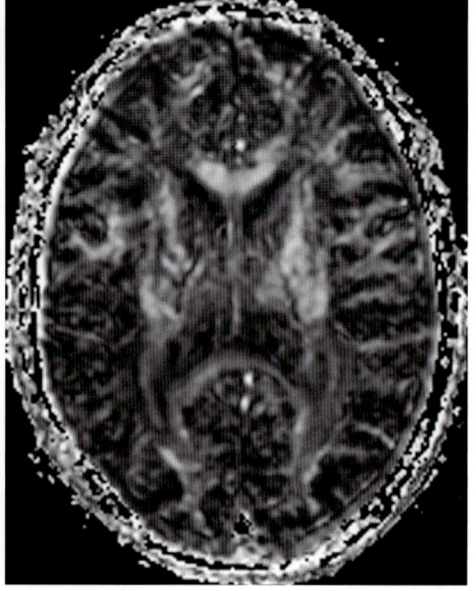

図1-D　FA map

症例 10代後半，男性．極長鎖脂肪酸分析によりX連鎖副腎白質ジストロフィ（X-ALD），小児大脳型（副腎不全症のみ，脳MRI異常）と診断された．Lorenzo's oilによる食事療法の他，副腎機能障害に対するステロイド治療を行っている．神経学的には異常を認めない．

MRI読影
A：両側後頭葉側脳室周囲の深部白質から脳梁膨大部に対称性の高信号変化を認める．
B：T2強調像で認める変化に加え，両側前頭葉深部白質の淡い高信号変化がより明らか．
C：平均ADC値は脳梁膝部（0.94×10^{-3} mm^2/s）に比べ脳梁膨大部（2.06×10^{-3} mm^2/s）で増加していた．
D：平均FA値は脳梁膝部（0.72）に比べ脳梁膨大部（0.15）で著しい低下を示した．

● X連鎖副腎白質ジストロフィの一般的知識と拡散画像を中心としたMRI所見

X-ALDは病変の分布，症状の有無，臨床経過の差により多くの臨床表現型に分かれるが，Addison病と脳白質炎症性脱髄病変を有する大脳型（cerebral ALD）と脊髄を中心に侵す非炎症性軸索病変を有するadrenomyeloneuropathy（AMN）との大きく2つの亜型に特徴づけられる．

小児大脳型は，多くは4〜12歳の小児期に学業成績低下や視力障害で発症，大脳の炎症性脱髄が急速に進行し死亡率も高く予後不良例の頻度が高い代表的な臨床型のひとつである[1]．20〜45歳にも発症ピークを有し，重篤な結果をもたらすこれらの群を，無症状に経過する群から早期に鑑別し，適切な時期に造血幹細胞移植を施すことが予後を決定する重要な要素であり，MR検査には急性増悪予測への寄与が期待されている．

大脳病変は組織学的には3層構造を有し（Schaumburg's zones），最外層では脱髄が進行しているが軸索は保たれ，中間層では血管周囲の炎症性変化が強く，中心部は網目状のグリア原線維を主体とし髄鞘構造や軸索構造は見られないとされている．典型的なMRI所見は，脳梁膨大部から後頭葉深部白質にT1，T2時間の延長を示す病変を認める他，視放線，外側膝状体，聴放線，内側膝状体，皮質脊髄路に病変の広がりを見ることがある．また，これとは逆に吻側の脳梁膝部から前頭葉深部白質に病変が広がる非典型例もある．病変の辺縁に近い部分に造影効果を認める場合があり，炎症性脱髄が進行する中間層に相当すると考えられている[1]．拡散画像では，病変の外層から中心部に向かいADC値は増加，FA値は減少する指標の傾斜が観察され[2]，組織標本と比較した検討でADC値とFA値との組み合わせは病理学的変化をよく反映すると報告されている[3]．また，中間層と考えられる辺縁に近い部分に拡散強調像で高信号を認める場合もある．

● 鑑別疾患とそのポイント

多発性硬化症，異染性白質ジストロフィ，Alexander病，Krabbe病などが鑑別に挙がるが，特徴的な臨床像や病変の分布などから診断可能である．

参考文献
1) Melhem ER, Barker PB, Raymond GV, Moser HW: X-linked adrenoleukodystrophy in children: review of genetic, clinical, and MR imaging characteristics. AJR 173: 1575-1581, 1999.
2) Ito R, Melhem ER, Mori S, et al: Diffusion tensor brain MR imaging in X-linked cerebral adrenoleukodystrophy. Neurology 56: 544-547, 2001.
3) van der Voorn JP, Pouwels PJ, Powers JM, et al: Correlating quantitative MR imaging with histopathology in X-linked adrenoleukodystrophy. AJNR 32: 481-489, 2011.

異染性白質ジストロフィ
metachromatic leukodystrophy

（渡邉嘉之）

関連項目 p.200 髄鞘の浮腫，p.336, 338 X連鎖副腎白質ジストロフィ

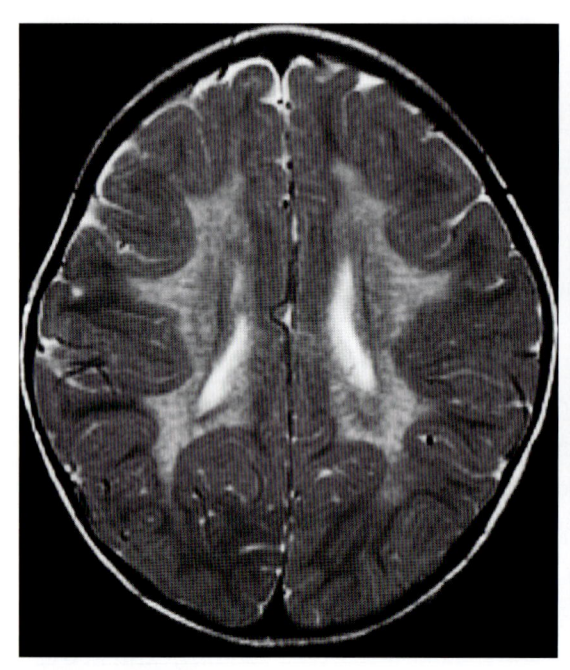

図 1-A　T2強調像
(TR/TE = 4000/87ms, ETL = 12, 5mm厚)

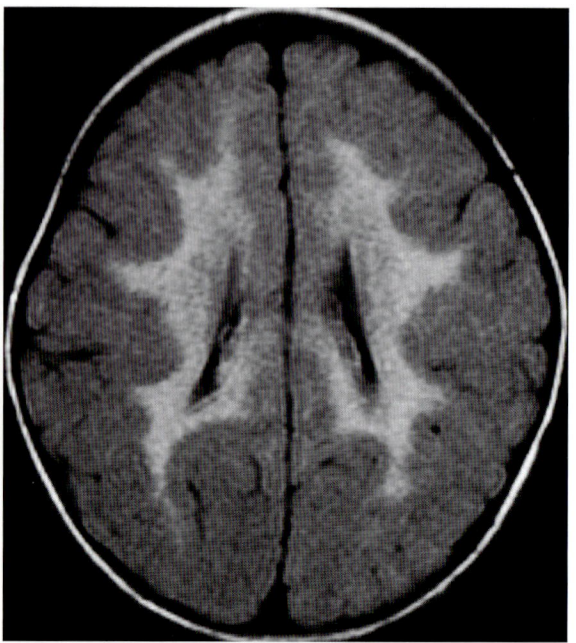

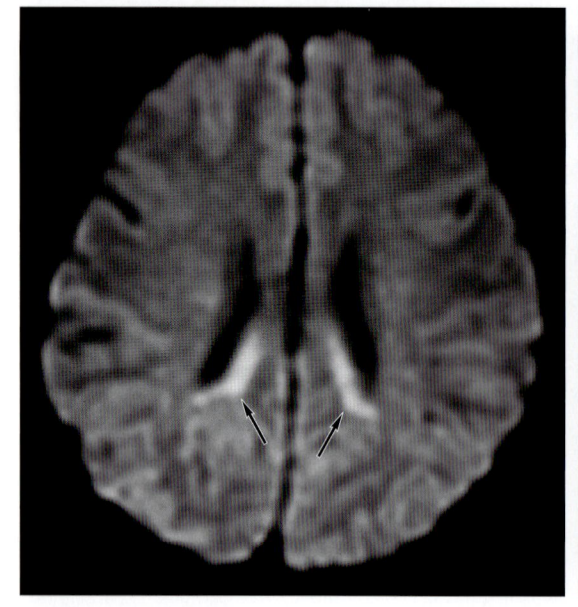

図 1-B　FLAIR像
(TR/TE/TI = 8000/148/2200ms, 5mm厚)

図 1-C　isotropic DWI
(SE-EPI, TR/TE = 10000/105ms, $b = 1000s/mm^2$, 6軸からの trace image, 5mm厚)

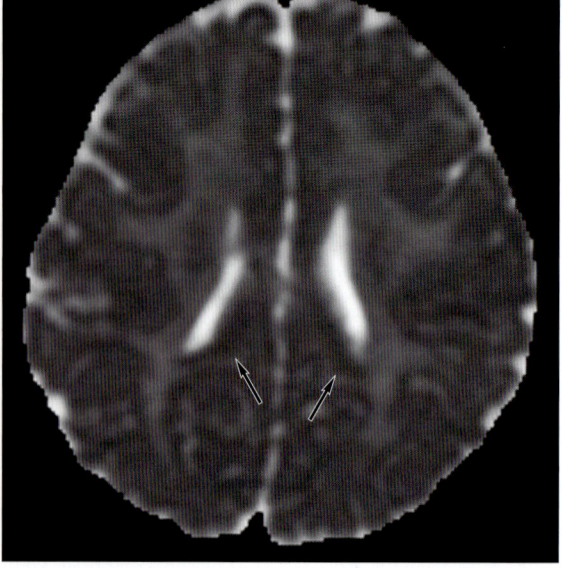

図 1-D　ADC map
(SE-EPI, TR/TE = 10000/105ms, $b = 1000s/mm^2$, 6軸から計算)

症　例	2歳，女児．歩行の遅れにて発症．MRIにて異常が指摘され，末梢血白血球の酵素活性測定で確定診断された．

MRI読影	A，B：T2強調像（A），FLAIR像（B）にて両側深部白質を中心にびまん性に高信号域を認める．皮質下のU-fiberは保たれている． C：拡散強調像では両側側脳室内側の白質は高信号を示し（→），後角周囲の白質も淡く高信号を示す．前角周囲白質ではほぼ正常白質と同程度の信号であり，T2強調像などの異常信号域との乖離を示す． D：ADC mapでは深部白質の上昇を認めるが，拡散強調像にて高信号を示した側脳室内側部はADC低下を示す（→）．

● 異染性白質ジストロフィの一般的知識と拡散画像を中心としたMRI画像

　異染性白質ジストロフィは，アリルサルファターゼAの欠損によりその基質であるスルファチドがミエリン膜に過剰蓄積することにより，脱髄を起こすと考えられている．遺伝子座は第22染色体に存在し，常染色体劣性遺伝である．発症年齢により，乳幼児型，若年型，成人型に分類され，乳幼児型が一番多い．乳幼児型は1歳半前後に発達遅延で発症し，運動失調，四肢麻痺，視力障害と進行する．若年型，成人型では精神症状で発症し，後に神経症状が出てくることが多いとされる[1]．画像所見としては，T2強調像にて対称性に側脳室周囲白質に高信号を示し，末期を除き皮質下白質には異常を認めない．深部白質では血管周囲の髄鞘が保たれ虎斑状（leopard skin pattern）を示すとされている．脳梁，内包や錐体路も浸潤される．拡散強調像では脱髄の領域は高信号，ADC低下という細胞性浮腫のパターンを示すとされる．今回の症例のようにT2延長領域の一部にADC低下域を認めるものと，白質がびまん性に広くADC低下を示す症例も見られる．経過観察でも拡散異常は持続し，ADC低下の病態としては虚血とは異なり，異常髄鞘内における水の拡散が抑制されたためと考察されているが詳細はよくわかっていない[2)3)]．また症例によりADCが上昇を示す症例も見られ，病期（脱髄の進行時期）に依存すると推察されている[4]．

● 鑑別疾患とそのポイント，拡散画像の意義

　代謝性疾患としてはKrabbe病や副腎白質ジストロフィなどが鑑別となる．他の多くの白質ジストロフィ疾患ではADCは上昇するとされており，異染性白質ジストロフィでのADC低下の所見は鑑別に有用と思われる．

参考文献
1) Gieselmann V: Metachromatic leukodystrophy: recent research developments. J Child Neurol 18: 591-594, 2003.
2) Sener RN: Metachromatic leukodystrophy: diffusion MR imaging findings. AJNR 23: 1424-1426, 2002.
3) Sener RN: Metachromatic leukodystrophy. Diffusion MR imaging and proton MR spectroscopy. Acta Radiol 44: 440-443, 2003.
4) Oguz KK, Anlar B, Senbil N, Cila A: Diffusion-weighted imaging findings in juvenile metachromatic leukodystrophy. Neuropediatrics 35: 279-282, 2004.

Pelizaeus-Merzbacher 病
Pelizaeus-Merzbacher disease (PMD)

(小玉隆男)

関連項目　p.32 ADCの正常値，異常を示す疾患一覧，p.42 FAの正常値，異常を示す疾患一覧，p.50 発達，加齢性変化，p.366 発達

図1　1.5T

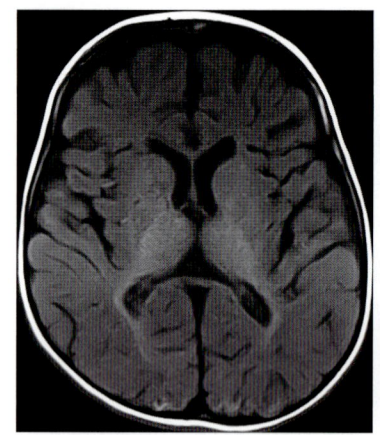

A　T1強調像
(1.5T, SE, TR/TE = 500/13ms)

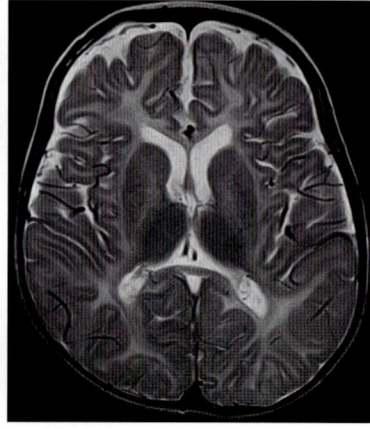

B　T2強調像
(1.5T, FSE TR/TE = 3500/80ms)

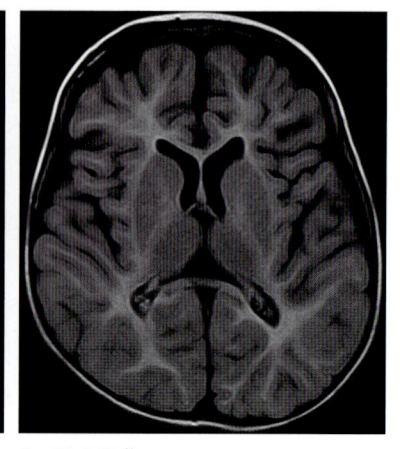

C　FLAIR像
(FSE, TR/TE/TI = 1000/105/2500ms)

D～F　拡散テンソル像
(1.5T, EPI, TR/TE = 9100/95ms, b = 1000s/mm^2, MPG印加6軸)

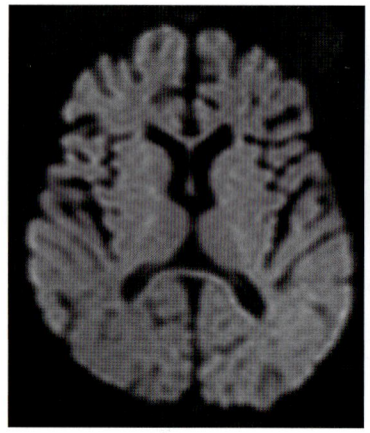

D　isotropic DWI

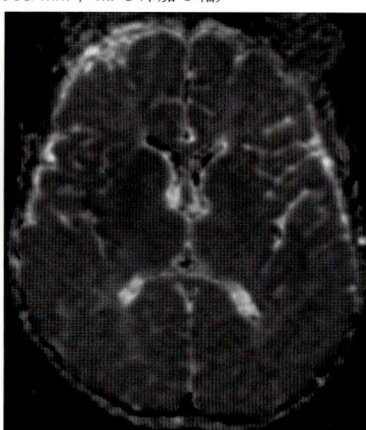

E　ADC map

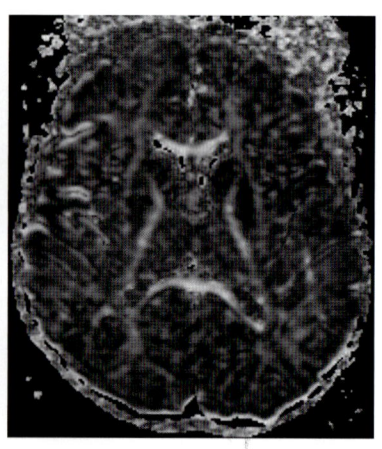

F　FA map

参考文献
1) Barkovich AJ: Concepts of myelin and myelination in neuroradiology. AJNR 21: 1099-1109, 2000.
2) Engelbrecht V, Scherer A, Rassek M, et al: Diffusion-weighted MR imaging in the brain in children: findings in the normal brain and in the brain with white matter diseases. Radiology 222: 410-418, 2002.
3) Ono J, Harada K, Mano T, et al: Differentiation of dys- and demyelination using diffusional anisotropy. Pediatr Neurol 16: 63-66, 1997.
4) Dreha-Kulaczewski SF, Brockmann K, Henneke M, et al: Assessment of myelination in hypomyelinating disorders by quantitative MRI. J Magn Reson Imaging 36: 1329-1338, 2012.
5) Lancaster JL, Cody JD, Andrews T, et al: Myelination in children with partial deletions of chromosome 18q. AJNR 26: 447-454, 2005.

症例

4歳，女児．生後1か月時に視点が定まらないことに気づかれ，回転性の眼振が認められた．その後，痙性四肢麻痺や精神発達遅滞が明らかとなった．生後7か月時に最初の頭部MRIが施行され，髄鞘化の遅延が指摘された．

MRI読影

A：内包後脚や視放線を除いて白質の高信号は不明瞭で，全体に皮髄コントラストが不良である．

B：内包などを含めて白質は全体に高信号を示す．

C：白質は全体に高信号を示す．

D～F：isotropic DWI（D）は正常に比して白質・灰白質のコントラストに乏しい．白質は灰白質より高いADCを示し（E），前頭葉白質のADCは $1.15 \times 10^{-3} mm^2/s$ と，同年齢の正常児に比べて高値を示す．FA map（F）では，拡散異方性が比較的保たれており，内包後脚および脳梁膨大部でのFAはそれぞれ，0.66および0.78であった．

●その後の経過，最終診断：臨床的特徴，神経生理学的検査，髄液所見，MRI所見などから，Turner症候群に合併したPMDと診断された．その後経過観察されているが，臨床的には著変を認めず，養護学校に通っている．

● Pelizaeus-Merzbacher 病（PMD）の一般的知識と拡散強調像を中心としたMRI所見

PMDは伴性劣性遺伝を示す稀な疾患で，病理学的には広範な髄鞘形成不全を特徴とする．X染色体（Xq22）にある *PLP1* 遺伝子の異常により，髄鞘の重要な構造蛋白であるproteolipid proteinの異常を来す．髄鞘形成の障害であり，髄鞘の破壊や炎症性変化は伴わない[1]．臨床症状としては眼振が比較的特徴的で，精神運動発達遅滞，不随運動，痙性麻痺などを伴い，次第に進行する．

古典的PMDのMRI所見は，正常新生児のMRI所見と類似し，"lack of myelination"あるいは"hypomyelination"と称される．白質の大部分はT2強調像で高信号を示すが，信号変化は他の白質異形成症に比べて軽度のことが多い．また，本例のようにT1強調像で白質の一部に髄鞘化を示唆する高信号が認められることも多い．PMDの拡散強調像に関して，Engelbrechtら[2]は白質のADCは高値を示すが，本例のように正常新生児の値に近いと報告している．また，拡散異方性がある程度保たれていることも特徴と思われ[2,3]，異方性の程度は正常新生児に類似していると報告されている[2]．最近普及しつつあるテンソル画像を用いた検討もなされている[4]．

● 鑑別疾患とそのポイント

白質が障害される先天疾患（白質異形成症，leukodystrophy）は多岐にわたり，MRIで対称的な白質異常信号を認める場合には多くの疾患が鑑別診断に挙げられる．ADCが正常新生児に近く，拡散異方性がある程度保たれているという特徴は，Krabbe病，異染性白質ジストロフィ（metachromatic leukodystrophy），副腎白質ジストロフィ（adrenoleukodystrophy）など，拡散異方性が失われる疾患との鑑別に有用である．PMDと同様に髄鞘形成不全を来す病態として，PMDに類似する他の遺伝子異常（Pelizaeus-Merzbacher-like disease），18番染色体上にあるmyelin basic proteinの遺伝子異常［18q（-）など］[5]，leukodystrophy with trichothiodystrophy，シアル酸尿症（sialuria, Salla disease），hypomyelination with congenital cataracts，フコシド蓄積症（fucosidosis）などが知られている．これらにおける拡散強調像に関する報告は少ないが，病態を考えるとPMDと同様の所見を呈する可能性が高いと思われる[4]．

メープルシロップ尿症
maple syrup urine disease (MSUD)

(酒井美緒)

関連項目　p.200 髄鞘の浮腫, p.366 発達

図 1-A ～ C　生後 8 日（初回脳症時）

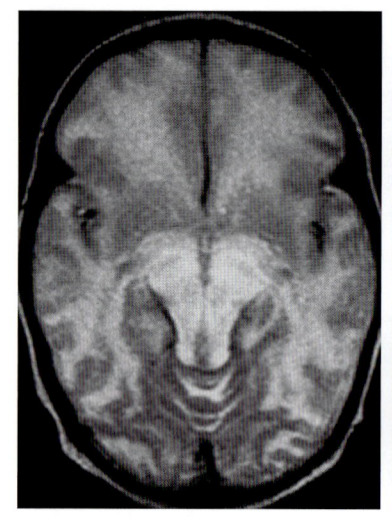

A　T2 強調像（大脳脚レベル）
(FSE, TR/TE = 4000/99ms, 6mm 厚, ETL = 20)

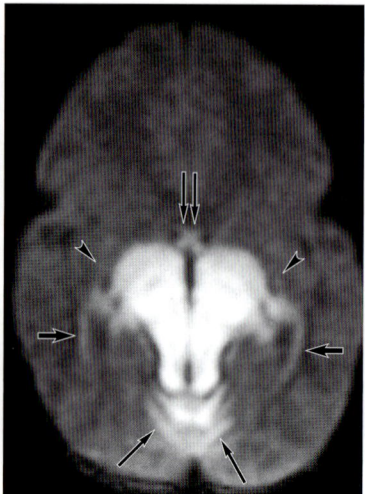

B　isotropic DWI
(EPI-DWI, TR/TE = 5499/103ms, 6mm 厚, $b = 1000s/mm^2$)

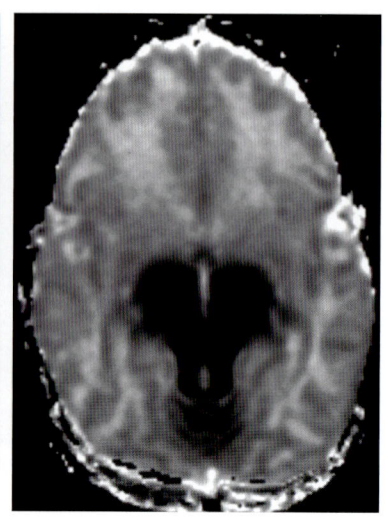

C　ADC map

図 1-D ～ F　生後 18 か月時（2 度目の脳症時）

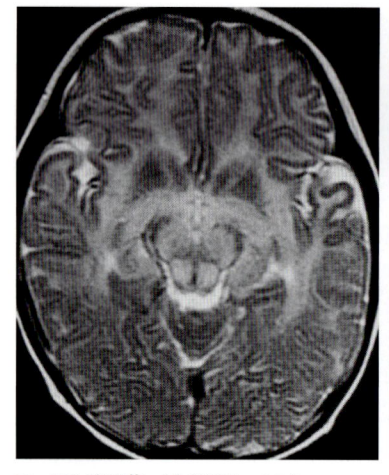

D　T2 強調像（大脳脚レベル）
(FSE, TR/TE = 4000/105ms, 6mm 厚, ETL = 20)

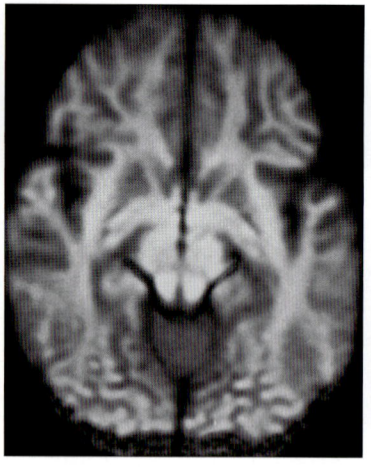

E　isotropic DWI
(EPI-DWI, TR/TE = 5499/101ms, 6mm 厚, $b = 1000s/mm^2$)

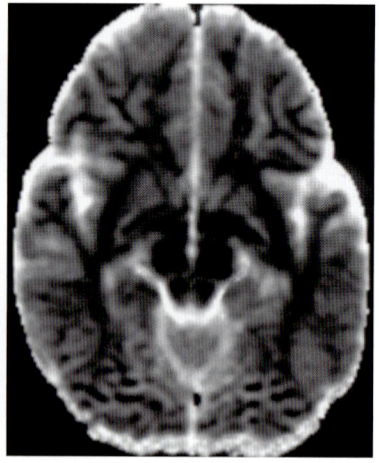

F　ADC map

参考文献
1) Sakai M, Inoue Y, Oba H, et al: Age dependence of diffusion-weighted magnetic resonance imaging findings in maple syrup urine disease encephalopathy. J Comput Assist Tomogr 29: 524-527, 2005.
2) Righini A, Ramenghi LA, Parini R, et al: Water apparent diffusion coefficient and T2 changes in the acute stage of maple syrup urine disease: evidence of intramyelinic and vasogenic-interstitial edema. J Neuroimaging 13: 162-165, 2003.
3) Parmar H, Sitoh YY, Ho L: Maple syrup urine disease: diffusion-weighted and diffusion-tensor magnetic resonance imaging findings. J Comput Assist Tomogr 28: 93-97, 2004.

症例

生後 8 日，女児．2 日前から増悪する哺乳不良と傾眠を認めた（図 1-A ～ C）．尿にメープルシロップ臭あり．尿ケトン体強陽性，血清分枝鎖アミノ酸の著明な上昇，メープルシロップ尿症（MSUD）に特徴的な血清 L-alloisoleucine 陽性．これらの所見から MSUD 脳症と診断され，加療後ほぼ正常の発達を得た．

生後 18 か月時（図 1-D ～ F）に感冒症状後 1 週間で哺乳低下，嘔吐，活動性低下，軽度の筋緊張亢進を呈し，症状と血清分枝鎖アミノ酸上昇から，内因性蛋白質の異化による MSUD 脳症と診断された．

MRI読影

A：中脳，大脳白質，小脳白質は左右対称な高信号を示し腫大している．非掲載であるが橋背側，視床外側，淡蒼球にも同様の高信号と腫大が認められる．

B：中脳，小脳白質（→）は左右対称な高信号を示す．大脳白質では視放線（➙）・視索（⇒），聴放線（▶）に一致する部分が左右対称性に高信号を示す．このほか，視床外側，淡蒼球，内包後脚から放線冠・中心溝周囲白質に一致して左右対称性の異常高信号を示した（非掲載）．上記の部位を除く大脳白質は低信号を示している．

C：両側前頭葉における平均 ADC は 1.88×10^{-3} mm^2/s と同年齢の正常児と比較して上昇し，大脳脚の平均 ADC は 0.33×10^{-3} mm^2/s と低下している．

D：大脳白質，淡蒼球，中脳は左右対称性の高信号を呈している．橋，および小脳白質も高信号を示す（非掲載）．

E：大脳白質，淡蒼球，中脳が高信号を示している．非掲載であるが橋，小脳白質，視床背内側核にも左右対称性の信号上昇が認められる．

F：拡散強調像（DWI）で高信号を呈した部位に一致する著明な信号低下が認められる．両側前頭葉における平均 ADC は 0.42×10^{-3} mm^2/s，大脳脚の平均 ADC は 0.27×10^{-3} mm^2/s といずれも低下している．

● メープルシロップ尿症の一般的知識と拡散強調像を中心とした MRI 所見

メープルシロップ尿症（MSUD）は分枝鎖アミノ酸代謝が障害される先天性代謝疾患で，ケトアシドーシスによる脳症を呈する．適切な加療により正常の発達を得るが，感染や飢餓，外傷，過度の運動などを契機に内因性に蛋白質の異化が起きるとあらゆる年齢で脳症が起きる．脳症を放置すると死亡したり重篤な中枢神経障害が残るため，早期診断・治療が必要である．

新生児期の MSUD 脳症ではびまん性脳浮腫に加え，小脳白質，大脳脚，橋背側，淡蒼球，内包後脚，視床など髄鞘化が進行している部位に一致して "MSUD edema" と言われる強い浮腫が起こる．拡散強調像（DWI）では MSUD edema の部位に一致する高信号，ADC 低下を呈する．MSUD の動物モデルの組織所見では，髄鞘が生じている部位で intramyelinic edema（髄鞘の浮腫），髄鞘が生じていない領域で vasogenic edema（血管原性浮腫）が報告されており，ADC・FA の変動はこれらの浮腫を反映していると想定されている．

提示症例で新生児期の脳症時に DWI で高信号を示した部位は，満期産児で生後 3 か月程度までに MRI 上髄鞘化の所見が見られる部位に一致しており，早期の段階の髄鞘に生じた intramyelinic edema を反映していると考えられる．生後 18 か月の脳症時 DWI では髄鞘化の進行に伴って intramyelinic edema の領域が広がり，白質が広範に高信号を示したと考えられる．

● 鑑別疾患とそのポイント

Canavan 病，Pelizaeus-Merzbacher 病，leukoencephalopathy with vanishing white matter，Alexander 病など，びまん性脱髄や髄鞘形成障害を来す疾患が鑑別に挙げられる．DWI での髄鞘形成部位に一致する ADC 低下は MSUD をこれらの疾患と鑑別する所見である．

346　12. 中毒・代謝

フェニルケトン尿症
phenylketonuria (PKU)

(大場 洋)

関連項目　p.344 メープルシロップ尿症

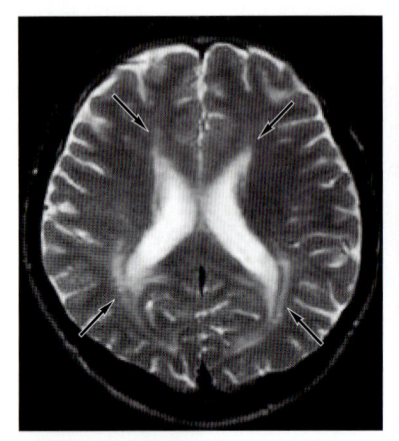

図1-A　T2強調像
(TR/TE = 4000/82ms)

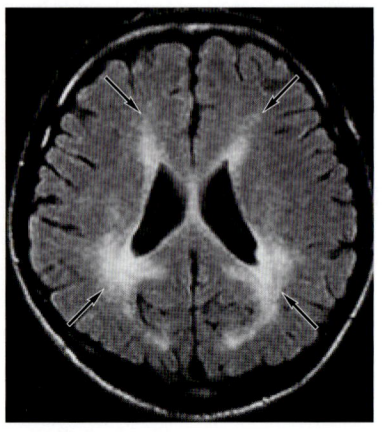

図1-B　FLAIR像
(TR/TE/TI = 8000/132/2000ms)

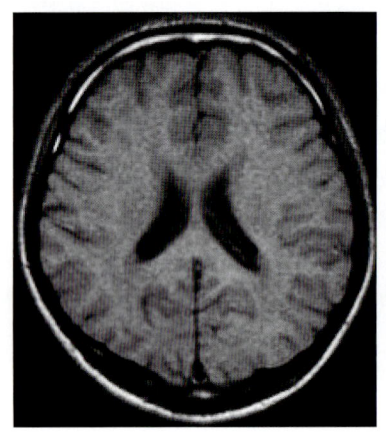

図1-C　T1強調像
(TR/TE = 500/13ms)

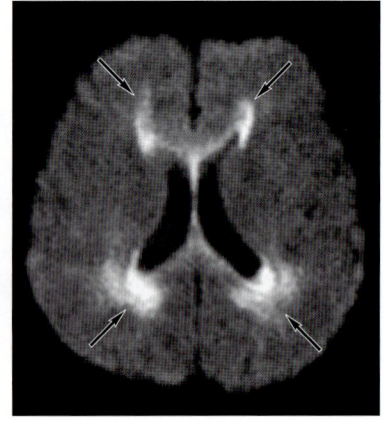

図1-D　拡散強調像
(TR/TE = 9000/120ms, $b = 1000s/mm^2$)

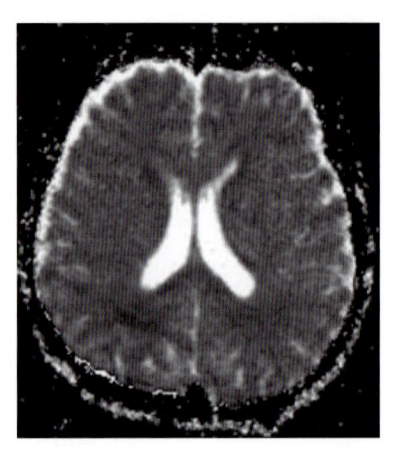

図1-E　ADC map

| 症　例 | 10代後半，男性．抑うつ気分，不安，幻聴，妄想を主訴とする．生後すぐよりフェニルケトン尿症の診断で治療開始されている．最近，食事療法が不完全となり，血中フェニルアラニン値が上昇している．（熊本大学医学部放射線科 平井俊範先生のご厚意による）|

MRI読影　A，B：大脳白質に左右対称性に淡い高信号域を認める（→）．
　　　　　　C：異常信号は不明瞭である．
　　　　　　D：大脳白質は高信号を呈する（→）．
　　　　　　E：病変部はADC値の低下を認める．
　●その後の経過，最終診断：精査加療目的に大学病院小児科に入院．食事療法の強化と薬物療法で症状は消失した．大脳白質のびまん性の淡いT2延長は残存している．ADC低下は見られない．

● フェニルケトン尿症（PKU）の一般的知識と拡散画像を中心としたMRI所見

　先天性アミノ酸代謝異常症の中で最多で，新生児マススクリーニング検査により，わが国ではすべて出生直後より診断される．発生頻度は約8〜10万人に1人で，常染色体劣性遺伝を呈する．フェニルアラニン（phenylalanine）を分解するフェニルアラニン水酸化酵素の遺伝的欠損により，体内に多量のフェニルアラニンが蓄積する．病理組織学的変化としては，髄鞘の浮腫，髄鞘内空胞化，グリオーシスなどが認められる．食事療法が厳密でなかったり，体蛋白異化などにより，脳症を生じる．知能障害，痙攣，茶色の髪，精神発達遅滞などを呈するが，軽症では可逆性であり，食事療法により予後は非常に良い．MRIでは，食事療法をされコントロールされている児でも，T2強調像にて，大脳白質にびまん性左右対称性に淡い高信号を認めることが多い．T1強調像では，異常は見られない．軽度の髄鞘浮腫が原因と考えられている．

● 鑑別疾患とそのポイント

　すでに新生児期に診断され，長年食事療法を受けている患者が対象であり，鑑別診断は特にないが，年長児や成人で，食事療法を受けているにもかかわらず，MRI異常が見られることが多いことは知っておく必要がある．拡散強調像や拡散テンソルによる異常像，ADC低下，FA低下などの所見は，急性脳症の発症を反映している可能性もあり，さらなる検討が必要と考えられる．

参考文献
1) Phillips MD, McGraw P, Lowe MJ, et al: Diffusion-weighted imaging of white matter abnormalities in patients with phenylketonuria. AJNR 22: 1583-1586, 2001.
2) Peng SS, Tseng WY, Chien YH, et al: Diffusion tensor images in children with early-treated, chronic, malignant phenylketonuric: correlation with intelligence assessment. AJNR 25: 1569-1574, 2004.

尿素回路異常症
urea cycle disorder

(大場 洋)

関連項目　p.296 総論（12章　中毒・代謝）

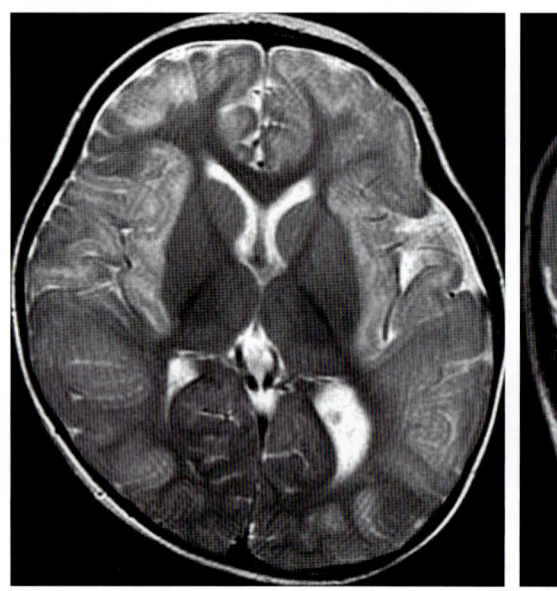

図1-A　T2強調像

図1-B　T2強調冠状断像

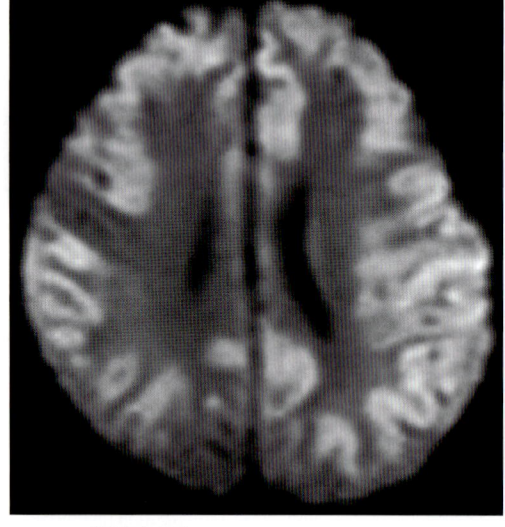

図1-C　拡散強調像

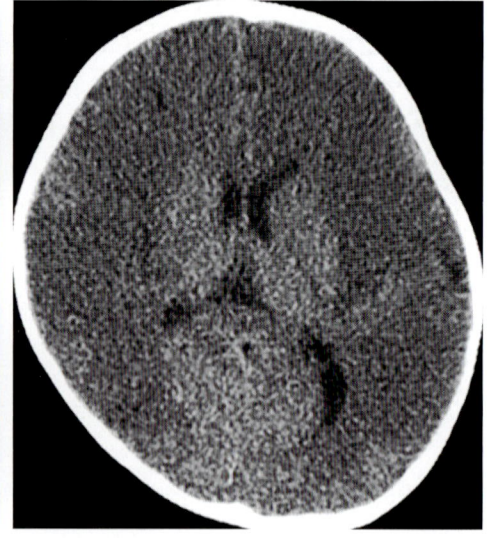

図1-D　単純CT

参考文献
1) Gropman AL, Gertz B, Shattuck K, et al: Diffusion tensor imaging detects areas of abnormal white matter microstructure in patients with partial ornithine transcarbamylase deficiency. AJNR 31: 1719-1723, 2010.
2) Majoie CB, Mourmansb JM, Akkermana EM, et al: Neonatal citrullinemia: comparison of conventional MR, diffusion-weighted, and diffusion tensor findings. AJNR 25: 32-35, 2004.
3) 塩見正司：急性脳炎・急性脳症の分類．五十嵐 隆，塩見正司・編；小児科臨床ピクシス 28, 急性脳炎・急性脳症．中山書店, 2011.
4) 大場 洋, 高梨潤一, 安達木綿子：11-1. 先天代謝・変性疾患．大場 洋（編著）；小児神経の画像診断．学研メディカル秀潤社, p.370-445, 2010.

症例

1歳4か月，女児．意識障害，高アンモニア血症を認めた．
(三重大学医学部附属病院放射線診断科 前田正幸先生のご厚意による)

MRI読影

A：T2強調像にて，大脳皮質は全体に腫脹し，高信号を呈する．
B：T2強調冠状断像にて，両側島回優位に大脳皮質は腫脹し，高信号を呈する．
C：拡散強調像にて，大脳皮質は全体に高信号域を認める．
D：単純CTにて，大脳全体が腫脹し，淡い低吸収値を呈し，皮髄コントラストは消失している．

●その後の経過，最終診断：OTC遺伝子変異が証明され，オルニチントランスカルバミラーゼ欠損症と診断された．

● 尿素回路異常症の一般的知識と拡散画像を中心としたMRI所見

　尿素回路はアンモニアを無害な尿素に変える機構である．その異常を尿素回路異常症という．蛋白質の負荷増大や感染などを契機に，高アンモニア血症となり，痙攣，意識障害で発症する．Nアセチルグルタミン酸合成酵素欠損症(N-acetylglutamate synthase deficiency)，カルバミルリン酸合成酵素欠損症(carbamyl phosphate synthetase deficiency)，オルニチントランスカルバミラーゼ欠損症(ornithine transcarbamylase deficiency)，シトルリン血症(citrullinemia)，アルギニノコハク酸尿症(argiinosuccinic aciduria)，アルギニン血症(hyperarginineia)，高アンモニア高オルニチン高ホモシトルリン尿症候群(hyperornithinemia・hyperammonemia・homocitrullinuria syndrome)，リジン尿性蛋白不耐症(lysinuric protein intolerance)，シトリン欠損症(citrin deficiency)が含まれる．尿素回路異常症は最も高頻度な先天代謝異常症のひとつであり，尿素サイクル異常症に属する各疾患合わせて約8,000人に1人の有病率とされる．この中でオルニチントランスカルバミラーゼ欠損症が最も多く，約半数を占める．OTC遺伝子変異による．新生児型と遅発型がある．

　MRIでは，前頭優位に大脳皮質，皮質下U-fiberが障害され，T1強調像で低信号，T2強調像，FLAIR像で高信号を呈する．島回，帯状回に障害が強い．基底核は淡蒼球優位に障害され，尾状核，被殻も障害されるが，分娩時低酸素性虚血性脳症で常に認められる視床病変は通常見られない．拡散強調像では，障害部位のFAが低下するとされる．

● 尿素回路異常症の鑑別のポイント

　新生児型の鑑別疾患としては，分娩時低酸素性虚血性脳症，モリブデン補酵素欠損症(molybdenum cofactor deficiency)，亜硫酸酸化酵素単独欠損症(isolated sulfite oxidase deficiency)が挙げられる．MRIは類似する．重篤な分娩時低酸素性虚血性脳症は視床壊死を来しやすいが，尿素回路異常症では視床は保たれやすい．モリブデン補酵素欠損症，亜硫酸酸化酵素単独欠損症などとの鑑別は難しい．遅発型では，痙攣重積型急性脳症(acute encephalopathy with febrile convulsive status epilepticus：AEFCSE)，出血性ショック脳症候群(hemorrhagic shock and encephalopathy syndrome：HSES)，Reye様症候群などが鑑別疾患として挙げられる．画像のみからの鑑別は困難であり，臨床経過，血液生化学的検査，脳波などとの対比が必用である．

トルエン中毒
toluene poisoning

(石亀慶一)

関連項目 p.32 ADCの正常値，異常を示す疾患一覧，p.42 FAの正常値，異常を示す疾患一覧，p.196 脳浮腫の分類

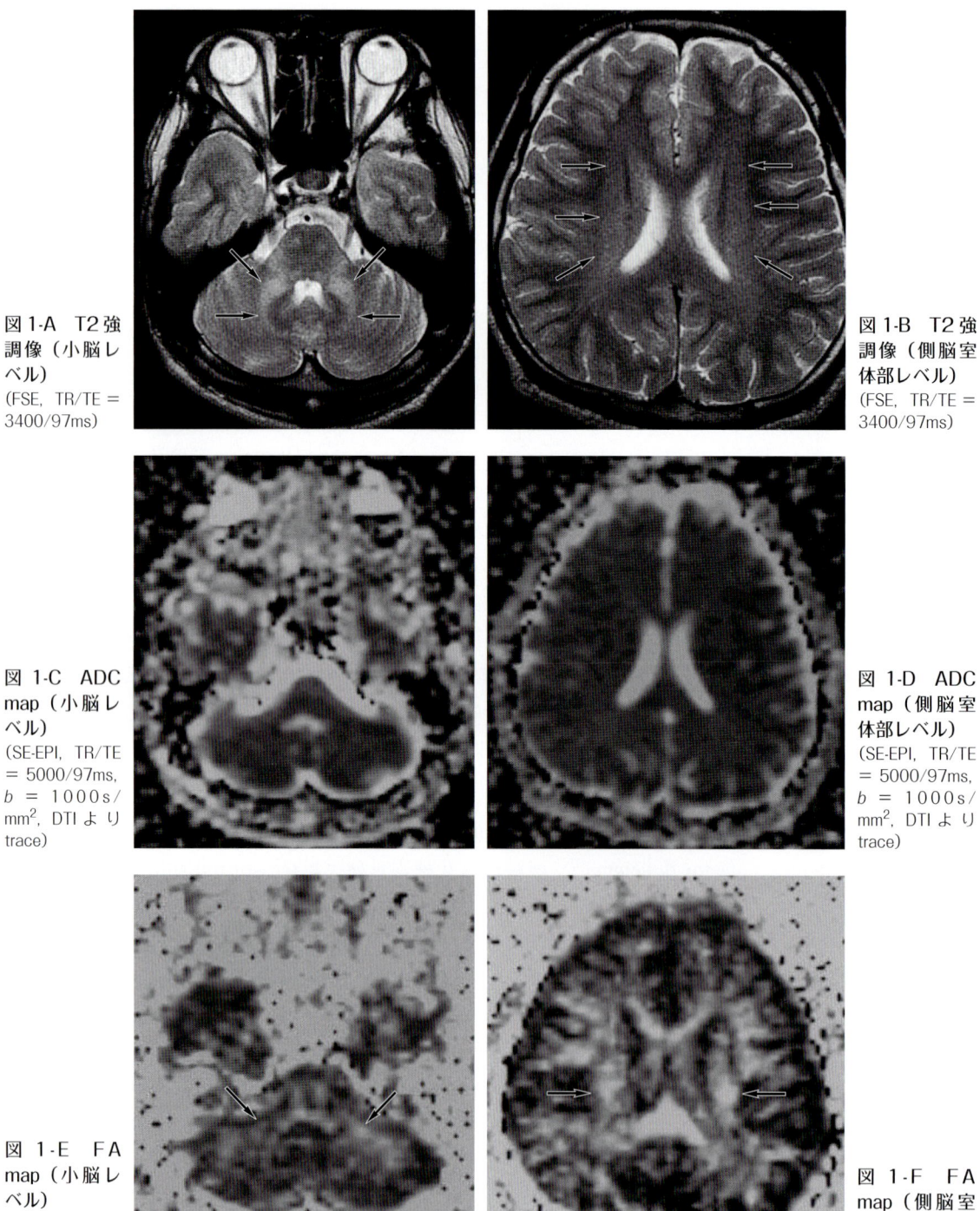

図1-A　T2強調像（小脳レベル）
(FSE, TR/TE = 3400/97ms)

図1-B　T2強調像（側脳室体部レベル）
(FSE, TR/TE = 3400/97ms)

図1-C　ADC map（小脳レベル）
(SE-EPI, TR/TE = 5000/97ms, $b = 1000s/mm^2$, DTIより trace)

図1-D　ADC map（側脳室体部レベル）
(SE-EPI, TR/TE = 5000/97ms, $b = 1000s/mm^2$, DTIより trace)

図1-E　FA map（小脳レベル）

図1-F　FA map（側脳室体部レベル）

| 症例 | 10代後半，男性．1か月前より，めまい，呂律障害，視力障害症状が持続．外来受診し，MRI施行となった．中学時代よりシンナー吸飲歴があった．|

| MRI読影 |
A：両側中大脳脚から小脳白質にかけて，両側対称性の高信号域を認める（→）．
B：大脳深部白質にも淡い高信号域が疑われる（→）．
C：明らかな異常は認めない．中小脳脚のADCは右 0.76×10^{-3} mm^2/s，左 0.77×10^{-3} mm^2/s で異常なし．
D：明らかな異常は認めない．放線冠のADCは右 0.74×10^{-3} mm^2/s，左 0.75×10^{-3} mm^2/s で異常なし．
E：両側中小脳脚の描出不良（→）．中小脳脚のFAは右で0.43，左で0.36と，低下している．
F：両側放線冠の描出がやや不良（→）．放線冠のFAは右で0.46，左で0.43と，低下している．

●その後の経過，最終診断：病歴および，大脳白質や両側中小脳脚に広がる異常信号域より，トルエン中毒に矛盾しないと考えられた．特にテント上の異常に関しては，T2強調像でequivocalであったが，FAの定量的評価で，異常ありと診断された．その後，外来で経過観察されている．

● トルエン中毒の一般的知識とMRI所見

　　トルエンは芳香族炭化水素であり，ニスや塗料などを希釈するために用いられる溶剤であるシンナーの主成分である．脂溶性に富み麻酔作用があり，揮発性である．急性症状としては，多幸感，めまい，錯乱，幻覚，意識障害があり，慢性中毒では，小脳失調症状，耳鳴り，視力障害，感覚鈍麻，錐体路症状，末梢神経障害などを来す．

　　慢性トルエン中毒のMRI所見としては，大脳，小脳，脳梁，海馬の萎縮や，T2強調像での大脳，小脳白質，錐体路，中小脳脚，脳幹部にびまん性，多発性に広がる高信号域や，T2強調像での視床，基底核の低信号化などが知られている[1]．

　　拡散強調像の報告は現在のところなされていない．提示症例は拡散強調像，DTIの撮像を行ったものであるが，白質病変の評価が定量的に行え，有用であったと考える．一般的にびまん性白質病変では，障害の程度について定量的に評価できる可能性があると考える．

● 鑑別疾患とそのポイント

　　画像上はびまん性白質病変を来す疾患が鑑別となる．テント上のみの病変の場合には鑑別診断は非常に多くなると考えられるが，中小脳脚や小脳白質の障害を来す点により鑑別は絞られる．まずは，病歴の聴取が重要である．

参考文献

1) Yamanouchi N, Okada S, Kodama K, et al: White matter changes caused by chronic solvent abuse. AJNR 16: 1643-1649, 1995.

HHE 症候群
hemiconvulsion-hemiplesia-epilepsy (HHE) syndrome

(森 墾)

関連項目 p.22 *b* 値，p.24 ADC，p.32 ADC の正常値，異常を示す疾患の一覧，p.196 脳浮腫の分類

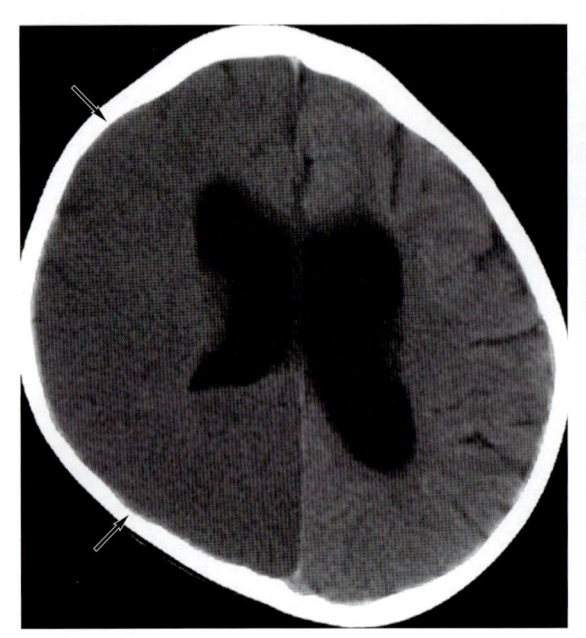

図 1-A 単純 CT（発症 3 日後）

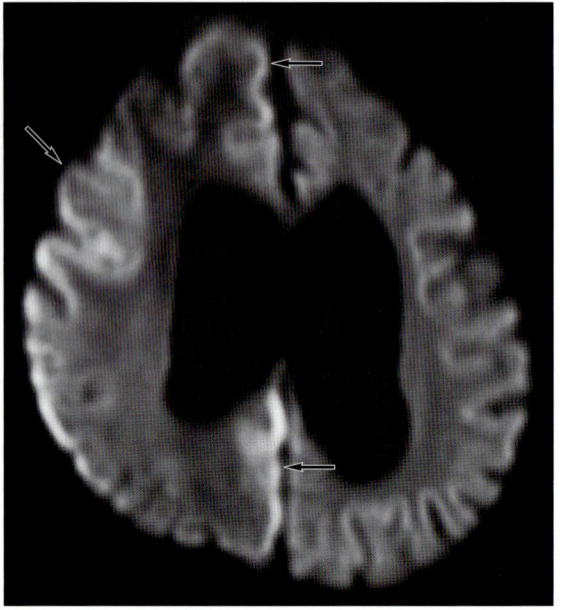

図 1-B isotropic DWI（5 週間後）
(TR/TE = 5000/98ms, 5mm 厚, b = 1000s/mm^2, MPG は 13 軸)

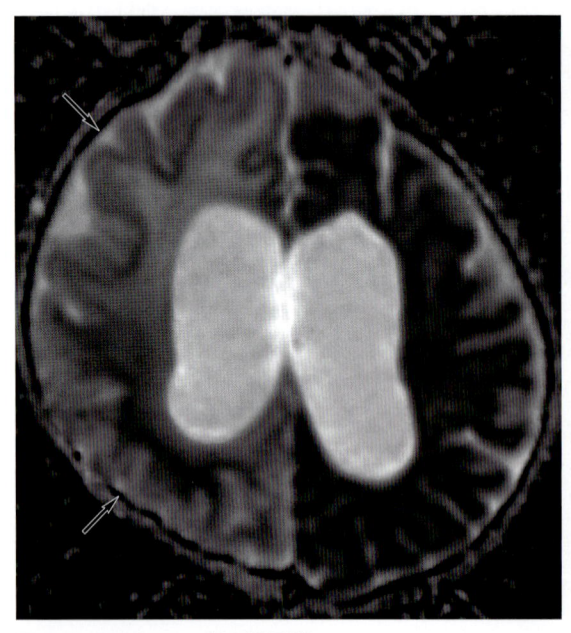

図 1-C ADC map（10 週間後）
(TR/TE = 5000/98ms, 5mm 厚, b = 1000s/mm^2, MPG は 13 軸)

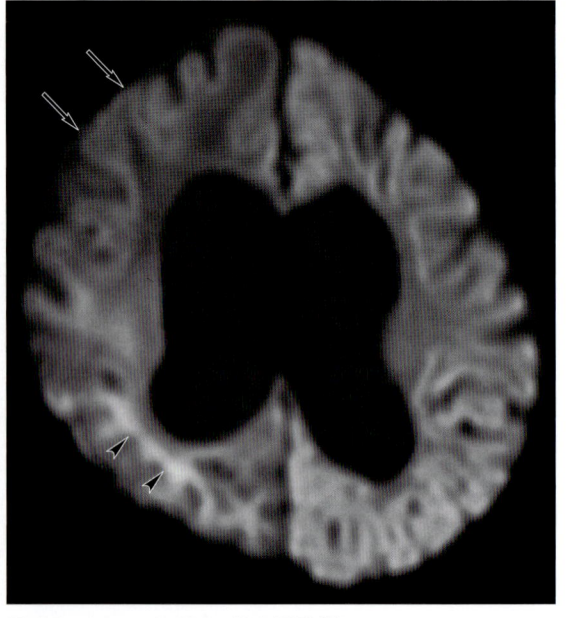

図 1-D isotropic DWI（10 週間後）
(TR/TE = 5000/98ms, 5mm 厚, b = 1000s/mm^2, MPG は 13 軸)

| 症 例 | 5歳，男児．先天性ミオパチーで在宅療養中であった．感冒に伴う摂食不良にて低血糖状態が遷延し，痙攣発作および意識レベル低下を来して救急外来受診． |

| MRI読影 | A：右大脳半球は広範な浮腫を伴って腫脹している（→）．
B：右大脳半球の腫脹が残存し，皮質に沿うような高信号域がある（→）．
C：右大脳半球の萎縮が進行し，びまん性にADC値が上昇している（→）．
D：右大脳半球は全体的に低信号化しているが（→），頭頂葉白質ではT2 shine-throughによる淡い高信号域を認める（►）．

●その後の経過，最終診断：低体温療法を施行したところ，全身状態は徐々に回復し，右大脳半球の浮腫も改善した．しかし，その後も右大脳半球は萎縮が進行し，左上下肢麻痺も残存した． |

● HHE症候群の一般知識と拡散画像を中心としたMRI所見

　　HHE症候群は急性小児片麻痺やHH症候群（hemiconvulsion-hemiplegia syndrome）とほぼ同義語である．急性小児片麻痺の臨床病型には急性脳症型（狭義の急性小児片麻痺），脳梗塞型と脳出血型がある．急性脳症型は発熱，痙攣重積，意識障害後の片麻痺を特徴とする．脳梗塞型は発熱や痙攣に乏しく，片麻痺が現れる．脳出血型は発熱なく，半身痙攣や意識障害がある．しかし，原因は脳血管障害，炎症／代謝性疾患，脳腫瘍，てんかん，片頭痛や交代性片麻痺など多岐に渡る．

　　CTやMRIでは一過性に血管支配に一致しない片側大脳半球の腫脹を認める．引き続き，患側大脳半球の萎縮が起こる．一般に，虚血の場合は大脳皮質に比して大脳基底核や視床の神経細胞に選択的脆弱性があるのに対し，痙攣による組織障害の場合は基底核よりも大脳皮質の方が侵されやすい．発症早期では腫脹した部位は拡散強調像で高信号，ADC低下を示すことが多く，その後はADC上昇に転ずる[1]．ただし，原因病態によっては発症早期から不均一なこともあり，細胞性浮腫と血管性浮腫の混在が疑われる．痙攣重積では発症早期にADC低下を示す部位の脳実質は萎縮しやすいが，ADC低下でも萎縮を免れたり，ADC上昇を示す部位が萎縮することもあり予後予測は難しいとされる[2]．しかし，HHE症候群のように片側大脳半球全体の皮質が障害されると予後は悪い．

● 鑑別疾患とそのポイント

　　片側大脳半球を侵す病態としてミトコンドリア脳症，Rasmussen脳症やDyke-Davidoff-Masson症候群などが鑑別に挙がる．ミトコンドリア脳症でも動脈支配域に一致しない皮質病変が特徴だが，基底核も高頻度に侵される．また，病変部のADC値はむしろ発症早期に上昇することが多い．Rasmussen脳症は慢性進行性の炎症性疾患であり，先行感染に対する免疫反応とされる．画像所見は類似するが，臨床経過は異なる．Dyke-Davidoff-Masson症候群は胎生早期の片側大脳低形成／形成異常であり，頭蓋骨変形を伴うのが特徴である．ただし，HHE症候群などで小児早期に脳萎縮となった場合でも頭蓋骨変形は起こる．

参考文献
1) Freeman JL, Coleman LT, Smith LJ, et al: Hemiconvulsion-hemiplegia-epilepsy syndrome: characteristic early magnetic resonance imaging findings. J Child Neurol 17: 10-16, 2002.
2) Senn P, Lovblad KO, Zutter D, et al: Changes on diffusion-weighted MRI with focal motor status epilepticus: case report. Neuroradiology 45: 246-249, 2003.

抗痙攣薬退薬による一過性脳梁膨大部異常
reversible splenial lesion in the corpus callosum following rapid withdrawal of antiepileptic drugs

(前田正幸)

関連項目　p.196 脳浮腫の分類, p.284 可逆性の脳梁病変を有する軽症脳炎脳症, p.296 総論（12章　中毒・代謝）

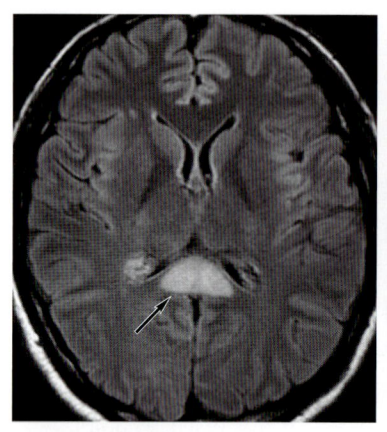

図1-A　FLAIR像
(TR/TE/TI = 10002/112/2200ms)

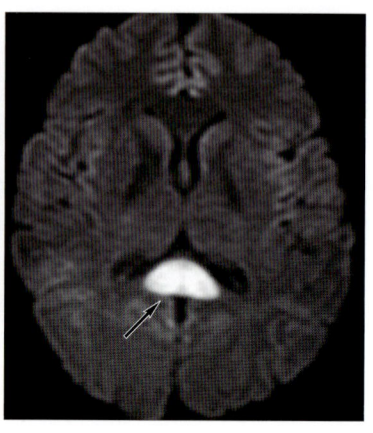

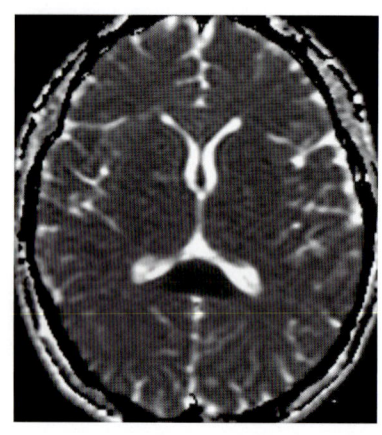

図1-B　isotropic EPI-DWI
(TR/TE = 9999/89ms, b = 1000s/mm^2)

図1-C　ADC map

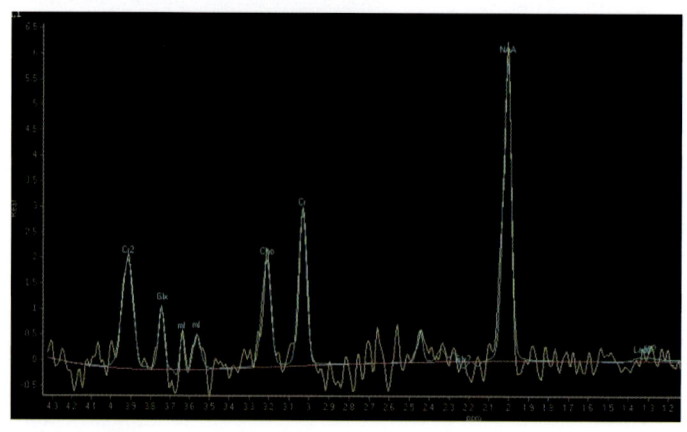

図1-D　MRS
(PRESS, TE = 144ms)

| 症 例 | 30代，女性．三叉神経痛にて近医通院中であった．カルバマゼピン600〜800mg/日の内服でコントロール困難となってきたため，手術目的にて当院紹介となった．手術当日にカルバマゼピンを中止し，術後8日目にfollow MRIを施行した． |

| MRI読影 | A，B：脳梁膨大部正中に卵円形の高信号が認められる（→）．
C：病変のADC値は著明に低下している．
D：病変のMRSのパターンは正常である．
●その後の経過，最終診断：患者には痙攣の既往はない．術後，創部痛や嘔気，頭痛を認めたものの，三叉神経痛は軽快した．脳梁膨大部病変については3か月後のfollow MRIでほぼ消失したことが確認された． |

● 抗痙攣薬退薬による一過性脳梁膨大部異常についての一般的知識と拡散画像を中心としたMRI所見

　抗痙攣薬によるMRIの一過性脳梁膨大部異常については1999年Kimらにより初めて報告された[1]．これ以降，抗痙攣薬を使っているてんかん患者での報告が相次ぎ，一過性脳梁膨大部病変と抗痙攣薬との関連が有力視されるようになった．MRIには共通する所見があり，それは以下のような所見である．①脳梁膨大部の正中に位置する，②辺縁明瞭な卵円形でサイズは20mm以下，③造影にて増強効果がない，④一過性（可逆性）である．

　拡散画像での所見については2003年に報告された[2]．病変部の拡散は一過性に著明に低下する．その原因については抗痙攣薬との関連を示唆する説，痙攣そのものがその原因であるとする説，その両方との関連を示唆する説があった．本症例のように痙攣既往のない患者でも抗痙攣薬退薬後に生じたという症例が蓄積されてきたことから[2)3]，抗痙攣薬退薬が関連すると考えられている．

● 鑑別疾患とそのポイント，拡散画像の意義

　脳梁膨大部の病変ということからいくつかの鑑別疾患が挙がる．梗塞，多発性硬化症，腫瘍（グリオーマ，リンパ腫）の3つは脳梁に生じるcommonな疾患である．いずれも病変は一過性とはならない．他にMarchiafava-Bignami病，びまん性軸索損傷・頭部外傷，メトロニダゾール脳症，橋外髄鞘崩壊症（extrapontine myelinolysis：EPM），低血糖脳症は，拡散低下を伴う脳梁膨大部病変を呈する疾患として知られるが，臨床情報や他の特徴的なMRI所見から鑑別は可能である．また脳炎・脳症（mild encephalopathy with a reversible splenial lesion：MERS）の所見は，抗痙攣薬退薬と関連した一過性脳梁膨大部病変の所見に類似している（p.284「可逆性の脳梁病変を有する軽症脳炎脳症」参照）．拡散画像が普及し，ルーチンとなった結果，多くの疾患・病態で拡散低下を示す脳梁膨大部病変が存在することが明らかになってきた．

参考文献
1) Kim SS, Chang KH, Kim ST, et al: Focal lesion in the splenium of the corpus callosum in epileptic patients: antiepileptic drug toxicity? AJNR 20: 125-129, 1999.
2) Maeda M, Shiroyama T, Tsukahara H, et al: Transient splenial lesion of the corpus callosum associated with antiepileptic drugs: evaluation by diffusion-weighted MR imaging. Eur Radiol 13: 1902-1906, 2003.
3) Mori H, Maeda M, Takanashi J, et al: Reversible splenial lesion in the corpus callosum following rapid withdrawal of carbamazepine after neurosurgical decompression for trigeminal neuralgia. J Clin Neurosci 19: 1182-1184, 2012.

12. 中毒・代謝

てんかん重積
status epilepticus

（下野太郎，渡邉嘉之，前田正幸）

関連項目 p.196 脳浮腫の分類，p.212 脳虚血超急性期の拡散強調像とADC，p.214 脳虚血超急性期の拡散変化と病態，p.282 脳炎

症例1

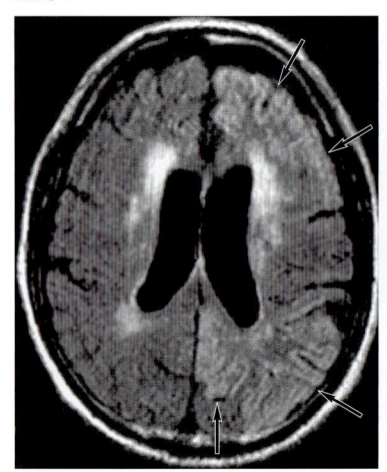

図 1-A　FLAIR像（発症2日後）
(TR/TE/TI = 8002/142/2000ms)

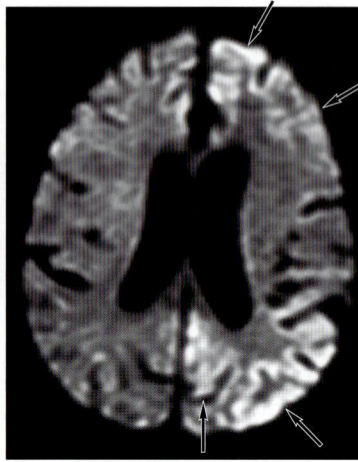

図 1-B　isotropic DWI（発症2日後）
(EPI, TR/TE = 9999/69ms, b = 1000s/mm^2, x, y, z 3軸の isotropic)

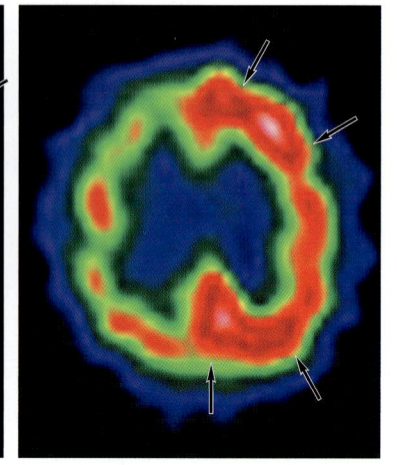

図 1-C　脳血流シンチグラム
（発症3日後）（HMPAO）

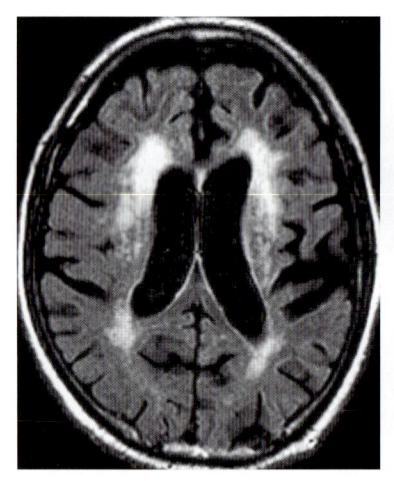

症例2 （文献5）より一部改変して転載）

図 1-D　FLAIR像（3週間後）
(TR/TE/TI = 8002/142/2000ms)

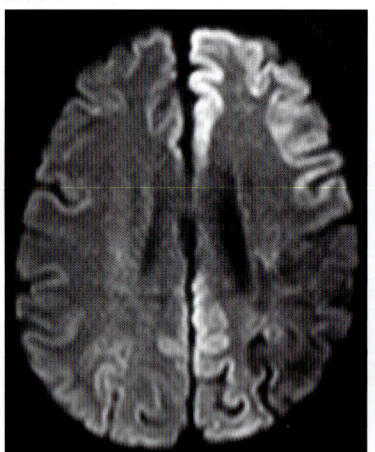

図 2-A　拡散強調像
(TR/TE = 3386/84ms, b = 1000s/mm^2, x, y, z 3軸の isotropic)

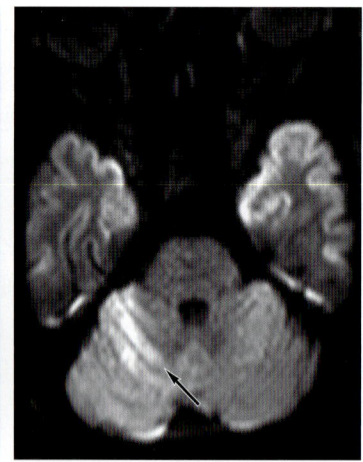

図 2-B　拡散強調像
(TR/TE = 3386/84ms, b = 1000s/mm^2, x, y, z 3軸の isotropic)

参考文献

1) Lansberg MG, O'Brien MW, Norbash AM, et al: MRI abnormalities associated with partial status epilepticus. Neurology 52: 1021-1027, 1999.
2) Kim JA, Chung JI, Yoon PH, et al: Transient MR signal changes in patients with generalized tonicoclonic seizure or status epilepticus: periictal diffusion-weighted imaging. AJNR 22: 1149-1160, 2001.
3) Senn P, Lövblad KO, Zutter D, et al: Changes on diffusion-weighted MRI with focal motor status epilepticus: case report. Neuroradiology 45: 246-249, 2003.
4) Gong G, Shi F, Concha L, et al: Insights into the sequence of structural consequences of convulsive status epilepticus: a longitudinal MRI study. Epilepsia 49: 1941-1945, 2008.
5) 前田裕子，北村賀永子，下野太郎・他：てんかん重積発作にて crossed cerebellar diaschisis を来した3例．臨放 56：989-994, 2011.

症 例	[症例1]	80代，男性．11年前より気管支炎にて，テオフィリンを内服．突然右上下肢から始まる全身痙攣が出現し，救急来院2日後にMRI撮像．3日後に脳血流シンチグラフィ（HMPAO）撮像．
	[症例2]	60代，男性．2年前に脳梗塞．吐血・痙攣し，倒れているところを発見された．近医で横紋筋融解症・急性腎不全を指摘され，救急搬送．
MRI読影	[症例1]	図1-A：左大脳半球の皮質に，広範に高信号を認める（→）．
		図1-B：FLAIR像の高信号域に合致して高信号を認め（→），ADCの軽度低下を認めた．
		図1-C：左大脳半球中心に，血流増加（赤色；→）を認める．
		図1-D：皮質の異常信号域はほぼ消失した．
	[症例2]	図2-A：左大脳半球皮質に広範に高信号を認める．同部位はADC低下を認めた（非掲載）．
		図2-B：右小脳半球に高信号を認める（→）．同部位はADC低下を認めた（非掲載）．

●その後の経過，最終診断

[症例1] 入院後，テオフィリンの中止によって意識レベルは徐々に改善し，発症10日目には，自発的に開眼が認められ，右片麻痺も著明に改善した．しかし，後遺症として軽度運動性失語と言語性の保続が残った．異常信号域は，3週後のMRI（図1-D）では消失した．

[症例2] 脳波所見にて6～8Hz前後の波がびまん性に認められた．臨床経過と画像所見からcrossed cerebellar diaschisis（CCD）を伴ったてんかん重積と診断された．

● てんかん重積の一般的知識と拡散画像を中心としたMRI所見

てんかん発作後の意識障害時に，新たに痙攣が生じて再び発作を繰り返す病態．重篤であり，後遺症を残したり，心不全，肺水腫で死亡したりすることがある．早急に，ジアゼパム静注などの処置が必要である．テオフィリン関連痙攣は，血中濃度高値，高齢者・乳幼児に起こりやすく，発作は遷延しやすく，治療に抵抗性であることが多い．

MRIでは，一過性に皮質（海馬に多く，皮質下白質にも及ぶ）や視床に異常信号と腫脹を認める．腫脹を伴う点が，萎縮を伴う内側側頭硬化症（mesial temporal sclerosis）と異なる．異常信号域は，血管の支配領域に一致せず，髄軟膜・脳回が増強されることもある．MRAで，患側の中大脳動脈の拡張を認め，脳血流シンチグラフィでの血流増加と合致する[1]．

動物実験では拡散強調像（DWI）はT2強調像よりも早く，発症1時間後から異常を描出しうる．ヒトでは，急性期にT2強調像での異常信号域の全体もしくは一部にADC低下を認めることが多いが，軽度上昇を認める部分もあり，細胞性浮腫と血管性浮腫が混在することが示唆される．ADCの低下を認めても，異常信号は消失するケースが多い．しかし，異常信号が消失しても後遺症が残ったり，脳萎縮を認めたり，mesial temporal sclerosisに移行したりして，機能的もしくは細胞レベルでは回復を意味しないことがある．またADCの上昇を認めても，慢性期には脳萎縮を来す例もあり，ADCのみでは予後予測は困難と思われる[2,3]．FAに関しては，てんかん重責発作後，患側のみならず両側脳弓においてFA低下が遷延する症例が報告されている[4]．また症例2のごとく，大脳皮質のてんかん発作（高灌流）時の電気的な刺激が神経線維を介して対側小脳に広がり高灌流を来すcrossed cerebellar hyperperfusionが，DWI高信号のCCDとして認められる報告が散見される[5]．

● 鑑別疾患とそのポイント

脳梗塞，単純ヘルペス脳炎などの感染性脳炎，PRESなどが鑑別に挙がる．脳梗塞とは，発症時にはMRA所見（梗塞では血管閉塞，てんかん重積では拡張）が鑑別に有用と思われるが，経過観察上，てんかん重積ではADC低下にもかかわらず異常信号域が消失することが鑑別点になりうると考えられる．PRESはADCが上昇もしくは正常であることが多く，てんかん重積ではADC低下が多いことが鑑別点となりうるかもしれない．感染性脳炎との鑑別は，臨床情報・検査データに委ねられる．

13

小児・奇形

総論

(大場 洋)

● 拡散強調像

拡散強調像は脳内の水分子の水分子の拡散運動を画像化したものである．急性期脳梗塞診断だけでなく，多くの疾患に必須となっている．小児領域では，胎児から小児の剖検脳に高分解能・高コントラストの拡散異方性画像（fractional anisotropy map：FA map）と組織像を対比させた研究が多くみられる．

● ADC map

正常新生児は ADC map では，脳梁，視放線，内包後脚は低信号を呈する．この低信号は通常の MRI 像にて髄鞘化の認められるまで持続する．ADC 値は灰白質，白質とも成人に比べて高い．成人とは異なり，新生児では ADC 値は白質の方が灰白質よりも高い[1]．週齢と灰白質，白質の ADC 値には強い相関が認められる．未熟児では ADC 値は灰白質，白質とも高いが，満期に近づくに従って低下し，灰白質と白質の ADC 値の差も減ってくる[2〜4]．内包後脚の ADC 値は前脚と比較して低値を示し，成人に近い．同様に満期では，ADC 値は後頭葉白質は前頭葉白質に比べ低値を示す．これらの変化は髄鞘化を反映していると考えられる[5]．髄鞘化していない白質は生後 6 か月間に ADC 値は急速に低下する[6,7]．前頭葉，後頭葉白質，脳梁，レンズ核の ADC 値も低下する．未熟児では満期に成熟新生児に比べ，側脳室周囲白質は ADC 値は高い[2]．このことから側脳室周囲白質は未熟児では満期において，成熟新生児と比較して成熟していないと考えられる．内包後脚はこのような相違は見られず，通常の MRI にて髄鞘化の遅延が見られないのと合致する[5]．一般に新生児では小児，成人と比較して，水分子の拡散の抑制は少ない．胎児，新生児では小児や成人と比較して水の含有量が非常に多く[8]，この水含有は胎生期の終わりから新生児期早期にかけて急速に減少する．周生期前後における ADC 値の変化は，軸索周囲のオリゴデンデロサイトの増加と髄鞘の成熟と同様に，水含有量の変化を反映していると考えられる[5]．

● 拡散異方性（diffusion anisotropy）

新生児における異方性の原因は不明だが，解明されつつある．新生児では，内包後脚の異方性は高く，内包前脚，半卵円中心では低い[9,10]．Neil ら[10]によれば，胎生 30 週から 40 週にかけて，内包後脚，内包前脚，脳梁での異方性は変化しない．ADC 値がこの期間に徐々に低下するのとは対照的である．半卵円中心の髄鞘化していない白質は胎生期の最後に異方性が増加する[10]．成熟新生児と比較して，未熟児は満期に，大脳半球白質の異方性は低い．髄鞘化していない白質でも異方性は認められ[11]，軸索の径の拡大や軸索の細胞膜の変化，グリア細胞の関与，組織構造や機能的変化など，種々の要因が考えられる．

高分解能，高コントラストの拡散テンソル画像から得られた FA map は胎児脳の皮質・白質構造が明瞭に区別でき，詳細な解剖学的解析が可能となっている．胎児剖検脳と組織を対比することにより，皮質の微細構造，radial glia の構築と消滅，神経細胞遊走などの解明が進んでいる[15]．

● 拡散テンソル tractography

　　　拡散テンソル画像は白質線維の異方性の定量化，神経線維の描出が可能な新しい画像解析法である．描出された白質線維は "tractography" と呼ばれる[12)13)]．拡散テンソルの撮像法は，MPG (motion probing gradient) を6軸以上の異なる方向に印加した撮像が必要である．大脳白質に異常を来す脳奇形，錐体路に障害の生じる代謝疾患，脳性麻痺児の錐体路の評価など，応用が期待される．奇形では，全前脳胞症における脳幹部での錐体路を評価した研究がAl-bayram，Mori，Barkovichら[14)]により報告された．最も重篤な alobar type では，錐体路は左右とも欠損し，semilobar type では延髄では描出されないが，橋，中脳では同定された．lobar type および syntelencephaly では，錐体路は左右とも描出された．全前脳胞症では重症度と錐体路および中小脳脚の描出が強い相関が認められたという．

　　　拡散テンソル tractography の3次元的解析により，胎児脳，新生児脳の，脳幹，辺縁系，交連線維，投射線維，連合線維などの週齢に応じた3次元的でダイナミックな発達が視覚的に捉えられるようになっている[15)]．

● 拡散強調像が有用と思われる小児疾患

◎ 虚血性疾患
　脳梗塞
　periventricular leukomalacia (PVL, 脳室周囲白質軟化症)
　multicystic encephalomalacia (多嚢胞性脳軟化症)
　もやもや病
　低酸素性虚血性脳症

◎ 脳炎・脳症 (文献16) より一部改変して転載)
　【免疫介在性】
　急性散在性脳脊髄炎 (ADEM)
　急性小脳失調症
　抗 NMDA 受容体抗体脳炎
　Bickerstaff 型脳幹脳炎
　傍腫瘍性脳炎
　インフルエンザ脳症
　麻疹脳炎
　風疹脳炎
　【ウイルス性脳炎】
　単純ヘルペス脳炎
　水痘帯状疱疹脳炎
　日本脳炎
　狂犬病
　EV71 による菱脳炎
　EB ウイルス脳炎
　HHV-6 脳炎
　CMV 脳炎
　進行性多巣性白質脳症
　亜急性硬化性全脳炎 (SSPE)
　【細菌性脳炎・その他】
　マイコプラズマ脳炎
　猫ひっかき病
　赤痢アメーバ
　熱帯熱マラリア
　結核
　リステリア
　トキソプラズマ
　Creutzfeldt-Jakob 病

　【小児急性脳症】
　hemorrhagic shock and encephalopathy syndrome (HSES)
　acute encephalopathy with febrile convulsive status epilepticus (AEFCSE)
　Hemiconvulsion-hemiplegia epilepsy syndrome (HHES)
　Acute encephalopathy with biphasic seizures and late reduced diffusion (AESD)
　Clinically mild encephalitis/encephalopathy with a reversible splenial lesion (MERS)
　Posterior reversible encephalopathy syndrome (PRES)/Reversible posterior leukoencephalopathy syndrome (RPLS)
　溶血性尿毒症性症候群脳症
　サルモネラ脳症
　Reye 症候群
　糖尿病性ケトアシドーシス
　Rasmussen 脳炎
　一過性脳梁膨大部病変
　海馬硬化症
　浸透圧性脳症 osmotic myelinolysis
　Wernick 脳症
　低血糖脳症
　糖尿病性高血糖

◎ 代謝性疾患・変性疾患
　副腎白質変性症
　異染性白質変性症

Canavan 病
Alexander 病（fibrinoid leukodystrophy）
Megalencephalic leukoencephalopathy with subcortical cysts
Vanishing white matter disesaee
Progressive cavitating leukoencephalopathy
Pelizaeus-Merzbacher 病
Krabbe 病［globoid cell leukodystrophy（GLD）］
福山型筋ジストロフィ（FCMD）
メロシン欠損型筋ジストロフィ
18q- 症候群
メープルシロップ尿症
cerebrotendinous xanthomatosis
Refsum 病
フェニルケトン尿症
glutaric aciduria type 1
glutaric aciduria type 2
プロピオン酸血症・メチルマロン酸血症
L-2-hydroxyglutaric aciduria
ガラクトース血症
Sjögren-Larsson 症候群
Lowe 症候群
Wilson 病
Hereditary diffuse leukoencephalopathy with spheroids（HDLS）
Neuronal intranuclear hyaline inclusion disease (NIHID)

◎ 中毒
トルエン（シンナー）中毒
disseminated necrotizing leukoencephalopathy［DNL（メトトレキセート脳症の重症型）］
CO 中毒
5 FU(カルモフール他) 脳症
メトロニダゾール脳症
メタノール中毒
スギヒラタケ脳症

◎ 脳腫瘍
悪性リンパ腫
星細胞腫
膠芽腫
gliomatosis cerebri
その他

◎ 脳奇形
脳梁欠損症
全前脳胞症
片側巨脳症
滑脳症
focal cortical dysplasia
結節性硬化症
septo-optic dysplasia
その他

◎ 頭部外傷
diffuse axonal injury
coup and contre-coup injury
cortical contusion
diffuse vascular injury
虐待
shaken baby syndrome

参考文献

1) Pierpaoli C, Jezzard P, Basser PJ, et al: Diffusion tensor imaging of the human brain. Radiology 201: 637-648, 1996.
2) Huppi PS, Warfield S, Peded S, et al: Microstructural development of human newborn cerebral white matter assessed in vivo by diffusion tensor magnetic resonance imaging. Pediatr Res 44: 584-590, 1998.
3) Nomura Y, Sakuma H, Takeda K, et al: Diffusional anisotropy of the human brain assessed with diffusion-weighted MR: relation with normal brain development and aging. AJNR 15: 231-238, 1994.
4) Oatridge A, Cowan F, Schwieso J, et al: Age related changes in the apparent diffusion coefficient of white and gray matter in the normal infant brain. AMRM Abst. p.1282, 1995.
5) Cowan FM: Magnetic resonance imaging of the normal infant brain: term to 2 years. In Rutherford MA (ed); MRI of the neonatal brain. WB Saunders, 2002.
6) Morriss MC, Zimmerman RA, Bilaniuk LT, et al: Changes in brain water diffusion during childhood. Neuroradiology 41: 929-934, 1999.
7) Tofts PB, Leth H, Peitersen J, et al: The apparent diffusion coefficient of water in gray and white matter of the infant brain. J Comput Assist Tomogr 20: 1006-1011, 1996.
8) Dobbing J, Sands J: Quantitative growth and development of human brain. Arch Dis Child 48: 757-767, 1973.
9) Huppi PS, Maier SE, Peled S, at al: Microstructural development of human newborn cerebral white matter assessed in vivo by diffusion tensor magnetic resonance imaging. Pediatr Res 44: 584-590, 1998.
10) Neil JJ, Shiran Si, Mckinstry RC, et al: Normal brain in human newborns: apparent diffusion coefficient and diffusion anisotropy measured by using diffusion tensor MR imaging. Radiology 209: 57-66, 1998.
11) Wimberger DM, Roberts TP, Barkovich AJ, et al: Identification of 'premyelination' by diffusion-weighted MRI. J Comput Assist Tomogr 19: 28-33, 1995.
12) Mori S, Kaufmann WE, Davatzikos C, et al: Imaging cortical association tracts in the human brain using diffusion-tensor-based axonal tracking. Magn Reson Med 47: 215-223, 2002.
13) Ito R, Mori S, Melhem ER: Diffusion tensor brain imaging and tractography. Neuroimaging Clin N Am 12: 1-19, 2002.
14) Albayram S, Melhem ER, Mori S, et al: Holoprosencephaly in children: diffusion tensor MR imaging of white matter tracts of the brainstem-initial experience. Radiology 223: 645-651, 2002.
15) Huang H, Vasung L: Gaining insight of fetal brain development with diffusion MRI and histology. Int Dev Neurosci (in press) in press
16) 塩見正司・編：小児科臨床ピクシス 28 急性脳炎・急性脳症．中山書店, p.4, 2008.

小児の拡散強調像に関する報告されている代表的な文献

総論

1) Utsunomiya H: Diffusion MRI abnormalities in pediatric neurological disorders. Brain Dev 33: 235-242, 2011.
2) Sener RN: Tyrosinemia: computed tomography, magnetic resonance imaging, diffusion magnetic resonance imaging, and proton spectroscopy findings in the brain. J Comput Assist Tomogr 29: 323-325, 2005.
3) Als H, Duffy FH, McAnulty GB, et al: Early experience alters brain function and structure. Pediatrics 113: 846-857, 2004.
4) Ito R, Mori S, Melhem ER: Diffusion tensor brain imaging and tractography. Neuroimaging Clin N Am 12: 1-19, 2002.

発達

1) Huang H, Vasung L: Gaining insight of fetal brain development with diffusion MRI and histology. Int Dev Neurosci 2013 (in press)
2) Xu G, Takahashi E, Folkerth RD, et al: Radial Coherence of Diffusion Tractography in the Cerebral White Matter of the Human Fetus: Neuroanatomic Insights. Cereb Cortex 2012 (in press)
3) Oishi K, Faria AV, Yoshida S, et al: Quantitative evaluation of brain development using anatomical MRI and diffusion tensor imaging. Int J Dev Neurosci 31: 512-524, 2013.
4) Takahashi E, Song JW, Folkerth RD, et al: Detection of postmortem human cerebellar cortex and white matter pathways using high angular resolution diffusion tractography: a feasibility study. Neuroimage 68: 105-111, 2013.
5) Huang H: Structure of the fetal brain: what we are learning from diffusion tensor imaging. Neuroscientist 16: 634-649, 2010.
6) Huang H: Delineating neural structures of developmental human brains with diffusion tensor imaging. ScientificWorldJournal 10: 135-144, 2010.
7) Kroenke CD, Bretthorst GL, Inder TE, Neil JJ: Diffusion MR imaging characteristics of the developing primate brain. Neuroimage 25: 1205-1213, 2005.
8) Filippi CG, Lin DD, Tsiouris AJ, et al: Diffusion-tensor MR imaging in children with developmental delay: preliminary findings. Radiology 229: 44-50, 2003.
9) McGraw P, Liang L, Provenzale JM: Evaluation of normal age-related changes in anisotropy during infancy and childhood as shown by diffusion tensor imaging. AJR 179: 1515-1522, 2002.

新生児・低酸素性虚血性脳症・低血糖脳症

1) Azzopardi D, Edwards AD. Magnetic resonance biomarkers of neuroprotective effects in infants with hypoxic ischemic encephalopathy. Semin Fetal Neonatal Med 15: 261-269, 2010.
2) Counsell SJ, Tranter SL, Rutherford MA. Magnetic resonance imaging of brain injury in the high-risk term infant. Semin Perinatol 34: 67-78, 2010.
3) Jissendi Tchofo P, Christophe C, David P, et al: Apparent diffusion coefficient (ADC) and magnetization transfer ratio (MTR) in pediatric hypoxic-ischemic brain injury. J Neuroradiol 32: 10-19, 2005.
4) Jung SL, Kim BS, Lee KS, et al: Related Articles, Links Magnetic resonance imaging and diffusion-weighted imaging changes after hypoglycemic coma. J Neuroimaging 15: 193-196, 2005.
5) Liu AY, Zimmerman RA, Haselgrove JC, et al: Diffusion-weighted imaging in the evaluation of watershed hypoxic-ischemic brain injury in pediatric patients. Neuroradiology 43: 918-926, 2001.
6) Huang AH, Robertson RL: Spontaneous superficial parenchymal and leptomeningeal hemorrhage in term neonates. AJNR 25: 469-475, 2004.

代謝疾患

1) Kandel A, Amatya SK, Yeh EA: Reversible diffusion weighted imaging changes in propionic acidemia. J Child Neurol 28: 128-131, 2013.
2) Ruest T, Holmes WM, Barrie JA, et al: High-resolution diffusion tensor imaging of fixed brain in a mouse model of Pelizaeus-Merzbacher disease: comparison with quantitative measures of white matter pathology. NMR Biomed 24: 1369-1379, 2011.
3) Prust MJ, Gropman AL, Hauser N: New frontiers in neuroimaging applications to inborn errors of metabolism. Mol Genet Metab 104: 195-205, 2011.
4) Wang Y, Gupta A, Liu Z, et al: DTI registration in atlas based fiber analysis of infantile Krabbe disease. Neuroimage 55: 1577-1586, 2011.
5) Gropman AL, Gertz B, Shattuck K, et al: Diffusion tensor imaging detects areas of abnormal white matter microstructure in patients with partial ornithine transcarbamylase deficiency. AJNR 31: 1719-1723, 2010.
6) Sijens PE, Westerlaan HE, de Groot JC, et al: MR spectroscopy and diffusion tensor imaging of the brain in Sjögren-Larsson syndrome. Mol Genet Metab 98: 367-371, 2009.
7) Sener RN: Diffusion magnetic resonance imaging patterns in metabolic and toxic brain disorders. Acta Radiol 45: 561-570, 2004.
8) Fukuda H, Horiguchi J, Ono C, et al: Diffusion tensor imaging of cerebral white matter in patients with myotonic dystrophy. Acta Radiol 46: 104-109, 2005.
9) Yesildag A, Ayata A, Baykal B, et al: Magnetic resonance imaging and diffusion-weighted imaging in methylmalonic acidemia. Acta Radiol 46: 101-103, 2005.
10) Barker PB, Horska A: Neuroimaging in leukodystrophies. J Child Neurol 19: 559-570, Review, 2004.
11) Peng SS, Tseng WY, Chien YH, et al: Diffusion tensor images in children with early-treated, chronic, malignant phenylketonuric: correlation with intelligence assessment. AJNR 25: 1569-1574, 2004.
12) ter Rahe BS, Majoie CB, Akkerman EM, et al: Peroxisomal biogenesis disorder: comparison of conventional MR imaging with diffusion-weighted and diffusion-tensor imaging findings. AJNR 25: 1022-1027, 2004.
13) Brockmann K, Finsterbusch J, Schara U, et al: Stroke-like pattern in DTI and MRS of childhood mitochondrial leukoencephalopathy. Neuroradiology 46: 267-71, 2004.
14) Sener RN: Lowe syndrome: proton MR spectroscopy, and diffusion mr imaging. J Neuroradiol 31: 238-240, 2004.
15) Nagae-Poetscher LM, Bibat G, Philippart M, et al: Leukoencephalopathy, cerebral calcifications, and cysts: new observations. Neurology 62: 1206-1209, 2004.
16) Gropman A: Imaging of neurogenetic and neurometabolic disorders of childhood. Curr Neurol Neurosci Rep 4: 139-146, Review, 2004.
17) Majoie CB, Mourmans JM, Akkerman EM, et al: Neonatal citrullinemia: comparison of conventional MR, diffusion-weighted, and diffusion tensor findings. AJNR 25: 32-35, 2004.
18) Schneider JF, Il'yasov KA, Boltshauser E, et al: Diffusion tensor imaging in cases of adrenoleukodystrophy: preliminary experience as a marker for early demyelination? AJNR 24: 819-824, 2003.
19) Parmar H, Sitoh YY, Ho L: Maple syrup urine disease: diffusion-weighted and diffusion-tensor magnetic resonance imaging findings. J Comput Assist Tomogr 28: 93-97, 2004.
20) Eichler FS, Itoh R, Barker PB, et al: Proton MR spectroscopic and diffusion tensor brain MR imaging in X-linked adrenoleukodystrophy: initial experience. Radiology 225: 245-252, 2002.
21) Guo AC, Petrella JR, Kurtzberg J, Provenzale JM: Evaluation of white matter anisotropy in Krabbe disease with diffusion tensor MR imaging: initial experience. Radiology 218: 809-815, 2001.
22) Ito R, Melhem ER, Mori S, et al: Diffusion tensor brain MR imaging in X-linked cerebral adrenoleukodystrophy. Neurology 56: 544-547, 2001.
23) Majoie CB, Akkerman EM, Blanc C, et al: Mitochondrial encephalopathy: comparison of conventional MR imaging with diffusion-weighted and diffusion tensor imaging: case report. AJNR 23: 813-816, 2002.
24) Guo AC, MacFall JR, Provenzale JM: Multiple sclerosis: diffusion tensor MR imaging for evaluation of normal-appearing white matter. Radiology 222: 729-736, 2002.
25) Engelbrecht V, Scherer A, Rassek M, et al: Diffusion-weighted MR imaging in the brain in children: findings in the normal brain and in the brain with white matter diseases. Radiology 222: 410-418, 2002.
26) Phillips MD, McGraw P, Lowe MJ, et al: Diffusion-weighted imaging of white matter abnormalities in patients with phenylketonuria. AJNR 22: 1583-1586, 2001.
27) Barnea-Goraly N, Eliez S, Hedeus M, et al: White matter tract alterations in fragile X syndrome: preliminary evidence from diffusion tensor imaging. Am J Med Genet B Neuropsychiatr Genet 118: 81-88, 2003.

脱髄・中毒

1) Klawiter EC: Current and new directions in MRI in multiple sclerosis. Continuum (Minneap Minn) 19 (4 Multiple Sclerosis): 1058-1073, 2013.
2) Temel S, Kekliĝkoĝlu HD, Vural G, et al: Diffusion tensor magnetic resonance imaging in patients with multiple sclerosis and its relationship with disability. Neuroradiol J 26: 3-17, 2013.
3) Sbardella E, Petsas N, Tona F, et al: Assessing the correlation between grey and white matter damage with motor and cognitive impairment in multiple sclerosis patients. PLoS One 8: e63250, 2013.
4) Blaschek A, Keeser D, Müller S, et al: Early white matter changes in childhood multiple sclerosis: a diffusion tensor imaging study. AJNR (2013) in press
5) Naismith RT, Xu J, Klawiter EC, et al: Spinal cord tract diffusion tensor imaging reveals disability substrate in demyelinating disease. Neurology 80: 2201-2209, 2013.
6) Verhey LH, Sled JG: Advanced magnetic resonance imaging in pediatric multiple sclerosis. Neuroimaging Clin N Am 23: 337-254, 2013.
7) Raz E, Bester M, Sigmund EE, et al: A better characterization of spinal cord damage in multiple sclerosis: a diffusional kurtosis imaging study. AJNR (2013) in press
8) Naismith RT, Xu J, Klawiter EC, et al: Spinal cord tract diffusion tensor imaging reveals disability substrate in demyelinating disease. Neurology 80: 2201-2209, 2013.
9) Rueda Lopes FC, Doring T, Martins C, et al: The role of demyelination in neuromyelitis optica damage: diffusion-tensor MR imaging study. Radiology 263: 235-242, 2012.
10) Klawiter EC, Xu J, Naismith RT, et al: Increased radial diffusivity in spinal cord lesions in neuromyelitis optica compared with multiple sclerosis. Mult Scler 18: 1259-1268, 2012.
11) Pessôa FM, Lopes FC, Costa JV, et al: The cervical spinal cord in neuromyelitis optica patients: a comparative study with multiple sclerosis using diffusion tensor imaging. Eur J Radiol 81: 2697-2701, 2012.
12) Zhao DD, Zhou HY, Wu QZ, et al: Diffusion tensor imaging characterization of occult brain damage in relapsing neuromyelitis optica using 3.0T magnetic resonance imaging techniques. Neuroimage 59: 3173-3137, 2012.

外傷

1) Edlow BL, Haynes RL, Takahashi E, et al: Disconnection of the ascending arousal system in traumatic coma. J Neuropathol Exp Neurol 72: 505-523, 2013.
2) Sorg SF, Delano-Wood L, Luc N, et al: White matter integrity in veterans with mild traumatic brain injury: associations with executive function and loss of consciousness. J Head

Trauma Rehabil (2013) in press
3) Arenth PM, Russell KC, Scanlon JM, et al: Corpus callosum integrity and neuropsychological performance after traumatic brain injury: a diffusion tensor imaging study. J Head Trauma Rehabil (2013) in press
4) Newcombe VF, Williams GB, Outtrim JG, et al: Microstructural basis of contusion expansion in traumatic brain injury: insights from diffusion tensor imaging. J Cereb Blood Flow Metab 33: 855-862, 2013.
5) Liégeois F, Tournier JD, Pigdon L, et al: Corticobulbar tract changes as predictors of dysarthria in childhood brain injury. Neurology 80: 926-932, 2013.
6) Takeuchi S, Nagatani K, Otani N, Nawashiro H: Diffusion tensor imaging and traumatic brain injury. J Neurosurg 118: 705-706, 2013.
7) Virji-Babul N, Borich MR, Makan N, et al: Diffusion tensor imaging of sports-related concussion in adolescents. Pediatr Neurol 48: 24-29, 2013.

母斑症・奇形・解剖

1) Kasprian G, Brugger PC, Schöpf V, et al: Assessing prenatal white matter connectivity in commissural agenesis. Brain 136(Pt 1): 168-179, 2013.
2) Poretti A, Meoded A, Rossi A, et al: Diffusion tensor imaging and fiber tractography in brain malformations. Pediatr Radiol 43: 28-54, 2013.
3) Karlsgodt KH, Rosser T, Lutkenhoff ES, et al: Alterations in white matter microstructure in neurofibromatosis-1. PLoS One 7: e47854, 2012.
4) Ferraz-Filho JR, da Rocha AJ, Muniz MP, et al: Diffusion tensor MR imaging in neurofibromatosis type 1: expanding the knowledge of microstructural brain abnormalities. Pediatr Radiol 42: 449-454, 2012.
5) Tillema JM, Leach JL, Krueger DA, Franz DN: Everolimus alters white matter diffusion in tuberous sclerosis complex. Neurology 78: 526-531, 2012.
6) Ortiz B, Herrera DA, Vargas S: Clinical application of diffusion tensor imaging and tractography in a child with holoprosencephaly. Biomedica 31: 164-167, 2011.
7) Rollins N: Semilobar holoprosencephaly seen with diffusion tensor imaging and fiber tracking. AJNR 26: 2148-2152, 2005.
8) Aziz ZA, Saini J, Bindu PS, Sharath Kumar GG: Demonstration of different histological layers of the pachygyria/agyria cortex using diffusion tensor MR imaging. Surg Radiol Anat 35: 427-433, 2013.
9) Iannetti P, Nicita F, Spalice A, et al: Fiber tractography assessment in double cortex syndrome. Childs Nerv Syst 27: 1197-1202, 2011.
10) Kao YC, Peng SS, Weng WC, et al: Evaluation of white matter changes in agyria-pachygyria complex using diffusion tensor imaging. J Child Neurol 26: 433-439, 2011.
11) Rollins N, Reyes T, Chia J: Diffusion tensor imaging in lissencephaly. AJNR 26: 1583-1586, 2005.
12) Hoischen A, Landwehr C, Kabisch S, et al: Array-CGH in unclear syndromic nephropathies identifies a microdeletion in Xq22.3-q23. Pediatr Nephrol 24: 1673-1681, 2009.

心理・精神

1) Leroux E, Delcroix N, Alary M, et al: Functional and white matter abnormalities in the language network in patients with schizophrenia: a combined study with diffusion tensor imaging and functional magnetic resonance imaging. Schizophr Res (2013) in press
2) Raffin E, Dyrby TB: Diagnostic approach to functional recovery: diffusion-weighted imaging and tractography. Front Neurol Neurosci 32: 26-35, 2013.
3) Ota M, Ishikawa M, Sato N, et al: Discrimination between schizophrenia and major depressive disorder by magnetic resonance imaging of the female brain. J Psychiatr Res (2013) in press
4) Nortje G, Stein DJ, Radua J, et al: Systematic review and voxel-based meta-analysis of diffusion tensor imaging studies in bipolar disorder. J Affect Disord (2013) in press

発達
normal development

(吉田昌子)

関連項目　p.50 発達，加齢性変化

| | T1強調像 | T2強調像 | MD map | FA map |

症例1
正常正期産児

症例2
3か月，正常発達児

症例3
6か月，正常発達児

症例4
12か月，正常発達児

症例5
24か月，正常発達児

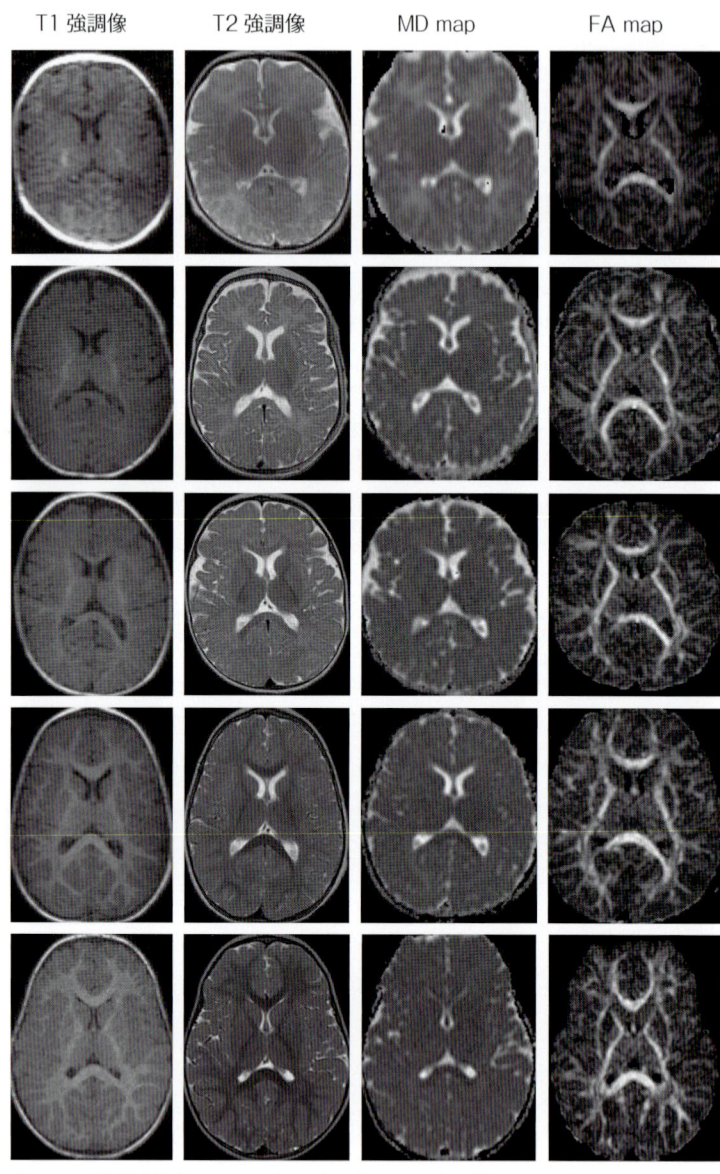

図1　正常発達過程のMRI（T1強調像，T2強調像）およびDTI

MRI読影　正常発達過程のT1強調像，T2強調像，MD map，FA mapのコントラスト変化が示されている（左から）.
　T1強調像，T2強調像における白質と灰白質のコントラストはT1強調像では7か月頃，T2強調像では24か月頃までにほぼ逆転し，成人のパターンになる．FA mapにおける深部の主要白質構造は新生児期から明瞭に同定可能である．

発達の一般的知識と MRI 所見

　　新生児期では，白質構造は T1 強調像にて低信号，T2 強調像にて高信号という成人とは逆のコントラストを呈し，月齢によっては白質構造の正確な同定が容易ではないこともある．これに対して，FA map においては白質および灰白質の視覚的なコントラストは T1/T2 に比してより安定しており，新生児においても主要な白質構造の同定および定量が可能である（図 1）．

　　発達過程における DTI のコントラストの変化は生後 3～6 か月までの時期が最もダイナミックであり，その後，24 か月までの間に緩やかに変化する[1]．24 か月以降，10 代でも白質によっては変化が見られるものの（錐体路や上縦束など），相対的にはわずかである[2]．発達の基本パターンは等方性拡散（mean diffusivity：MD）の上昇と異方性拡散（fractional anisotropy：FA）の低下として定量的に捉えられ，背側から腹側へ，尾側から吻側へ，また中枢から末梢へ進行する[3]．

●**等方性拡散**：脳組織の水分含有量は発達とともに減少する．髄鞘化開始以前の白質では，軸索周囲のスペースが大きく，MD 値は髄鞘化完成後の白質に比べてほぼ 2 倍高値である．また髄鞘化の進行および軸索径の増加に伴い，水分子の拡散の減少は白質線維と垂直方向により優位に生じ，これは λ_1 よりも λ_2 および λ_3 優位の変化として捉えられる．新生児の場合，白質および灰白質の水分含有量はほぼ等しいにもかかわらず，白質の MD 値は灰白質よりも高値であり，この理由として，白質では線維方向に等しい水分子の動きの抑制は垂直方向もしくは灰白質よりも少ないためと考えられている[4]．早期産児の DTI を評価した Partridge らによると，主要な白質線維の MD 値は 30 週から term の間に低下し始めるが，うち最も MD 値が低いのは内包後脚と大脳脚である[5]．また Provenzale らの報告によると，正常正期産児の DTI では末梢白質の MD 値は深部白質のそれよりも高値であり，生後 100 日までの間に末梢白質の MD 値は深部白質に比べて 2 倍の速度で低下する[6]．

●**異方性拡散**：白質の異方性拡散は発達とともに上昇する．これは，髄鞘化開始以前では主に白質線維束の構築や増大に伴う変化であり，髄鞘化開始後は髄鞘化や軸索の成熟などによると考えられている[4]．正常正期産児では，錐体路の変化が最も早く進行するとされる[3]．また DTI にて捉えられる特徴として，crossing region の FA 値は新生児は低く，上昇も遅い．さらに投射線維，交連線維，辺縁系，鉤状束など深部白質線維の FA 上昇は相対的に早く進行するが，連合線維，特に上縦束の FA 上昇は相対的に遅いのが特徴である[1]．白質の局在による FA 値の変化の違いは，髄鞘化のみならず，軸索の密度や細胞膜の透過性，組織内の水分量など複数の要因によると推察されている．

　　また皮質の FA は，胎生期 15～27 週頃に上昇し，32 週以降は低下することが報告されている[7]．この要因としては，皮質の発生過程において，ニューロンの移動を反映した皮質と垂直方向に優位な水分子の運動が，胎生期後期における皮質間の軸索の発達などにより抑制されることなどによると推察されている[8]．

鑑別疾患とそのポイント

　　MD map，FA map は，定量的評価による経時変化や正常対象群との比較が可能であり，正常発達群の定量は，周産期異常をはじめとする疾患群の評価を行う際に有用な指標となりうる．ただし定量の際には，撮像機種や撮像シーケンス（軸数やボクセルサイズなど），特に小児の場合は体動によるアーチファクトなどの撮像時条件，また解析方法（関心領域の置き方，全脳解析における標準化の正確性など）により値が変化しうることに注意が必要である．

参考文献

1) Hermoye L, Saint-Martin C, Cosnard G, et al: Pediatric diffusion tensor imaging: normal database and observation of the white matter maturation in early childhood. Neuroimage 29: 493-504, 2006.
2) Faria AV, Zhang J, Oishi K, et al: Atlas-based analysis of neurodevelopment from infancy to adulthood using diffusion tensor imaging and applications for automated abnormality detection. Neuroimage 52: 415-428, 2010.
3) Dubois J, Dehaene-Lambertz G, Perrin M, et al: Asynchrony of the early maturation of white matter bundles in healthy infants: quantitative landmarks revealed noninvasively by diffusion tensor imaging. Hum Brain Mapp 29: 14-27, 2008.
4) Hüppi PS, Dubois J: Diffusion tensor imaging of brain development. Semin Fetal Neonatal Med 11: 489-497, 2006.
5) Partridge SC, Mukherjee P, Henry RG, et al: Diffusion tensor imaging: serial quantitation of white matter tract maturity in premature newborns. Neuroimage 22: 1302-1314, 2004.
6) Provenzale JM, Isaacson J, Chen S, et al: Correlation of apparent diffusion coefficient and fractional anisotropy values in the developing infant brain. AJR 195: 456-462, 2010.
7) Gupta RK, Hasan KM, Trivedi R, et al: Diffusion tensor imaging of the developing human cerebrum. J Neurosci Res 81: 172-178, 2005.
8) McKinstry RC, Mathur A, Miller JH, et al: Radial organization of developing preterm human cerebral cortex revealed by noninvasive water diffusion anisotropy MRI. Cereb Cortex 12: 1237-1243, 2002.

13. 小児・奇形

古典型滑脳症
lissencephaly / subcortical band heterotopia spectrum

（大場　洋）

関連項目　p.22 *b* 値，p.24 ADC，p.38 拡散の異方性・テンソル，p.112 拡散テンソル表現

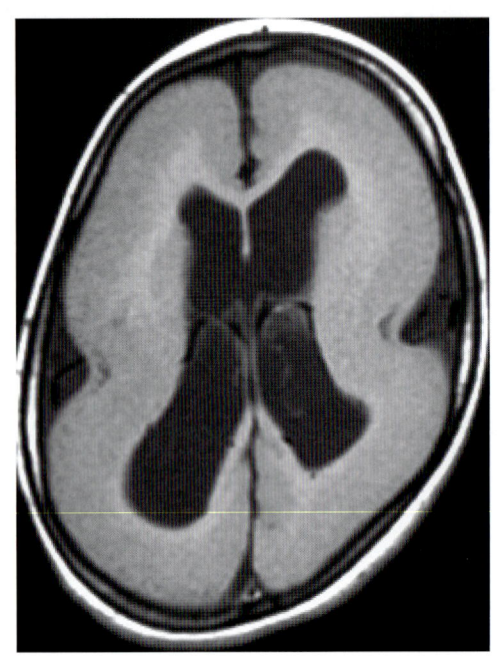

図 1-A　T1 強調像
（TR/TE ＝ 500/9ms，5mm 厚）

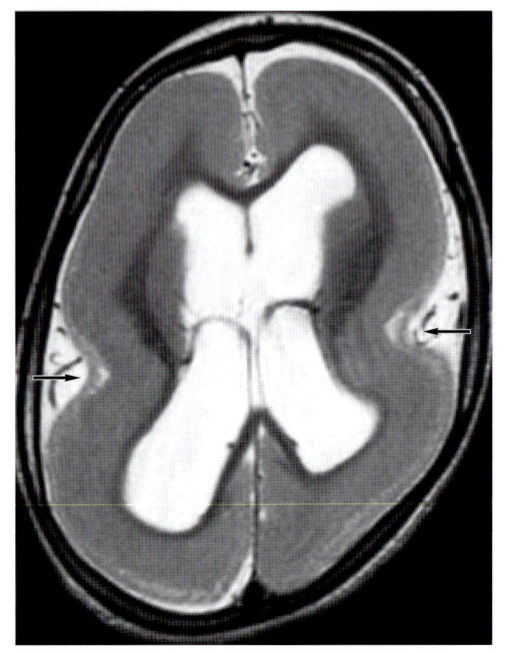

図 1-B　T2 強調像
（TR/TE ＝ 4000/96ms，5mm 厚）

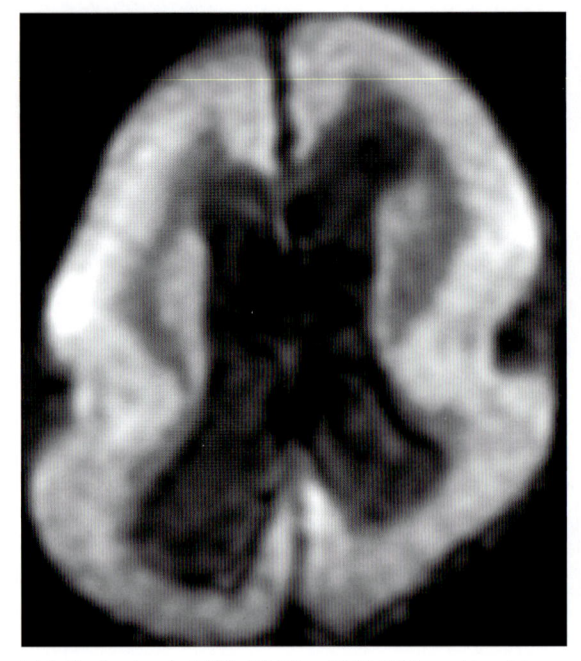

図 1-C　isotropic DWI（TR/TE ＝ 6000/99.3ms，5mm 厚，
b ＝ 1000s/mm², MPG は x，y，z 3 軸方向）

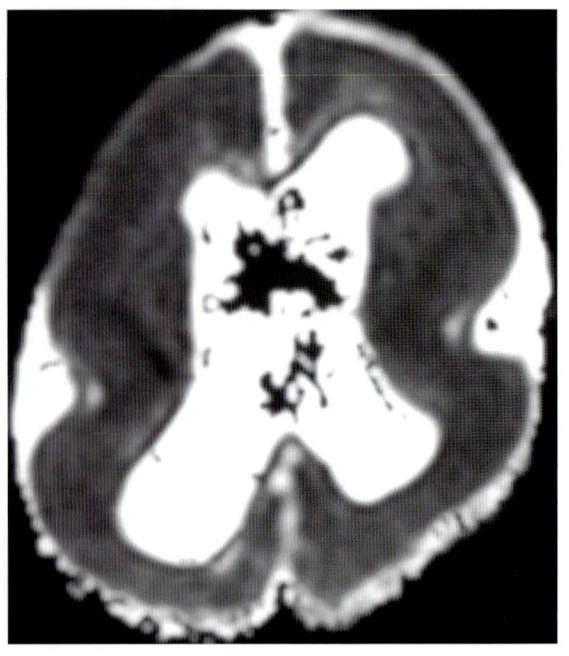

図 1-D　ADC map（図 1-C が原画像）

| 症　例 | 8歳，男児．てんかん，精神発達遅滞を認めた． |

| MRI読影 | A：脳回，弁蓋は形成されず，脳表は平滑である．全体として"8"の字を呈する．
B：皮質は全体に非常に厚い．皮質と白質の境界は非常に平滑である．皮質内に薄い帯状の高信号が左右対称性に認められる（→）．皮質第3層（cell sparse layer）である．
C：分厚い皮質は比較的高信号を呈し，容量の少ない皮質は低信号を呈する．
D：cell sparse layer は高信号を呈する．その他の皮質は比較的低信号を呈し，白質はわずかに高信号を示す． |

●その後の経過，最終診断：脳梁が平滑で，皮質が厚く，"8"の字型の特徴的な脳の形状から古典型滑脳症と診断された．

● 古典型滑脳症の一般的知識と拡散画像を中心とした MRI 所見

　神経細胞の遊走は胎生7週頃から始まり，16週頃までに大半が遊走し，25〜27週くらいに完了する．古典型滑脳症はこれら神経細胞の遊走異常が原因である．band heterotopia 帯状異所性灰白質も共通の遺伝子（*DCX*，*LIS1*）の変異が原因であり，連続した病態である．MRI では，左右対称性で表面は平滑，脳溝は減少あるいは消失し，軟膜から皮質・白質境界までの皮質の厚さが10mmを超える．*DCX*遺伝子変異が前頭に強い異常を呈するのに対し，*LIS1*遺伝子変異では後頭に強い異常を呈する．*DCX*遺伝子は，ヘミ接合体の男性では前頭優位の古典型滑脳症を呈し，ヘテロ接合体の女性では，band heterotopia を呈する．band heterotopia の10%程度は男性であり，体細胞モザイクによるとされる．*LIS1*遺伝子のミスセンス変異により，稀に band heterotopia を呈する．滑脳症と同様，後方優位を呈し，前方優位の *DCX* 変異 band heterotopia と異なるとされる．

　拡散画像では，皮質表層と肥厚した皮質第4層は強い異方性を呈したとされる．多小脳回は比較的低い異方性を呈したとの報告もある．

● 鑑別疾患とそのポイント

　胎児脳は脳回形成が乏しく滑脳症様である．滑脳症はおおむね皮質が厚く，白質の容積が小さい，小頭であることなどが鑑別となる．丸石様滑脳症（cobble stone lissencephaly）は，皮質・白質境界および脳表が不整であることが鑑別になる．古典型滑脳症と診断でき，前頭に異常が強調されていれば *DCX*，後頭に強調されていれば *LIS1* 遺伝子変異を疑う．

参考文献
1) 加藤光広：大脳皮質形成異常．大場洋・編著；小児神経の画像診断―脳脊髄から頭頸部・骨軟部部まで―．学研メディカル秀潤社，2010．
2) Aziz ZA, Saini J, Bindu PS, Sharath Kumar GG: Demonstration of different histological layers of the pachygyria/agyria cortex using diffusion tensor MR imaging. Surg Radiol Anat 35: 427-433, 2013.
3) Trivedi R, Gupta RK, Hasan KM, et al: Diffusion tensor imaging in polymicrogyria: a report of three cases. Neuroradiology 48: 422-427, 2006.

370　13. 小児・奇形

脳梁形成異常
callosal dysgenesis
(大場 洋)

関連項目　p.22 *b* 値，p.24 ADC，p.38 拡散の異方性・テンソル，p.112 拡散テンソル表現

症例1

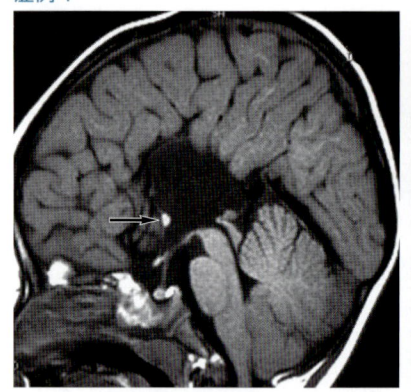

図1-A　T1強調矢状断像

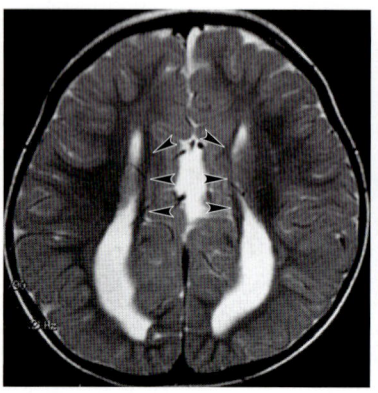

図1-B　T2強調像

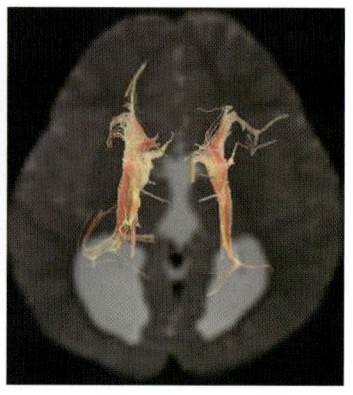

図1-C　拡散テンソル tractography
［東京大学医学部放射線科 増谷佳孝先生開発ソフトウェア dTV（diffusion TENSOR Visualizer）による］

症例2

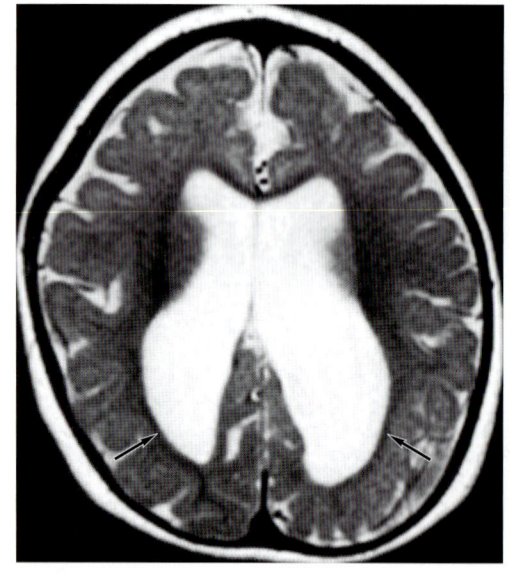

図2-A　T2強調像
（TR/TE = 3900/88.9ms，4mm厚）

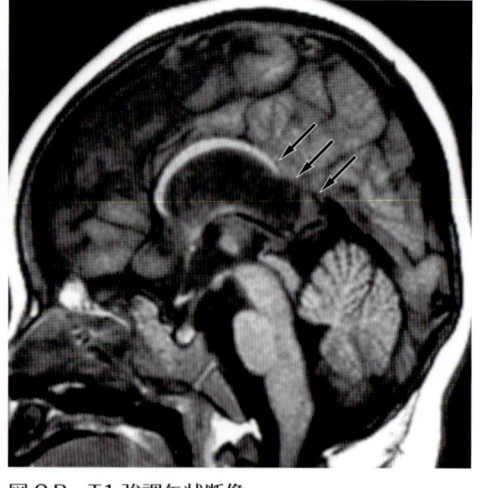

図2-B　T1強調矢状断像
（TR/TE = 440/14ms，4mm厚）

参考文献
1) 宇都宮英綱：脳先天奇形―全前脳胞症と脳梁形成不全の形態発生―．画像診断 22: 1188-1200, 2002.
2) Utsunomiya H, Ogasawara T, Hayashi T, et al: Dysgenesis of the corpus callosum and associated telencephalic anomalies: MRI. Neuroradiology 39: 302-310, 1997.
3) Utsunomiya H, Yamashita S, Takano K, Okazaki M: Arrangement of the fiber tracts forming Probst bundle in complete callosal agenesis: report of two cases with an evaluation by diffusion tensor tractography. Acta Radiol 47: 1063-1066, 2006.

症例

[症例1] 3歳，男児．精神運動発達遅滞．
[症例2] 14か月，女児．精神発達遅滞を認めた．

MRI読影

[症例1] 図1-A：T1強調矢状断像にて，脳梁は完全欠損を認め，海馬交連が欠損する．前交連はやや肥厚している．帯状回（→）が正常の形態を示していない．
図1-B：T2強調像にて，左右側脳室は平行状に離開し，内側にProbst束（▶）を認める．側脳室後角は拡大している（colpocephaly）．
図1-C：拡散テンソルtractographyにて，左右Probst束が描出されている．

[症例2] 図2-A：T2強調像にて，左右側脳室体部から三角部が拡大している（→）．
図2-B：T1強調矢状断像にて，脳梁は全体に薄く，後方部分が低形成である（→）．

●その後の経過，最終診断：症例1は脳梁の完全な欠損，Probst束の形成より，完全脳梁欠損症（complete callosal agenesis）である．症例2は脳梁は後方優位に低形成で，Probst束の形成はなく，脳梁低形成（callosal hypoplasia）に相当する．

● 脳梁形成異常の一般的知識と拡散強調像を中心としたMRI所見

何らかの原因で脳梁原基の形成異常が生じると，脳梁欠損症となる．脳梁原基がまったく形成されない脳梁完全欠損と，部分的に形成される部分欠損とがあり，また脳梁原基の形成はあっても，これを通過する神経線維の発達，成長に障害が生じ，脳梁の体積が減少したものを脳梁低形成という[1]．

MRIは脳梁欠損の程度だけでなく，合併奇形の有無やその種類を診断するのに特に有用である[1)2)]．その際，軸位断像，矢状断像，冠状断像の3方向の撮像は必須である．脳梁完全欠損では帯状回がうまく形成されず，大脳半球内側面は放射状の脳回となり，帯状溝も形成されない（図1-A）．冠状断像で下方を向いた帯状回が描出される．また，脳梁形成異常に伴い，前交連や視床交連は影響を受け，脳梁完全欠損では前交連や視床間橋が低形成となったり，欠損したりする．完全脳梁欠損症で，前交連が欠損するか，または異常な交連線維が通過し，前交連が太い場合には，精神発達異常が強いとされる．前交連のサイズが正常で，異常な交連線維がないと，精神発達は良好とされる．部分欠損では，脳梁が形成されている部分では，帯状回，帯状溝が認められる．脳梁形成不全により本来交連線維として対側大脳半球にわたる軸索が脳室間溝で留まるため，側脳室の内側壁に沿って線維束を認め（図1-C），これをProbst束という．このProbst束は神経線維が密なため，T1強調像で白質よりやや高信号，T2強調像にてやや低信号を呈する（図1-B）．冠状断ではこの線維束が側脳室を圧排し，側脳室の前角は三日月状の形状（野牛の角状）を示す．軸位断像では，左右側脳室体部が前後に平行して走行し，脳梁の支えがなくなるため脳室は拡大し，側脳室三角部から後角が拡大する（colpocephaly，図1-B）．拡散テンソルtractographyによる検討では，脳梁欠損症におけるProbst束は，前頭葉からの交連線維の中で，前頭極からの線維はProbst束のより内側を走行し，外側前頭葉からの線維は外側を走行，さらに眼窩回からの線維はさらに外側を走行しているとされる[3]．

● 鑑別疾患とそのポイント

脳梁単独欠損では，海馬交連が発達し，脳梁のように見えることがある．脳梁部分欠損では後方部分が欠損するが，全前脳胞症では前方部分や中央部分に欠損が見られる．脳梁部分欠損と脳梁低形成とはProbst束の形成の有無で評価する．

13. 小児・奇形

結節性硬化症
tuberous sclerosis

（大場　洋）

関連項目　p.22 *b* 値，p.24 ADC，p.38 拡散の異方性・テンソル，p.112 拡散テンソル表現

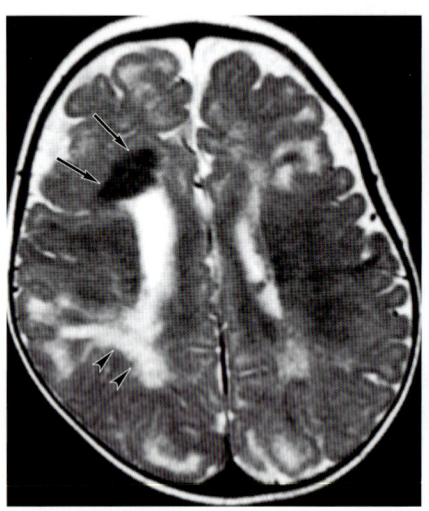

図1-A　T2強調像
(TR/TE = 3000/87.2ms，5mm厚)

図1-B　T1強調矢状断像
(TR/TE = 12.5/4.2ms, flip angle 60°，5mm厚)

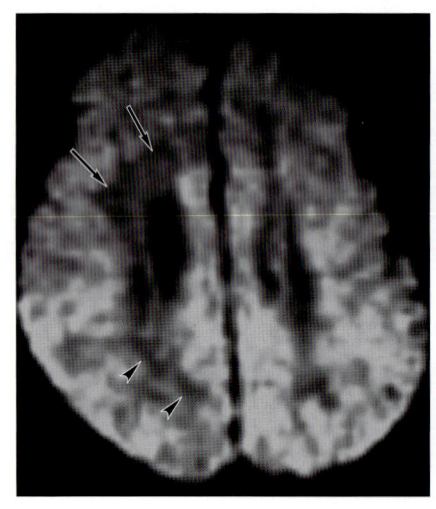

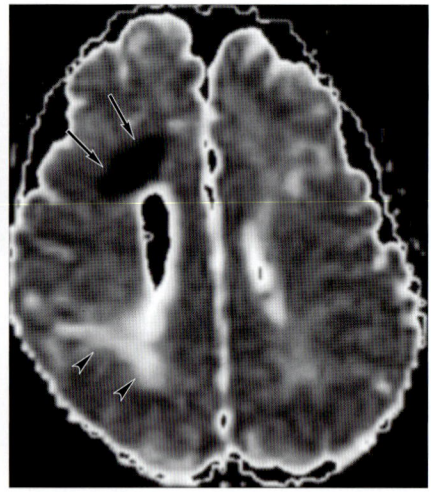

図1-C　DWI
(TR/TE=6000/99.3ms，5mm厚，b=1000s/mm^2，MPGはx，y，z 3軸方向)

図1-D　ADC map（図1-Cが原画像）

参考文献

1) 柳下 章：限局性皮質異形成とその関連疾患．小児の脳神経 24: 341-347, 1999.
2) Sener RN: Tuberous sclerosis: diffusion MRI findings in the brain. Eur Radiol 12: 138-143, 2002.

| 症例 | 8か月,女児.てんかん,精神発達遅滞,顔面の皮脂腺腫を認めた. |

| MRI読影 | A:右前頭葉深部白質に粗大な石灰化した上衣下結節を認める(→).石灰化を反映して低信号を呈する.その他,皮質結節が多発している.右頭頂葉には比較的大きな皮質結節があり,皮質直下白質に大きな高信号域を認める(▶).
B:右前頭部には上衣下から脳表近くまで広がる高信号病変(上衣下結節― radially oriented white matter bands)を認める.淡い石灰化を反映して高信号を呈する(→).
C:石灰化した上衣下結節は軽度低信号を呈する(→).皮質結節の皮質下白質病変は比較的低信号を呈する(▶).
D:石灰化した上衣下結節は低信号を呈し(→),皮質結節の皮質下白質病変は高信号を呈する(▶). |

●その後の経過,最終診断:特徴的な脳室壁の石灰化結節,T2強調像にて皮質直下に認められる高信号(cortical tuber),脳室近傍から皮質に向かうように分布する病変などの存在より,結節性硬化症と診断された.

● 結節性硬化症の一般的知識と拡散画像を中心とした MRI 所見

結節性硬化症は大脳,小脳その他に硬結節が多発する遺伝性疾患である.顔面の皮脂腺腫(adenoma sebaceum,組織は angiofibroma),再発性痙攣発作,知能発育遅延を3主徴とするが,これらの揃わない不全型も多く見られる[1].新生児の心臓横紋筋腫,腎血管筋脂肪腫などもよく見られる.結節性硬化症の脳内病変は皮質結節,上衣下結節,上衣下巨細胞性星細胞腫(図2)および白質病変(radially oriented white matter bands)である.皮質結節は異常な神経細胞,balloon cells,石灰化およびグリオーシスである.白質には髄鞘の脱落とグリオーシスが認められる."グロテスク細胞"と呼ばれる異常な細胞の出現が特徴的である.

T2強調像で認められる白質の高信号(皮質結節)は DWI でも軽度高信号を呈し,ADC map でも高値を示す(T2 shine-through)[2].石灰化した hamartoma は T1強調像では高信号,T2強調像では低信号を呈し,拡散強調像(DWI)にて低信号を呈する[2].ADC map では ADC 値は著明な低値を示している.

● 鑑別疾患とそのポイント

上記3徴があったり,上衣下結節,皮質結節が多発する症例は診断が容易である.上衣下結節の鑑別診断としては,異所性灰白質の上衣下結節型,側脳室壁に沿って生じる星細胞腫,上衣下細胞腫(subependymoma)などの腫瘍が挙げられる.結節性硬化症の上衣下結節はほとんどが石灰化していることが鑑別になる.皮質結節の鑑別診断は星細胞腫,ganglioglioma などの腫瘍,focal cortical dysplasia of Taylor や局所的な片側巨脳症などが鑑別として挙げられる.典型例の鑑別は容易だが,これらの病変とは区別が困難なこともある.

図2 結節性硬化症
30代,男性.
造影T1強調像にて,右側脳室前角に強く造影される腫瘤性病変を認める(→).術後,上衣下巨細胞性星細胞腫(subependymal giant cell astrocytoma:SEGA)と診断された.

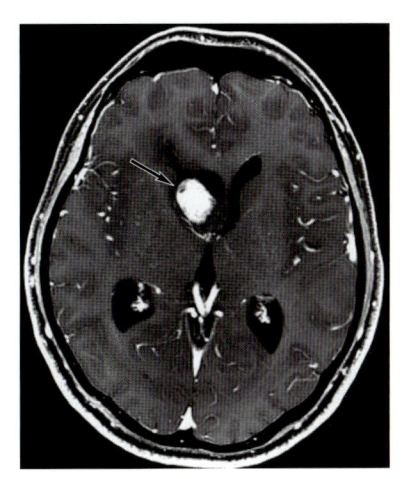

造影T1強調像

13. 小児・奇形

新生児低酸素性虚血性脳症
neonatal hypoxic-ischemic encephalopathy (HIE)

(大場 洋)

関連項目　p.22 *b*値，p.24 ADC，p.38 拡散の異方性・テンソル，p.112 拡散テンソル表現

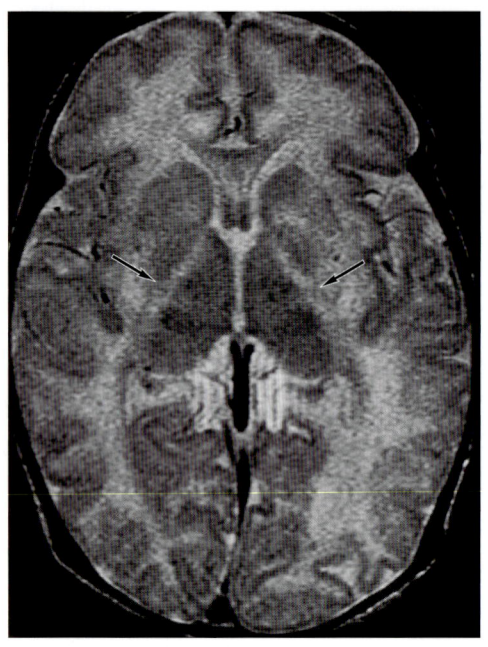

図1-A　T2強調像
(TR/TE = 4000/99.2ms)

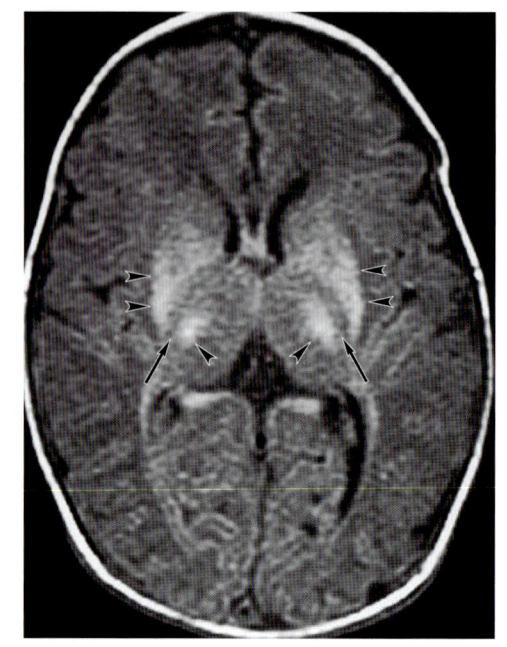

図1-B　T1強調像
(TR/TE = 500/9ms)

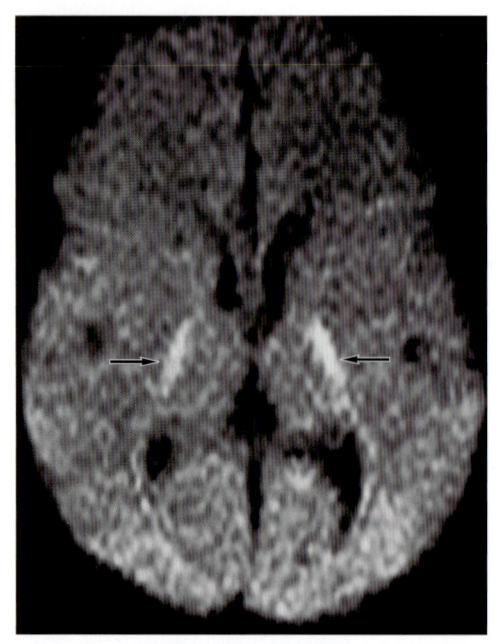

図1-C　isotropic DWI (EPI-DWI, TR/TE = 5000/102ms, 5 mm厚, $b = 1000s/mm^2$)

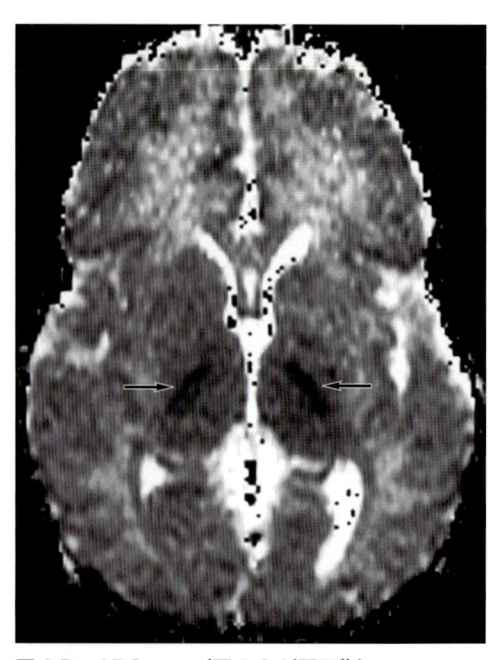

図1-D　ADC map (図1-Cが原画像)

症　例	日齢12日，女児．在胎39週5日．体重2850g，Apgar score 3/7．痙攣を認めた．

MRI読影	A：内包後脚に正常の髄鞘化を示す低信号が認められない（→）．

B：両側被殻後部，視床腹外側核に高信号領域を認める（▸）．内包後脚の正常の髄鞘化を示す高信号は認められない（→）．
C：両側内包後脚が著明な高信号を呈する（→）．
D：両側内包後脚はADC値が低下している（→）．

● その後の経過，最終診断：T1強調像での左右対称性の被殻後部，視床腹外側核の高信号は新生児低酸素性虚血性脳症の典型的な所見である[1)2)]．拡散強調像（DWI）にて錐体路の高信号は大脳脚，橋にも認められた[2)]．

　周生期低酸素性虚血性脳症では，内包後脚の近傍，左右レンズ核後部，視床腹外側核にT1強調像にて異常な高信号が出現し，これと同時に内包後脚は髄鞘の信号が不明瞭になり，やがて消失する．T1強調像における信号変化は，生後7日〜10日程で同定しやすい．DWIでは内包後脚に信号異常が生じる．信号の変化は1〜2日で認められる．DWIにおける内包後脚の高信号は，ADC mapでは低信号を呈し，拡散の低下を認めた．細胞毒性浮腫により異方性が消失していると考えられる．

● 新生児低酸素性虚血性脳症（HIE）の一般的知識と拡散画像を中心としたMRI所見

　母体から臍帯を通じて脳血流が維持される胎児では，HIEは必然的に低灌流と低酸素が同じ程度に関与する．

1) 基底核・視床壊死：急性で重篤な無灌流・無酸素状態（profound asphyxia）で生じる．中心溝周囲皮質，海馬，脳幹にも障害を生じやすい．
2) 分水嶺優位障害：軽度〜中等度の低灌流・低酸素状態が遷延（prolonged partial asphyxia）することにより生じる．
3) 全大脳型：分水嶺だけでなく，大脳皮質，皮質下白質が全体に障害される．基底核・視床壊死は伴う場合もあれば伴わない場合もある．中等度以上の低灌流・低酸素状態がある程度遷延した状態と考えられる．生存した場合は，多嚢胞性脳軟化症となる．
4) 脳室周囲白質限局型：未熟児に比較的軽度の低灌流・低酸素状態で生じる．先天性心奇形児に生じやすいとされる．
5) 新生児脳梗塞：分娩時ストレスや心奇形などさまざまな原因により，動脈性梗塞，静脈性梗塞が生じる．

　これらは，すべて通常のMRIよりも拡散強調像において，早期に診断される．HIE患児の生後5〜6日での内包後脚のADC値は生存率，予後と強い相関があるとされる．また，同部位の異方性はADC値よりも予後予測に優れるとされる．

● 鑑別疾患とそのポイント

　新生児HIEと非常に似た画像を呈する先天代謝疾患として，モリブデン補酵素欠損症がある．痙攣が強く，仮死がないなどの臨床経過がHIEと異なる他，画像上は，視床壊死があまり見られず，尾状核に異常が生じやすい．新生児ヘルペス脳炎も画像は似るが，通常発症が分娩時よりも数日から数週後であること，早期にDWIにて点状高信号が多数見られることなどが特徴とされる．

参考文献
1) de Vries LS, Groenendaal F: Patterns of neonatal hypoxic-ischaemic brain injury. Neuroradiology 52: 555-566, 2010.
2) Hunt RW, Neil JJ, Coleman LT, et al: Apparent diffusion coefficient in the posterior limb of the internal capsule predicts outcome after perinatal asphyxia. Pediatrics 114: 999-1003, 2004.
3) Ward P, Counsell S, Allsop J, et al: Reduced fractional anisotropy on diffusion tensor magnetic resonance imaging after hypoxic-ischemic encephalopathy. Pediatrics 117: e619-e630, 2006.

376　13. 小児・奇形

COACH症候群（ジュベール症候群）
COACH syndrome (Joubert syndrome)

（安藤久美子，石藏礼一）

関連項目　p.38 拡散の異方性・テンソル，p.124 画像表示

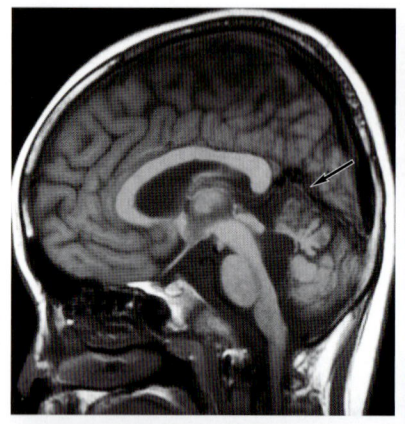

図1-A　T1強調矢状断像（SE, TR/TE＝525/14ms）

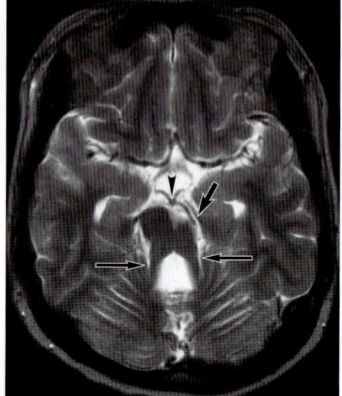

図1-B　T2強調像（中脳橋移行部レベル）（FSE, TR/TE/turbo factor＝3000/96/7ms）

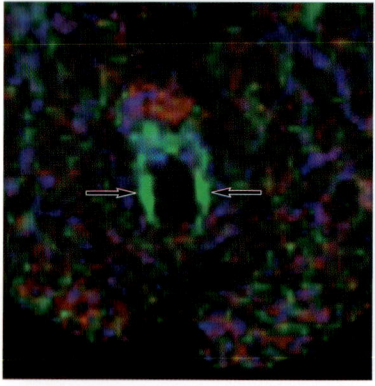

図1-C　拡散テンソル（軸位断，カラー表示）
原画像はEPI-DWI, TR/TE＝2838/86ms, EPI factor 61, 4mm厚，$b=1000s/mm^2$, MPG 6方向（P, M, S, MP, PS, MS, P＝phase, M＝frequency, S＝slice）

［軸位断／前後：緑，左右：赤，上下：青］　　［冠状断／前後：緑，左右：赤，上下：青］

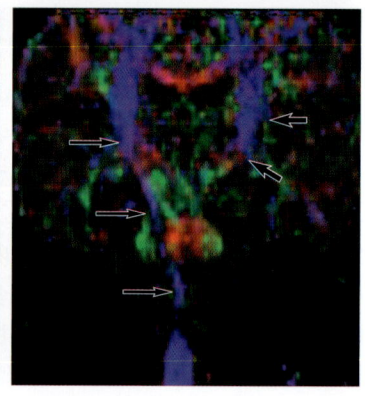

図1-D　拡散テンソル（冠状断，カラー表示）

［正常対象］
正常ボランティア（40代，女性）に対するカラー表示（図2）。
カラー表示軸位断像（A）にて，上小脳脚と交叉（→）が緑に表示されている。
冠状断像（B）では両側錐体路が橋レベルまで表示されている。

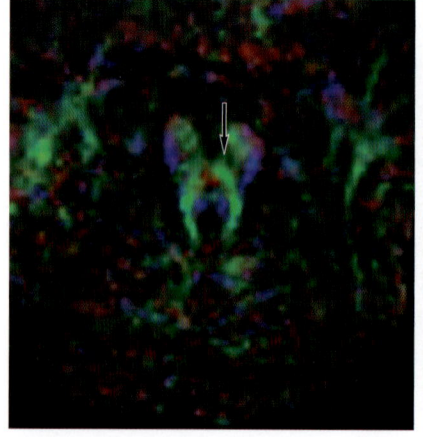

図2-A　拡散テンソル（軸位断，カラー表示） 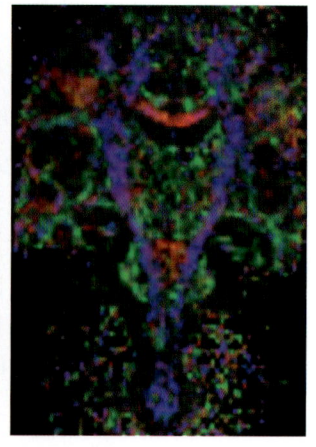　　図2-B　拡散テンソル（冠状断，カラー表示）

| 症 例 | 10代前半，女性．生下時より精神発達遅滞と小脳失調を認める．錐体路障害は認めていない．6歳で腎不全，12歳で肝線維症を来している．眼科にて脈絡膜萎縮を指摘されている． |

| MRI読影 | A：正中部矢状断像にて小脳虫部の低形成を認める（→）．
B：中脳橋移行部レベルの軸位断像にて，平行に走行する肥厚した上小脳脚を認め（→），脳幹正中部には深い切れ込みを伴っている（▶）．小脳虫部萎縮により第4脳室背側は拡大している（molar-tooth sign）．本症例では中脳橋移行部の左腹側が低形成である（➔）．
C：カラー表示軸位断像にて，肥厚した上小脳脚が緑に表示されている（→）．平行に走行し，上小脳脚交叉は不明瞭である．
D：カラー表示冠状断像にて右の錐体路が青く表示されている（→）．左の錐体路（➔）はBの左中脳橋移行部低形成部以下で描出されていない． |

● COACH症候群およびJoubert症候群の一般的知識と拡散画像を中心としたMRI所見

　COACH症候群は小脳虫部低形成（Cerebellar vermis hypoplasia），精神発達遅滞（Oligophrenia），小脳失調（Ataxia），脈絡膜欠損（Coloboma），肝線維症（Hepatic fibrosis），および先天性腎機能不全を特徴とする常染色体劣性遺伝の疾患で，Joubert症候群類似疾患のひとつである[1)2)]．これらの疾患では，脳MRIにて小脳虫部低形成と，上小脳脚の肥厚，中脳橋移行部における正中の深い切れ込みが見られ，軸位断像において臼歯に似るため"molar-tooth sign"と呼ばれている[3)]．

　Joubert症候群は，間欠的呼吸異常，眼球運動異常，精神発達遅滞，小脳失調を4主徴とする常染色体劣性遺伝の疾患である[2)]．剖検例では以上のMRI所見に加えて，上小脳脚交叉の欠損，錐体交叉欠損，錐体路が脳幹腹側に見られないなどの脳幹白質線維走行異常，小脳核や脳幹神経核の欠損が見られることが報告されている[4)]．

　本例COACH症候群においては，拡散テンソル画像にて上小脳脚交叉の欠損が示唆された．また同時に左錐体路の走行異常も示唆された[5)]．PorettiらはJoubert症候群が，その原因遺伝子にかかわらず拡散テンソル画像で上小脳脚交叉と延髄錐体路交叉が欠損することを報告している[6)]．

　本例では錐体路障害は見られていない．この点について，LeeらはJoubert症候群のtractographyにおいては，上小脳脚を介する小脳－大脳運動野，感覚野とのconnectionが正常よりも強いことを報告している[7)]．脳の可塑性を示唆している可能性がある．

　白質線維走行異常や，可塑性を含めた機能の解明に，拡散テンソル画像は非常に有用な手法のひとつである．

参考文献

1) Verloes A, Lambotte C: Further delineation of a syndrome of cerebellar vermis hypo/aplasia, oligophrenia, congenital ataxia, coloboma, and hepatic fibrosis. Am J Med Genet 32: 227-232, 1989.
2) Joubert M, Eisenring JJ, Robb JP, Andermann F: Familial agenesis of the cerebellar vermis. a syndrome of episodic hyperpnea, abnormal eye movements, ataxia, and retardation. Neurology 19: 813-825, 1969.
3) Maria BL, Quisling RG, Rosainz LC, et al: Molar tooth sign in Joubert syndrome: clinical, radiologic, and pathologic significance. J Child Neurol 14: 368-376, 1999.
4) Yachnis AT, Rorke LB: Neuropathology of Joubert syndrome. J Child Neurol 14: 655-659, 1999.
5) Ando K, Ishikura R, Nakao N, et al: Diffusion tensor imaging of the brainstem whitematter tract anomaly in a case of COACH syndrome. Euro J Radiol Extra 51: 1-4, 2004.
6) Poretti A, Boltshauser E, Loenneker T, et al: Diffusion tensor imaging in Joubert syndrome. AJNR28: 1929-1933, 2007.
7) Lee SK, Kim DI, Kim T, et al: Diffusion-tensor MR imaging and fiber tractography: a new method of describing aberrant fiber connections in developmental CNS anomalies. RadioGraphics 25: 53-68, 2005.

脳室周囲白質軟化症
periventricular leukomalacia (PVL)

(村上亜紀, 森本昌史, 山田 惠)

関連項目 p.128 線維追跡1 決定（論）的 tractography, p.168～177 tractography の描き方

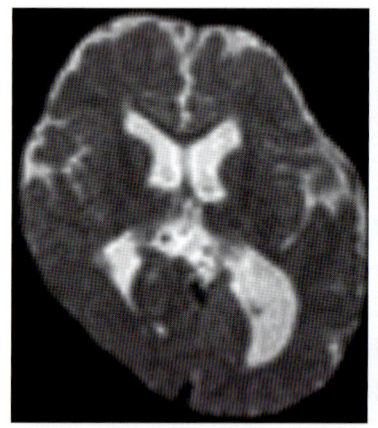

図1-A $b=0s/mm^2$ 画像
(TR/TE = 6000/88ms)

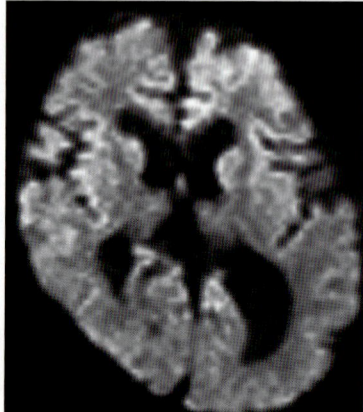

図1-B 拡散強調像
(EPI-DWI, TR/TE = 6000/88ms, 5mm厚, $b=1000s/mm^2$, MPGは6方向)

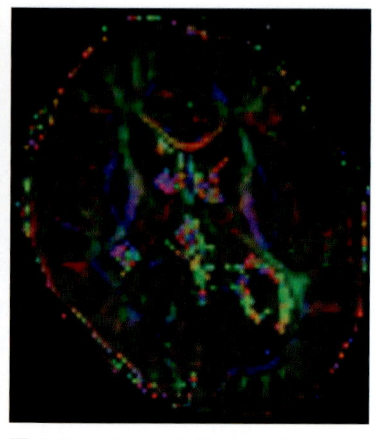

図1-C color coded orientation map
6軸方向DTIより各ピクセルの拡散方向を算出した画像. 赤が左右方向, 緑が前後方向, 青が頭尾方向のベクトルを示している.

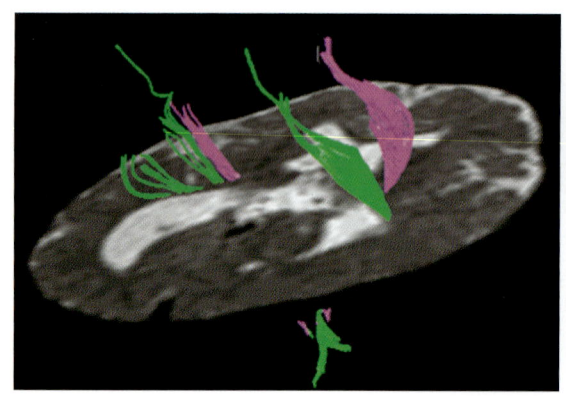

図1-D-a fiber tracking画像とT2強調像の重ね合わせ
斜め上方後方から観察しているため, 図1-A～Cと比べると左右が逆転している点に注意.
紫色：運動路, 緑色：知覚路.

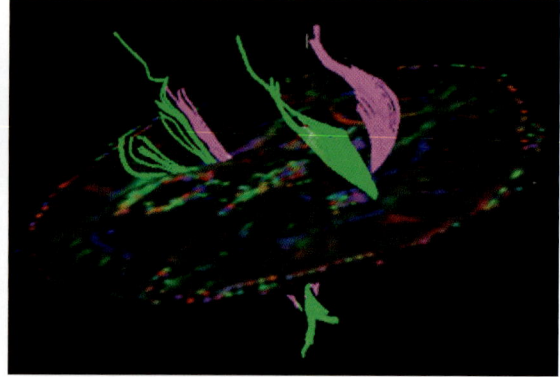

図1-D-b fiber tracking画像と color coded orientation map の重ね合わせ
紫色：運動路, 緑色：知覚路.

参考文献

1) Hoon AH, Lawrie WT, Melhem ER, et al: Diffuison tensor imaging of periventricular leukomalacia shows affected sensory cortex white matter pathways. Neurology 58: 752-756, 2002.
2) Murakami A, Morimoto M, Yamada K, et al: Fiber-tracking techniques can predict the degree of neurologic impairment for periventricular leukomalacia. Pediatrics 122: 500-506, 2008.

症例

撮像時1歳3か月（修正1歳0か月），男児．出生歴：在胎24週4日，682gで緊急帝王切開にて出生，Apgarスコア1点（1分値）/2点（5分値）．出生直後より重度の新生児仮死を認め即座に挿管，NICUにて65日間の人工呼吸管理を受けた後に退院．

MRI読影

A：側脳室は不整に拡張し，周囲白質にT2強調像（$b = 0s/mm^2$ 画像）で高信号の領域を認める．白質のvolume lossが大きく，end-stage PVLの状態である．髄鞘化はT1強調像やT2強調像にて正常に認められた．

B：両側の側脳室の著明な拡大を認めるが，脳室周囲に異常な高信号は認めなかった．

C：color coded orientation mapでは脳全体のFAが低いため正常児に比較すると全体的に色調が暗めで，左右方向に走行する脳梁線維や，頭尾方向に走行する錐体路など通常ではより明確に観察される神経線維束が認めにくい状態となっている．

D：fiber tracking法では両側の運動・知覚路の描出に成功している（stop criteria FA＜0.18）．紫色で示された線維束が運動路（皮質脊髄路），緑色で示された線維束が知覚路（脊髄視床路）を表している．運動路・知覚路ともに右側に比して左側で描出が乏しく，いずれも左側の線維束は脳室に近接して走行するのが認められる．また，両側の運動路が示すFAの値は左側0.363，右側0.502と著明な差を認めた．これは以下に示す脳波所見の左右差と合致するものであった．

●その後の経過，最終診断：【修正2歳1か月での症状】　両側下肢の筋緊張の亢進しており，痙性対麻痺を認める．運動発達は6か月レベル，精神発達は10か月レベルで，現在の臨床症状では左右ともに痙性対麻痺をすでに認めているため明確な左右差の所見には乏しい．脳波では左前頭葉から頭頂葉にspikeの頻発を認めており前出の左優位のダメージを反映した所見と考えられる．新生児期の低酸素性虚血性脳症による脳室周囲白質軟化症の発症とそれに伴う脳性麻痺，重度の精神運動発達遅滞，およびてんかんと診断された．

● 脳室周囲白質軟化症の一般的知識とfiber trackingの技術を用いたMRI所見

　脳室周囲白質軟化症（PVL）は脳室周囲白質の病変を特徴とする低酸素性虚血性脳症の一型である．T2強調像で認められる脳室周囲の高信号領域はグリア変性によるもので，特に超早産児においてはグリア変性が大量に及んだため空胞化して起こると報告されている．fiber tracking手法では，髄鞘化の完成していない未熟な脳から髄鞘化が完成する時期の脳における白質路の描出を可能とし，描出された白質路における拡散能の大きさ（apparent diffusion coefficient：ADC）やFAの変化を数値として計測することで，発達期における白質路の成熟度を知る手段となる．この手法を用いることで，わが国において脳性麻痺の主たる原因であるPVLの病変を持つ患児において，従来の画像検査では困難であった運動路，知覚路と白質病変の部位との正確な位置関係を明らかにすることが可能となった．

　自験例で軽症例と重症例のPVLを比較したところ，軽症例と重症例で明瞭な差異を認めた．軽症例では運動路，知覚路ともに著明な異常はなく，fiber trackingで運動路・知覚路ともに正常に描出可能であり，その後の精神運動発達においても異常を認めていなかった．これに比べ，重症のPVL症例では知覚路は描けないことがあり，また運動路でも正常児や軽症PVL児に比較すると明らかに低いFAを示しているという結果を得た．重症のPVLにおいて知覚路が障害されやすいという所見をtractographyにて捉えた報告はすでにある[1]が，我々は自験例の検討より将来的には神経学的な後遺症の程度と患者の白質路のADCやFAの値との関係を調べることによって，疾患の神経学的予後予測にfiber trackingの手法を応用することで早期治療介入も可能となると考えている[2]．

14

変性・てんかん・精神疾患・その他

総　論

(阿部　修)

関連項目　p.50 発達，加齢性変化，p.178 画像統計解析の実践と各種ソフトウエア，p.182 FSL / TBSS による解析

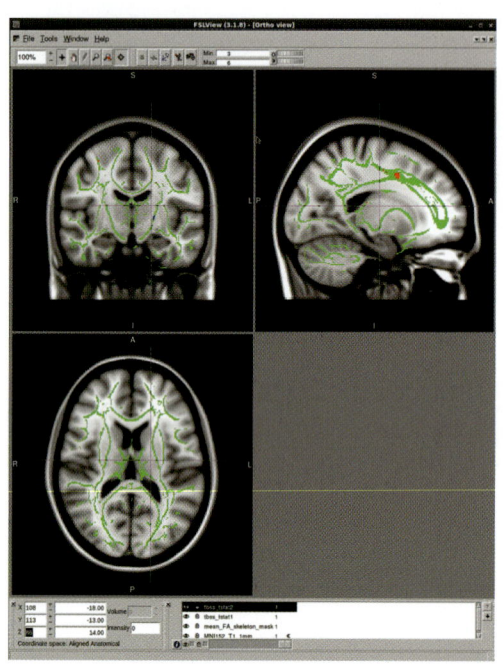

図1　TBSS を用いた拡散指標解析
疾患群と正常群を比較し，それぞれの群間差が生じた部位を暖色系，または寒色系で表示した画像．緑色は FA 画像における白質線維骨格を表し，近傍の最大値を骨格上に投影したのちに，voxel-base 解析を行う．

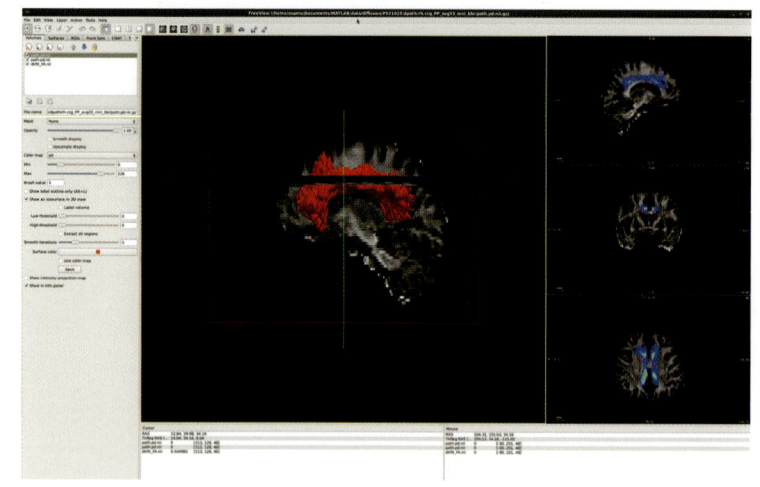

図2　Tracula を用いた特定の線維束抽出と，その線維束からの特徴量測定
Tracula では左右それぞれの皮質脊髄路，下縦束，鉤状束，前視床放線，帯状束，angular bundle，上縦束頭頂部，上縦束側頭部の $8 \times 2 = 16$ か所，脳梁膨大部，脳梁膝部の合計18か所(本図)において，各線維の経路数，容積(ボクセル数)，最大・最小・平均経路長，最も信頼性の高い経路長，axial diffusivity・radial diffusivity・MD・FA それぞれの全経路平均・全経路加重平均・最も信頼性の高い経路のみの平均の値を算出することができる．本図では左右の帯状束を表示している．

　現在においても，精神神経疾患の臨床診断における MRI の役割は，主として脳腫瘍，血管障害，奇形などの器質的疾患の除外目的である．海馬硬化や脳腫瘍など特徴的な画像所見を示すてんかんもあるが，視覚的判断による形態画像ではてんかん源を特定できない場合も多い．一方，疾患研究における MRI は脳内構造の全脳・局所容積の定量的評価，磁気共鳴

スペクトロスコピー（magnetic resonance spectroscopy：MRS）を用いた代謝物質の変化に関する研究がなされてきたが，群間比較で有意であるものの非特異的な変化であることが多く，個々の症例での診断には必ずしも有効でないことが多かった．しかし近年，拡散，特にテンソル解析を用いて白質線維連絡の異常を明らかにすることが可能になって以来，この分野におけるMRIの有用性に次第に注目が集まりつつある．具体的には失読症（dyslexia）[1]，側頭葉てんかん（temporal lobe epilepsy）[2]，アルツハイマー病（Alzheimer disease）[3]，統合失調症（schizophrenia）[4]，片麻痺性片頭痛（hemiplegic migraine）[5]，一過性全健忘（transient global amnesia）[6]，生理的加齢[7]などである．このうち，記憶や認知機能および知覚情報処理の障害などが認められるアルツハイマー病や統合失調症では，記憶の中枢と考えられている海馬や，それと密接な線維連絡を有する前頭前野や帯状回の局所的な体積減少などが報告されてきたが，拡散テンソル解析を用いることでこれら萎縮が見られる局所の異常ばかりではなく，それらを連絡する白質線維ネットワーク異常の評価が可能になることが期待される．その他，躁うつ病[8]，心的外傷後ストレス障害（posttraumatic stress disorder：PTSD）[9]，慢性アルコール中毒[10]，自閉症[11]などでの拡散に関する報告例は今のところ数少ないが，今後拡散解析が期待される分野である．

これまでのテンソル解析では関心領域を設定し，関心領域における拡散指標を解析したものが多いために，ある線維連絡について特異的な異常を報告したものは数少ない[12]．今後，さまざまな疾患に対して客観的に全脳の白質線維ネットワークを解析する手法として，FSL上で稼働するTBSS（tract-based spatial statistics，図1），FreeSurfer上で稼働するTracula（図2），SPM（statistical parametric mapping）を用いたvoxel-base解析が注目されている．voxel-base解析は関心領域法と比較して解析者間・解析者内のばらつきを低減可能で，仮説によらない統計処理も可能である．さらに最近では，テンソル解析における前提条件である拡散現象の正規性を前提条件としないq-space imagingを用いた解析手法も登場しており，解析パラメータのひとつであるdiffusion kurtosisに着目した研究も登場してきている[13]．

参考文献

1) Klingberg T, Hedehus M, Temple E, et al: Microstructure of temporo-parietal white matter as a basis for reading ability: evidence from diffusion tensor magnetic resonance imaging. Neuron 25: 493-500, 2000.
2) Rugg-Gunn FJ, Eriksson SH, Symms MR, et al: Diffusion tensor imaging of cryptogenic and acquired partial epilepsies. Brain 124: 627-636, 2001.
3) Kantarci K, Jack CR, Jr., Xu YC, et al: Mild cognitive impairment and Alzheimer disease: regional diffusivity of water. Radiology 219: 101-107, 2001.
4) Lim KO, Hedehus M, Moseley M, et al: Compromised white matter tract integrity in schizophrenia inferred from diffusion tensor imaging. Arch Gen Psychiatry 56: 367-374, 1999.
5) Chabriat H, Vahedi K, Clark CA, et al: Decreased hemispheric water mobility in hemiplegic migraine related to mutation of CACNA1A gene. Neurology 54: 510-512, 2000.
6) Strupp M, Brüning R, Wu RH, et al: Diffusion-weighted MRI in transient global amnesia: elevated signal intensity in the left mesial temporal lobe in 7 of 10 patients. Ann Neurol 43: 164-170, 1998.
7) Abe O, Aoki S, Hayashi N, et al: Normal aging in the central nervous system: quantitative MR diffusion-tensor analysis. Neurobiol Aging 23: 433-441, 2002.
8) Taylor WD, MacFall JR, Payne ME, et al: Late-life depression and microstructural abnormalities in dorsolateral prefrontal cortex white matter. Am J Psychiatry 161: 1293-1296, 2004.
9) Yamasue H, Kasai K, Iwanami A, et al: Voxel-based analysis of MRI reveals anterior cingulate gray-matter volume reduction in posttraumatic stress disorder due to terrorism. Proc Natl Acad Sci USA 100: 9039-9043, 2003.
10) Pfefferbaum A, Sullivan EV: Disruption of brain white matter microstructure by excessive intracellular and extracellular fluid in alcoholism: evidence from diffusion tensor imaging. Neuropsychopharmacology 30: 423-432, 2005.
11) Barnea-Goraly N, Kwon H, Menon V, et al: White matter structure in autism: preliminary evidence from diffusion tensor imaging. Biol Psychiatry 55: 323-326, 2004.
12) Kubicki M, Westin CF, Nestor PG, et al: Cingulate fasciculus integrity disruption in schizophrenia: a magnetic resonance diffusion tensor imaging study. Biol Psychiatry 54: 1171-1180, 2003.
13) Delgado y Palacios R, Campo A, Henningsen K, et al: Magnetic resonance imaging and spectroscopy reveal differential hippocampal changes in anhedonic and resilient subtypes of the chronic mild stress rat model. Biol Psychiatry 70: 449-457, 2011.

14. 変性・てんかん・精神疾患・その他

筋萎縮性側索硬化症
amyotrophic lateral sclerosis (ALS)

(阿部 修)

関連項目 p.22 *b* 値，p.24 ADC，p.38 拡散の異方性・テンソル，p.42 FA の正常値，異常を示す疾患一覧，p.196 脳浮腫の分類

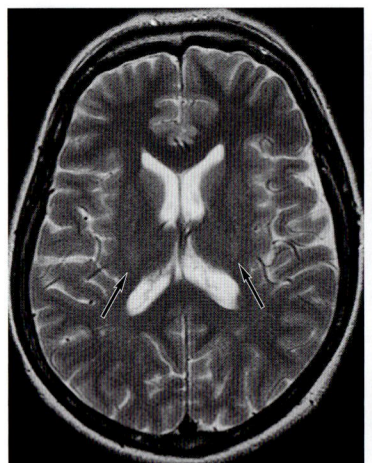

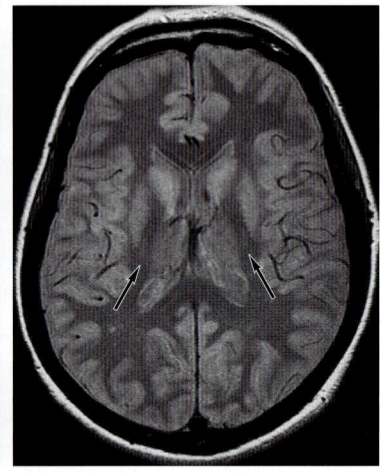

図 1-A　T2 強調像
(TR/TE = 3500/96ms，5mm 厚，ETL = 8)

図 1-B　プロトン密度強調像
(TR/TE = 3500/15ms，5mm 厚，ETL = 8)

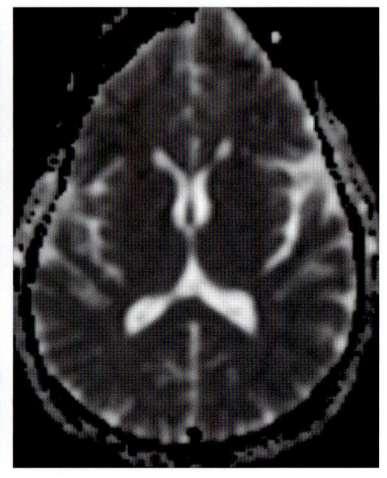

図 1-C　ADC（MD）map
（原画像は EPI-DWI，TR/TE = 5000/102ms，5mm 厚，b = 1000s/mm^2，MPG は（1, 0, 1），（−1, 0, 1），（0, 1, 1），（0, 1, −1），（1, 1, 0），（−1, 1, 0）の 6 方向）

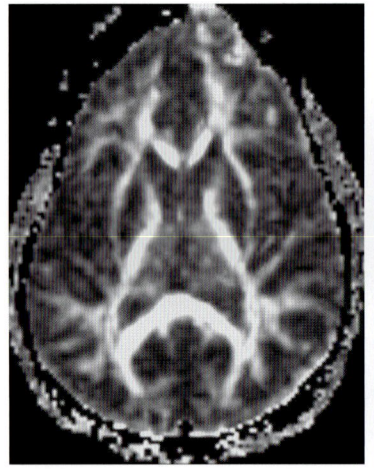

図 1-D　FA map
（図 1-C と同様）

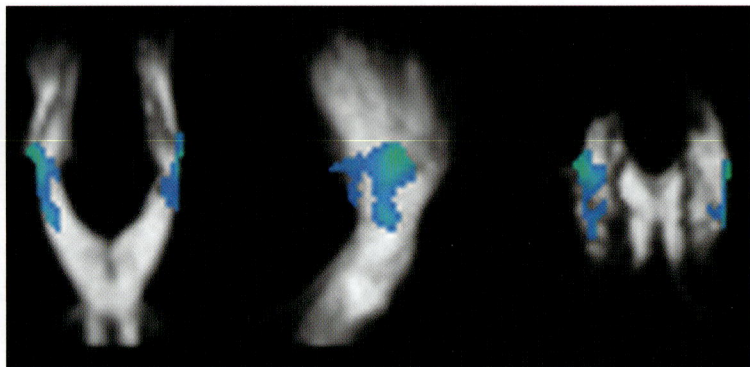

図 1-E　空間的正規化皮質脊髄路（灰色）と，ALS 群において FA が有意に低下したボクセル群（青色）（文献 4）より一部改変して転載）

参考文献
1) Ellis CM, Simmons A, Jones DK, et al: Diffusion tensor MRI assesses corticospinal tract damage in ALS．Neurology 53: 1051-1058, 1999.
2) 阿部　修，青木　茂，増谷佳孝，大友　邦：拡散テンソル MRI による検討．神経内科 60: 259-264, 2004.
3) Sach M, Winkler G, Glauche V, et al: Diffusion tensor MRI of early upper motor neuron involvement in amyotrophic lateral sclerosis. Brain 127: 340-350, 2004.
4) Abe O, Yamada H, Masutani Y, et al: Amyotrophic lateral sclerosis: diffusion tensor tractography and voxel-based analysis. NMR Biomed 17: 411-416, 2004.
5) Hofmann E, Ochs G, Pelzl A, Warmuth-Metz M: The corticospinal tract in amyotrophic lateral sclerosis: an MRI study. Neuroradiology 40: 71-75, 1998.

> **症例** 40代，女性．3年ほど前から流涎，呂律の回りにくさを自覚し，2年ほど前から嚥下困難・構音障害．
>
> **MRI読影** A，B：錐体路（→）に軽度高信号が認められる．
> C：両側内包後脚における平均ADCは 0.86×10^{-3} mm^2/sとやや高値．
> D：両側内包後脚における平均FAは0.61とやや低値．
> E：両者がよく一致していることがわかる．
> ●その後の経過・最終診断：顔面筋力低下，舌萎縮・線維束攣縮や四肢の深部腱反射亢進が認められ，El Escorial分類ではclinically probable ALSと診断された．

● 筋萎縮性側索硬化症の一般的知識と拡散画像を中心としたMRI所見

筋萎縮性側索硬化症（amyotrophic lateral sclerosis：ALS）は上下位運動ニューロンの双方が選択的に障害される変性疾患であり，中年以降に発症し，進行性に筋萎縮と筋力低下を示す疾患である．病理学的には上位運動ニューロンとしてBetz細胞と錐体路が，下位運動ニューロンとしては脊髄前角細胞および下部脳幹の運動性脳神経核が選択的に障害される．臨床的には四肢筋，舌，咽頭筋に線維束性攣縮を伴う筋萎縮と麻痺を認める．典型例では症状は運動ニューロン系に限局し（系選択性），感覚障害，小脳・錐体外路症状，膀胱直腸障害は示さない（陰性徴候）．

拡散画像では錐体路におけるADC上昇と，FA低下が報告されており[1)～4)]，その機序として軸索喪失に伴う細胞外液腔の増加が示唆されている．通常のMRIでは錐体路に沿ったT2延長，大脳皮質野におけるT2短縮が報告されているが，いずれも非特異的な所見である．一方，感度は低いがプロトン密度強調像での中～高度高信号は特異的である[5)]．

● 鑑別疾患とそのポイント

拡散テンソルに関連した報告では，関心領域法[1)2)]でもSPM解析[3)4)]でも錐体路におけるADC上昇とFA低下が報告されている．Ellisらは四肢症状発症ALS患者10名，球症状発症のALS患者10名，対象正常者20名に対して皮質脊髄路上に関心領域を設定してMDおよびFAの変化を報告した[1)]．彼らによればオーバーラップはあるものの球症状発症群，四肢症状発症群，正常群の順にMDは上昇，FAは低下しており，さらにFAは疾患重篤度，進行度，および上位運動神経症状に相関し，MDは罹病期間に相関したという．またSachらは経過中にEl Escorial基準を満たした15症例に対して拡散テンソルMRIを施行し，SPM99を用いて解析した結果を報告している[3)]．そのうち6例はMRI撮像の時点では上位運動ニューロン症状を呈しておらず，後に診断基準を満たした症例であるが，15症例全例と正常群，6症例と正常群のいずれの群間比較でも内包後脚を含め皮質脊髄路においてFA値が有意に低下していたという．さらに経頭蓋的磁気刺激により測定された中枢運動伝導時間とFA値が負の相関を示しており，上下肢運動を司る皮質脊髄路を空間的に区別することも可能であった．これらの結果から彼らは皮質脊髄路変性が臨床的に明らかになる前に上位運動神経傷害を明らかにすることが可能で，ALSなど運動ニューロン疾患の早期診断に寄与する可能性を示唆している．一方，Talairach座標あるいはMNI座標系において脳回・深部基底核のように座標が明確に決定されている灰白質と異なり，白質線維束群に関する座標系は必ずしも明示的に示されていない．そこでALSと対照群の群間比較においてFA低下が認められたボクセル群を，空間的に正規化された皮質脊髄路とほぼ一致することを示した報告もある（図1-E）[4)]．

以上まとめるとALS群において内包後脚あるいは錐体路においてMD上昇，FA低下が認められる可能性は高いが，群間におけるオーバーラップがあり，ALS診断に直ちに適応できるわけではない．しかし，症例によっては早期診断に寄与できる可能性や，同一患者での病状進行度の経過観察に利用できる可能性が示唆されており，今後多数例における検討が必要と考えられる．

パーキンソン病
Parkinson's disease (PD)

(鎌形康司)

関連項目 p.42 FA の正常値，異常を示す疾患一覧，p.182 FSL / TBSS による解析

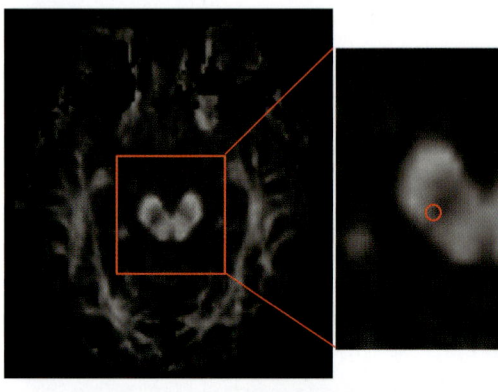

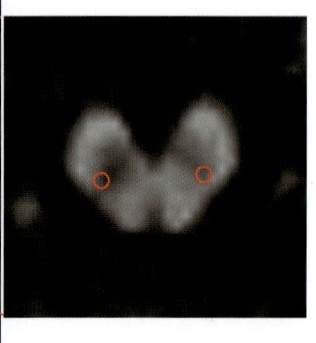

図 1-A 中脳黒質レベルの FA map
黒質緻密層の尾外側に ROI をおいて FA を測定．

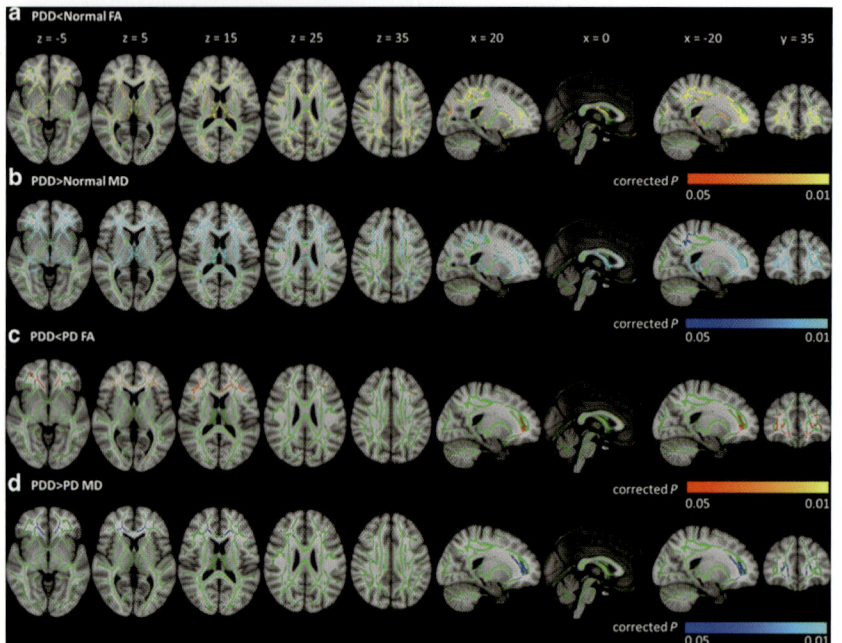

図 1-B tract-based spatial statistics (TBSS) 解析の結果
(a) 認知症を伴ったパーキンソン病群では健常群と比較し，主要な白質路で有意にFAが低下している (red-yellow voxels).
(b) 認知症を伴ったパーキンソン病群では健常群と比較し，FA 低下が見られた領域とほぼ同じ領域で MD の上昇が見られる (blue-light blue voxels).
(c) 認知症を伴ったパーキンソン病群では認知症のないパーキンソン病患者に比較し，前頭前野の皮質下白質と脳梁膝部でFA の有意な低下が見られる (red-yellow voxels).
(d) 認知症を伴ったパーキンソン病群では認知症のないパーキンソン病患者と比較し，FA 低下が見られた領域とほぼ同じ領域で MD の上昇が見られる (blue-light blue voxels). （文献 2）より転載）

図 1-C TBSS 解析による FA と MMSE が有意相関を示す部位
($p < 0.05$, corrected for multiple comparisons, gender and age at the time of MRI). （文献 2）より転載）

症例 60代，女性．2年前からパーキンソニズムを発症．症状は左側有意．Hoehn-Yahrの重症度分類1度．

MRI読影
A：FA mapで肉眼的に黒質の低信号化を指摘するのは困難であるが，黒質の背尾側にROIをおいて定量すると右側で0.4，左側で0.38と当院における正常対照群（平均年齢68歳）の平均値0.47と比較すると低下していることがわかる．特に症状の対側でFA低下が優位である．

B：認知症を伴ったパーキンソン病では健常群と比較し，主要な白質路で有意なFA低下，MRI上昇が見られ，認知症のないパーキンソン病患者に比較すると前頭前野の皮質下白質や脳梁膝部で有意なFA低下，MD上昇が見られる．

C：認知症を伴ったパーキンソン病患者と認知症のないパーキンソン病患者において，前頭前野の皮質下白質を中心として，FAとMMSEスコアとの間に有意な相関が検出されている．

●その後の経過・最終診断：L-dopa内服加療中で，症状の進行はほとんど見られない．

● パーキンソン病の一般的知識と拡散テンソル像を中心としたMRI所見

パーキンソン病（PD）はアルツハイマー病に次いで2番目に頻度の高い神経変性疾患であり，その頻度は100～120人/10万人とされる．PDの病理学的特徴は黒質緻密部や青斑核のメラニン含有細胞の脱落，迷走神経背側核の神経脱落で，残存する神経細胞にLewy小体（α-synucleinを含む封入体）が出現する．従来，PDでは認知機能は保たれると言われていたが，近年，認知症合併率の高さが注目されている．

黒質緻密部や青斑核のメラニン含有細胞の脱落を肉眼では黒質緻密部や青斑核の脱色として認識することができるが，conventionalなMRIで萎縮や信号変化をとらえるのは困難である．3T MRIによる高解像度拡散テンソル画像（diffusion tensor imaging：DTI）を使用した研究では，黒質の尾側のFA値の低下により早期のPD患者と健常人グループを完全に群別することができるという[1]．その他，PD患者で，前頭葉白質や前部帯状束などでFAの低下が報告されている．

PDにおける大脳白質変性と認知機能障害との関連についても検討が進んでいる．PD患者が認知症状を伴うようになると白質変性は上縦束，下縦束，下前頭後頭側束，鉤状束，帯状束など主要な白質路に及ぶようになり（図1-B），特に前頭前野皮質下白質や脳梁膝部とmini mental state examination score（MMSE）との間には有意な相関が見られる[2]（図1-C）．

● 鑑別疾患とそのポイント

パーキンソニズムを呈する他の神経変性疾患や脳血管障害の除外がポイントで，特に多系統萎縮症（multiple system atrophy：MSA）パーキンソニズム型（MSA-P）と進行性核上性麻痺（progressive supranuclear palsy：PSP）との鑑別が重要となる．penguin silhouette signやhumming bird sign，hot cross bun signなど古典的な鑑別方法を用いてもしばしば鑑別診断が困難な場合があり，拡散テンソルが鑑別に有用となる可能性がある．

MSA-Pでは小脳，橋，中小脳脚でFAの低下，MDの上昇が見られ，PDとの鑑別に有用と言われる．またPSPでは前頭葉白質のFA低下，MDの上昇が見られ，PDの白質変性部位と類似するが，脳梁膝部や上小脳脚のFA低下，MD上昇がPSPに特異的であり，PDとの鑑別に有用と言われる[3]．

参考文献

1) Vaillancourt DE, Spraker MB, Prodoehl J, et al: High-resolution diffusion tensor imaging in the substantia nigra of *de novo* Parkinson disease. Neurology 72: 1378-1384, 2009.
2) Kamagata K, Motoi Y, Tomiyama H, et al: Relationship between cognitive impairment and white-matter alteration in Parkinson's disease with dementia: tract-based spatial statistics and tract-specific analysis. Eur Radiol Feb 13, 2013.
3) Cochrane CJ, Ebmeier KP: Diffusion tensor imaging in parkinsonian syndromes: a systematic review and meta-analysis. Neurology 80: 857-864, 2013.

388 14. 変性・てんかん・精神疾患・その他

てんかん
epilepsy

(田岡俊昭)

関連項目　p.176 tractography の描き方 5　弓状束・視放線

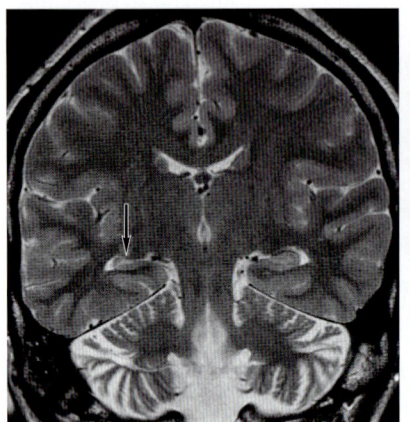

図 1-A　T2 強調冠状断像
(TR/TE = 4000/100ms, 3mm 厚)

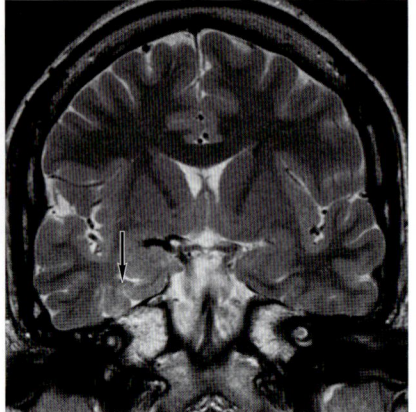

図 1-B　T2 強調冠状断像
(TR/TE = 4000/100ms, 3mm 厚)

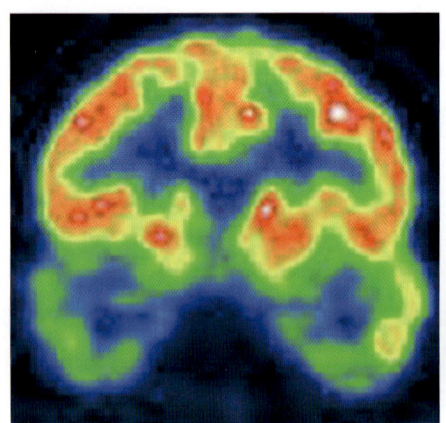

図 1-C　FDG-PET

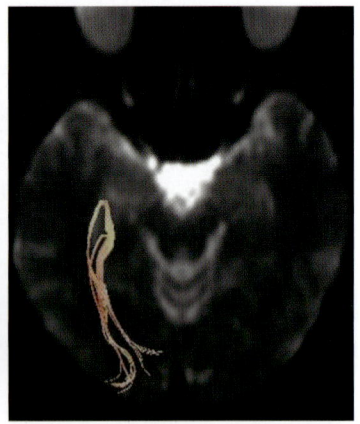

図 1-D　術前拡散テンソル tractography

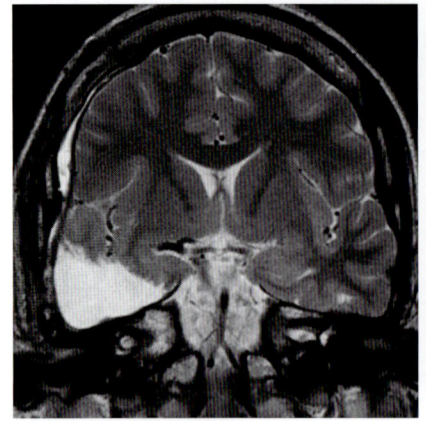

図 1-E　T2 強調冠状断像
(TR/TE = 4000/100ms, 3mm 厚)

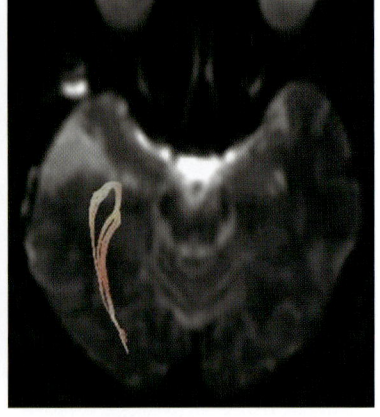

図 1-F　術後拡散テンソル tractography

症例	20代，女性．難治性てんかん（複雑部分発作）．

MRI読影	A：右海馬の萎縮と高信号を認める（→）．

B：右側頭葉前部の皮髄境界の不明瞭化と皮質下白質の異常信号を認める（→）．
C：右側頭葉内側および外側の集積の低下を認める．
D：視放線の走行が確認できる．
E：前部側頭葉切除術が行われている．
F：術後も視放線のtractographyは良好に描出されている．

●その後の経過・最終診断：FDG-PETで右側頭葉内側を中心とした代謝低下が見られ（図1-C），Tc-ECDでの間欠期脳血流シンチグラフィで右側頭葉の血流低下，発作誘発脳血流シンチグラフィで右側頭葉外側部の血流増加が見られた（非掲載）．硬膜下電極によるビデオモニタ脳波で右側頭葉外側底面に発作起始が検出された（非掲載）．これらの情報から右前部側頭葉切除術（図1-E）が行われた．術後は発作の出現はない．切除範囲は拡散テンソルtractographyによる視放線の情報（図1-D）も考慮に入れて決定され，術後の視野異常も軽度で，術後tractographyでも視放線は保たれていた（図1-F）．

● てんかんの一般的知識と拡散画像を中心としたMRI所見

症候性てんかんに関しての画像診断の役割の第一歩は，てんかんの治療方針に関わる器質的な病変を見つけ出すことである．原因となる異常には，腫瘍（主に脳表の腫瘍），皮質形成異常，血管奇形，炎症などがあるが，海馬硬化症もそのうちのひとつである．海馬硬化症による内側側頭葉てんかんは側頭葉切除術や選択的海馬扁桃体切除術により60〜80％の症例で発作の消失が期待できる．

拡散テンソル画像も側頭葉てんかんに応用されるようになっており，数多くの報告で，白質の異方性低下および拡散能の上昇が報告されている．鉤状束や脳梁の変化が主であるが，対側の白質にも異常を来していることが多く報告されている．ただし，これらに関しては，研究的な応用の域を出ず，個々の症例の治療方針の決定には寄与しない．個々の症例の臨床に資する応用として，本例で示したように，側頭葉てんかんの術前に拡散テンソル法で視放線を描出することで，術後視野障害の程度を予測し，切除範囲決定の参考とすることもできる[1]．

● 鑑別疾患とそのポイント

難治性てんかんの診断にとっては，疾患同士の鑑別診断よりは，当該症例が症候性てんかんかどうかの鑑別診断が重要となることが多い．例えば，ごく小さな皮質形成異常の病変は通常画像では検出できないこともある．このような通常画像では描出しえない皮質形成異常の皮質下白質の異常を，MEGと拡散テンソル法の併用により指摘できるとする報告がある[2]．このように，通常画像で病変が指摘できない難治性てんかん症例で，拡散テンソル法などの機能画像が個々の症例の治療方針の決定に有用となることが期待される．

内側側頭葉硬化症では，内側側頭葉硬化以外にも発作焦点となる病変（神経遊走障害，血管奇形，脳腫瘍など）が存在し，dual pathologyと呼ばれる．内側側頭葉硬化症を疑った際には必ず他の病変の有無をチェックするようにしたい．

参考文献

1) Taoka T, Sakamoto M, Nakagawa H, et al: Diffusion tensor tractography of the Meyer loop in cases of temporal lobe resection for temporal lobe epilepsy: correlation between postsurgical visual field defect and anterior limit of Meyer loop on tractography. AJNR 29: 1329-1334, 2008.
2) Widjaja E, Zarei Mahmoodabadi S, Otsubo H, et al: Subcortical alterations in tissue microstructure adjacent to focal cortical dysplasia: detection at diffusion-tensor MR imaging by using magnetoencephalographic dipole cluster localization. Radiology 251: 206-215, 2009.

統合失調症
schizophrenia

(山田晴耕)

関連項目 p.22 b値，p.24 ADC，p.32 ADC の正常値，異常を示す疾患一覧，p.38 拡散の異方性・テンソル，p.40 拡散テンソルの各種パラメータ，p.42 FA の正常値，異常を示す疾患一覧

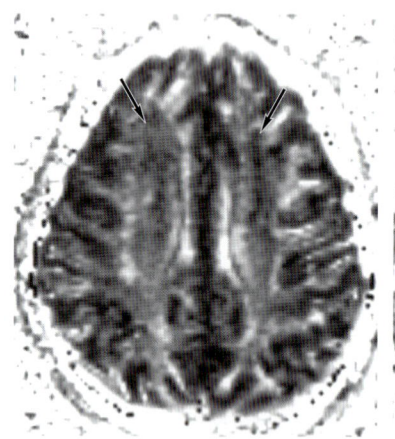

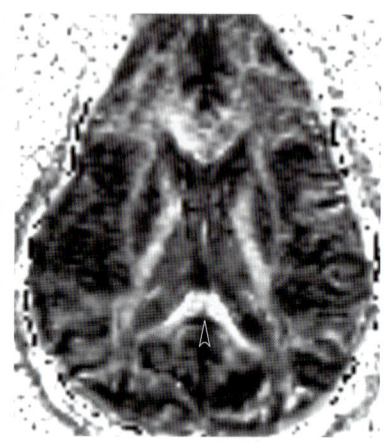

図 1-A　FA map（半卵円中心レベル）
(SE-EPI DTI，TR/TE = 5000/102ms，5mm 厚，b = 500s/mm^2，MPG は 6 軸に印加)

図 1-B　FA map（大脳基底核レベル）
（パラメータは図 1-A と同じ）

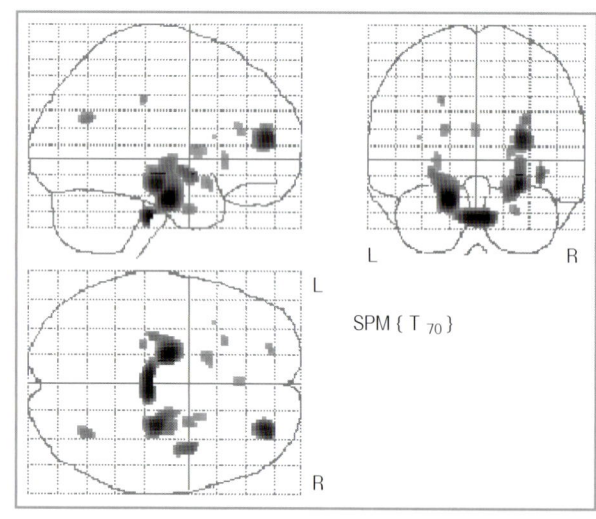

図 1-C　健常群に対する疾患群での FA 低下領域（多重比較補正，$p < 0.05$），投影像

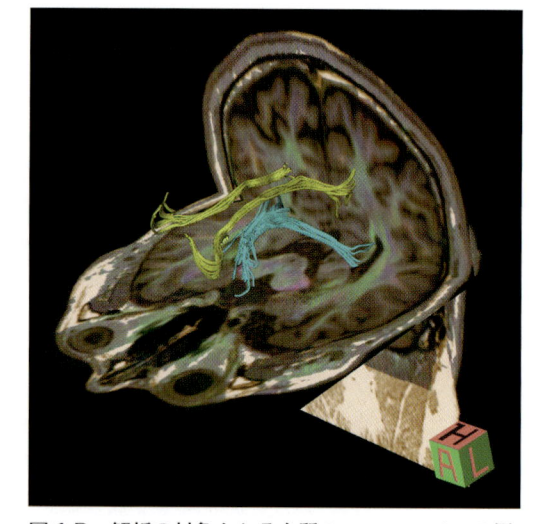

図 1-D　解析の対象となる白質の tractography の例
（黄色：帯状束，水色：脳弓）

参考文献

1) Lim KO, Hedehus M, Moseley M, et al: Compromised white matter tract integrity in schizophrenia inferred from diffusion tensor imaging. Arch Gen Psychiatry 56: 367-374, 1999.
2) Foong J, Maier M, Clark CA, et al: Neuropathological abnormalities of the corpus callosum in schizophrenia: a diffusion tensor imaging study. J Neurol Neurosurg Psychiatry 68: 242-244, 2000.
3) Yamada H, Abe O, Kasai K, et al: Reduced diffusion anisotropy in schizophrenia: a voxel-based diffusion tensor MR study. Proc Intl Soc Mag Reson Med 12: 1253, 2004.
4) Ellison-Wright I, Bullmore E: Meta-analysis of diffusion tensor imaging studies in schizophrenia. Schizophr Res 108: 3-10, 2009.
5) Skelly LR, Calhoun V, Meda SA, et al: Diffusion tensor imaging in schizophrenia: relationship to symptoms. Schizophr Res 98: 157-162, 2008.

> **症　例**　50代，女性．鑑別不能型統合失調症と診断され，20代に発症し罹病期間約30年にわたる．

> **MRI読影**
> A, B：前頭葉白質（→）のROI解析による平均FAは，左右それぞれ，0.290および0.311［文献1）の報告値は正常群で0.35～0.36程度，疾患群で0.32～0.33程度］．また脳梁膨大部（►）での平均FAは，0.780［文献2）での報告値は正常群では0.820±0.067，疾患群で0.776±0.047］．いずれも若干のFA低下が示唆されるが，有意かどうかは不明で，視覚的に正常，異常を区別できない．
> C：年齢分布を適合させた健常群42人と，本症例を含む統合失調症疾患群33人とをSPM（statistical parametric mapping）を用いた画像統計解析により群間比較すると，疾患群での有意なFA低下を示すボクセルが，傍海馬領域，鉤状束，前部帯状束などの辺縁系や前頭葉白質などで検出された[3]．
> D：前頭葉と側頭葉を連絡する鉤状束，帯状束，脳弓，弓状束など大脳辺縁系白質路での異常が過去の報告で指摘されている（図は健常者例）．
> ●その後の経過，最終診断：外来にて引き続き投薬治療中である．

● 統合失調症の一般的知識と拡散画像を中心としたMRI所見

統合失調症は内因性精神病のひとつで，発病率は約1％と推計されている．多くは思春期から青年期に発病し，妄想・幻覚など特有の症状の再燃・緩解を繰り返す．病因は今なお不明であるが，現在は少なくとも神経伝達物質の異常，脳構造の異常など何らかの脳の異常と心理的・社会的なストレスなどの相互作用が関係すると考えられている（脆弱性ストレスモデル）．

統合失調症脳に対する形態研究としては，近年はVBM（voxel based morphometry）などにより前頭葉，側頭葉の灰白質容積減少が指摘されてきた．灰白質同士を連絡する白質の異常についての報告は数少なかったが，拡散テンソル解析が広く臨床応用されるようになり，健常群との群間比較による疾患群での白質異方性の低下が，ROI解析，ボクセル解析（voxel based analysis：VBA），tractography解析などの多くの報告で指摘されている．ROI解析，tractography解析では，脳梁，帯状束，脳弓，弓状束，前頭葉白質，側頭葉白質などでのFA低下が報告されている．またVBAでは前頭葉白質，側頭葉白質でのFA低下が多く報告され，その他，後頭葉，頭頂葉，脳梁，弓状束，帯状束，内包などでのFA低下の報告も複数見られる．特に前頭葉および側頭葉白質での異常は多く一致するところで，15のDTI-VBA研究のメタ解析でも，左前頭葉白質，左側頭葉白質におけるFA低下は一貫して報告されているとしている[4]．

一部の研究では，陽性症状・陰性症状との相関が検討されている．現状では相関が見られなかったという報告が多いが，左上縦束でFAが陽性症状指標と負の相関を示したとの報告があり[5]，脳領域間での神経伝達の異常を支持する結果の可能性がある．

● 鑑別疾患とそのポイント

統合失調症はもちろんのこと，精神科領域の疾患は臨床指標を評価することにより診断され，形態画像，機能画像のいずれにおいても健常群と健常群との重なりが大きいことから，1症例の画像のみを視覚的あるいは画像統計解析で診断できる段階には達していない．しかし，拡散テンソル画像を含めたMRIの画像統計学的解析によって，いまだ完全にはなされていない病態解明への寄与が期待されている．

アルツハイマー病，前頭側頭型認知症
Alzheimer's disease (AD), frontotemporal dementia

(吉浦 敬)

関連項目　p.22 b 値，p.32 ADC の正常値，異常を示す疾患一覧，p.38 拡散の異方性・テンソル，
p.42 FA の正常値，異常値を示す疾患一覧，p.236 Waller 変性・二次変性

症例 1

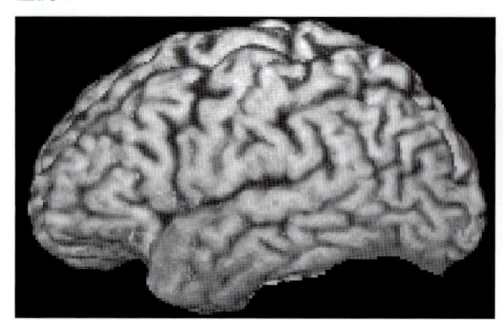

図 1-A　T1 強調像 rendering
(MPRAGE, TR/TE/TI = 1900/3.93/1100ms, flip angle15°, 1mm 厚)

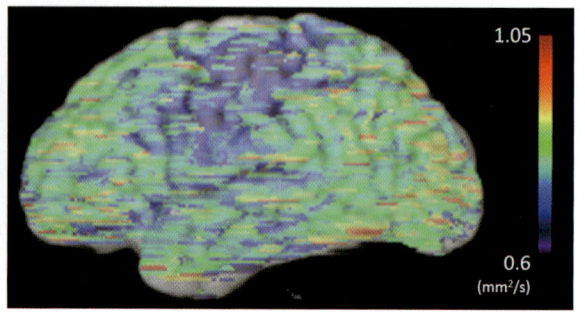

図 1-B　皮質下白質の mean diffusivity (MD) を大脳半球外側皮質上にマッピングした画像
(EPI-DWI, TR/TE/TI = 9200/116/2300ms, 5mm 厚, b = 700s/mm^2, MPG は 6 方向)

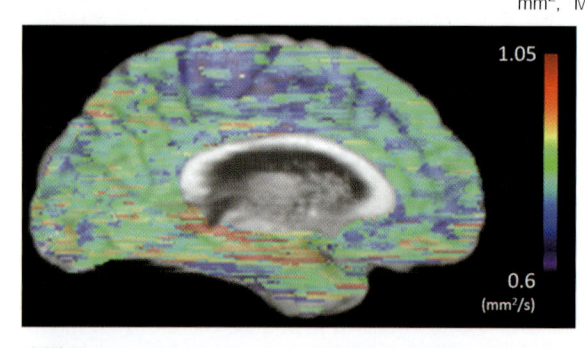

図 1-C　図 1-B と同様の画像を大脳半球の内側面で作成したもの

症例 2

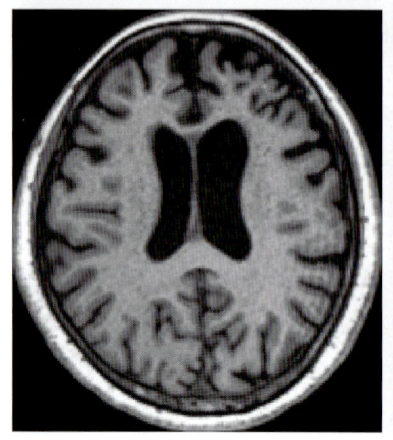

図 2-A　T1 強調像
(MPRAGE, TR/TE/TI = 1900/3.93/1100ms, flip angle15°, 1mm 厚)

図 2-B　ADC map
(EPI-DWI, TR/TE/TI = 9200/116/2300ms, 5mm 厚, b = 700s/mm^2, MPG は 6 方向)

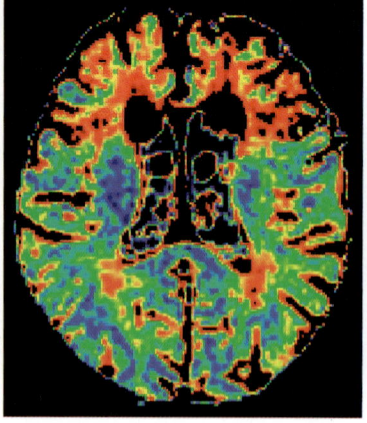

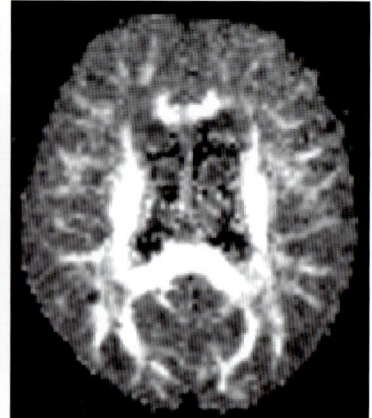

図 2-C　FA map
(図 2-B と同様)

参考文献
1) Kantarci K, Jack CR Jr, Xu YC, et al: Mild cognitive impairment and Alzheimer disease: regional diffusivity of water. Radiology 219: 101-107, 2001.
2) Taoka T, Iwasaki S, Sakamoto M, et al: Diffusion anisotropy and diffusivity of white matter tracts within the temporal stem in Alzheimer disease: evaluation of the "tract of interest" by diffusion tensor tractography. AJNR 27: 1040-1045, 2006.

| 症　例 | [症例1] 50代，女性．3年前から物忘れが進行．
[症例2] 50代，女性．4年前から進行性の物忘れ，発語低下，人格変化を認めた． |
|---|---|

| MRI読影 | [症例1] 図1-A：前頭葉や頭頂葉の萎縮を認める．
図1-B：頭頂葉～側頭葉，前頭葉，後頭葉の白質のdiffusivity増加を認める．中心溝周囲は保たれている．
図1-C：内側面でも頭頂葉～側頭葉，前頭葉，後頭葉の白質のdiffusivity増加を認める．
[症例2] 図2-A：両側前頭葉の萎縮を認める．
図2-B：両側前頭葉白質のADCが異常に増加している．
図2-C：両側前頭葉白質のFAの低下も見られる．
●その後の経過・最終診断
[症例1] 臨床的にアルツハイマー病と診断された．MMSEスコアは22点．
[症例2] 前頭側頭型認知症と診断された．MMSEスコアは6点． |

● アルツハイマー病と前頭側頭型認知症の一般的知識と拡散画像を中心としたMRI所見

　アルツハイマー病は認知症を来す最も代表的な神経変性疾患であり，臨床的には初期から記銘力低下が目立つことが特徴である．嗅内野や海馬，扁桃体など，大脳辺縁系と呼ばれる領域で病理学的異常が早期から認められる．その病因は不明だが，アミロイドβ蛋白の脳内沈着と関連づける，アミロイドカスケード仮説などが有力である．一方，前頭側頭型認知症は，進行性非流暢性失語や意味性認知症とともに，より広い概念である前頭側頭葉変性症の一病型として分類され，Pick病もこれに含まれる．臨床的には，早期から人格障害を来すことが特徴である．

　これらを含めた認知症を来す神経変性疾患については，MRIによる脳形態の研究が盛んに行われ，それぞれの疾患で変性した脳領域の萎縮が診断に用いられてきた．すなわち，例えばアルツハイマー病では海馬や嗅内野の，前頭側頭型認知症では前頭葉や側頭葉前部での萎縮が，視覚的または定量的に評価されていた．拡散強調像による研究も非常に盛んで，変性した灰白質のdiffusivityの異常な増加，白質でのdiffusivityの増加（特にradial diffusivityの増加）や拡散異方性の低下などが報告されている．アルツハイマー病に関するものが最も多く，海馬でのdiffusivity増加，頭頂葉や側頭葉の白質でのdiffusivity増加や拡散異方性の低下，あるいはtractographyに基づいて同定される特定の白質路（脳梁，帯状束，鉤状束，上縦束など）でのdiffusivity増加や拡散異方性低下などの異常が報告されている．これらの異常の一部は，萎縮よりも鋭敏な指標とされ，アルツハイマー病のみならず，アルツハイマー病の前駆状態とされるamnestic mild cognitive impairment（健忘型軽度認知障害）でも観察されており，その後の疾患の進行の予測因子となるという報告がある．前頭側頭型認知症についての報告は比較的少ないが，前頭葉や側頭葉の白質，脳梁や帯状束の前部，鉤状束での異常が認められ，アルツハイマー病との区別，前頭側頭葉変性症内での病型鑑別に有用とする報告などがある．

● 鑑別疾患とそのポイント

　海馬などの灰白質のdiffusivity，白質のdiffusivityや拡散異方性の測定が，認知症の診断にある程度有用と考えられる．また白質のdiffusivityや拡散異方性の異常の分布が，認知症の鑑別診断に役立つことが考えられる．

394　14. 変性・てんかん・精神疾患・その他

正常圧水頭症
normal pressure hydrocephalus　　　　　　　　　　　　　　　（中西　淳）

関連項目　p.108 DKI 信号値モデル，p.226 脳梗塞の DTI / DKI / QSI

症例 1

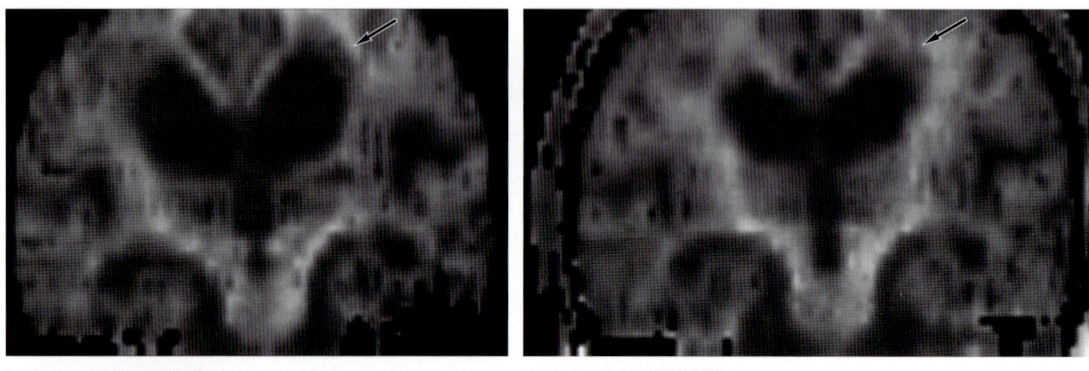

図 1-A　DKI 冠状断像

図 1-B　DKI 冠状断像

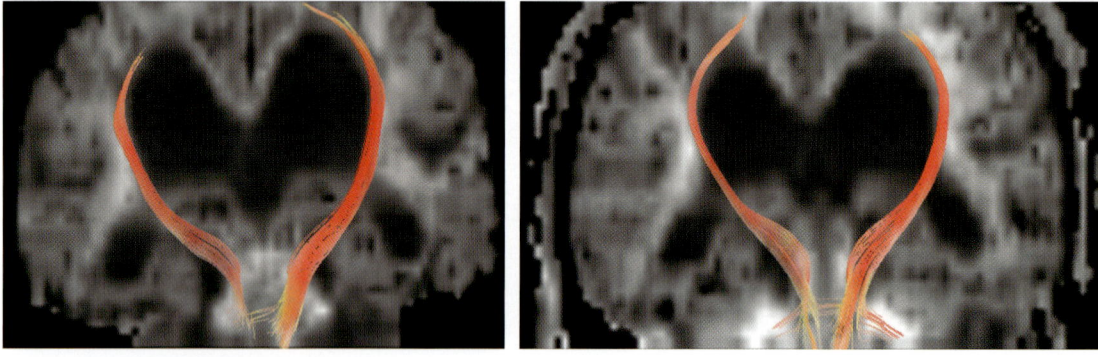

図 1-C　図 1-A の tractgraphy

図 1-D　図 1-B の tractgraphy

症例 2

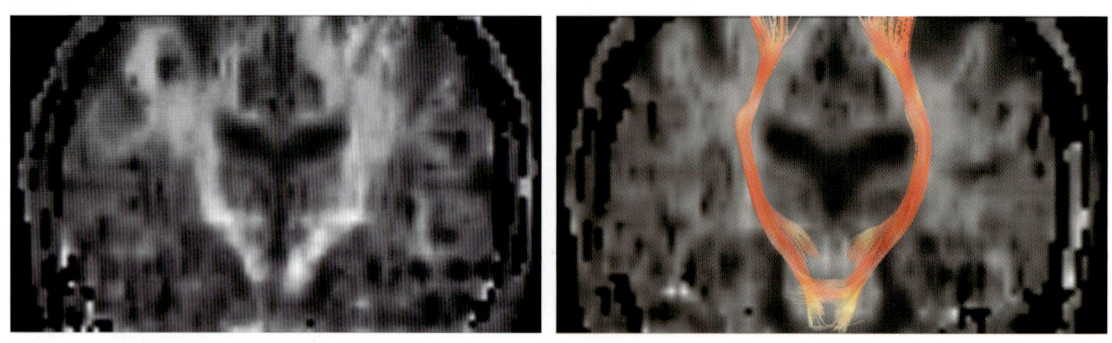

図 2-A　DKI 冠状断像（健常者）

図 2-B　図 2-A の tractgraphy（健常者）

| 症例 | [症例1] 70代，男性．2年前より歩行障害，最近排尿障害（尿失禁）があり，MMSE スコアは 21/30 であった．タップテスト（脳脊髄液排除試験）陽性，特発性正常圧水頭症（idiopathic normal pressure hydrocephalus：iNPH）の診療ガイドラインで probable iNPH と診断された．
[症例2] 70代，女性．健常者． |
| --- | --- |
| MRI読影 | [症例1] 図1-A：脳室拡大を示し，深部白質（→）は低信号を呈した．平均の DKI（mean diffusional kurtosis：mean DK）は 0.63 であった．
図1-B：L-P シャント後に脳室拡大は軽度改善され，深部白質は軽度高信号（→）を呈した．mean DK は 0.74 であった．術前より高値を示した．
[症例2] 図2：深部白質は高信号を呈し，mean DK は 1.07 であった．
●その後の経過・最終診断：L-P シャント術後に歩行障害，排尿障害は改善し，MMSE は 28/30 であった．1年経過しても歩行障害，排尿障害，認知障害はいずれも改善している． |

● 特発性正常圧水頭症の一般的知識と拡散画像を中心とした MRI 所見

特発性正常圧水頭症（iNPH）は，くも膜下出血，髄膜炎などの先行疾患がなく，歩行障害を主体とした認知障害，排尿障害を来す．脳脊髄液吸収障害に起因した病態である．適切なシャント術によって症状の改善を得る可能性がある症候群である．症状は歩行障害（94〜100％），排尿障害（78〜98％），認知障害（76〜83％）である[1]．

現在，iNPH における MRI の診断的価値は確立されていない．さまざまな特殊な MRI 撮像法で患者・正常群との比較，術前・術後の評価，他の認知症疾患との検証がなされている[2]．中でも拡散テンソル画像（diffusion tensor imaging：DTI）を用いた皮質脊髄路（corticospinal tract：CST）で他の認知症とは有意差があり，鑑別に有用との報告がある[3]．

iNPH の脳室拡大で CST が最も圧排されている部分で FA は上昇する．拡散尖度画像（diffusional kurtosis imaging：DKI）を用いても患者・正常群で有意差があり，症例1（図1）のように CST で，術前は低信号に描出され，術後には高信号を示した．一般的に，DKI は脳梗塞，脳腫瘍などでその計算値は高値を示し，生体内の微細組織構造の複雑さを反映している．一方，iNPH では DKI で CST が低信号に描出され，その計算値も正常に比べ低値を示す傾向がある．これは生体内の組織内水分子の動き（拡散）がある一定の方向に集束されるのではないかと推察されている．術後の DKI が正常に近似し高値を示したことは DKI の計算値が治療効果を予知できる可能性を有しているかもしれない．今後，術前・術後の評価，他の疾患との比較，これらの検証がなされ，iNPH における DKI の役割がより明確になると考えられる．

参考文献

1) Mori E, Ishikawa M, Kato T, et al: Guidelines for management of idiopathic normal pressure hydrocephalus: second edition. Neurol Med Chir (Tokyo) 52: 775-809, 2012.
2) Hattingen E, Jurcoane A, Melber J, et al: Diffusion tensor imaging in patients with adult chronic idiopathic hydrocephalus. Neurosurgery 66: 917-924, 2010.
3) Hattori T, Yuasa T, Aoki S, et al: Altered microstructure in corticospinal tract in idiopathic normal pressure hydrocephalus: comparison with Alzheimer disease and Parkinson disease with dementia. AJNR 32: 1681-1687, 2011.

エオジン好性核内封入体病
neuronal intranuclear hyaline inclusion disease

（渡谷岳行）

関連項目　p.280 進行性多巣性白質脳症

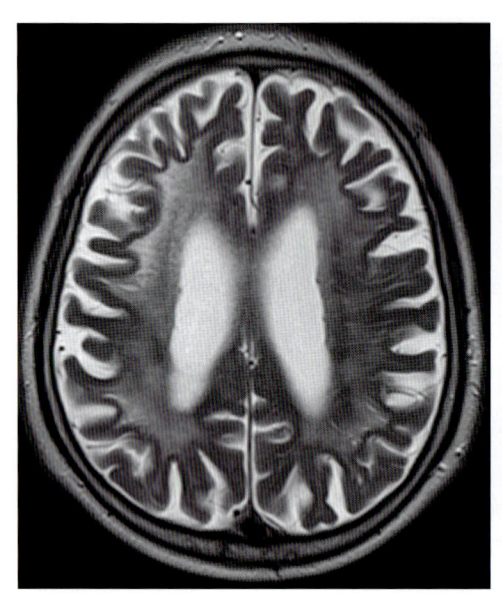

図 1-A　T2 強調像
(FSE, TR/TE = 4950/105ms)

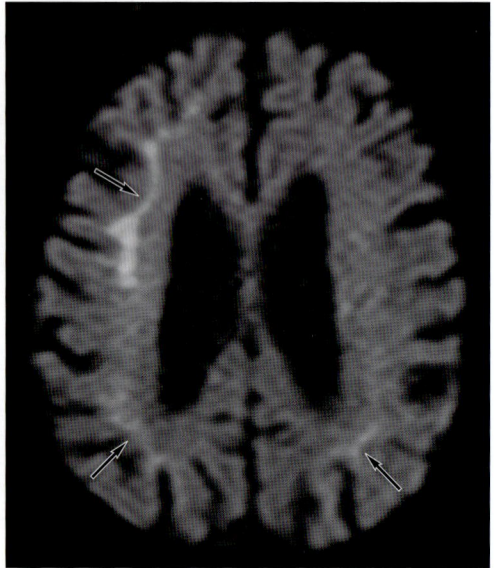

図 1-B　拡散強調像
(EPI, TR/TE = 4100/95ms, $b = 1000s/mm^2$)

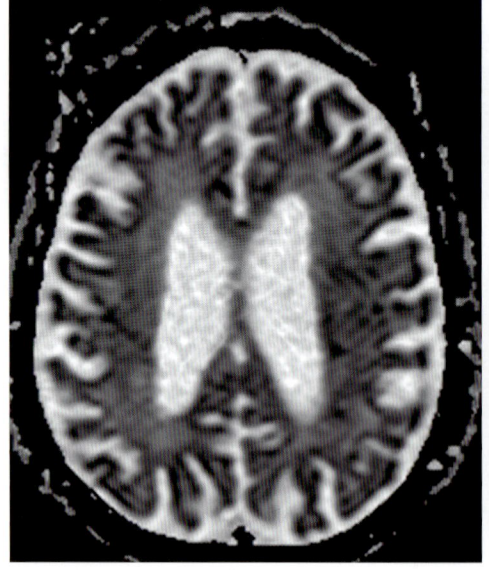

図 1-C　ADC map

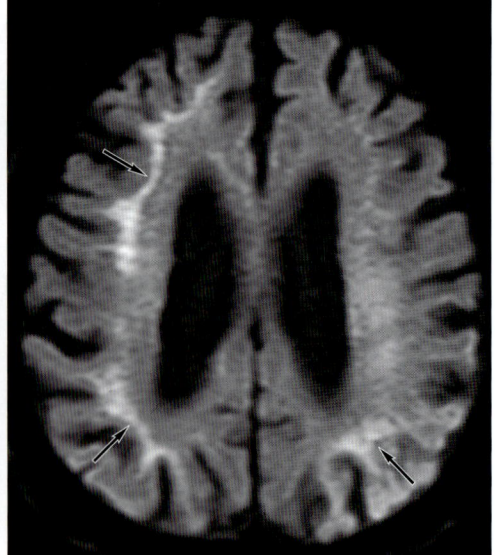

図 1-D　拡散強調像（約 1 年後）
(EPI, TR/TE = 7000/74ms, $b = 1000s/mm^2$)

参考文献
1) Takahashi-Fujigasaki J: Neuronal intranuclear hyaline inclusion disease. Neuropathology 23: 351-359, 2003.
2) Sone J, Tanaka F, Koike H, et al: Skin biopsy is useful for the antemortem diagnosis of neuronal intranuclear inclusion disease. Neurology 76: 1372-1376, 2011.

| 症　例 | 60代，男性．約3年前から記銘力障害がある．最近上肢のしびれや排尿・排便障害も出現している． |

| MRI読影 | A：びまん性脳萎縮が認められ，白質にも両側性に淡い高信号のびまん性分布が認められる．高信号域は皮質下白質にも一部及んでいる． |

B：U-fiber領域に線状に連続する拡散強調像高信号（→）が認められる．
C：拡散強調像高信号域においてもADCは皮質よりも高値で，周辺白質病変とは同程度を呈している．
D：U-fiber領域の拡散強調像高信号域の拡大が認められる（→）．初回に高信号であった部分も依然として高信号を呈している．

● その後の経過・最終診断：初回MRIでは診断確定に至らなかったが，1年後MRIでの拡散強調像高信号を契機としてエオジン好性核内封入体病が疑われた．直腸粘膜生検が施行され，多数のユビキチン陽性核内封入体が証明されたことより診断が確定した．

● エオジン好性核内封入体病についての一般的知識と拡散画像を中心としたMRI所見

　　いまだ報告数の少ない疾患であるが，幼児期に発症し小脳失調や不随意運動を来すinfantile form，学童期・思春期に発症し高次機能障害やパーキンソニズム，錐体路徴候を呈するjuvenile form，成人に発症し認知障害と自律神経障害を主徴とするadult formの3病型が知られている．多くは孤発性であるが，家族例の報告も見られる．原因は不明であり，各病型が同一の病態かどうかも未解明であるが，いずれの病型においてもニューロンをはじめとして種々の細胞の核内にユビキチン化された封入体が認められることが病理学的な共通所見である．以前の報告例では剖検による診断がほとんどであり，生前診断されること自体が稀な疾患であったが，直腸粘膜生検により核内封入体を検出できることが明らかとなったため，生前に診断が確定される症例が増加してきている．また家族例において，より低侵襲な皮膚生検で核内封入体が検出できるとの報告がある．

　　MRIを含めた画像所見についてはまだ報告がきわめて少ない状態であるが，adult formと考えられる成人例において拡散強調像でU-fiber領域に高信号が認められるとの報告が見られてきており，本疾患の最大の特徴的画像所見であると考えられる．この拡散強調像高信号域はADC低値を示さず，高信号はT2 shine-throughによると推測される．形態的にはびまん性大脳萎縮を呈し，皮質下から深部まで広範なT2強調像高信号の広がりが認められる．

● 鑑別疾患とそのポイント

　　びまん性の大脳萎縮，白質のT2強調像高信号のみでは放射線照射後や種々の代謝異常による白質脳症，神経梅毒などと類似した画像を呈しうるが，U-fiber領域の拡散強調像高信号によって本疾患の診断に特異的に迫ることができると期待される．U-fiber領域の拡散強調像高信号と白質脳症という所見からは進行性多巣性白質脳症（progressive multifocal leukoencephalopathy：PML）との鑑別が問題となりうる．現状で知られている所見からは拡散強調像での高信号が本疾患において複数の脳回に沿って帯状に進展する点，T2強調像での白質病変が本疾患でより対称性である点が鑑別に有用と思われるが，今後の症例蓄積による検証の必要がある．

気分障害
mood disorder

(雫石　崇)

関連項目　p.178 画像統計解析の実践と各種ソフトウエア，p.182 FSL / TBSS による解析

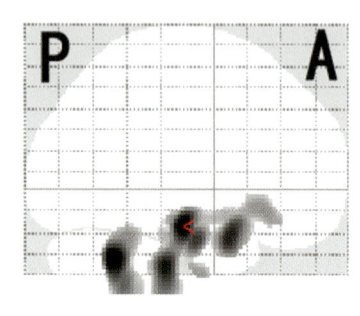

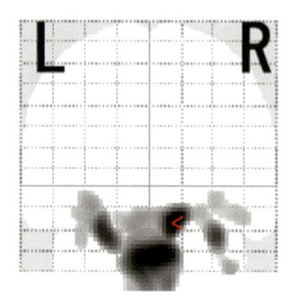

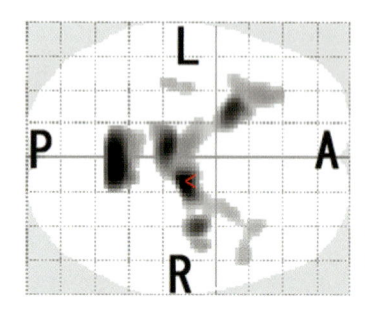

図1-A　健常群に対する疾患群での MD 上昇域（多重比較補正，$p < 0.05$）
（文献1）より一部改変して転載）

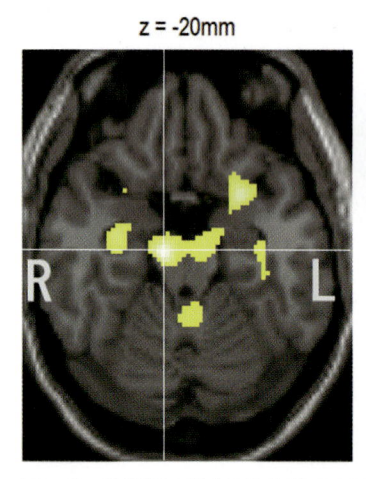

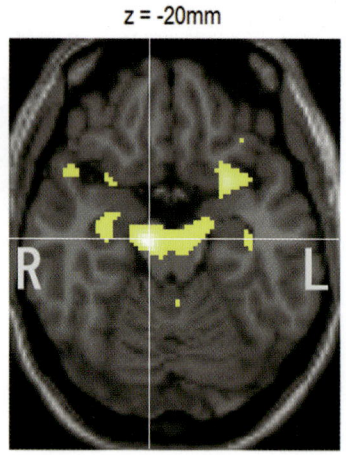

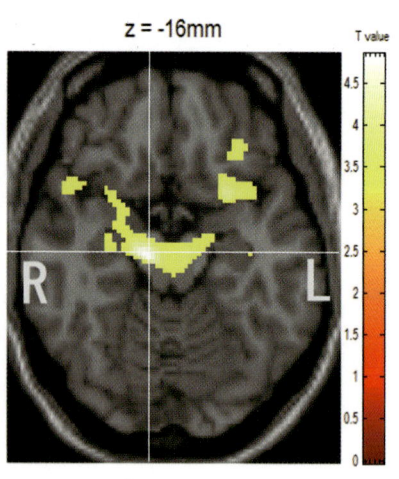

図1-B　健常群に対する疾患群での MD 上昇域（多重比較補正，$p < 0.05$），SPM テンプレートとの重ね合わせ

参考文献

1) Abe O, Yamasue H, Kasai K, et al: Voxel-based analyses of gray/white matter volume and diffusion tensor data in major depression. Psychiatry Res 181: 64-70, 2010.
2) 大熊輝雄：現代臨床精神医学，改訂第11版．金原出版，2008．
3) Wilke M, Kowatch RA, DelBello MP, et al: Voxel-based morphometry in adolescents with bipolar disorder: first results. Psychiatry Res 131: 57-69, 2004.
4) Vederine FE, Wessa M, Leboyer M, Houenou J: A meta-analysis of whole-brain diffusion tensor imaging studies in bipolar disorder. Prog Neuropsychopharmacol Biol Psychiatry 35: 1820-1826, 2011.
5) Zhu X, Wang X, Xiao J, et al: Altered white matter integrity in first-episode, treatment-naive young adults with major depressive disorder: a tract-based spatial statistics study. Brain Res 1369: 223-229, 2011.
6) White T, Nelson M, Lim KO: Diffusion tensor imaging in psychiatric disorders. Top Magn Reson Imaging 19: 97-109, 2008.
7) Alexopoulos GS, Murphy CF, Gunning-Dixon FM, et al: Microstructural white matter abnormalities and remission of geriatric depression. Am J Psychiatry 165: 238-244, 2008.

| 症　例 | 単極性大うつ病21患者（女性10人，男性11人，平均48.1±13.5歳）と，年齢および性差を適合させた健常者42人（女性20人，男性22人，平均48.0±13.2歳）における，SPM (statistical parametric mapping) を用いたvoxel-based diffusion tensor解析の検討[1]. |

| MRI読影 | A，B：疾患群において両側海馬傍回，海馬，橋，小脳，および左前頭葉，側頭葉に有意なMD増加が検出され，右海馬傍回が最も有意差のある領域であった（A；▶，B）[1]. |

●その後の経過・最終診断：外来にて引き続き投薬治療中である．

● 気分障害の一般的知識と拡散テンソルを中心とした解析結果

　気分障害は，従来は躁うつ病と呼ばれてきた内因性精神病を含むが，現在はこれよりも広い概念で，既知の器質性因子によるもの以外のすべての気分障害を含む．病相の種類によって，躁病相とうつ病相の両方をもつ双極型 (bipolar type) と，いずれか一方の病相だけをもつ単極型 (unipolar type) に分けられ，単極型うつ病のうち50歳以後に初発するものは遅発うつ病 (late depression) などと呼ばれる[2]．Wilkeら[3]が最初に報告した双極性障害患者群のvoxel-based morphometryでは，両側基底核の容量増加と，内側側頭葉，眼窩前頭皮質，前部帯状回の容量低下を明らかにした．Vederineら[4]が報告した双極性障害におけるvoxel-based DTIメタアナリシス解析では，上縦束，下縦束，下前頭後頭束，そして後視放線の交差する右海馬傍回の白質と，右前部帯状回と脳梁膝下野に近い領域で有意なFAの低下が同定された．双極性障害と単極性障害におけるMRI所見の特徴はオーバーラップがあるが，前頭前野と前辺縁皮質は感情処理の変化や認知機能障害に関連し，双極性障害のみならず，単極性障害においても重要な脳の領域である．Zhuら[5]が報告した若年成人（平均年齢20.55±1.86歳）の初発未治療うつ病患者のvoxel-based DTI解析では年齢，性別，教育差を適合させた健常者間との比較において，左内包前脚，右海馬傍回，左後部帯状回の白質でFAの有意な低下を明らかにし，さらに左内包前脚のFA値はうつ症状の重症度と負の相関を示した．60歳以上のうつ病患者におけるDTI解析では，背外側前頭前野や前部帯状回，広範な前頭葉，側頭葉でのFA低下が報告されており[6]，Alexopoulosら[7]は60歳以上の高齢うつ病患者における，治療後の症状寛解群（25患者，平均年齢70.1±5.5歳），非寛解群（23患者，平均年齢70.4±6.2歳）のvoxel-based DTI解析で，症状非寛解群において，吻側および前部帯状回背側，背外側前頭前野，脳梁膝部，海馬に接する白質，後部帯状回，島白質のFA値が寛解群に比べ有意に低下していたことを明らかにした．提示症例は，年齢，性別，利き手を適合させたうつ病患者群と正常群におけるvoxel-based morphometryおよびDTIの同時解析を行った最初の報告で，2群間で全脳容積とFAに有意差は見られなかったものの，上述した領域のMDが有意に上昇していた[1]．

● 鑑別疾患とそのポイント

　拡散テンソル解析は白質の異常を非侵襲的に定量評価が可能な方法である．上述の結果のごとく，気分障害の予後予測や治療効果判定，早期診断のバイオマーカーとして，拡散テンソルを用いた画像統計解析の有用性が期待される．

不安障害
anxiety disorders

(雫石 崇)

関連項目 p.178 画像統計解析の実践と各種ソフトウエア，p.182 FSL / TBSS による解析

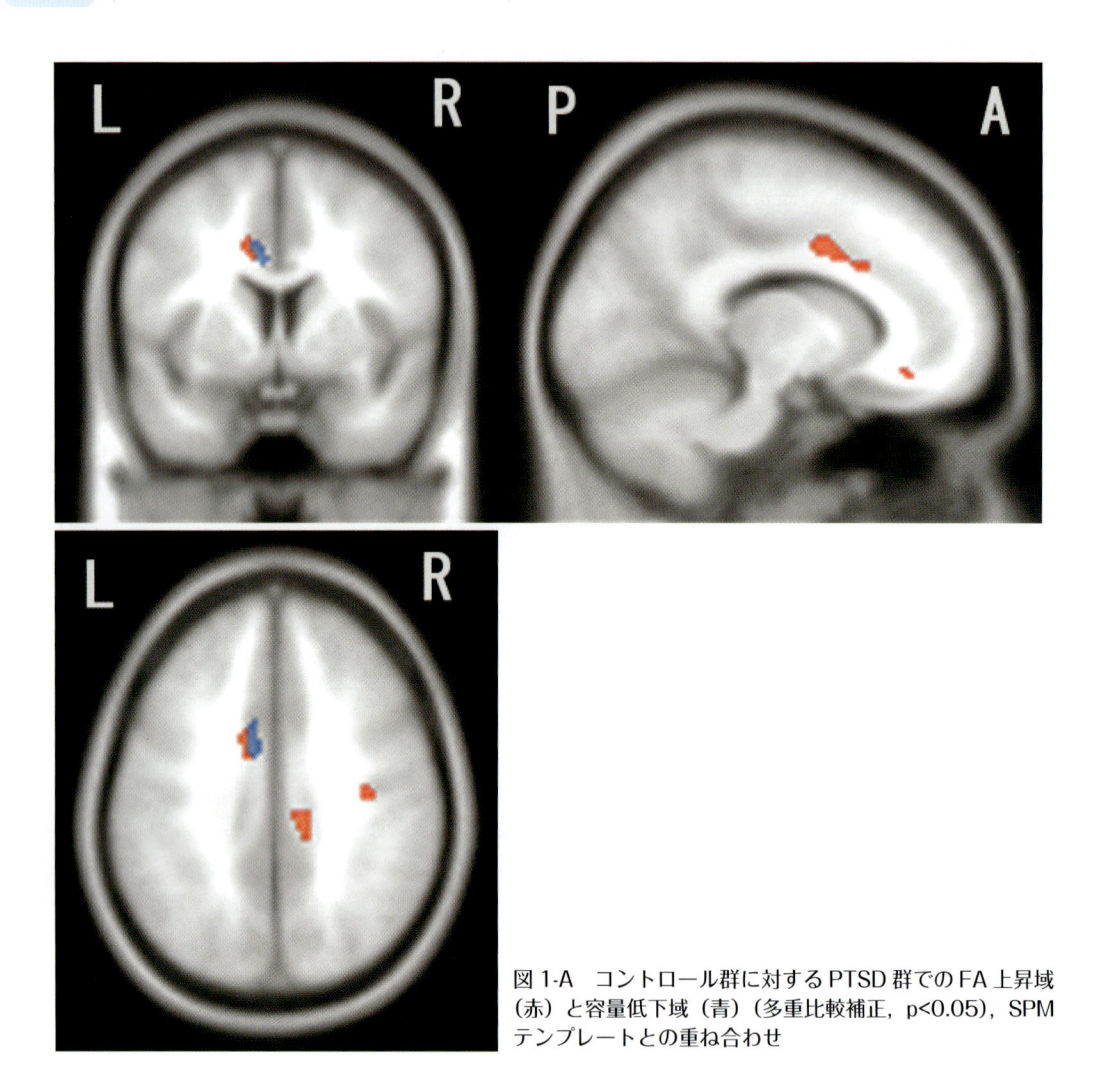

図 1-A　コントロール群に対する PTSD 群での FA 上昇域（赤）と容量低下域（青）（多重比較補正，$p<0.05$），SPM テンプレートとの重ね合わせ

参考文献

1) Abe O, Yamasue H, Kasai K, et al: Voxel-based diffusion tensor analysis reveals aberrant anterior cingulum integrity in posttraumatic stress disorder due to terrorism. Psychiatry Res 146: 231-242, 2006.
2) Yamasue H, Kasai K, Iwanami A, et al: Voxel-based analysis of MRI reveals anterior cingulate gray-matter volume reduction in posttraumatic stress disorder due to terrorism. Proc Natl Acad Sci USA 100: 9039-9043, 2003.
3) 大熊輝雄・著：現代臨床精神医学改訂第 11 版．金原出版．
4) Shin LM, Liberzon I: The neurocircuitry of fear, stress, and anxiety disorders. Neuropsychopharmacology 35: 169-191, 2010.
5) Ayling E, Aghajani M, Fouche JP, et al: Diffusion tensor imaging in anxiety disorders. Curr Psychiatry Rep 14: 197-202, 2012.
6) Han DH, Renshaw PF, Dager SR, et al: Altered cingulate white matter connectivity in panic disorder patients. J Psychiatr Res 42: 399-407, 2008.
7) Hettema JM, Kettenmann B, Ahluwalia V, et al: Pilot multimodal twin imaging study of generalized anxiety disorder. Depress Anxiety 29: 202-209, 2012.
8) Kim MJ, Lyoo IK, Kim SJ, et al: Disrupted white matter tract integrity of anterior cingulate in trauma survivors. Neuroreport 16: 1049-1053, 2005.

> **症例** 地下鉄テロ事件に遭遇したことが原因で発症した心的外傷後ストレス障害（PTSD）患者群 9 名および，同事件に遭遇し，年齢や性別，教育期間などが適合したコントロール群 16 名による voxel-based DTI 解析の検討[1]．
>
> **MRI読影** A：PTSD 患者群において左前帯状束の有意な FA 上昇が認められた．
> B：さらに，同群間における voxel-based morphometry では PTSD 患者群で，左前部帯状回の有意な容量低下を認めた[1)2)]．
> ●その後の経過，最終診断：外来にて引き続き治療中である．

● 不安障害の一般的知識と拡散テンソルを中心とした解析結果

　不安障害は，a) いかなる特殊な周囲の状況にも限定されず，全般的かつ持続的な不安を特徴とする全般性不安障害（generalized anxiety disorder：GAD），b) 特別な状況や環境的背景に限定されず，突然起こる反復性の重篤な不安発作を主な病像とするパニック障害（panic disorder），c) 普通は危険でないような種類の状況あるいは対象によって，強い不安や恐怖が誘発される恐怖症（phobia），d) 自然災害や人工災害など，生命や安全を脅かすような脅威的，あるいは破局的な出来事によって起こる心的外傷後ストレス障害（post-traumatic stress disorder：PTSD），e) 本人の意志に反し，繰り返し心に浮かぶ常同的な観念，衝動を打ち消すことが困難な精神症状を特徴とする強迫性障害（obsessive-compulsive disorder）に分類される[3]．

　パニック障害では"fear network"と呼ばれる扁桃体，海馬，視床，脳幹，内側前頭皮質，前頭前野が関与する．前頭葉は fear network に関与する扁桃体の活動を調節する役割を担うが[4]，特に前部帯状回がパニック障害に関与する領域で，fMRI での過反応や，voxel-based morphometry での容量低下が報告されている[5]．Han らが報告した ROI 法を用いた DTI 解析では，健常者に比べ，治療中のパニック障害患者における左前部帯状回と右後部帯状回の有意な FA 上昇が認められ，さらに症状の重症度と正の相関を認めた[6]．GAD における neuroimaging data は比較的限定されているが，fMRI では扁桃体と内側前頭皮質の過反応が一定的な所見である[4]．Hettema らの DTI 解析の報告では，GAD 患者群において，他の不安障害や気分障害の併存例が含まれているが，扁桃体や眼窩前頭皮質に連続する左鉤状束と右下縦束の有意な FA 低下が示された[7]．PTSD 障害における DTI 解析では，本報告例において，左前帯状束の有意な FA 上昇を明らかにし[1]，Kim らも地下鉄火事事件生存者の PTSD 患者群で，同領域の有意な FA 異常を報告している[8]．強迫性障害の病態生理においては，thalamo-cortico-striatal（TCS）circuit がその中心を担っていると考えられ[4]，VBM 解析では眼窩前頭皮質の容量低下や視床の容量増加が，DTI 解析においては前部帯状回や帯状束の FA 異常を示す報告がある[5]．

● 鑑別疾患とそのポイント

　拡散テンソルは白質の微細構造の変化を定量的に評価でき，精神科疾患における病態生理の解明に期待される解析法である．しかしながら，性別や投薬歴，IQ，社会経済状況，発症年齢などの患者特性，精神疾患の発病期間や症状の重症度，他の精神疾患合併の有無，MRI の静磁場強度や撮像条件，解析前処理などによって，DTI 解析の結果が一定しないことがあるため注意を要する．

びまん性軸索損傷
diffuse axonal injury (DAI)

(寺田一志)

関連項目 p.20 拡散強調像とは，p.196 脳浮腫の分類，p.198 軸索の浮腫

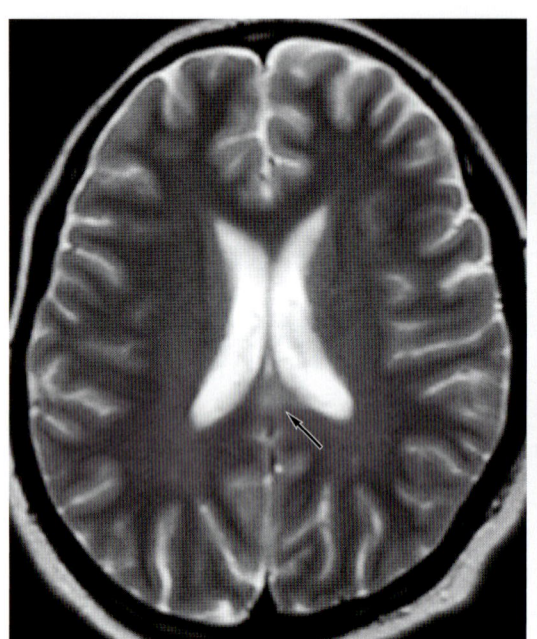

図1-A　T2強調像
(FSE, TR/TE = 4000/90ms)

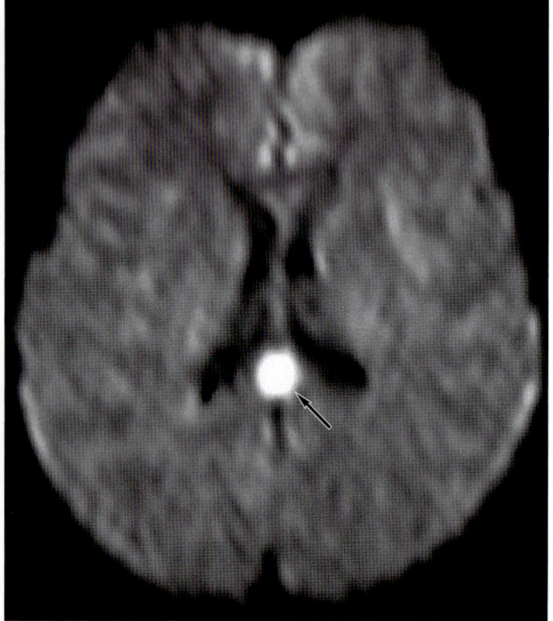

図1-B　DWI
(EPI, TR/TE = 3895/90ms, $b = 1000s/mm^2$)

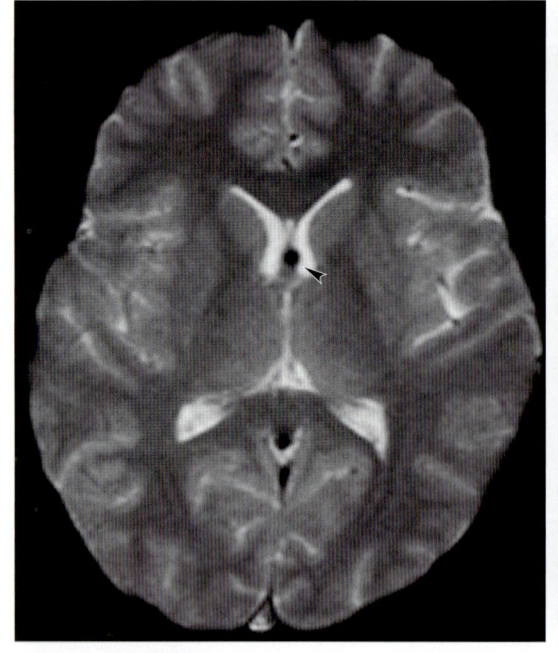

図1-C　T2*強調像
(TR/TE = 809/35ms, flip angle 15°)

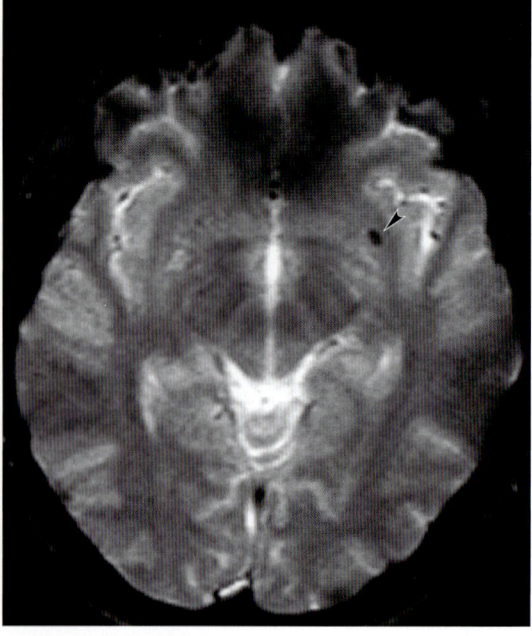

図1-D　T2*強調像
(TR/TE = 809/35ms, flip angle 15°)

| 症例 | 20代，女性．交通事故後．CTで異常ないにもかかわらず意識障害が遷延した． |

| MRI読影 | A〜D：脳梁膨大部の非出血性のDAI（→）は，T2強調像（A）やFLAIRよりも拡散強調像（DWI，B）で明瞭に捉えられている．しかし出血性のDAIはT2強調像やFLAIRよりもT2*強調像で明瞭に捉えられ，DWIでは捉えられない．C，Dで捉えられた出血性のDAI（▸）は，DWIだけでなく，他のどのシーケンスでもまったく捉えられなかった． |

●その後の経過，最終診断：経過からいずれもびまん性軸索損傷（DAI）である．

● びまん性軸索損傷の一般的知識

　びまん性軸索損傷（DAI）は脳の剪断変形に伴う白質の障害を指す．剪断変形は硬膜下血腫，脳挫傷，脳内血腫にも関わるが，単に「剪断変形に伴う障害」（searing injury）と言う時も白質の障害を指すことが多い．「びまん性」は脳挫傷や脳内血腫のように局所的な病変ではない，多発性の広範な病変であることを指す．DAIの画像上の所見は「びまん性」ではない．

　CTで挫傷や血腫がないかあるいは大したことがないのに，不相応に意識障害が強い場合にDAIを疑いMRIを施行する．DAIによる意識障害は外傷のその時から持続する．意識清明期があった後の意識障害はDAIのためではない．

　肉眼的病理所見ではほとんど異常がなく，顕微鏡的に軸索の損傷が見られる．3大好発部位は大脳の皮髄境界，脳梁，脳幹背側．次いで基底核部（内包後脚や基底核，視床およびこれらの周囲の白質）に多い．大脳の皮髄境界では傍矢状部に多い．脳梁では膨大部に多い．脳梁の前方部にDAIが見られる時は脳梁膨大部にもDAIが見られる．30〜50%程度で微小な出血を伴う．

● びまん性軸索損傷における拡散強調像

・DWIは出血を伴わないDAIを明瞭な高信号で捉える．
・$b = 0s/mm^2$画像はT2*強調像の代わりにならない．
・DAIにおけるDWI上の病変の量は退院時の臨床的重症度に相関する．
・ADCの計測はDAIによる意識障害の長さの予測に役立つ．

参考文献

1) Gean AD: Imaging of head trauma. Raven Press, New York, 1994.
2) Atlas SW: Magnetic resonance imaging of the brain and spine. Lippincott Williams & Wilkins, Philadelphia, 2002.
3) Zee CS, Hovanessian A, Go JL, Kim PE: Imaging of head trauma. Neuroimaging Clin N Am 12: 325-338, 2002.
4) Zheng WB, Liu GR, Li LP, Wu RH: Prediction of recovery from a post-traumatic coma state by diffusion-weighted imaging (DWI) in patients with diffuse axonal injury. Neuroradiology 49: 271-279, 2007.
5) Kinoshita T, Moritani T, Hiwatashi A, et al: Conspicuity of diffuse axonal injury lesions on diffusion-weighted MR imaging. Eur J Radiol 56: 5-11, 2005.
6) Schaefer PW, Huisman TA, Sorensen AG, et al: Diffusion-weighted MR imaging in closed head injury: high correlation with initial glasgow coma scale score and score on modified Rankin scale at discharge. Radiology 233: 58-66, 2004.

14. 変性・てんかん・精神疾患・その他

びまん性軸索損傷患者における拡散テンソル tractography
diffusion tensor tractography in diffuse axonal injury patients

（長縄慎二）

関連項目　p.168〜177 tractography の描き方

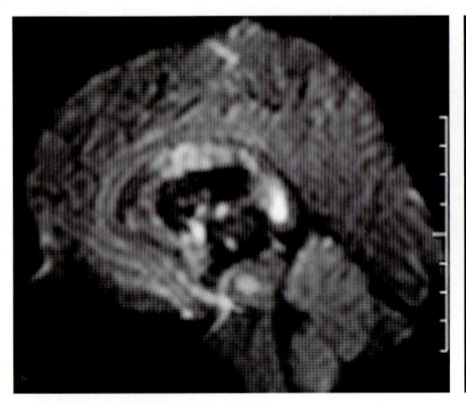

図 1-A　拡散強調矢状断像 isotropic image
受傷後1週間，初回の MRI 検査（1.5T, TR/TE = 3800/209ms, $b = 1000s/mm^2$）
脳梁膨大に高信号が見られる．

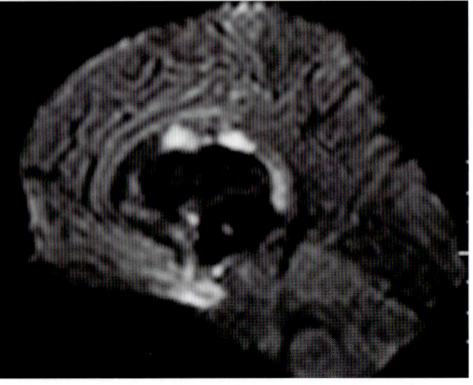

図 1-B　拡散強調矢状断像 isotropic image
受傷後3週間，2回目の MRI 検査（1.5T, TR/TE = 3800/209ms, $b = 1000s/mm^2$）
前回よりも脳梁の高信号がより前方に見られる．

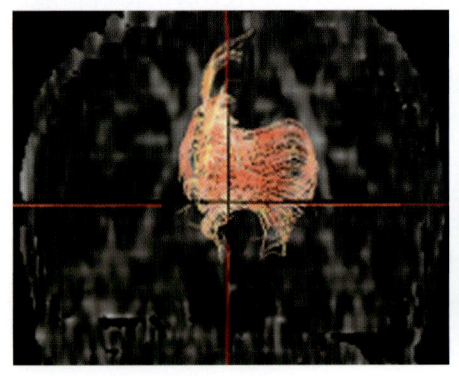

図 1-C　tractography 正面像
初回 MRI 検査時のテンソルデータ（$b = 700s/mm^2$, 6方向 MPG）より作成した．
脳梁全体を矢状断で囲んだものを seed ROI として，target 設定なしに描出．健常者（図2）に見られるような，上方への線維が左側ではまったく描出されていない．

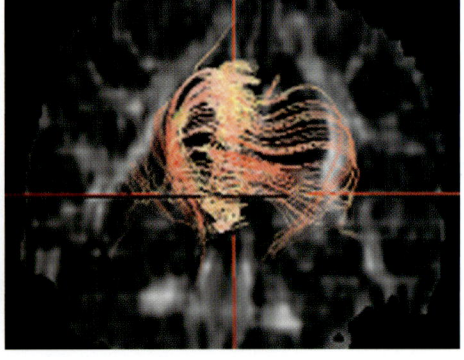

図 1-D　tractography 正面像
2回目の MRI 検査時のテンソルデータ（$b = 700s/mm^2$, 6方向 MPG）より作成した．
この時点では前回描出されていた右側の上方への線維の描出も消失し，脳梁，およびそれに連なる線維の傷害がより広範囲になっていることが推定される．

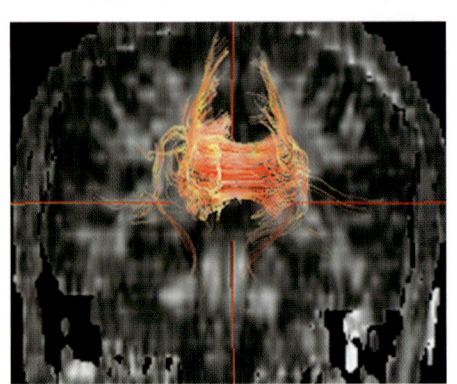

[正常例]

図 2　tractography 正面像
30代，健常男性ボランティアでのテンソルデータ（$b = 700s/mm^2$, 6方向 MPG）より作成した．
脳梁を通る線維が多数描出されている．両側ほぼ対象的に，上方へ向かう線維が描出されている．

びまん性軸索損傷（diffuse axonal injury：DAI）患者においては，T2*強調像や，拡散強調像のisotropicイメージが有用であるとの報告がなされている[1]が，白質の傷害状況をより直感的に理解しやすい形で描出するtractographyによって，びまん性軸索損傷患者の状態を検査することが望まれている．錐体路のように，ある程度解剖学的に走行位置がわかっているものは，tractographyを用いた検討が明解で，かつ神経学的所見との対比も容易である．しかし，多くのびまん性軸索損傷患者では，意識障害や高次脳機能障害といった損傷部位が症状からのみでは，推定困難である場合もある．そのため，我々は簡便に，広範囲の線維の評価ができる脳梁からのone-ROI法によるtractographyを試みた．

症例 20代，女性．交通事故で，頭部外傷受傷．事故直後より，意識消失．

MRI読影 初回のMRI検査は，受傷後1週間で行われた．その時も，意識レベルは不変．
A〜D：初回のMRIにおいて，脳梁膨大部に，拡散強調像isotropic imageで高信号が認められる（A）．脳梁からの拡散テンソルtractography（C）では，対照に示す正常例（図2）のような上方に伸びる線維は，左側では認められない．さらに，2週間後のMRI検査においても，脳梁の損傷部位は拡散強調像isotropic image（B）で，より前方に移動している．この時のtractography（D）は，上方への線維は，まったくといってよいほど，描出されていない．この時も，意識レベルにはあまり改善が見られなかった．

●その後の経過・最終診断：結局，この患者は意識レベルは改善せず，他の病院へ転院となった．振り返って見ると，初回の拡散テンソルtractographyによって，広範囲の大脳前頭葉の白質線維に損傷があることが予想され，回復が困難であろうということも予想された．

● びまん性軸索損傷患者における拡散テンソルtractography

本症例の示されるように，拡散テンソルtractographyが，びまん性軸索損傷患者の予後推定に役立つのではないかと考えられている[2]．phase maskを使用したSWI（susceptibility weighted image）[3]での鉄沈着状況との比較が将来的には必要である．

● 鑑別疾患とそのポイント

臨床経過を知っていれば診断そのものが問題となることはないであろう．もちろん拡散テンソルtractographyのみからびまん性軸索損傷の診断をするべきものではないが，予後の判断にある程度役立てるべく，症例を積み重ねていくことが今後の課題と考える．ごく軽微なびまん性軸索損傷の診断は，上記のSWIに期待が高まっている．びまん性軸索損傷の際には，硬膜下血腫，くも膜下出血なども合併するので，それにも注意する．現在では，びまん性軸索損傷患者の予後推定に急性期に得られた拡散テンソル画像やtractographyを用いた多くの報告がなされており[4]，状況が許すなら拡散テンソル画像のデータ取得だけでも行っておくことが有用であろう．

参考文献

1) Hergan K, Schaefer PW, Sorensen AG, et al: Diffusion-weighted MRI in diffuse axonal injury of the brain. Eur Radiol 12: 2536-2541, 2002.
2) Naganawa S, Sato C, Ishihra S, et al: Serial evaluation of diffusion tensor brain fiber tracking in a patient with severe diffuse axonal injury. AJNR 25: 1553-1556, 2004.
3) Reichenbach JR, Venkatesan R, Schillinger DJ, et al: Small vessels in the human brain: MR venography with deoxyhemoglobin as an intrinsic contrast agent. Radiology 204: 272-277, 1997.
4) Wang JY, Bakhadirov K, Abdi H, et al: Longitudinal changes of structural connectivity in traumatic axonal injury. Neurology 77: 818-826, 2011.

15

中枢神経系以外への応用

総論

(高原太郎)

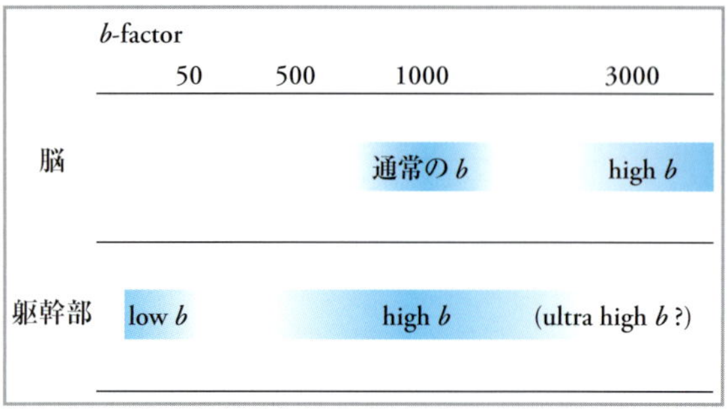

図1 躯幹部で使用する b-factor の「low b」「high b」ゾーン

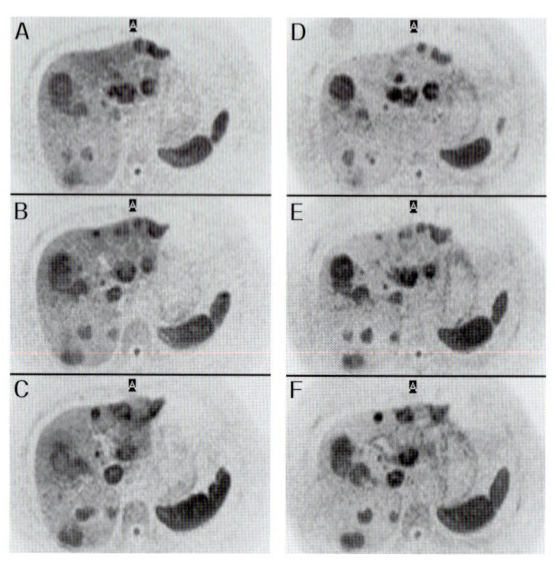

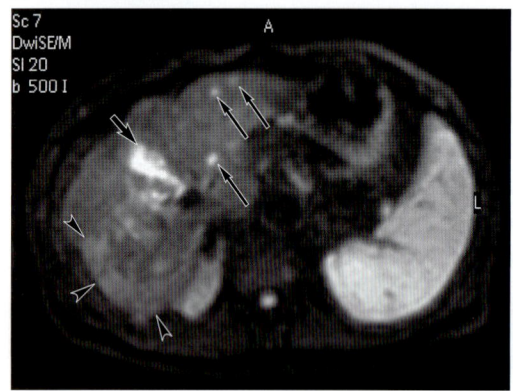

図2 脂肪抑制法による表現の違い[多発転移性肝腫瘍（膵癌），白黒反転表示］
A, B, C：CHESS 法
[呼吸同期，TR/TE = 1700/64ms（実効 TR は 3～4 秒），$b = 800s/mm^2$]
D, E, F：STIR 法
（自由呼吸，TR/TI/TE = 7873/180/64ms, $b = 800s/mm^2$）

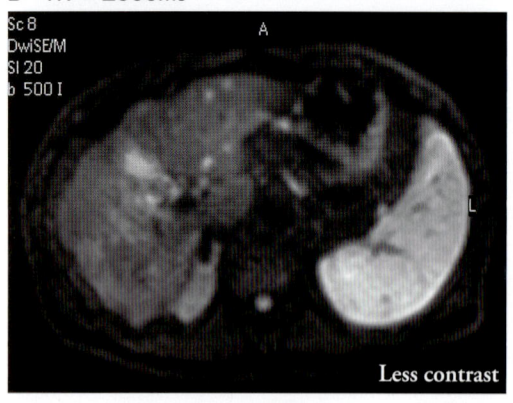

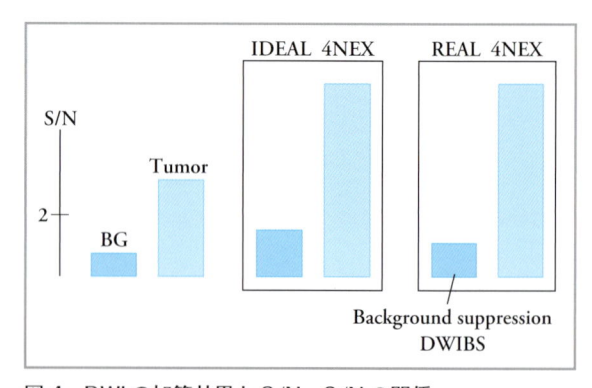

図3 TR の DWI に対する影響
60代，男性．多発肝細胞癌＋肝囊胞．
胆囊（→），囊胞（→），肝細胞癌（▶）はいずれも TR = 2000ms において周囲肝実質とのコントラストが減少している．

図4 DWI の加算効果と S/N, C/N の関係
バックグラウンド（BG）の S/N が低く，腫瘍（tumor）の S/N が高いとき，DWI の加算効果は REAL で示したように表れる．high b 値の利用により背景信号がもともと抑制されていると，加算効果も抑制されているので，腫瘍－背景のコントラスト（C/N）が増大する．

● 躯幹部で使用する *b*-factor

躯幹部で使用される *b* 値は脳に比較して低く，"high *b*" を意味するゾーンも低い（図1）．明確な定義はないが，high *b* は 500s/mm^2 以上，low *b* は 50s/mm^2 以下程度を指している．一般的には high *b* 側は *b* = 1000s/mm^2 程度が理想的と考えられるが，腹部は頭部に比較して高い S/N で撮影することが難しい（受信コイルの大きさが大きい）ことと，肝臓においては呼吸同期を行う場合があり，この場合は単位時間あたりの加算回数は低くなるので，500s/mm^2 程度も high *b* value として用いられている．他方，背景信号が高い臓器（例えば前立腺や乳腺の一部症例）では 1000s/mm^2 では背景信号抑制が不十分なので，1500〜2000s/mm^2 が用いられる．また "low *b* value の DWI [†]" も用いられるが，これは「腹部における low *b* DWI」の項（p.416）に譲る．

● 脂肪抑制法の選択

脂肪抑制は CHESS 法や Water excitation 法が用いられることが多く，S/N が良く撮影時間が短い．そのほか STIR 法も用いられている．STIR 法は脂肪抑制効果が場所を選ばず良好である利点を有するが，S/N が低い．ただし背景信号抑制効果も強いので，C/N も考えて撮影法を決定する（図2）．

● 繰り返し時間（TR）

拡散強調像（DWI）は T2 強調像と骨格が同じで，MPG が付加された撮影法と言える．したがって TR が短いと，それだけ T1 コントラストが混入することになる．1.5T において，肝悪性腫瘍の T1 値は 500ms 程度，肝実質の T1 値は 1000ms であるが [1]，これを元に TR = 2000ms のときの saturation 効果を考えると，悪性腫瘍は 86％ に信号が抑制される一方，肝実質は 96％ を維持できるので，悪性腫瘍のみを選択的に抑制していることになる．TR は最低でも 3000ms 以上，3T 装置であれば 5000ms 以上程度を維持することが望ましい．この観点から TR = 2000ms 程度での撮影を余儀なくされる呼吸停止 DWI は，悪性腫瘍描出に不利であることがわかる（図3）．

● 加算回数

DWI は，k-space 上でデータを加算せず，フーリエ変換後の実画像上でデータを加算する．この際，ノイズは常に正の値をとることになるので，通常の加算による S/N 向上の期待値より効率が悪くなる．これは特にノイズが大きな（S/N が低い）ときに顕著である．したがって，元画像（1NEX）の画像の画質を良くする配慮が必要である．なお，DWIBS 導入時に，きわめて S/N が低い whole body coil（B-body coil）で撮影しても，ある程度の画像が得られた経験をお持ちの方も多いと思うが，上記事実により，例えば腫瘍の S/N が少し高く（例；S/N > 3），背景信号の S/N が低い（例；S/N < 2）ときは，加算により両者の差が広がることが考えられる（図4）．このような理由により，初期の DWI は high *b* と poor なコイルとの組み合わせでも画像として成立したものと考えられる．

[†] low b value の DWI
MPG を用いて血流信号を消す目的で用いられるので，この意味では DWI ではなく，いわば turbulent（あるいは flow, perfusion）suppressed image である．しかし MPG を用いるので広義の DWI として呼称されている．

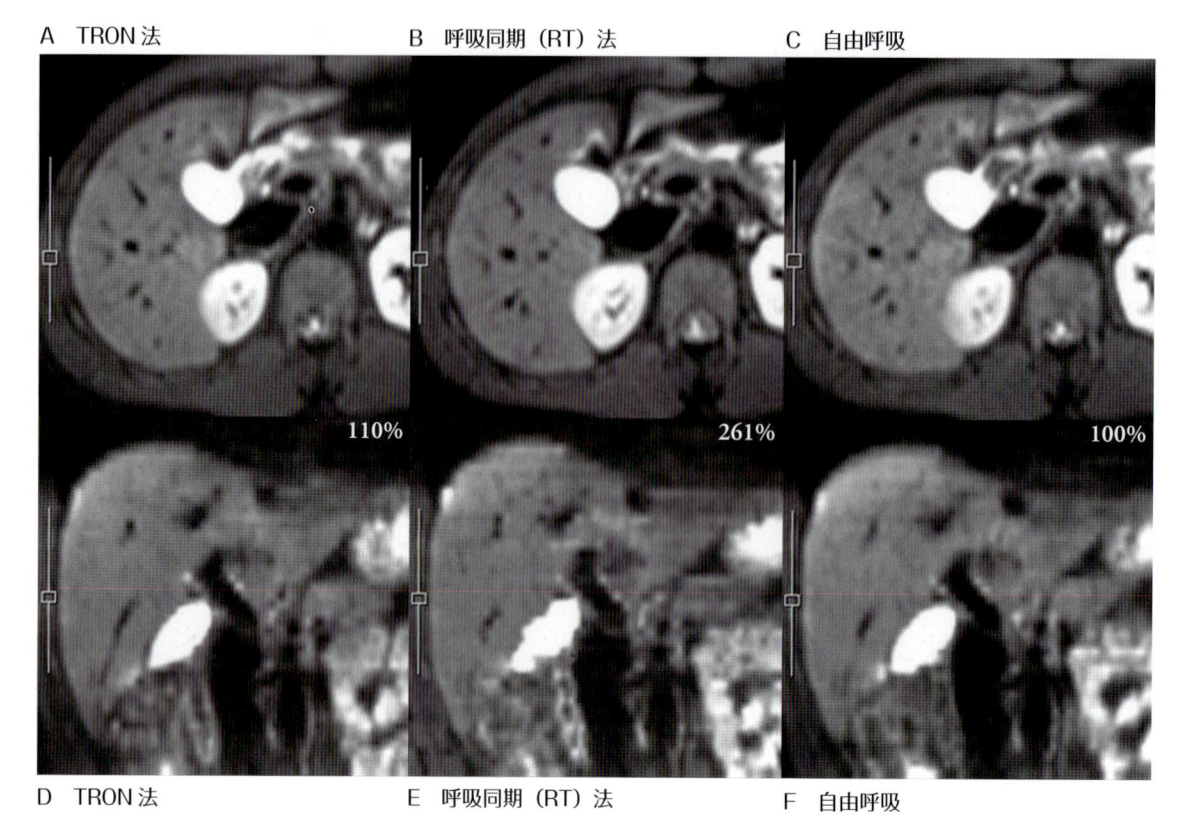

A　TRON法　　　　　　　　　B　呼吸同期（RT）法　　　　　　C　自由呼吸

110%　　　　　　　　　　　　261%　　　　　　　　　　　　100%

D　TRON法　　　　　　　　　E　呼吸同期（RT）法　　　　　　F　自由呼吸

図5　tracking only navigator（TRON）法による呼吸運動補償
自由呼吸の撮影時間を100%としたとき，tracking機能のみを利用したNavitgator法（A, D）は110%で撮影できる．RT法は261%かかる．冠状断再構成像（D～F）では，TRON法は画像のブレをよく防いでいる．なお，軸位断で比較しても，差がわからないことに注意．〈文献4）より転載〉

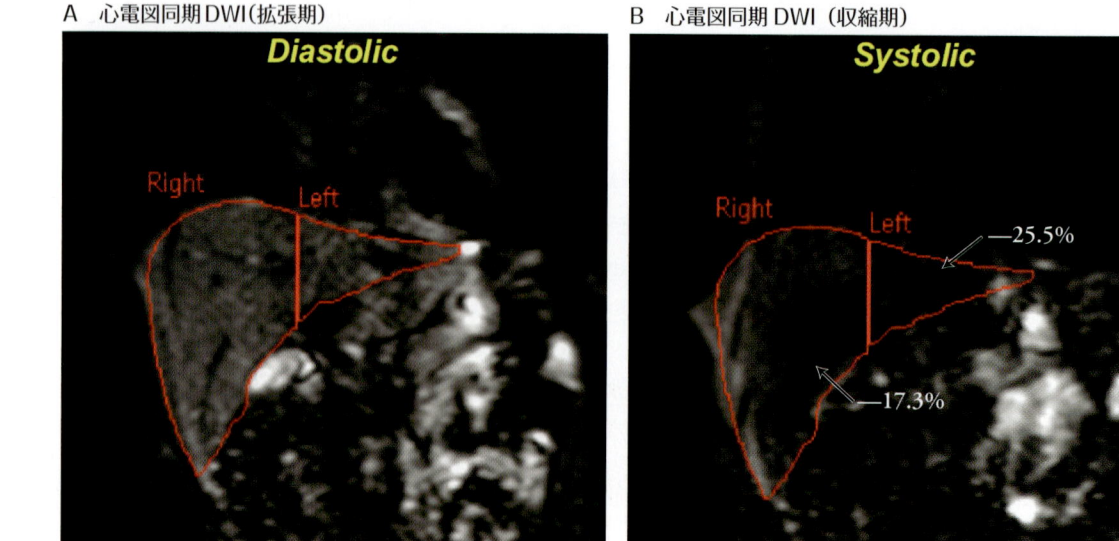

A　心電図同期DWI（拡張期）　　　　　　　B　心電図同期DWI（収縮期）

図6　心拍動の肝実質への影響
肝臓右葉にも大きな信号抑制が生じている．平均の信号低下量は，左葉－25.5%に対し，右葉－17.3%である．

● 白黒反転表示

躯幹部悪性腫瘍検索に用いられるFDG-PETと同じような視覚効果を得るために，白黒を反転して表示されるときがある．一般に，T2強調像と比較するときにはオリジナルの表示で，広範囲の観察には白黒反転表示の方が（PETでなされているように）病変が指摘しやすいのでこれが踏襲されることが多いが，明確な決まりはない．

● 呼吸運動，心拍動，蠕動

Motion probing gradient（MPG）は，大きなものを用いると，水分子の拡散運動の多寡を表すようになる．拡散運動は，ボクセル内のランダムな動き（intra-voxel incoherent motion：IVIM）である．回転運動や変形もこのランダムな動きに相当すると考えて大きな間違いはない．これらの運動は，MPGにより信号低下を来す．一方，等速直線運動を示す物質は，MPG印加時に位相の変化を生じるものの，ボクセル単位での信号低下を来さない．つまり画像のブレだけを起こすので，tracking（だけ）を行うことにより（撮像時間効率を高く保ったまま）これを防止できる（図5，TRON法）[3]．呼吸運動はMPG印加時間（数十ミリ秒）内では比較的等速直線運動に近いと考えられるが，このためにDWIのコントラストに重大な影響を及ぼさない[4]．他方，心拍動は心臓自体および隣接構造物（肝実質）などに影響を及ぼし，信号低下を来す．心拍動の影響は，左葉だけでなく右葉にも大きく起こっていることには注意が必要である（図6）[5]．呼吸運動，心拍動の影響を表に示す．

表　呼吸運動と心拍動のDWIへの影響

	呼吸運動（上下）	呼吸運動（回転）	心拍動
信号低下	ほとんどない	あり	著明
画像のボケ	あり	あり	あり

参考文献

1) Goldberg MA, Hahn PF, Saini S, et al: Value of T1 and T2 relaxation times from echoplanar MR imaging in the characterization of focal hepatic lesions. AJR 160: 1011-1017, 1993.
2) Gudbjartsson H, Pats S: The Rician distribution of noisy MRI data. Magn Reson Med 34: 910-914, 1995.
3) Takahara T, Kwee TC, Van Leeuwen MS, et al: Diffusion-weighted magnetic resonance imaging of the liver using tracking only navigator echo: feasibility study. Invest Radiol 45: 57-63, 2010.
4) Kwee TC, Takahara T, Muro I, et al: Apparent diffusion coefficient measurement in a moving phantom simulating linear respiratory motion. Jpn J Radiol 28: 578-583, 2010.
5) Kwee TC, Takahara T, Niwa T, et al: Influence of cardiac motion on diffusion-weighted magnetic resonance imaging of the liver. MAGMA. 22: 319-325, 2009.

412　15. 中枢神経系以外への応用

computed DWI
computed diffusion-weighted MR imaging
（高原太郎）

関連項目　p.414 ADC histogram analysis

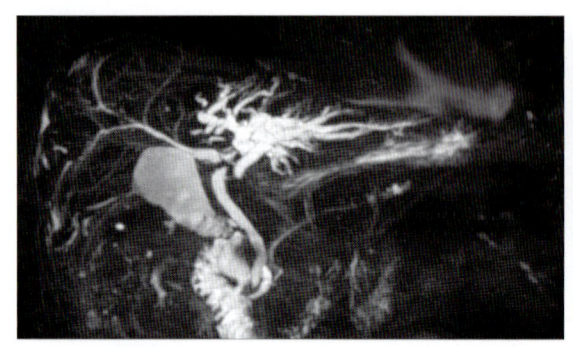

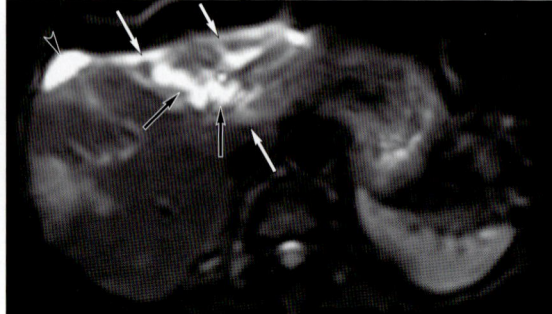

図 1-A　MRCP

図 1-B　$b = 0s/mm^2$

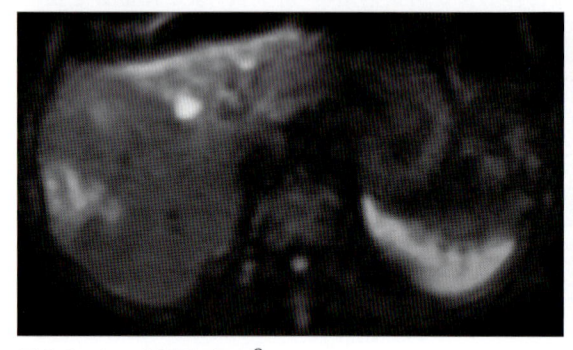

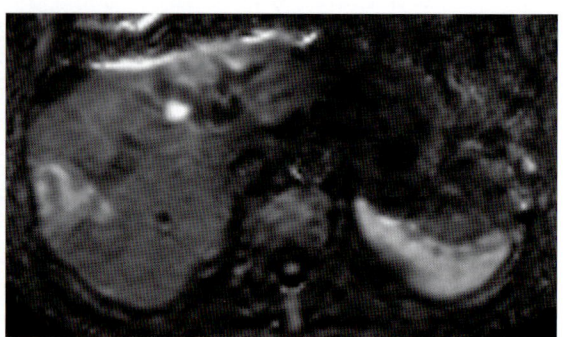

図 1-C　$b = 1000s/mm^2$

図 1-D　$b = 1800s/mm^2$

参考文献
1) Blackledge MD, Leach MO, Collins DJ, Koh DM: Computed diffusion-weighted MR imaging may improve tumor detection. Radiology 261: 573-581, 2011.
2) Saritas EU, Lee JH, Nishimura DG, et al: SNR dependence of optimal parameters for apparent diffusion coefficient measurements. IEEE Trans Med Imaging 30: 424-437, 2011.

> **症例** 80代，男性．大腸がん多発肝転移．
>
> **MRI読影**
> A：MRCPで，左葉肝内胆管の拡張が目立つ．肝門部に生じた転移によると思われる．
> B：$b=0$ 画像で，腹水（▶），拡張肝内胆管（→），実質の浮腫（⇨）を認める．
> C：$b=1000$ 画像で，転移巣が認められるが，周囲の浮腫の信号は残っている．また肝内胆管の信号の抜けは完全ではない．
> D：計算 $b=1800$ 画像では，肝転移がほぼ選択的に表示されている．1800という値は，interactive にスライダを動かしながら，転移巣が最もよく見えるように調整した結果．

● 概念と特徴

Computed DWI は，Blackledge らによって提言された概念である[1]．複数の b 値（概ね $1000 s/mm^2$ まで）の撮影結果をもとに，より高い（あるいは任意の）b 値の計算画像を作成することを指す．ADC との関連で考えると理解しやすい．ADC は複数の b 値で撮影された画像の信号強度を元に計算される（信号強度を自然対数表示したグラフの「傾き」がADCに相当する）．このことから，より高い（あるいは任意の）b 値の画像を計算できることは容易に想像できるであろう．ただし，制限拡散の影響の出る脳などでは $b=1000s/mm^2$ よりかなり高いと正確ではなくなると思われる．任意の b 値の信号強度は，

$$S(b_c) = S(0)e^{-b_c ADC}$$

で示される．

● 特徴

計算した画像（以下，computed DWI）は，画像情報としてはなんら新規に取得してはおらず，取得画像に含まれていたものを再利用しているだけだが，視覚的には背景組織の抑制ができるので，まったく異なった観察ができることが利点である．初期報告[1]では，転移性骨腫瘍の描出において sensitivity, specificity 両者の向上がなされたことが記述されている．なお，$b=1000s/mm^2$ 程度までは従来の MR 装置で比較的効率よく撮影ができるが，$b=1000s/mm^2$ 程度になると，MPG 印加時間が長くなり，TE の延長を来すため，S/N が悪くなる（加算回数で補償することは困難［p.409, 421参照］）．したがって，computed DWI が信頼できることがわかれば，(ultra) high b の撮影を省略する可能性がある．また，任意の b 値の画像を interactive に（リアルタイムで変えながら）観察できるので，どの程度の b 値で撮影したらよいかのシミュレーションにも使える可能性を持っている．

ただし，ADC 画像がそうであるように，複数の b 値の撮像を元に「計算」しているので，位置ずれなどによるさまざまなアーチファクトが画像に含まれることには留意する必要がある．

● 取得上のポイント

computed DWI の計算に際して，ノイズが最小になる b 値があり，これは撮像対象の拡散速度 D に対して，概ね $1.25/D$ で与えられる[2]．例えば $D=1.25 \times 10^{-3} mm^2/s$ ならば $b=1000 s/mm^2$ の b 値で（high b 側を）撮影すればよいことになる．

ADC histogram analysis

(高原太郎)

関連項目　p.412 computed DWI

図1-A　$b=0s/mm^2$ 画像

図1-B　AのVOI

図1-C　$b=1000s/mm^2$ 画像

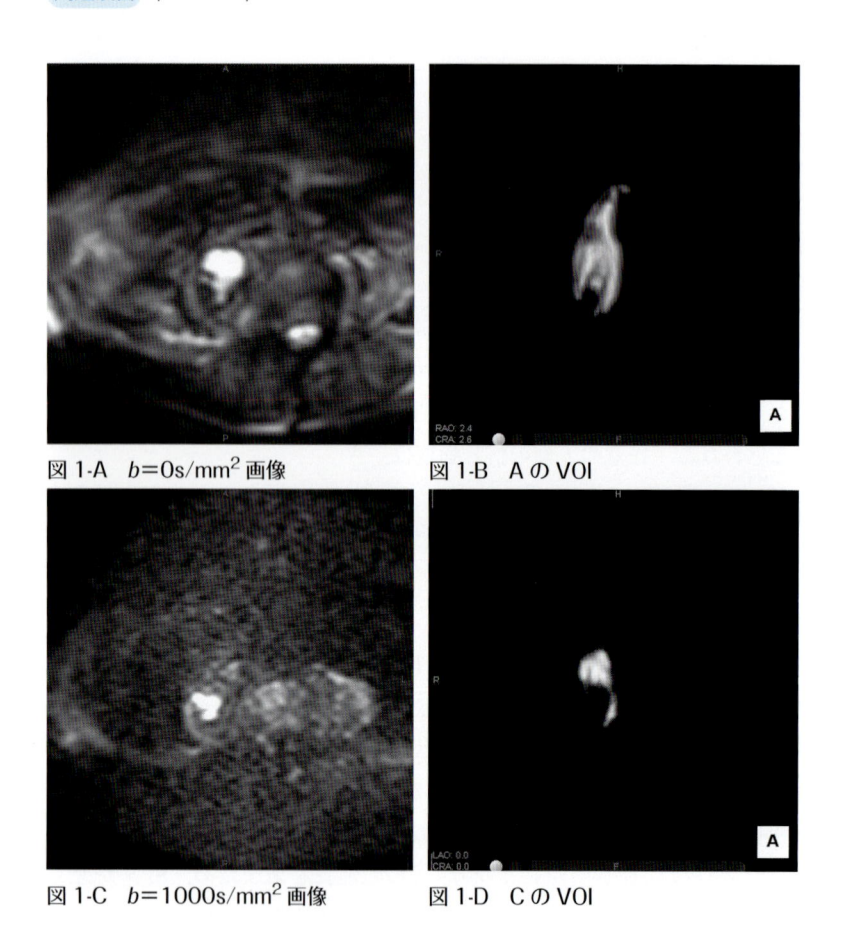

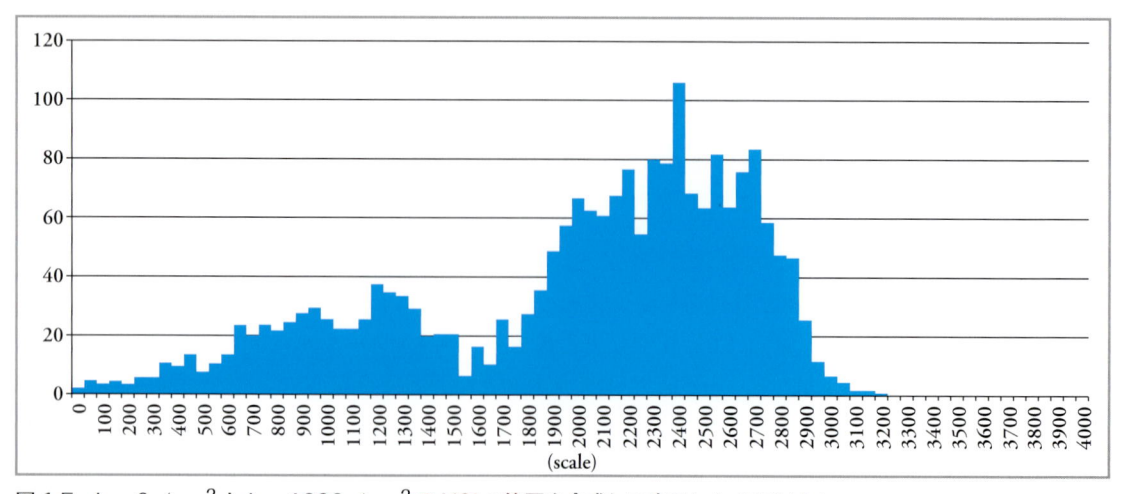

図1-D　CのVOI

図1-E　$b=0s/mm^2$ と $b=1000s/mm^2$ のVOIの範囲を合成して表示したADC histogram

症 例	70代，男性．大腰筋膿瘍．

MRI読影	A～E：これは膿瘍の例であるため，ADCの高い部分と低い部分の混在が顕著で2峰性を示している極端な例だが，実際の腫瘍においてもADCの分布は必ずしも狭くない．これをひとつのADC値で示すことにはもともと無理があった．このようにVOIで示すことにより，対象のADC分布を正確に扱えるようになる可能性がある．

● 概念と意義

ADCの測定は，さまざまな問題を抱えている．まず $b = 0$（もしくは low b）と high b の画像に程度の異なる歪みが存在するのに，これらを元に計算をする事実である．現在までに解決されたとは言い難く，より歪みの少ない元画像の取得や registration technique のルーチン導入が望まれる．それ以上に潜在的に大きな問題なのは，関心領域（ROI）を置くときの術者の恣意である．従来あまり関心が払われていないが，筆者の経験では，ROIをどのように置くかによって，1×10^{-3} mm^2/s に近い値のものが 2×10^{-3} mm^2/s 近くを示すことは稀ではない．科学論文においていくら正確な統計手法を用いても，その根底において不安があるわけである．ADCの histogram analysis は，病変全体にROIを置くことを前提としており，恣意が入りにくいという意味合いで有用である．また平均値や最小値といった，「点」の診断ではなく，グラフの形状を元に判断ができる可能性があり，「面」で観察することにより従来は捉えられなかった解析情報を提供する可能性がある．

● 新しい指標

従来の，ADC平均値や最小値，分散のほかに，以下のような指標を用いて分布の特徴を見ることができる．またグラフの分布を見ることで，治療効果判定に役立てることができる[1]．

1) Kurtosis（尖度）：正規分布の尖り具合を表す指標．
2) Skewness（歪度）：正規分布の偏り具合を表す指標．ADCが低いとき，右がなだらかになりやすく，このとき Skewness は正となる．逆にADCが高いとき，左がなだらかになりやすく，このとき Skewness は負となる．つまり悪性腫瘍の治療効果が認められるときは，Skewness が正から負の値に変化することが期待される．
3) 閾値より高いもしくは低いピクセルの存在割合

参考文献

1) Padhani AR, Koh DM, Collins DJ: Whole-body diffusion-weighted MR imaging in cancer: current status and research directions. Radiology 261: 700-718, 2011.

腹部における low *b* DWI
low *b* value diffusion-weighted MR images for abdominal lesions

（高原太郎）

関連項目　p.408 総論（15章 中枢神経系以外への応用）

症例1 （文献1）より転載

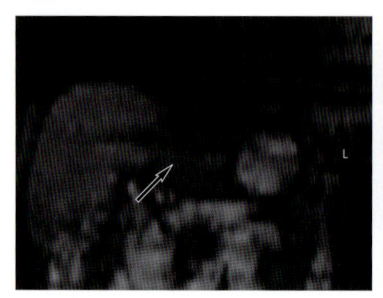

図1-A　*b* = 500s/mm² 画像 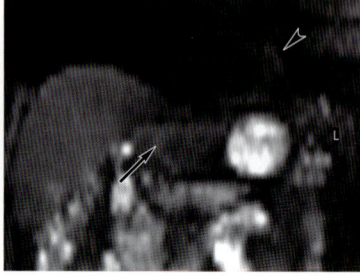　　図1-B　*b* = 50s/mm² 画像 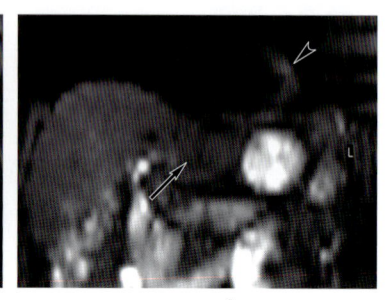　　図1-C　*b* = 10s/mm² 画像

症例2 （文献2）より転載

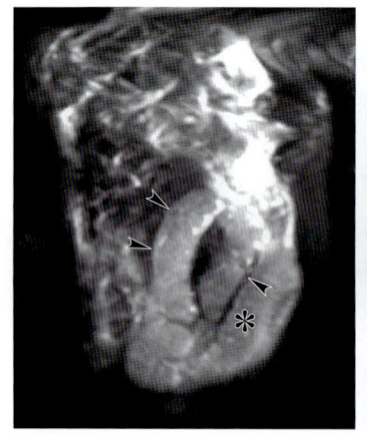

図2-A　*b* = 0s/mm² 画像 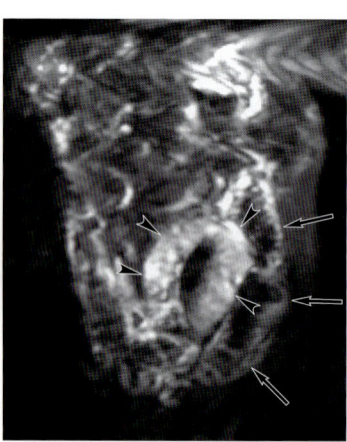　　図2-B　*b* = 50s/mm² 画像 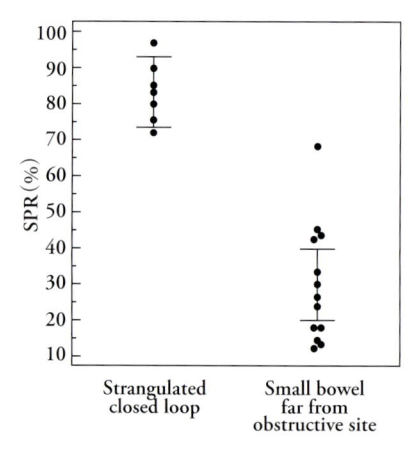　　図2-C　絞扼部と非絞扼部の信号残存率 [SI(*b* = 50)/SI(*b* = 0)]

| 症 例 | [症例1] 20代，男性，健常ボランティア．
[症例2] 60代，男性，絞扼性小腸閉塞． |
|---|---|
| MRI読影 | [症例1] b 値が小さくなるに従い，肝左葉外側区の信号低下は目立たなくなる（→）．また左室壁が一部で描出されている（▸）．
[症例2] A，B：矢頭部分が絞扼された closed loop を，＊で示している部分が拡張した上流の非絞扼 loop を示す．絞扼部は蠕動がない（内容物も動かない）ことを反映して $b = 50s/mm^2$ でも信号低下に乏しく，他方周囲の非絞扼部は蠕動がある（内容物が動く）ので信号低下が著明である．
C：絞扼部と非絞扼部の信号残存率［SI($b=50s/mm^2$) / SI($b=0s/mm^2$)］．ほぼ overlap がない． |

● 概念

腹部においても高い b 値を使用して背景信号を抑制し，病変部を強調表示することが一般的で，$b = 800 \sim 1000s/mm^2$ 程度を基本とし，S/N やバックグラウンドの信号程度に応じて，肝臓では $500s/mm^2$ 程度，前立腺や乳腺には $1000s/mm^2$ に加え $1500 \sim 2000s/mm^2$ を用いている施設が多い．これに対して $b = 10 \sim 50s/mm^2$ 程度のきわめて低い値も用いられることがあり，これは一般に "low b 画像" あるいは "low b (-value) DWI" と呼称されている．この程度の b 値では，拡散よりはむしろ perfusion の影響が大きいが，それを承知した上で慣例として DWI を付加して呼ばれることが多い．

● low b 画像の適用

こういった low b 画像は，①乱流のある場所の信号を抑制し，病変を目立たせる（たとえば肝転移の検出），②乱流の有無を診断に用いる（たとえば小腸絞扼の有無を評価したり嚢胞壁の孔を探す，症例2），③乱流（あるいは心拍動）のある場所の信号低下を抑制する（症例1），といった目的で使用されている[1)2)]．

low b 画像を取得するためのMPGはごく小さくて済むため，high b 画像では長くなるTEは，かなり短くて済む．このため low b 画像は S/N が高く撮影しやすい画像であるが，常に shortest TE を用いれば診断能が最大になるとは言えない（T2コントラストが失われる）ので，適切な TE を保持（過剰に短くしない）ことも考慮に入れる必要がある．たとえば，$b = 10s/mm^2$ であれば，TE は 30ms 台まで短くできる機種もあるが，敢えて TE = 60ms に保った方が病変を検出しやすくなる場合があることを覚えておくとよい．

参考文献

1) Takahara T, Kwee TC, Sadahiro S, et al: Low b-value diffusion-weighted imaging for diagnosing strangulated small bowel obstruction: a feasibility study. J Magn Reson Imaging 34: 1117-1124, 2011.
2) Takahara T, Kwee TC: Low b-value diffusion-weighted imaging: emerging applications in the body. J Magn Reson Imaging 35: 1266-1273, 2012.

MSDEの臨床応用
clinical application of MSDE

(米山正己)

関連項目 p.100 MSDE (motion-sensitized driven-equilibrium)

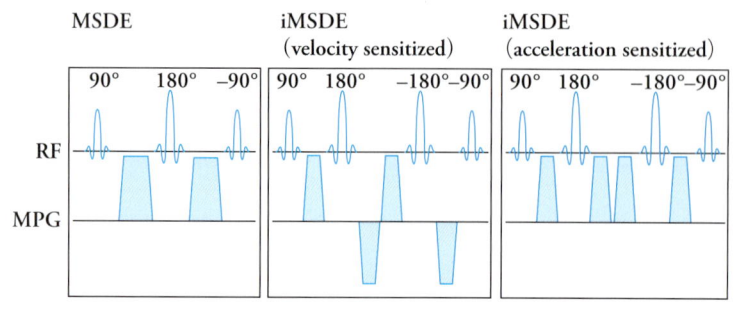

図1-A 各種MSDEプリパルス

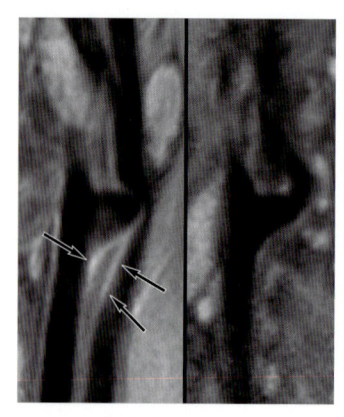

図1-B 頸動脈 plaque imaging
左　従来の3D高速SE法
右　MSDE付加3D高速SE法

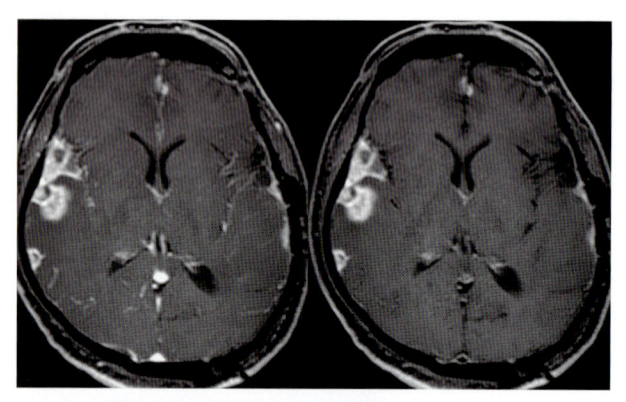

図1-C 頭部3D GRE法造影T1強調像
左　MSDEのMPG印加（-），右　MSDEのMPG印加（+）．

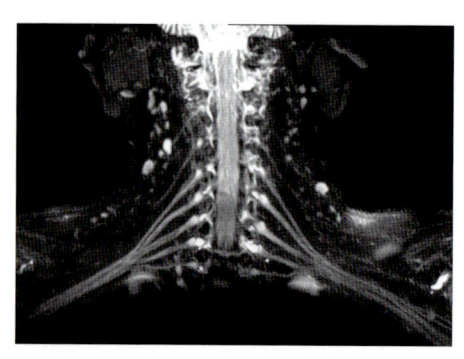

図1-D 高速3D-末梢神経強調画像
（頸部腕神経叢）

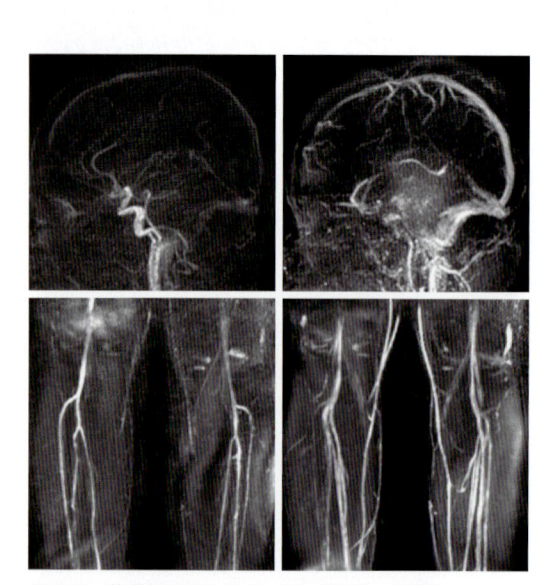

図1-E 非造影MRAへの応用（頭部・下腿）

参考文献

1) Wang J, Yarnykh VL, Hatsukami T, et al: Improved suppression of plaque-mimicking artifacts in black-blood carotid atherosclerosis imaging using a multislice motion-sensitized driven-equilibrium (MSDE) turbo spin-echo (TSE) sequence. Magn Reson Med 58: 973-981, 2007.
2) Wang J, Yarnykh VL, Yuan C: Enhanced image quality in black-blood MRI using the improved motion-sensitized driven-equilibrium (iMSDE) sequence. J Magn Reson Imaging 31: 1256-1263, 2010.
3) Priest AN, Graves MJ, Lomas DJ: Acceleration dependent vascular anatomy for non-contrast-enhanced MRA (ADVANCE-MRA). Proc Intl Soc Mag Reson Med 19: 90, 2011.
4) Nagao E, Yoshiura T, Hiwatashi A, et al: 3D turbo spin-echo sequence with motion-sensitized driven-equilibrium preparation for detection of brain metastases on 3T MR imaging. AJNR 32: 664-670, 2011.
5) Yoneyama M, Takahara T, Kwee TC, et al: Rapid high resolution MR neurography with a diffusion-weighted pre-pulse. Magn Reson Med Sci 12: 111-119, 2013.

> **MRI読影**
> B：MSDEによりplaque-mimicking flow artifact（→）が改善している．
> C：MSDEにより造影後の血液であっても良好に抑制され，腫瘍の視認性が向上している．
> D：MSDEの印加時間をあえて50msに延ばすことで，血流とともに筋肉も抑制することが可能となり，高速・高分解能のMR neurographyが取得できる．
> E-左：血液を高信号に描出するためにMPGを印加しないシーケンスからacceleration sensitized iMSDEシーケンスを差分することで，選択的動脈画像が得られる．
> E-右：acceleration sensitized iMSDEシーケンスからvelocity sensitized iMSDEシーケンスを差分することで，選択的静脈画像が得られる．

● MSDE（motion-sensitized driven-equilibrium）臨床応用の実際

MSDEは流体信号抑制プリパルスであり，MSDEパルスの印加方法とそれに続くパルスシーケンスの組み合わせが自由自在なため，black-blood imaging（BBI）以外にもさまざまな臨床応用が期待されている．これまでに報告されているMSDEパルスの種類には，T2プレパレーション（T2-prep）パルスの各RF間にMPGを挟む方法（MSDE[1]），渦電流の影響を抑制するため，さらに180°パルスを追加してbipolar MPGを印加する方法（improved MSDE：iMSDE[2]），そしてiMSDEのMPGをbipolarからunipolarに変更し，加速度流のみを抑制可能とするacceleration sensitized iMSDE[3]などがある（図1-A）．実際の臨床では，渦電流の影響による画質劣化の影響が小さいiMSDEを用いることがほとんどであるが，印加時間（T2-prep時間）が延長するためT1強調像ではコントラストが低下することに注意が必要である．

● 頸動脈plaque imagingの画質改善

頸動脈におけるplaque imagingの画質改善はMSDEの最も得意とする領域である．プリパルスであるためパルスシーケンスを選ばず使用でき，3D volume撮像や短時間撮像を可能とする．さらに，従来法で問題であった，遅い血流の残存によるプラーク様信号（plaque-mimicking flow artifact）の低減も可能である（図1-B）．

● 造影脳転移検索のための3D T1強調black-blood imaging

近年，Gd造影脳転移検索ではvolume撮像のニーズが高まっており，3D gradient echo（GRE）法がよく用いられる．3D GRE法では造影された腫瘍とともに血管も高信号になるため，3D高速SE法によるblack-blood撮像も試みられているが，血液抑制効果が不十分なケースもある．一方，MSDEは，造影後の血液に対しても良好な抑制効果を有する[4]（図1-C）．

● 高速3D-末梢神経強調像[5]

前述の通り，MSDEはT2-prepパルスがベースであり印加時間を長くすることができるため，あえて50ms程度まで延ばすことで，血流とともに筋肉などshort T2組織の信号も抑制することが可能となる．パルスシーケンスをT2強調3D高速SE法にすることで末梢神経を選択的に描出し，高速（5分）・高分解能（1mm-isovoxel）のMR neurographyが取得できる（図1-D）．

● 非造影MRAへの応用〜動静脈分離

MSDEおよびiMSDEでは，スピンがDWIと同様に『1-1』のMPG印加を受けることになり，定常流・加速度流にかかわらずすべての流体信号が抑制される．一方，acceleration sensitized iMSDE（図1-A）を用いると，スピンが結果的に『1-2-1』のMPG印加を受けるようになり，加速度流（動脈流）のみが選択的に抑制される．この2つの方法に加え，血液を高信号に描出するためにMPGを印加しないシーケンスを撮像し，3シーケンス間で差分処理をすると動脈・静脈を分離して描出することが可能となる（図1-E）．

低 S/N における加算効果
image averaging effect on severe S/N

(尾崎正則)

関連項目 p.24 ADC, p.408 総論（15章 中枢神経系以外への応用）, p.422 全身の拡散強調像（DWIBS）

図1-A～E　スライス厚および加算回数を変化させた場合の拡散強調像
（1.5T MRI, 撮像条件：TR/TE = 5000/68ms, FOV = 240mm, matrix = 128 × 128, b = 1000s/mm^2, MPG は3軸方向）

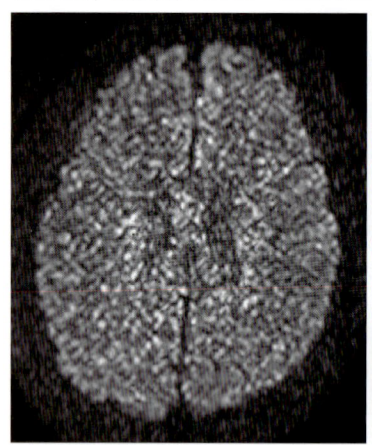

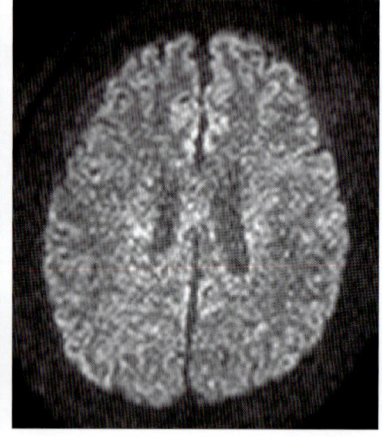

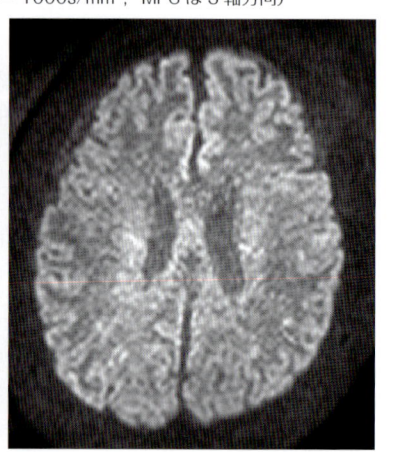

図1-A　スライス厚 1mm, NSA = 1　　図1-B　スライス厚 1mm, NSA = 4　　図1-C　スライス厚 1mm, NSA = 9

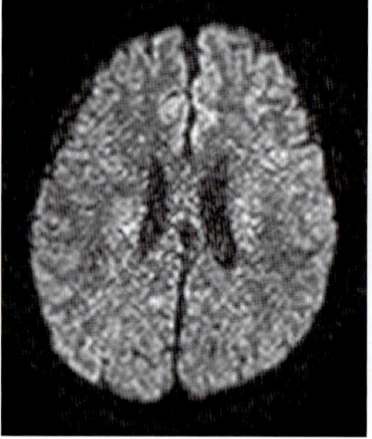

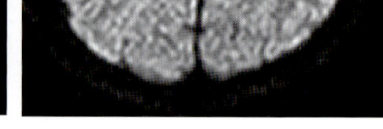

図1-D　スライス厚 2mm, NSA = 1　　図1-E　スライス厚 3mm, NSA = 1

● MRI の画像加算

　MRI 画像において，S/N を向上させるために加算回数を大きくすることは一般的である．通常，画像加算処理は k-space 上で行われる．しかし，拡散強調像（DWI）ではプロトンの拡散現象による位相変化がランダムであるため，拡散測定ごとに異なる位相（変化量は同じ）で測定される．そのため拡散強調像は k-space 上で加算を行ってしまうと拡散現象による位相変化がキャンセルされてしまうので，k-space 上では加算処理を行わず画像再構成後の絶対値画像での画像加算処理を行うのが一般的である．

　雑音信号は k-space 上では Gaussian 分布（正規分布＝左右対称）を示すが，絶対値演算されることにより Rayleigh 分布（左右非対称）を示し，雑音は 0 ではなく正の信号強度になる．また MRI の信号分布は S/N が高い場合は Gaussian 分布を示し，S/N が低くなるに従い雑音信号の影響を受け，Rician 分布（左右非対称）に移行していく[1]．本項では，拡散強調像の低 S/N 下における画像加算効果について述べる．

● 低 S/N における加算効果

　左の画像は，スライス厚 1mm，加算回数 1 の画像（図 1-A）を基準に，加算回数 4（図 1-B），9（図 1-C），スライス厚を 2mm（図 1-D），3mm（図 1-E）に変更した DWI 画像である．理論上それぞれ加算回数 4，スライス厚 2mm は，S/N が 2 倍，加算回数 9，スライス厚 3mm は S/N が 3 倍になる．しかし，加算回数を増やして S/N を向上させた場合と，スライス厚（ボクセルサイズ）を大きくして S/N を向上させた場合，特に信号強度の低い（S/N の低い）脳脊髄液や雑音領域にて異なる信号強度および画像コントラストとなっている．

　通常 k-space 上で画像加算処理を行う場合，絶対値演算後の雑音レベルの信号が相対的に低下する．そのため雑音領域に埋もれていた組織は，加算回数を上げることにより雑音レベルの信号強度の間に差が生まれ描出可能になる．しかし DWI の場合，加算回数を大きくしても雑音レベルの信号強度が画像加算処理により低下せず，雑音下に埋もれている組織を描出することはできない．これは DWI において加算回数を大きくしても一定の S/N 以下のものは加算効果に劣ることを意味する†．ADC 測定においても低 S/N 領域における雑音の影響を加算回数により減少させることができないため，雑音の影響を受けた ADC 値が測定されることになる．より信頼性の高い ADC 値を測定するためには，ボクセルサイズにより S/N を向上させる必要がある[2]．

　現在のところ高空間分解能 DWI や high b-value DWI など S/N が厳しい場合，加算回数による画質向上は難しく，マトリックスやスライス厚などボクセルサイズを大きくする以外に方法はないが，k-space filter を用いることにより拡散のランダム性による位相分散を補正し，k-space 上での加算処理を可能にする研究なども行われている[3]．

† MPG 病変の S/N が十分にあり，背景（正常）組織が雑音領域に埋もれている場合は，加算により C/N が大きくなる可能性がある（p.408「総論」参照）．

参考文献
1) Gudbjartsson H, Patz S: The Rician distribution of noisy MRI data. Magn Reson Med 34: 910-914, 1995.
2) 尾崎正則, 小倉明夫, 室伊三男・他：撮像パラメータが ADC 測定精度に与える影響について．日放技雑誌 66: 1178-1185, 2010.
3) Skare S, Holdsworth SJ, Newbould RD, Bammer R: On the battle between Rician noise and phase-interferences in DWI. Proceedings of the 17th Annual Meeting of ISMRM. Abstract 1409, 2009.

全身の拡散強調像（DWIBS）
diffusion weighted whole body imaging with background signal suppression

（高原太郎）

関連項目 p.22 *b* 値，p.472 末梢神経：MR neurography

A 直接冠状断面撮影 DWI **B** STIR 画像 **C** 矢状断再構成画像

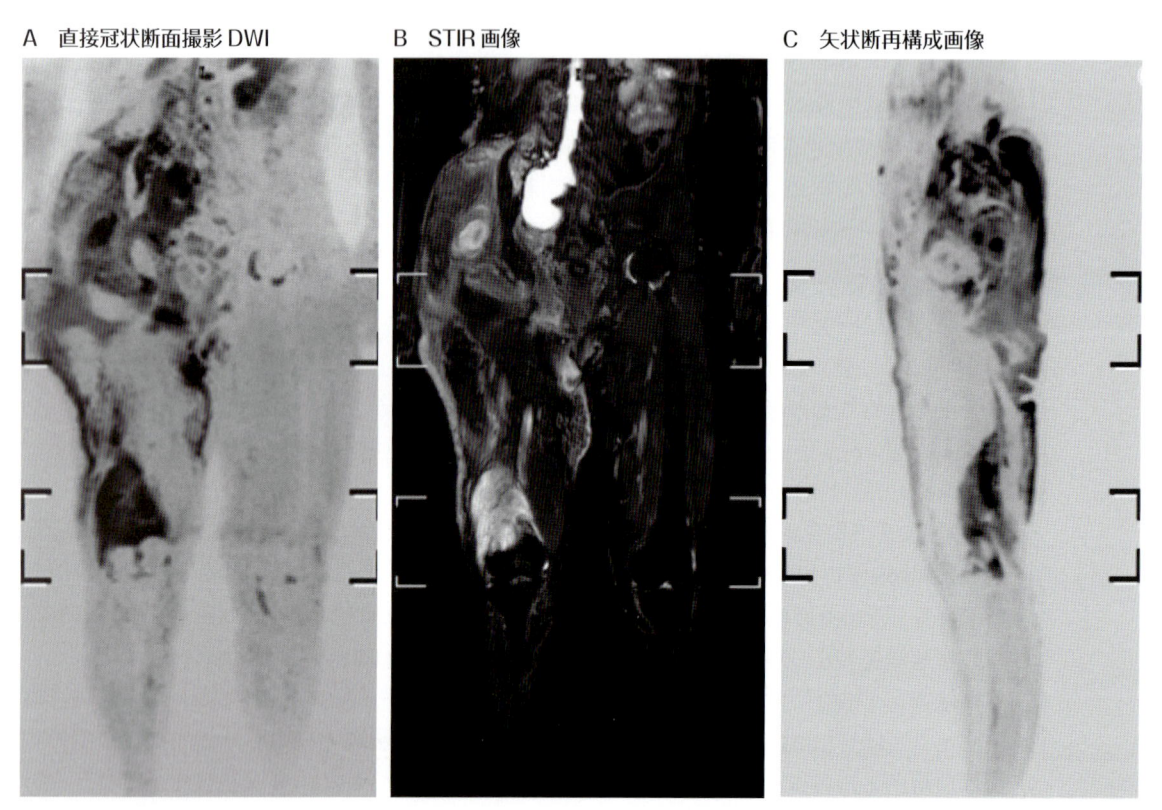

図1 直接冠状断撮影
40代，女性．神経線維腫症．
A〜C：従来と比べ歪みがなくなったので直接冠状断撮影でも station 間のつながりがよい（A）．前後方向の長さが短いため，スライス枚数を削減でき，またスライス厚も薄くできる．3mm 厚スライス撮影のため，矢状断再構成でも reformat quality がよい．

参考文献
1) Takahara T, Imai Y, Yamashita T, et al: Diffusion weighted whole body imaging with background body signal suppression (DWIBS): technical improvement using free breathing, STIR and high resolution 3D display. Radiat Med 22: 275-82, 2004.
2) Kwee TC, Takahara T, Ochiai R, et al: Diffusion-weighted whole-body imaging with background body signal suppression (DWIBS): features and potential applications in oncology. Eur Radiol 18: 1937-1952, 2008.
3) 室伊三男, 高原太郎, 堀江朋彦, ほか. 自由呼吸下 - 躯体部拡散強調画像における動きの影響について（動体ファントム実験）日本放射線技術学会雑誌 2005,61 (11), 1551-1558.
4) Takahara T, Kwee TC, van Leeuwen MS, et al: Diffusion-weighted magnetic resonance imaging of the liver using tracking only navigator echo: feasibility study. Invest Radiol 45: 57-63, 2010.

● DWIBS法の定義とその意義

> 名　称：DWIBS（Diffusion weighted Whole body Imaging with Background signal Suppression）[1)2)]（広範囲の拡散背景信号抑制法）
> 定義：自由呼吸下に高加算・長時間撮影を行うことで，高いS/Nの拡散強調像を得ること．これにより高いb値（良好な背景信号抑制），thin slice撮影（再構成能力），広範囲撮影が可能となる．
> 推奨事項：(1) 安定した脂肪抑制効果のためSTIR法を使用．(2) FDG-PETと同様の視覚効果を得るために白黒反転表示．

拡散強調像を躯幹部で使用する場合，撮像対象は呼吸や拍動，腸管蠕動などにより動く．これらより，① 物理的な変位誤差（すなわち，ぶれ；blurring），および ② 動きによる信号の低下（ADCの増大），を生じ拡散強調像上の病変描出を不良にする懸念がある．拡散強調像で使用するmotion probing gradient（MPG）はintra-voxel incoherent motion（ボクセル内のランダムな動き）に対して信号減衰を生ぜしめるのに対し，等速直線運動に対してはこれを起こさないが，呼吸運動はMPG印加時間内にはほぼ等速直線運動とみなせるので，② は生じにくい（ファントム実験結果[3)]）．したがって，自由呼吸下で撮影することは，拡散強調像にとって懸案だった低いS/Nを解決する手段として非常に有効であった．

● 撮影時の留意事項

拡散強調像を撮影する際の留意事項（脂肪抑制の選択・TRの選択・加算効果の調整）については，総論（p.408）にまとめたので参考にされたい．（上腹部を撮影する場合の）呼吸同期の必要性についてはまだ議論されるところであるが，① 同一検査時間（理論値でなく実測値の撮影時間），② 冠状断再構成画像[4)]での評価が必要である．① は検査枠30分（以内）が大勢を占める現状では時間的コストが画質に及ぼす影響が大きいにもかかわらず，実測した報告がほとんどなく「だいたい〜だった」というきわめて科学性の薄い記述が認められているのは残念である．② は筆者の経験ではさらにほとんど行われておらず，一部の軸位断像を用いて図説しても説得力がないことを認識すべきである（拡散強調像のスライスごとに相当画質が異なるから，自説にあったスライスは容易に選び出せる）．なお，現時点でも呼吸同期法の違いにはあまり注意が払われてない場合が多いが，旧式の，バンドを用いた同期とnavigatorによる同期は冠状断再構成画像上は雲泥の差があるので，これらの差についても認識して撮像条件を決定すべきである．

● 直接冠状断撮影

最近の装置では，さまざまなハード，ソフト面の改良により，従来困難だった冠状断撮影での歪みが目立たなくなってきた．広範囲撮影を行う場合，撮影範囲（3辺）の最長は頭尾方向，最短は前後方向なので，前後方向にスライス方向を合わせると撮影枚数を減らすことができる．TRを5000ms以上程度に保持する（スライス枚数が減るとshortest TRが減る）ことに留意して撮像条件を決める（図1）．

● Follow up study

ひとたび広範囲拡散強調像が高画質で撮影できるようになると，MRIは毎月の検査も可能なので，臨床科から癌の治療効果判定目的で繰り返し依頼がなされるようになる．この際，日付の異なる検査間でどのようにdefault windowを設定するかが問題になるが，腎臓にROIを設定し，腎臓にwindow levelを合わせ，検査間でwindow widthを一定にすると，概ね似通った表示ができる（Dr.Anwar Padhaniとのpersonal communication）．

脊髄・脊椎
spinal cord・spine

(大久保敏之)

関連項目 p.22 b値, p.24 ADC, p.104〜137 4章 拡散MRIの解析と表示

症例1

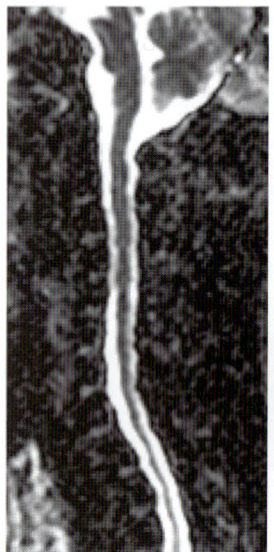

図1-A　EPI-ADC計算画像 (single-shot EPI)
(TR/TE＝5000/95ms, b＝500s/mm²/axis[異時加算, 6軸], 35秒)

図1-B　multi-shot EPI
(TR/TE＝3636/100ms, 8 shot, b＝500s/mm², 33秒)

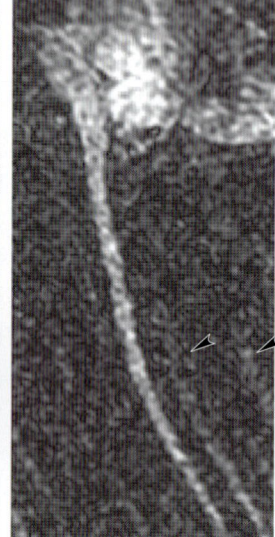

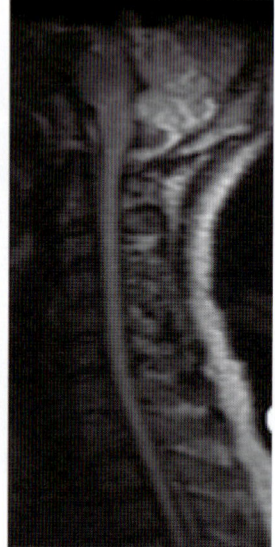

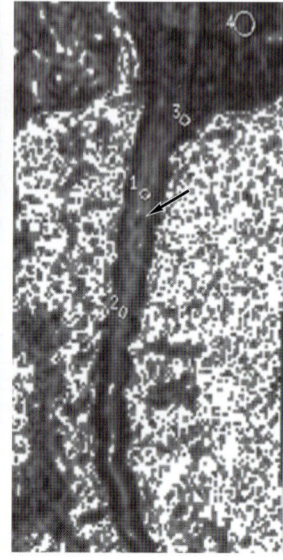

図1-C　SSFSE
(TR/TE＝5002/95.7ms, 16回加算, b＝958s/mm², 5分20秒)

図1-D　EPI-FA画像
(TR/TE＝5000/102ms, 4回加算, b＝500s/mm²/axis[異時加算, 6軸], 3分44秒)

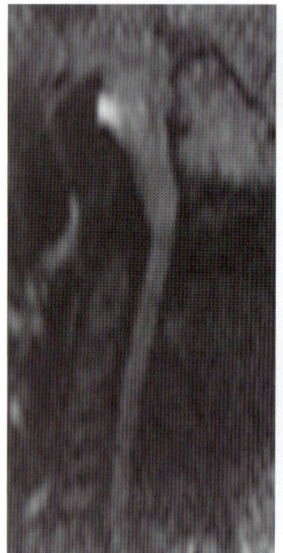

図1-E　SENSE-EPI
(SENSE factor＝2.0, TR/TE (gated)＝938/80ms, 16回加算, b＝400s/mm²/axis [異時加算, 3軸], 4分22秒)

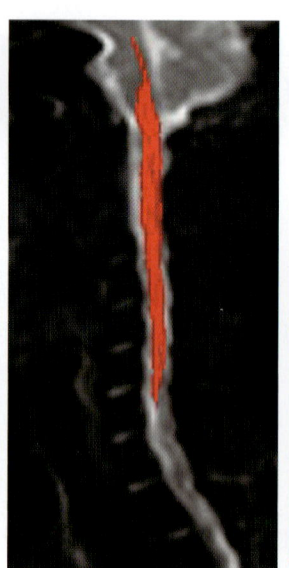

図1-F　tractography

症例2

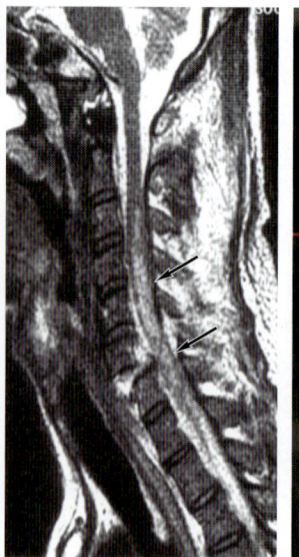

図2-A　T2強調矢状断像

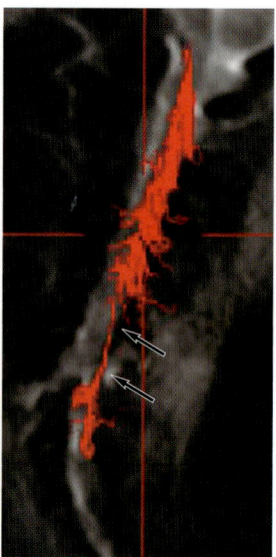

図2-B　tractography

症例
[症例1] 健常ボランティアの各種撮像法による頸髄拡散強調矢状断像.
[症例2] 30代，男性．交通事故による脊髄損傷.

MRI読影
[症例1] 図1-A：脊柱管そのものが他の撮像法に比べ極端に歪んでいる.
図1-B：位相エンコード方向の偽像（ghost）が目立つ（►）.
図1-C：16回加算のSSFSEによる等方性拡散強調像．比較的短い時間で3軸方向にMPGを印加することが可能.
図1-D：single-shot EPIによる6軸の拡散テンソルデータから得られたFA画像．中心灰白質のFAが低下している（→）.
図1-E：parallel imaging の1つであるSENSEを用いたsingle-shot EPIの拡散強調像．歪みが低減されている.
図1-F：single-shot EPIによる6軸の拡散テンソルデータを，東京大学放射線科で開発されたdTV（http://www.ut-radiology.umin.jp/people/masutani/dTV/dTV_frame-j.htm）で処理して得られたtractography．長軸主体の神経線維路が描出されている.
[症例2] 図2-A：第6, 7頸椎の脱臼骨折（→）に伴い，圧迫され変形した脊髄内に高信号域が認められている.
図2-B：tractographyでは，挫傷部での神経線維の描出が低下（→）している．また，損傷部のADCは正常（自験例の平均$0.86 \pm 0.09 \times 10^{-3}$mm^2/s）に対し，低下していた（$0.58 \times 10^{-3}$mm^2/s）．FAも，0.56であり，$0.74 \pm 0.1$よりも低かった．損傷部周囲では，ADC，FAともに上昇していた.

● 脊髄・脊椎領域に対する拡散強調像

　脊髄・脊椎領域を対象とする拡散強調像（図1）を撮像するには，脳実質を対象としたEPIベースのシーケンスをそのまま利用するだけでは臨床に有用な画像を得られないことが多い．その理由として，脊髄・脊椎の特殊な解剖学的構造が挙げられる．すなわち，脊髄実質，脊椎，脳脊髄液，さらに背側の空気という非常に磁化率の異なった構造から構成されるため，局所磁場の不均一に伴って磁化率アーチファクト（susceptibility artifact）による画像の歪み（図1-A）が生じやすいのである.

● 脊髄・脊椎の拡散強調像のさまざまなシーケンス

　スピンエコー法（spin-echo：SE）は古典的方法であり，空間分解能や信号雑音比（signal-to-noise ratio：S/N）は高いが，撮像時間が長く，動きのアーチファクトを避けるために同期撮像が必須である．結局，1方向のMPGを印加するだけで10分以上の時間を要するため，日常臨床で用いるのは事実上困難と考えられる.

　マルチショットEPI法（multi-shot EPI）は位相エンコードを分割することによって複数回のRF励起毎に位相を揃えられるため，画像の歪みが減少する．しかし撮像時間が延長することから，動きのアーチファクトが生じやすくなる（図1-B）.

　シングルショット高速スピンエコー法（single-shot fast spin-echo：SSFSE，half-Fourier single-shot turbo spin-echo：HASTE）はS/Nが他のシーケンスに比べて低いという問題はあるが，EPIで見られるような画像の歪みが少ない（図1-C）ことは，大きな利点である.

　Line scan法やPROPELLER法は位相エンコードを用いないことで体動などによる位相誤差を回避できるが，撮像時間が長い.

　ところで，拡散テンソルのデータを実用的な時間で得るにはやはりEPIベースのシーケンスが必要である（図1-D）．そこで，parallel imaging の手法を導入して歪みを低減する方法（図1-E）が主流となっており，拡散テンソルやtractography（図1-F）への応用がなされている.

　また，交叉する励起90°パルスを導入して，一定の幅の領域を励起したシングルショットEPIも開発され，脊髄の拡散テンソル解析が行われている．軸位断での空間分解能の向上が実現すれば，詳細な拡散テンソルが可能になる.

症例 3

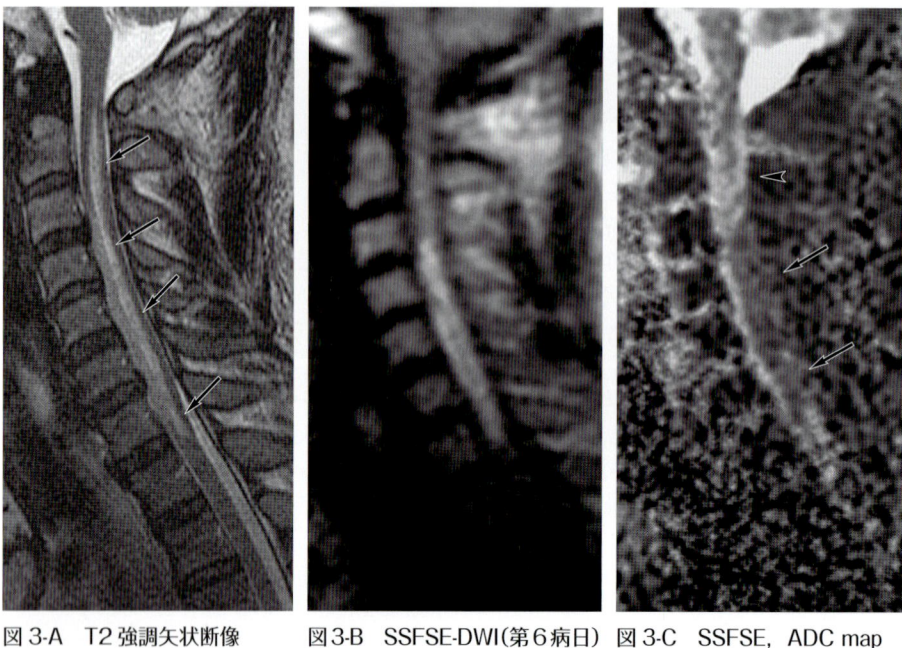

図 3-A　T2 強調矢状断像
(第 6 病日)
(FSE, TR/TE = 4000/119ms)
(筑波大学附属病院放射線科 増本智彦先生のご厚意による)

図 3-B　SSFSE-DWI(第 6 病日)
(TR/TE=5001/100ms,
b=958s/mm^2, isotropic image)

図 3-C　SSFSE, ADC map
(第 6 病日)

症例 4

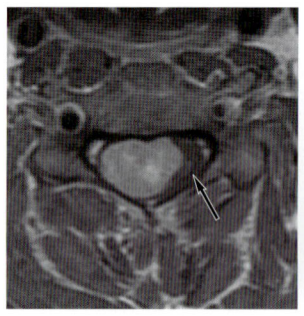

図 4-A　造影 T1 強調像
(TR/TE = 580/9ms)

図 4-B　tractography, 正面像, single-shot EPI
(single shot ASSET 2.0, TR/TE
=8300/85ms, b=1000s/mm^2)
による 6 軸の拡散テンソルデータを前出の dTV で処理

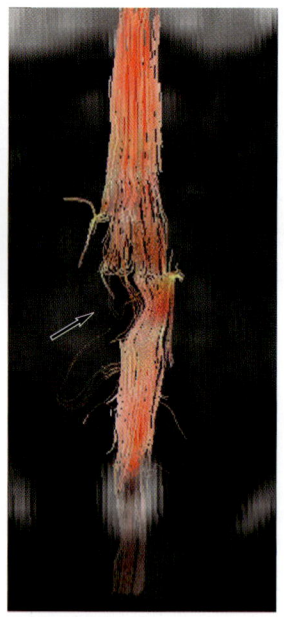

症例 5

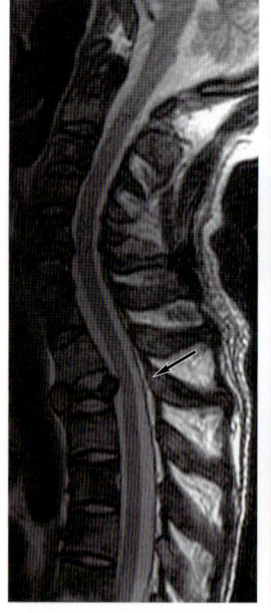

図 5-A　T2 強調矢状断像
(FSE, TR/TE=4000/119ms)

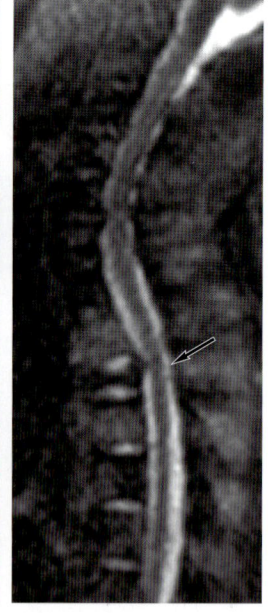

図 5-B　SSFSE, ADC map
(TR/TE=5001/100ms,
b=958s/mm^2)

参考文献

1) Sato T, Horikoshi T, Watanabe A, et al: Evaluation of cervical myelopathy using apparent diffusion coefficient measured by diffusion-weighted imaging. AJNR 33: 388-392, 2012.
2) Setzer M, Murtagh RD, Murtagh FR, et al: Diffusion tensor imaging tractography in patients with intramedullary tumors: comparison with intraoperative findings and value for prediction of tumor resectability. J Neurosurg Spine 13: 371-380, 2010.
3) Hori M, Fukunaga I, Masutani Y, et al: New diffusion metrics for spondylotic myelopathy at an early clinical stage. Eur Radiol 22: 1797-1802, 2012.
4) Maeda M, Sakuma H, Maier SE, Takeda K: Quantitative assessment of diffusion abnormalities in benign and malignant vertebral compression fractures by line scan diffusion-weighted imaging. AJR 181: 1203-1209, 2003.

> **症例**
> [症例3] 60代，男性．左上肢の脱力で発症し四肢麻痺へと進行した脊髄梗塞．
> [症例4] 40代，女性．頸椎硬膜内の神経鞘腫．
> [症例5] 40代，男性．膵癌の脊椎転移に伴う圧迫骨折．
>
> **MRI読影**
> [症例3] 図3-A：C2～7高位の頸髄に高信号域が認められる（→）．
> 　　　　図3-B：C4～7高位の頸髄に高信号域が認められる．
> 　　　　図3-C：C4～7高位ではADCが低下し（▶），C2～3高位では上昇している（→）．
> [症例4] 図4-A：ほぼ均一に増強される腫瘍が脊髄を左方へ圧迫している（→）．
> 　　　　図4-B：神経線維が左方へ分け入られたように圧排されている（→）．
> [症例5] 図5-A：Th2椎体の信号は周囲とほぼ同等であり，明らかな腫瘤は指摘できない（→）．
> 　　　　図5-B：病変部は低信号域として認められ（→），ADCは低下していた（0.36×10^{-3} mm^2/s）．

● 脊髄の拡散強調像の臨床への応用

　脳実質と同様に，脊髄実質の血管障害（梗塞および出血），腫瘍および腫瘍類似病変，脱髄・変性疾患，脊髄損傷などへの応用が期待される．ラット脊髄損傷モデルにおいて，T2強調像に異常がない場合でも，白質のADCが長軸方向では有意に低下し，垂直方向では有意に上昇したという報告がある．我々が経験した脊髄損傷の一例では，ADC，FAの変化やtractography上での神経線維路の描出不良が認められた（図2）．脊髄損傷部では血腫などの存在により細胞性浮腫が生じ，神経線維損傷とともに，ADC，FA低下を生じる．しかし，損傷部の辺縁部では血管原性浮腫が出現し，ADC上昇を招くことが予想される．また最近では，頸椎症性脊髄症に対してADCを計測し，圧迫の程度や臨床症状とよく相関したという報告もある[1]．

　脊髄梗塞では，脳と同様に急性期では拡散強調像にて高信号を示しADCは低下するとされている．細胞毒性浮腫（cytotoxic edema）が原因と推測されている．最短で発症3時間後での拡散異常が報告されている．提示症例（図3）では，第6病日の梗塞部のADCは正常部に比較して約40%低下していた．ADCが上昇していた部分では，その後の経過観察にて正常化しており，可逆性の血管性浮腫（vasogenic edema）に相当していたと考えられる．

　脊髄腫瘍（図4）への拡散強調像の応用は少ないが，tractographyによって髄内腫瘍の切除率の予測が可能との報告がある[2]．また，さらにはq-space imagingも臨床応用が開始されている[3]．

● 脊椎の拡散強調像

　脊椎を対象とする拡散強調像の報告としては，定常状態自由歳差運動法を用いた拡散強調像による良性の圧迫骨折と転移性悪性腫瘍に伴う病的圧迫骨折との鑑別が最初である．この報告によると，良性圧迫骨折は正常椎体に比べ，低～等信号を呈したのに対し，病的圧迫骨折では有意に高信号を呈している．急に生じた良性圧迫骨折では浮腫や出血によって間質腔が拡大した結果，水の可動性が上昇するが，病的圧迫骨折では腫瘍細胞の集簇により，間質腔の縮小と水の可動性低下を生じるためと説明されている．しかしながら報告中で使われているb値は165s/mm^{2}と低く，ADCの検討もなされていない．ここで提示した症例においては，良性圧迫骨折は高いADC値を示し，病的圧迫骨折では低いADC値を示していたが，いずれも亜急性期から慢性期のものであった．line scanを用いた報告[4]もあり，より高いb値で，正確なADCの定量が行われている．

● まとめ

　脊髄・脊椎領域に対する拡散強調像において，臨床上の有用性が確立されているものは少ない．しかし，今後の技術革新により高解像度の拡散画像や拡散テンソル画像が得られる可能性があり，q-space imagingの臨床応用も開始されている．脊髄損傷後の機能評価などを中心に臨床に役立っていくことが期待される．

15. 中枢神経系以外への応用

頭頸部
head and neck

（角　美佐，中村　卓）

関連項目　p.22 *b* 値, p.24 ADC

症例 1　図 1　直径 47 mm のマイクロスコピーコイルで撮影

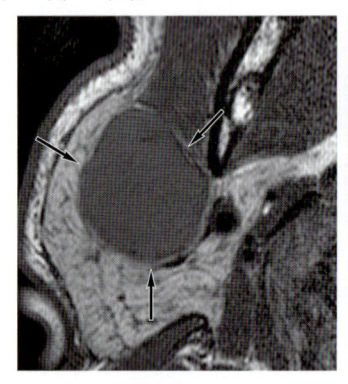

図 1-A　T1 強調像
(TR/TE = 500/19ms, 2mm 厚)

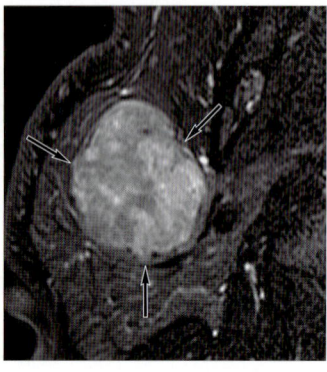

図 1-B　脂肪抑制 T2 強調像
(TR/TE=3143/90ms, 2mm 厚)

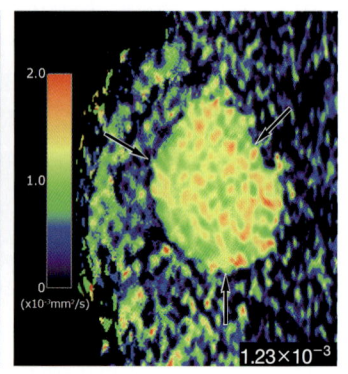

図 1-C　ADC map
(SE-EPI, TR/TE=2973/121ms, 2mm 厚, $b=$ 500s/mm^2 と 1000s/mm^2 から得られた ADC map)

症例 2　図 2　直径 47 mm のマイクロスコピーコイルで撮影

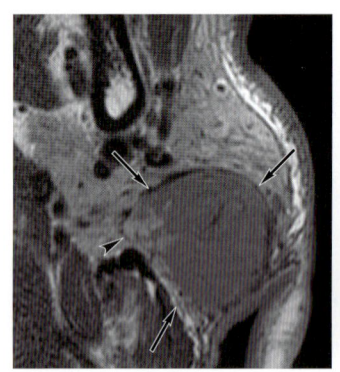

図 2-A　T1 強調像
(TR/TE = 500/19ms, 2mm 厚)

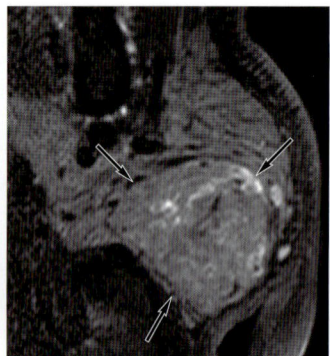

図 2-B　脂肪抑制 T2 強調像
(TR/TE=3143/90ms, 2mm 厚)

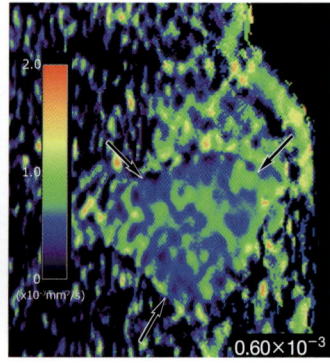

図 2-C　ADC map
(SE-EPI, TR/TE=2973/121ms, 2mm 厚, $b=$ 500s/mm^2 と 1000s/mm^2 から得られた ADC map)

症例 3　図 3　通常の表面コイル（17 × 14mm のシナジーフレックス M コイル）で撮影

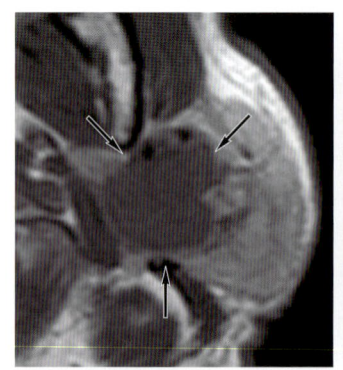

図 3-A　T1 強調像
(TR/TE = 500/15ms, 4mm 厚)

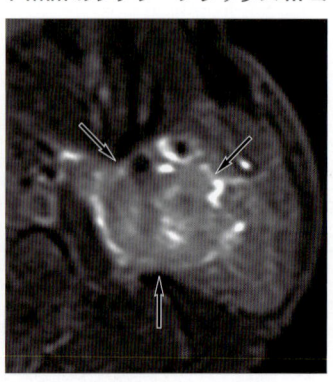

図 3-B　脂肪抑制 T2 強調像
(TR/TE=4682/80ms, 4mm 厚)

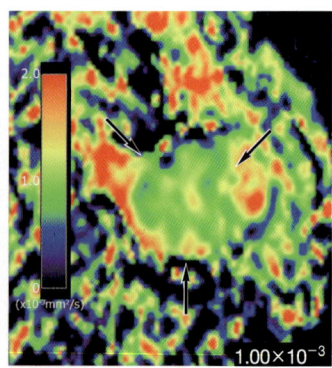

図 3-C　ADC map
(SE-EPI, TR/TE=4283/87ms, 4mm 厚, $b=$ 500s/mm^2 と 1000s/mm^2 から得られた ADC map)

> **症　例**
> [症例1] 50代，男性．6年前より右耳下部に無痛性の腫瘤を自覚．
> [症例2] 50代，男性．2年前より左耳下部に無痛性の腫瘤を自覚．
> [症例3] 80代，男性．3か月前より左顔面麻痺を自覚．最近左耳下部腫瘤を自覚．
>
> **MRI読影**
> [症例1] 図1-A：右耳下腺に内部均一な分葉状の腫瘤を認める（→）．
> 　　　　図1-B：腫瘤は耳下腺実質に比べると全体に高信号だが不均一である（→）．
> 　　　　図1-C：腫瘤全体の平均ADCは $1.23 \times 10^{-3} mm^2/s$ であった（→）．
> [症例2] 図2-A：左耳下腺に境界明瞭な腫瘤を認める（→）．大半が中等度信号だが、内側辺縁部は高信号を呈する（▶）．
> 　　　　図2-B：腫瘤は耳下腺実質と同程度の信号強度を示すため，コントラストは不良である（→）．
> 　　　　図2-C：腫瘤全体の平均ADCは $0.60 \times 10^{-3} mm^2/s$ であった（→）．
> [症例3] 図3-A：左耳下腺深葉を中心とする腫瘤を認める（→）．辺縁不整で外頸動脈や下顎後静脈周囲への浸潤が疑われる．
> 　　　　図3-B：腫瘤内部は低〜高信号域が混在し不均一である（→）．
> 　　　　図3-C：腫瘤全体の平均ADCは $1.00 \times 10^{-3} mm^2/s$ であった（→）．
>
> ●その後の経過・最終診断：いずれも切除手術が施行され，症例1は多形腺腫，症例2はWarthin腫瘍，症例3は唾液腺導管癌と診断された．

● 唾液腺腫瘍の一般的知識とADCを中心としたMRI所見

唾液腺腫瘍の約8割が耳下腺に発生する．耳下腺では良性腫瘍の割合が7〜8割と高く，そのうち約8割が多形腺腫で，次に多いのがWarthin腫瘍である．MRIではこれらはともに境界明瞭な腫瘤として見られるが，充実性部分の信号強度やADCは異なる[1]．多形腺腫は，上皮成分と間質成分が多様で複雑に混在するため信号が不均一である．典型例では，粘液腫様あるいは軟骨様といった間質成分に富み，細胞密度が比較的低い．そのため，T2強調像で高信号の領域が多く，全体のADCも高い（図1）．一方，Warthin腫瘍は，上皮細胞とリンパ球の密な増生からなり細胞密度が高いため，充実性部分のT2強調像での信号強度やADCは低い（図2）．また，T1強調像で高信号域を認めることが多い（図2-A）．高蛋白な液体成分を反映するとされている．

唾液腺の悪性腫瘍の中で発生頻度が高いのは粘表皮癌と腺様囊胞癌であるが，他にも多数の組織型があり，悪性度もさまざまである．一般に，悪性度が高いものほど細胞密度が高いため，T2強調像での信号強度やADCは低くなると考えられる．しかし，悪性腫瘍では癌細胞巣内に小さな壊死を伴うこともしばしばで，壊死部のADCは比較的高い．また，ADCの高い粘液成分を含むものもある．したがって，悪性腫瘍はADCが低い領域と高い領域が混在し不均一であることが多く，平均のADCは多形腺腫とWarthin腫瘍の中間ほどである（図3）．

● 頭頸部腫瘍のADCの比較

鼻副鼻腔[2]や口腔，咽頭腔，頸部[3]などに発生する頭頸部腫瘍に関して，充実性部分のADCを比較すると，内反性乳頭腫や血管腫，神経鞘腫などの良性腫瘍で一般に高く，悪性腫瘍で低い（良性であるがADCが低いWarthin腫瘍は例外的である）．さらに，悪性腫瘍の中で比較すると，悪性リンパ腫のADCが特に低く，扁平上皮癌や唾液腺癌のADCはそれより高めである．

参考文献

1) Eida S, Sumi M, Nakamura T: Multiparametric magnetic resonance imaging for the differentiation between benign and malignant salivary gland tumors. J Magn Reson Imaging 31: 673-679, 2010.
2) Sasaki M, Sumi M, Eida S, et al: Multiparametric MR imaging of sinonasal diseases: time-signal intensity curve- and apparent diffusion coefficient-based differentiation between benign and malignant lesions. AJNR 32: 2154-2159, 2011.
3) Sumi M, Nakamura T: Head and neck tumors: assessment of perfusion-related parameters and diffusion coefficients based on the intravoxel incoherent motion model. AJNR 34: 410-416, 2013.

15. 中枢神経系以外への応用

悪性リンパ腫
malignant lymphoma

(藤田晃史, 藤井裕之,
篠崎健史, 酒井 修)

関連項目　p.30 拡散強調像のコントラストと異常を示す病変, p.248 悪性リンパ腫

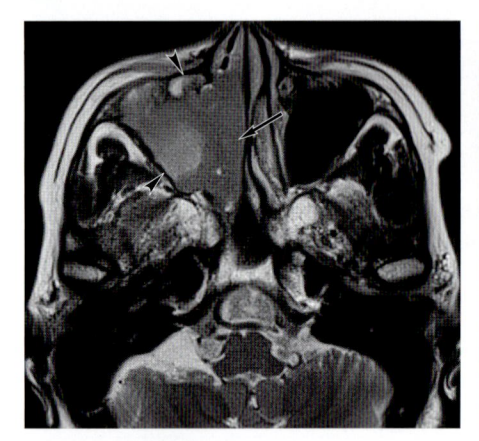

図 1-A　T2 強調像
(TR/TE = 4150/89ms, 4mm 厚)

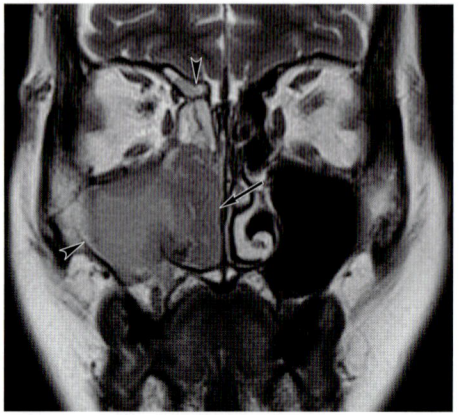

図 1-B　T2 強調冠状断像
(TR/TE = 4540/83ms, 4mm 厚)

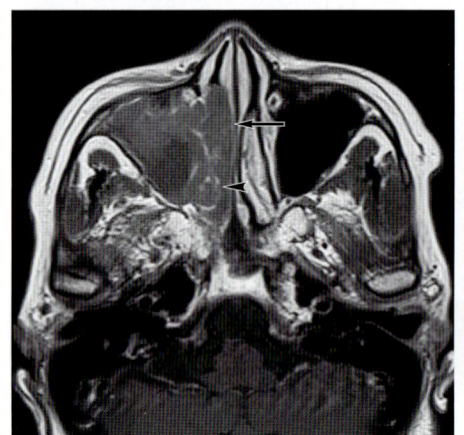

図 1-C　造影 T1 強調像
(TR/TE = 560/11ms, 4mm 厚)

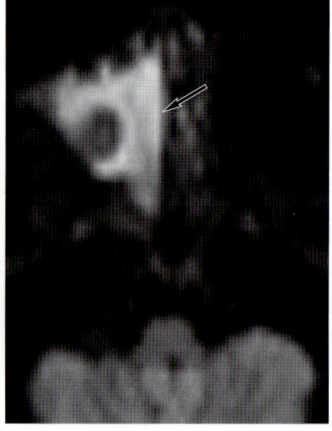

図 1-D　DWIBS
(TR/TE = 8900/68ms, 5mm 厚, b = 1000s/mm^2)

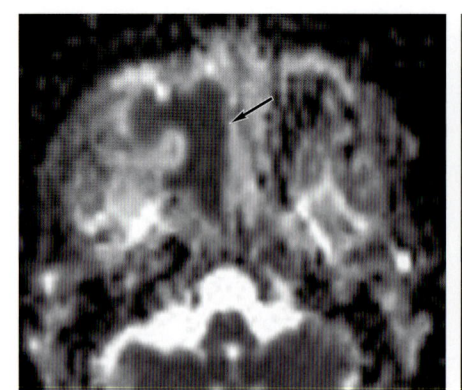

図 1-E　ADC map

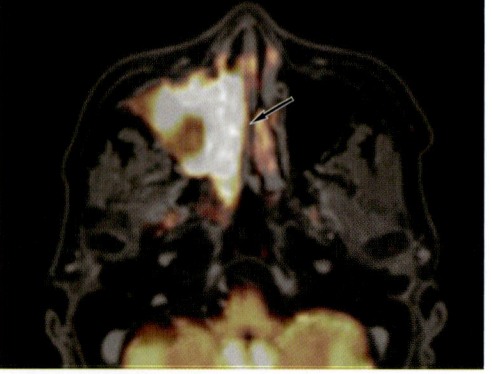

図 1-F　DWIBS と脂肪抑制併用造影 T1 強調像との融合 (fusion) 画像

症例　50代，女性．数か月前から鼻閉を自覚し，近医で易出血性の鼻腔腫瘤を指摘された．

MRI読影
A, B：右鼻腔から上顎洞に比較的均一な低信号を示す腫瘍性病変を認める（→）．周囲には2次的な炎症や出血を反映した不均一信号を認める（▶）．
C：造影後では，腫瘍性病変に均一な淡い造影効果を認める（→）．残存する正常鼻粘膜には強い造影効果が認められる（▶）．
D：T2強調像で低信号を示す腫瘍性病変に一致する著明な高信号を認める（→）．
E：$b = 1000s/mm^2$ で高信号を示している部分は，著明なADCの低下を認める（→）．
F：拡散強調像と他の画像との融合（fusion）画像は病変の進展範囲の把握に有用である（→）．

●その後の経過・最終診断：鼻腔の生検にて，悪性リンパ腫 diffuse large B cell lymphoma と診断される．その後，R-CHOP療法にてCR（complete remission：完全寛解）を維持している．

● 悪性リンパ腫における拡散画像の一般的知識とMRI所見

　悪性リンパ腫は，全身のどの領域からも発生しうる疾患であり，画像診断においては常に鑑別疾患として考えておく必要がある．従来から悪性リンパ腫は腫瘍細胞密度の高い疾患であることから著明な拡散低下を来す疾患として知られており，拡散強調像はその組織型の推定に補助的な役割を果たすとされている．頭頸部領域においては，悪性腫瘍として扁平上皮癌を経験する頻度が圧倒的に高いが，悪性リンパ腫の可能性を示唆できることは，病理組織学的な検索やその後の治療方針決定に重要である．ADC値により悪性リンパ腫と他の悪性腫瘍との鑑別ができるとの報告もあるが[1]，病理組織の分化度に依存するため鑑別が困難であるとの報告もあり[2]，今後のさらなる症例の蓄積および検討が必要である．

　悪性リンパ腫における拡散強調像の有用性には，DWIBS（diffusion-weighted whole-body MRI with background body signal suppression）による全身スクリーニングによる病期分類の決定および治療効果判定があり，FDG-PETと同等の評価ができるのではないかと期待されている[3]．

参考文献

1) Kato H, Kanematsu M, Kawaguchi S, et al: Evaluation of imaging findings differentiating extranodal non-Hodgkin's lymphoma from squamous cell carcinoma in naso- and oropharynx. Clin Imaging 2013. [Epub ahead of print]
2) Ichikawa Y, Sumi M, Sasaki M, et al: Efficacy of diffusion-weighted imaging for the differentiation between lymphomas and carcinomas of the nasopharynx and oropharynx: correlations of apparent diffusion coefficients and histologic features. AJNR 33: 761-766, 2012.
3) van Ufford HM, Kwee TC, Beek FJ, et al: Newly diagnosed lymphoma: initial results with whole-body T1-weighted, STIR, and diffusion-weighted MRI compared with ^{18}F-FDG PET/CT. AJR 196: 662-669, 2011.

乳　腺
breast

(ウッドハムス玲子，秦　博文)

関連項目　p.22 b値，p.24 ADC，p.66 拡散強調像における各種公式

症例 1

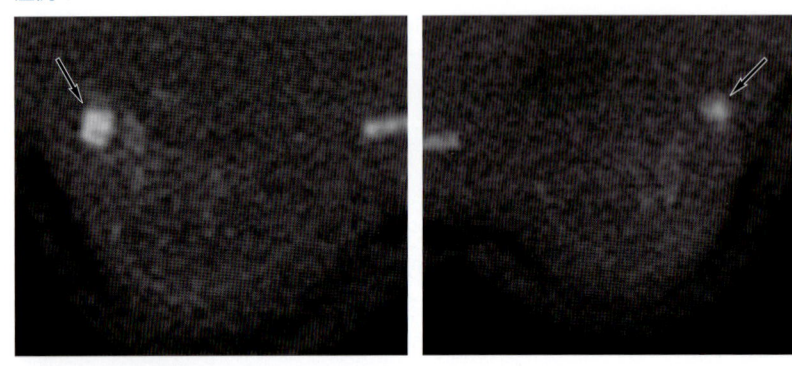

図 1-A　拡散強調像
(EPI, $b = 1500s/mm^2$, isotropic DWI, TR/TE = 10000/104.2ms, matrix = 160 × 192, FOV 32cm, 5mm厚, spectral-spatial radio frequency pulses：SSRF)

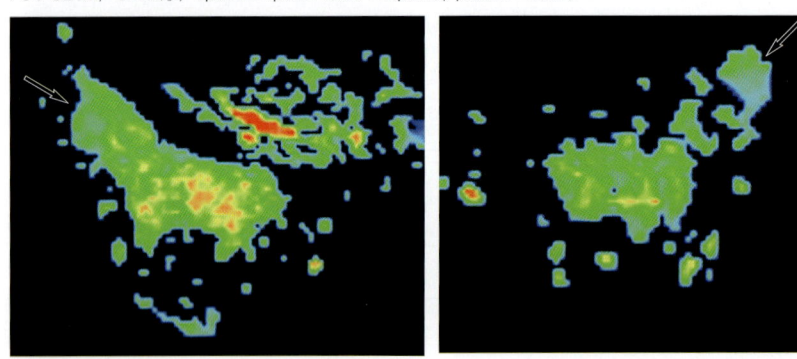

図 1-B　ADC map
($b = 0, 1500s/mm^2$)

症例 2

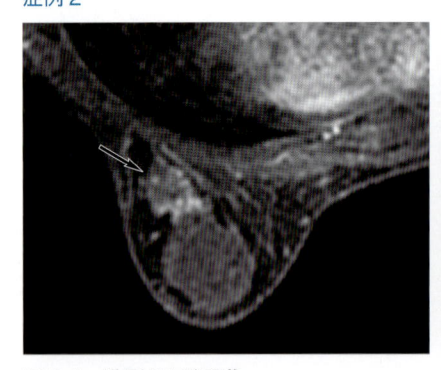

図 2-A　造影 T1 強調像
(3D VIBRANT, TR/TE = 4.7/2.2ms, matrix = 320 × 320, FOV 32cm, 1.6mm厚, ZIP, AS-PIR)

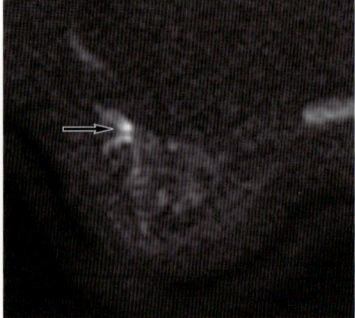

図 2-B　拡散強調像
(EPI, $b = 1500s/mm^2$, isotropic DWI, TR/TE = 10000/104.2ms, matrix = 160 × 192, FOV 32cm, 5mm厚, SSRF)

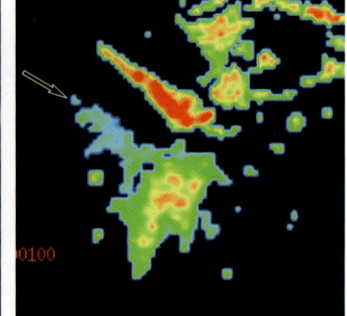

図 2-C　ADC map
($b = 0, 1500s/mm^2$)

症例
[症例1] 40代, 女性. 両側乳房腫瘍.
[症例2] 40代, 女性. マンモグラフィ上, 右乳房C領域に集簇状の淡い石灰化が認められた.

MRI読影
[症例1] 図1-A：拡散強調像上, 両側乳房C領域に高信号腫瘤が認められる（→）.
図1-B：右乳房C領域腫瘤のADC値は0.9×10^{-3}s/mm^2, 左C領域腫瘤のADC値は1.1×10^{-3}s/mm^2.
● その後の経過, 最終診断：右は乳房温存術, 左は腫瘍摘出術が施行された. 病理組織上, 右乳房C領域の腫瘤は浸潤性乳管癌, 左乳房C領域の腫瘤は乳管内乳頭腫と診断された.

[症例2] 図2-A：造影T1強調像上, 左乳房C領域に区域性に分布する粒状の造影効果が認められる（→）.
図2-B：拡散強調像上, C領域の造影に一致した粒状高信号の集簇が認められる（→）.
図2-C：ADC値は0.68×10^{-3}s/mm^{2}と低い値を示した.
● その後の経過, 最終診断：超音波ガイド下生検により, 過形成変化と診断された.

● 一般的知識と拡散画像を中心としたMRI所見

乳癌に対する質的診断の感度は80〜100％であり, 造影剤を使用せずとも乳癌を高い感度で検出できるシーケンスとして, 検診への応用も期待されている. 一方特異度は46〜96％と, 報告によりさまざまであり, これは, 良悪性間のADC値のオーバーラップが存在するためである[1]. 以下に読影に際して注意すべきポイントを示す.

乳腺腫瘍のADC値は, 細胞密度が高いほど低い値となる. このため良性腫瘍の中でも細胞密度の高い乳管内乳頭腫は, 低いADC値を示し, 悪性腫瘍との鑑別が困難である（症例1）. 過形成性変化などの乳腺症も悪性腫瘍と同等の低いADC値を示すことがあり, 分布形態からもDCIS（ductal carcinoma *in situ*, 非浸潤性乳管癌）との鑑別が困難な場合がある（症例2）. 一方, 細胞密度が低い小葉癌やDCISは拡散強調像上, 信号強度が低く偽陰性となることがあり, 注意が必要である（症例3）. 豊富な粘液を伴う粘液癌は, 細胞密度の程度によっては, 囊胞と同等の高いADC値を示すことがあり, 良性との鑑別が困難な場合がある（症例4）. このようにADC値のみでの乳腺腫瘍の質的診断には限界があり, 他のシーケンスの所見と合わせ, 総合的に評価する必要がある. 近年, ADC値とダイナミックMRIとを組み合わせることによる診断精度の向上を示した報告が散見される[5)6)]. Kulらによる報告は, 腫瘍の形態, ダイナミックスタディによる造影剤の動態, ADC値の3つの判定要素のうち, 2つが悪性の基準を満たした場合悪性と診断する方法で[6)], Pinkerらの報告は, BIRADSのカテゴリーごとに異なるADC値の閾値を設定し, 良悪性を鑑別する方法を示している[5)]. いずれも拡散強調像をダイナミックMRIに組み合わせることにより, ダイナミックMRIとほぼ同等の感度を保ちつつ, 特異度の改善が得られている.

乳腺腫瘍のADC値を測定する際, region of interest（ROI）を設定する場所に注意が必要である. Hiranoらによると, 腫瘍内の最も低いADC値を用いることにより, 良悪性鑑別に対して, 高い感度が得られたとしている[2)]. 腫瘍内壊死や血腫はさまざまなADC値を示し, 腫瘍のADC値を修飾するため, ROI設定の際は避けるように心がける.

15. 中枢神経系以外への応用

症例 3

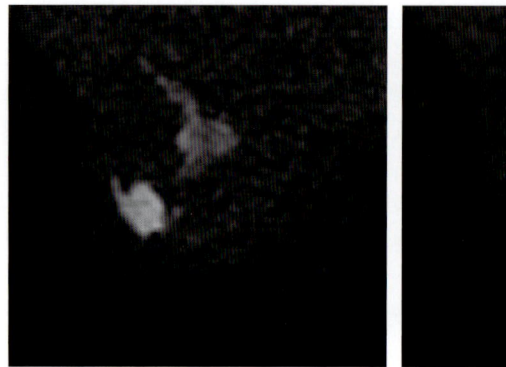

図 3-A 拡散強調像
(EPI, $b = 1000s/mm^2$)

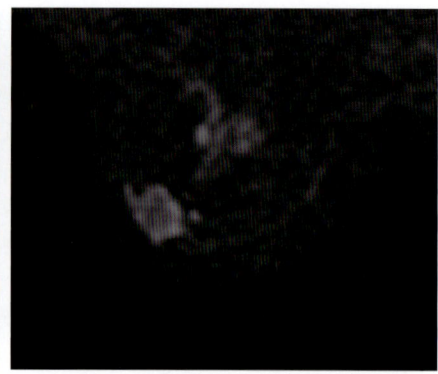

図 3-B 拡散強調像
($b = 1500s/mm^2$, isotropic DWI, TR/TE = 10000/104.2ms, matrix = 160 × 192, FOV 32cm, 5mm厚, SSRF)

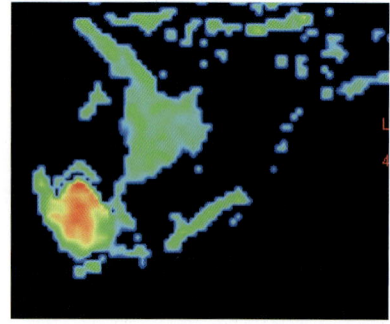

図 3-C ADC map
($b = 0, 1500s/mm^2$)

症例 4

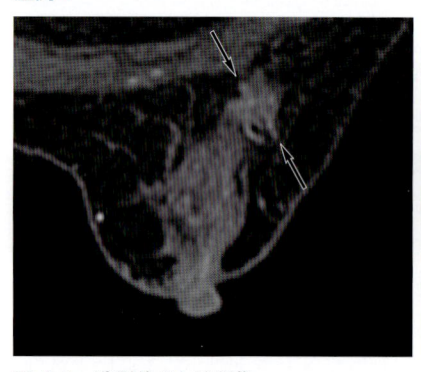

図 4-A 造影後 T1 強調像
(3D VIBRANT, TR/TE = 4.7/2.2ms, matrix = 320 × 320, FOV 32cm, 1.6mm厚, ZIP, ASPIR)

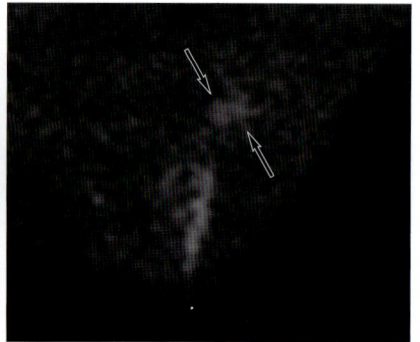

図 4-B 拡散強調像
(EPI, $b = 1500s/mm^2$, isotropic DWI, TR/TE = 10000/104.2ms, matrix = 160 × 192, FOV 32cm, 5mm厚, SSRF)

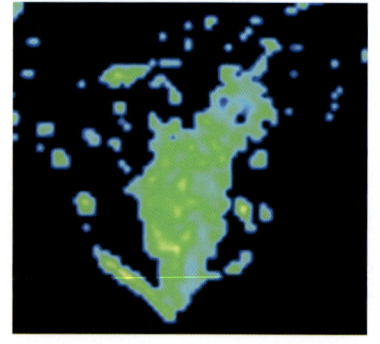

図 4-C ADC map
($b = 0, 1500s/mm^2$)

症例

[症例3] 60代，女性．左乳房 DE 領域の発赤を伴う腫瘤．
[症例4] 50代，女性．右乳房 D 領域の硬結と軽度の dimpling．

MRI読影

[症例3] 図3-A，B：拡散強調像 $b = 1000 s/mm^2$（図3-A）上，E 領域に高信号腫瘤が認められるが，$b = 1500 s/mm^2$（図3-B）上は，内部の信号が低下している．

図3-C：ADC 値は $2.2 \times 10^{-3} s/mm^2$．

● その後の経過，最終診断：手術により粘液癌と診断された．

[症例4] 図4-A：右乳房 D 領域に淡い不整な造影が認められる（→）．

図4-B：拡散強調像上，右 D 乳房領域に淡い不整な信号上昇が認められるが（→），正常乳腺と比較すると信号は低く，腫瘍としての同定は難しい．

図4-C：ADC 値は $0.74 \times 10^{-3} s/mm^2$．

● その後の経過，最終診断：手術にて小葉癌と診断された．

　ADC 値の計算や b 値との関係についての解説は他項に譲るが，ADC 値の計算に使用する b 値の数，b 値の大きさによって，ADC 値が異なる点を念頭に置く必要がある．ただ，b 値の組み合わせによる診断精度の違いはないとされており[3]，ADC 値測定に最適な b 値のコンセンサスが得られていない現状では，視覚的評価に適当とされる $b = 1000 s/mm^2 \sim 1500 s/mm^2$ を含めた，検査時間制限内での妥当な数の b 値を用いて ADC 値を測定するのがよいと考えられる．

＊ADC 値は，すべて $0 s/mm^2$ と $1500 s/mm^2$ を用いた算出である．

参考文献

1) Woodhams R, Ramadan S, Stanwell P, et al: Diffusion-weighted imaging of the breast: principles and clinical applications. RadioGraphics 31: 1059-1084, 2011.
2) Hirano M, Satake H, Ishigaki S, et al: Diffusion-weighted imaging of breast masses: comparison of diagnostic performance using various apparent diffusion coefficient parameters. AJR 198: 717-722, 2012.
3) Peters NH, Vincken KL, van den Bosch MA, et al: Quantitative diffusion weighted imaging for differentiation of benign and malignant breast lesions: the influence of the choice of b-values. J Magn Reson Imaging 31: 1100-1105, 2010.
4) Baron P, Dorrius MD, Kappert P, et al: Diffusion-weighted imaging of normal fibroglandular breast tissue: influence of microperfusion and fat suppression technique on the apparent diffusion coefficient. NMR Biomed 23: 399-405, 2010.
5) Pinker K, Bickel H, Helbich TH, et al: Combined contrast-enhanced magnetic resonance and diffusion-weighted imaging reading adapted to the "Breast Imaging Reporting and Data System" for multiparametric 3-T imaging of breast lesions. Eur Radiol 23: 1791-1802, 2013.
6) Kul S, Cansu A, Alhan E, et al: Contribution of diffusion-weighted imaging to dynamic contrast-enhanced MRI in the characterization of breast tumors. AJR 196: 210-217, 2011.

436   15. 中枢神経系以外への応用

乳腺：2つの b 値の使用
DW-MRI for breast : usefulness of dual b factor (multiple b factar)

(黒木嘉典)

関連項目　p.20 拡散強調像とは，p.22 b 値

図1-A～D　DW-MRI

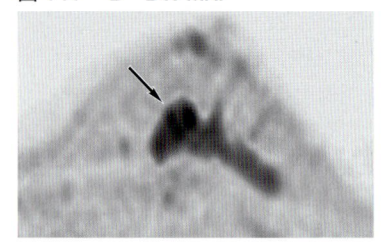

A　$b=500s/mm^2$

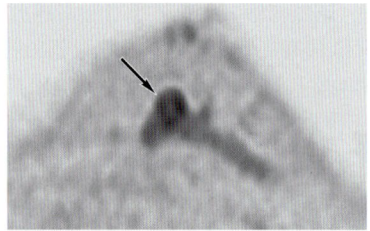

B　$b=1000s/mm^2$

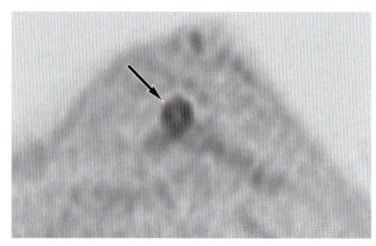

C　$b=1500s/mm^2$

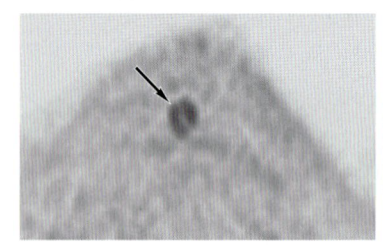

D　$b=2000s/mm^2$

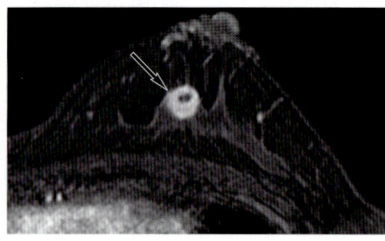

E　DCE（早期相）

図2-A～D　DW-MRI

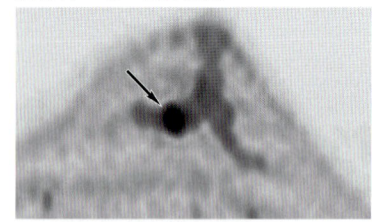

A　$b=500s/mm^2$

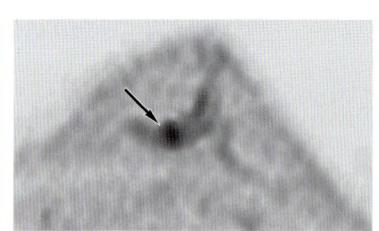

B　$b=1000s/mm^2$

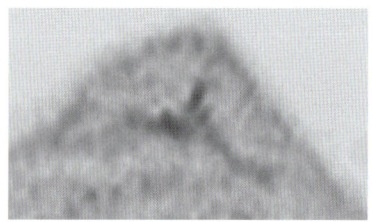

C　$b=1500s/mm^2$

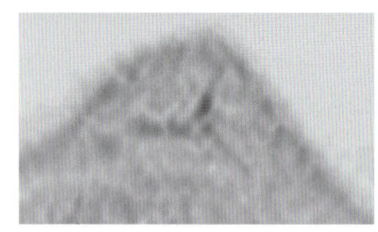

D　$b=2000s/mm^2$

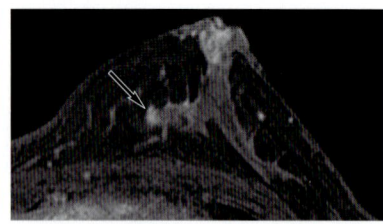

E　DCE（早期相）

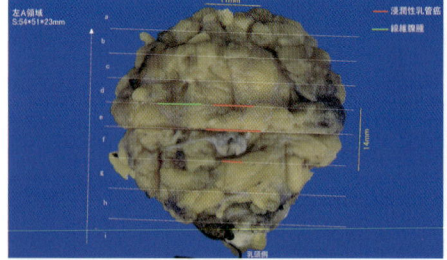

図3-A　病理切り出し図
（赤線が浸潤性乳管癌，緑線が線維腺腫）

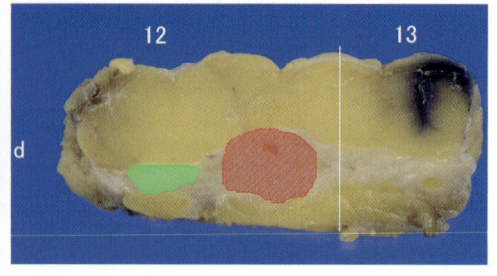

図3-B　病理切り出し図
（赤が浸潤性乳管癌，緑が線維腺腫）

症例 50代，女性．検診マンモグラフィにて要精査．

MRI読影 左乳房 A area に約 13mm 大の腫瘤が認められる（図1；→）．拡散強調像（DWI）では辺縁を中心に高信号を呈する．辺縁は不整で dynamic contrast enhanced study（DCE）の delayed curve は wash out pattern を呈していた．中心部に間質成分を伴った浸潤性乳管癌（硬癌）に矛盾しない所見である（図1）．

上記病変の近傍に 8mm 大の小結節が認められる（図2-A, B, E；→）．DWI では b factor が大きくなるにつれ信号は著明に低下し $b=1500\text{s/mm}^2$ では正常乳腺との鑑別は困難である．辺縁は不整で DCE の delayed curve は persistent pattern，T2 強調像では高信号を呈していた．癌よりは乳腺線維腺腫（fibroadenoma：FA）を考える所見である（図2）．

●その後の経過・最終診断：浸潤性乳管癌（硬癌）14 × 11mm，組織学的悪性度：Grade 1，ly0 v1．背景乳腺には乳腺症を認め，腫瘍に隣接する結節は線維腺腫．

● 乳房 MRI における b factor の設定

DWI は T2 強調像のバリエーションのひとつと見なすことができるが，その特有の画像コントラストは b factor の設定により変化させることが可能である．b factor は拡散強調の程度を決定する重要なパラメータで，それぞれの MR 撮影装置，臓器の組織学的特性とそこに発生する病変の特徴を考慮して決定されるべきである．乳腺領域においてはその特性として性周期による乳腺組織の変化と乳腺症の存在が挙げられる．MRI は乳腺組織の退縮した時期に撮影することが望ましいが，現実問題としては困難な場合が多い．また，良性増殖性病変を除外するためにも高 b factor も設定するべきである．我々の検討では $b=1000\text{s/mm}^2$ において背景乳腺の信号はほぼノイズレベルにまで低下したが，癌の信号は十分保たれていた．さらに $b=1500\text{s/mm}^2$ まで大きくすると増殖性病変が存在する場合でもかなりの症例で効果的に背景乳腺の信号を抑制することが可能であり，癌の信号低下は見られるが，まだ読影に耐えうる信号強度を有していた．乳管内成分は $b=1500\text{s/mm}^2$ を超えるような高値になると画像上「痩せてくる」場合があることも経験される．DWI の視覚的評価を考慮した場合，設定する b factor は $1000/1500\text{s/mm}^2$ が現実的かもしれない．我々の施設では b factor を 1 回の撮像で $0/500/1000/1500/2000\text{s/mm}^2$ の組み合わせで撮像している．一方で，撮影された DWI から任意の b factor の画像をシミュレーションにより作成する computed-DWI も開発されつつある．近い将来は CT の window level/width のような DW window の概念が実現するかもしれない．

● 鑑別疾患とそのポイント

DWI において b factor が高くなるにつれ正常乳腺は信号が低下していくが，癌では比較的信号が保たれることより，背景の乳腺組織とのコントラストがより明確になる．線維腺腫も信号低下は正常乳腺と同様の症例が多く，他の画像所見と合わせて良悪性の鑑別の一助となりうる．

参考文献

1) Guo Y, Cai YQ, Cai ZL, et al: Differentiation of clinically benign and malignant breast lesions using diffusion-weighted imaging. J Magn Reson Imaging 16: 172-178, 2002.
2) Park MJ, Cha ES, Kang BJ, et al: The role of diffusion-weighted imaging and the apparent diffusion coefficient (ADC) values for breast tumors. Korean J Radiol 8: 390-396, 2007.
3) Tozaki M, Fukuma E: [1]H MR spectroscopy and diffusion-weighted imaging of the breast: are they useful tools for characterizing breast lesions before biopsy? AJR 193: 840-849, 2009.
4) Baltzer PA, Benndorf M, Dietzel M, et al: Sensitivity and specificity of unenhanced MR mammography (DWI combined with T2-weighted TSE imaging, ueMRM) for the differentiation of mass lesions. Eur Radiol 20: 1101-1110, 2010.
5) Tsushima Y, Takahashi-Taketomi A, Endo K: Magnetic resonance (MR) differential diagnosis of breast tumors using apparent diffusion coefficient (ADC) on 1.5-T. J Magn Reson Imaging 30: 249-255, 2009.
6) Chen X, Li WL, Zhang YL, et al: Meta-analysis of quantitative diffusion-weighted MR imaging in the differential diagnosis of breast lesions. BMC Cancer 10: 693, 2010.
7) Kuroki-Suzuki S, Kuroki Y, Nasu K, et al: Detecting breast cancer with non-contrast MR imaging: combining diffusion-weighted and STIR imaging. Magn Reson Med Sci 6: 21-27, 2007.

乳腺：surface coil を使用した高分解能画像
high resolution MR mammography

(又吉 隆)

関連項目 p.432 乳腺，p.436 乳腺：2つの b 値の使用

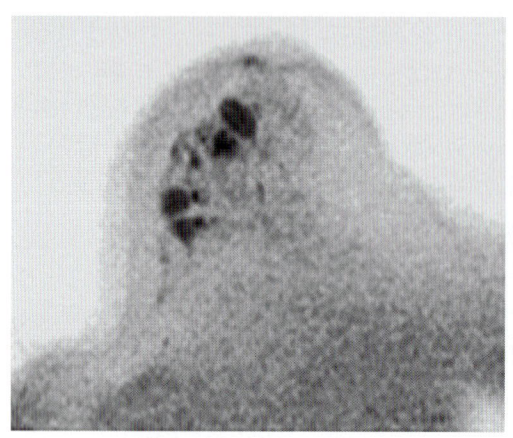

図1-A 高分解能拡散強調像（反転像，腹臥位）
(SENSE DWI, TR/TE=6000/60ms, b=1000s/mm^2, SENSEfactor 2, CHESS 型脂肪抑制, FOV 130mm, 分解能 250μ, 2.5mm厚)

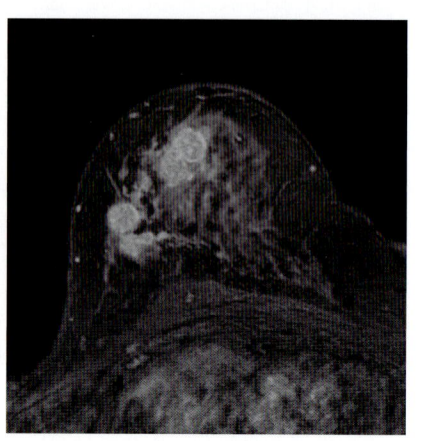

図1-B 脂肪抑制造影T1強調像（腹臥位）
(TR/TE=16/8ms, 3.5mm厚)

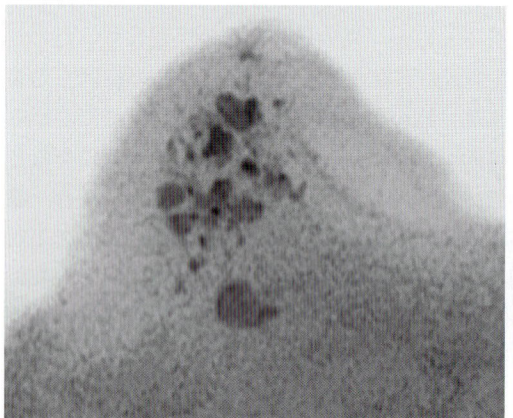

図1-C 高分解能拡散強調像
(MIP像，反転像，腹臥位)
(SENSE-DWI, TR/TE=6000/60ms, b=1000s/mm^2)

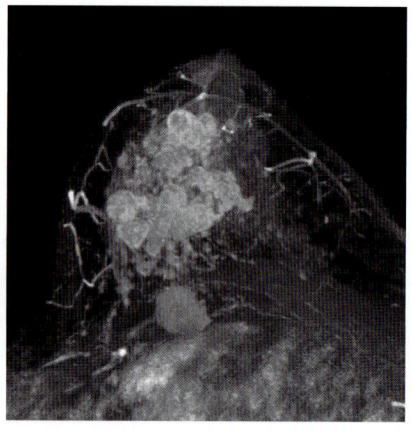

図1-D 脂肪抑制造影T1強調像
(MIP像，腹臥位)
(TR/TE=16/8ms)

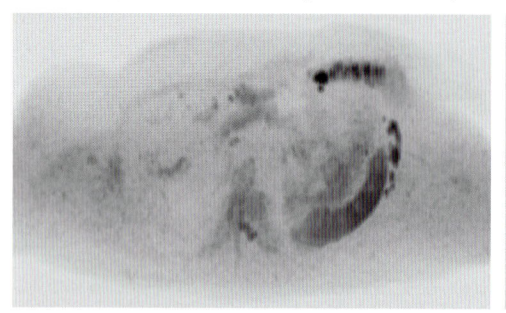

図1-E 胸部拡散強調像
(MIP像，反転像，仰臥位)
(EPI-DWI, TR/TE/TI=6000/60/180ms, b=1000s/mm^2, IR型脂肪抑制, FOV 450mm)

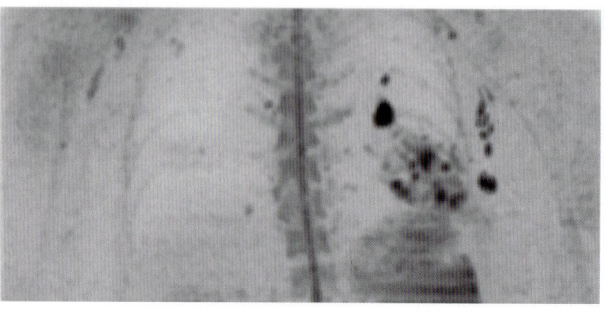

図1-F 胸部拡散強調冠状断像（MIP像，反転像，仰臥位）

症例 50代, 女性. 左乳房腫瘍精査. 17年前に右乳癌にて乳房切除, 腋窩リンパ郭清術を受けた.

MRI読影
A：腹臥位で汎用表面 coil (Flex M coil φ 150mm) を2枚用いて患側乳房を挟み込み撮像. 多発する腫瘍のさまざまなサイズの病巣を明瞭に描出している.
B：Aと同一断面. 拡散強調像の異常像と濃染病巣が一致している.
C：正常乳腺や脂肪組織の信号を抑えることで腫瘍成分の立体的な把握が容易.
D：Cの異常像と濃染結節がほぼ合致している.
E, F：Body coil を用いた胸部拡散強調像（DWIBS法）の水平断と冠状断（反転像）. 仰臥位撮影のため A とは乳腺病巣の形が異なる. 本症例では右側乳房, 右腋窩は術後のため同領域に信号がほとんどない.

●その後の経過・最終診断：乳房温存を希望されたが腫瘍進展範囲が広範であり, 乳房切除術を施行した. 腋窩リンパ節は2個に転移を認めた.

● 乳腺疾患の一般的な知識と拡散強調像を中心とした MRI 所見

　一般的には乳腺 MR 撮像は腹臥位で乳腺専用 coil を用いて両側乳腺の撮影を施行する.

　今回提示した撮像法は腹臥位で患側乳房を汎用の表面 coil (Flex S coil φ 80mm or Flex M coil φ 150mm) 2枚で挟み込んでいる. SENSE を活用した SE-EPI による高分解能の拡散強調像は S coil で 160μ, M coil で 250μ の分解能が得られる (図1-A, C). 同時に撮像した仰臥位にて body coil を用いた胸部全体の仰臥位拡散強調像も比較のため提示した (図1-E). 胸部全体の拡散強調像でも乳癌成分は異常信号を呈するが解像度は flex coil を用いた画像が良好である. ただし body coil を使用した場合は撮像が広範囲になり腋窩リンパ節および対側乳腺の評価が可能となる (図1-F).

● 鑑別疾患とそのポイント

　乳癌の多くが造影により濃染するが乳腺症の良性疾患や正常乳腺でも結節状に濃染することがあり, 乳癌の進展範囲の判断＝乳房温存術の摘出範囲の設定に難渋することがある.

　腫瘍の vascularity を反映する造影 T1 強調像と腫瘍細胞の密度を反映する拡散強調像の2つの異なる機序による病巣抽出法を比較することは, 悪性腫瘍の検出および悪性病変と良性／正常構造とを区別する上で有用な検査法である[1)2)].

　実際の読影には図1-Aと図1-Bの fusion 像を作成し, 病巣の拡散強調異常像と造影効果の双方が合致するかで診断精度の向上を図っている.

　なお, 閉経前であれば MR 検査日が月経周期のどの時期に相当するか問診にて確認しておくと濃染した正常乳腺の判断の一助になる.

参考文献
1) Woodhams R, Matsunaga K, Kan S, et al: ADC mapping of benign and malignant breast tumors. Magn Reson Med Sci 4: 35-42, 2005.
2) Kuroki Y, Nasu K, Kuroki S, et al: Diffusion-weighted imaging of breast cancer with the sensitivity encoding technique: analysis of the apparent diffusion coefficient value. Magn Reson Med Sci 3: 79-85, 2004.

肺：肺結節および肺癌 staging への応用
DWI : clinical applications for lung nodule assessment and lung cancer staging　　　（大野良治）

関連項目　p.408 総論（15章 中枢神経系以外への応用）

症例 1

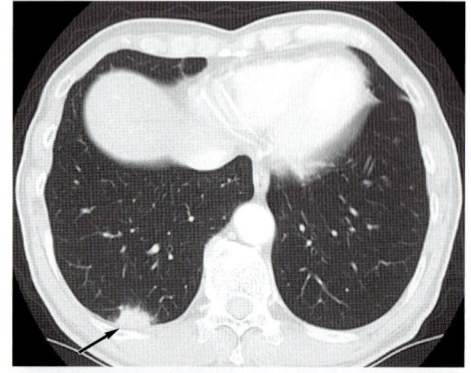

図 1-A　薄層 CT（肺野条件）

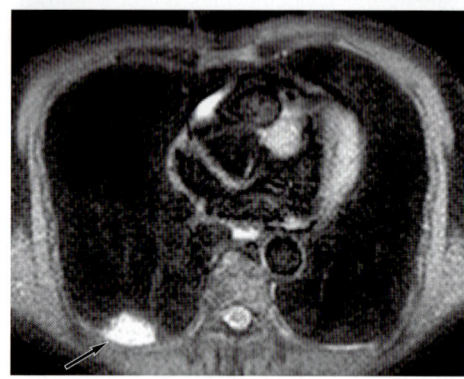

図 1-B　STIR turbo SE 法

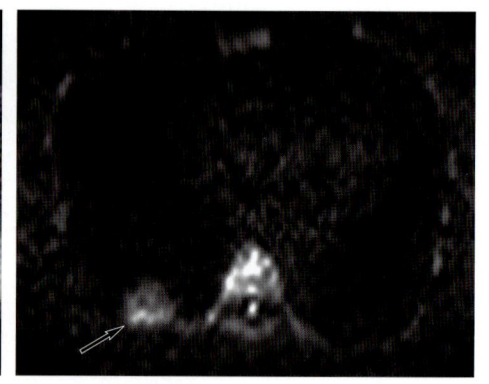

図 1-C　拡散強調像
（$b=1000s/mm^2$）

症　例　［症例 1］70代，男性．肺腺癌．

MRI読影　［症例 1］図 1-A：右下葉末梢に長径 12mm 大の結節を認める（→）．
図 1-B：STIR turbo SE 法にて長径 12mm 大の結節は著明な高信号を呈するとともに（→），胸壁に高信号がないことより p2 以下の肺癌が疑われる．
図 1-C：拡散強調像（$b=1000s/mm^2$）にて結節は高信号を呈するものの（→），長径 15mm 大とサイズはアーチファクトにより若干大きく描出される傾向にある．胸壁浸潤などの形態診断は困難であるも，悪性結節であることは ADC や LSR_{nodule}（後述）などでも評価可能である．

胸部領域の拡散強調像

　　肺疾患における形態診断には主として胸部単純写真や高分解能あるいは薄層CTなどが臨床的に用いられ，機能診断においては換気・血流シンチグラフィなどの核医学検査などが中心に行われている．また，近年では multi-detector row CT（MDCT）やMRIなどの進歩によりCTおよびMRIは形態診断のみならず，機能診断法として1990年代後半から発展し続けている．その中で，2000年代中盤から拡散強調像（DWI）が体幹部疾患に応用されるに伴い，DWIの胸部領域においても臨床応用が試みられている．

　　DWIは水分子の拡散現象，ブラウン運動の多寡を検出して，それを画像のコントラストに用いたものだと定義される．一般的には非病変部は拡散が大きいのに対して，病変部は拡散が小さい，もしくは拡散が制限される．また，正常な組織においては十分細胞外液腔があるので，拡散速度が大きくなるが，悪性腫瘍ではさまざまな細胞密度や壊死の有無などの組織内状況により細胞外液腔もさまざまであり，DWIにおいては信号強度はそれらの影響を受けるため，胸部を含めた体幹部腫瘍性疾患への応用に関しては，その信号強度解析に関しては慎重を期すことが重要である．

肺結節への拡散強調像の応用

　　現在，DWIは肺結節に応用されることも臨床現場で多く認められるが，その検出能に関する報告は限られている．しかし，Chenらの報告によれば長径10mm以下の肺結節の検出においては限界があることが示唆されている[1)2)]．肺結節のMRIによる検出に関しては short inversion time（TI）inversion-recovery（STIR）turbo SE法がMDCTとの比較において，良性結節の検出は有意に劣るものの，肺癌などの悪性結節の検出においては差がなく，MDCTと同等に治療対象あるいは精査対象結節を検出することが可能であることが示唆されている[3)]．一方で，STIR turbo SE法との直接比較においては $b=1000s/mm^2$ のDWIは検出率がSTIR turbo SE法に比して有意に劣ることも示唆されている[2)]．したがって，DWIの肺結節検出に関しては注意を要する．

　　また，DWIの肺結節の鑑別診断に関しては b 値に関しては $500〜1000s/mm^2$ とさまざまであり，定性あるいは見かけの拡散係数（apparent diffusion coefficient：ADC）を用いた定量評価などさまざまな手法が提唱されている．また，その感度は70.0〜88.9％で特異度は61.1〜97.0％と報告されており[4)〜6)]，FDG-PET/CTよりも特異度が高いとの報告もある（症例1）[4)]．最近ではADCではなく，肺結節と脊髄の信号強度比（lesion-to-spinal cord ratio：LSR_{nodule}）を用いることも推奨されている[6)]．LSR_{nodule} とADCによる直接比較においては前者の感度，特異度および正診率は83.3％，90.0％および85.7％であり，正診率がADC（50.0％）と比して有意に高いことが示唆されている[6)]．

肺癌における臨床病期診断への拡散強調像の応用

　　DWIの肺癌診療における臨床応用としては主として臨床病期診断，特にN因子診断への応用が示唆されている．N因子診断においては2000年代初頭よりSTIR turbo SE法による定量および定性診断はFDG-PETあるいはPET/CTよりも優れた診断法であることが広く知られており[7)〜12)]，その臨床応用は確実に国内外で進められている．

　　一方，DWIにおいては諸家の報告でPETあるいはPET/CTとの直接比較において感度，特異度および正診率において77.4〜80.0％，84.4〜97.0％および89.0〜95.0％と報告され

442   15. 中枢神経系以外への応用

症例2

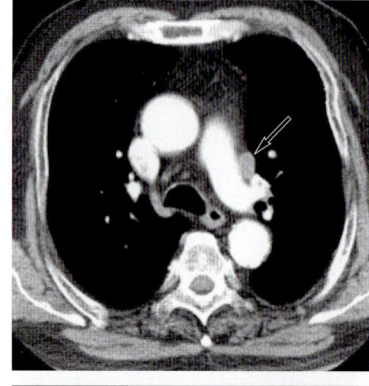

図2-A　造影CT

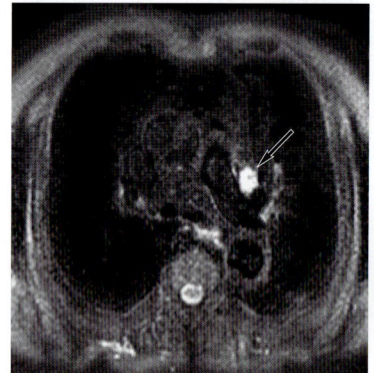

図2-B　STIR turbo SE法

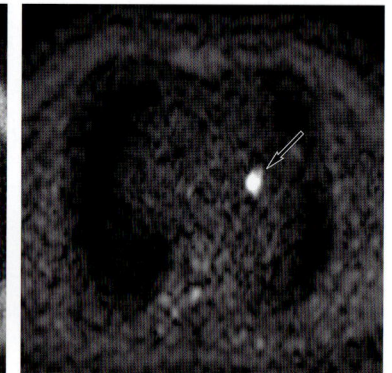

図2-C　拡散強調像（$b=1000\text{s/mm}^2$）

症例3

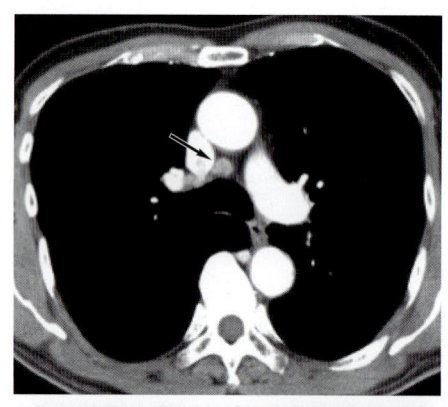

図3-A　造影CT

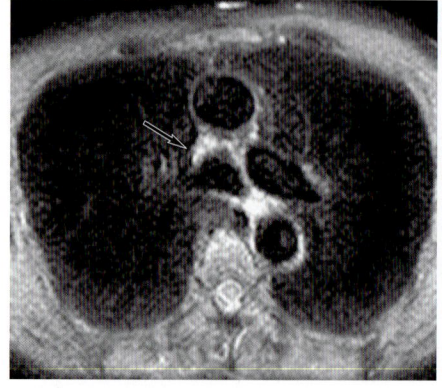

図3-B　STIR turbo SE法

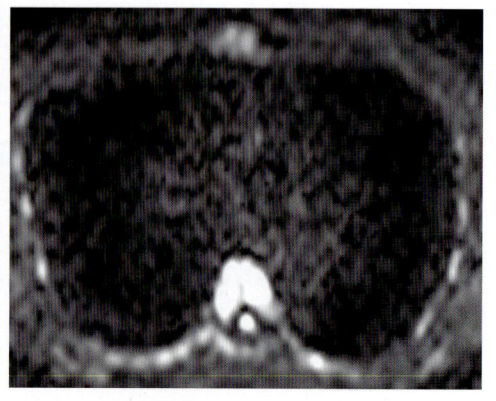

図3-C　拡散強調像（$b=1000\text{s/mm}^2$）

| 症例 | [症例2] 70代，男性．左肺門部リンパ節転移（N1 disease）を有する肺腺癌．
[症例3] 70代，男性．縦隔リンパ節転移（N2 disease）を有する肺腺癌． |

| MRI読影 | [症例2] 図2-A：造影CTにて左#10のリンパ節は短径6mmであり（→），非転移リンパ節と診断され，造影CTにおいてはfalse-negative症例である．
図2-B：STIR turbo SE法にて同リンパ節は高信号を呈し（→），転移リンパ節と診断され，STIR turbo SE法においてはtrue-positive症例である．
図2-C：DWIにて同リンパ節は高信号を呈し（→），転移リンパ節と診断され，DWIにおいてはtrue-positive症例である．
[症例3] 図3-A：造影CTにて右#4のリンパ節は短径8mmであり（→），非転移リンパ節と診断され，造影CTにおいてはfalse-negative症例である．
図3-B：STIR turbo SE法にて同リンパ節は高信号を呈し（→），転移リンパ節と診断され，STIR turbo SE法においてはtrue-positive症例である．
図3-C：DWIにて同リンパ節は描出されておらず，信号強度評価も困難であることから転移リンパ節なしと診断され，DWIにおいてはfalse-negative症例である． |

ており[12)～15)]，PETやPET/CTと比して同等あるいは高い診断能を有していることが示唆されている．しかし，現在のDWIの撮像法では縦隔および肺門部の10mm以下の小さなリンパ節の描出は困難であり，STIR turbo SE法に対して有意に感度および正診率が低いことも示唆されているため[12)]，その臨床応用に関しては注意を要するとともに，STIR turbo SE法などの他の撮像法との併用が重要であろうと考えられる（症例2，3）．

参考文献

1) Chen W, Jian W, Li HT, et al: Whole-body diffusion-weighted imaging vs. FDG-PET for the detection of non-small-cell lung cancer. How do they measure up? Magn Reson Imaging 28: 613-620, 2010.
2) Koyama H, Ohno Y, Aoyama N, et al: Comparison of STIR turbo SE imaging and diffusion-weighted imaging of the lung: capability for detection and subtype classification of pulmonary adenocarcinomas. Eur Radiol 20: 790-800, 2010.
3) Koyama H, Ohno Y, Kono A, et al: Quantitative and qualitative assessment of non-contrast-enhanced pulmonary MR imaging for management of pulmonary nodules in 161 subjects. Eur Radiol 18: 2120-2131, 2008.
4) Mori T, Nomori H, Ikeda K, et al: Diffusion-weighted magnetic resonance imaging for diagnosing malignant pulmonary nodules/masses: comparison with positron emission tomography. J Thorac Oncol 3: 358-364, 2008.
5) Satoh S, Kitazume Y, Ohdama S, et al: Can malignant and benign pulmonary nodules be differentiated with diffusion-weighted MRI? AJR 191: 464-470, 2008.
6) Uto T, Takehara Y, Nakamura Y, et al: Higher sensitivity and specificity for diffusion-weighted imaging of malignant lung lesions without apparent diffusion coefficient quantification. Radiology 252: 247-254, 2009.
7) Takenaka D, Ohno Y, Hatabu H, et al: Differentiation of metastatic versus non-metastatic mediastinal lymph nodes in patients with non-small cell lung cancer using respiratory-triggered short inversion time inversion recovery (STIR) turbo spin-echo MR imaging. Eur J Radiol 44: 216-224, 2002.
8) Ohno Y, Hatabu H, Takenaka D, et al: Metastases in mediastinal and hilar lymph nodes in patients with non-small cell lung cancer: quantitative and qualitative assessment with STIR turbo spin-echo MR imaging. Radiology 231: 872-879, 2004.
9) Ohno Y, Koyama H, Nogami M, et al: STIR turbo SE MR imaging vs. coregistered FDG-PET/CT: quantitative and qualitative assessment of N-stage in non-small-cell lung cancer patients. J Magn Reson Imaging 26: 1071-1080, 2007.
10) Yi CA, Shin KM, Lee KS, et al: Non-small cell lung cancer staging: efficacy comparison of integrated PET/CT versus 3.0-T whole-body MR imaging. Radiology 248: 632-642, 2008.
11) Morikawa M, Demura Y, Ishizaki T, et al: The effectiveness of ^{18}F-FDG PET/CT combined with STIR MRI for diagnosing nodal involvement in the thorax. J Nucl Med 50: 81-87, 2009.
12) Ohno Y, Koyama H, Yoshikawa T, et al: N stage disease in patients with non-small cell lung cancer: efficacy of quantitative and qualitative assessment with STIR turbo spin-echo imaging, diffusion-weighted MR imaging, and fluorodeoxyglucose PET/CT. Radiology 261: 605-615, 2011.
13) Nomori H, Mori T, Ikeda K, et al: Diffusion-weighted magnetic resonance imaging can be used in place of positron emission tomography for N staging of non-small cell lung cancer with fewer false-positive results. J Thorac Cardiovasc Surg 135: 816-822, 2008.
14) Hasegawa I, Boiselle PM, Kuwabara K, et al: Mediastinal lymph nodes in patients with non-small cell lung cancer: preliminary experience with diffusion-weighted MR imaging. J Thorac Imaging 23: 157-161, 2008.
15) Pauls S, Schmidt SA, Juchems MS, et al: Diffusion-weighted MR imaging in comparison to integrated [18F]-FDG PET/CT for N-staging in patients with lung cancer. Eur J Radiol 81: 178-182, 2012.

肝臓
liver

(西江昭弘)

関連項目 p.22 *b* 値, p.24 ADC, p.34 T2 shine-through, p.416 腹部における low *b* DWI

拡散強調像パラメータ：3 Tesla, 32-channel cardiac phased-array coil, spin echo single-shot EPI, TR/TE ＝ 6250/56ms, マトリックス 112 × 173, free breathing without respiratory trigger, SPAIR (spectral attenuated inversion recovery).

症例 1

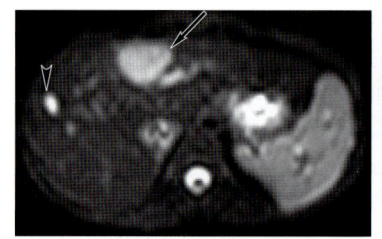

図 1-A　T2 強調像
(b = 0s/mm^2)

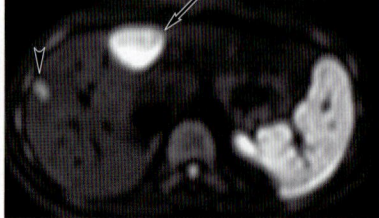

図 1-B　拡散強調像
(b = 1000s/mm^2)

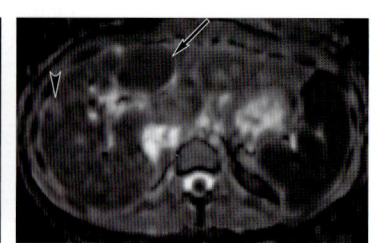

図 1-C　ADC map

症例 2

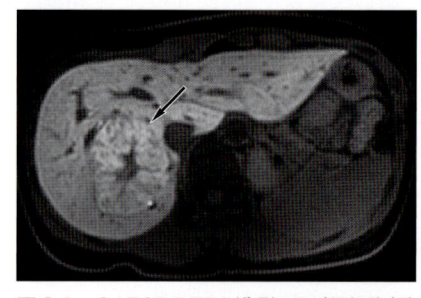

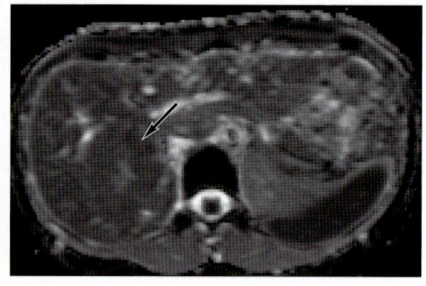

図 2-A　Gd-EOB-DTPA 造影 MRI（肝細胞相）

図 2-B　ADC map

症例 3

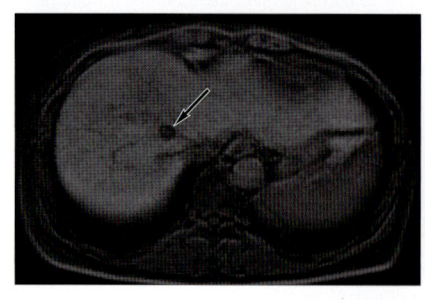

図 3-A　Gd-EOB-DTPA 造影 MRI（肝細胞相）

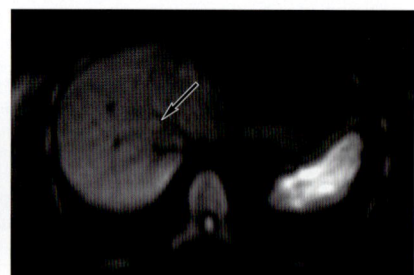

図 3-B　拡散強調像
(b = 1000s/mm^2)

参考文献

1) Takahara T, Kwee TC: Low b-value diffusion-weighted imaging: emerging applications in the body. J Magn Reson Imaging 35: 1266-1273, 2012.
2) Nishie A, Tajima T, Asayama Y, et al: Diagnostic performance of apparent diffusion coefficient for predicting histological grade of hepatocellular carcinoma. Eur J Radiol 80: e29-e33, 2011.
3) Taouli B: Diffusion-weighted MR imaging for liver lesion characterization: a critical look. Radiology 262: 378-380, 2012.

症例
[症例1] 50代，女性．C型慢性肝炎の治療中に肝腫瘍を指摘．
[症例2] 30代，女性．健診の腹部エコーにて偶然肝腫瘍を指摘．
[症例3] 60代，女性．C型慢性肝炎の経過中に肝腫瘍を指摘．

MRI読影
[症例1] 図1-A：$b=0s/mm^2$ の画像にて肝右葉内側区（→）と前区域（▸）に高信号の結節が認められる．
図1-B：$b=1000s/mm^2$ の拡散強調像でいずれの結節も高信号を呈する．心拍動の影響で肝左葉の信号は減衰しているのがわかる．
図1-C：ADC mapでは，内側区の病変（→）は低信号を，前区域の病変は（▸）高信号を呈している．ADCの低い前者は肝細胞癌，ADCの高い後者は血管腫と診断される．

[症例2] 図2-A：Gd-EOB-DTPA造影MRIの肝細胞相にて，右葉後区域にGd-EOB-DTPAの取り込みと中心瘢痕を呈する腫瘤が認められる（→）．focal nodular hyperplasia（FNH）と診断される．
図2-B：ADC mapでは，腫瘤は肝実質とほぼ等信号であり（→），症例1の肝細胞癌と比較すると，ADCは高いことがわかる．

[症例3] 図3-A：Gd-EOB-DTPA造影MRIの肝細胞相にて，右葉前区域の深部に高分化肝細胞癌と考えられる低信号の結節（→）を認める．
図3-B：$b=1000s/mm^2$ の拡散強調像では，この結節は肝実質と等信号であり，同定困難である．

● 肝臓における拡散強調像の意義と診断上の注意

　細胞密度の高い組織は，細胞外液の減少と疎水性の細胞膜の密度が上昇し，拡散強調像で高信号として描出される．近年はGd-EOB-DTPAの臨床応用によって小病変の検出が容易になり，拡散強調像（基本シーケンス：EPI）は肝腫瘍の質的診断での意義が大きくなったと言える．しかし，Gd-EOB-DTPAの効果が望めない高度の肝機能障害やGd系造影剤の投与が困難な腎機能障害の例では，やはり病変を検出する点での期待が大きい．特にlow b valueの拡散強調像は，背景の血管信号が抑制される上，組織コントラストのよい高画質の画像を提供でき，T2強調像より検出感度がよいとされ，心拍動による信号抑制の影響も少ない[1]．

　一方，high b value（例えば$b=1000s/mm^2$）の画像では，基本，囊胞は高信号として描出されないため，充実性腫瘍のみを容易に拾い上げることができる．ADCは拡散の程度を示す指標であり，細胞密度を反映して，悪性腫瘍で低いとされる．撮像法や選択するb valuesの違い，検討された症例の多様性のため，肝腫瘍の良悪性を規定するADCの閾値に結論は出ていないが，肝細胞癌では分化度が低くなるとADCも低下するなど[2]，悪性度の推測は可能である．

　ここで拡散強調像での診断における注意点をいくつか列挙したい．まずは高頻度に遭遇する血管腫である（症例1）．T2 shine-throughと，おそらくは軽度の拡散制限のため，high b valueの画像で高信号を呈するが，悪性腫瘍と誤認する可能性がある．高いADC，T2強調像での高信号や特徴的な造影パターンを確認する必要がある．また，FNHや腺腫は全体的に高いADCを呈する（症例2）が，悪性腫瘍と値がオーバーラップするため，鑑別の直接的な根拠とは言えない[3]．反対に偽陰性となりうる（high b valueの画像で高信号とならない）病変として，ムチン産生腫瘍の肝転移，高分化肝細胞癌（症例3），壊死傾向の強い悪性腫瘍などに注意が必要である．拡散強調像は，肝線維化の診断や肝細胞癌の治療効果判定にも応用されるなど，活用の仕方次第でいろいろな情報を与えてくれる撮像法である．

肝臓：IVIM イメージング
liver：IVIM imaging

(本杉宇太郎)

関連項目 p.26 IVIM：拡散と灌流，p.98 体幹部拡散強調像：撮像の基本から IVIM モデルまで，p.408 総論（15 章 中枢神経系以外への応用），p.416 腹部における low b DWI

症例 1（文献 4 より転載）

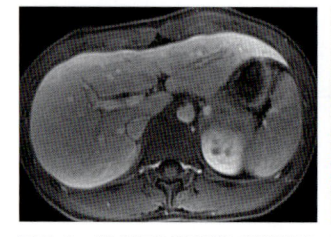

図 1-A 造影 T1 強調像（門脈相）
図 1-B ADC map（ADC 値 1.05mm^2/s） 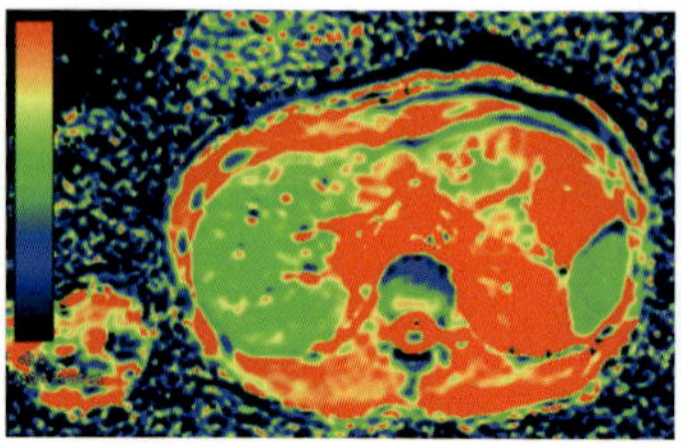
図 1-C D map（D 値 0.90mm^2/s） 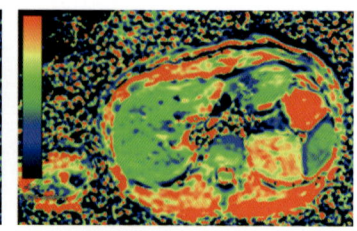
図 1-D D* map（D*値 98.4mm^2/s） 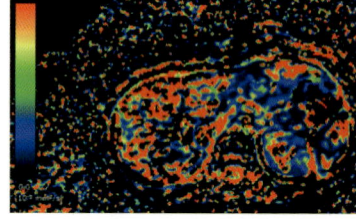
図 1-E f map（f 値 14.6%） 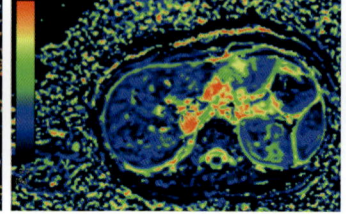
図 1-F MR エラストグラフィ（1.4 kPa） 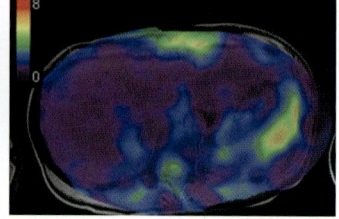

症例 2（文献 4 より転載）

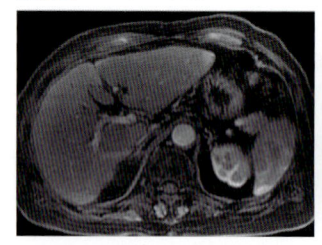

図 2-A 造影 T1 強調像（門脈相）
図 2-B ADC map（ADC 値 0.93mm^2/s） 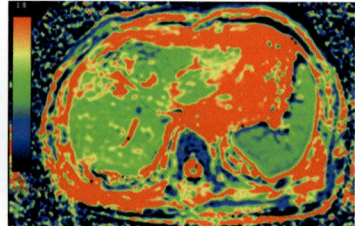
図 2-C D map（D 値 0.65mm^2/s） 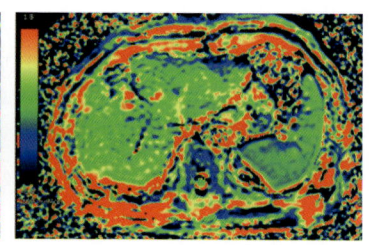
図 2-D D* map（D*値 11.4mm^2/s） 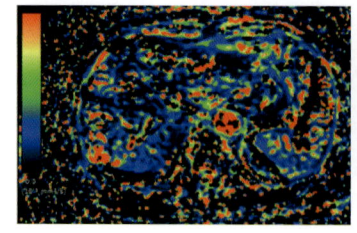
図 2-E f map（f 値 25.3%） 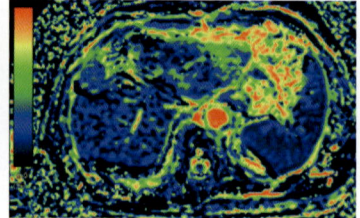
図 2-F MR エラストグラフィ（4.4 kPa） 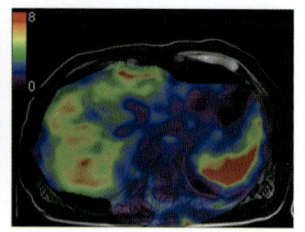

参考文献

1) Ichikawa S, Motosugi U, Ichikawa T, et al: Intravoxel incoherent motion imaging of focal hepatic lesions. J Magn Reson Imaging 2012 Epub.
2) Luciani A, Vignaud A, Cavet M, et al: Liver cirrhosis: intravoxel incoherent motion MR imaging--pilot study. Radiology 249: 891-899, 2008.
3) Klauss M, Lemke A, Grünberg K, et al: Intravoxel incoherent motion MRI for the differentiation between mass forming chronic pancreatitis and pancreatic carcinoma. Invest Radiol 46: 57-63, 2011.
4) 本杉宇太郎：肝線維化診断 update: MRI を用いたアプローチーエラストグラフィだけじゃない！—．映像情報 Medical 45: 48-53, 2013.

> **症例**
> [症例1] 20代，女性．正常肝．
> [症例2] 70代，男性．肝硬変．
>
> **MRI読影**
> [症例1] 左葉辺縁は鋭角．肝のD^*値は98.4mm^2/s．エラストグラフィで測定した弾性率は正常範囲内．
> [症例2] 左葉辺縁は鈍化．肝のD^*値は著明に低値を示し，エラストグラフィでは高い弾性率を示している．

● IVIM（intravoxel incoherent motion）モデルの臨床応用

　　IVIMには灌流と拡散の両者が影響する．b値を高く設定することで灌流の影響を小さくすることはできるが，せっかくある灌流の情報をただ捨ててしまうのはもったいない．そこでbiexponential modelを用いて灌流と拡散によるIVIMを拡散方程式に当てはめて定量しようというのがIVIMモデルである．実際にはさまざまなb値の多数の拡散強調像から信号減衰曲線を得て拡散係数，疑似拡散係数，灌流の割合を推定する（p.96「歪み補正」参照）．

　　近年得られた報告には以下のようなものがある．Ichikawaらは，肝の悪性病変と良性病変を比較したところ，両者の間には拡散係数Dだけでなく，擬似拡散係数D^*にも差が見られたと報告している．良悪性を区別する診断能は拡散係数Dで優れており，質的診断の目的にはより純粋な分子拡散を定量する必要があることが示唆された[1]．Lucianiらは，慢性肝疾患群と正常肝群を比較し，従来言われていた慢性肝疾患/肝線維化に伴うADC値低下は，真の拡散低下ではなく，灌流低下の影響が強いことを示した（拡散係数Dに差がなく擬似拡散係数D^*が有意に低値だったため）[2]．また肝ではないが，Klaussらは腫瘤形成性膵炎と膵癌の鑑別におけるIVIMイメージングの有用性を検討し，灌流の割合fが最も両者の鑑別に有用なパラメータであったと報告した[3]．

　　従来の拡散強調像とADC値に関してわかっていたことでも，IVIMモデルを使って解析すると以外な結果が導かれることもある．ADC値の有用性が報告されたトピックスはいずれもIVIMモデルを使って再検討する意義があるであろう．

● IVIMモデルの限界

　　IVIMモデルは造影剤を用いずに灌流を定量できるという点でユニークであり魅力的な方法である．しかし同時に限界があることも認識しておく必要がある．IVIMモデルの最大の欠点は，灌流という捉えどころのない現象を"拡散"として扱っていることである．マクロ的に見れば拡散に近いと言えないことはないかもしれないが，決まったルートをある程度決まった速度で動く血流を本当に拡散とみなしてよいのかはいまだ議論の余地が残されている．しかし，低いb値で急激な信号減衰が起こるという事実は，従来のADC値の元となる単一指数減衰に比べれば，IVIMモデルの方が実測値に対してより当てはまりのよいモデルであることは言えるであろう．算出結果の再現性は限界のひとつである．特に，擬似拡散係数D^*は計算結果がばらつくことが多い．心拍動による信号低下も限界のひとつで，特に左葉において大きな問題が残っている．今後，臨床現場における定量診断へと結びつけるためには，信号減衰プロットができるだけきれいになるような撮像時の工夫や，より信頼性/再現性の高いフィッティング手法の開発が必要かと思われる．

　　拡散強調像を用いた臨床研究において，今はIVIM用いた定量性に注目が集まっている．興味深い解析結果が次々に報告されてはいるが，IVIMイメージングの応用はまだ始まったばかりである．

膵臓：古典的膵癌
invasive ductal carcinoma of the pancreas

(福倉良彦)

関連項目　p.22 *b* 値, p.24 ADC, p.26 IVIM：拡散と灌流

症例 1

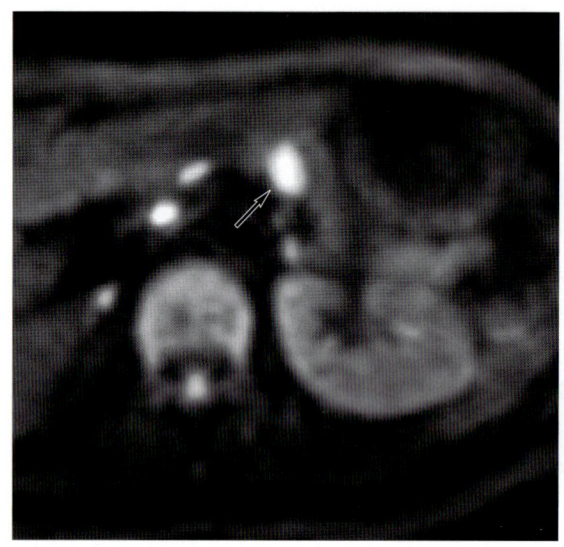

図 1-A　拡散強調像
(EPI, TR/TE = 8900/50ms, 5mm 厚, $b = 1000s/mm^2$)

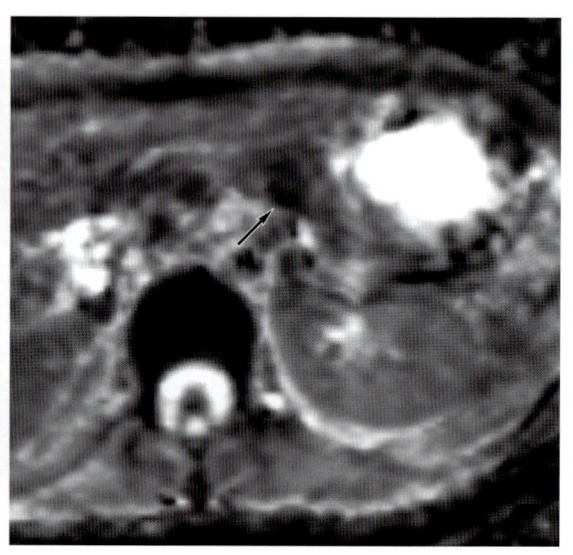

図 1-B　ADC map（図 1-A より作成）

症例 2

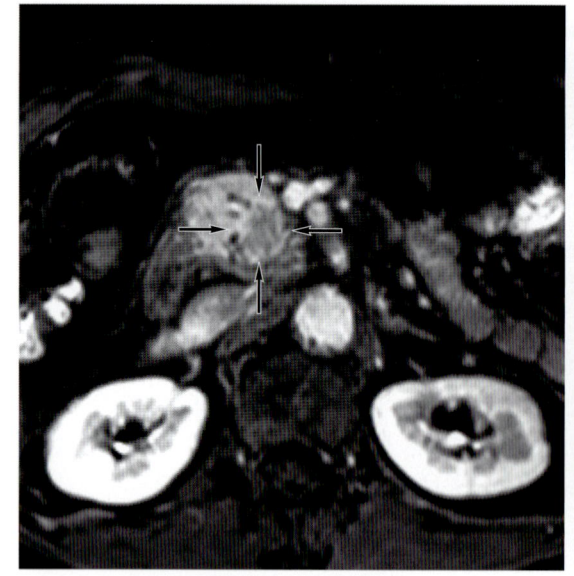

図 2-A　脂肪抑制併用造影 3D T1 強調像
(eTHRIVE, TR/TE = 3.1/1.5ms, FA = 10°, 2.8mm 厚)

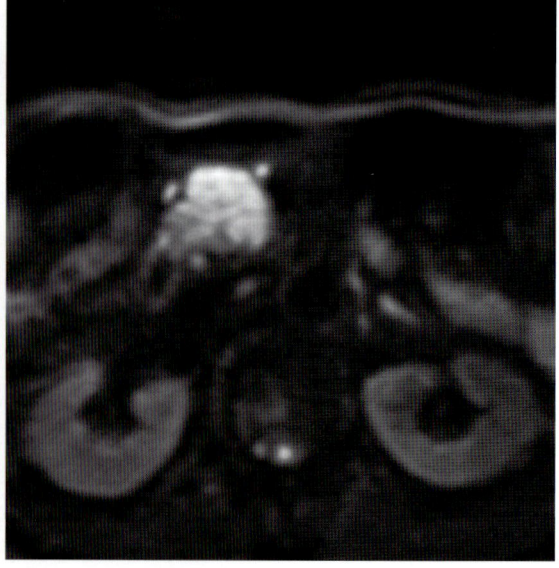

図 2-B　拡散強調像
(EPI, TR/TE = 8100/50ms, 5mm 厚, $b = 1000s/mm^2$)

症例	[症例1] 50代，女性．上行結腸癌の精査中，膵臓に結節性病変が見つかった．
	[症例2] 80代，男性．食欲不振と黄疸を主訴に，膵腫瘍を指摘された．

MRI読影	[症例1]	図1-A：膵体部に径15mmの高信号域が認められる（→）．
		図1-B：高信号域のADCは0.91×10^{-3} mm^2/sと周囲膵実質の1.39×10^{-3} mm^2/sより低値を示していた（→）．
	[症例2]	図2-A：膵頭部に径20mmの乏血性結節を認める（→）．
		図2-B：結節は指摘困難であり，ADCも結節部は1.16×10^{-3} mm^2/sで周囲膵実質の1.16×10^{-3} mm^2/sと同等であった．

●その後の経過・最終診断

[症例1] 上行結腸癌手術時に膵腫瘍生検が施行され，組織学的に中分化管状腺癌と診断された．
[症例2] 超音波内視鏡下穿刺生検が施行され，組織学的に高分化管状腺癌と診断された．

● 古典的膵癌の一般的知識と拡散強調像を中心としたMRI所見

浸潤性膵管癌は，膵充実性腫瘍の中で最も頻度が高く，5年生存率は約10％と予後不良の疾患である．MRIでは，他の腺癌と同様，浸潤性発育の乏血性腫瘍として描出され，高頻度に主膵管の狭窄を伴う．拡散強調所見については議論があるが，これまでの報告を見ると正常膵組織よりADCが低下し，高信号を呈することが多い（図1）[1]．しかしながら，腫瘍が頭体部に存在し，随伴性膵炎を伴う場合においては，随伴性膵炎部分のADCも低下し，高信号を呈することにより，腫瘍は相対的に等信号や低信号を呈し不明瞭となることもあり，注意が必要である（図2）．このような場合，多くはMRCPにて尾側の主膵管の拡張を伴っており，他のシーケンスと総合的に評価することが重要となる．

ADCによる組織分化度や化学療法に対する治療効果予測に関しては，ADCの低い腫瘍ほど分化度が低く[2]，治療効果が乏しいと報告されている[3]．

● 鑑別疾患とそのポイント

浸潤性膵管癌のみならず，内分泌腫瘍，solid pseudopapillary neoplasmや腫瘤形成性膵炎など多くの膵充実性病変でADCが低下し，拡散強調像にて高信号を呈する．ADCによる鑑別が報告されているが[4]，オーバーラップも多い．Klaussら[5]は浸潤性膵管癌と腫瘤形成性膵炎の鑑別においてADCよりもIVIMによるperfusion fraction（f）が鑑別により有用であると報告しており，種々のパラメータを用いて診断を導くことが重要と考えられる．

参考文献

1) Fukukura Y, Takumi K, Kamimura K, et al: Pancreatic adenocarcinoma: variability of diffusion-weighted MR imaging findings. Radiology 263: 732-740, 2012.
2) Wang Y, Chen ZE, Nikolaidis P, et al: Diffusion-weighted magnetic resonance imaging of pancreatic adenocarcinomas: association with histopathology and tumor grade. J Magn Reson Imaging 33: 136-142, 2011.
3) Niwa T, Ueno M, Ohkawa S, et al: Advanced pancreatic cancer: the use of the apparent diffusion coefficient to predict response to chemotherapy. Br J Radiol 82: 28-34, 2009.
4) Lee SS, Byun JH, Park BJ, et al: Quantitative analysis of diffusion-weighted magnetic resonance imaging of the pancreas: usefulness in characterizing solid pancreatic masses. J Magn Reson Imaging 28: 928-936, 2008.
5) Klauss M, Lemke A, Grünberg K, et al: Intravoxel incoherent motion MRI for the differentiation between mass forming chronic pancreatitis and pancreatic carcinoma. Invest Radiol 46: 57-63, 2011.

膵臓：膵嚢胞性腫瘍
pancreatic cystic lesion

(那須克宏)

関連項目 p.16 生体と拡散現象, p.416 腹部における low b DWI, p.418 MSDE の臨床応用, p.458 女性骨盤：卵巣

症例 1

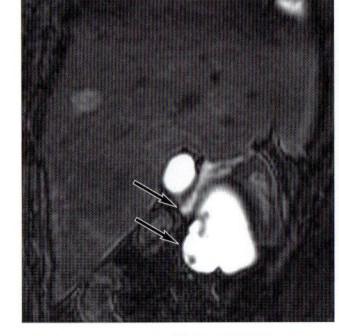

図 1-A MSDE 併用 BTFE
（膵頭部に合わせた斜位冠状断）

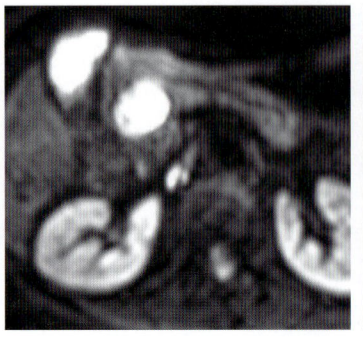

図 1-B DWI
(TR/TE=4000/70ms, b=500s/mm^2)

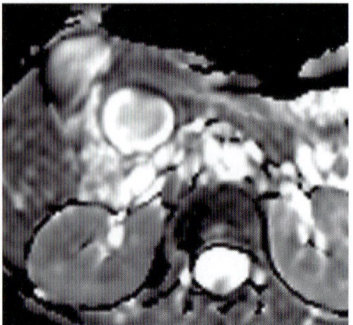

図 1-C ADC map

症例 2

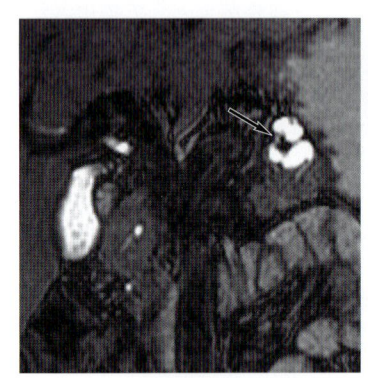

図 2-A MSDE-BTFE
（膵体尾部に合わせた斜位冠状断）

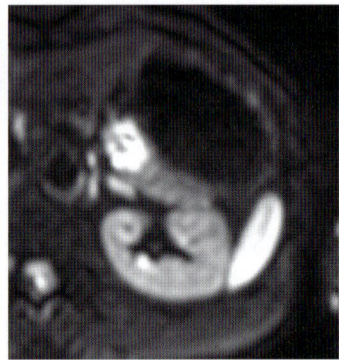

図 2-B DWI
(TR/TE=4000/70ms, b=500s/mm^2)

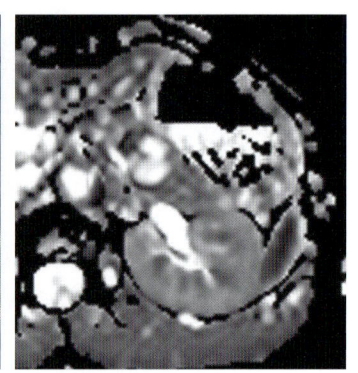

図 2-C ADC map

症例 3

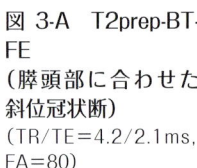

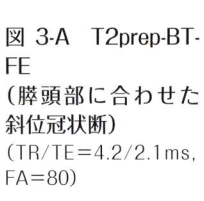

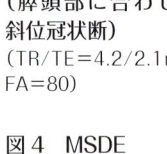

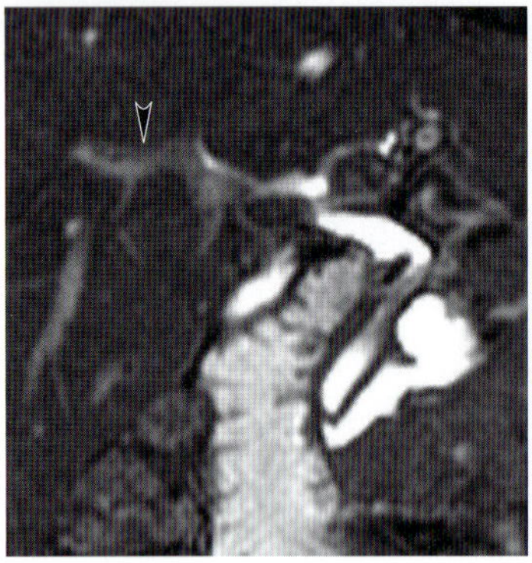

図 3-A T2prep-BT-FE
（膵頭部に合わせた斜位冠状断）
(TR/TE=4.2/2.1ms, FA=80)

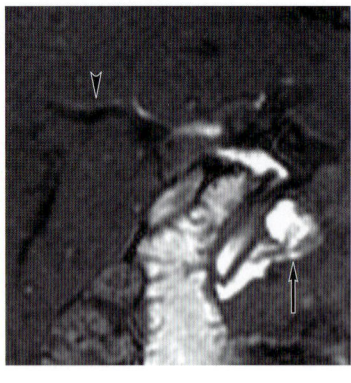

図 3-B MSDE-BT-FE（3-A と同じスライス面）
(TR/TE=4.2/2.1ms, FA=80, MSDE は 3 軸同時印加で，各軸の MPG は 5cm/s)

図 4 MSDE

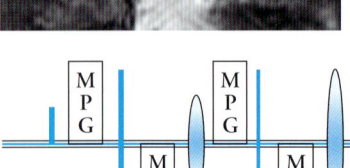

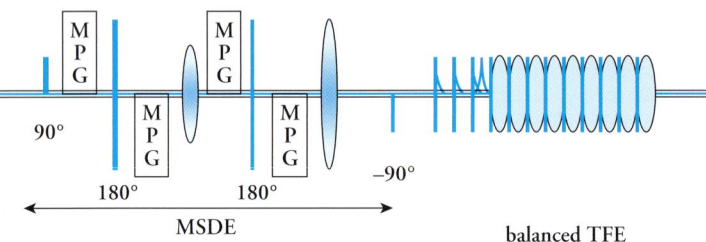

| 症例 | [症例1] 60代，女性．膵頭部の膵管内乳頭粘液性腺癌（intraductal papillary mucinous carcinoma：IPMC）．外科的に切除され病理が確定している．
[症例2] 60代，男性．膵体部の漿液性嚢胞腺腫（serous cystadenoma）の症例である．増大傾向があったため外科的に切除され病理が確定している．
[症例3] 60代，男性．膵頭部の分枝膵管型ないしは混合型膵管内乳頭粘液腫瘍（intraductal papillary mucinous neoplasm：IPMN）（病理学的診断は得られていない）．

| MRI読影 | [症例1] 図1-A：乳頭状に突出する壁在結節が見られ（→），この部分が非浸潤癌であった．
図1-B：嚢胞内容液はT2-shine throughによる高信号，壁在結節は相対的に低信号を示しているが，視覚的には壁在結節の細胞密度が高いかどうかは判断できない．
図1-C：嚢胞内容液のADCは 3.0×10^{-3} mm^2/sであった．
[症例2] 図2-A：中心瘢痕が低信号に描出されている（→）．
図2-B：症例1と同様に嚢胞内容液は高信号，壁在結節は相対的に低信号を示している．壁在結節の性状を判断できないのも症例1と同様である．
図2-C：嚢胞内容液のADCは 3.1×10^{-3} mm^2/sであった．
[症例3] 図3：嚢胞内部，嚢胞に連続する分枝膵管〜主膵管内に流れと思われる低信号が出現している（→）．実質臓器の信号に明らかな変化がないのに対して肝内の脈管の信号が図3-Bでは低信号化していることに注目いただきたい（►）．

● 膵嚢胞性腫瘍の鑑別におけるDWIとMSDEの役割

液体のADCはその液体の粘稠度を反映する．したがって嚢胞性腫瘍の内容液の性状をADCで判別する，という着想が生じるのは当然である．実際にADC計測により粘液が貯留した膵嚢胞とそうでない嚢胞を鑑別できたという報告[1]やIPMCと膵管内乳頭粘液腺腫（intraductal papillary mucinous adenoma：IPMA）が鑑別できたという報告まであるが[2]，それらの多くは症例数が少ないか，有意差があってもオーバーラップが大きく臨床的有用性に疑問のある報告ばかりである．直近の報告ではADCによる膵嚢胞性腫瘍の鑑別について否定的な見解が多い（図1，2）[3]．ちなみに膵嚢胞性腫瘍よりも多数の症例の蓄積がある卵巣嚢胞性腫瘍に関してはADCによる粘液性・漿液性の鑑別は不可能であるというコンセンサスが得られている．要するに膵嚢胞性腫瘍診断におけるDWIの役割は限定的なものにならざるをえない．

一方，最近臨床的に使用可能になったDWI類似技術としてmotion sensitized driven equilibrium（MSDE）がある（図4）．これは以前から存在するT2-prepの180°パルスの前後にMPGパルスを加えたプレパレーションシーケンスである．シーケンスの最後に−90°パルスを印加し横磁化を縦磁化に変化させているため，従来から存在するほとんどすべての撮像シーケンスと併用することができる．例えばSSFPシーケンス（筆者の施設ではbalanced turbo field echo：BTFE）と併用すれば呼吸停止下に上腹部の血管の信号を抑制した画像を得ることができる．MSDEを用いた画像からADCを計測することは難しいがT2-prep併用画像との間で信号を比較すれば液体の流れを鋭敏に検出することができる．この方法を用いると膵管に連続を持ち，かつ分泌能のあるIPMNにおいては嚢胞内部に流れが検出できることがあり，これは膵管との連続がない膵嚢胞性腫瘍（serous cystic neoplasm [SCN]やmucinous cystic neoplasm [MCN]）や，膵管との連続があっても分泌能のない偽嚢胞では見られない現象であると考えられる（図3）．未だ一般に普及しているとは言えない技術であり，撮像にBTFEを用いるため画像が安定しないこと，嚢胞内容の流れが必ず検出できるわけではないこと（おそらく撮像時間内にOddi筋の弛緩が生じないと現象が発生しない）など課題も山積しているが，体内の生理的現象をモニターする技術として有望な方法と思われる．

参考文献
1) Yamashita Y, Namimoto T, Mitsuzaki K, et al: Mucin-producing tumor of the pancreas: diagnostic value of diffusion-weighted echo-planar MR imaging. Radiology 208: 605-609, 1998.
2) Sandrasegaran K, Akisik FM, Patel AA, et al: Diffusion-weighted imaging in characterization of cystic pancreatic lesions. Clin Radiol 66: 808-814, 2011.
3) Wang Y, Miller FH, Chen ZE, et al: Diffusion-weighted MR imaging of solid and cystic lesions of the pancreas. Radiographics 31: E47-E64, 2011.

15. 中枢神経系以外への応用

腎臓：腎盂癌
urothelial carcinoma in renal pelvis

(陣崎雅弘，秋田大宇)

症例1

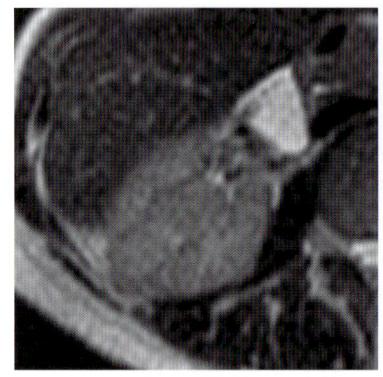

図1-A　T2強調像
(SSFSE, TR/TE = 1100/88ms)

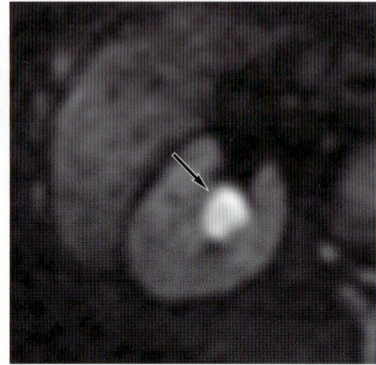

図1-B　拡散強調像
(TR/TE=5600/75.2ms, b=1000s/mm^2)

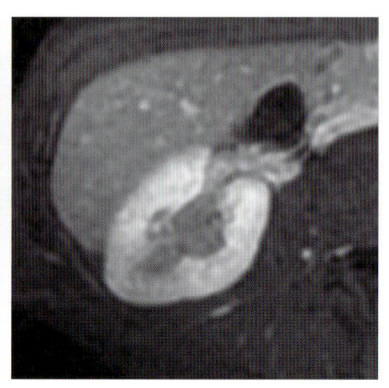

図1-C　造影T1強調像
(TR/TE = 3.36/1.576ms)

症例2

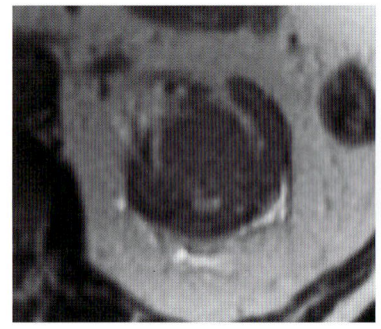

図2-A　T2強調像
(SSFSE, TR/TE = 1100/86.72ms)

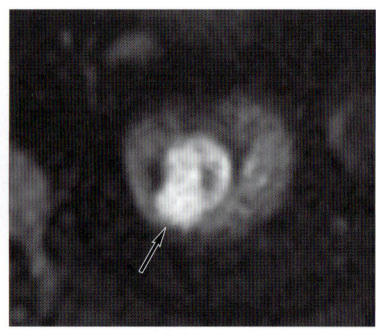

図2-B　拡散強調像
(TR/TE=5600/60.3ms, b=1000s/mm^2)

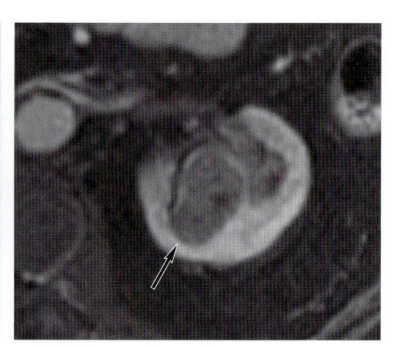

図2-C　造影T1強調像
(TR/TE = 140/1.46ms)

参考文献
1) Akita H, Jinzaki M, Kikuchi E, et al: Preoperative T categorization and prediction of histopathologic grading of urothelial carcinoma in renal pelvis using diffusion-weighted MRI. AJR 197: 1130-1136, 2011.
2) Takeuchi M, Sasaki S, Ito M, et al: Urinary bladder cancer: diffusion-weighted MR imaging--accuracy for diagnosing T stage and estimating histologic grade. Radiology 251: 112-121, 2009.

症　例	[症例1] 40代，女性．腎盂癌． [症例2] 60代，男性．腎盂癌
MRI読影	[症例1]　図1-A：T2強調像で，腎盂腫瘍の範囲を同定するのは困難である． 　　　　　図1-B：拡散強調像では，腎盂腫瘍は明瞭に同定でき（→），腎実質に浸潤がないと診断された． 　　　　　図1-C：造影T1強調像では，腎実質に明らかな浸潤像は見られない． [症例2]　図2-A：T2強調像で，腎盂腫瘍の範囲を同定するのは困難で，腎実質浸潤を確診するのは困難である． 　　　　　図2-B：拡散強調像では，腎盂腫瘍は明瞭に同定でき，腎実質に浸潤があることがわかる（→）． 　　　　　図2-C：造影T1強調像では，腎実質に浸潤があることがわかる（→）． ●その後の経過・最終診断： [症例1] 腎実質に顕微鏡的浸潤． [症例2] 腎実質に肉眼的浸潤．

● 腎盂癌の深達度診断における拡散強調像の有用性

　腎盂癌のT因子やtumor gradeは重要な予後因子で，pT3以上やhigh grade tumorは特に予後不良である．最近は，pT2以下であれば開腹腎盂尿管全摘出ではなく腹腔鏡下腎盂尿管全摘出が選択されたり，low grade tumorでは腎盂尿管鏡下切除術も適応になりうる．また，予後に関しては，5mm以上の深さの腎実質浸潤を伴う肉眼的腎実質浸潤（pT3b）と5mm以下の顕微鏡的腎実質浸潤（pT3a）は有意に予後に差があり[†]，後者はpT1/pT2の腫瘍と予後が同等であると報告されている．

　腎盂癌は，T2強調像では信号強度が腎実質と同等なことがしばしばある．このため，腫瘍自体の指摘が困難になり，同時に腎実質浸潤の有無の判定も困難であることがある．これに対し，拡散強調像では著明な高信号を呈することが多く，腫瘍の同定は容易で，腎実質浸潤の診断は造影T1強調像と同等である[1]．さらにpT3aとpT3b以上の鑑別に関しては，拡散強調像の方が，造影T1強調像よりも高い診断能を有する[1]．腎盂腫瘍の患者は高齢者が多く，造影剤を用いなくても腎実質浸潤の有無の高い診断能を得ることができるのは非常に有用である．

　膀胱癌においても拡散強調像はT因子診断，特に壁浸潤のないpT1以下と壁浸潤のあるpT2以上の区別において有用であることが報告されており，尿路腫瘍は，検出においても深達度診断においても拡散強調像が有用と思われる[2]．

● 腎臓における拡散強調像の有用性

　腎腫瘍性病変の鑑別に対する拡散強調像の有用性を検討した報告はこれまでにもいくつかある．単純嚢胞のADC値は腎実質や腎腫瘍より高いことや，complicated cystのADC値は単純嚢胞より低いこと，腎細胞癌のADC値は嚢胞やオンコサイトーマより低いが，血管筋脂肪腫よりは高いか同等といったものが見られる．また，乳頭状腎細胞癌のADC値は，他の組織型より低いという報告も見られる．いずれも，造影剤を用いることができない場合に，腫瘍の検出や良悪性の鑑別に有用な可能性があるという示唆であり，決定的な有用性には乏しい．拡散強調像は，腎腫瘍の診断よりは，腎盂腫瘍の検出や深達度診断に対する有効性の方が高い．

[†] TNM分類では，腎盂腫瘍はpT1，pT2，pT3，pT4に分かれ，pT3a，pT3bという分類はない．膀胱や前立腺に準じて，pT3をa，bに分ける案が論文レベルで提唱されている．

男性骨盤：前立腺癌
prostate cancer

(楫 靖)

関連項目　p.474 膿瘍：肛門周囲膿瘍

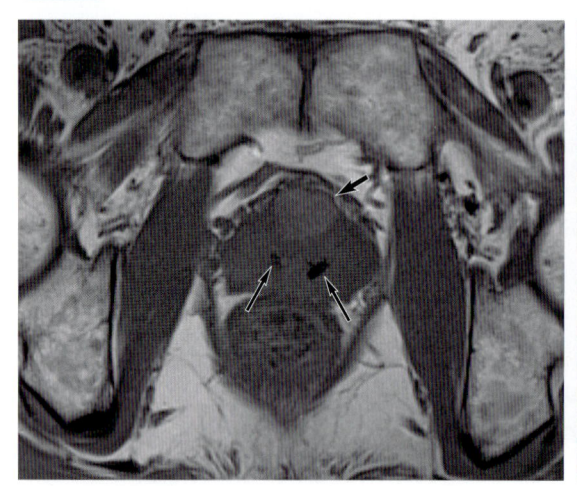

図1-A　T1強調像
(TSE, TR/TE = 650/9.5ms)

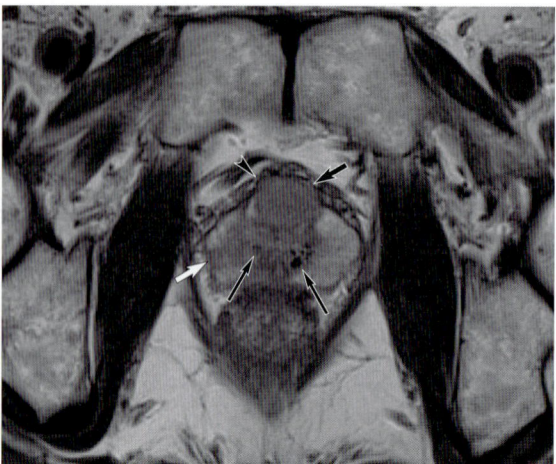

図1-B　T2強調像
(TSE, TR/TE = 5000/93ms)

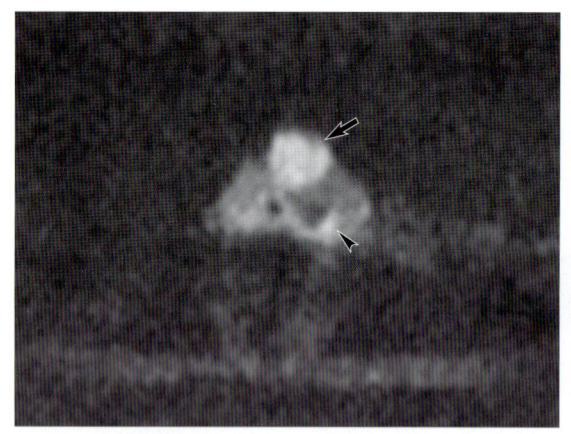

図1-C　拡散強調像
(EPI, TR/TE = 6000/92ms, $b = 1000s/mm^2$)

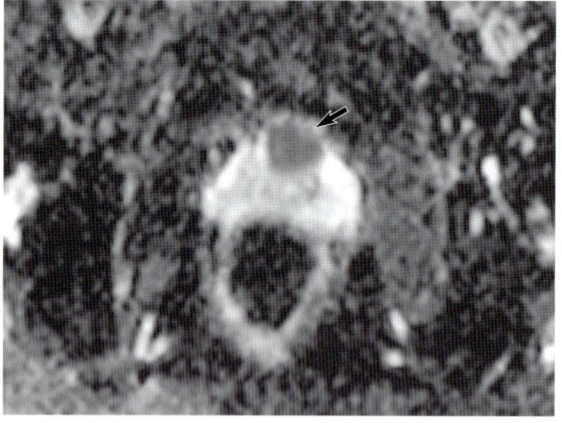

図1-D　ADC map
($b = 0$, $1000 s/mm^2$ から計算)

参考文献
1) Jung AJ, Westphalen AC: Imaging prostate cancer. Radiol Clin North Am 50: 1043-1059, 2012.
2) Koh DM, Sohaib A: Diffusion-weighted imaging of the male pelvis. Radiol Clin North Am 50: 1127-1244, 2012.

| 症　例 | 60代，男性．検診で PSA 高値（17ng/m*l*）を指摘された．|

| MRI読影 | A：前立腺正中部腹側の信号が周囲前立腺よりもわずかに高い（➡）．また，前立腺の中心より少し背側の傍正中部両側に無信号域がある（→）．

B：前立腺正中部腹側に辺縁域よりも低信号，筋肉に比べて軽度高信号を呈する比較的均一な腫瘤を認める（➡）．移行域の腫大はほとんどなく，前線維筋間質が腫瘍により菲薄化して見える（▶）．A で見られた背側の無信号域は，一部が無信号に見える（→）．また，右辺縁域は所々に淡い低信号がある（⇨）．

C：正中部腹側の腫瘤は高信号を呈する（➡）．右辺縁域全体が左に比して高信号だがその程度は軽度である．左辺縁域 5 時方向に前方に伸びる高信号あり（▶），他の画像との比較が必要である．

D：正中部腹側の腫瘤（➡）は ADC 値が 0.643×10^{-3} mm^2/s に低下している．左辺縁域に異常な低値はない．直腸の径が A，B に比較して広くなっており，直腸ガスが移動したと考えられる．

以上より，正中部腹側の腫瘤は前立腺癌，背側の傍正中部両側に見られた無信号域は前立腺内石灰化，右辺縁域は炎症性変化，C で左辺縁域に見られた高信号部分は，前立腺内石灰化または直腸ガスによる磁化率アーチファクトと考えられる．

●その後の経過・最終診断：MRI 後に行われた前立腺生検では癌を検出できなかった．3 か月後に PSA 値がさらに上昇したため再生検が行われ，正中部腹側の腫瘤より Gleason score 4 ＋ 4 ＝ 8 の前立腺癌が検出された．内分泌治療を施行中である．|

● 前立腺癌についての一般的知識と拡散画像を中心とした MRI 所見

前立腺癌は辺縁域に 70％，移行域に 25％程度発生する．T2 強調像で健常辺縁域は高信号を呈し，癌は低信号となるので認識しやすい．ただし，炎症や萎縮性変化，肥大結節などの良性の病態でも信号低下を生じる．最近は前立腺腹側由来の癌が頻繁に見つかるので，辺縁域のみを観察する読影では不十分である．前立腺腹側の病変であっても，T2 強調像で前線維筋間質や前立腺被膜，移行域と辺縁域の境界線を破壊する所見があれば，癌と診断できる．病変が移行域の肥大結節に埋もれている状態では T2 強調像による検出は難しいが，ダイナミック造影，拡散強調像，ADC map の情報を対比することで，以前よりも多くの癌が発見されるようになった．生検前に MRI を行って癌病巣の局在を明確にし，生検のターゲットとすることで，サンプリング陽性率は高まる．本症例のように，生検で狙っても癌が検出されないこともあるが，「生検で陰性」という結果は癌の存在を否定するものではない．

● 鑑別疾患とそのポイント：拡散画像を中心に

前立腺膿瘍は，免疫状態が低下したときや糖尿病患者で見られることがある．完成した膿瘍は拡散強調像では高信号，ADC 値も低く，癌と紛らわしい．ただし，T2 強調像では癌のように低信号にはならず，高信号を呈する．このような場合には臨床所見を必ず参考にする．

前立腺肥大結節の ADC 値は癌とオーバーラップするものもある．小さな癌と結節の鑑別は拡散強調像のみでは困難であり，T2 強調像の信号強度やダイナミック造影の情報と合わせて判断する．

また，本症例ではあまり目立たなかったが，ADC map では前立腺内の石灰化は骨皮質と同様無信号になる．ADC map だけを見ると，石灰化が前立腺内の拡散低下域のように見えることもあるので，T1 強調像，T2 強調像，拡散強調像との対比を怠らず，偽陽性を作り出さない．

前立腺癌：ultra-high-*b*-value を用いて
utility of ultra-high-*b*-value diffusion-weighted MR imaging for the detection of prostate cancer

(片平和博)

関連項目 p.412 computed DWI, p.454 男性骨盤：前立腺癌

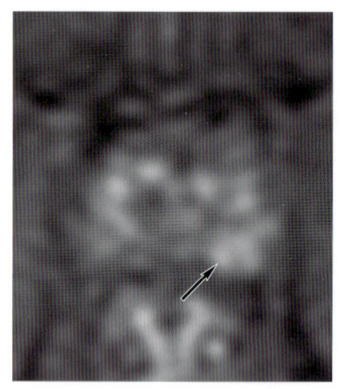

図 1-A dynamic study 早期相

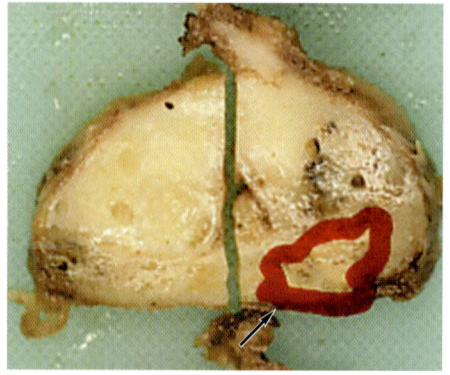

図 1-B 前立腺全摘標本

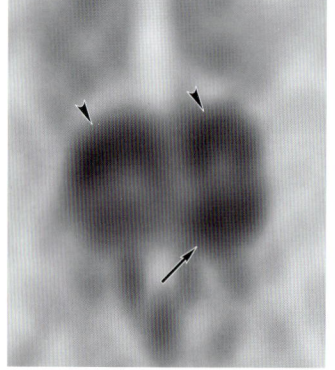

図 1-C 拡散強調像
(b=1000s/mm^2, short TE=56ms, 低分解能撮像マトリックス 112)

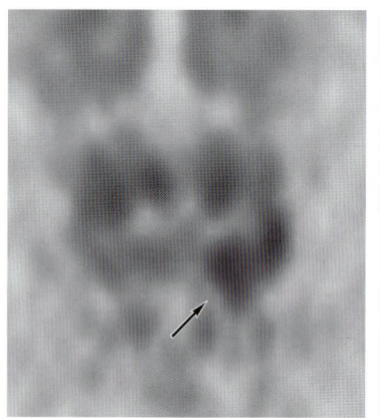

図 1-D 拡散強調像
(b=2000s/mm^2, short TE=56ms, 低分解能撮像マトリックス 112)

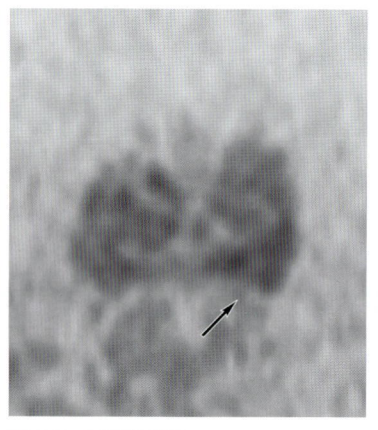

図 1-E 拡散強調像
(b=1000s/mm^2, long TE=90ms, 高分解能撮像マトリックス 192)

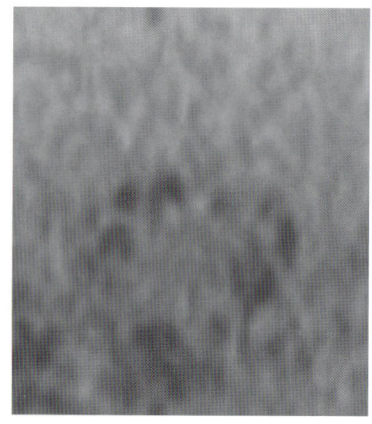

図 1-F 拡散強調像
(b=2000s/mm^2, long TE=90ms, 高分解能撮像マトリックス 192)

MRI読影
A：前立腺左葉辺縁域の前立腺癌（→）が早期濃染されている．
B：前立腺左葉辺縁域の前立腺癌，Gleason score 4 + 3 = 7 であった．
C：前立腺癌部分（→）は描出されているが，正常前立腺部分（►）も高信号として描出されており同部分は偽陽性である．
D：ultra-high-*b*-value のため前立腺癌部分のみコントラストよく描出されている．推奨プロトコールである．
E：空間分解能は高いが，ノイズが目立つ．前立腺癌部分はかろうじて認識可能である．
F：ただ単に *b* 値を上げると，画像がノイズに埋もれて診断困難である．ultra-high-*b*-value DWI の普及を妨げるピットフォールである．

● 前立腺癌における拡散強調像の有用性

　従来より前立腺癌のMRI診断は，T2強調像およびdynamic study (DCE) を主体に行われてきたが，しばしばこれらの撮像法では正常前立腺と前立腺癌部分とのコントラスト不足により診断に難渋することも多かった．そこで高原ら[1]が開発した躯幹部拡散強調像を前立腺に応用することにより，その優れたコントラスト分解能が利点となり前立腺癌MRI診断に有用であることが認識されるようになり，今や前立腺MRIのルーチン撮像法となってきた．現在では，多くの施設でT2強調像，DCE，拡散強調像 (DWI) を主体とした診断がスタンダードになってきている．

● なぜultra-high-b-value？

　腹部ではhigh-b-value DWIと言えば，400～500s/mm^{2}以上の値を用いるが，日常臨床では800～1000s/mm^{2}程度のb値を用いることが多い．これは，b値を上げるに従い，正常構造と癌とのコントラストがつきやすくなることによる．躯幹部の多くの部位においてb値は1000s/mm^{2}前後で問題ないが，前立腺はもともとDWIにて信号が高いという問題点がある．このため，通常のb＝1000s/mm^{2}前後では，前立腺癌以外にも正常の前立腺も高信号領域として残存している問題点（偽陽性が多い）が残る（図1-C）．そこで，可能な限りb値を上げ，正常前立腺信号を落とす工夫が必要になる（図1-D）．最近ではb＝2000s/mm^{2}を用いたultra-high-b-DWIの有用性を述べた報告[2]も増えてきた．

● ultra-high-b-value撮像条件設定時の注意点

　b値を上げることにより，正常構造と癌とのコントラストがつくのであれば，なぜ通常のDWIはb＝1000s/mm^{2}程度としているのであろうか？　これはDWIにおけるS/N（信号雑音比）の問題があるからである．b値を上げることによりS/Nは顕著に減少していく．よって前立腺癌においてDWIはb＝2000s/mm^{2}が推奨であっても，やみくもにb値を上げるだけではノイズが多く，コントラストがあがったところで診断に全く使えない画像である（図1-F）．過去の文献でもb＝2000s/mm^{2}のDWIにおいてノイズが多いため有用性が低いと報告されているものもある．

　よってこの撮像法は撮像パラメータ設定が重要となる．DWIにおいてb＝2000s/mm^{2}を設定した時点でS/Nが低下しているので，この低下したS/Nを元に戻す条件設定が必須となる．その条件としては，加算を増やす，TE（エコー時間）を最短にする，撮像マトリックスを落とす，などが考えられる．ただしそれぞれにはtrade offがあり，加算を増やせば撮像時間が増え，撮像マトリックスを落とすと空間分解能が低下する．TEを短く設定するには撮像機種のパフォーマンスに依存する．MRIの撮像自体が目的とする画像のtrade offの中で成り立っているため，要は撮像者側が何を重視するかである．当院では，TEはshortestとし，空間分解能を落とし，コントラスト分解能を重視する撮像で行っている（図1-D）．撮像時間は重要なファクターなのでこの部分は増やさず撮像時間は約1分半としている．実際問題として，DWIでは小さな病変の拾い上げや広がり診断が求められているわけではないので，空間分解能より濃度分解能を重視すべきであろう．実際に低分解能画像でも十分に臨床的に有用な情報を得ることができている．

　なおTEを短く設定するのは撮像機種のパフォーマンスに依存するため，最近ではb＝0，1000s/mm^{2}を撮像し，その画像からb＝2000s/mm^{2}もしくはそれ以上のb値画像を作成するcomputed DWIの有用性も報告されるようになってきた[3]．当院でも行っているが，実撮像とおおむね変わらないultra-high-b-value画像を高S/Nにて取得可能で，有用と考えている．

参考文献

1) Takahara T, Imai Y, Yamashita T, et al: Diffusion weighted whole body imaging with background body signal suppression (DWIBS): technical improvement using free breathing, STIR and high resolution 3D display. Radiat Med 22: 275-282, 2004.
2) Katahira K, Takahara T, Kwee TC, et al: Ultra-high-b-value diffusion-weighted MR imaging for the detection of prostate cancer: evaluation in 201 cases with histopathological correlation. Eur Radiol 21: 188-196, 2011.
3) Blackledge MD, Leach MO, Collins DJ, Koh DM: Computed diffusion-weighted MR imaging may improve tumor detection. Radiology 261: 573-581, 2011.

女性骨盤：卵巣
ovary

(藤井進也)

関連項目 p.422 全身の拡散強調像（DWIBS）

症例1

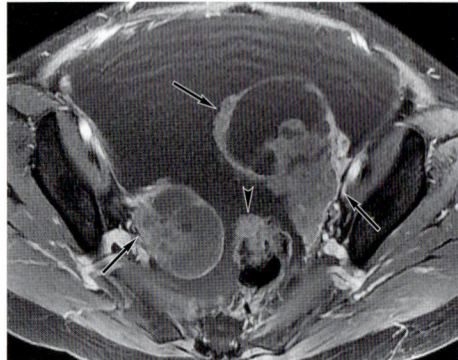

図1-A　T2強調像　　　　　図1-B　拡散強調像（$b=1000s/mm^2$）

症例2

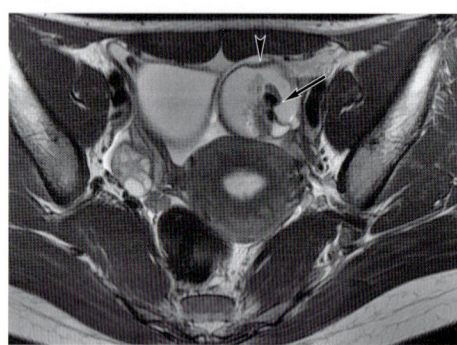

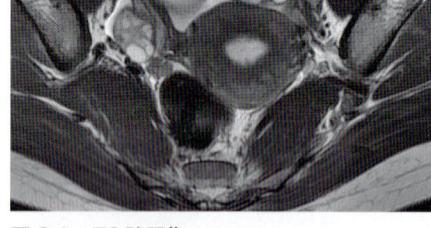

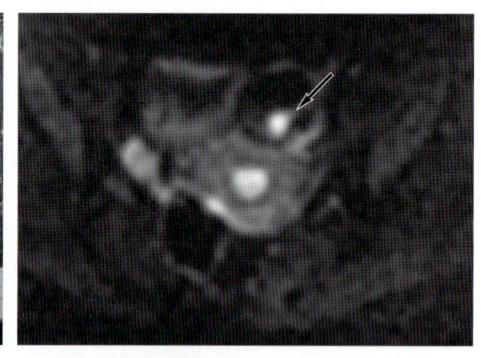

図2-A　T2強調像　　　　　図2-B　拡散強調像（$b=1000s/mm^2$）

症例3

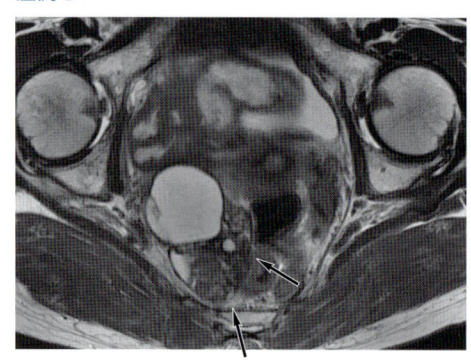

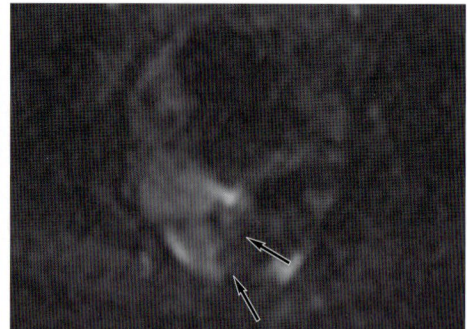

図3-A　T2強調像　　　　　図3-B　拡散強調像（$b=1000s/mm^2$）

参考文献

1) Fujii S, Kakite S, Nishihara K, et al: Diagnostic accuracy of diffusion-weighted imaging in differentiating benign from malignant ovarian lesions. J Magn Reson Imaging 28: 1149-1156, 2008.
2) Takeuchi M, Matsuzaki K, Harada M: Ovarian adenofibromas and cystadenofibromas: magnetic resonance imaging findings including diffusion-weighted imaging. Acta Radiol 54: 231-236, 2013.

| 症　例 | [症例1] 50代．腹部膨満感を主訴に産婦人科受診．超音波検査にて卵巣癌を疑われた．
[症例2] 10代．左下腹部痛を主訴に産婦人科受診．超音波検査にて卵巣腫瘤を認めた．
[症例3] 80代．検診にて骨盤内腫瘤を指摘され，卵巣腫瘍が疑われた． |

| MRI読影 | [症例1] 図1-A：両側卵巣に囊胞性腫瘤を認め，造影される充実性部分を認める（→）．
図1-B：拡散強調像で腫瘤の充実性部分は高信号を呈している（→）．その他にもS状結腸間膜に播種と思われる高信号域を認める（▶）．
[症例2] 図2-A：卵巣にT2強調像で高信号を呈する腫瘤を認める（▶）．内部にはRokitansky隆起と考えられる結節を認める（→）．
図2-B：結節部分は拡散強調像で高信号を呈している（→）．
[症例3] 図3-A：卵巣に囊胞性腫瘤を認め，T2強調像で小さな高信号域を伴う低信号を主体とする充実性部分を認める（→）．
図3-B：腫瘤の充実部は拡散強調像で低信号を呈している（→）． |

●その後の経過・最終診断
[症例1] 卵巣癌（漿液性腺癌）．[症例2] 成熟囊胞性奇形腫．[症例3] 粘液性囊胞腺線維腫．

● 卵巣

　正常卵巣は拡散強調像で高信号を呈することが多い．T2強調像で卵巣の同定が困難な場合にも，拡散強調像と対比することにより，その同定が可能な場合がある．

　卵巣腫瘍では悪性腫瘍の充実性部分は大部分が高信号を呈するため，悪性腫瘍の充実性部分の検出に有用である（図1）．しかしながら，日常診療で遭遇する頻度の高い，内膜症性囊胞や成熟囊胞性奇形腫においても前者で9割以上，後者で半数弱の症例で高信号域を呈することには留意すべきである．内膜症性囊胞では血腫が，成熟囊胞性奇形腫では内容液，Rokitansky隆起が異常信号を呈することがある（図2）．これらの腫瘍では内部に異常信号を呈する部分があるからといって，短絡的に悪性と結びつけるべきではなく，造影所見を含めて良悪性を慎重に判断すべきである．ADC値による良悪性の鑑別に関しては，困難であるとする報告や，鑑別に有用であるとする報告があり，その有用性は確立していない．このように卵巣腫瘍全体として検討した場合には拡散強調像の異常信号域やADC値は良悪性の鑑別に有用とは断定できないものの，個々の疾患に関しては有用な場合がある．良性腫瘍の代表的な腫瘍である線維腫では信号強度が低いことが多く，充実性腫瘍の良悪性の鑑別の一助になる．囊胞性腺線維腫は時に壁在結節を伴う卵巣癌との鑑別が問題となるが，拡散強調像で高信号を示さず，ADCが卵巣癌に比べて有意に上昇するとの報告があり，鑑別に有用と考えられる（図3）．また，内膜症性囊胞に生じる脱落膜化に関してもADCが卵巣癌に比べて有意に上昇するとの報告があり，鑑別に有用と考えられる．

　卵管・卵巣膿瘍および茎捻転はともに急性腹症を呈する代表的な付属器疾患である．卵管・卵巣膿瘍では拡散強調像で粘稠な内容液が高信号を呈し，診断に有用である．一方，茎捻転を来した囊胞性卵巣腫瘍では辺縁の壁や内部の隔壁が高信号を呈することが多い．茎捻転は，亜急性や間歇的な腹痛で発症する場合には臨床的に茎捻転を疑われていないこともある．拡散強調像では茎捻転により腫大した卵管が不均一な高信号を呈することがあり，診断の一助になる．

　卵巣癌では腹膜播種を伴うことが多いが，通常画像ではコントラストがつかずに，指摘することが困難なことがしばしば経験される．拡散強調像ではコントラストが良好なため，比較的小さな播種性病変であっても検出可能であり，その検出に有用である（図1）．

女性骨盤：子宮
uterus

（藤井進也）

関連項目　p.422 全身の拡散強調像（DWIBS）

症例1

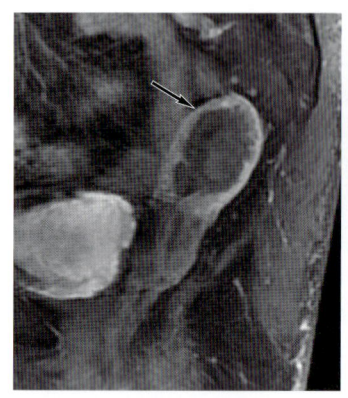

図1-A　T1強調矢状断像

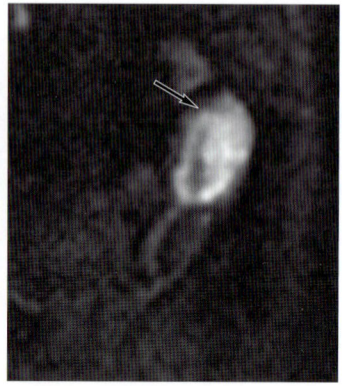

図1-B　拡散強調矢状断像（$b=1000s/mm^2$）

症例2

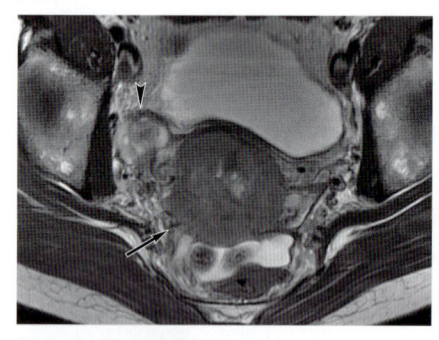

図2-A　T2強調像

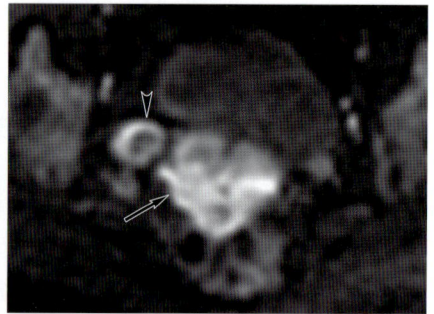

図2-B　拡散強調像（$b=1000s/mm^2$）

症例3

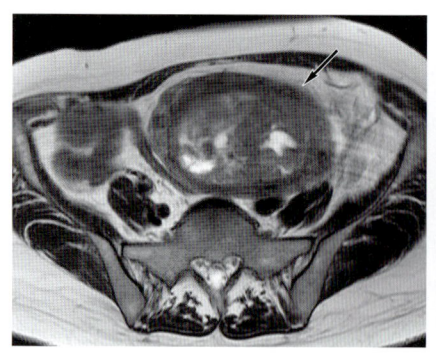

図3-A　T2強調像

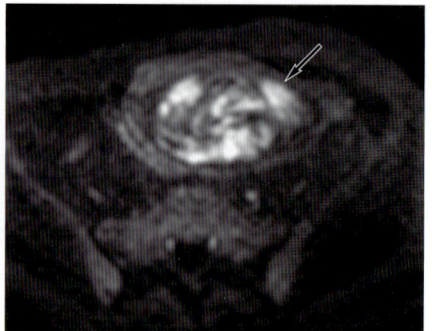

図3-B　拡散強調像（$b=1000s/mm^2$）

症例

[症例1] 80代．不正性器出血を主訴に産婦人科受診．超音波検査にて子宮体癌が疑われた．
[症例2] 30代．不正性器出血を主訴に産婦人科受診．子宮頸癌と診断された．
[症例3] 50代．不正性器出血を主訴に産婦人科受診．超音波検査にて子宮腫瘤を認め，MRIが依頼された．

MRI読影

[症例1] 図1-A：子宮体部内腔に造影T1強調矢状断像で子宮筋層よりも低信号を呈する腫瘍を認める（→）．
　　　　図1-B：腫瘍は拡散強調矢状断像で高信号を呈している（→）．
[症例2] 図2-A：子宮頸部にT2強調像でやや高信号を呈する腫瘍を認める（→）．
　　　　図2-B：同部は拡散強調像で高信号を呈している（→）．右卵巣（▸）．
[症例3] 図3-A：子宮体部にT2強調像で不均一な信号を呈する腫瘤を認める（→）．
　　　　図3-B：腫瘍は拡散強調像で不均一な高信号を呈している（→）．

●その後の経過・最終診断
[症例1] 子宮体癌．[症例2] 子宮頸癌．[症例3] 子宮平滑筋肉腫．

● 子宮疾患についての拡散強調像

　子宮内膜は拡散強調像で高信号を呈する．子宮体癌も拡散強調像で内膜と同程度の高信号を呈することが多い（図1）．そのため閉経前の症例では体癌と内膜の間にコントラストがつかない場合もあるが，特に閉経後においては体癌の検出に有用である．拡散強調像は体癌の画像評価において最も重要となる筋層浸潤の評価にも役立ち，従来用いられてきたdynamic studyを含めた造影T1強調像よりも，筋層浸潤を正確に評価できるとの報告がある．また，ADCは体癌のグレードを類推する一助となり，G1とG3間で有意差があるとの報告があるが，グレード間で有意差はなかったとの報告もある．体癌の鑑別疾患である内膜ポリープは拡散強調像で内膜よりも低信号を呈することが多く，ADC値は体癌よりも高値を呈することが多いため，鑑別の一助になる．

　子宮頸癌は低いADC値を呈し，拡散強調像で高信号域として認められ，拡散強調像はその検出に有用である（図2）．頸癌では放射線治療や化学療法が施行されることが多いが，治療効果予測における拡散強調像の役割については，治療前ADC値が低い腫瘍の方が良好な治療効果が得られるという報告や，治療前ADC値と治療開始2週間後のADC値の差が治療終了後の縮小率と相関するとの報告がある．

　子宮筋腫は拡散強調像で典型的には低信号を呈する．一方，変性筋腫，富細胞性筋腫では高信号を呈する症例が約半数，肉腫の大部分が高信号を呈する（図3）．したがって，拡散強調像の信号強度による鑑別は困難であるが，高信号を呈する腫瘤に関しては，境界不明瞭などの肉腫を示唆する所見の有無を丁寧に読影する必要がある．また，ADC値は変性筋腫や富細胞性筋腫よりも低い傾向にある．内膜間質肉腫は筋層を分け入るように浸潤する腫瘍であり，T2強調像で腫瘍間の筋層がバンド状の低信号域と認められることが特徴的な所見である．経脈管性に子宮外に浸潤することがあり，拡散強調像では子宮外への浸潤が明瞭に描出され，腫瘍の広がりを把握するのに有用である．

参考文献

1) Tamai K, Koyama T, Saga T, et al: Diffusion-weighted MR imaging of uterine endometrial cancer. J Magn Reson Imaging 26: 682-687, 2007.
2) Tamai K, Koyama T, Saga T, et al: The utility of diffusion-weighted MR imaging for differentiating uterine sarcomas from benign leiomyomas. Eur Radiol 18: 723-730, 2008.

骨軟部：総論
musculoskeletal system

（西村　浩，長田周治）

関連項目　p.22 *b* 値，p.24 ADC，p.422 全身の拡散強調像（DWIBS）

図1　各種骨軟部腫瘍の T2 強調系撮像法と ADC map
（SE 型 EPI 法 *b* 値 0s/mm² と 1000s/mm² から作成）
（図 1-L のみ T1 強調像と ADC map，図 1-K の右端は造影 T1 強調像）

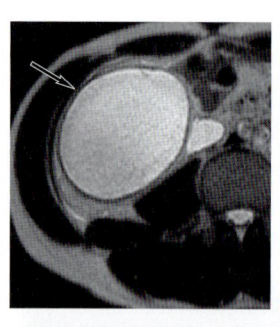

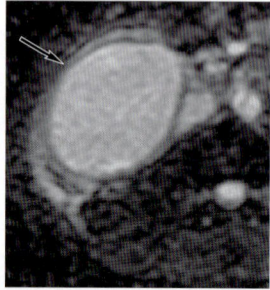

図1-A　腸間膜のリンパ管腫
（1.5T，ADC 値＝2.74）
若年成人．囊胞性腫瘤群．
腹腔内右側に長径 124mm の cystic mass（→）．
リンパ管腫として矛盾しないが，囊胞性中皮腫などとの鑑別は困難．

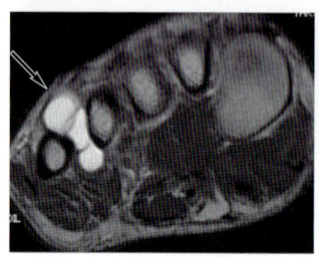

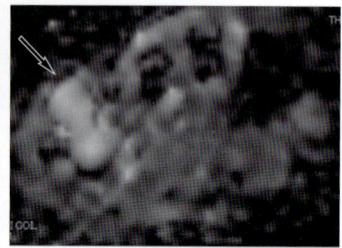

図1-B　右足趾のガングリオン
（3T，ADC 値＝2.73）
若年成人．囊胞性腫瘤群．
第 4，5 趾間に長径 22mm の多房性の cystic mass（→）．部位，形態などから診断可能．

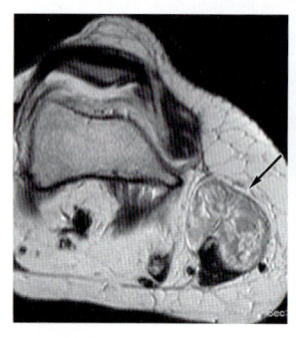

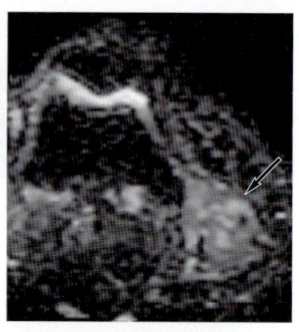

図1-C　右膝部の粘液型脂肪肉腫
（1.5T，ADC 値＝2.31）
高齢者．粘液型腫瘤群．
膝内側に長径 50mm の分葉状腫瘤（→）．T1 強調像などで，一部に脂肪成分を含むことが判明．ADC を含めて粘液腫状成分の存在も疑われたため，造影所見とも合わせ診断は比較的容易であった．粘液型腫瘍では，悪性であっても ADC が高くなるため，注意が必要である．

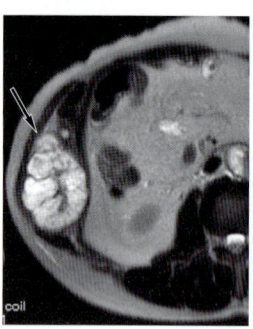

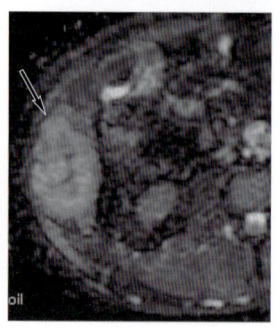

図1-D　右肋骨発生の軟骨肉腫
（1.5T，ADC 値＝2.30）
中年成人．軟骨性腫瘤群．
右第 11 肋骨先端付近に長径 130mm の腫瘤（→）．T2 強調像の信号や形態などから軟骨肉腫の診断は比較的容易であった．軟骨性腫瘍では，悪性であっても ADC が高くなるため，注意が必要である．

● 骨軟部領域腫瘍性病変における拡散強調像の一般的な知識

　　拡散強調像の腫瘍性病変への臨床応用は多くの領域で進み，膨大な論文が報告されている[1]．骨軟部領域でも報告が増加してきているが，非常に種類が多く多彩な病理像を呈する骨軟部腫瘍性病変では，各論文の対象疾患の違いによりADC値による良悪性鑑別における有用性の結果はさまざまなようである[1)～4)]．さらに，MRI装置のメーカー，磁場強度，コイル，撮像法，撮像条件などでもADC値に若干の違いがあり注意が必要である[5]．ただし，対象疾患を上手に絞り，かつ他の造影MRIなどの撮像法を総合的に評価することで，良悪性の鑑別はある程度可能と思われる[2]．少なくとも，骨軟部腫瘍の内部性状推測の精度向上を利用し，病変の質的診断にうまく役立てることは可能である．特に造影剤が使用できない場合には有用性は高い．我々の報告[2]での骨軟部腫瘍性病変とこれまで報告されている文献[3)4)]などからSE型EPI法によるb値1000s/mm^{2}程度でのおよそのADC値を3群（高，中間，低）に大別しまとめたものを表に示す．

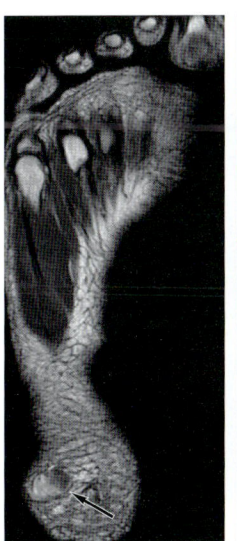

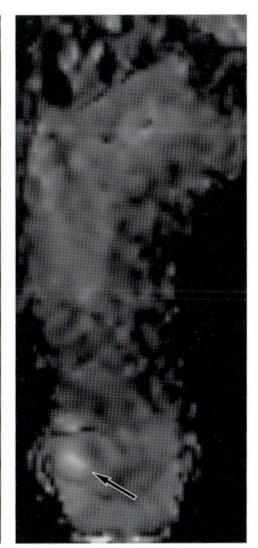

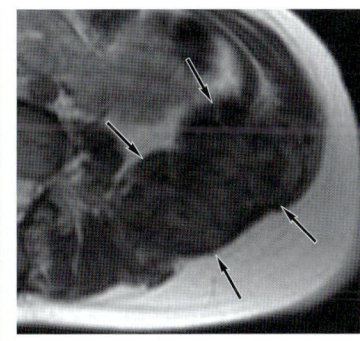

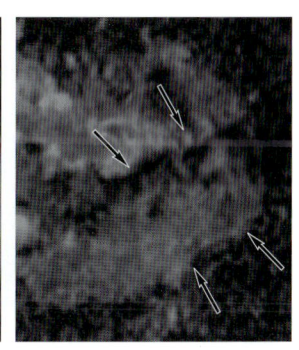

図1-F　左臀部の類腱腫（再発例）
(1.5T，ADC値＝1.49：部分的に1.00以下の部分＋)
成人．線維性腫瘍群
臀部にT2強調像で低信号の腫瘤（→）．ADCはさほど低くも高くもなく，他の撮像法と合わせ，膠原線維に富む類腱腫に矛盾しない所見である．

図1-E　右踵部皮下の血管腫
(3T，ADC値＝1.90：全域の平均)
若年成人．その他の良性腫瘍群．
踵骨皮下脂肪織内に長径16mmの腫瘤（→）．他の撮像法と造影により血管腫が疑われたが，ADCが比較的高く良性腫瘍を示唆する一所見となった．

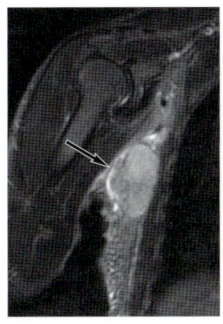

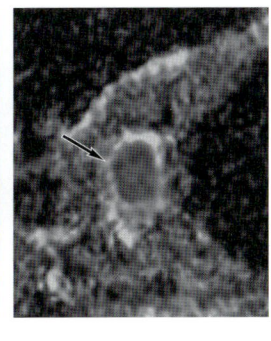

図1-G　右腋窩部の悪性黒色腫
(1.5T，ADC値＝1.04)
高齢者．その他の悪性腫瘍群．
腋窩に類円形のT2強調像では内部やや不均一な腫瘤．ADCがほぼ均一に比較的低く，悪性腫瘍が疑われた．

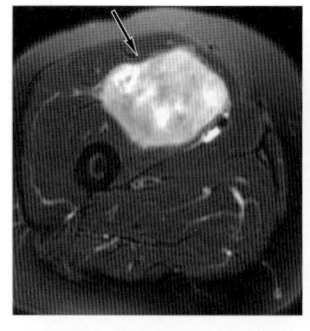

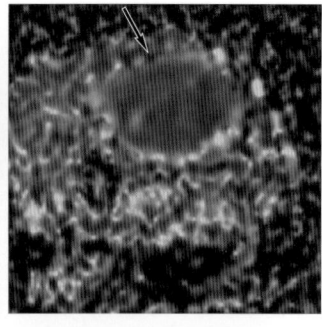

図1-H 左大腿部のMFH(悪性線維性組織球腫)
(1.5T、ADC値＝0.90)
高齢者．その他の悪性腫瘍群．
大腿部前方の筋肉内にT2強調像で内部やや不均一な腫瘤(→)．ADCが低く，悪性腫瘍が疑われた．

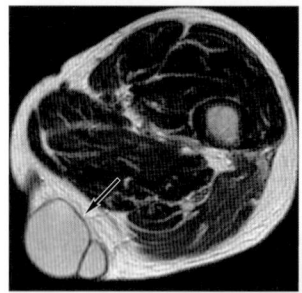

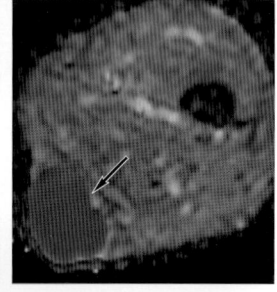

図1-I 左大腿部の表皮嚢腫
(1.5T、ADC値＝0.92)
中年成人．表皮嚢腫群．
大腿内側の皮下脂肪織内に長径40mmの境界明瞭で隔壁を有する腫瘤(→)．ADCが低い嚢胞性腫瘤であることより診断は容易．

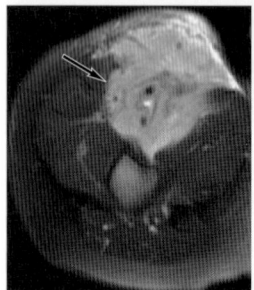

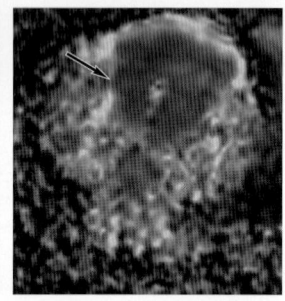

図1-J 右大腿部の悪性リンパ腫
(1.5T、ADC値＝0.66)
幼児．悪性リンパ腫群．
大腿部に比較的大きな充実性腫瘍(→)．内部比較的均一で，ADCがかなり低いこと，およびangiogram signも見られることより診断可能．

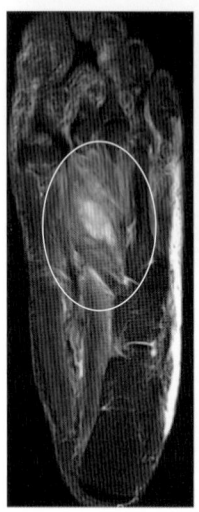

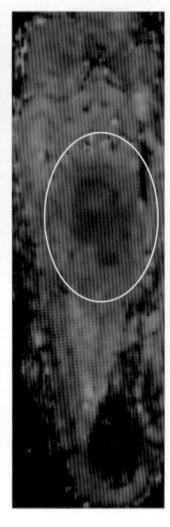

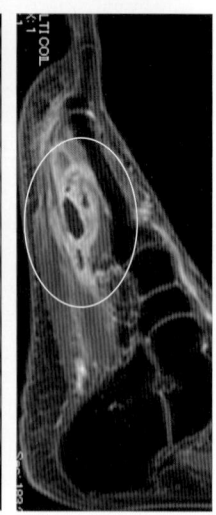

図1-K 左足底部の膿瘍を伴う炎症性腫瘤
(3T、ADC値＝0.87)
中年成人．膿瘍群．
第2，3中足骨と屈筋腱の間を主体に長径43mmの分葉状の腫瘤(○で囲った部分)．ADCが低い原因は，内部に多発する膿瘍の存在によることが推察される．

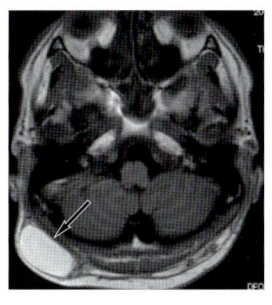

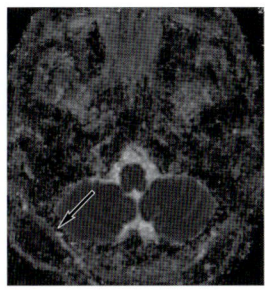

図 1-L　右後頸部皮下の脂肪腫
(3T, ADC 値= 0.27)
若年成人．脂肪性腫瘤群．
後頸部皮下組織内から隆起する，内部均一な腫瘤（→）．総合的に脂肪腫の診断は容易．

表　SE 型 EPI：b 値 1000 程度[†1]でのおよその ADC 値（$\times 10^{-3}$）（1.5T, 3.0T[†2]）

ADC 値 ($\times 10^{-3}$)			正常				骨軟部病変 (我々の検討結果)	対応する図
			骨軟部		その他			
高 ADC 群 (拡散しやすい)	≥ 2.0		心筋	2.4〜2.9	自由水	3.0	囊胞性腫瘤群[*] (2.67 ± 0.21)	図 1-A, B
			血管内血液	2.3〜2.6	脳脊髄液	2.7〜3.2	粘液型腫瘤群 (2.51 ± 0.84)	図 1-C
					液化壊死		軟骨性腫瘤群 (2.23 ± 0.31)	図 1-D
中間 ADC 群	< 2.0 ≥ 1.0	< 2.0 ≥ 1.5	軟骨 膠原線維	1.6〜2.0 1.4〜2.0	腎臓 (皮質>髄質)	1.7〜2.0	その他の良性腫瘤群[**] (1.97 ± 0.50)	図 1-E, F
		< 1.5 ≥ 1.0	筋肉	1.3〜1.6	副腎 膵 肝	1.3〜1.5 1.2〜1.5 0.9〜1.2	その他の悪性腫瘍群[**] (1.35 ± 0.37) 線維性腫瘤群 (1.19 ± 0.27) 血腫群 (1.12 ± 0.55)	図 1-G, H
低 ADC 群 (拡散しにくい)	< 1.0	< 1.0 ≥ 0.7			脾 大脳実質	0.7〜0.9 0.7〜0.8	表皮嚢腫群 (0.96 ± 0.17) 悪性リンパ腫群 (0.86 ± 0.28)	図 1-I 図 1-J
		< 0.7	脂肪髄 脂肪	0.2〜0.4 0.2〜0.3	脊髄	0.5〜0.9	T2 強調像著明低信号群 (0.69 ± 0.20) 膿瘍[***] (0.65 ± 0.16) 脂肪性腫瘤群 (0.41 ± 0.18)	図 1-K 図 1-L

[†1]：b 値が低い場合，同一物の ADC 値は高くなる．
[†2]：同一物の 3.0T での ADC 値は 1.5T での ADC 値とほぼ同じ．
[*]：表皮嚢腫を除く．
[**]：その他の良性腫瘤群，その他の悪性腫瘍群：腫瘤の大半が T1 強調像で高信号，T2 強調像で低信号，または T2 強調像で均一に著明な高信号（脂肪と同等以上）を除く腫瘤群．
[***]：Chang SC らの報告（文献 4）より転載．

参考文献

1) Vermoolen MA, Kwee TC, Nievelstein RA: Apparent diffusion coefficient measurements in the differentiation between benign and malignant lesions: a systematic review. Insights Imaging 3: 395-409, 2012.
2) 長田周治，西村 浩，内田政史，早渕尚文：拡散強調画像における骨軟部腫瘍の良悪性鑑別の有用性．日医放会誌 65: 30-36, 2005.
3) van Rijswijk CS, Kunz P, Hogendoorn PC, et al: Diffusion-weighted MRI in the characterization of soft-tissue tumors. J Magn Reson Imaging 15: 302-307, 2002.
4) Chang SC, Lai PH, Chen WL, et al: Diffusion-weighted MRI features of brain abscess and cystic or necrotic brain tumors: comparison with conventional MRI. Clin Imaging 26: 227-236, 2002.
5) Sasaki M, Yamada K, Watanabe Y, et al: Variability in absolute apparent diffusion coefficient values across different platforms may be substantial: a multivendor, multi-institutional comparison study. Radiology 249: 624-630, 2008.

表皮嚢腫(粉瘤)
epidermal cyst (atheroma)

(長田周治,西村 浩)

関連項目　p.24 ADC, p.34 T2 shine-through

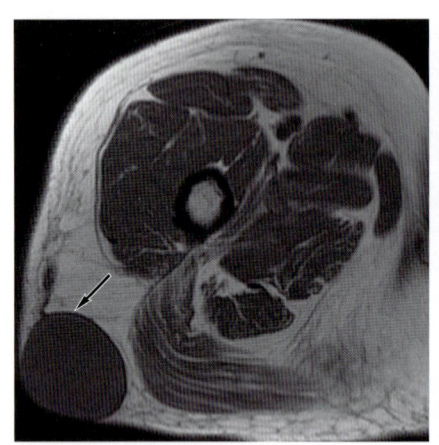

図1-A　T1強調像
(FSE, TR/TE=550/12ms, ETL 3)

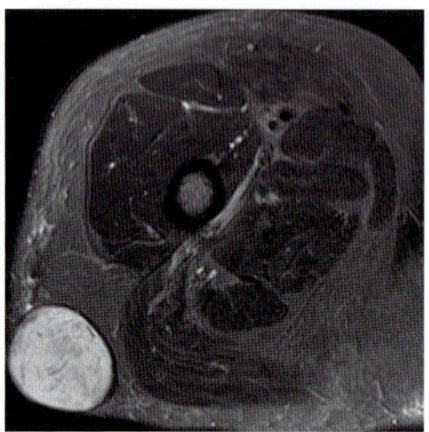

図1-B　STIR像
(TR/TE/TI=3290/36/130ms, ETL 9)

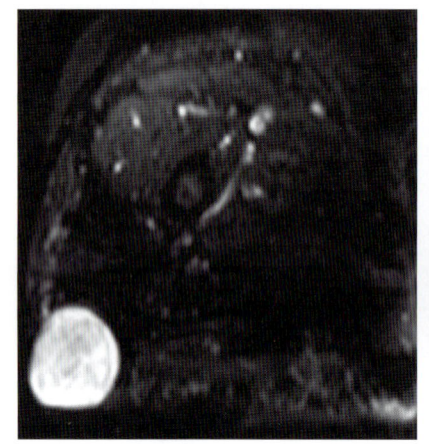

図1-C　拡散強調像
(EPI, TR/TE=4000/94ms, $b=1000s/mm^2$)

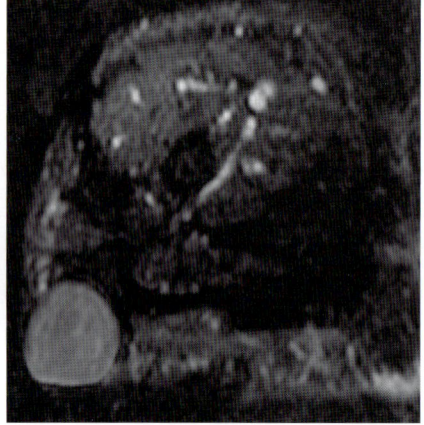

図1-D　ADC map
($b=0$ と $1000s/mm^2$ から作成, ADC=$1.3 \times 10^{-3} mm^2/s$)

参考文献
1) Bullough PG: Orthopaedic pathology, 4th ed. p.445-446, Mosby, NY, 2004.
2) Wang J, Takashima S, Takayama F, et al: Head and neck lesions: characterization with diffusion-weighted echo-planar MR imaging. Radiology 220: 621-630, 2001.

表皮嚢腫（粉瘤）

症例 50代，女性．10年前から右臀部に腫瘤を触知する．

MRI読影
A：右臀部皮下に境界明瞭な均一な低信号の腫瘤を認める（→）．
B：大部分は高信号を呈しているが，内部に一部やや低信号部が混在する．
C：ほぼ均一に高信号を呈する．
D：ほぼ均一に低信号を呈し，ADC値は 1.3×10^{-3} mm^2/s と比較的低い．
●その後の経過・最終診断：切除術が施行され，角化物を有する表皮嚢腫と病理診断にて確認された．

● 表皮嚢腫の一般的知識と拡散画像を中心としたMRI所見

表皮嚢腫（epidermal cyst）は真性の粉瘤（atheroma）のことで，皮下嚢腫の中では最も多い．顔面，躯幹，四肢に好発する．角化重層扁平上皮により裏装された嚢胞であり，内部にケラチンデブリスを入れる[1]．通常は無症状であるが，時に2次感染を来し発赤や圧痛を伴うことがある．類表皮嚢腫（epidermoid cyst）は深部に発生したものであるが，ほぼ同義に使用される．MRIでは，境界明瞭なほぼ均一な嚢胞性病変として描出され，角化物の多寡によりT1強調像で低～やや高信号，T2強調像やSTIR像で高信号の腫瘤内に低信号域の混在を見る．造影MRIでは薄い壁のみ，淡く造影される．拡散強調像では角化物を反映して拡散が低下し，著明な高信号[2]を示すことが多く，ADC値は $0.8 \sim 1.4 \times 10^{-3}$ mm^2/s と低い値を呈する．破裂表皮嚢腫では隔壁が認められ，壁は造影MRIで厚く，不整に造影されるようになる．

● 鑑別疾患とそのポイント

ガングリオンや粘液嚢腫は通常の撮像（T1・T2強調像，STIR像など）では表皮嚢腫と類似した信号パターンを呈することが多く，鑑別が問題となる．しかし，ガングリオンや粘液嚢腫はADC値が高値を示すのに対し，表皮嚢腫は低値であり，ADC値の計測は重要である．拡散強調像のみではガングリオンや粘液嚢腫はT2 shine-throughの影響で高信号を呈するため，注意が必要である（図2）．破裂表皮嚢腫では膿瘍や軟部肉腫を含めた充実性腫瘍との鑑別が困難となる場合がある．

【参考症例　ガングリオン】
T1・T2強調像（A，B），拡散強調像（C）では表皮嚢腫と鑑別が必要である．ADC map（D）ではADC値が高値であり，表皮嚢腫と区別できる．拡散強調像ではT2 shine-throughの影響で高信号を呈していると考える．

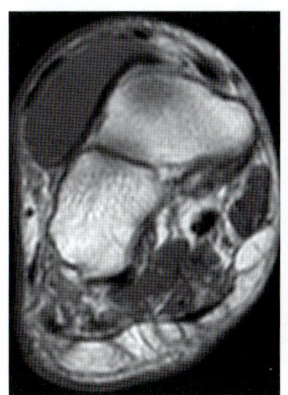

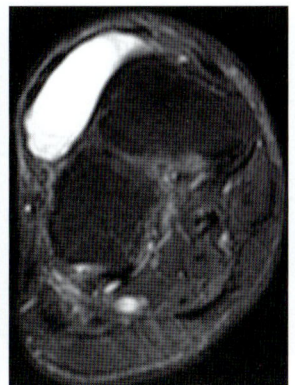

図2-A　T1強調像　　図2-B　T2強調像　　図2-C　拡散強調像　　図2-D　ADC map （ADC=2.6×10^{-3} mm^2/s）

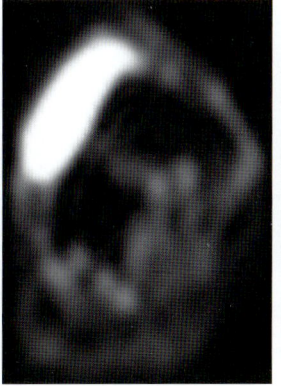

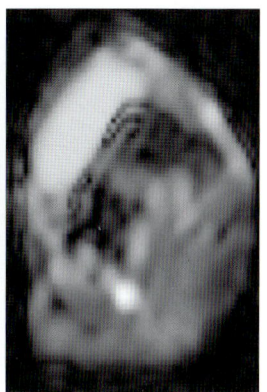

転移性骨腫瘍・前立腺癌骨転移
metastatic bone tumor / bone metastases from prostate cancer

（中西克之）

関連項目 p.422 全身の拡散強調像（DWIBS）

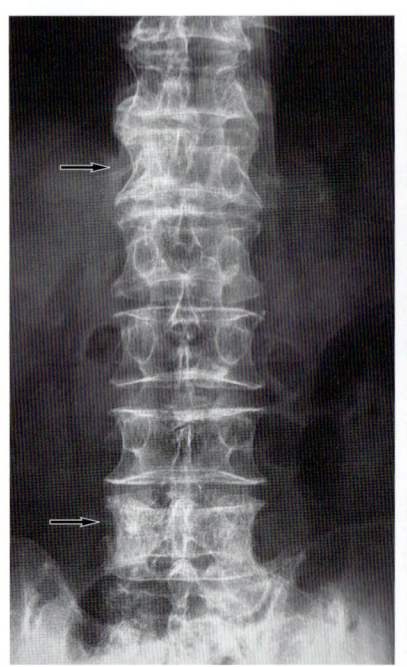

図1-A 腰椎単純X線正面像

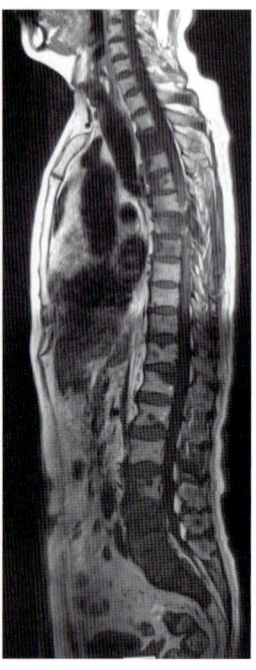

図1-B T1強調全脊椎矢状断像
（TR/TE＝600/9.4ms）

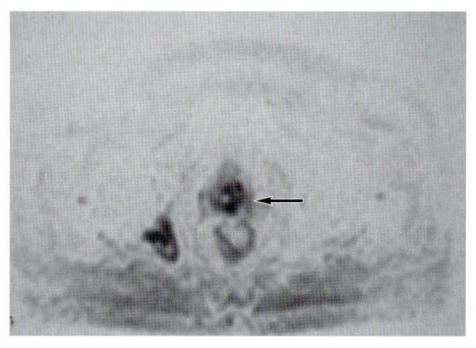

図1-E DWI original像による前立腺原発部分

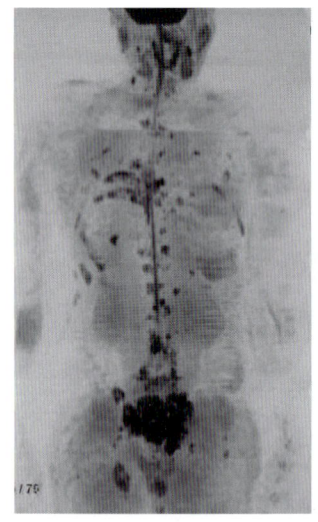

図1-C 躯幹部DWI-MIP像
（TR/TE/TI＝11000/51/240, b＝800s/mm^2, 4mm slice thickness）

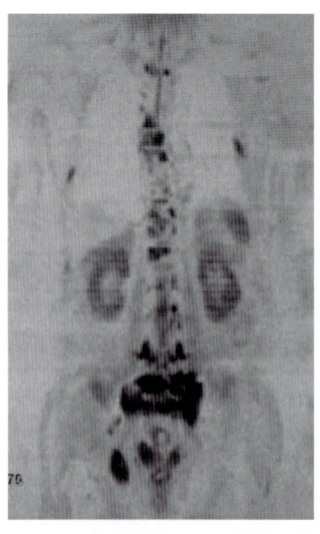

図1-D 躯幹部DWI-冠状断再構成像

【参考症例　椎間板炎】
C7, Th1椎体が椎間板と連続してT1強調像で低信号を呈している（A；→）．STIR像で同部分は椎間板が明瞭な高信号を呈している（B；→）．転移性骨腫瘍では基本的に椎間板の信号に変化はなく，この点で鑑別可能である．

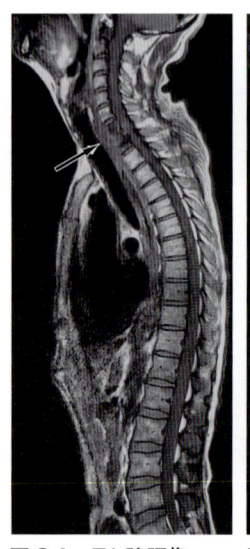

図2-A T1強調像

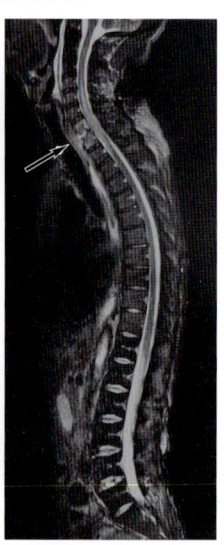

図2-B STIR像

症例	70代，男性．腰痛．骨盤単純X線写真で下位腰椎に骨硬化性転移が疑われて紹介，来院．全身検索の目的でMRI施行．

MRI読影	A：L5，L2で骨硬化と椎弓根の不明瞭化が見られ（→），転移性骨腫瘍を強く疑った．

B：T1強調全脊椎矢状断像で仙骨を含め椎体に多数の低信号域が見られ，硬化性の多発骨転移が強く疑われた．

C：躯幹部DWI-MIP像で椎体の他，肋骨，骨盤腔，右大腿部などに多数の高信号域が認められる．

D：躯幹部DWI-冠状断再構成像で椎体，特に仙骨の広範囲の異常信号と右恥骨の病変が描出されている．

E：元画像である横断面で右坐骨転移の他，前立腺内に異常信号が描出されている（→）．前立腺癌を強く疑った．

●その後の経過・最終診断：本検査と相前後して血中PSAの異常上昇（＞5000）が判明．MRI所見でも前立腺に異常信号が指摘されたことから前立腺生検を施行．Gleason score 4＋5＝9の前立腺癌が証明され，多発骨転移と診断した．その後，ホルモン治療で経過観察を行っている．

● 転移性骨腫瘍に対するMRIの使い方

近年，全脊椎を一度にスキャンする方法が一般化したことから，転移性骨腫瘍検索にMRIが用いられる機会が著増している．この際，拡散強調像は従来法に加えて存在診断，質的診断に有力な補助的役割を果たす．

筆者らの施設では，multi-channel coilを用いて全脊椎矢状断によるT1強調像，STIR像に加えて下頸部から骨盤底部までの躯幹部を拡散強調像でスキャンし，radial MIPおよび冠状断再構成像を作成して分析している．

この方法を用いることにより，椎体に次いで転移の好発部位である，骨盤骨，大腿骨および上腕骨近位，肋骨，胸骨などの病変を1度のMRI検査で検出することが可能になった．全脊椎躯幹部を加えた全身MRIで骨転移検索を行って骨シンチグラムと比較する報告が見られ，MRIの優位性が証明されつつある[1)～3)]．

● 主な鑑別診断

椎体に関しては，骨粗鬆症による圧迫骨折，椎体血管腫，椎間板炎などが挙げられる．これらについては，拡散強調像の信号強度やADC値のみにとらわれることなく，conventionalなspin-echo法，さらにはCT，X線像を併せて総合的に分析することが重要である．

なお，本稿では造骨性転移の典型例として前立腺癌骨転移を提示した．造骨性変化ではあるが拡散強調像で中等度に高信号を呈する場合が多い．T1強調像では明瞭な低信号を呈する．

溶骨性転移や多発性骨髄腫では，造骨性転移以上に拡散強調像で明瞭な高信号を呈するものが多い印象である．

参考文献

1) Nakanishi K, Kobayashi M, Nakaguchi K, et al: Whole-body MRI for detecting metastatic bone tumor: diagnostic value of diffusion-weighted images. Magn Reson Med Sci 6: 147-155, 2007.
2) Gutzeit A, Doert A, Froehlich JM, et al: Comparison of diffusion-weighted whole body MRI and skeletal scintigraphy for the detection of bone metastases in patients with prostate or breast carcinoma. Skeletal Radiol 39: 333-343, 2010.
3) Koh DM, Blackledge M, Padhani AR, et al: Whole-body diffusion-weighted MRI: tips, tricks, and pitfalls. AJR 199: 252-262, 2012.
4) Takahara T, Imai Y, Yamashita T, et al: Diffusion weighted whole body imaging with background body signal suppression (DWIBS): technical improvement using free breathing, STIR and high resolution 3D display. Radiat Med 22: 275-282, 2004.

15. 中枢神経系以外への応用

末梢神経：tractography
tractography of peripheral nerves

（及川泰宏）

関連項目 p.128 線維追跡 1 決定（論）的 tractography, p.160 dTV (diffusion TENSOR Visualizer) による解析, p.472 末梢神経：MR neurography

症例 1　健常ボランティア

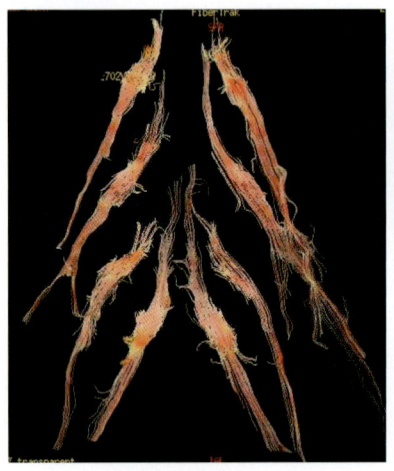

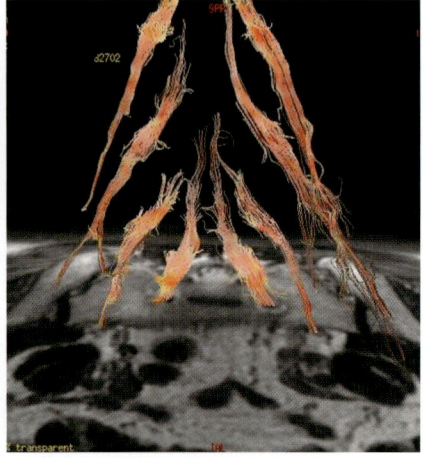

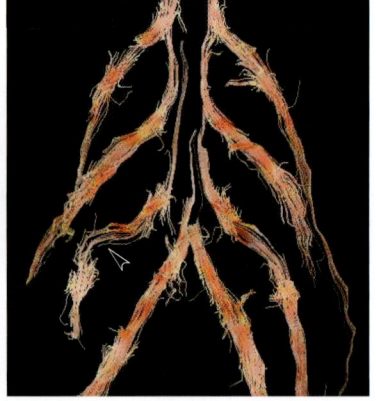

図 1-A　腰部脊髄神経 tractography　　　図 1-B　T2 強調水平断像と tractography の融合像

症例 2　右 L5 椎間孔狭窄・外側ヘルニアの疑い

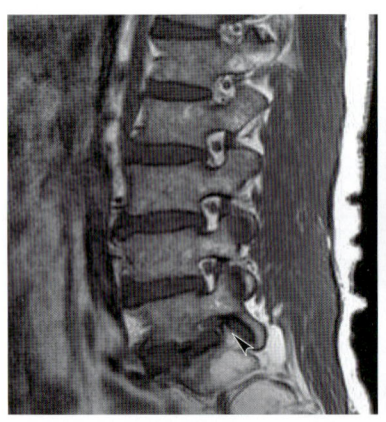

図 2-A　T1 強調矢状断像　　　図 2-B　腰部脊髄神経 tractography

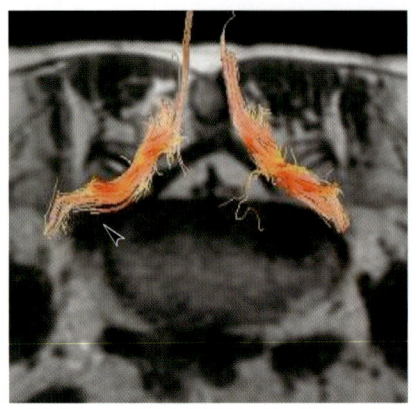

図 2-C　T2 強調水平断像との融合像

● 腰部脊髄神経に対する DTI・tractography

　腰部脊髄神経は脊柱管内での馬尾神経・神経根から続き，椎間孔より脊柱管外へと出て，腰・仙骨神経叢を形成する．単純X線，CT，MRIなどの画像診断は脊椎の形態評価には優れているが，椎間孔部から椎間孔外にかけての病変の描出は困難であった．我々は腰部脊髄神経にDTI・tractographyを応用することで脊髄神経を3次元的に描出し，椎間孔部の病変の描出を試みた[3]．

　MRIはGE社製3.0T MRI MR750を用いた．撮像には32chボディアレイコイルを用い，$b = 800s/mm^2$，MPG：11 directionとした．撮像時間は4分54秒であった．画像の作成，解析にはvolumeOne，dTV-II SR，およびfucntool DTIprocessingを用いた．

　tractographyは水平断像で同定した脊柱管内神経根，椎間孔外腰部脊髄神経にROIを設定し，各ROIをseed ROIと設定し1 ROI法にて作成した．

　以下に代表的な症例を示す．

症例
[症例1] 40代，男性．健常ボランティア．
[症例2] 70代，男性．主訴は右下肢痛（特に第5腰神経領域）．

MRI読影
[症例1] 図1：正常な腰部脊髄神経を示しており，Aに示すように左右対称に途切れることなくtractographyが描出される．また図BのようにT2強調像と融合させることにより，脊柱管内から脊柱管外にかけて描出されていることが確認できる．

[症例2] 図1：Aに示すT1強調矢状断像において右L4/5の椎間孔狭窄・外側ヘルニアが疑われた．Bに示すtractographyにおいては矢頭（►）に示すよう左（健側）に比べ，右第5腰神経の連続性が不鮮明であり，横走化しているのがわかる．Cに示すT2強調水平断像との融合画像では，右L4/5における脊柱管外の椎間板の膨隆とtractographyの異常所見が一致しており，腰椎椎間板外側ヘルニアの診断に至った．なお同部位のFA値は健側の同一レベルに比較し低下していた．

●その後の経過・最終診断：本症例に対して腰椎後方除圧固定術を施行，神経の除圧を行うことで症状が改善した．

　従来のMRIでは脊髄神経を選択的に描出するのは困難であった．拡散強調像（DWI）では腰部脊髄神経の形態を描出することができる．一方，DTIを用いたtractographyでは腰部脊髄神経を選択的かつ3次元的に神経線維に沿って描出が可能である．本症例のようにtractographyを用いることで椎間孔部から外側にかけての病変の描出が可能であり，3次元的な形態から，DWIに比べ神経の圧迫病変など同定しやすく術前検査としても有用性が高いと思われる．またFA値については神経の変性と再生に相関し，変性において低下することが動物実験にて報告されている[1,2]．FA値を用いることで病変の定量的評価が可能になる可能性が示唆された．

　今後，四肢末梢神経や頸肩腕部，骨盤部領域への応用や，各種パラメータを用いた障害神経の定量的評価などについて，さらなる検討を行っていく必要がある．

参考文献

1) Takagi T, Nakamura M, Yamada M, et al: Visualization of peripheral nerve degeneration and regeneration: monitoring with diffusion tensor tractography. Neuroimage 44: 884-892, 2009.
2) Beaulieu C: The basis of anisotropic water diffusion in the nervous system—a technical review. NMR Biomed 15: 435-455, 2002.
3) Eguchi Y, Ohtori S, Orita S, et al: Quantitative evaluation and visualization of lumbar foraminal nerve root entrapment by using diffusion tensor imaging: preliminary results. AJNR 32: 1824-1829, 2011.

15. 中枢神経系以外への応用

末梢神経：MR neurography
MR neurography of peripheral nerves

(高原太郎)

関連項目　p.418 MSDE の臨床応用，p.422 全身の拡散強調像（DWIBS），p.470 末梢神経：tractography

症例 1

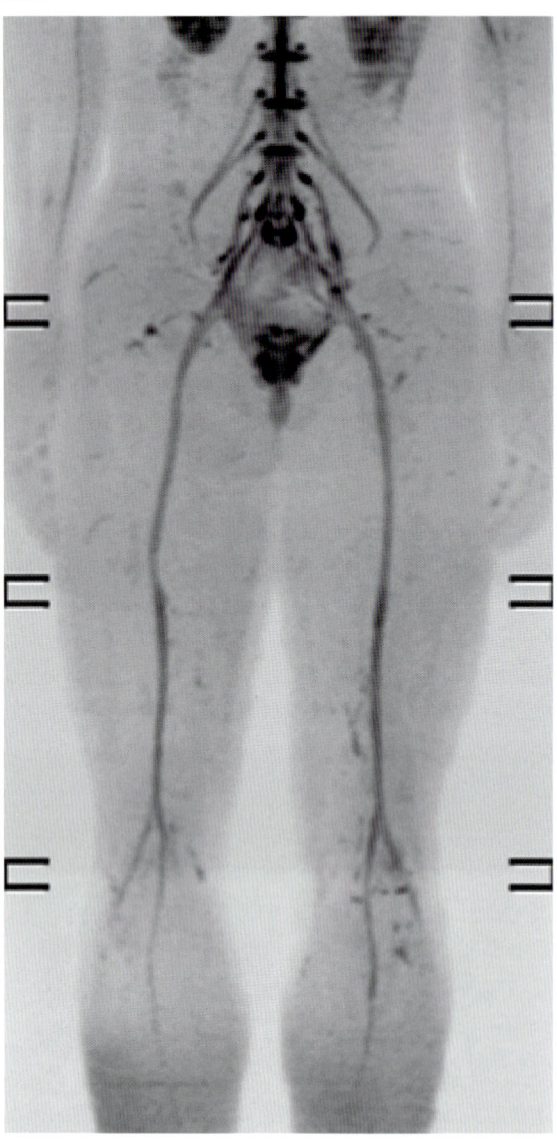

症例 2

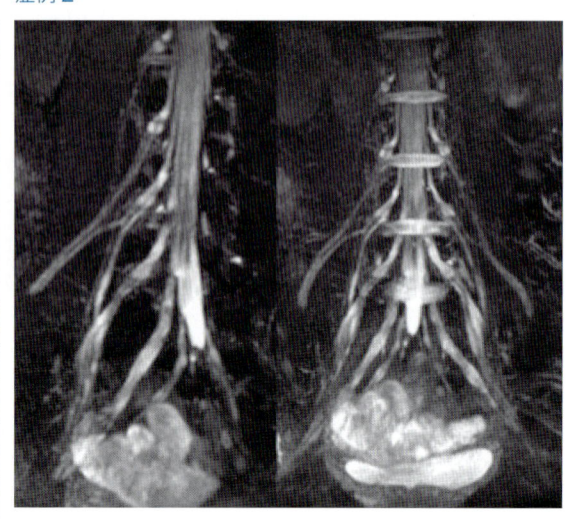

図 2　diffusion weighted pre-pulse MR neurography
（文献 4）より転載）

図 1　multi-station の diffusion-weighted MR neurography

| 症例 | [症例1] 健常ボランティア．
[症例2] 健常ボランティア． |

| MRI読影 | [症例1] Unidirectional MPG法で撮影した，multi-stationのdiffusion-weighted MR neurography（3T装置）．
[症例2] 腰仙骨神経叢のdiffusion weighted pre-pulse MR neurography．きわめて歪みが少ない． |

● Diffusion-weighted MR neurography

　MR neurographyという用語は，Howeらによって1992年にLancetに報告された[1]のがはじめてだが，これは"～graphy"と呼べるものではなく，神経が写った単純なMR画像であった．拡散強調像を用いたdiffusion-weighted MR neurography[2]は，末梢神経を3次元的に表示できる．末梢神経は走行方向に長く，拡散速度が大きいが，走行に垂直な方向は拡散速度が小さい，いわゆるanisotropic diffusionを示す組織である．このため神経の存在（のみ）を映し出すには，走行方向に垂直なMPGを用いて撮影することが理にかなっており，体幹部では概ねA-P方向に撮影すれば良好な結果が得られる（unidirectional MPG）[3]．また，unidirectional MPGをA-P方向（=神経描出）とS-I方向（=神経抑制）で撮影し，両者を差分することにより，背景の構造物を抑制できる（背景はほとんどがisotropicであり，A-P方向でもS-I方向でも同じように描出される：SUSHI法[4]）．これらの方法は，選択的な神経の描出には向くが，single shot SE-EPI法を用いているので画像歪みが大きく，またあまりピクセルを小さくできない問題がある．また背景が抑制されていることから，周囲構造物との関係を理解するには解剖画像とのfusionなどが必要である．その他，原理的に脳脊髄液（CSF，常に振動している）内の神経根の描出はできないので，post-ganglionic portionの描出に限定される．

● Diffusion-weighted pre-pulseを用いたMR neurography

　最近になり，single shot SE-EPI以外の高分解能画像で撮影し，CSFなどの抑制はpre-pulseに印加したgradientで行う方法が考えられている[4]．本法を用いれば，（弱い）diffusionのコントラストはpre-pulseで付加されるので，どのような撮影法との組み合わせもできる．例えば3D-TSEや，T2強調系の高分解能のGRE法で撮影できるので，歪みが改善する利点がある．周囲構造物との関係も比較的よく把握できる．背景信号は大きめなので，厚いMIPには向かず，thin MIPやMPR画像で局所診断をするのに特に有用である．

参考文献

1) Howe FA, Filler AG, Bell BA, Griffiths JR: Magnetic resonance neurography. Magn Reson Med 28: 328-338, 1992.
2) Takahara T, Hendrikse J, Yamashita T, et al: Diffusion-weighted MR neurography of the brachial plexus: feasibility study. Radiology 249: 653-660, 2008.
3) Takahara T, Kwee TC, Hendrikse J, et al: Subtraction of unidirectionally encoded images for suppression of heavily isotropic objects (SUSHI) for selective visualization of peripheral nerves. Neuroradiology 53: 109-116, 2011.
4) Yoneyama M, Takahara T, Kwee TC, et al: Rapid high resolution MR neurography with a diffusion-weighted pre-pulse. Magn Reson Med Sci 12: 111-119, 2013.

膿瘍：肛門周囲膿瘍
abscess : perianal abscess

(吉廻 毅)

関連項目　p.32 ADCの正常値, 異常を示す疾患一覧, p.274 脳膿瘍, p.276 硬膜下蓄膿

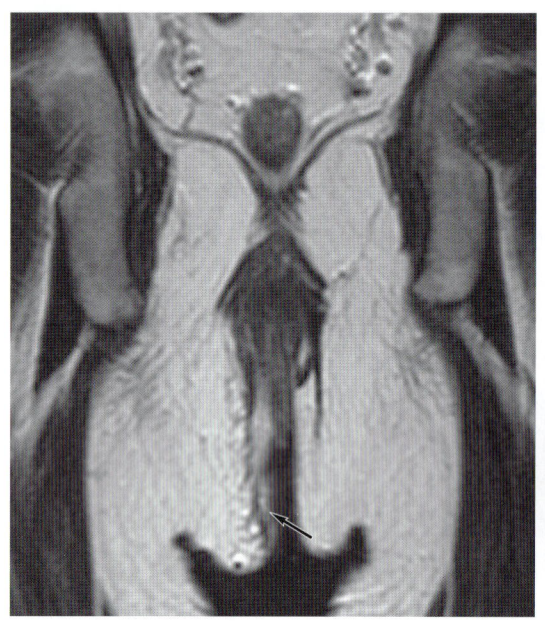

図 1-A　T2強調冠状断像

図 1-B　脂肪抑制法併用T2強調像

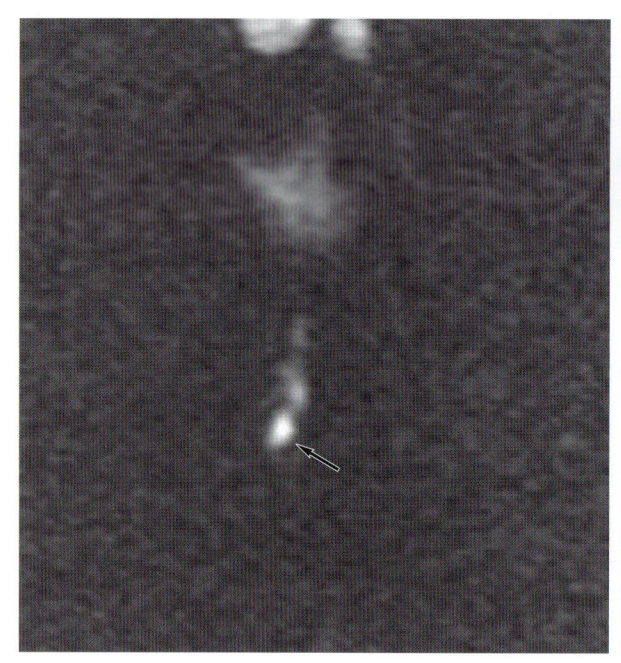

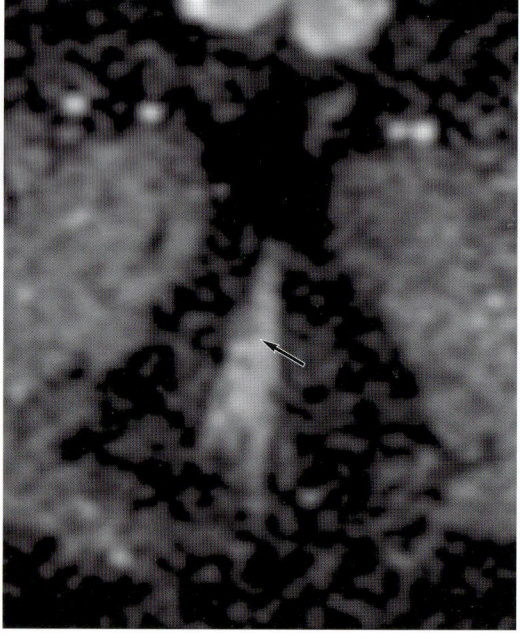

図 1-C　拡散強調像
($b = 800$ s/mm^2)

図 1-D　ADC map

症　例	30代，男性．肛門周囲膿瘍，痔瘻の治療後．再度，肛門痛が認められ，再発が疑われたため，MR検査が施行される．

MRI読影	A：肛門右側に痔瘻形成（→）を疑うが，痔瘻内の液体貯留と皮下脂肪はいずれも高信号でコントラスト差がなく，病変の把握が困難である． B：肛門右側に痔瘻形成（→）を疑う．内部に液体貯留を認め，症状からも膿の存在が疑われる． C：肛門右側の痔瘻内の液体は拡散強調像で高信号（→）を呈し，肛門周囲膿瘍が疑われる． D：拡散強調像で高信号を呈した肛門右側の膿瘍（→）はADC mapで低値（$0.806 \times 10^{-3} mm^2/s$）を示し，液体は膿と考えられた． ●その後の経過・最終診断：抗生剤が投与されるも改善なく，切開，排膿が施行された．

● 膿瘍の一般的知識と拡散画像を中心としたMRI所見

膿瘍は膿の高い粘稠度や淡白成分がプロトン運動を制限するため拡散強調像で高信号を呈し，低いADC値を呈するとされている[1]．

肛門周囲膿瘍，痔瘻はしばしば完治に長時間を要し，再発を繰り返すものがある．そのため痔瘻，膿瘍の炎症の活動性を評価することは治療方針の決定に重要である．治療後瘢痕などで診察では詳細な評価が困難なこともあり，炎症病巣の検出にMRIの脂肪抑制T2強調像や造影検査が有用である．活動性痔瘻の膿や炎症病巣は脂肪抑制T2強調像で高信号を呈するが，浮腫や線維化も高信号を呈することがある．また，炎症病巣は造影されるが，線維化も造影されることがある．このように，脂肪抑制T2強調像や造影検査では活動性病巣の評価が困難なこともある．しかし最近，検出，活動性の評価に拡散強調像を追加することの有用性が報告されている[2,3]．活動性病巣の検出において脂肪抑制T2強調像に拡散強調像を追加すると造影検査を追加するのと同等の感度（95％）が認められ[2]，至適ADC値の設定により活動性の評価において高い陰性適中率（90％）が認められる[3]と報告されている．

● 鑑別疾患とそのポイント

肛門周囲膿瘍，痔瘻の検出にはMRIの脂肪抑制T2強調像や造影検査が有用であり，部位，進展方向，周囲構造物との関係は治療法の決定に重要である．しかし，小病変の検出，活動性の評価には拡散強調像が有用となる．また，造影剤の使用が難しい場合などでも拡散強調像が有用となる．ただ，一般に膿瘍の活動性の評価における拡散強調像の有用性に関しては部位や病巣の状態により，さまざまなADC値を呈することもあり[1]，今後のさらなる検討が必要と思われる．

参考文献

1) Guo AC, Provenzale JM, Cruz LC Jr, Petrella JR: Cerebral abscesses: investigation using apparent diffusion coefficient maps. Neuroradiology 43: 370-374, 2001.
2) Hori M, Oto A, Orrin S, et al: Diffusion-weighted MRI: a new tool for the diagnosis of fistula in ano. J Magn Reson Imaging 30: 1021-1026, 2009.
3) Yoshizako T, Wada A, Takahara T, et al: Diffusion-weighted MRI for evaluating perianal fistula activity: feasibility study. Eur J Radiol 81: 2049-2053, 2012.

索 引

ページ数の "太字" は，詳述ページを示した．
ページ数の後の "f" は，図タイトルまたは図中略語を示した．
ページ数の後の "t" は，表タイトルまたは表中略語を示した．
ページ数のみの表示は，"本文中の説明" となる．

数字

1.5T と 3T MRI の差異：拡散画像を中心に ······ 61t
1D q-space ······ **116**
2D cross-section トラクトシリーズ ······ 164f, **165**
3D projection トラクトシリーズ ······ 164f, **165**
3D q-space および q-ball 解析 ······ **118**
3D シンボル表示 ······ **126, 161**
3T における躯幹部拡散強調像 ······ **61**
3T における頭部拡散強調像 ······ **59**
7T における拡散強調像 ······ **61**

欧文索引

A

ABC 輸送体蛋白（ATP-binding cassette） ······ 337
abscess：perianal abscess ······ **474**
acceleration sensitized iMSDE ······ 419
acute disseminated encephalomyelitis（ADEM） ······ 337
acute encephalopathy with biphasic seizures and late reduced diffusion（AESD） ······ **286**, 289
acute necrotizing encephalopathy of childhood（ANE） ······ **287**, 288
ADC（apparent diffusion coefficient） ······ 19, **24**, 25, 33, **41**, 242, 441
―――の正常値，異常を示す疾患一覧 ······ **32**
―――の低下する病態と疾患 ······ 32t
ADC histogram analysis ······ **414**
ADC map ······ **360**
ADC pseudonormalization ······ 219
adrenomyeloneuropathy（AMN） ······ 339
adult form ······ 397
Alzheimer's disease（AD） ······ 383, **392**
Amajor, axial anisotropy（Am） ······ **47**
amaurosis fugax ······ 223
amnestic mild cognitive impairment ······ 393
amyotrophic lateral sclerosis（ALS） ······ **384**
anisotropic diffusion ······ 21
anterior-posterior gradient ······ 51
anxiety disorders ······ **400**
arcuate fasciculus（AF） ······ **193**
array spatial sensitivity encoding techniques（ASSET） ······ 93
arterial spin labeling（ASL） ······ 296
ATP-binding cassette ······ 337
atypical teratoid rhabdoid tumor（AT/RT） ······ 253
axial diffusivity（AD） ······ **47**, 51
axonal edema ······ 285
axonal swelling ······ 31, **198**

B

b 値 [b value（b factor）] ······ **22**, 23
―――の増減による影響 ······ 22t
balanced turbo field echo（BTFE） ······ 451
band heterotopia ······ 369
bipolar type ······ 399
bi-exponential ······ **56**
bi-exponential（non-monoexponential）な拡散現象 ······ 67
bi-exponential 信号値モデル ······ **108**
black blood imaging ······ 101
black-blood 撮像 ······ 419
blurring ······ 423
brain abscess ······ **274**
breast ······ **432**
bright tree appearance（BTA） ······ 287
Brunnstrom stage ······ 233
bulk motion ······ 83

C

Ca^{2+}-Mg^{2+}-ATPase ······ 215
callosal dysgenesis ······ **370**
callosal hypoplasia ······ 371
carbon monoxide poisoning ······ 316
cell sparse layer ······ 369
cellular edema ······ 197
central pontine myelinolysis（CPM） ······ **330**
cerebral ALD ······ 339
cerebral venous sinus thrombosis ······ **238**
characteristic path length ······ 149
CHESS 法 ······ 409
chordoma ······ 263
chronic myelogenous leukemia（CML） ······ 307
classification of cerebral edema ······ **196**
clinical application of MSDE ······ **418**
clinical applications for lung nodule assessment and lung cancer stagin ······ **440**
clinically mild encephalitis / encephalopathy with a reversible splenial lesion（MERS） ······ **284**, 327
closed loop ······ 417
clustering coefficient ······ 149
COACH 症候群（ジュベール症候群）[COACH syndrome（Joubert

syndrome)] ······ **376**
coagulative necrosis ······ **204**
cobble stone lissencephaly ······ 369
coherent motion ······ 23, 27
colpocephaly ······ 371
complete callosal agenesis ······ 371
composite hindered and restricted model of diffusion (CHARMED) ······ 121
computed DWI (computed diffusion-weighted MR imaging) ······ **412**
co-registration ······ **189**
cortical laminar necrosis ······ 307, 313
cortical tuber ······ 373
corticospinal tract (CST) ······ **191**, 395
Creutzfeldt-Jakob病［Creutzfeldt-Jakob disease (CJD)］······ 34t, 210, **278**
crossed cerebellar hyperperfusion ······ 357
crossing fiber ······ 265
cross term ······ 71
CT early sign ······ 215
cyclosporin A (CsA) ······ 307
cytotoxic edema ······ 31, 144, 197, 215
cytotoxic plaque ······ 201

D

D 依存項 ······ 17
dcm2niigui ······ 178f
deformable model ······ 135
degree ······ 213
delayed post-hypoxic leukoencephalopathy ······ 313, 317
demyelination ······ 299
detection and change over time of small cerebral infarction ······ **224**
diffuse axonal injury (DAI) ······ **402**
diffusional kurtosis imaging (DKI) ······ **55**, 395
diffusion anisotropy ······ **39**, **360**
diffusion imaging in transient ischemic attack and chronic cerebral infarctioninfarction ······ **222**
diffusion perfusion mismatch ······ 209, **216**
diffusion perfusion mismatch と ischemic penumbra ······ **217**
diffusion spectrum imaging (DSI) ······ 116, 119
diffusion tensor imaging (DTI) ······ 95, 242, 395
diffusion tensor tractography in diffuse axonal injury patients ······ **404**
diffusion tensor tractography of brain tumor ······ **264**
diffusion time ······ 23, 67
Diffusion Toolkit ······ 162f
──による前処理 ······ **163**
diffusion-weighted imaging (DWI) ······ 17, **20**
diffusion-weighted imaging and ADC in hyperacute cerebral ischemia ······ **212**
diffusion-weighted MR neurography ······ **473**
diffusion-weighted MR spectroscopy：人体への応用 ······ **140**
diffusion-weighted spectroscopic imaging (DWSI) ······ 145
diffusion-weighted whole-body MRI with background body signal suppression (DWIBS) ······ 409, **431**, **472**
displacement ······ 117
DKI (キュムラント母関数法) ······ **109**
DKI 信号値モデル ······ **108**
DTI/DKI/QSI in cerebral infarctions ······ **226**
DTI 撮像パラメーターの基本 ······ **156**
DTI における線維追跡アルゴリズムの差異 ······ 128t
dual pathology ······ 389
dTV (diffusion TENSOR Visualizer) による解析 ······ **160**
dual SE (DSE) 法 ······ **85**
dural tail sign ······ 255
duration ······ 213
DWI 撮像の歴史 ······ **79**
DWI の画像歪み：dual SE 法 ······ **84**
DW-MRI for breast：usefulness of dual b factor (multiple b factor)] ······ **436**
DW-SSFSE ······ **81**
Dyke-Davidoff-Masson 症候群 ······ 353
dyslexia ······ 383
dysmyelination ······ 299

E

early CT sign ······ 208
echo planar imaging (EPI) ······ 79, **82**, 83, 242
eclamptic encphalopathy ······ **308**
ecstasy (methylenedioxymethamphetamine：MDMA) ······ **302**
encephalitis ······ **282**
encephalopathy due to immunosuppressant［cyclosporin (CsA), tacrolimus (FK506)］······ **306**
ensemble average propagator (EAP) ······ 119
epidermoid cyst ······ **246**
epidermal cyst (atheroma) ······ 243, **466**
epilepsy ······ **388**
evaluation following radiation for brain tumors ······ **266**
exponential ADC image ······ **35**
extracellular edema ······ **202**
extrapontine myelinolysis (EPM) ······ **330**

F

fast marching 法 ······ 135
fast marching tractography ······ **135**
fear network ······ 401
fiber assignment by continuous tracking (FACT) アルゴリズム ······ 129
fiber assignment by continuous tracking (FACT) 法 ······ 165

FiberTrakによる解析 **164**
FLAIR intraarterial signal 209
focal nodular hyperplasia (FNH)
  .... **445**
fractional anisotropy (FA) **41**,
  43, 112, 242, 265, 367
FA以外の異方性パラメータ **46**
FAの異常を示す疾患 **43**
FAの正常解剖 **44**
FAの正常値 **43**
FAの正常値，異常を示す疾患一覧
  .... **42**
FA mapのコントラスト **45**
FreeSurfer 179
frontotemporal dementia 392
FSL 179
FSL / TBSSによる解析 **182**
FSLView 186f
full width half maximum
  (FWHM) 55
functional MRI of the brain software library (FSL) 182
Functoolによる解析 **166**, 166f
fused 3D-tractography **189**
fused T2-tractogrqaphy **189**

G

generalized anxiety disorder
  (GAD) 401
generalized autocalibrating
  partially parallel acquisitions
  (GRAPPA) 93
germinoma **256**
──・髄芽腫の播種性病変
  243
glioblastoma **250**
global tractography 134f, **135**
glutaric aciduria type I (GA1)
  .... **299**

H

hamartoma 373
head and neck **428**
Helicobacter pylori 325
hemangioblastoma 261
hemangiopericytoma 255
hemiballism 297

hemichorea 297
hemiconvulsion-hemiplegia syndrome 353
hemiplegic migraine 383
hemolytic-uremic syndrome
  (HUS) 289, **310**
heroin-induced leukoencephalopathy 320
HHE症候群 [hemiconvulsion-hemiplesia-epilepsy (HHE) syndrome] **352**
HH症候群 (hemiconvulsion-hemiplegia syndrome) 353
high *b* value 445
high-resolution isotropic 95
high resolution MR mammography **438**
hindered diffusion 121
hot cross bun sign 387
humming bird sign 387
hyperhomocysteinemia **300**
hypoglycemic coma **314**
hypomyelination 343
hypoxic-ischemic encephalopathy **312**

I

image averaging effect on severe
  S/N **420**
improved MSDE (iMSDE) ... **101**, 419
incoherent motion 23, 27
infantile bilateral striatal necrosis 335
infantile form 397
inner product (IP) 265
iNPH 395
interstitial edema 203
intracranial hemorrhage **232**
intramyelinic 285
intramyelinic cleft 201, 321
intramyelinic edema ... 31, **200**, 201, 345
intraperiod line 201, 321
intravoxel incoherent motion
  (IVIM) ... 17, 23, 27, **107**, 411, 423, **447**

IVIM：拡散と灌流 **26**
IVIMモデル 99
──の臨床応用 **447**
invasive ductal carcinoma of the
  pancreas **448**
ischemic cellular edema 197
ischemic core 209, **212**, 213, 217
isolated sulfite oxidase deficiency 349
isotropic diffusion-weighted image 21
isotropic DWIの正常解剖 28f

J

Joubert症候群類似疾患 377
juvenile form 397

K

Kayser-Fleischer角膜輪 319
Kearns-Sayre症候群 335
Korsakoff症候群 329
kurtosis 117

L

L-2 hydroxyglutaric aciduria
  (acidemia, L2HGA) **299**
lack of myelination 343
large deformation diffeomorphic
  metric mapping (LDDMM)
  181
last-in-first-out 51
late depression 399
lattice anisotropy index **47**
Leigh脳症 (subacute necrotizing
  encephalopathy) 323, **334**
leopard skin pattern 341
lethal damage 215
leukoaraiosis 225
Lewy小体 387
lissencephaly / subcortical band
  heterotopia spectrum **368**
liver **444, 446**
long diffusion time 53
low *b* value 445
──のDWI **409**, 417
low *b*画像の適用 **417**

M

malignant lymphoma **248**, 430
manganese neurotoxicity **302**
maple syrup urine disease (MSUD) **344**
MSUD edema 345
Marchiafava-Bignami 病 **301**
mass effect が著明な場合 **265**
match 領域 145
mean diffusivity (MD) 25, 112, 242, 367
medulloblastoma **252**
megalencephalic leukoencephalopathy with subcortical cyst (MLC) **299**
membrane (ion pump) failure 217
meningioma **254**
mesial temporal sclerosis 357
metachromatic leukodystrophy **340**
metastatic bone tumor / bone metastases from prostate cancer **468**
metastatic brain tumors 258
methanol intoxication **322**
methotrexate (MTX) -induced encephalopathy **326**
methylmalonic acidemia **300**
metronidazole-induced encephalopathy **324**
Metropolis-Hastings (M-H) 133
mini mental state examination score (MMSE) 387
misery perfusion 209
mitochondrial myopathy, encephalopathy, lactic acidosis, and stroke-like episodes (MELAS) **332**
molar-tooth sign 377
molybdenum cofactor deficiency 349
mood disorder **398**
motion probing gradient (MPG) 23, 29, **68**, **70**, **72**, 411, 423
motion sensitized driven equilibrium (MSDE) **100**, 451
——の臨床応用 (clinical application of MSDE) **418**
motor tract 265
MRIcron と dcm2nii 182f
MR neurography (MR neurography of peripheral nerves) **472**
MR venography 239
MR エラストグラフィ (MR elastography) 17
MSA-P 387
multi-b-value DWI **99**
multiple sclerosis (MS) **201**, 292
multiple system atrophy (MSA) 387
musculoskeletal system **462**
mutual information (MI) 97

N

Na$^+$-K$^+$ATPase 215
neonatal hypoxic-ischemic encephalopathy (HIE) **374**
neuro-Behçet's disease **290**
neuronal intranuclear hyaline inclusion disease **396**
neurotoxic cellular edema 197
non-Gaussian dMRI 55
non-FA 像の TBSS 解析 **187**
normal appearing white matter (NAWM) 117
normal development **366**
normal pressure hydrocephalus **394**

O

obsessive-compulsive disorder 401
olivo-ponto-cerebellar atrophy (OPCA) 337
open Sylvian fissures 299
organophosphate poisoning **302**
orientation distribution function (ODF) 119, 129
osmotic myelinolysis (OM) **330**
other brain tumors or tumor-like diseases showing hypointensity on diffusion-weighted images **260**
other brain tumors or tumor-like diseases showing marked hyperintensity on diffusion-weighted images **262**
ovary **458**

P

pancreatic cystic lesion **450**
panic disorder 401
Parinaud 徴候 257
Parkinson's disease (PD) **386**
pathophysiology and diffusion images in hyperacute cerebral ischemia **214**
Pelizaeus-Merzbacher 病 (Pelizaeus-Merzbacher disease : PMD) **342**
penguin silhouette sign 387
penumbra 217
perfusion fraction (PF) 107
periodically rotated overlapping parallel lines with enhanced reconstruction (PROPELLER) 79, 242
periventricular hyperintensity (PVH) 317
periventricular leukomalacia (PVL) **378**
phenylketonuria (PKU) **346**
phobia 401
pineoblastoma 263
plaque-mimicking flow artifact **419**
porphyric encephalopathy **300**
posterior reversible encephalopathy syndrome (PRES) **304**, 333
——の機序 304
post-traumatic stress disorder (PTSD) 401
premyelinating state 51
probability 117
probability density function (PDF) 108, 107, 118

Probst 束 ······ 371
profound asphyxia ······ 375
progressive multifocal leuko-
　encephalopathy（PML）······ **280**,
　397
progressive supranuclear palsy
　（PSP）······ 387
prolonged partial asphyxia ······ 375
Propeller-FSE（BLADE-TSE）
　diffusion 法 ······ 59
prostate cancer ······ **454**
proteolipid protein ······ 343
pseudonormalization
　······ 219, 221, 227, 291

Q

Q-Ball Imaging の概要 ······ 118f
q-space ······ **116**
q-space imaging（QSI）······ **55**, **109**
　——における拡散時間 ······ **53**

R

radial diffusivity（RD）······ **47**, 51
　——の増加 ······ 393
radially oriented white matter
　bands ······ 373
random walk ······ 19
Rasmussen 脳症 ······ 353
READY View ······ 166f, **167**
relative anisotropy（RA）······ **47**
reorientation ······ 136
RESOLVE（readout segmented
　EPI）法 ······ 59
restricted diffusion ······ 121
reversible posterior leuko-
　encephalopathy syndrome
　（RPLS）······ 305
reversible splenial lesion in the
　corpus callosum following
　rapid withdrawal of antiepi-
　leptic drugs ······ 354
ROI 解析 ······ **161**, 391
ROI と tractography ······ 162f
ROI の設定 ······ **165**

S

scalloped appearance ······ 281

Schaumburg's zones ······ 339
schizophrenia ······ 383, **390**
searing injury ······ 403
segmented multishot EPI ······ **92**
self-diffusion ······ 19
short pulse gradient ······ 53
sick cell syndrome ······ 215
single-shot fast spin echo
　（SSFSE）······ 79
single-shot isotropic DWI
　······ 73, **74**
single-shot SE-EPI ······ 473
solitary fibrous tumor ······ 255
spinal cord・spine ······ **424**
SSFP シーケンス ······ 451
Statistical nonParametric Map-
　ping（SnPM）······ 181
statistical parametric mapping
　（SPM）······ 179, 383, 399
SPM 解析 ······ 385
status epilepticus ······ **356**
Stejskal-Tanner gradient ······ 101
Stejskal-Tanner 信号モデルの様々
　な拡張 ······ 104f
Stejskal-Tanner 法 ······ 19
stroke-like episode ······ 327
subacute necrotizing encephal-
　opathy ······ **334**
subdural empyema ······ **276**
susceptibility sign ······ 209
susceptibility weighted image
　（SWI）······ 296, 405
Sylvius 裂の拡大（open Sylvian
　fissures）······ 299

T

T2 black out ······ 235
T2 dark-through ······ 221
T2 shine-through ······ 31, **34**, 211,
　221, 247, 263, 291, 329, 373,
　397
T2 shine-through effect in cere-
　bral infarction ······ **220**
T2 依存項 ······ 17
T2 強調像で高信号を呈し，拡散強
　調像で高信号を呈さない病態
　······ **211**

tacrolimus ······ 307
temporal lobe epilepsy ······ 383
therapeutic window of time ······ 209
three-dimensional anisotropy
　contrast（3DAC）······ 242
thrombotic thrombocytopenic
　purpura（TTP）······ 311
thyrotoxic encephalopathy ······ 298
time course of diffusion lesion
　evolution in cerebral infarc-
　tion ······ **218**
toluene poisoning ······ **350**
tracking only navigator（TRON）
　法による呼吸運動補償 ······ 410f
TrackVis による解析 ······ **162**
TrackVis 特徴と Diffusion Toolkit
　での注意点 ······ **163**
tract-based spatial statistics
　（TBSS）······ 383
tractography ······ **228**, **470**
　——による白質路 ······ 151f
　——の描き方 ······ **168**,
　170, **172**, **174**, **176**
tractography 解析 ······ 391
tractography 通過画素の抽出
　（voxelization）······ **189**
TRActs Constrained by Under-
　Lying Anatomy（Tracula）······ 180
tract-specific analysis ······ 130, 161
Tracula 解析結果 ······ 178f
transient global amnesia ······ 383
transmit k-space ······ 89
treatable penumbra ······ 209, 217
tuberous sclerosis ······ **372**

U

ultra-high-b-value 撮像条件設定
　時の注意点 ······ **457**
unipolar type ······ 399
urea cycle disorder ······ **348**
uremic encephalopathy ······ 311
urothelial carcinoma in renal
　pelvis ······ **452**
uterus ······ **460**
utility of ultra-high-b-value diffu-
　sion-weighted MR imaging
　for the detection of prostate

cancer 456

V

vanishing white matter disease（VWM）......... 298
variant CJD 279
vascular flow voids 255
vasogenic edema 31, 203, 215, 345
　——が存在する場合 265
volume ratio（VR）......... 47
volumetric analysis 296
von Hippel-Lindau 病 261
voxel based analysis（VBA）......... 391
voxel-based DTI 解析 399, 401
voxel based morphometry（VBM）......... 95, 391, 401
voxelization 189
voxelized tractography と解剖学的画像の融合（co-registration）......... 189

W

Waller 変性・二次変性（Wallerian degeneration and secondary degeneration）......... 199, 236
Warthin 腫瘍 429
Water excitation 法 409
watershed zone 313
Wernicke 脳症（Wernicke encephalopathy）......... 325, 328, 335
white epidermoid 247
Wilson 病（Wilson disease）......... 318

X

X 連鎖副腎白質ジストロフィ（小児大脳型）（X-linked adrenoleukodystrophy（X-ALD）[childhood cerebral]）......... 338
X 連鎖副腎白質ジストロフィ（小脳脳幹型）（X-linked adrenoleukodystrophy（X-ALD）[olivo-ponto-cerebellar]）......... 336

Z

Zoomed EPI 86

和文索引

あ

悪性リンパ腫（malignant lymphoma）......... 248, 259, 430
圧迫骨折 427
アテローム血栓性梗塞超急性期 213
アテローム血栓性脳梗塞 208, 213, 229
アラキドン酸カスケード 215
亜硫酸酸化酵素単独欠損症（isolated sulfite oxidase deficiency）......... 349
アルツハイマー病，前頭側頭型認知症（Alzheimer's disease：AD, frontotemporal dementia）......... 383, 392

い

閾値より高いもしくは低いピクセルの存在割合 415
異型髄膜腫 255
異染性白質ジストロフィ（metachromatic leukodystrophy）......... 340
位相コントラスト血管撮影（PC-MRA）......... 17
一過性黒内障（amaurosis fugax）......... 223
一過性全健忘（transient global amnesia）......... 383
一過性脳虚血発作および慢性期梗塞における拡散画像の意義（diffusion imaging in transient ischemic attack and chronic cerebral infarctioninfarction）......... 222
一過性脳虚血発作における MRI の有用性 223
一酸化炭素（CO）中毒（carbon monoxide poisoning）......... 316, 323
遺伝性疾患 337, 373
移動スピン 16
異方性拡散（fractional anisotropy：FA）......... 21, 367

インスリノーマ 315
インスリン自己免疫症候群 315
インフルエンザ 289

え

エオジン好性核内封入体病（neuronal intranuclear hyaline inclusion disease）......... 396
液状壊死 205
エクスタシー（メチレンジオキシメタンフェタミン）[ecstasy（methylenedioxymethamphetamine：MDMA）] 中毒 302
エコープラナー法（echo planar imaging：EPI）......... 79
炎症性疾患 271t

お

横緩和時間 17
オリーブ橋小脳萎縮症 337
温度測定の原理 37

か

回転補正の効果 136f
海馬硬化症 389
解剖学的コネクティビティのグラフ理論解析 148
改良型 MSDE（improved MSDE：iMSDE）......... 101
可逆性の脳梁病変を有する軽症脳炎脳症（clinically mild encephalitis / encephalopathy with a reversible splenial lesion：MERS）......... 284
可逆性・非可逆性の予測 297
可逆的細胞性浮腫 215
拡散強調 MR spectroscopy（MRS）の特徴と利点 140
拡散強調像（diffusion-weighted imaging：DWI）......... 20, 360
　——が診断に特に有用な代表的脳腫瘍および腫瘍類似疾患 244t
　——が有用と思われる小児疾患 361
　——で高信号，T2 強調像で信号変化がない病態 210

——で高信号を示す脳腫瘍および腫瘍類似疾患 244t
——で高信号を呈する主な疾患 30t
——で低信号となる脳腫瘍および腫瘍類似疾患 245t
——における各種公式 66
——による温度測定 36
——の意義と特徴 21
——の幾何変換 136
——の高信号 31
——のコントラストと異常を示す病変 30
——の撮像法：EPI 82
——の信号変化 34t
——の正常解剖・正常変異とコントラスト 28
——の正常コントラスト 28t
——の低信号 31
拡散係数（apparent diffusion coefficient：ADC） 17, 441
拡散計測 diffusion-weighted spectroscopic imaging（DWSI） 145
拡散現象 19
——と MRI 18
——の MRI における意義と特徴 19
——の時間依存性 52
拡散現象：理論的基礎 64
拡散時間（diffusion time） 23, 52, 67
——と b factor 53
拡散尖度 110
拡散尖度テンソル表現 114
拡散尖度画像（diffusional kurtosis imaging：DKI） 395
拡散テンソルカラーマップ 49
拡散テンソル spectroscopy（DTS）と機能的 DWS 143
拡散テンソル tractography 49, 360
拡散テンソル以外の拡散解析：kurtosis, QSI など 54
拡散テンソル画像（diffusion tensor imaging：DTI） 242, 395
拡散テンソルによる各種白質路と

白質アトラス 150
拡散テンソルによる組織方向性の解析 48
拡散テンソルの各種パラメータ 40
拡散テンソル表現 112
拡散と灌流 27
拡散の異方性（diffusion anisotropy） 39, 360
拡散の異方性・テンソル 38
拡散の異方性度（fractional anisotropy：FA） 242
確率的 tractography 132
——との相違点 131
確率密度関数（probability density function：PDF） 108, 107, 118
画像合成と信号輝度設定（fused T2-tractography） 189
画像表示 124
渦電流歪み補正 183
可変形モデル（deformable model） 135
カラー表示による白質路 150f
ガングリオン 467
肝細胞癌 445
間質性浮腫（interstitial edema） 31, 203
関心領域法 385
完全脳梁欠損症（complete callosal agenesis） 371
肝臓（liver） 444
肝臓：IVIM イメージング（liver：IVIM imaging） 446

き

基底核・視床壊死 375
気分障害（mood disorder） 398
弓状束・視放線 176
弓状束（arcuate fascicles）の経路 177
弓状束（arcuate fasciculus：AF）tractography 192f, 193
——の信頼性 193
——の描出 177
急性アルコール中毒 300
急性壊死性脳症（acute necrotizing encephalopathy of childhood：ANE) 287, 288
急性散在性脳脊髄炎（acute disseminated encephalomyelitis：ADEM） 283, 293, 337
キュムラント母関数法（DKI） 109
橋外髄鞘崩壊症（extrapontine myelinolysis：EPM） 330
橋中心髄鞘崩壊症（central pontine myelinolysis：CPM） 330
凝固壊死（coagulative necrosis） 204
強迫性障害（obsessive-compulsive disorder） 401
恐怖症（phobia） 401
局所励起 single-shot EPI（zoom EPI）法 59
局所励起 syngo ZOOMit 88
虚血強度（degree） 213
虚血性（ischemic cellular edema） 197
虚血性脳血管障害の診断における拡散画像の意義 208
虚血中心部（ischemic core） 209
虚血の持続時間（duration） 213
虚血領域（treatable penumbra） 209
巨視的な拡散と Fick の原理 18f
筋萎縮性側索硬化症（amyotrophic lateral sclerosis：ALS） 384

く

偶発的脳梗塞の追跡 225
躯幹部で使用する b-factor 409
——の「low b」「high b」ゾーン 408f
くも膜下出血 405
繰り返し時間（TR） 409
グルタミン酸 215
——イオンチャネル 215

け

経過と拡散画像所見 219
経シナプス変性 237
傾斜磁場（motion probing gradient：MPG） 23
——の cross term について：重

なりのある多軸異時配置のMPG
　の取り扱い ……………………… **70**
血管芽腫（hemangioblastoma）
　…………………………………… **261**
血管腫 ……………………………… **445**
血管周皮腫（hemangiopericy-
　toma） ………………………… **255**
血管性浮腫（vasogenic edema）
　……………… **31, 203, 215, 333, 345**
結節性硬化症（tuberous sclerosis）
　…………………………………… **372**
血栓性血小板減少性紫斑病（throm-
　botic thrombocytopenic pur-
　pura：TTP） …………………… **311**
決定（論）的 tractography ……… **128,**
　161
嫌気性解糖 ………………………… **217**
言語課題機能 MRI ………………… **192f**
健忘型軽度認知障害（amnestic
　mild cognitive impairment）
　…………………………………… **393**

こ

膠芽腫（悪性神経膠腫）…… **249, 251,**
　259
抗痙攣薬 …………………………… **285**
抗痙攣薬退薬による一過性脳梁膨
　大部異常（reversible splenial
　lesion in the corpus callosum
　following rapid withdrawal of
　antiepileptic drugs） ………… **354**
高血圧性脳症 ……………… **203, 305**
高血糖（hyperglycemia）に伴う脳
　症 ………………………………… **297**
口腔内アフタ ……………………… **291**
高山病に伴う脳梁膨大部病変 …… **285**
高磁場 MR の拡散への応用：磁場
　強度と拡散 ……………………… **58**
甲状腺中毒性脳症（thyrotoxic
　encephalopathy） …………… **298**
鉤状束 ……………………………… **175**
梗塞 ……………………… **208〜229, 355**
高分化肝細胞癌 …………………… **445**
興奮性アミノ酸（グルタミン酸）
　…………………………………… **215**
高ホモシステイン血症（hyperho-
　mocysteinemia） ……………… **300**

硬膜下血腫 ………………………… **405**
硬膜下水腫 ………………………… **277**
硬膜下蓄膿（subdural empyema）
　…………………………………… **276**
肛門周囲膿瘍（abscess：perianal
　abscess） ………………… **474, 475**
絞扼性小腸閉塞 …………………… **417**
骨軟部：総論（musculoskeletal
　system） ………………………… **462**
骨軟部領域腫瘤性病変 …………… **463**
古典型滑脳症（lissencephaly /
　subcortical band heterotopia
　spectrum） …………………… **368**
古典的膵癌（invasive ductal carci-
　noma of the pancreas） …… **448**
虎斑状（leopard skin pattern）
　…………………………………… **341**
コモンマーモセットの拡散テンソ
　ル tractography ……………… **146**
孤立性線維性腫瘍（solitary fibrous
　tumor） ………………………… **255**

さ

再灌流障害 ………………………… **208**
サイクロスポリン（cyclosporin A：
　CsA） …………………………… **307**
細胞外性浮腫（extracellular
　edema） ………………………… **202**
細胞性浮腫（cellular edema） … **31,**
　197, 215, 333
細胞毒性浮腫（cytotoxic edema）
　………………… **31, 144, 197, 215, 427**
細胞浮腫性脱髄斑（cytotoxic
　plaque） ………………………… **201**
酸化的リン酸化経路 ……………… **217**
三叉神経の tractography ………… **59**

し

子癇脳症（eclamptic encphalopa-
　thy） …………………………… **308**
子宮（uterus） …………………… **460**
子宮頸癌 …………………………… **461**
子宮体癌 …………………………… **461**
子宮平滑筋肉腫 …………………… **461**
軸索の浮腫（axonal swelling）
　…………………………… **31, 198**
自己拡散 …………………………… **16**

視床出血 …………………………… **233**
失読症（dyslexia） ……………… **383**
視放線の経路 ……………………… **177**
視放線 tractography の描出 …… **177**
自由拡散と制限拡散 ……………… **17**
出血（intracranial hemorrhage）
　…………………………………… **232**
術前検査としての tractography
　…………………………………… **265**
術中刺激による tractography の
　validation ……………………… **190**
術中所見と手術ナビゲーションに
　よる刺激位置 ………………… **192f**
術中ナビゲーションへの導入と注
　意点 ……………………………… **188**
腫瘍 ………………………………… **355**
種類の拡散係数を仮定した biexpo-
　nential model ………………… **27**
循環予備能 ………………………… **217**
上衣下巨細胞性星細胞腫 ………… **373**
上衣腫 ……………………………… **253**
松果体芽腫（pineoblastoma） … **263**
松果体部腫瘍 ……………………… **243**
常染色体劣性遺伝 ……… **341, 377**
小脳腫瘍 …………………………… **243**
静脈洞閉塞症急性期（静脈性浮腫）
　…………………………………… **211**
白黒反転表示 ……………………… **411**
神経 Behçet 病（neuro-Behçet's
　disease） ……………………… **290**
神経膠芽腫（glioblastoma）…… **250**
神経膠腫 …………………………… **249**
神経細胞の遊走異常 ……………… **369**
神経軸索変性 ……………………… **237**
神経毒性（neurotoxic cellular
　edema） ………………………… **197**
心原性塞栓症超急性期 …………… **213**
心原性塞栓性梗塞超急性期 ……… **217**
進行性核上性麻痺（progressive
　supranuclear palsy：PSP）
　…………………………………… **387**
進行性多巣性白質脳症（progres-
　sive multifocal leuko-enceph-
　alopathy：PML） ……… **280, 397**
新生児低酸素性虚血性脳症（neona-
　tal hypoxic-ischemic enceph-
　alopathy：HIE） ……………… **374**

新生児脳梗塞 375
腎臓：腎盂癌 (urothelial carcinoma in renal pelvis) 452
心的外傷後ストレス障害 (post-traumatic stress disorder：PTSD) 401
浸透圧異常に伴う髄鞘崩壊症候群 (osmotic myelinolysis：OM) 330

す

膵外腫瘍 315
髄芽腫 (medulloblastoma) **252**
髄鞘の浮腫 (intramyelinic edema) 31, **200**, 345
髄鞘形成不全 (dysmyelination) 299
髄鞘脱落 (demyelination) 299
錐体路 **168, 228**
────(皮質脊髄路) の経路 169
水頭症 257, 228
膵囊胞性腫瘤 (pancreatic cystic lesion) **450, 451**
髄膜腫 (meningioma) 243, 254
スギヒラタケに関わる脳症 301
スターフルーツ中毒 301

せ

制限拡散 (restricted diffusion) 121
成熟囊胞性奇形腫 **459**
正常 ADC 33t
正常圧水頭症 (normal pressure hydrocephalus) **394**
生体と拡散現象 **16**
生理的加齢 383
脊索腫 (chordoma) 263
脊髄梗塞 **427**
脊髄・脊椎 (spinal cord・spine) **424**
────の拡散強調像のさまざまなシーケンス **425**
脊髄損傷 **425**
脊髄損傷モデルの病態評価 147
線維追跡 **128, 132, 134**
線維追跡手法 **129**
全身の拡散強調像 (diffusion weighted whole body imaging with background signal suppression：DWIBS) **422**
全大脳型 375
穿通動脈梗塞 208
尖度 (kurtosis) 415
全般性不安障害 (generalized anxiety disorder：GAD) 401
前立腺癌 (prostate cancer) **454, 455**
前立腺癌：ultra-high-*b*-value を用いて (utility of ultra-high-*b*-value diffusion-weighted MR imaging for the detection of prostate cancer) 456

そ

双極型 (bipolar type) 399
相互情報量 (mutual information：MI) 97
層状壊死 (cortical laminar necrosis) 313
阻害拡散 (hindered diffusion) 121
塞栓性梗塞 208, 213
側頭葉てんかん (temporal lobe epilepsy) 383
側脳室内の温度分布 36f
卒中様症状 (stroke-like episode) 327
その他の脳腫瘍・脳腫瘍類似疾患 著明な高信号を示す脳腫瘍 (other brain tumors or tumor-like diseases showing marked hyperintensity on diffusion-weighted images) **262**
その他の脳腫瘍・脳腫瘍類似疾患 低信号を示す脳腫瘍 (other brain tumors or tumor-like diseases showing hypointensity on diffusion-weighted images) **260**
その他のモデル・モデルのフィッティングについて **120**

た

体幹部拡散強調像：撮像の基本から IVIM モデルまで **98**
退形成性星細胞腫 251
退形成性髄膜腫 255
代謝予備能 217
帯状束 **173**
大脳型 (cerebral ALD) 339
大腸がん多発肝転移 413
大脳脚からの描出 169
大腰筋膿瘍 415
第4脳室内腫瘍 243
唾液腺腫瘍 **429**
唾液腺導管癌 **429**
高い *b* 値における拡散の bi-exponential change **56**
タクロリムス (tacrolimus, FK506) 307
多形腺腫 **429**
多系統萎縮症 (multiple system atrophy：MSA) 387
多軸の diffusion：重なりのない多軸配置の MPG の取り扱い **68**
多軸の diffusion：多軸同時配置の MPG の取り扱い **72**
脱髄 341
脱髄疾患 271t
多発性硬化症 (multiple sclerosis：MS) **201**, 292, 337, 355
多方向撮像：thin slice からの MPR **94**
単極型 (unipolar type) 399

ち

遅発うつ病 (late depression) 399
腸間膜のリンパ管腫 462f
超急性期脳虚血との鑑別 **210**

つ

追跡軌跡の表現 **128**

て

低 S/N における加算効果 (image averaging effect on severe S/N) **420**
低血糖脳症 (hypoglycemic coma) 314
低酸素性虚血性脳症 (hypoxic-

ischemic encephalopathy) ……………… 312, 379
転移性骨腫瘍・前立腺癌骨転移（metastatic bone tumor / bone metastases from prostate cancer） ……………… 468
転移性脳腫瘍（metastatic brain tumors） ……………… 258
てんかん（epilepsy） ……………… 388
てんかん重積（status epilepticus） ……………… 356
テンソル主方向保存 ……………… 137
テンソル方向補正（reorientation） ……………… 136

と

等方性高解像度（high-resolution isotropic） ……………… 95
頭頸部（head and neck） ……………… 428
統合失調症（schizophrenia） … 337, 383, 390
糖尿病治療薬 ……………… 315
動物実験における拡散の適用：脳虚血 ……………… 144
等方性拡散 ……………… 367
等方性拡散強調像（isotropic diffusion-weighted image） ……………… 21, 29
──のコントラスト ……………… 29
動脈灌流境界部（watershed zone） ……………… 313
動脈原性塞栓症 ……………… 213
特発性正常圧水頭症（iNPH） …… 395
突発性発疹 ……………… 289
トリコモナス ……………… 325
トルエン中毒（toluene poisoning） ……………… 350

な

内側側頭硬化症（mesial temporal sclerosis） ……………… 357, 389
内包後脚を関心領域とした描出 ……………… 169

に

二相性脳症・痙攣重積型脳症（acute encephalopathy with biphasic seizures and late reduced diffusion：AESD） ……………… 286, 289
乳腺 ……………… 432
乳腺：2つの b 値の使用［DW-MRI for breast：usefulness of dual b factor (multiple b factor)］ ……………… 436
乳腺：surface coil を使用した高分解能画像（high resolution MR mammography） ……………… 438
尿素回路異常症（urea cycle disorder） ……………… 348
尿毒症性脳症（uremic encephalopathy） ……………… 311
妊娠中毒症（高血圧，浮腫，蛋白尿） ……………… 309

ね

粘液性嚢胞腺線維腫 ……………… 459
粘度 ……………… 17

の

脳炎（encephalitis） ……………… 282
脳虚血超急性期の MRI プロトコールとその目的 ……………… 209t
脳虚血超急性期の拡散強調像と ADC（diffusion-weighted imaging and ADC in hyperacute cerebral ischemia） ……………… 212
脳虚血超急性期の拡散変化と病態（pathophysiology and diffusion images in hyperacute cerebral ischemia） ……………… 214
脳虚血超急性期の灌流病態の経時的変化 ……………… 216f
脳虚血超急性期の病態生理 ……………… 217
脳梗塞と T2 shine-through 効果（T2 shine-through effect in cerebral infarction） ……………… 35, 220
脳梗塞の DTI/DKI/QSI（DTI/DKI/QSI in cerebral infarctions） ……………… 226
脳梗塞の経過と拡散強調像（time course of diffusion lesion evolution in cerebral infarction） ……………… 218
脳梗塞の経過と拡散変化：急性期・亜急性期梗塞 ……………… 219
脳実質内腫瘍 ……………… 243
脳室周囲白質限局型 ……………… 375
脳室周囲白質軟化症（periventricular leukomalacia：PVL） …… 378
脳腫瘍の diffusion tensor tractography（diffusion tensor tractography of brain tumor） ……………… 264
脳静脈洞血栓症（cerebral venous sinus thrombosis） ……………… 238
脳膿瘍（brain abscess） … 210, 274
脳浮腫と拡散強調像 ……………… 31
脳浮腫の分類（classification of cerebral edema） ……………… 196
脳弓 ……………… 175
──（後方）の描出 ……………… 174f
──（前方）の描出 ……………… 174f
嚢胞性疾患 ……………… 243
膿瘍 ……………… 474
脳梁 ……………… 170
──のカラーマップ ……………… 170
──の矢状断を関心領域とした描出 ……………… 170
脳梁形成異常（callosal dysgenesis） ……………… 370
脳梁低形成（callosal hypoplasia） ……………… 371
脳梁膨大部付近のテンソル楕円体表示 ……………… 126f
ノンパラメトリック検定 SnPM（Statistical nonParametric Mapping） ……………… 181

は

パーキンソニズム型（MSA-P） … 387
パーキンソン病（Parkinson's disease：PD） ……………… 386
肺結節および肺癌 staging への応用（DWI：clinical applications for lung nodule assessment and lung cancer staging） … 440
肺癌 ……………… 259
白質病変（radially oriented white matter bands） ……………… 373
橋本脳症 ……………… 298

発達（normal development）…… 366
発達，加齢性変化 …………………… 50
パニック障害（panic disorder）
　……………………………………… 401
半身舞踏病（hemichorea）……… 297
半値幅（full width half maximum：FWHM）…………… 55

ひ

非ガウス分布 ………………………… 55
非ガウス分布拡散解析（non-Gaussian dMRI）………………… 55
非可逆的細胞性浮腫 ……………… 215
被殻出血 ……………………………… 233
皮質脊髄路（corticospinal tract：CST）…………………………… 395
皮質脊髄路 tractography ……… 191
　——の信頼性 …………………… 191
微小脳梗塞の検出 ………………… 225
　——および経時変化（detection and change over time of small cerebral infarction）…… 224
微小脳梗塞のすべてが症候性ではない ……………………………… 225
微小変形仮定に基づく剛体回転成分抽出 …………………………… 137
ビタミン B_{12} 欠乏性白質脳症 … 298
左足底部の膿瘍を伴う炎症性腫瘤 ……………………………………… 464f
左大腿部の MFH（悪性線維性組織球腫）……………………………… 464f
左大腿部の表皮嚢腫 …………… 464f
左中大脳動脈領域の急性脳梗塞 ………………………………………… 24f
左臀部の類腱腫 ………………… 463f
非定型奇形腫様/ラブドイド腫瘍（atypical teratoid rhabdoid tumor：AT/RT）…………… 253
びまん性軸索損傷（diffuse axonal injury：DAI）………… 199, 402
びまん性軸索損傷患者における拡散テンソル tractography（diffusion tensor tractography in diffuse axonal injury patients）…………………………… 404
表皮嚢腫（粉瘤）[epidermal cyst（atheroma）]…… 243, 466

ふ

不安障害（anxiety disorders）
　……………………………………… 400
フェニルケトン尿症（phenylketonuria：PKU）………………… 346
腹部における low b DWI ……… 416
フッ化ピリミジン類による白質脳症 …………………………………… 302
部分容積効果 ……………………… 225
不変量（tensor invariant）……… 113
分枝粥腫型梗塞 …………… 208, 213
分水嶺優位障害 …………………… 375
分娩時低酸素性虚血性脳症 …… 349
フリーラジカル …………………… 215

へ

平均拡散能（mean diffusivity：MD）…………………… 112, 242
ヘリコバクター・ピロリ（*helicobacter pylori*）………………… 325
ヘロイン中毒（heroin-induced leukoencephalopathy）……… 320
偏位した錐体路の描出 ………… 169
辺縁系：帯状束 …………………… 172
辺縁系：脳弓・鉤状束 ………… 174
辺縁系の tractography ………… 172f
辺縁系のカラーマップ ………… 172f
片側バリズム（hemiballism）
　……………………………………… 297
片麻痺性片頭痛（hemiplegic migraine）……………………… 383

ほ

方位分布関数（orientation distribution function：ODF）……… 119
膀胱癌 ……………………………… 453
放射線照射後腫瘍の評価（evaluation following radiation for brain tumors）………………… 266
ボール・アンド・スティックモデル（ball and stick model）
　…………………………… 121, 133
ボクセル（点線の矩形）内に混在する複数の線維方向 ………… 130f
ボクセル解析（voxel based analysis：VBA）…………………… 391
ポルフィリン脳症（porphyric encephalopathy）………………… 300

ま

末梢神経：MR neurography（MR neurography of peripheral nerves）……………………… 472
末梢神経：tractography（tractography of peripheral nerves）
　……………………………………… 470
丸石様滑脳症（cobble stone lissencephaly）…………………… 369
マンガン中毒（manganese neurotoxicity）……………………… 302
慢性アルコール中毒 ……………… 300
慢性期梗塞における拡散強調像の意義 ……………………………… 223
慢性骨髄性白血病（chronic myelogenous leukemia：CML） 307

み

みかけの拡散係数（apparent diffusion coefficient：ADC）
　……………… 19, 25, 29, 141, 242
右腋窩部の悪性黒色腫 ………… 463f
右踵部皮下の血管腫 …………… 463f
右後頚部皮下の脂肪腫 ………… 465f
右足趾のガングリオン ………… 462f
右大腿部の悪性リンパ腫 ……… 464f
右膝部の粘液型脂肪肉腫 ……… 462f
右肋骨発生の軟骨肉腫 ………… 462f
ミトコンドリア …………………… 215
ミトコンドリア脳症 ……………… 353
脈絡叢嚢胞 ………………………… 28f

む

無灌流・無酸素状態（profound asphyxia）…………………… 375

め

メープルシロップ尿症（maple syrup urine disease：MSUD）
　……………………………………… 344
メタノール中毒（methanol intoxication）……………………… 322
メチルマロン酸血症（methylmalonic acidemia）……………… 300

メトトレキセート脳症（MTX 脳症）
　［methotrexate（MTX）-induced
　encephalopathy］ **326**
メトロニダゾール（フラジール）
　脳症（metronidazole-induced
　encephalopathy） **324**
メトロポリス・ヘイスティングス
　（Metropolis-Hastings：M-H）
　法 **133**
免疫抑制剤による脳症［サイク
　ロスポリンA，タクロリムス
　（FK506）］（encephalopathy
　due to immunosuppressant
　［cyclosporin（CsA），tacrolimus
　（FK506）］） **306**

も

もやもや病類似の病態 **298**
モリブデン補酵素欠損症（molyb-
　denum cofactor deficiency）
　.. **349**

ゆ

有機リン中毒（organophosphate
　poisoning） **302**
歪みの種類と補正の方法 **97**
歪み補正 **96**

よ

溶血性尿毒症症候群（hemolytic-
　uremic syndrome：HUS）
　................................. **289**, **310**
腰部脊髄神経に対するDTI・trac-
　tography **471**

ら

ラクナ梗塞 **208**, **213**, **229**
卵巣（ovary） **458**
卵巣癌（漿液性腺癌） **459**

り

良性髄膜腫 **255**
リング状増強効果 **275**
臨床病型別の脳梗塞超急性期の拡
　散異常出現 **213**

る

類表皮嚢腫（epidermoid cyst）
　.. **246**

ろ

ロタウイルス腸炎 **289**

わ

歪度（skewness） **415**

これでわかる拡散MRI 第3版

2002年 9 月 20 日　第 1 版第 1 刷発行
2005年 10 月 1 日　第 2 版第 1 刷発行
2013年 9 月 25 日　第 3 版第 1 刷発行

編　著		青木茂樹，阿部　修，増谷佳孝，高原太郎
発行人		須摩春樹
編集人		影山博之
（企画編集）		原田顕子
発行所		株式会社 学研メディカル秀潤社
		〒 141-8414 東京都品川区西五反田 2-11-8
発売元		株式会社 学研マーケティング
		〒 141-8415 東京都品川区西五反田 2-11-8
印　刷		欧文印刷 株式会社
製　本		加藤製本 株式会社

この本に関する各種お問い合わせ
【電話の場合】●編集内容については Tel. 03-6431-1211（編集部直通）
　　　　　　　●在庫，不良品（落丁・乱丁）については Tel. 03-6431-1210（営業部直通）
【文書の場合】〒 141-8418　東京都品川区西五反田 2-11-8
　　　　　　　学研お客様センター『これでわかる拡散 MRI 第 3 版』係

©2013 by Shigeki Aoki, Osamu Abe, Yoshitaka Masutani, Taro Takahara　Printed in Japan.
●ショメイ：コレデワカルカクサンエムアールアイ ダイサンパン

本書を代行業者等の第三者に依頼してスキャンやデジタル化することは，たとえ個人や家庭内の利用であっても，著作権法上，認められておりません。

学研メディカル秀潤社の書籍・雑誌についての新刊情報・詳細情報は，下記をご覧ください。
　http://gakken-mesh.jp/

本書に記載されている内容は，出版時の最新情報に基づくとともに，臨床例をもとに正確かつ普遍化すべく，著者，編者，監修者，編集委員ならびに出版社それぞれが最善の努力をしております。しかし，本書の記載内容によりトラブルや損害，不測の事故等が生じた場合，著者，編者，監修者，編集委員ならびに出版社は，その責を負いかねます。
また，本書に記載されている医薬品や機器等の使用にあたっては，常に最新の各々の添付文書や取り扱い説明書を参照のうえ，適応や使用方法等をご確認ください。

JCOPY　〈(社) 出版者著作権管理機構委託出版物〉
本書の無断複写は著作権法上での例外を除き禁じられています。複写される場合は，そのつど事前に，(社) 出版者著作権管理機構（電話 03-3513-6969，FAX 03-3513-6979，e-mail: info@jcopy.or.jp）の許諾を得てください。

表紙・本文デザイン		GRiD
編集協力 /DTP		都筑律子，大木田俊和，高下紀子，東 百合子，中澤慶司
図版作成 /DTP		(有) ブルーインク